耳鼻咽喉科・頭頸部外科 研修ノート

改訂第2版

シリーズ総監修
永井良三　自治医科大学学長

編集
山岨達也　東京大学教授
小川　郁　慶應義塾大学教授
丹生健一　神戸大学教授
久　育男　京都学園大学副学長
森山　寛　東京慈恵会医科大学名誉教授
宇佐美真一　信州大学教授

Otorhinolaryngology-
Head and
Neck Surgery

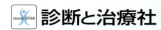
診断と治療社

シリーズ総監修の序

　「研修ノート」は，かつての「研修医ノート」シリーズを全面的に刷新し，新シリーズとして刊行するものである．

　旧シリーズ「研修医ノート」は内科研修医のためのテキストとして1993年に出版された．その後，循環器，産婦人科，小児科，呼吸器，消化器，皮膚科など，診療科別に「研修医ノート」が相次いで刊行された．いずれも一般のマニュアルとは異なり，「基礎的な手技」だけではなく「医師としての心得」や「患者とのコミュニケーション」などの基本，あるいは「書類の書き方」，「保険制度」など，重要ながら平素は学ぶ機会の少ない事項を取り上げ，卒後間もない若手医師のための指導書として好評を博してきた．

　しかしながら，時代の変化により研修医に要求される内容は大きく変化した．地域医療の確保が社会問題化するなかで，研修教育の充実はますます重要となった．さらに医療への信頼回復や医療安全のためには，患者やスタッフとのコミュニケーションの改善も必須である．

　このような状況に鑑み，「研修医ノート」シリーズのあり方を再検討し，「研修ノート」の名のもとに，新シリーズとして刊行することとした．読者対象は後期研修医とし，専門分野の決定後に直面するさまざまな問題に対する考え方と対応を示すことにより，医師として歩んでいくうえでの"道標"となることを目的としている．

　本シリーズでは，全人的教育に必要な「医の基本」を記述すること，最新の知見を十分に反映し，若い読者向けに視覚的情報を増やしながらも分量はコンパクトとすることに留意した．編集・執筆に当たっては，後期研修医の実態に即して，必要かつ不可欠な内容を盛り込んでいただくようお願いした．"全国の若手医師の必読書"として，本シリーズが，長く読み継がれることを願っている．

　終わりにご執筆頂いた諸先生に心より感謝を申し上げます．

2016年12月吉日
自治医科大学学長
永井良三

編集の序

　2010年に診断と治療社「研修ノート」シリーズから「耳鼻咽喉科・頭頸部外科研修ノート」を発行しました．初版の発刊から6年が経過し，新しい情報を追加する必要が出てきましたので，今回改訂を行うこととしました．具体的には，頭頸部がん専門医の育成とシステム，Baha，手術支援機器，指定難病医療費助成制度，先進医療などを新しく項目とし，処方のコツでは漢方薬を加え，注意すべき薬剤管理として，検査・周術期と妊産婦を加えました．すべての項目に加筆修正を行いましたが，特に鼻副鼻腔疾患からアレルギー性鼻炎の項目を独立させ，中咽頭癌と下咽頭癌に対する手術，リハビリの聴覚障害の小児と成人の項目を分け，さらに頭頸部癌の項目を入れました．基礎知識として遺伝カウンセリングについて，化学療法ではがん薬物療法に加えて分子標的薬の項目を，トピックスとしては老化とアンチエイジング，遺伝子診断の項目を加えました．

　今回の改訂では，初版の6名の企画担当のうち5名の先生にお残りいただき，新しく宇佐美真一先生が参加しています．改訂に際しては初版と同じく耳鼻咽喉科を研修する医師が専門医レベルに到達するために必要な項目を網羅するようにしました．特にユニークな点は，日常臨床の診断，治療に必要な項目に限らず，研修の概要，知識習得のコツ，コミュニケーションなど，通常の教科書では得られない有益な情報も含めていることです．また社会的知識と制度や書類の書き方など，系統だった指導を受けにくい項目も取り入れ，さらに救急と外傷，全身疾患と耳鼻咽喉科など，初期研修医や他科の医師にも魅力あるテーマも取り上げました．薬剤についても刷新しました．

　個々の診断，検査，治療，手術の項目につきましても，その領域のエキスパートでかつ研修指導を実践されておられる先生方に改訂や新たな執筆をお願いし，ここ数年間に導入された新規技術も取り込みました．各先生方がご自身で得られたコツやテクニックが随所に散りばめられています．症状・症候からの診断の進め方ではフローチャートを駆使し，どのような点に着目して診断を進めていけばよいのか理解しやすいように工夫し，経験の浅い研修医にも専門医の考え方がわかるように工夫しています．検査・治療機器，治療手技は日進月歩の勢いで進歩していますが，今回の改訂では最新のものまで取り上げました．

　本書は専門医に魅力ある内容を含むだけでなく，医学生や初期研修医のテキストとしても十分役立つものとなっています．医学生や初期研修医が本書を手に取り，耳鼻咽喉科領域が多岐にわたりながらそのいずれもが魅力あるものであることを感じ，一人でも多くの方が耳鼻咽喉科を目指すようになれば望外の喜びであり，耳鼻咽喉科における研修・教育に大きく貢献することを心から願っています．

2016年12月吉日

編集者を代表して
東京大学大学院医学系研究科耳鼻咽喉科教授　山岨達也

Contents 耳鼻咽喉科・頭頸部外科研修ノート 改訂第2版

第1章 耳鼻咽喉科・頭頸部外科研修でのアドバイス

A 耳鼻咽喉科・頭頸部外科医になる諸君へ
- 耳鼻咽喉科・頭頸部外科医を志す諸君へのメッセージ　小林俊光　2

B 研修の概要
1. 耳鼻咽喉科専門医の育成とそのシステム　奥野妙子　6
2. 頭頸部がん専門医の育成とそのシステム　藤井　隆　9
3. サブスペシャルティ　奥野妙子　12

C 知識の習得のしかた
1. 研修の到達目標　土井勝美　14
2. 教科書・参考書の選び方　鈴木光也　17
3. 診療ガイドラインの活用法　工藤典代　19
4. 医学論文の読み方・書き方　藤枝重治　22
5. カンファランスの聞き方，発表のしかた　肥塚　泉　26
6. 学会での症例報告の準備と発表のしかた　肥塚　泉　29
7. 国際学会での発表　平野　滋　31
8. 耳鼻咽喉科・頭頸部外科医にとっての研究と学位　藤枝重治　33
9. 留学と海外経験　藤枝重治　36
10. 男女共同参画・復職支援・キャリアパス　飯野ゆき子　39

D 医療現場でのコミュニケーション
1. 患者とのコミュニケーションと説明のコツ　柿木章伸　42
2. メディカルスタッフとのコミュニケーション　吉田尚弘　45
3. チーム医療・多職種連携　福田　諭　47
4. 他科の医師との関係　福田　諭　49
5. 重症感染症のコンサルト・院内感染対策　保富宗城　51
6. 地域連携の取り方（研修病院と診療所の関係）　飯野ゆき子　54
7. 企業との関係　鈴木光也　57

第2章　解剖と機能

A 解剖と機能
1. 耳 　　　　　　　　　　　　　　　　　桂　弘和／阪上雅史　60
2. 鼻・副鼻腔 　　　　　　　　　　　　　　　　　　春名眞一　64
3. 口腔・咽頭 　　　　　　　　　　　　　　　　　　中田誠一　68
4. 喉頭 　　　　　　　　　　　　　　　　　　　　　二藤隆春　72
5. 気管・食道 　　　　　　　　　　　　　　　　　　今西順久　76
6. 頸部 　　　　　　　　　　　　　　　　　　　　　大上研二　79
7. 正常画像 　　　　　　　　　　　　　　　　　　　尾尻博也　82

第3章　研修で学ぶべき症状・症候のみかた

A 問診・診察の進め方
■ 問診・診察の進め方 　　　　　　　　　　　　　　山岨達也　92

B 症状・症候のみかた
1. 耳痛・耳漏 　　　　　　　　　　　　　　　　　　井上泰宏　96
2. 耳鳴・耳閉感 　　　　　　　　　　　　　　　　　井上泰宏　98
3. 難聴 　　　　　　　　　　　　　　　　　　　　　山岨達也　101
4. めまい 　　　　　　　　　　　　　　　　　　　　鈴木　衞　106
5. 鼻漏・後鼻漏，鼻閉 　　　　　　　　　　　　　　中島庸也　111
6. 鼻出血 　　　　　　　　　　　　　　　吉田隆一／中島庸也　116
7. 嗅覚障害 　　　　　　　　　　　　　　　　　　　三輪高喜　119
8. 複視，視力低下 　　　　　　　　　　　　　　　　三輪高喜　122
9. 味覚障害 　　　　　　　　　　　　　　　　　　　任　智美　125
10. 咽頭痛・嚥下痛 　　　　　　　　　　　　　　　　兵頭政光　128
11. いびき 　　　　　　　　　　　　　　　　　　　宮崎総一郎　131
12. 音声障害・構音障害 　　　　　　　　　　　　　　兵頭政光　134
13. 咽喉頭異常感 　　　　　　　　　　　　　　　　　原　浩貴　140
14. 呼吸困難 　　　　　　　　　　　　　　　　　　　梅野博仁　143
15. 嚥下障害 　　　　　　　　　　　　　　　　　　　兵頭政光　145

16. 頸部腫脹 .... 朝蔭孝宏　150
17. 顔面神経麻痺 .... 村上信五　154

第4章　研修で学ぶべき検査

A 検査の基礎知識

1. 耳領域
   1) 聴覚機能検査 .... 日比谷怜美／角田篤信　158
   2) 平衡機能検査 .... 岩﨑真一　168
   3) 顔面神経の検査 .... 近藤健二／戸島　均　173
   4) 耳の画像検査 .... 小川　洋　177
2. 鼻・副鼻腔領域
   1) 主要な検査 .... 竹野幸夫　181
   2) 鼻・副鼻腔領域の画像検査 .... 浅香大也　186
3. 口腔領域 .... 吉原俊雄　189
4. 咽頭領域 .... 吉原俊雄　192
5. 喉頭領域
   1) 主要な検査 .... 角田晃一　195
   2) 咽頭・喉頭の画像検査 .... 梅野博仁　200
6. 気管・気管支・食道領域 .... 原　浩貴　203
7. 頸部領域
   1) 甲状腺の検査 .... 古川まどか／古川政樹　207
   2) 頸部の画像検査 .... 古川まどか／古川政樹　212
8. 言語・構音に関する検査 .... 堀口利之　219

第5章　主要な疾患

A 耳領域

1. 外耳疾患 .... 土井勝美　226
2. 中耳疾患 .... 小川　郁　232

3. 内耳疾患・後迷路疾患
  1）難聴 .... 福島邦博　244
  2）平衡障害 .... 堤　　剛　254
 4. 顔面神経疾患 .... 近藤健二　259
 5. 外耳・中耳腫瘍 .... 中川尚志　263

B 鼻・副鼻腔領域
 1. アレルギー性鼻炎 .... 吉川　衛　268
 2. 鼻・副鼻腔疾患 .... 飯田　誠　273
 3. 鼻出血 .... 市村恵一　279
 4. 鼻・副鼻腔腫瘍 .... 波多野　篤　281

C 口腔・咽頭領域
 1. 口腔疾患 .... 余田敬子　289
 2. 扁桃・咽頭疾患 .... 氷見徹夫　293
 3. 上咽頭腫瘍 .... 吉崎智一　298
 4. 中咽頭腫瘍 .... 猪原秀典　301
 5. 下咽頭腫瘍 .... 朝蔭孝宏　305

D 喉頭領域
 1. 喉頭疾患 .... 塩谷彰浩　309
 2. 喉頭腫瘍 .... 峯田周幸　315

E 気管・気管支・食道領域
 1. 気管・気管支疾患 .... 平林秀樹　320
 2. 食道疾患 .... 片田彰博　323
 3. 異物症 .... 片田彰博　325

F 頭頸部領域
 1. 唾液腺疾患 .... 河田　了　328
 2. 甲状腺疾患 .... 家根旦有　332
 3. 頸部腫瘤 .... 志賀清人　337
 4. リンパ節疾患 .... 岸部　幹／原渕保明　342
 5. 深頸部感染症 .... 片山昭公／原渕保明　345

G 外傷（側頭骨骨折，顎顔面外傷，気道外傷・熱傷）
 1. 側頭骨骨折 .... 馬場俊吉　347
 2. 顎顔面外傷 .... 松根彰志　349

3. 気道外傷・熱傷 .... 梅野博仁　354

H 全身疾患と耳鼻咽喉科・頭頸部疾患
- 全身疾患と耳鼻咽喉科・頭頸部疾患 .... 安井拓也　356

第6章　基本的な手術治療

A 基本的な手術治療
1. 鼓膜切開術・換気チューブ留置術 .... 須納瀬 弘　366
2. 鼓室形成術・アブミ骨手術 .... 須納瀬 弘　369
3. Baha .... 喜多村 健　373
4. 人工内耳手術 .... 山岨達也　376
5. 鼻中隔矯正術・下鼻甲介切除術 .... 松脇由典　380
6. 内視鏡下鼻内副鼻腔手術 .... 春名眞一　385
7. 口蓋扁桃摘出術・アデノイド切除術・咽頭形成術
　 .... 鈴木正志／渡辺哲生　391
8. 喉頭微細手術 .... 齋藤康一郎　395
9. 音声再建手術 .... 平野 滋　400
10. 食道異物・気管支異物摘出術 .... 平林秀樹　403
11. 嚥下障害に対する手術 .... 馬場 均　406
12. 唾液腺に対する手術 .... 河田 了　410
13. 甲状腺に対する手術 .... 家根旦有　414
14. 上顎癌に対する手術 .... 三谷浩樹／川端一嘉　418
15. 舌癌に対する手術 .... 三谷浩樹／川端一嘉　422
16. 中喉頭癌に対する手術 .... 吉本世一　425
17. 下咽頭癌に対する手術 .... 吉本世一　427
18. 喉頭癌に対する手術 .... 藤井 隆　429
19. 頸部郭清術 .... 鬼塚哲郎　434
20. 頭蓋底手術 .... 岸本誠司　439
21. 手術支援機器 .... 朝子幹也　443

第7章 臨床に役立つ基礎知識

A リハビリテーションの基礎知識
1. 聴覚障害
   1) 小児 ……………………………………………… 福島邦博　450
   2) 成人 ……………………………………………… 西山信宏　454
2. 平衡障害 …………………………………………… 岩﨑真一　458
3. 音声言語障害・構音障害 ………………………… 益田　慎　460
4. 嚥下障害 …………………………………………… 香取幸夫　466
5. 頭頸部癌 …………………………………………… 藤本保志　472

B 悪性腫瘍治療に必要な基礎知識
1. 放射線療法 ………………………………………… 佐々木良平　475
2. がん薬物療法 ……………………………………… 藤井博文　481
3. 分子標的薬 ………………………………………… 清田尚臣　488
4. 緩和医療 …………………………………………… 鬼塚哲郎　492

C 感染症の基礎知識
■感染症の基礎知識 …………………………………… 小池修治　496

D 遺伝学の基礎知識
1. 遺伝様式の判定 …………………………………… 野口佳裕　502
2. 遺伝学的検査 ……………………………………… 野口佳裕　505
3. 遺伝カウンセリング ……………………………… 野口佳裕　508

第8章 知っておくべき知識と制度

A 知っておくべき知識と制度
1. 法律全般 …………………………………… 畔柳達雄／伊澤　純　512
2. 医療過誤・医療事故調査制度 …………………… 鈴木賢二　521
3. 医療事故とその予防 ……………………………… 青柳　優　525
4. 医療保険制度，公費負担制度 …………………… 鳥海弥寿雄　532
5. 医薬品副作用被害救済制度 ……………………… 見田　活　536
6. 障害者認定 ………………………………………… 田内　光　541

7. 指定難病医療費補助制度 .... 飯野ゆき子　545
8. 先進医療 .... 西尾信哉　548
9. 感染症届出基準 .... 小池修治　552

第9章　書類の書き方

A 書類の書き方
1. 診療録の書き方と留意点 .... 中島　務　558
2. 診断書・意見書の書き方と記載例 .... 將積日出夫　563
3. 紹介状の書き方 .... 西山信宏　568
4. 処方箋の書き方 .... 小林泰輔　573
5. 入院時診療計画書，説明書・同意書の書き方 .... 小林泰輔　575
6. 英文紹介状とその返事の書き方 .... 時田信博　578
7. 身体障害者診断書・意見書の書き方 .... 田内　光　581

第10章　主要な薬剤の使い方

A 処方のコツ
1. 抗菌薬 .... 鈴木賢二　586
2. ステロイド .... 黒野祐一　591
3. 抗アレルギー薬 .... 黒野祐一　593
4. 抗腫瘍薬 .... 藤井正人　595
5. 漢方薬 .... 市村恵一　600

B 注意すべき薬剤管理
1. 検査・周術期 .... 吉田忠雄／曾根三千彦　603
2. 妊産婦 .... 田中　守　606

トピックス

1. 老化とアンチエイジング
   - アンチエイジング医学 ……………………………………… 山岨達也 610
   - 難聴 ………………………………………………………… 内田育恵 611
   - 平衡障害 …………………………………………………… 岩﨑真一 612
   - 嗅覚障害 …………………………………………………… 三輪高喜 613
   - 高齢者の味覚障害 ………………………… 任 智美／阪上雅史 614
   - 嗄声 ………………………………………………………… 平野 滋 615
2. 再生医療
   - 耳介・鼻 …………………………………………………… 星 和人 616
   - 鼓膜 ………………………………………………………… 金丸眞一 617
   - 内耳 ………………………………………………………… 細谷 誠 618
   - 顔面神経 …………………………………………………… 藤巻葉子 619
   - 気管 ………………………………………………………… 大森孝一 620
3. 遺伝子診断
   - 難聴 ………………………………………………………… 宮川麻衣子 621
   - 平衡障害 …………………………………………………… 松永達雄 622
   - 神経変性疾患 ……………………………………………… 内藤理恵 623
   - 頭頸部腫瘍 ………………………………………………… 安藤瑞生 624
   - 甲状腺腫瘍 ………………………………… 大月直樹／丹生健一 625

付録

- ■ 代表的な薬剤一覧 ……………………………………………… 神崎 晶 628

索引
  - 和文索引 ………………………………………………………………… 645
  - 欧文索引 ………………………………………………………………… 651

◆ Column

若い世代の医師からのメッセージ：6年目男性医師	小林俊光	3
若い世代の医師からのメッセージ：6年目女性医師	小林俊光	4
専門医制度	奥野妙子	13
論文作成今昔	肥塚 泉	28
福井大学耳鼻咽喉科・頭頸部外科の真髄	藤枝重治	33
留学の思い出	柿木章伸	35
耳鼻咽喉科入局は海外留学の約束から	藤枝重治	38
研究テーマとの出会い	小川 郁	41
統計が示すもの	福田 諭	50
抗菌薬と多剤耐性菌	保富宗城	53
画像解剖の理解	尾尻博也	88
THI	井上泰宏	100
私の研修医時代の思い出	鈴木 衞	108
だまされる鼻閉	中島庸也	115
鼻出血の初期対応	吉田隆一／中島庸也	118
嗅覚障害による日常生活の支障とQOLの低下	三輪高喜	121
味覚障害の体験	任 智美	126
多系統萎縮症	宮崎総一郎	132
言語聴覚士	兵頭政光	139
機能性抜管困難症	梅野博仁	144
「嚥下」との出会い	兵頭政光	149
顔面神経麻痺におけるガドリニウム造影MRIの意義	村上信五	156
聴力検査の意外な落とし穴	日比谷怜美／角田篤信	167
画像技術の進歩	小川 洋	180
4つの嗅覚障害	竹野幸夫	184
鼻・副鼻腔検査におけるバイオマーカー	竹野幸夫	185
唾液腺管内視鏡の発展	吉原俊雄	190
医師の権威と患者の不安	角田晃一	196
忘れられない嚥下障害の患者さん	角田晃一	199
鼓室形成術の用語	小川 郁	239
急性低音障害型感音難聴	福島邦博	244
発症後時間が経って未治療で受診した患者の初期治療はどうするべきか	近藤健二	261
欧米の扁桃炎に対する手術適応基準	氷見徹夫	297
声の衛生とは	塩谷彰浩	310
耳下腺低悪性癌	河田 了	331
身近な患者	家根旦有	336
重要な鑑別	志賀清人	341
チタンプレートの抜去と吸収性プレートについて	松根彰志	352
整復手術	松根彰志	353
換気チューブ留置の誘惑	須納瀬 弘	367
メス刃はためらわずに交換しよう	鬼塚哲郎	375

ピーナッツはどれか？	平林秀樹	405
嚥下障害の手術	馬場　均	409
三大甲状腺専門病院	家根旦有	417
重要ポイント	岸本誠司	442
ALADJIN：Assessment package for language development in Japanese hearing-impaired children	福島邦博	453
頭頸部癌終末期の頸動脈出血	鬼塚哲郎	494
ヒト遺伝子に関する研究の思い出	野口佳裕	504
査定と返戻	鳥海弥寿雄	534
障害程度等級：3級と4級の分岐点	將積日出夫	535
生物由来製品感染等被害救済制度	見田　活	540
PHR（Personal Health Record）	中島　務	560
臨床論文のデータとしてのカルテ	中島　務	561
スケールアウトの問題	將積日出夫	563
紹介状の落し物	西山信宏	571
処方箋の略語	小林泰輔	574
患者や家族への説明	小林泰輔	577
抗ウイルス薬・抗真菌薬の使い方	鈴木賢二	589
初期療法のポイント	黒野祐一	594
最近の頭頸部癌薬物療法	藤井正人	599

執筆者一覧

[シリーズ総監修者]

永井良三	自治医科大学学長

[編集者]

山岨達也	東京大学医学部耳鼻咽喉科教授
小川 郁	慶應義塾大学医学部耳鼻咽喉科教授
丹生健一	神戸大学医学部耳鼻咽喉科頭頸部外科教授
久 育男	京都学園大学副学長
森山 寛	東京慈恵会医科大学名誉教授
宇佐美真一	信州大学医学部耳鼻咽喉科教授

[執筆者](執筆順,肩書略)

小林俊光	仙塩利府病院耳鼻咽喉科・耳科手術センター
奥野妙子	三井記念病院耳鼻咽喉科
藤井 隆	大阪府立成人病センター耳鼻咽喉科
土井勝美	近畿大学医学部耳鼻咽喉科
鈴木光也	東邦大学医療センター佐倉病院耳鼻咽喉科
工藤典代	アリス耳鼻咽喉科
藤枝重治	福井大学医学部耳鼻咽喉科・頭頸部外科学
肥塚 泉	聖マリアンナ医科大学耳鼻咽喉科
平野 滋	京都府立医科大学耳鼻咽喉科・頭頸部外科
飯野ゆき子	東京北医療センター耳鼻咽喉科
柿木章伸	神戸大学医学部耳鼻咽喉科頭頸部外科
吉田尚弘	自治医科大学附属さいたま医療センター耳鼻咽喉科
福田 諭	北海道大学医学部耳鼻咽喉科・頭頸部外科
保富宗城	和歌山県立医科大学耳鼻咽喉科・頭頸部外科
桂 弘和	兵庫医科大学耳鼻咽喉科・頭頸部外科
阪上雅史	兵庫医科大学耳鼻咽喉科・頭頸部外科
春名眞一	獨協医科大学耳鼻咽喉・頭頸部外科
中田誠一	藤田保健衛生大学坂文種報德會病院耳鼻咽喉科
二藤隆春	東京大学医学部耳鼻咽喉科
今西順久	川崎市立川崎病院耳鼻咽喉科
大上研二	東海大学医学部耳鼻咽喉科
尾尻博也	東京慈恵会医科大学放射線医学講座
山岨達也	東京大学医学部耳鼻咽喉科
井上泰宏	耳鼻咽喉科いのうえクリニック
鈴木 衞	東京医科大学
中島庸也	東京歯科大学市川総合病院耳鼻咽喉科
吉田隆一	よしだ耳鼻咽喉科
三輪高喜	金沢医科大学耳鼻咽喉科学
任 智美	兵庫医科大学耳鼻咽喉科・頭頸部外科
兵頭政光	高知大学医学部耳鼻咽喉科
宮崎総一郎	中部大学生命健康科学研究所
原 浩貴	山口大学医学部耳鼻咽喉科
梅野博仁	久留米大学医学部耳鼻咽喉科・頭頸部外科
朝蔭孝宏	東京医科歯科大学医学部頭頸部外科

村上信五	名古屋市立大学医学部耳鼻咽喉科・頭頸部外科	余田敬子	東京女子医科大学東医療センター耳鼻咽喉科
日比谷怜美	順天堂大学医学部耳鼻咽喉科学講座	氷見徹夫	札幌医科大学耳鼻咽喉科
角田篤信	順天堂大学医学部附属練馬病院耳鼻咽喉科	吉崎智一	金沢大学医学系耳鼻咽喉科・頭頸部外科
岩﨑真一	東京大学医学部耳鼻咽喉科	猪原秀典	大阪大学医学部耳鼻咽喉科・頭頸部外科
近藤健二	東京大学医学部耳鼻咽喉科	塩谷彰浩	防衛医科大学校耳鼻咽喉科
戸島 均	とじま耳鼻咽喉科	峯田周幸	浜松医科大学耳鼻咽喉科・頭頸部外科
小川 洋	福島県立医科大学会津医療センター耳鼻咽喉科	平林秀樹	獨協医科大学耳鼻咽喉・頭頸部外科
竹野幸夫	広島大学医学部耳鼻咽喉科	片田彰博	旭川医科大学耳鼻咽喉科・頭頸部外科
浅香大也	東京慈恵会医科大学耳鼻咽喉科	河田 了	大阪医科大学耳鼻咽喉科・頭頸部外科
吉原俊雄	東都文京病院耳鼻咽喉科	家根旦有	近畿大学医学部奈良病院耳鼻咽喉科
角田晃一	東京医療センター臨床研究センター人工臓器・機器開発研究部	志賀清人	岩手医科大学医学部頭頸部外科学科
古川まどか	神奈川県立がんセンター頭頸部外科	岸部 幹	旭川医科大学耳鼻咽喉科・頭頸部外科
古川政樹	ひろ・やまクリニック耳鼻科咽喉科	原渕保明	旭川医科大学耳鼻咽喉科・頭頸部外科
堀口利之	北里大学医療衛生学部リハビリテーション学科	片山昭公	旭川医科大学耳鼻咽喉科・頭頸部外科
		馬場俊吉	日本医科大学千葉北総病院耳鼻咽喉科
小川 郁	慶應義塾大学医学部耳鼻咽喉科	松根彰志	日本医科大学武蔵小杉病院耳鼻咽喉科
福島邦博	新倉敷耳鼻咽喉科クリニック	安井拓也	帝京大学医学部耳鼻咽喉科
堤 剛	東京医科歯科大学医学部耳鼻咽喉科	須納瀬 弘	東京女子医科大学東医療センター耳鼻咽喉科
中川尚志	九州大学医学部耳鼻咽喉科	喜多村 健	茅ヶ崎中央病院耳鼻咽喉科
吉川 衛	東邦大学医療センター大橋病院耳鼻咽喉科	松脇由典	松脇クリニック品川
飯田 誠	東京慈恵会医科大学葛飾医療センター	鈴木正志	大分大学医学部耳鼻咽喉科学講座
市村恵一	石橋総合病院	渡辺哲生	大分大学医学部耳鼻咽喉科学講座
波多野 篤	東京慈恵会医科大学附属第三病院耳鼻咽喉科	齋藤康一郎	杏林大学医学部耳鼻咽喉科
		馬場 均	ばんば耳鼻咽喉科医院

氏名	所属	氏名	所属
三谷浩樹	がん研究会有明病院頭頸科	西尾信哉	信州大学医学部耳鼻咽喉科
川端一嘉	がん研究会有明病院頭頸科	中島 務	一宮医療療育センター
吉本世一	国立がん研究センター中央病院頭頸部腫瘍科	將積日出夫	富山大学医学部耳鼻咽喉科
		小林泰輔	高知大学医学部耳鼻咽喉科
藤井 隆	大阪府立成人病センター耳鼻咽喉科	時田信博	伊佐沼クリニック耳鼻咽喉科
鬼塚哲郎	静岡県立静岡がんセンター頭頸部外科	黒野祐一	鹿児島大学医学部耳鼻咽喉科・頭頸部外科
岸本誠司	亀田総合病院頭頸部外科		
朝子幹也	関西医科大学総合医療センター耳鼻咽喉科・頭頸部外科	藤井正人	永寿総合病院耳鼻咽喉科・頭頸部腫瘍センター
西山信宏	東京医科大学茨城医療センター耳鼻咽喉科	吉田忠雄	名古屋大学医学部耳鼻咽喉科
		曾根三千彦	名古屋大学医学部耳鼻咽喉科
益田 慎	県立広島病院小児感覚器科	田中 守	慶應義塾大学医学部産婦人科
香取幸夫	東北大学医学部耳鼻咽喉・頭頸部外科	内田育恵	愛知医科大学耳鼻咽喉科
藤本保志	名古屋大学医学部耳鼻咽喉科	星 和人	東京大学医学部口腔外科
佐々木良平	神戸大学医学部附属病院放射線腫瘍科	金丸眞一	北野病院耳鼻咽喉科・頭頸部外科
藤井博文	自治医科大学附属病院腫瘍センター臨床腫瘍科	細谷 誠	慶應義塾大学医学部耳鼻咽喉科
		藤巻葉子	東京大学医学部耳鼻咽喉科
清田尚臣	神戸大学医学部附属病院腫瘍・血液内科	大森孝一	京都大学医学部耳鼻咽喉科・頭頸部外科
小池修治	山形県立中央病院頭頸部耳鼻咽喉科	宮川麻衣子	信州大学医学部耳鼻咽喉科
野口佳裕	信州大学医学部人工聴覚器学講座	松永達雄	国立病院機構東京医療センター耳鼻咽喉科
畔柳達雄	兼子・岩松法律事務所		
伊澤 純	日本医師会医事法・医療安全課	内藤理恵	東京都立神経病院神経耳科
鈴木賢二	ヨナハ総合病院	安藤瑞生	東京大学医学部耳鼻咽喉科
青柳 優	大町病院耳鼻咽喉科	大月直樹	神戸大学医学部耳鼻咽喉科頭頸部外科
鳥海弥寿雄	東京慈恵会医科大学医療保険指導室	丹生健一	神戸大学医学部耳鼻咽喉科頭頸部外科
見田 活	（独）医薬品医療機器総合機構健康被害救済部	神崎 晶	慶應義塾大学医学部耳鼻咽喉科
田内 光	臨床福祉専門学校臨床敬心クリニック		

第1章

耳鼻咽喉科・頭頸部外科研修でのアドバイス

A　耳鼻咽喉科・頭頸部外科医になる諸君へ

耳鼻咽喉科・頭頸部外科医を志す諸君へのメッセージ

　皆さんの中には，耳鼻咽喉科・頭頸部外科を専門にしようと考えている方だけでなく，数か月間だけ耳鼻咽喉科・頭頸部外科研修を行う方もいらっしゃると思います．そこで，まず，耳鼻咽喉科・頭頸部外科への理解を深めていただくために簡単なQ&Aを行いましょう．

Q. 耳鼻咽喉科・頭頸部外科とは？
A. 耳鼻咽喉科では，世界的傾向として1970年頃から頸部の外科的治療を行う機会が増えたために，頭頸部外科を名称に追加するようになり，わが国でも1990年代から多くの大学病院で，耳鼻咽喉科・頭頸部外科あるいは耳鼻咽喉・頭頸部外科が使われるようになってきました．英語ではOtorhinolaryngology-Head and Neck Surgeryと表記します(otoは耳，rhinoは鼻，laryngoは喉頭の意)．また，一部の大学では耳鼻咽喉科と頭頸部外科の2つの診療科があるところもあります．

Q. 耳鼻咽喉科・頭頸部外科の診療範囲は？
A. 簡単にいいますと，鎖骨から上で脳と目と歯を除く領域を扱うのが，耳鼻咽喉科・頭頸部外科ということができます．つまり，耳，鼻，口腔，咽頭(のど)の疾患，声の異常，顔面外傷，頸部(首)の腫瘍などを扱います．さらに，めまい，顔面神経麻痺，唾液腺疾患(耳下腺，顎下腺)，甲状腺腫瘍なども担当します．
　疾患の種類別に分けますと，炎症性疾患(中耳炎，副鼻腔炎，扁桃炎など)，アレルギー(花粉症など)，腫瘍(舌癌・口腔癌，耳下腺腫瘍，上顎癌，喉頭癌，下咽頭癌など)，感覚器疾患(難聴，めまい，嗅覚障害，味覚障害など)，神経疾患(顔面神経麻痺，聴神経腫瘍，喉頭麻痺など)，というように多岐にわたります．

Q. 耳鼻咽喉科・頭頸部外科の医師は少ないですか？
A. 日本には約32万人の医師がいますが，耳鼻咽喉科の医師は約1万1千人で全体の3.4％弱にすぎません．しかし，耳鼻咽喉科・頭頸部外科医は医療の中でも非常に需要の多い，重要な領域を担当しており，少ない人数ながら日夜切磋琢磨して，よい医療を提供できるように努力しています．

　以上のQ&Aからもわかりますように，耳鼻咽喉科・頭頸部外科は重要さの割に医師数は多くありません．1人でも多くの新しい仲間が増えて，領域の発展に寄与していただけることを願っています．

1 私が耳鼻咽喉科医になった理由

　医学部卒業を控えていた頃，私は内分泌内科，小児科，耳鼻咽喉科の3つの診療科のうち，どれを将来の専門にするか決められずに悩んでいました．小児科に決めかけていた12月末，当時47歳だった母親が歯痛を訴えました．卒業試験で勉強した耳鼻咽喉科学の知識から，上顎の歯痛の鑑別診断に上顎癌があることを知ったため，耳鼻咽喉科にもみてもらうようにアドバイスをしました．翌日，地元の大学病院を受診したところ，上顎癌と診断され，呆然として息子の私のところに電話がかかってきました．当時上顎癌の5年生存率は30％程度という時代でしたから，私は大変驚いて，当時の教授にお願いして，翌日母親を仙台によんで診察を受けさせました．CTやMRIはない時代です．癌の疑いは棄てきれないと診断され，手術を受けることにな

りました．上顎洞を開放する手術の結果は癌ではなく一側性上顎洞炎でした．私は卒業試験中でしたが，癌でないことがわかるまで心配で勉強が手につきませんでした．この事件を経て，私は自然に耳鼻咽喉科学教室に入ることになっていきました．母は現在米寿で健在です．ありがたいことだと思っています．

2 耳鼻咽喉科・頭頸部外科医の魅力

以上のように，進路選択の最後の局面では，偶然に導かれて耳鼻咽喉科に進んだ筆者ですが，幸いなことに選択を後悔したことは一度もありません．

以下に筆者が感じている耳鼻咽喉科・頭頸部外科医の魅力を述べます．

a 広い診療領域・専門分野

感覚器（聴覚・平衡覚・嗅覚・味覚など），脳神経，コミュニケーション（音声，聴覚，言語）障害，摂食・嚥下障害，上気道の炎症とアレルギー性疾患，頭頸部の悪性腫瘍（舌，咽頭，下咽頭，頸部食道，喉頭，上顎，鼻，頸部）など**広い専門分野**をもつことができます．特に，感覚器や会話・摂食など生活の質（QOL）にかかわる領域であることが，耳鼻咽喉科の重要性を形成しています．広い診療領域と疾患の多彩さは，基礎的研究あるいは臨床研究の幅広さにもつながっており，耳鼻咽喉科・頭頸部外科ではリサーチも臨床と同様に大変盛んです．リサーチを通じて**海外留学，国際学会への出張の機会が多い**のも耳鼻咽喉科・頭頸部外科の特徴の1つといえます．

b 外来診療が楽しい

耳鼻咽喉科・頭頸部外科は**外来患者数が多い診療科**の1つです．新生児から100歳超まで，**あらゆる年齢層**，そして**男女を問わない**患者層の主治医になります．また，守備範囲が広いために，多彩な患者に接することができます．検査や処置を要する疾患のほか，心理的サポートが必要な患者も多く，**患者とのコミュニケーションが大切な診療科**ですので，診療する側の人間性が患者を勇気づける力になります．

c 多彩な手術

手術が多彩です．たとえば，耳の手術には顕微鏡を用いますし，内視鏡外科は鼻を中心として口腔や頭頸部外科の分野でも広がっています．**顕微鏡や内視鏡の使用**は，視力の衰えをカバーできますので，**外科医として活躍できる年齢の限界が伸びて**，70歳をすぎても元気に専門性の高い手術を行って，熟練した技量で活躍している耳鼻咽喉科医は少なくありません．

☑ **若い世代の医師からのメッセージ：6年目男性医師**

研修医の皆さんがもつ，いわゆる"耳鼻科"の扱う領域は，みみ・はな・のどと思われるかもしれませんが，実際には大きく異なります．一言でいえば，首から上を扱う科といえるかもしれません．耳科・鼻科学は感覚器を扱う重要な領域であるとともに，腫瘍性病変などでは，時に頭蓋底外科の知識を要することも少なくありません．悪性疾患を中心とした頭頸部外科では，一般的な外科手術に加えて，重要な神経・血管が頸部を走行するために高い専門性が要求されます．また，喉頭領域では，気道確保という救急領域のみならず，発声・嚥下など，内科・リハビリテーション科にかかわる知識も問われます．また，患者さんも子どもから高齢者まで様々な年齢層の方と触れ合うことができます．このように高度な専門領域が多岐に渡るということは，大変なことに感じるかもしれませんが，決してデメリットではなく，むしろメリットといえます．皆さんは，耳鼻咽喉科・頭頸部外科医として各領域に携わり，その中から自分にあった専門分野を選択することができるからです．医師として，人として，魅力あふれる耳鼻咽喉科・頭頸部外科医を目指すべく，私たちとともに歩む仲間を，心よりお待ちしております．

加えて，咽頭・喉頭・食道摘出・遊離空腸による再建術，頸部郭清術，側頭骨・頭蓋底外科のような**ダイナミックな手術も多数**あり，**個人個人の適性に合った外科的分野**を選択することができます．

d 初診から治癒までの一貫した診療

内科と外科のように，診断または治療のどちらかを役割分担する診療科に対して，耳鼻咽喉科・頭頸部外科は，1人の患者については，診断から治療方針の決定，保存的治療(投薬，局所治療)，入院，手術療法，退院・術後経過観察までをすべて担当します．つまり，**1人の患者を初診から治癒まで，一貫して診療できる**のも嬉しいことです．

e 救急疾患に強い

耳鼻咽喉科・頭頸部外科領域には救急疾患がたくさんあります．それらへの対応は耳鼻咽喉科医の専門性を発揮する重要な分野です．たとえば，急性上気道狭窄に対する気管切開，気道異物・食道異物の摘出，鼻出血の止血，めまいの救急処置，側頭骨骨折による顔面神経麻痺に対する手術，突発性難聴の治療，中耳炎による頭蓋内合併症手術，副鼻腔疾患による視力障害に対する緊急手術などはその例です．

f 他の診療科から頼りにされる

たとえば，鼻出血の止血では他の診療科，特に血液科，小児腫瘍科などから依頼を受けますし，肺炎・気管支炎・喘息などの下気道疾患の原因としての副鼻腔炎などの上気道疾患は重要で，検査・治療を呼吸器内科から依頼されます．めまいの原因は多彩ですが，メニエール病などの内耳性めまいの鑑別は聴覚検査ができる耳鼻咽喉科医の役目です．脳神経外科医のパートナーとして，耳鼻咽喉科の一分野である神経耳科学は重要です．聴神経腫瘍の摘出術も脳神経外科と共同で行います．悪性リンパ腫の診断のためには，頸部からのリンパ節生検が必要ですので，血液・免疫科から耳鼻咽喉科・頭頸部外科に依頼されます．IgA腎症には扁桃摘出とステロイドパルス療法を行いますので，内科から扁桃摘出を依頼されます．長期人工呼吸器管理が必要な患者さんに対しては，気管切開が必要ですので，気管切開のプロである耳鼻咽喉科に各科から依頼がきます．顔面外傷時の視神経管骨折は緊急手術の適応になりますが，耳鼻咽喉科で視神経管開放術を行うため眼科から紹介を受けます．第一線の小児科からは発熱の原因としての急性中耳炎の診断と治療に有能な耳鼻咽喉科医が熱望されます，等々．

このような重要性から耳鼻咽喉科は，かつての制度の下では，総合病院を標榜するために必要な五基幹診療科(内科，外科，産婦人科，眼科，耳鼻咽喉科)の1つでした．

g 希少価値

重要性のわりに耳鼻咽喉科・頭頸部外科医の数が少ないので，専門家としての大きなやりがいがあります．

☑ **若い世代の医師からのメッセージ：6年目女性医師**

現在，大学院で最先端の研究に携わり，日々実験し勉強する毎日ですが，医師として成長していくためにかけがえのない宝物となると確信しています．大学院生の研究テーマは，実に様々です．聴覚の研究をしている人もいれば，基礎の教室に行って，再生医療や，感染症や，生化学の研究をしている人もいます．耳鼻咽喉科臨床の，多岐に渡る専門性は，研究の素材があふれている，ということにもつながっていると思います．臨床研修がスタートして，大学院離れが進んでいますが，自分の感じた疑問を解決しようと前向きに学ぶ姿勢や，未知の物事を探求するための努力など，大学院で学べることはたくさんあります．

h 医学部同級生から頼りにされる

筆者は医学部卒業後30年以上過ぎましたが，全国各地の色々な診療科で働く同級生が耳鼻咽喉科・頭頸部外科のことなら，筆者に相談してきます．耳鼻咽喉科医が少ないためですが，それでも同級生から頼りにされるのはとても嬉しいものです．

i 医師人生に豊富な選択肢

医学部卒業時点では将来何を専門にするか明確でない場合にも，耳鼻咽喉科・頭頸部外科に入って研修をする中で，将来の専門領域を選択することが十分に可能です．実際多くの方々が，そのように耳鼻咽喉科医をまず選択し，さらに高度な専門領域（サブスペシャルティ）を決めて活躍しております．

また，内科的側面と外科的側面があることなどから，皆さんそれぞれの人生の各時期にあった働き方ができます．たとえば，育児などに時間を割く必要がある場合には，手術の多い病棟グループから離れて，外来中心の勤務につきながら，専門性の高い診療領域で自分を鍛えることも可能です．数が全国的に少ないこともあって，日本耳鼻咽喉科学会や各大学などでは，人材を有効に活用する意識が強いので，大事にされていると感じることができるでしょう．

j 海外でも高い耳鼻咽喉科医のステータス

筆者は30代に基礎研究で2年間，40代に臨床研修で6か月間，それぞれアメリカとイタリアに海外留学をしました．アメリカ合衆国における耳鼻咽喉科・頭頸部外科の人気は高く，数ある診療科の中で1，2を争うトップクラスで，耳鼻咽喉科・頭頸部外科のレジデントのポジションに対しては，全米の各大学で非常に高い競争率があり，優秀な学生が押し寄せています．日米の医療事情は同じではないにしても，やりがいのある診療科であることは間違いない事実です．

3 大学病院の耳鼻咽喉科・頭頸部外科の様子

大学病院の耳鼻咽喉科・頭頸部外科の医局には，様々な年代の医師が勤務しております．すでに高度の医療を身につけ，指導的立場にある医師から，これから自分の専門分野を確立していくために日夜努力している若手医師もおります．よい医療のためには，心身ともにバランスのとれた臨床医を養成する必要があり，そのためには，雰囲気のよい職場でなければなりません．

また，診療のほかに学生教育，医学の進歩に貢献するための臨床・基礎研究も盛んに行われており，各医師の日々の仕事の内容や，目指している方向は様々です．

このように，大学病院の耳鼻咽喉科・頭頸部外科教室では医学の進歩への貢献と地域の医療を守るという教室全体の目標と，個人の目標をバランスよく実現していくことを理想としており，医師同士が助け合いながらこれを実現するように努めています．

おわりに

耳鼻咽喉科・頭頸部外科の研修期間を有意義に，そして楽しく過ごしていただければ幸いです．研修期間のあとで，耳鼻咽喉科・頭頸部外科医の仲間になる方が1人でも増えることを願っております．また，他の診療科に進まれる方々も耳鼻咽喉科・頭頸部外科を理解して，耳鼻咽喉科・頭頸部外科医のよきパートナーとなっていただければ嬉しく思います．

仙塩利府病院耳鼻咽喉科・耳科手術センター　**小林俊光**

B 研修の概要

1 耳鼻咽喉科専門医の育成とそのシステム

DOs

- 一般社団法人日本専門医機構により認定された耳鼻咽喉科専門医となる．
- 専門研修プログラム制を導入して専門医の育成が行われる．
- 耳鼻咽喉科専門医は基本領域専門医のひとつである．

1 耳鼻咽喉科専門医について

2016年までに研修を開始した耳鼻咽喉科専門医は，日本耳鼻咽喉科学会認可研修施設において4年間の研修を終え，日本耳鼻咽喉科学会が行う専門医試験に合格した医師であった．現在の耳鼻咽喉科専門医は日本耳鼻咽喉科学会認定の専門医である．

2017年より耳鼻咽喉科研修をはじめる医師は，日本専門医機構が認定した耳鼻咽喉科専門研修プログラムで育成されることとなる．これは基本領域とよばれる19科すべて同様の扱いとなる．

耳鼻咽喉科の研修は，医学部を卒業し2年間の医師臨床研修を終えたのち，基本的には4年間のプログラムで行われる．研修到達目標を4年間で達成することが求められ，これが達成されていることをプログラム統括責任者が評価認定して修了となる．プログラム修了後，耳鼻咽喉科専門医認定試験が行われ，これに合格すると日本専門医機構認定耳鼻咽喉科専門医となる．認定は日本専門医機構がするが，日本耳鼻咽喉科学会との連携なくして研修は成り立たず，学会が認定する指導医，研修病院をもとに研修プログラムが制定されている．

2 耳鼻咽喉科専門医の理念・使命

耳鼻咽喉科・頭頸部外科医師として，人格の涵養につとめ，耳，鼻・副鼻腔，口腔咽喉頭，頭頸部の疾患を外科的・内科的視点と技術をもって治療する．他科と協力し，国民に良質で安全な標準的医療を提供するとともに，さらなる医療の発展にも寄与することが使命とされる．

到達目標は，①医師としてのプロフェッショナリズムをもち，全人的な医療を行うとともに社会的な視点もあわせもち，医療チームをリードすることができる能力をもつ，②耳，鼻・副鼻腔，口腔咽喉頭，頭頸部領域に及ぶ疾患の標準的な診断，外科的・内科的治療を行うことができる，③小児から高齢者に及ぶ患者を扱うことができる，④高度急性期病院から地域の医療活動まで幅広い重症度の疾患に対応できる，⑤耳鼻咽喉科・頭頸部外科領域の臨床研究，学術発表を行い，医学・医療のさらなる発展に貢献することができることと幅広い活動が期待されている．

耳鼻咽喉科・頭頸部外科は頭頸部の専門家であり，外科医としてのトレーニングがなされる．また感覚器を扱う領域でもあり，コミュニケーションという社会生活でもっとも必要とされる機能も守備範囲である．充実した研修が期待でき，専門医となってからのサブスペシャルティ選択の幅も広い．

3 耳鼻咽喉科専門研修プログラム

2017年からはじまる新しい研修制度には，プログラム制が導入される．

このことは，教育システムそのものを評価・認定することで，専攻医全員が均一な

第1章　耳鼻咽喉科・頭頸部外科研修でのアドバイス

教育機会を得ることを意味する．全員が到達目標を達成することができるよう，医療資源が準備されている．それは指導医数と経験症例数である．外科的手技，内科的治療を十分経験するために，プログラム全体での指導医数，症例数で専攻医の定員が決まる．

指導が十分されているか，十分な経験症例数があるか，就業環境は問題ないか，学術活動の指導もされているかなど，内部での評価機会が設けられていることも要件であるが，外部評価として，日本専門医機構による研修施設のサイトビジットも2018年より準備されている．十分な研修が受けられないと判断されたプログラムには改善が指導され，これがなされない場合にはプログラム廃止となる．

a　実際のプログラム

プログラム統括責任者をもつ研修基幹施設と研修連携施設からなる病院群，地域医療施設を，専攻医は4年間でローテートする．

専攻医3人に対し最低1人の指導医が配備され，基本的には各学年1対1の指導が予定されている．

症例経験基準数を**表1**に示す．

リサーチマインドも要求され，研修期間中に1編以上の論文執筆，3回以上の学会発表が期待されている．

研修委員会が設けられ，専攻医，指導医，プログラム統括責任者で到達目標の達成度を定期的に確認・評価し，指導内容を

表1　症例経験基準数

(1) 疾患の管理経験：以下の領域の疾患について，外来・入院患者の管理経験を主治医ないし担当医（受け持ち医）として実際に経験し指導医の指導監督を受ける	基準症例数
難聴・中耳炎	25例以上
めまい・平衡障害	20例以上
顔面神経麻痺	5例以上
アレルギー性鼻炎	10例以上
副鼻腔炎	10例以上
外傷，鼻出血	10例以上
扁桃感染症	10例以上
嚥下障害	10例以上
口腔，咽頭腫瘍	10例以上
喉頭腫瘍	10例以上
音声・言語障害	10例以上
呼吸障害	10例以上
頭頸部良性腫瘍	10例以上
頭頸部悪性腫瘍	20例以上
リハビリテーション （難聴，めまい・平衡障害，顔面神経麻痺，音声・言語，嚥下）	10例以上
緩和医療	5例以上

(表1つづき)

(2) 基本的手術手技の経験：術者あるいは助手として経験する((1)の症例との重複は認める)			
耳科手術	鼓膜形成術，鼓室形成術，乳突削開術，人工内耳，アブミ骨手術，顔面神経減荷術		20例以上
鼻科手術	内視鏡下鼻副鼻腔手術		40例以上
口腔咽喉頭手術	扁桃摘出術	15例以上	40例以上
	舌，口腔，咽頭腫瘍摘出術	5例以上	
	喉頭微細手術，嚥下機能改善，誤嚥防止，音声機能改善手術	20例以上	
頭頸部腫瘍手術	頸部郭清術	10例以上	30例以上
	頭頸部腫瘍摘出術(唾液腺，喉頭，頸部腫瘤など)	20例以上	
(3) 個々の手術経験：術者として経験する((1)，(2)との重複は認める)			
扁桃摘出術			術者として10例以上
鼓膜チューブ挿入手術			術者として10例以上
喉頭微細手術			術者として10例以上
内視鏡下鼻副鼻腔手術			術者として20例以上
気管切開術			術者として5例以上
良性腫瘍摘出術(リンパ節生検を含む)			術者として10例以上

(http://www.jibika.or.jp/members/nintei/shidou/shidoui_curriculum.pdf)

改善する．

プログラムには，大学院を併設したコースをもつものもある．

出産・育児，介護，留学などに対しては，プログラムの休止，中断の処置をとることができる．

4 耳鼻咽喉科専門医の認定と更新

2017年度より研修を開始する専攻医は最短4年で研修を修了し，専門医試験を受ける．試験の形式について，現在議論はされていないが，日本耳鼻咽喉科学会の協力のもとに行われると思われる．これに合格すると専門医機構認定の耳鼻咽喉科専門医であるが，機構と学会の両者の認証印が押される．

現在の日本耳鼻咽喉科学会認定の専門医は順次更新の時期に日本専門医機構認定の専門医に移行することが予定され，5年ごとの更新となる．

専門医更新の要件は5年間で50単位を以下の4つの項目の合計として取得することである．すなわち，①診療実績，②専門医共通講習，③鼻咽喉科領域講習，④学術業績・診療以外の活動実績である．

＊新プログラム制を全科で施行するのは1年延期となり2018年度からとなった．2017年度耳鼻科は"暫定プログラム"で研修を行う．

三井記念病院耳鼻咽喉科　**奥野妙子**

B　研修の概要

2 頭頸部がん専門医の育成とそのシステム

DOs

- 頭頸部がんの集学的治療を実践するチームリーダーの育成が基本理念．
- 頭頸部がん専門医は耳鼻咽喉科専門医のサブスペシャルティ．
- 耳鼻咽喉科専門医取得後，頭頸部がん専門医認定施設での研修が必要．

　頭頸部がん専門医制度は，2009年（平成21年）4月に日本頭頸部外科学会が母体となり，耳鼻咽喉科専門医のサブスペシャルティとして発足した．頭頸部がん専門医は，日本専門医機構が現在認めている29のサブスペシャルティ領域の1つとして認められた専門医資格であり，その育成には日本頭頸部外科学会の頭頸部がん専門医制度委員会がオールジャパン体制で行っている．

1 頭頸部がん専門医制度の理念

　頭頸部がん専門医制度の基本理念は，「耳鼻咽喉科・頭頸部外科に関する熟練した技能と高度の専門知識とともに，がん治療の共通基盤となる基本的知識と技術，医療倫理をあわせもち，頭頸部がんの集学的治療を実践する能力を養成することを目的とした制度」である．

　頭頸部がん専門医には，放射線治療，化学療法のほかに多種にわたる支持療法や緩和ケアなど多職種がかかわるチーム医療におけるチームリーダーやコーディネーターとしての役割が求められる．と同時に，頭頸部がん治療の柱である外科的治療の担い手として，その技量の担保は必須である．

2 頭頸部がん専門医の現状

　2016年6月現在，頭頸部がん専門医は，頭頸部がん専門医試験に合格し認定された専門医291名と研修施設認定に必要であった暫定指導医172名の計463名である．現時点では，専門医と暫定指導医をあわせて日本頭頸部外科学会認定指導医（以下，指導医）と位置づけられている．本制度発足以来継続的に，30～40名/年の専門医が新しく認定されている．

3 頭頸部がん専門医になるためには

　頭頸部がん専門医を取得するための条件は多岐にわたる（表1）．この中でもっとも重要な点は，指導医が常勤する専門医認定施設での通算5年以上の研修である．このうち2年以上は指定研修施設における研修が必要である（図1）．頭頸部がん専門医の研修プログラムは，頭頸部がん専門医制度委員会の作成した共通の研修カリキュラムに基づいて双方向性の評価を行いながら進める．

　専門医認定施設は指定研修施設（頭頸部がん年間新患数100例以上）137施設と準認定施設（年間新患数60例以上）26施設により構成され，指定研修施設は各都道府県に少なくとも1施設以上あるよう配慮されている．

　頭頸部がん専門医の取得に際して，耳鼻咽喉科専門医と異なるのは，手術技量を担保するため，術者として行った代表的な手術（表2のB・C項目）10例の手術記録の写しの提出が求められる点である．特に，B項目である頸部郭清術については，助手として20側以上，術者として20側以上経験していることが必須となっている．

表1 頭頸部がん専門医を取得するための条件

I. 基本的事項	・日本耳鼻咽喉科学会認定耳鼻咽喉科専門医であること. ・3年以上日本頭頸部外科学会正会員であること. ・耳鼻咽喉科専門医取得後3年以上の耳鼻咽喉科・頭頸部外科領域の臨床経験があること. ・指導医(頭頸部がん専門医または暫定指導医)が常勤する専門医認定施設において,通算5年以上の頭頸部がんの臨床経験を有すること.このうち2年以上は指定研修施設において研修を受けていること(指定研修施設は複数に及んでもかまわない).
II. 臨床経験	・指導医の下に,頭頸部がん(唾液腺・甲状腺がんを含む)100例以上の入院治療(手術,放射線治療,化学療法などを含む)を担当していること. ・指導医の下に,研修カリキュラムに定められたB・C項目の手術を,術者として50件以上経験していること. ・指導医の下に,頸部郭清術を助手として20側以上,術者として20側以上経験していること.
III. 学術活動	・過去5年間に,頭頸部がんの臨床に関する研究発表(筆頭演者)2件および論文1件(筆頭著者)の業績を有すること. ・過去5年間に所定の学術集会・講習会に5回以上参加し,所定の教育セミナーを2回以上受講していること.

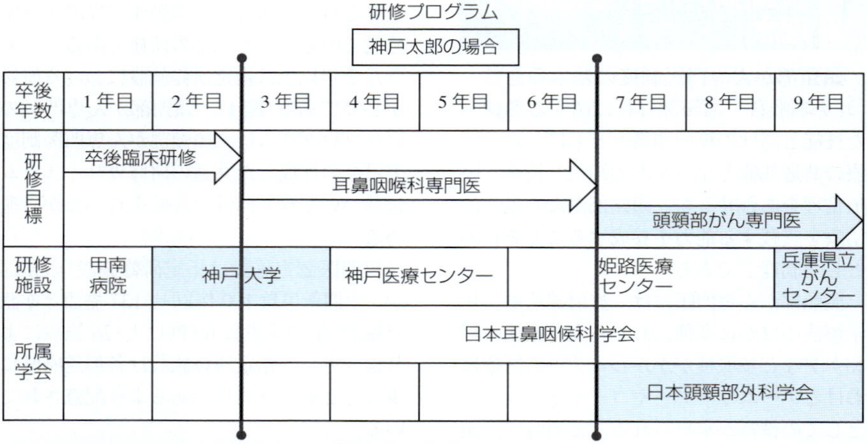

研修プログラム
神戸太郎の場合

卒後年数	1年目	2年目	3年目	4年目	5年目	6年目	7年目	8年目	9年目
研修目標	卒後臨床研修		耳鼻咽喉科専門医				頭頸部がん専門医		
研修施設	甲南病院	神戸大学		神戸医療センター			姫路医療センター		兵庫県立がんセンター
所属学会				日本耳鼻咽喉科学会					
							日本頭頸部外科学会		

図1 頭頸部がん専門医の認定施設における臨床経験の例
(丹生健一:新しく立ち上がった頭頸部がん専門医制度をめぐって 頭頸部がん専門医制度の設立まで.頭頸部外科 20:9-12,2010 より)

a 頭頸部がん専門医試験

毎年9月初旬の日曜日に施行される.午前中に筆記試験(多肢選択式60問)が行われ,午後に面接での口頭試問が行われる.

筆記試験は,A.がん治療概論:がん治療の共通基盤となる基本的知識を問う問題(他の領域のがんを含む),B.頭頸部総論:研修カリキュラムの個別目標を問う問題,C.頭頸部各論:各疾患の診断〜治療に至る臨床的な考え方を問う問題で構成さ

第1章 耳鼻咽喉科・頭頸部外科研修でのアドバイス

表2 指導医の下で術者として行える個別目標

目標	手術内容
A項目 （1年目）	舌部分切除術，顎下腺摘出術，耳下腺浅葉切除術，甲状腺葉切除術
B項目 （2年目）	喉頭全摘出術，下咽頭・喉頭全摘出術，耳下腺全摘出術，甲状腺全摘出術，上顎部分切除術，頸部郭清術，副咽頭間隙腫瘍切除術，有茎皮弁作成術
C項目 （3年目以降）	口腔進行癌切除術，中咽頭進行癌切除術，喉頭部分切除術，上顎全摘術，下顎区域切除術，有茎皮弁による頭頸部再建術

（頭頸部がん専門医研修カリキュラムより）

れている．A. がん治療概論に関しては，日本がん治療認定医機構がん治療認定医教育セミナーテキストを参考図書として，がん治療概論の以下の全項目を対象としている：(1)がんの生物学・分子生物学，(2)腫瘍免疫学，(3)がんの疫学・がん検診，(4)臨床研究と統計学，(5)病理学(分子病理学を含む)，(6)画像診断学，(7)外科治療学概論，(8)化学療法概論，(9)分子標的療法概論，(10)放射線療法概論，(11)緩和医療概論，(12)精神腫瘍学(サイコオンコロジー)，(13)がん救急，(14)がんの診療と倫理．B. 頭頸部総論では研修カリキュラムの項目を参考に，診断・治療の各側面から，C. 頭頸部各論では各部位別の疾患について臨床的な考え方を問う問題が作成されている．

面接試験では，提出された手術記録を参考に手術技量を評価することに重点がおかれ，チーム医療への理解や病気になった患者を診るという姿勢の確認が行われる．

b 頭頸部がん専門医の更新

専門医は5年ごとの更新が義務づけられている．更新の際には，専門医取得時とほぼ同様の臨床実績が求められる．

（本内容は2016年6月現在のものであり，日本専門医機構の「専門制度整備指針」等の改訂に応じて本専門医制度も適宜変更されるため，最新情報については日本頭頸部外科学会ホームページ(http://www.jshns.umin.jp/)も参照にされたい．）

大阪府立成人病センター耳鼻咽喉科　**藤井　隆**

3 サブスペシャルティ

DOs
- より専門性の高い疾患を扱う.
- 専門的な手術指導医を標榜できる.

1 サブスペシャルティとは

2年間の臨床研修後, 基本領域19科のうち, どれかの専門医を取得することが推奨されている. 表1に日本専門医機構が認定した基本領域19科を示す. 外科手技の習得を専門にする科, 内科的治療を主とする科, 病院で勤務するのを主とする科に分けて分類した.

日本専門医機構が, これまで各学会が認定してきた専門医を一括して認定する動きになっている. この基本領域の専門医取得後, さらに特定の専門領域に特化したものがサブスペシャルティ(subspecialty)とよばれる専門医である. サブスペシャルティの研修は, 基本領域学会の専門医を取得後でないとはじめることができない. また, サブスペシャルティ学会の研修可能な基本領域学会は指定されている.

日本専門医機構の前身であった日本専門医評価・認定機構に加盟していた学会には, ①基本領域学会, ②サブスペシャルティ学会, ③多領域に横断的に関連する学会, ④上記に属さない学会という分類があった. 日本耳鼻咽喉科学会は①基本領域学会であり, 日本頭頸部外科学会は耳鼻咽喉科の②サブスペシャルティである. 頭頸部外科研修は耳鼻咽喉科専門医を取ったあとでないと開始できず, 基本学会は耳鼻咽喉科に限定されていて, 形成外科専門医から入ることは原則的にはできない. 内科, 外科にはサブスペシャルティがいくつかあり, 日本消化器病学会, 日本循環器学会, 日本呼吸器学会などがそれである. ③多領域に横断的に関連する学会としては, アレルギー学会, 感染症学会, 人類遺伝学会など多数ある.

表1 日本専門医機構でとりあげている専門医基本領域19科

Surgical Specialty	Medical Specialty	Hospital-Based Specialty
1. 耳鼻咽喉科	1. 内科	1. 放射線科
2. 脳外科	2. 小児科	2. 麻酔科
3. 眼科	3. 精神科	3. 病理
4. 泌尿器科	4. 皮膚科	4. 臨床検査
5. 整形外科	5. リハビリテーション科	5. 救急科
6. 産婦人科	6. 総合診療科	
7. 形成外科		
8. 外科		

2 耳鼻咽喉科・頭頸部外科のサブスペシャルティ

a 頭頸部がん専門医

耳鼻咽喉科で日本専門医機構の認定を受けているサブスペシャルティ専門医は，頭頸部がん専門医のみである．基本領域の専門医認定は，日本専門医機構に移行しようとしているが，サブスペシャルティに関してはまだそれぞれの学会認定の専門医である．頭頸部がん専門医も日本頭頸部外科学会認定の専門医である．将来的には，決められたサブスペシャルティ専門医か日本専門医機構認定となる可能性がある．

b そのほかのサブスペシャルティ専門医

耳鼻咽喉科・頭頸部外科の診療範囲は，耳，鼻，咽頭・喉頭など広い範囲にわたり，診療内容も，外科手術から内科的な診断・治療を必要とするものまで幅広い．各学会を中心に，サブスペシャルティをつくろうとする動きがある．

a) 耳科学

耳の手術を専門とするもので手術指導医を認定する動きがある．難聴患者の診断，治療，ケアを専門とする者は，補聴器相談医という資格が日本耳鼻咽喉科学会の認定である．騒音性難聴担当医も日本耳鼻咽喉科学会認定である．めまいに対しては，めまい相談医という資格が日本めまい平衡医学会にある．そのほか，顔面神経を扱う分野など神経耳科とよばれる分野を含めて，専門がある．

b) 鼻科学

手術のほかに嗅覚，アレルギーなどがあり，睡眠時無呼吸などとの関連も無視できない．

c) 音声

コミュニケーションに大きな役割をもち，専門分野として特化している．

d) 嚥下

今，高齢化社会を迎え，診療依頼がますます増えているのは嚥下を扱う分野である．NST(Nutrition Support Team)の中心となって治療を行うのは，耳鼻咽喉科専門医である．

e) 小児耳鼻咽喉科

また，耳鼻咽喉科の中でも，小児は成人とは異なる疾患・病態があるので，小児耳鼻咽喉科医も専門分野である．

それぞれに専門学会があり，そこで扱われているのはより専門性の高い議論であり，診療指針が示されている．これらに属しての活動は，より診療の質を高めるものと考えられる．個人の興味と能力を重視してのサブスペシャルティの選択の幅は広い．

三井記念病院耳鼻咽喉科　**奥野妙子**

☑ 専門医制度

専門医制度をめぐって，日本専門医機構と基本領域18学会が集まり，協議する機会が増えた．それぞれの学会の専門医育成の歴史的背景があり，同じ制度に統一するのは簡単な作業ではない．外科系は手技を中心としているので，現行の制度と大きくは変わらない．これをどこで研修しても必要な技量をもてるシステムに整備するだけである．耳鼻咽喉科も外科的な手技の到達目標が中心となる．地域医療に貢献するのはこれらの技術を習得した専門医である．新たにできる総合診療医と内科認定医，内科専門医，サブスペシャルティの調整がなかなか進まない．これにかかわる人数が多いことと内科を標榜して診療を行っている医師のバックグラウンドが多様なことが関係しているようだ．なんとか2018年には全科そろって新専門医育成システムが開始できることが期待されている．

C 知識の習得のしかた

1 研修の到達目標

DOs

- [ ] 耳鼻咽喉科診療における問診，検査，診断，治療の流れを学ぶ．
- [ ] 知的好奇心と学術的向上心を保持し，生涯学習の習慣を身につける．
- [ ] 患者・医師・メディカルスタッフとの意思疎通を図り，全人的医療を遂行する．

1 耳鼻咽喉科・頭頸部外科診療における到達目標

耳鼻咽喉科・頭頸部外科医師としての研修目標を，前期(表1)と後期(表2)に分けて示した．必須の研修項目としては，①問診と正確な所見がとれること，②診断に必要な検査の指示を出せること，③画像検査の結果を判読できること，④的確な診断ができること，⑤適切な治療法の選択ができること，⑥耳鼻咽喉科の処置・救急処置が行えること，⑦様々な手術に対応できること，⑧適切な術後・病棟管理ができること，⑨患者・スタッフと良好なコミュニケーションがとれること，⑩他診療科とのチーム医療に貢献できること，などがあげられるが，研修の前期から後期に向かって，それぞれの項目についてより高い目標レベルが設定されることになる(表1, 2)．

前期研修では耳，鼻・副鼻腔，頭頸部腫瘍の各専門領域を短期間でまわりながら耳鼻咽喉科学が取り扱う疾患の全体像を把握し，後期研修では各専門領域をより長い期間(月単位)でまわり，検査・診断・治療の

表1 研修目標：前期

1) 問診と所見をとることができる
2) 診断に必要な検査の指示を出せる
3) 画像検査を読影できる
4) 機能検査を行い，判定できる
5) 基本的な処置と救急処置を行うことができる
6) 手術手順，手術機器，手術手技について理解している
7) 簡単な手術を遂行できる
8) 難易度の高い手術で手術介助ができる
9) 術後の合併症を理解し，術後処置・術後管理を行うことができる
10) 内科治療や集学的治療の内容を理解している
11) 症例報告や科学論文の抄読ができる
12) 患者，メディカルスタッフ，同僚医師との意思疎通が良好である

表2 研修目標：後期

1) 正確に所見をとり，的確に病変を指摘できる
2) 確定診断に至るための必要な検査を指示できる
3) 各種の検査結果を正しく判定し，最終的な確定診断を出せる
4) 治療方針を組み立てて，その中から最良の治療法を選択できる
5) 必要かつ十分なインフォームド・コンセントができる
6) 他科とのチーム医療を円滑に推進できる
7) 難易度の高い手術を術者として遂行できる
8) 学会発表，論文発表を主体的・意欲的に行うことができる
9) 知的好奇心と向上心を保持し，生涯学習の習慣を身につける
10) 若手医師，メディカルスタッフの研修に指導的立場で支援を行うことができる

流れを学ぶことになる．耳鼻咽喉科は外科系診療科の一つであり，手術症例については，術前・術後カンファランスにおいて，初診時の問診内容，所見の取り方，検査の選択と検査結果の判定，適正な診断への流れ，外科治療の適応，手術法の選択，術後の合併症への対応，治療成績および予後の推定などについて繰り返し学習することになる．

手術については，前期研修では簡単な手術の術者からはじめ，難易度の高い手術では助手として介助を担当し，手術手技と手順を理解する．後期研修では技量の上達に合わせて徐々に難易度の高い手術の術者としての経験を積んでいく．大学病院における研修では，極めて難易度の高い手術，複数の診療科による共同チーム医療，そして，人工内耳手術やナビゲーション手術など，その時点での最先端の耳鼻咽喉科・頭頸部外科診療に触れるよい機会を得る．

2 医師としての到達目標

研修期間中には，耳鼻咽喉科・頭頸部外科診療についての知識と経験を深めることが求められるが，同時に，全人的医療を遂行できる医師としての研修がその前提にある．必須の研修項目としては，①患者，メディカルスタッフ，同僚医師との意思疎通が的確にできること，②様々な医療情報を正しく理解し，自身の考えを他者に正確に伝えることができること，③常に科学的な視点で医療を捉え，基礎研究や倫理面にも配慮した良質の臨床研究を推進できること，④学会発表，論文発表にも意欲的に取り組むこと，⑤知的な好奇心や向上心を保持し，生涯学習の習慣を身につけることなどがあげられるが，研修期間が進むにつれて，自分自身のレベルアップはもちろん，後輩医師の指導にも深くかかわることが求められる．

医局の抄読会，各研究グループ内のカンファランス，大学院生セミナーなどの場において，臨床・基礎研究に関する多数の科学論文に触れることは貴重である．同時に，術前・術後カンファランスなどの場において，プレゼンテーション能力の向上をはかることも重要で，その延長線上で全国学会や国際学会での発表の機会も与えられる．研修期間中に，医療・医学を科学的に検証する能力，知的な好奇心や学術的な向上心を常にもつ習慣を身につけることが極めて重要となる．

スタッフによるセミナーや抄読会でのプレゼンテーションは，若い研修医にとってよい手本・目標であり，外部講師による講演会・研修会の開催と合わせて，研修医に刺激的で良質な情報が繰り返し与えられるよう，診療科全体で考えていく必要がある．

3 具体的な研修目標

a 経験すべき疾患

外耳・中耳疾患として，外耳道炎，急性中耳炎，滲出性中耳炎，慢性化膿性中耳炎，真珠腫性中耳炎等，内耳疾患としては，突発性難聴，メニエール病，前庭神経炎，良性発作性頭位めまい症などの病態，同時に末梢性めまいとの鑑別診断として，聴神経腫瘍や小脳梗塞などのいわゆる危険な中枢性めまいの存在を理解する．補聴器のフィッティング，人工内耳手術後の聴能訓練，平衡機能障害に対するリハビリテーションについても経験することが望ましい．

鼻・副鼻腔疾患としては，鼻中隔彎曲症，アレルギー性鼻炎，慢性副鼻腔炎，また，鼻・副鼻腔の良性・悪性腫瘍との鑑別診断について学ぶ．

頭頸部領域に発生する様々な良性・悪性腫瘍，口腔・咽頭・喉頭の急性・慢性炎症（扁桃炎，咽喉頭炎など），声帯結節や声帯ポリープなどの音声障害，嚥下障害や呼吸障害をきたす咽頭・喉頭疾患，閉塞性の睡眠時無呼吸症候群など社会的に問題となる疾患の理解も重要である．

b 耳鼻咽喉科診療に必要な検査

額帯鏡，各種の診察用器具（耳鏡，鼻鏡，間接喉頭鏡など），鼻咽腔・喉頭ファイバースコピー，耳科用マイクロスコープの使用法，正しい所見の取り方，頭頸部の触診法について習熟する．

外来検査として，聴力検査（純音聴力検査，語音聴力検査，蝸電図検査，聴性脳幹反応，耳音響放射，ASSR 検査など），インピーダンス検査，平衡機能検査（眼振検査，ENG 検査，重心動揺検査など），顔面神経機能検査，鼻アレルギー検査，嗅覚・味覚検査，腫瘍性病変に対する生検，音声検査，嚥下機能検査などの各項目について学ぶ．

c 画像診断

単純 X 線検査の各撮影法について，解剖学的なランドマークの確認と読影ポイントを理解する．CT 検査，MRI 検査から得られる詳細な情報はより診断的な価値が高く，耳科領域，鼻科領域，頭頸部領域の正常な局所解剖の理解が求められる．頭頸部診療では，超音波検査，PET 検査や各種 RI 検査が治療法の選択，治療効果の判定，そして予後の推定に有用となるため，これらの画像検査にも精通しておくことが必要である．

d 基本的処置と救急処置

耳処置，耳管通気，鼻・副鼻腔処置，咽頭・喉頭処置などの基本的処置を修得する．救急処置では，鼻出血に対する止血処置，重症の扁桃周囲炎・扁桃周囲膿瘍に対する穿刺・切開排膿の手技，急性の呼吸困難症例に対する緊急気管切開術の習得は必須である．耳鼻咽喉科領域の異物に対する対応では，ファイバースコピー下および直達鏡下の摘出術を経験する．

e 経験すべき手術

手術介助として，鉤引き，血管の結紮，糸切り，縫合などの基本的な手技を習得する．手術前に必ず手術書を読み，手術手順や手術機器の名前を十分に把握しておく．

前期研修では扁桃摘出術，アデノイド切除術，鼻骨骨折整復術，鼻中隔矯正術，下鼻甲介切除術，鼓膜切開術，鼓膜チューブ留置術，気管切開術などの手術を術者として経験する．鼓室形成術やアブミ骨手術，内視鏡下鼻内副鼻腔手術，音声外科手術，気管切開術，頭頸部腫瘍の手術などの難易度の高い手術では，前期研修では手術助手として介助を行い，後期研修では技量の上達に従い術者を務める．聴神経腫瘍や錐体尖病変に対する手術，人工内耳手術や頭頸部癌に対する手術は，いずれも極めて難易度が高い手術であり，手術手技，合併症の予防法などを学習することで，手術の全体像を理解する．

f 薬物治療

急性疾患（急性中耳炎，急性副鼻腔炎，急性扁桃炎，急性咽喉頭炎など）および慢性疾患（滲出性中耳炎，慢性化膿性中耳炎，慢性副鼻腔炎，アレルギー性鼻炎など）に対する抗菌薬，ステロイド剤，抗アレルギー薬を用いた薬物治療の理解，内耳疾患および末梢性顔面神経麻痺（突発性難聴，メニエール病，前庭神経炎，ベル麻痺，ハント症候群など）に対するステロイド剤，抗めまい薬，抗ウイルス薬などを用いた薬物治療の理解が求められる．

近畿大学医学部耳鼻咽喉科　**土井勝美**

C 知識の習得のしかた

2 教科書・参考書の選び方

DOs

- 教科書，参考書を選ぶ際には巻頭文や推薦文を参考にする．
- 解剖，発生，生理，生化など基礎領域の理解が臨床における応用力につながる．
- 画像，写真，図説が疾患の把握に役立つ．

よい教科書とは，個人個人の理解度と到達目標によって決定される．またそれまでの臨床経験や知識水準の影響を受けやすいため一概には決められない．知識詰め込み型の勉強では暗記すべき要点を簡潔にまとめた本が重宝されがちである．しかし臨床においては応用力が要求されるため，基盤となっている領域の基礎医学を学び理解することを勧める．つまり診療において有用な教科書・参考書とは，臨床に必要な基礎的内容が整理され，臨床における要点が理解しやすい本だといえる．基礎的内容から臨床に至るまで広く深く勉強するためには，1冊の本では不十分である．全般的に記載されている教科書のほかに専門書や学術誌でより深い内容を調べることを推奨する．学術論文は確立された概念からトピックスまで掲載されているため，臨床経験が浅い後期研修医にとっては，まずレビューを読み，そのあとにそこで引用されていた参考文献を読むとよい．本項では耳鼻咽喉科・頭頸部外科医を目指す研修医（特に後期研修医）が，学習の核となる教科書を選ぶ際に気をつけるべき点について述べる．

1 教科書ならびに専門書を選ぶポイント

a まず巻頭文や推薦文を参考に

一般に，教科書には巻頭文や推薦文が書かれている．巻頭文ではその教科書の編集・出版の目的および考えが述べられていることが多い．また推薦文では著者の仕事内容や専門領域が紹介されるとともに，その教科書を読んだ推薦者の批評も述べられている．これら2つを読むことで，その教科書の特徴と内容構成がある程度わかり，本を選ぶ際に非常に役立つ情報となる．

b 解剖，発生，生理，生化など基礎領域の内容が充実

耳鼻咽喉科の領域は脳と眼球を除いた頭頸部全体であり，その中には複雑かつ細かい解剖が多くみられる．解剖に関しては，手術に必要なマクロ解剖と病態の理解に必要なミクロ解剖（組織学）があるが，これらを図や写真を用いてわかりやすく記載されているのがよい教科書といえる．耳鼻咽喉科領域にはマクロからミクロまで様々な先天奇形が存在する．これらの奇形の成因を理解するためには発生学も学ばなければならない．

耳鼻咽喉科では，聴覚，平衡覚，味覚，嗅覚などの知覚と嚥下，発声，構音などの運動機能を扱っている．それぞれの感覚器に関する組織学および生理学の知識は，病態生理を理解するために必要であるが，複雑で難しい内容が多いため拒絶反応を示す人もいる．後期研修中は経験した症例数も少なく，耳鼻咽喉科領域の基本的知識も乏しいため，高度な専門書や原著論文を読んでも理解しづらいのが普通である．研修医にとってのよい教科書とは，難しくて読みづらい基礎生理学的内容を噛み砕いてわかりやすく解説してある本である．

c 生理機能検査の学び方

耳鼻咽喉科は多くの知覚・運動機能を扱

う診療科であり，聴覚，前庭機能を扱う神経耳科学的検査，味覚機能検査，嗅覚や鼻腔通気度を評価する鼻科学的検査，嚥下機能検査，音声機能検査など数多くの生理機能検査が日常診療で行われている．これらの検査の原理とその意義，そして検査方法について解説し，結果の判定法やそこから考えられる病態について説明している本を選ぶべきである．

d 画像の読影法の説明

単純X線写真，頸部エコー，側頭骨，鼻・副鼻腔，頸部のCTやMRIの正常の画像所見が記載されていると診療上大変参考になる．また個々の代表的な疾患に対しては，その画像所見を提示しかつ詳細に解説されていることが望ましい．MRIなど疾患の種類，病期，撮影条件によって所見が変化し，それによって診断される内容については，具体的な症例などを挙げてそれぞれの違いについて解説している本を選ぶ．

e 疾患の説明に写真，図説を多用

それぞれの疾患の病態について，解剖，発生，生理，生化など基礎的背景に触れながら，簡潔に説明していて読みやすい内容であることが肝心である．耳鼻咽喉科の診断は視診所見によってなされることが多いため，疾患のカラー写真の掲載が多用されているほうがよい．図説を多く用いて鑑別疾患の症状や検査所見などが簡潔にまとめてあると短時間で要点を確認できるため，日々の診療におけるガイドブックとしても利用でき便利である．

f 治療法の記載：保存的治療と手術治療

保存的治療では使用される抗菌薬の種類と局所処置の仕方について紹介されていると診療に役立つ．詳細について別の専門書がある場合には，その本が紹介されていると便利である．小児急性中耳炎や副鼻腔炎などすでにガイドラインが作成されている疾患について，その詳細も述べられていることが肝心である．悪性腫瘍の治療では一般に使用されている抗悪性腫瘍薬，放射線照射，手術について，それぞれの効果と主な副損傷や合併症についての記述が必要である．詳細な手術解剖や術式についての記載は専門書に譲るとして，代表的な疾患の術式や解剖の要点が図示されているとよい．

g 索引と参考文献の記載

後期研修医にとって，耳鼻咽喉科の解剖名称や専門用語の中にはあまり馴染みのないものも多くあり，文中に専門用語の和訳，英訳を併記するだけではなく，主な専門用語が巻末にまとめて記載されている本があとあとまで使いやすい．また基本的ではあるが複雑な内容や最先端研究の内容は，教科書で概略を理解したあとに原著論文を読むことで理解がしやすくなることも多い．巻末に参考文献が示されていると原著を読んでさらに詳しく知りたいときに役立つ．

おわりに

耳鼻咽喉科を専攻するにあたっては，耳鼻咽喉科学により興味を抱き個々の疾患の理解を深めることが重要である．そのためには耳鼻咽喉科の骨子となる解剖，発生，生理，生化といった基礎耳鼻咽喉科学の学習は避けて通ることはできない．一見遠回りのようでも基礎を理解したうえで確実な知識を得るという学習態度を研修医の頃から心がけてもらいたい．

 Pitfall

研修医にとってのよい教科書とは，難しくて読みづらい基礎的内容をわかりやすく解説してある本である．

東邦大学医療センター佐倉病院耳鼻咽喉科　**鈴木光也**

c 知識の習得のしかた

3 診療ガイドラインの活用法

DOs
- 常に最新版の診療ガイドラインの存在と内容を知っておこう．
- 推奨に則らない診療を行う場合は，その理由を患者に説明し，カルテに記載しておこう．

1 ガイドラインの定義

診療ガイドラインは「診療上の重要度の高い医療行為によって，エビデンスのシステマティックレビューとその総体評価，益と害のバランスなどを考慮して，患者と医療者の意思決定を支援するために最適と考えられる推奨を提示する文書」(Minds「診療ガイドライン作成の手引き 2014」)と定義されている．近年では，エビデンスに基づく医療(evidence-based medicine: EBM) を総体的に評価することを重要視し，益と害のバランスに配慮することが強調されるようになり，診療ガイドライン自体も進化発展してきている．

2 ガイドラインを使用する前に知っておきたいこと

ガイドライン作成者の判断に偏りが生じないよう，作成のプロセスに判断の偏りを避ける仕組みが導入されている．偏りを避ける最善の方法として，システマティックレビューといわれる一連のプロセスがある．これは臨床研究の論文を検索・収集し，評価統合する，というものである．

益と害のバランスでは，期待される効果(益)のみではなく，有害な事象(害)も含まれる．1つの臨床上の問題(clinical question: CQ)を設定する場合には，益と害のバランスを推奨作成に生かしている．患者にとっての不利益は，害としての患者アウトカムのほかに，費用負担の増加や身体的あるいは精神的な負担，患者の価値観や希望なども考慮されている(図1)．

3 推奨の強さとエビデンスの強さ，推奨の強さ

推奨作成のためのエビデンスの強さは表1のように，アウトカム全体のエビデンスの強さとして，A(強)から順にD(とても弱い)として示されている．

また，推奨の強さの提示は，
① 強く推奨する
② 弱く推奨する(提案する)
の2とおりで提示されることが多い．

推奨文は推奨の強さ(1か2)に続き，エビデンスの強さ(AからD)を併記し，以下のように表示される(Minds「診療ガイドライン作成の手引き 2014」)．

例： 1)患者Pに対して治療Iを行うこと

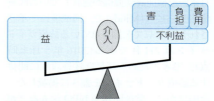

図1 益と害のバランス
(森實敏夫，他(編)．Minds 診療ガイドライン作成の手引き 2014．医学書院，53，2014 より改変)

表1　推奨作成のためのエビデンスの強さ

A（強）	効果の推定値に強く確信がある
B（中）	効果の推定に中程度の確信がある
C（弱）	効果の推定値に対する確信は限定的である
D（とても弱い）	効果の推定値がほとんど確信できない
I（決定できない）*	エビデンスが不十分で決定できない

（*：設定してあるガイドラインがある）

を推奨する（1A）（＝強い推奨，強い根拠に基づく）
2）患者Pに対して治療Cに比べ治療Iを行うことを推奨する（2C）（＝弱い推奨，弱い根拠に基づく）
3）患者Pに対して治療Cも治療Iも行わないことを推奨する（2D）（＝弱い推奨，とても弱い根拠に基づく）
4）患者Pに対して治療Iを行わないことを強く推奨する（1B）（＝強い推奨，中程度の根拠に基づく）

ちなみに，2015年1月に発行された「小児滲出性中耳炎診療ガイドライン2015年版」のCQ（クリニカルクエスチョン）1では**表2**のように表記されている．

4　現在の診療ガイドラインと実際の診療

厚生労働省委託事業：EBM（根拠に基づく医療）普及推進事業として公益財団法人日本医療機能評価機構が運営している医療情報サービス（Minds）で，同機構にて承認されMindsにて公開されている診療ガイドラインは211件である（2016年5月末時点）．参考のため，耳鼻咽喉科診療に関係する診療ガイドラインを**表3**に掲載した．そのほかに，学術団体やNPO法人などが独自に作成したガイドライン，手引き，指針が多数みられる．日常診療で関係する領域の診療ガイドラインは診療医が各自関心をもち，学会の書籍展示やインターネットを通じて情報を得ておくことが重要である．

表2　「小児滲出性中耳炎診療ガイドライン」にみられる記載例

CQ1　滲出性中耳炎の経過観察期間は，どのくらいが適切か

推奨：
小児滲出性中耳炎は鼓膜の病的変化がなければ，発症から3か月間は経過観察（watchful waiting）が推奨される．
［推奨度A］
3か月以上遷延する両側性滲出性中耳炎においても，難聴の程度が軽度で，鼓膜の病的変化がなければ，その後も注意深く経過観察することを検討してもよい．
［推奨度B］
推奨度の判定に用いた報告：Rosenfeld et al.2003（レベルⅠa），Browning et al.2010（レベルⅠa），Hellström et al.（レベルⅠa），Berkman et al.2013（レベルⅠa）

（日本耳科学会・日本小児耳鼻咽喉科学会（編）．小児滲出性中耳炎診療ガイドライン2015年版．金原出版，39，2015より改変）

「作成の手引き2014」によれば，実際に行った治療については，診療ガイドラインと齟齬があっても注意義務違反は問われないが，説明義務違反は問われる．したがって医師は最新版の診療ガイドラインの存在と内容を知っておき，患者に説明する必要がある．推奨に則らない診療を行うときは，その理由をカルテに記載しておくことが強く勧められる．

> 💡 **コツ**
> 急性中耳炎の重症第一段階では鼓膜切開と抗菌薬投与が推奨されている．患者の希望で鼓膜切開をしない場合は，そのことをカルテにしっかり記載しておく．
> 一般向け診療ガイドライン解説書などを手元に置いたり，待合に置き，患者の目にふれるようにしておくとよい．

第1章 耳鼻咽喉科・頭頸部外科研修でのアドバイス

C 知識の習得のしかた

表3 Mindsで承認され公開されている耳鼻咽喉科関連領域の診療ガイドライン（2016年5月末時点）

発行年月日	診療ガイドライン名	作成機関	出版社など所蔵情報
2010年1月	甲状腺腫瘍診療ガイドライン2010年版	日本内分泌外科学会，日本甲状腺外科学会	金原出版
2010年6月	急性副鼻腔炎診療ガイドライン2010年版	日本鼻科学会	金原出版　2010年
2011年5月	バセドウ病治療ガイドライン2011	日本甲状腺学会	南江堂
2012年5月	嚥下障害診療ガイドライン－耳鼻咽喉科外来における対応2012年版	日本耳鼻咽喉科学会	金原出版　2012年
2012年5月	咳嗽に関するガイドライン第2版	日本呼吸器学会	学会直販，PDF
2013年4月	閉塞性睡眠時無呼吸症候群に対する口腔内装置に関する診療ガイドライン	NPO法人日本睡眠歯科学会	ウエブサイト（PDF）
2013年5月	科学的根拠に基づく口腔癌診療ガイドライン2013年度版	日本口腔腫瘍学会，口腔癌治療ガイドライン改訂委員会，日本口腔外科学会，口腔癌診療ガイドライン策定委員会合同委員会	金原出版　2013年
2013年5月	気管吸引ガイドライン2013（成人で人工気道を有する患者のための）	日本呼吸療法医学会	PDF，人工呼吸　Jpn J Respir Care 30：75-91, 2013
2013年6月	頭頸部癌診療ガイドライン2013年版	日本頭頸部癌学会	金原出版　2013年
2013年7月	小児急性中耳炎診療ガイドライン2013年版	日本耳科学会，日本小児耳鼻咽喉科学会，日本耳鼻咽喉科感染症・エアロゾル学会	金原出版　2013年
2015年1月	小児滲出性中耳炎診療ガイドライン2015年版	日本耳科学会，日本小児耳鼻咽喉科学会	金原出版　2015年

DON'Ts

- ☐ EBMに基づいた診療ガイドラインをすべてにおいて否定する診療は行わない．
- ☐ 自らの経験と知識に基づいた診療を行う際には，説明とカルテへの記載を行う．

アリス耳鼻咽喉科　**工藤典代**

C 知識の習得のしかた

4 医学論文の読み方・書き方

DOs

- [ ] 論文は疑って読め．すべてを信じるな．
- [ ] 上手に論文を探せれば，論文も書けるようになる．
- [ ] 本来医学論文は，読むものではなく，書くものである．
- [ ] 引用文献の書き方は，非常に大切．査読者の印象が変わる．
- [ ] 古い文献しか引用していない総説は，価値が半減．

患者の診察や治療をしているとわからないことがたくさん出てくる．多くの場合，教科書を読むとわかることが多いが，疫学調査，病因，治療法に関する最新のことは書かれていない．そのような場合に，医学論文を読む必要性が出てくる．初期研修から後期研修を始めて間もない時に，英文医学論文を読むことは，大変素晴らしいと思うが，内容を十分に理解することはかなりむずかしい．一般には，自分が調べたい内容が書かれた和文論文を探し出すことから始まる．しかし，自分が本当に知りたいことについて書かれている論文に出合うことも実は容易ではない．容易ではないから，いろいろな論文を読まなければいけない．つまり自分の求めている内容の周辺領域も学んでいくので，本当に知りたいことに出合う頃には，かなりの知識を獲得している．

1 和文論文の検索法

和文論文の検索法を紹介する．もっとも推奨するのは，「耳鼻と臨床」からの検索である．毎年1回，前年の国内耳鼻咽喉科専門誌に発表された論文の題名，筆頭著者，雑誌名，号，ページ数が掲載されている．ジャンルは，①脳・脳神経・頸部，②内耳（難聴・めまいを含む），③中耳・外耳，④顔面・頸部（顔面神経・三叉神経・甲状腺を含む），⑤鼻・副鼻腔，⑥口腔・唾液腺，⑦扁桃・咽頭，⑧喉頭，⑨気管・気管支・食道，⑩音声・言語・嚥下，⑪耳鼻咽喉科一般の分野に区分されている．題名が記載されているので，自分が探している内容と一致するものを順次見つける．おおよそ過去10年間を目安に調べる．最近の研修医は，インターネットでの検索に慣れているので，この方法を指示すると，難色を示す

表1 国内耳鼻咽喉科専門誌

日本耳鼻咽喉科学会会報	日本鼻科学会誌	頭頸部外科
耳鼻咽喉科臨床	Otology Japan	頭頸部癌
耳鼻咽喉科・頭頸部外科	喉頭	形成外科
耳鼻と臨床	小児耳鼻咽喉科	BRAIN and NERVE
耳鼻咽喉科展望	FACIAL NERVE RESEARCH	日本音響学会誌
日本気管食道科学学会会報	JOHNS	臨床と研究
AUDIOLOGY JAPAN	免疫アレルギー	手術
音声言語医学	口腔・咽頭科	神経眼科
EQUILIBRIUM RESEARCH		

ことが多い．しかし題名を見ているだけで，ほしい内容に近いのではないだろうかと想像力が働き真剣になってくる．研究や総説には流行があるので，「ほう，これが流行か」とか「このようなことに皆が興味をもっているのか」ということがわかり，インターネットにはないよさがある．しかし，読みたい論文を拾い出すだけで，軽く2時間はかかる．読みたい論文がわかれば，雑誌名，年，ページ数から論文をコピーする．多くの大学の耳鼻咽喉科には，紹介されているほとんどの雑誌が保存されているので，コピーは容易である．

インターネットの検索では，医中誌（http://login.jamas.or.jp/）が便利である．検索画面を開き，すべて検索（キーワードなど）をクリック後，キーワードを入力して検索する．キーワードは疾患名，治療法，疫学内容，病態に関するワードを自分で考える．その他として収載誌名，メジャー統制語，筆頭著者名，最終著者名，所属機関名，特集名，タイトル，研究デザイン，ISSNなどからも検索可能である．指導医から，○○大学の○○先生が専門家だとのコメントをもらえると，筆頭著者名，最終著者名，所属機関名を入力でき，目的とする和文論文に出会える可能性が高まる．薬剤などの治療効果を知りたいときには，研究デザインにメタアナリシス，ランダム化比較試験を選択する．もう少しエビデンスレベルを下げる場合には準ランダム化比較試験，比較研究を入力する．残念ながら和文論文では，ランダム化比較試験は少なく，メタアナリシスになるとほとんどないのが現状である．医中誌webの使い方は，医中誌Web/HELPを参照してほしい．

このように目的とする論文の情報が得られれば，前述と同じように論文をコピーする．大学によっては，本学所蔵検索/学外文献依頼のアイコンがあり，そこをクリックすると図書館にある電子ジャーナル閲覧可能な文献は，ダウンロードできる．図書館にない場合には，学外依頼サービスを行う．

「CiNii Articles - 日本の論文をさがす」（CiNii）では，科学研究費助成事業データベース，学術機関リポジトリーポータル，電子リソースリポジトリーにもリンクしており，科研費の報告書や掲載された学術論文を無料でダウンロードできる．

J-STAGEも学術電子ジャーナルサイトで，国内で発行された学術論文全文を読むことのできる，記事検索画面（資料を探す）を開き，必要な情報を入力し，絞り込み検索を行うと求めている記事，論文情報が得られる．

メディカルオンライン（Medical Online）は会員制の医学・医療総合サイトであり，民間管理のものである．さらに民営のもの，製薬メーカー主催のものなどいくつか存在するが，使用方法はほぼ同じである．

2 英文論文の検索法

英文論文は，なによりもPubMedで調べるのがよい．ほとんどの研究者がこれを利用している．PubMedで見つけられない論文は，ほとんど価値がないと考えてよい．まずGoogleやYahooで「PubMed」と入力し，検索をクリックする．PubMedのホームページを開き，英語でキーワードを入力してSearchをクリックすれば，関連する論文名，著者名，雑誌名が出てくる．論文名をクリックするとSummaryがでてくる．Freeのジャーナルからはそのまま文献がダウンロードできる．大学で契約している雑誌や電子ジャーナルはその大学内で自由にダウンロードできる．どのようなキーワードを入力するかが，多くの論文タイトルに出合える鍵となる．PubMed利用の仕方は，PubMedの使い方というウェブがあるので，それを参考にすると便利である．

3 論文の読み方

特にこのように論文を読んだほうがよいという方法はない．要旨(Summary)を読んだあと，はじめに(Introduction)から順次読んでいく．慣れない内容の場合は，一度読んだだけでは理解できないことも多く，さらに読み返す必要がある．論文に嘘はないが，絶対に真実だと信じ過ぎないことも大切である．「本当かな」，「違うのじゃないのかな」と常に疑いをもつべきである．そうすると矛盾点が見えてくる．論文中に引用されている参考文献から自分が求めている論文に出合うことも多々ある．必要だと思う論文は次から次へと積極的に求め，さかのぼって読んでいく姿勢が重要である．

いろいろなテーマを広く浅く紹介してくれる総説は，臨床，研究のうえで大変役に立つ．その際大切なことは，新しい論文を引用している総説を読むことである．総説は各雑誌がその専門家に依頼することが多い．もしくは最近トップジャーナルに論文が掲載された研究者が，研究内容を多くの人に知ってもらうために総説(review)を書くことが多い．後者の場合は問題ないが，前者の場合，古い論文(10年程度前の論文が主)しか引用されていないことがある．内容の良し悪しも重要だが，引用されている論文が古い総説は，価値が半減する．最近3年間の論文の引用が重要である．そのように引用されている総説からは，昔から最新の状況までの流れと変遷を効率よく学ぶことができる．

英語の論文を読むことは，簡単ではない．何度も辞書を引いて単語を調べる必要がある．しかし医学論文の場合，用いられる英語がある程度決まっているので1年間，週2編から3編のペースで論文を読み続けると(最低100編以上)，論文を読む時間がかなり短縮され理解も深まる．大学院に進み，研究生活を始め，2年が経過した頃が，この時期に該当すると思う．個人的な意見だが，英文論文は声を出しながら読むと進歩が早く，将来の学会発表にも役立つ．

4 論文の書き方

個人的には論文は英文で書くものだと思っている．しかし和文論文を書くことができなければ，英文論文を書くことはまずできない．和文論文は主に，はじめに，方法・材料・対象，結果，考察からなる．症例報告では，はじめに，症例提示，考察となる．英文論文では，Introduction, Material & Method, Results, Discussion が一般的である．現在の和文論文は，はじめにの内容が乏しく，考察でその疾患や研究内容について述べることが多くなっている．英文論文では，Introduction で疾患についての詳細，どうしてこの研究を始めることになったのか，研究する現状などについて記載し，Discussion の最初に研究で得られたデーターの結論を5～6つの文章でまとめ，それぞれを考察していくことが多い．個人的には，英文論文の書き方が好きであり，医局員の和文論文もそのような方向で指導している．言いたいことをはじめに提示することが英文論文型である．このことを知っておくことも英文論文を受理してもらえるかどうかに重要である．

方法・材料・対象に関しては，他の研究者が再現性をもって追試できるよう十分に記載する必要性がある．しかし最近の英文論文はスペースの都合で supplement として記載し，電子ジャーナルのみでダウンロード可能であり，冊子体では省略されることが多くなってきている．

和文論文を書く際大切なことは，丁寧かつ確実に書くことである．適当に書くのは悪である．査読がある場合には，適当に書かれた点を追及され，加筆，修正，追加実験を求められる．とりわけ引用文献の書き方，ページ数，号，年，著者名の数，コン

マ，ピリオドの位置は大切である．引用文献が不適切な論文に，優れた論文はないと思っている．多くの査読者は，引用文献がきちんと書かれていると，好印象をもって論文を読む．不適切な引用文献の書き方は，論文自体も注意不足から書かれている印象を与える．素晴らしい論文には，どこにも間違いがない．なぜなら細心の注意が払われ，十分な推敲がなされているからである．研修医の論文には推敲がなされていないものが多い．書いた本人がすべて責任をもつという覚悟が，論文には必要である．指導医，教授がチェックしてくれるという甘い気持ちは捨てたほうがよい．最近は，指導者になるべき講師，准教授，部長の論文にも推敲されていないお粗末な論文が多い．注意すべき点だと思う．

英文論文は，基本的に最初から英文で書いたほうがよい．和文で書いたのちに英文に訳す研究者もいるが，表現や文章の流れから避けたほうがよい．最初に書く英文論文は一般に，大学院での学位論文が多いと思うが，Material & Method，Results，Figure Legends，Introduction，Discussion の順で書けという指導者もいるが，私は Introduction から順次書き進めることを勧めている．もっとも大切なところは Results であるが，Discussion もかなり重要である．Results の内容が今一歩でも，Discussion の内容で受理されることもある．もちろん引用文献の書き方は大切で，ここでミスをしていると reviewer（英文論文の査読者）の印象が一気に悪くなる．当然結果がよいはずはなく，reject となる．参考にする論文は，おおよそ関連する 100 編程度の論文を読んで，研究に重要な 30 編程度の論文を引用文献とすることが多い．どのような医師も最初から素晴らしい英文が書けるはずがない．多くの場合，読んだ論文の単語やセンテンスを学んで，応用することがやっとである．粘り強く一文ずつ進むだけである．書き上がったら，推敲を何度も行い，指導医のチェックを受ける．内容が OK であれば，ネイティブ（英語を母国語としている人）に英文校正をしてもらい投稿となる．英文校正会社は多く存在するので，指導医に教室ご用達を聞いたらよい．投稿後は，毎日祈るのみである．万が一，reject でも落ち込まない．次の雑誌に投稿すればよい．それだけである．多くの論文を書いている研究者ほど reject を受けた数も多い．このことを十分知ってほしい．

 Pitfall

論文は一気に書くか，毎日コツコツ少しずつ書くか 2 つの方法しかない．書く時間の間隔が空くと書いた内容まで忘れ，また最初から考えることになる．結局時間がなくなり，書けない事態となる．いったん止まったら，再開には非常に馬力とやる気が必要である．

 Pitfall

英文は，詳しいぐらいに書いてやっと外人に理解されると思ったほうがよい．初心者の文章は，簡単すぎる．

DON'Ts

- ☐ 他の論文やテキストから 1 センテンス（4〜5 文からなる数行）を丸ごともってくるのは，文献引用としていたとしても厳禁である．せいぜい 1〜2 文までの引用にすること．

福井大学医学部耳鼻咽喉科・頭頸部外科学　**藤枝重治**

C　知識の習得のしかた

5　カンファランスの聞き方，発表のしかた

> **DOs**
> - □ 「聞き上手」とは「聞こえている」という状態から「積極的に聞く」レベルへと意識を進めることである．
> - □ "キーポイントは何であるか"を的確に，取捨選択する能力を身につける．

1　カンファランスの聞き方

　カンファランスの聞き方のコツ，これは「聞き上手」になることに尽きる．「聞き上手」になるには「聞こえている」という状態から「積極的に聞く」レベルへと意識を高めることである．聞き上手になるには，まずは「見取り稽古」からはじめるとよい．先輩医師たちの発表を片っ端から聞いてみる．そして発表のパターンがなんとなくわかるようになったら次は，自分の受け持っていた患者さんを題材に，演者になったつもりで原稿をつくってみる．すると，簡単に書ける部分とそうでない部分があることに気づく．「先輩たちはそこの部分はどのように発表しているのだろうか？」，するとこれまで以上に，発表のポイントをつかむべく，真剣に聞くようになる．このようなフィードバックを繰り返すことが，「聞き上手」かつ，よい演者になるコツと思われる．

　そこで本項では，カンファランスの発表者に指名された場合を想定して解説を加える．なおカンファランスという言葉は，日本語では会議，協議，相談などと翻訳される．われわれ医師が，このカンファランスという言葉を用いる場合は「症例検討会」や「事例検討会」などに対して用いられることが多いので本項では，症例検討会を題材として取りあげる．

2　「症例検討会」の役割とその準備

　日本ではこれまで，自分が受け持ちをしている患者さんの情報を，同じ科に属している同僚や先輩で共有する手段の1つとして"回診"という手法が用いられてきた．回診の本来の目的は，受持医の診療に，思い違いや見落としがないかどうかをチェックすることにある．患者について，その病態把握が妥当であるか，検査計画や検査の解釈が適切であるか，治療法は適当であるかなどについてのチェックが行われる．

　しかしながら近年の，高度化かつ多様化した検査内容を回診の場で述べるには時間的な制約もあり，必ずしも十分とはいえない．また診断や治療が困難な症例や学問的に興味ある症例については別に時間を設けて，臨床所見や検査データの十分な吟味が必要になることもある．その役割の一端を担うのが，症例検討会である．

　症例検討会では受持医が，問題となる症例の臨床経過，様々な検査所見の時系列，治療経過などを提示し，これらのデータに対して考察を加え，これまでの報告結果の紹介を行ったうえで，今後の検査の実施予定や治療方針を述べる．また，①患者の心理状態について受持医はどう理解しているか，②退院のめどをどこにおいているか，③社会復帰をしたあとの生活指導をどうしているか，④受持患者の問題点すべてについて十分把捉しているかどうかがデータとして提示されなければならない．これら

症　例：A.Y.　40 歳代　女性　会社員(中間管理職)
主　訴：めまい，耳鳴，難聴
現病歴：10 日前，朝食時に右耳鳴(低い周波数で唸るような感じ)が出現，その後耳閉感が強くなった．時計の秒針の音で左右の聴力を比べたところ右耳の聞こえが悪いことに気づいた．その後食事を続けていたが回転性めまいが出現，悪心が強く，2 回嘔吐した．嘔吐後少し気分が楽になったが強い浮動感が持続，ベッドで横になっていたがなかなか症状が消失しないのでその日は会社を休むことにした．昼過ぎには症状が軽くなり，夕方には軽い浮動感は残るものの耳鳴は消失，聴力も回復した．夕食は普通に摂ることができ，就寝前には浮動感も消失していた．翌日以降は普通どおり勤務を続けていた．5 日前，会社で重要な会議が控えているので徹夜でその準備をした．その後再び，右耳鳴と強い耳閉感が出現した．朝食の準備を整えている間にこれらの症状は軽快し消失したが，激しい回転性めまいが出現，悪心が強く，嘔吐した．めまいが強く，歩けないような状態だったので当院救急外来に救急車にて搬送となった．その際の意識レベルには問題なく，眼前暗黒感，口囲のしびれ，呂律障害，四肢麻痺等の随伴はなかった．精査・加療を目的に入院となった．入院翌日よりめまい感は軽快したが，軽い耳閉感と浮動感が持続している．
既往歴：8 年前，めまい発作と耳閉感を数回繰り返し，近医でメニエール病と診断され内服治療(イソソルビド，ビタミン剤など)を受けていた．詳細は不明とのこと．
家族歴：特記すべきことはない．
検査所見：体温 35.7°C，脈拍 80/分，整．血圧 110/74 mmHg．尿所見：潜血(−)，白血球反応(−)，血液所見：赤血球 421 万，Hb 12.2 g/dL，Ht 38 ％，白血球 6,300/mm³，血小板 26 万．血液生化学所見：血糖 95 mg/dL，アルブミン 3.9 g/dL，尿素窒素 8.6 mg/dL，クレアチニン 0.8 mg/dL，総ビリルビン 0.6 mg/dL，AST 13 IU/L，ALT 12 IU/L，LD 196 IU/L，ALP 289 IU/L，Na 136 mEq/L，K 4.6 mEq/L，Cl 106 mEq/L，CRP 0.4 mg/dL
神経耳科学的所見：
　眼振所見(入院時)：

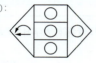 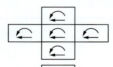

　衝動性眼球運動：正常
　滑動性眼球運動：右向きやや saccadic
主な神経学的所見：構音障害：なし
　　　　　　　　　嗄声・開鼻声：なし
　　　　　　　　　脳神経：第 VIII 神経以外の脳神経症状を認めず
　　　　　　　　　鼻−指−鼻試験(鼻指鼻試験)：正常
　　　　　　　　　かかと−膝試験(踵膝試験)：正常
　　　　　　　　　反復拮抗運動(手回内・回外試験)：正常
入院時の標準純音聴力検査：

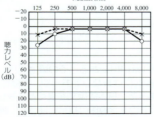

現在の治療内容：点滴：メイロン®(250mL)，メコバラミン(500μg)，アデノシン三リン酸ニナトリウム(40mg)
　　　　　　　　内服：イソソルビド(90mL)，メコバラミン(3 錠)　食後 3 回
　　　　　　　　　　　塩酸ジフェニドール(1 錠)頓用
問題点：・メニエール病と考えられるが，右難聴や耳鳴などの聴覚症状が軽快してからめまい発作が出現するという発作を繰り返している．診断名は正しいのか？
　　　　・今後の治療方針はメニエール病に準じて行ってもよいのか？　ストレス管理は？
　　　　・中枢性めまいを疑って，MRI などの画像診断も考慮すべきかどうか？

図 1　レジュメの 1 例

種々のデータに対して，受持医が属している科の上級医のみならず，必要によっては，他科の医師やコメディカルスタッフも交えて検討を行い，受持医の判断に誤りや思い込みがないか，検査所見の見落としがないかなどを多人数の目で確認する．

症例検討会を担当する受持医は，限られた時間内で，要領よくプレゼンテーションしなければならない．そこで受持医は，症例検討会に際してその症例について，何をいうべきかあらかじめ内容を準備し，いわゆる"レジュメ"を作成しておく必要がある．レジュメには，患者名，年齢，性別を記載後，前に述べたような臨床データを簡潔でわかりやすい文章で記載する．ただし近年は，個人情報保護法との関係もあり，患者個人の同定ができないようにしておくことが必要である．具体的には，患者名はイニシャルを使ったり伏字を用いたりする．年齢についても何歳代と記載するなどである．レジュメの具体例を図1に示す．

Pitfall

患者の個人情報やプライバシーを全く無視したような資料は作らない．

コツ

文章は冗長にならないよう，箇条書きにしたほうがよい場合もある．図表をなるべく使って説明する．異常所見は太字で示したり下線を付したりする．

聖マリアンナ医科大学耳鼻咽喉科　**肥塚　泉**

☑ 論文作成今昔

筆者が医師になったのは昭和56年（1981年）である．その頃は，パソコンはおろか，ワードプロセッサー（以下ワープロ）も一般的には普及しておらず，学会発表の原稿等は手書きで作成というのが当たり前の時代であった．日本語論文を書くときももちろん"手書き"で，400字詰原稿用紙に徹夜して書いたものを指導医の指示に従って，来る日も来る日も加筆・修正したものである．苦労して作成した論文が受理されて，雑誌に掲載されて活字になったものをみたときの感動はひとしおであった．現在，論文の作成にあたってはワープロを使えば，文章の加筆・修正はもちろん，図の作成も，いとも簡単にできてしまう．ワープロを駆使すれば誰でも，美しく整った文書や図表を，簡単に作成することができるようになった．発表原稿や論文作成における"道具"の環境は，昔と比べれば格段に向上した．しかしその反面，何か失われたものがあるのではないだろうか．苦労して論文を書いてこれが雑誌に掲載されたものを手にしても，昔のような達成感がないのである．これが今の若い先生たちが論文を書かなくなった1つの原因ではないかと思う今日この頃である．

C 知識の習得のしかた

6 学会での症例報告の準備と発表のしかた

> **DOs**
> - 症例報告の発表原稿の構成は「はじめに」「症例の紹介」「考察」「まとめ」である．「はじめに」の部分はほかの3つの部分が完成後，最後に作成するとよい．
> - 発表にあたっては自分の発表内容に自信をもち，説得力のある話し方をする．

あなたは次回の症例検討会（カンファランス）で，現在担当している患者について，症例呈示をしなくてはならない．そこで早速，医学中央雑誌刊行会（医中誌）のデータベースやPubMedなどにアクセスして文献検索をした．その結果，今回の症例の症例報告はそれほど多くなく，さらに自験例は，比較的珍しい亜型であることが判明した．これらの結果を加味して症例呈示をしたところ，先輩医師から学会で症例報告をするようにといわれ，その準備にかかることとなった．症例報告に至るには，担当医がただ漫然と診療をこなすのではなく，常に興味をもち，何かに疑問をもつことが重要である．いつもとは違う臨床症状，検査結果にまずは気がつかなければ，その先には進まない．あなたはこれまで，何度か症例検討会での症例呈示を行ってきたが，学会での症例報告は生まれてはじめての経験である．そこで早速その準備にかかることにした．

1 症例報告の準備

a 注意点

さて，上手な症例報告をするにはどうすればよいのであろうか．症例報告では，6〜7分前後の時間内に「はじめに」「症例の紹介」「考察」「まとめ」と続く発表内容が1,600〜1,900字程度の原稿にまとめられる（1分当たり280字くらいが聞いていてわかりやすい量）．口演のときはすべて「話し言葉」を用いる．口語体の文章を少しまろやかにし，かつ「です」「ます」調で作成する．用語に関しては，適当な日本語訳がないか，あっても極めて難しく，かつ長くなる場合は原語（英語やドイツ語など）をそのまま用いる．説明なしにはじめから略語を使う場合は，聴衆全員が知っている言葉に限る．耳鼻咽喉科の学会でBPPVという用語を用いる場合は，「良性発作性頭位めまい症，以下BPPV」また，ESSという用語を用いる場合は「内視鏡下鼻内副鼻腔手術，以下ESS」などと，あらかじめ断わっておくべきである．また，「近医で真珠腫をpoint outされて……」というのは不適切である．「近医で真珠腫を指摘されて……」と述べるべきである．

b 全体の構成

「はじめに」から「まとめ」に至る4つのパートの各部分の作成にあたっては，「症例の紹介」「考察」「まとめ」を最初に作成し，「はじめに」の部分はこれらが完成後に作成するのがよい．「症例の紹介」では主訴・現病歴・既往歴・家族歴・身体所見・検査所見・診断・治療の経過などを順序よく記載する（図1）．このパートに関しては，今回の発表に至った，症例検討会の準備に際して作成したものがそのままあるいは若干の修正を加えることで使えることが多いので，4つパートの中で一番書きやすい部分である．なおプロフィールの部分の作成にあたって近年は，個人情報保護法との関係もあり，患者個人の同定ができないようにしておくことが必要である．具体的には，

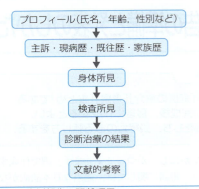

図1 症例報告の記載項目

患者名はイニシャルを使ったり伏字を用いたりする．年齢についても何歳代と記載するなどである．

「症例の紹介」ができたらここで再度，文献を読み直してみる．自験例の身体所見で取り残していた部分や検査所見の不備などに気づくことがあるかもしれない．その場合にはもう1度カルテを見直して，可能な限り所見をそろえるように留意する．また再度文献を読み直すことによって，「症例の紹介」作成前には見逃していた，別の観点からの考察がみえてくるかもしれない．そして，「考察」の作成に取り掛かる．

「考察」では，自験例を報告するに至った目的は何なのか，疾患自体がまれなのか，亜型ではなく，新しい疾患単位として提唱するのか，よく知られた疾患が特異な病態を示したのか，この疾患の病態を解明するような新しい知見が得られたのかについてそれを支持する文献的考察を交えながら説明する．これらの要点が明らかになったら，これまでの文献を引用しながら，可能な限り自分たちの主張に対して肯定的なものと否定的なものを呈示する．主張していることが公正にみて妥当かどうかこれを聴取している人たちが判断できるようにするのが目的である．考察ができあがると，今回の症例報告の目的は明確で，その疾患に関する従来の知見と問題点，自験例のその分野における意義が，頭の中で明白になっているはずである．ここで「はじめに」の部分を一気に作成する．しかしここで終わりではない．その後の推敲が，もっとも重要な作業である．できあがった発表原稿を，ストップウォッチを片手に声を出して何度も読み返してみる．あまり声を出さず，口の中でモゴモゴというしゃべり方では早読みになってしまうので，意識的に口を動かし，はっきりと声を出して読むように心がける．少しでも読みにくい，あるいは冗長な表現があればこれらを徹底的に修正・加筆する．

2 発表のしかた

発表にあたって過度の緊張をすると，声が上ずってしまうので，お腹から出る張りと幅のある豊かな声で少し低めの声でしゃべるように心がける．速度については，漢字交じり文で1分間280～300字程度が適当とされている．そして何よりも自分の発表内容に自信をもち，説得力のある話し方をすることが重要である．学会発表では普通，マイクが使われる．マイクを使う場合は，手でもって音量を確かめながら，口との距離を調節する．マイクが演台に固定してある場合は，体や頭の位置，発表原稿の位置を変えて調節する．自分の前の発表者が，マイクとどの程度の距離や位置で話しているのかを観察しておくと便利である．発表中は現在スクリーンに投影されているスライドと，発表原稿の内容とがずれていないかどうかを常にチェックする．この両者のタイミングがずれていると，聴衆は発表内容の理解が困難になり，発表自体に対する興味が薄れてしまうので要注意である．

聖マリアンナ医科大学耳鼻咽喉科　**肥塚　泉**

C 知識の習得のしかた

7 国際学会での発表

> **DOs**
> ☐ 発表中はできるだけ聴衆を向いて話すこと．
> ☐ スライドは見出し，本文，図をわかりやすくつくること．
> ☐ 文章は日本語的英語にならないように注意する．
> ☐ フリーハンドのほうが望ましいが，下手なフリーハンドよりは原稿をしっかり読む方がよい．
> ☐ 英語を早く話す必要はなく，むしろゆっくりはっきりわかりやすいように話すこと．

1 発表前の準備

a スライドの準備

・**スライドのデザイン**：スライドのデザインは好みがあるので，いかようでもいいが，最初のうちは見出しと本文のあるフォーマットを使った方が起承転結もはっきりしやすく発表がしやすい．バックグラウンドの色は欧米では青系が多く，橙色系も用いられる．黒は全体が暗くなるので避けた方がいいし，筆者は欧米人が黒を使っているのをみたことがない．日本では白バックが増えており筆者も最近は原則そうしているが，欧米人の目には白は明るすぎるとの話もあり，実際欧米で白バックのスライドはあまりみなかったが，最近は徐々に増えてきている印象である．

・**文字のフォーマット**：基本ゴシック体が推奨され，文字の大きさは 24 〜 28 ポイント程度がみやすくてよい．学会によっては推奨される字体，サイズが指示されていることがあるので，その場合はそれに従うのがよい．

・**スライドの構成**：上部に見出しをつける方が聴衆にはわかりやすい．本文の文章は少なめの方がよく，1 スライドに 4 〜 5 行からせいぜい 10 行までとするのがよい．小さな字でびっしり書くのは避けるべきである．欧米でも PhD の発表ではやたらと字の多いスライドを使う人がいるが，医師（MD）のスライドでそういうものはまずみない．中には発表文章をそのままスライドに書いて，それをそのまま読む人がいるが，あまり感心しない．また字ばかりのスライドより図を適宜用いる方がよい．1 つのスライドに 3 つも 4 つも結果の図を入れたがる人もいるが，パワーポイントになってスライドの枚数制限がない現在においては，できるだけ遠くからもみえるように図も大きく使う方がよい．

b 英語の準備

英語はわれわれ日本人にとっては通常 second language であり母語でないので，英語を話す欧米人に比べ当然ながらハンディとなる．英語の発音も大事であるが，まずは文章を英語らしくしておくことが重要で，いわゆる Japanese English は聞いていて欧米人にはわかりにくいので，できれば英語の校正に出しておく方がよい．また，英語らしい表現を習得するには英語本とよばれるプレゼン向きの書物が書店に行けばたくさんあるので参考にするとよい．日本語で文章をつくって英訳する人がいるが，たいていはろくな英語にならない．論文もそうであるが最初から英語で考えて書くようにすることを推奨する．

英語の発音は得手不得手があるので，無理にうまくしゃべろうとする必要はないが，少しでも英語らしい発音は心がけるべきである．聞くことと話すことは表裏一体であり，英語をたくさん聞いて脳を慣らすことは有意義である．最近巷で流行りの聞き流し英語などもある程度役に立つ．発音はゆっくりでいいので，はっきりとわかりやすく話すことを心がけるべきである．早口でしゃべる人がいるが，早いのが英語らしいことにはつながらず，ただでさえ日本人の英語はわかりにくいのに，早口だとよけいわかりにくくなることにもなりうるので注意を要する．早口ではなく流暢性を心がければ，ゆっくりでも英語らしく聞こえる．

c 発表のコーチング

最近，大きな学会では英語の non-native speaker 相手に発表前に発表のコーチをしてくれるところが増えてきているので，そのような機会は逃さず参加することを勧める．たいへん親切に教えてくれるので有用である．むろん，通常無料である．

2 発表中の注意

発表は自信をもって堂々とすべきであり，スライドばかりみて発表する人もいるが，できるだけ聴衆の方を向いて発表する方が見栄えがよくアピール力がある．欧米人が聴衆相手に身振り手振りを使って強くアピールする姿はよくみかけるものである．

文章の合間に日本語でいうところの「えー」とか「あー」とかで間をあけるのは感心しない．欧米人は，特に発表のうまい人はほとんどそのような合いの手は入れないし，少し英語の慣れたアジア人がよく使う"you know"などもうまく使えばよいが連発すると耳障りである．"so"を連発する人も日本人に多いが，これも勧められない．文章ごとに大きく息を吸って文頭からはっきりとはじめるのがよい．

図の説明のときに，言葉で説明したのち再び図を指して説明を繰り返す人がいるが，これは冗長であり，最初から図を指しながら説明するか，図を指さなくても理解できるようにスライドをつくっておくのがよい．間があかないように心がけておくことである．

発表の最後には "Thank you for your attention" を忘れないように．

3 発表後の注意

学会によって，発表後に2～3分の質問時間がある場合と，そのセッションのプレゼンがすべて終わってからまとめて質疑応答を行う場合とがある．特に後者の場合はそのセッションが終わるまで会場に留まらないといけないが，ときどき質疑応答時間になっていなくなる発表者をみかけるので注意が必要である．

質問はもっとも緊張する場面であり，相手が何を言っているのかをまず理解する必要がある．たいがいの質問は単純な英語でなされるが，緊張していると通常わかる英語ですらわからなくなる．といっても，できるだけリラックスして，かつ質問に集中するしかないわけであるが，それでもわからないときは遠慮なく "Pardon me" と言えばよい．ただ，通常は1回きりにしないといけないので，2回目でわからない場合，多少なりとわかった範囲で答えるしかないこともある．特に non-native speaker からのアクセントの強い英語での質問に対してはわかるまで聞き直してもいいし，その場合は通常座長が通訳してくれる．最近の若い医師は英語をよく話すので壇上で立ち往生する場面はめっきり減ったが，そうならないように冷静に処理することを期待したい．

C 知識の習得のしかた

8 耳鼻咽喉科・頭頸部外科医にとっての研究と学位

DOs

- 研究は，医師生活に彩りを付けてくれる．
- 全くの臨床だけでは，つまらない．
- 継続こそ力なり．

「学位とは，足の裏についた米つぶだ」と表現されることがある．とらないと気持ちが悪いが，別にとらなくてもさほど問題ではないとの意味である．確かに学位取得によって給与が違うこともなく，学位をもっていても得したようなことはない．今や医学部教授でさえ，学位がなくともなれる時代でもある．しかし大切なことは，学位取得よりも学位のために研究生活を送ったことに意味がある．研究は，医師としての懐を深くしてくれる．

1 学位とは

学位とは医学博士のことを指す．通常は大学院に入り，設定されたコースで勉強する．同時に，自分の研究テーマをもって実験し，でき上がった論文が査読のある雑誌に受理され掲載されれば，医学博士を取得できる．一方，研究生として大学院よりもやや安い授業料を払い，6年以上研究して論文が掲載されれば同じように医学博士が取得できるコースもある．これは論文博士といわれていたが，最近論文博士の制度をなくす大学が増加し，大学院に行かなければ医学博士が取得できないようになってきている．また掲載される論文は英文論文が必須であり，和文雑誌の掲載では，医学博士判定会議に合格しないようになってきている．多くの大学においては，論文は通常1編受理されればよい．

2 どのような研究をどのようにするのか

耳鼻咽喉科・頭頸部外科は，その守備範囲が広いこともあって，研究テーマもいろいろある．耳では，中枢聴覚野から内耳，中耳，前庭神経，顔面神経などの研究が一般的であり，聴覚障害・めまいの発生機序，その治療・予防，神経再生などである．鼻では嗅覚，アレルギー，副鼻腔炎，扁桃で

> ⚠ **Pitfall**
>
> 臨床をしていて，なぜなのだろう，どうしたらいいのだろうという疑問が大切．自分で仮説を立てて証明することに喜びがある．実験しながら，全く予想がつかない結果を待つ時間は，わくわく，そわそわ格別の楽しみ．この実験でよいデータがでたら，トップジャーナルに載るぞと考えている時が，至福の時間．

☑ **福井大学耳鼻咽喉科・頭頸部外科の真髄**

私の恩師（耳鼻咽喉科教授）は，医局員に「学位をとることが研究者のはじまりだ．決して素晴らしい学位論文ができ上がらなくともよい．学位論文は通ればそれでよい．研究を自分でできるようになり継続すれば，おのずと素晴らしい論文ができ上がる．それが大切だ」と繰り返し言われた．これは福井大学耳鼻咽喉科・頭頸部外科の真髄であり，私も医局員にそのように言っている．

は免疫反応，喉頭では発声のしくみ，頭頸部癌では癌の発生や新規治療などほんのさわりであるが，多種多様なことが調べられている．その内容も臨床に近い研究から分子生物学など極めて基礎的な研究のものまでいろいろである．基礎的研究は，基礎の講座に2〜4年間お世話になり，そこが得意としている内容を研究することが多い．たとえば細胞移動にかかわる分子を専門にしている基礎教室ならば，頭頸部癌の癌浸潤様式であるとか，炎症細胞の移動様式を研究する．一方で，耳鼻咽喉科教室の中に研究を指導するスタッフが十分にいて，伝統的にその中で研究を行う大学では，内耳毒性など耳鼻咽喉科独自のものを研究している．一概にはいえないが，やはり餅は餅屋であり，基礎研究に関しては基礎教室に行ったほうが，研究レベルは高いと考えている．

　通常の医師は，後期研修2〜4年後大学院に入学し，本格的な研究を学ぶことが多い．臨床から離れ，2〜4年間の研究生活を送ることで，かなり高いレベルの実験手法まで習得できる．

3　研究をするとどのような利点があるのか

　現在の医学生は，PCRやクローニングという内容を知っているが，筆者が1994年からアメリカに留学した時に，初めてPCRやクローニングの方法を習得した．帰国後，成果を国内の学会で発表したが，質問は若手の大学院生のみであり，ほとんどの耳鼻咽喉科医からは質問がなかった．その理由は，具体的なことが何もわからなかったからだろうと思う．すなわち大学院とは，研究最前線であり，最も進歩した方法で進んだことを研究していると考えてよい．この経験というのは，何事にも変えることのできない貴重なことである．基礎的な考え方，物事の突き止め方は，臨床にも直結する．学生時代の数学は役立つのか全くみえなかったが，証明の仕方は，論理性を発揮するのに重要であると今はわかる．研究生活は数年後，10〜20年後の自分に厚みをもたせ，懐の深さになる．またその研究テーマが自分の専門になり，誰よりも詳しくなる．これが大事なことである．自分がもっとも知っていることから，今後ももっとそれに関する知識をつけようと努力する．これがさらに自分を成長させる．研究生活を知らない医師人生はとてもかわいそうだと思う．研究を知らない医師は，極めて統計処理に弱い．なぜなら統計処理をしたことがないからである．さらに基礎的な研究内容がわからないので，たとえば結核感染の検査であるクォンティフェロンがどのようなものかもわからないので，「そんなのに興味もない」と言い放ち，結核の検査もできなくなる．人生，いろいろ勉強し，知ったほうが楽しいと思う．

4　大学院卒業とその後

　大学院で研究成果がでたら，論文作成に取りかかる．とにかく4年間で論文を書いて卒業することが大切である．インパクトファクターの高い雑誌に掲載されずとも全く気にする必要はないと思う．まずは，論文を書くことである．最初に書いた学位論文で，トップジャーナルといわれる雑誌に掲載されたら大変素晴らしいが，意外にそのような先生は，その後鳴かず飛ばずのことが多いようである．一方で，あまり目立たない雑誌の掲載で学位をとった院生のほうが，留学や臨床を行いながら研究を続けて，トップジャーナルを含めた素晴らしい雑誌にたくさん論文を掲載している傾向にある．最初の満足は研究者にとって不幸かもしれない．

　大学院を卒業したら，研究者として一人前になる．自分で研究テーマを見つけコツコツと継続することが重要である．一般的

に，臨床につながる基礎的な内容をテーマにすることが多く，外来・手術の日常診療を行いながら，空いた時間や夜などに研究していく．そして海外留学につなげるのである．

5 後期研修医へ

研究生活を送りなさい．大学院に進みなさい．臨床だけでは，人生もったいない．苦しいことがない限り楽しいことはない．無駄だと思うことに有益性が隠れている．研究しながらいろいろ考えた人は，論理的な思考が可能となり，患者さんにも病状や治療内容を上手に説明しているように思う．

福井大学医学部耳鼻咽喉科・頭頸部外科学　**藤枝重治**

☑ 留学の思い出

私は1994年9月〜1997年3月と2002年1月〜3月の長期と短期合わせて2回の留学の機会に恵まれました．1度目は，トロントのHospital for Sick Children，2度目はセントルイスのWashington Universityです．今も大差はありませんが，初めての留学の時は英語がさっぱりわからず，コーヒーショップでコーヒーを注文してmilk, cream, sugarと聞かれて全く聞き取れずぽかんとしていたことが思い出されます．研究室では私の下手な英語を一生懸命聞いてくれるのですが，一歩外に出ると容赦なく話しかけてきます．とはいっても暮らし始めるとなんとか最低限の英語は話せるようになってきます．留学のよい所は，海外で異文化を感じながら暮らしてみると，日本を違った目線で見ることができることや，研究だけに専念できることです．それから，留学先によって異なりますが，家族と過ごす時間が十分にとれます．研究成果が出ることも出ないこともありますが，研究成果に恵まれなくても一度は経験されることをお勧めします．

柿木章伸（神戸大学医学部耳鼻咽喉科頭頸部外科）

C 知識の習得のしかた

9 留学と海外経験

DOs

- 海外で生活すると日本を見直せる．
- 人生において一度くらい海外で生活したほうが素敵．
- 英語がダメでも関係ない．

1 海外留学の意義

海外に留学するかどうかは，大きな選択である．しかし一度だけの人生，海外で生活して，研究や臨床を行うことは，いろいろな点で有意義だと思う．海外において家族と一緒に過ごすことで，家族の大切さを認識する．日本の良さ，もしくは日本の劣っている点に気づいたり，生活や研究において耐えることを覚え，辛抱強くなったり，物事をよく考える習慣がついたり，いろいろ得られることは多い．筆者は，留学先で研究のみを行っており，臨床はしていなかった．そのため本項では，研究のための海外留学について述べる．

研究のために海外留学をすると，生活のためにバイトに行くこともなく，教室の雑用もなく，朝から晩まで研究室にいて研究に専念できる．海外留学をする先生は，大学院を卒業していることがほとんどなので，研究手法，研究の進め方，その研究分野の現状などを，レベルの差はあれ，十分わかっている．そのため海外留学によって，素晴らしい研究成果を発表することができることが多い．本人自身も故郷に錦を飾りたい気持ちが十分あり，研究に対する熱意も踏ん張りも日本にいた頃とは数段異なる．毎日英語で会話をし，英文論文を読んでいると，何とか書いていた英文論文もかなり早く書けるようになる．多くの人はできれば3, 4編の論文を書いて帰りたい意気込みをもって留学している．

2 海外留学の前に

海外留学に関しては，これまでの人生以上に，運・不運がついてまわる．それだけに自分が海外でしたいことを十分考えておくことは，運を引き寄せることにもなる．多くの場合留学先の教授から，「この仕事をこのようにやってほしい」などの具体的な指示はほとんどない．大まかなその教室の研究，たとえば副鼻腔炎の研究などといったような題材に取り組む．そのためにも，留学先にて発表された約10年間の論文をあらかじめ読んでおくのは必須事項である．

筆者自身は，海外では分子生物学を始めたかった．そのためワトソン・クリックの分子生物学を留学前の半年間，熟読していた．このようにこれまでの研究とは異なったことをしたくて留学する場合には，その基礎知識を勉強することも重要である．

当科においては，筆頭著者として3編の英文論文を書いていないと留学対象者とはならない．1編の論文も書いていない，大学院に進んだ研究室先の上司が書いた学位論文のみの場合，おそらく留学先で論文を書くことはできない．海外においていくら自分がデータを出しても，自分が論文を書かなかったら，筆頭著者になることは絶対にない．

留学先の言葉は学んでおいたほうがよい．おおむね英語圏に留学することが多いと思う．留学する数年前から英会話は練習しておいたほうがよい．個人レッスン，グルー

プレッスンどちらでもよい．英語教師が開くパーティー，外国人から誘われたパーティーは参加したほうがよい．日本の生活習慣を知った外国人の考え方は，それはそれで大変参考になる．

3 どこに海外留学するのか

まず海外留学先を決めないといけない．一般に3つの場合が考えられる．①先輩医師から代々引き継いで留学する，②他大学の日本人医師が留学しており，それと同時にもしくは時間をおいて留学する，③自分の行きたい研究室に自分で連絡して留学する．①②に関しては，先に留学していた先生に連絡をとって準備することで，かなりのストレスは軽減する．③の場合は，すべて自分で行う必要があるが，近くにもしくは同じ地域の大学に日本人留学生がいるかどうか調べ連絡をとると，生活の面でかなり助かることが多い．

当科においては，必ず自分でアプローチし，必ず自分で留学先を決めるようにさせている．留学中，人は誰も助けてくれない．自分で考え，行動して，切り抜ける必要がある．そのためにも当科では，誰も全くお膳立てをしていない．

4 海外留学の資金

留学中の生活費は，とても重要な問題である．留学先から給与が支給されるかどうかでかなり状況は異なる．米国で生活するには，月3,000～6,000ドルを必要とする．米国の田舎で月3,000ドル程度，都会では月6,000ドル程度といわれている．安全な場所に住んだほうがよいので，ほぼ半分が住居費である．留学先から月2,000～4,500ドル程度支給される可能性があるが，日本人の場合，1年目は無給，成果を出せば2年目から支給されることが多い．

文部省，厚生労働省関連の公的な資金，大学における海外留学プログラムには必ず応募する．これに受理された場合には，大学の身分（助教など）が保障されるので，大学からの給料も支給されかつ海外留学支援金もいただけるので，生活の心配は極めて少なくなる．各財団，製薬メーカー，学会の海外留学補助金募集にも必ず応募する．総額100万円から600万円まで様々であるが，もらえるにこしたことはない．応募の際には，留学先の承諾書が必要なので，この応募の状況を留学先の上司はみている．どのくらいやる気があるのかと．

これら海外留学に関する競争的資金の獲得には，論文数が極めて重要になる．3編の論文を自分で書いている先生は，おおよそその4倍の英文論文の共同著者になっている．すなわち15編程度論文をもっている．この場合競争的資金の獲得はかなり高い．3編の筆頭著者を含め10編の英文論文をもっていることが，最低ラインだと考えて間違いない．

最後は，大学から出張で留学できるかによる．出張であれば全額の給与が支給される．休職であれば70％程度が支給される．これは教室の事情もあり，様々であろう．あとは自分の貯金を使って生活するしかないので，貯蓄が重要となる．

5 海外での生活

研究者の海外生活は，企業からの海外赴任者に比べて，誠につつましい．これは仕方のないことであるが，それはそれで楽しい．なんのしがらみもない世界で生活することになる．逆にいうと夫婦喧嘩をしても，出て行くところがないので，そのまま部屋にいて仲直りしなければいけない．最終的に頼れるのは家族のみである．

海外生活の最初は，やはりかなりの覚悟が必要である．アパートの決定，電気，ガス，電話の設置，銀行口座の開設，車の購入，生活に関するすべての準備を留学先の言葉で行わなければいけない．生活習慣の

違ったところでスタートするので，あまり意地を張らずに先に生活している日本人や研究室の人に聞いたほうがスムーズだと思う．

それなりに勉強していっても最初の頃，英語は通じない．研究室では，皆親切に聞いてくれるので会話は大丈夫である．レストラン，ショッピングなどお金を払うところも大丈夫である．しかし電気，ガス，電話，銀行口座，いろいろな交渉事では，うまくいかないことも多い．大事なことはめげないことで，必死に英語を話していれば，最終的には通じる．近所の人とスムーズに挨拶できるようになるのにも，3か月から半年かかった．しかし，帰国前にはさほど不自由なく生活できるので，それなりに進歩するものだと思った．「pardon」，「sorry」，「Please say again」を言われても絶対にめげない．日本語でも聞き直しはあたりまえ．英語でもあたりまえ．この覚悟が大切．

海外留学での楽しみは，旅行であろう．これまで行ったとのないところに行けることはとても楽しい．そこでの写真は，自分にとってかけがえのないものになっている．

福井大学医学部耳鼻咽喉科・頭頸部外科学　**藤枝重治**

☑ **耳鼻咽喉科入局は海外留学の約束から**

耳鼻咽喉科に入局しようかどうか迷っていた頃，耳鼻咽喉科教授から，「海外留学をしたいかね？」と尋ねられた．迷わず，「はい，ぜひともアメリカに行ってみたいです」と答えた．「それは素晴らしい．ぜひうちに入局して，海外留学しなさい」この一声で耳鼻咽喉科の入局が決定した．一方で，高校生ぐらいから英語は苦手で，特に英会話は全くダメであった．内科学のハリソンは知っていたが，当時なぜか，耳鼻咽喉科には英語の教科書などない，英語は必要ないと勝手に思い込み，入局しようとしていた．何ともナンセンスな話である．しかし英語ができなくても問題ない．留学はできるし，研究もできる．そのうちなんとか話せるようになる．

C 知識の習得のしかた

10 男女共同参画・復職支援・キャリアパス

DOs

- "女性が暮らしやすい社会はすべての人にとって暮らしやすい社会"は男女共同参画の基本概念の1つである.
- 出産・育児や長期海外留学等で離職後の再就業に不安を抱える医師等に対する復職支援が医育機関,医師会主導で行われている.
- キャリアパスを描くときは短期・中期・長期目標を定めて具体性を高める.

1 男女共同参画

1999年(平成11年)6月23日,男女共同参画社会基本法が初めて公布,施行された.この基本法では男女共同参画社会を実現するための5本の柱を掲げている.男女共同参画社会とは「男女が,社会の対等な構成員として,自らの意志によって社会のあらゆる分野における活動に参画する機会が確保され,もって男女が均等に政治的,経済的,社会的および文化的利益を享受することができ,かつ,ともに責任を担うべき社会」とされる.そのための5本の柱として,①男女の人権の尊重,②社会における制度または慣行についての配慮,③政策等の立案,および決定への共同参画,④家庭生活における活動と他の活動の両立,⑤国際的協調,が掲げられた.すなわち男女ともに意欲に応じてあらゆる分野で活躍できる社会を目指している.

その後基本計画は第2次,第3次と改訂を重ね,2015年12月25日第4次男女共同参画基本計画が発表された.4次計画にて強調されている点はいくつかあるが,この中で医療関係に関しては,「女性医師の仕事と生活の両立や,離職・休職した女性医師の復職を通じた,医療機関,学術団体,職能団体等の関係団体における政策・方針決定過程への女性の参画拡大を推進する」と明確に述べられている.さらにこの

「すべての女性が輝く社会」,「女性が暮らしやすい社会はすべての人にとって暮らしやすい社会」との考えに基づき,2016年4月から施行される女性活躍推進法では,一定以上の規模の企業に対し,採用者に占める女性の比率や勤続年数の男女差,労働時間,管理職に占める女性の比率などを分析し,行動計画を提出することなどが求められている.

さて,医療分野における男女共同参画の取り組みは,各大学医学部,日本医師会,地方医師会等で積極的に行われている.しかしこれらの基本は,出産,育児により医師として継続不可能な女性医師をいかに支援し,そのキャリアを継続させるか,ということが当面の大目標であった.合言葉は"継続は力なり"である.しかし政府の政策からもうかがえるように,次なる視点は女性活躍の推進である.すなわちキャリア支援からキャリアアップということができる.女性医師を責任あるポジションに配置するためには,その育成をめざして今後どのような視点でこの男女共同参画問題に取り組むかが求められている.

2 復職支援

近年,医師国家試験の合格者に占める女性の割合は約3分の1となっており,特に産婦人科・小児科については20歳代の女性医師の割合が半数を上回っている.その

ため出産や育児といったライフステージに応じた就労を支援するための取り組みが必要となっている．女性医師は，出産・育児といったライフイベントにより，キャリアアップを中断・断念せざるをえず，手術などの外科的手技の中断は，復職にあたっての大きなハードルとなっている．よって出産や育児中の女性医師の離職防止，あるいは長期の育児休暇から復職するための復職支援が必要である．また女性医師に限らず，海外留学等による長期離職のための復職支援も必要であり，様々な試みが各医育機関でもたれている．

某大学では男女にかかわらず，医師・研究者の活躍支援，働きやすい医療関係の構築を目標に，医師・研究者キャリア支援センターを立ち上げている．「次世代育成支援」，「就業継続支援・復職支援」，「育児支援」，「地域医療従事医師支援」を4つの柱とし活動している．「就業継続支援・復職支援」が必要な理由として，女性医師等の再就業が困難な状況がある．すなわち就学前の乳幼児の子育て，配偶者の転勤などで，日進月歩で進む医療の現場に戻りづらい状況がある．このため，出産・育児のみならず長期海外留学等で離職後の再就業に不安を抱える医師等に対し，メディカルシミュレーションセンターを設置し，医療安全の視点から基礎理論と実習を行い訓練するというプログラムを作っている．

各医育機関のみならず，各都道府県医師会においても復職支援として受付・相談窓口を設置し，研修受入医療機関の紹介や出産・育児等と勤務との両立を支援するための助言および就労環境の改善を行っている．今後は学会主導の復職支援の活動も行われるであろう．

3 キャリアパス

キャリアパス（career pathways）とはもともと経営学用語の1つであり，企業において従業員が過去の職歴から現在の職務を通して今後の希望や予想による職歴を計画するためのキャリアプランを意味する．個人の視点からは仕事の経験やスキルを積みながら自らの能力を高めていくための順序を系統立て，将来の目的や昇進プラン，キャリアアッププランを具体化，明確化するものである．すなわち自身の仕事の長期的展望であり，そのための目標を立てそれらを実現していくことを意味する．

医師という視点からキャリアパスを考えると，キャリアパスを設定することにより目標意識が高まり，仕事に対するスキルも効率よく高めていくことができる．キャリアパスは個人の自己啓発で自らのキャリアを磨いていくために活用するものである．しかし同時に大学や病院といった医育機関の指導者が，勤務している医師の適性を的確に把握し，各々の医師に最適な職務を与えるための判断材料として活用されるという面も有する．一方，このキャリアの選択には個人の意志のみならず，周囲の人間すなわち家族や上司，友人といった決定に影響を与える存在があることも忘れてはならない．

2004年に新臨床医研修制度が始まってから，2年間のスーパーローテーションが義務づけられている．以前と異なり，その2年間で自ら進むべき診療科を選択できるため，新制度以前より実際の臨床現場を経験しながら選択を考慮する余裕ができた．選択すべき診療科を決定したら，その後は漫然と受け身で医師生活を送るのではなく，自分がどのような医師になりたいか，方向性と目標をもってキャリアパスを描くことが必要である．

医師は臨床のみならず，研究，教育といった3本の柱が存在するためこれらを加えたキャリアパスが必要である．臨床はもっとも大切な部分であり，耳鼻咽喉科のある分野にスペシャライズする，いわゆるサブ

第1章 耳鼻咽喉科・頭頸部外科研修でのアドバイス

スペシャルティを決めることもキャリアを高めるために重要である．また研究は臨床力を高めるために非常に役立つ．臨床現場での疑問からそれを解決するために臨床研究はスタートし，さらに基礎研究にも発展する．研究結果を論文化する場合にも論理的思考が求められ，その思考課程が臨床にも還元される．

実際のキャリアパスを考える際は企業がよく用いる手法が参考になる．すなわち，短期目標，中期目標，長期目標を立てることである．この期間は様々であるが，医師というスパンを考えると，短期3年，中期10年以内，長期20年といった設定が妥当と思われる．短期目標では，臨床力をつける，患者を多数みる，手術を習得する，学会発表をする，論文を書く，等が挙げられよう．中期目標では専門医の取得，学位の取得，サブスペシャルティの決定，海外留学などが視点となる．長期目標では，アカデミックランクを上げる，サブスペシャルティで学会から認められるような指導的医師になる，あるいは病院勤務医になる，開業する，等が考えられる．このようにキャリアパスをあらかじめ描くことにより，さらに充実した目的のある医師生活を送ることができよう．

東京北医療センター耳鼻咽喉科 **飯野ゆき子**

C 知識の習得のしかた

✓ 研究テーマとの出会い

卒後10年，耳鼻咽喉科の中でも耳科学の臨床，研究に取り組んでいたとき，留学のチャンスをいただいた．同門のベイラー大学故五十嵐眞教授に留学先の候補の1つであったミシガン大学クレスゲ聴覚研究所への推薦をお願いした．さすが五十嵐教授の推薦ということでクレスゲ聴覚研究所シャハト教授に即快諾をいただき，留学先が決まった．当時，慶應義塾大学生理学教室の出身でノーベル医学賞に近いといわれていた御子柴克彦教授が発見したIP3受容体による細胞内情報伝達系が話題となっており，このIP3情報伝達系が内有毛細胞でどのように機能しているかを検証する研究を提案してシャハト教授に認めていただいた．また，臨床研修もしたいと思っていたので，当時ミシガン大学の耳科学のトップであったケミンク教授との聴神経手術に関する共同研究に参加できることになった．

留学1年目は微細な蝸牛コルチ器，さらには外有毛細胞のIP3情報伝達系の検証に必要な組織・細部の採取する方法の確立のために日夜，ラットと悪戦苦闘していた．ケミンク教授の聴神経腫瘍手術にも定期的に参加して聴力保存のためのモニタリング法を検証する業務に携わっていた．留学2年目になり，基礎研究でもやっとデータが得られるようになり，聴神経腫瘍手術のスタッフとして手術室でも認められるようになっていた矢先の1992年6月26日，とんでもない事件が起こった．メニエール病による耳鳴を苦にした患者が診察室で主治医であるケミンク教授を射殺した．急遽，喪服を購入し，教会での葬儀に参列したが，無言で佇む小さな遺児たちを目にして誰かが難しい耳鳴研究をしないといけないと思った．翌日から耳鳴に対して一過性ではあっても有効な塩酸リドカインの影響について，IP3情報伝達系の側面から検討を進めることになった．その成果で第1回日本耳科学会奨励賞をいただくことになり，帰国後も耳鳴研究を進めることになった．その集大成は2014年の日本耳鼻咽喉科学会宿題報告として発表した．ケミンク教授の死に報いることになったかはわからないが，耳鳴診療の1つの手がかりになったと自負している．研究テーマとは思いがけない出会いがあると思うが，出会った研究テーマに向かってしっかりと研鑽を積んでもらいたい．

小川 郁（慶應義塾大学医学部耳鼻咽喉科）

D 医療現場でのコミュニケーション

1 患者とのコミュニケーションと説明のコツ

DOs

- 医師患者間のコミュニケーションは，医学的に正しいことを誠心誠意やっていれば信頼関係が成り立つとは限らない．
- 医師と患者との関係には人格をもつ個人同士，対等な人間関係があることを念頭においたコミュニケーションが大切である．
- 意見が違う場合の話し合いは，まずは，共通点と相違点を双方が認識することを目標にする．
- インフォームド・コンセントとは，「患者が医師から十分に説明を受け，患者と医療者がともに納得できる医療内容を形成するプロセス」を意味する．

1 患者と医師のコミュニケーション

医師患者間のコミュニケーションは，日常生活でのコミュニケーションと異なる部分が多い．コミュニケーションの重要性は，医師が患者の語りを傾聴することを通して患者を受容することである．医師と患者とのコミュニケーションは，立場の違いや情報のずれが大きいために難しい．医学的に正しいことを誠心誠意やっていれば信頼関係が成り立つとは限らない．

医師と患者との関係には以下の側面がある．①専門家と非専門家，医学知識や技術が医師から患者に提供され，医師が上位．②消費者と医療サービス提供者，報酬が患者から医師に提供され，患者が上位．③人格をもつ個人同士，互いに影響し合い，変化し合う存在であり，人間としての対等な関係．この対等な人間関係があることを念頭においたコミュニケーションが大切である．

2 コミュニケーションの成分

a 言語的コミュニケーション

言語的コミュニケーション(verbal communication)とは，言葉そのもののもつ語句としての意味によるコミュニケーションである．しばしば陥ってしまう問題としては，患者が理解できない専門用語，業界用語を使って説明し，その言葉のもつ意味，そこから患者がイメージするものは，医師とは大きく違っているか，全く理解できないことがある．個々の患者によって理解能力に差があるので，患者が説明の内容を理解したかどうかを判断しながら対話を進めなければならない．

b 準言語的コミュニケーション

準言語的コミュニケーション(paralinguistic communication)とは，語られる言葉のもつ雰囲気やニュアンスを通して伝わるものである．言葉は活字などで読まれるときと声に出して語られるときとでは，伝わる意味が変化する．これには，声の大きさ，声の質，言葉の速さ，沈黙，抑揚などが含まれる．各要素についての自分自身の傾向を知り，必要に応じて調整するように努める．

c 非言語的コミュニケーション

非言語的コミュニケーション(non-verbal communication)とは，言葉以外の要素である．それには，患者と医師の距離，姿勢，向きや位置関係，視線，診察による身体接触など様々な要素がある．一般に医療現場では，患者との距離を近づけることが

推奨されるが，適切な距離は，その場その場で判断する．

診察はコミュニケーションを促進させるうえで重要である．診察による痛みや疲労，不安感などで，医師への信頼が薄れることもあるので，十分な配慮とスキルアップが必要である．

3 医療面接

a 医療面接の目的

初診時のコミュニケーションでの主な目的は，①情報収集を行い，病歴を知り，患者を知る，②医師患者関係の確立のために，信頼の形成・プライバシーの保持・感情面への対応を行う，③患者教育と動機づけのために，患者への情報提供・診療の方針の交渉と合意を行うことである．

b 主訴と病歴の聴取

1) 主訴

主訴は，患者の訴える身体の不調や苦痛のうち主要なものである．主訴は1つであるとはかぎらない．また，原因が心理社会的なもの，性に関する事柄など話しにくいものの場合には，本当に訴えたいことが主訴に含まれているとは限らないので注意を要する．

2) 現病歴

現病歴とは，患者の主訴に関する自覚症状の特徴および経過である．現病歴で聴取する事柄には，以下のようなものがある．「OPQRST」と覚えておくとよい．

O：onset いつから（発症日時），P：provocative or palliative 増悪因子もしくは寛解因子，Q：quality 性状，R：region 部位，S：severity 重症度，T：temporal characteristic 随伴症状．

3) 既往歴

既往歴とは，患者の出生時から現在までの健康状態および病歴をいう．これには，出産時の状況，出生後の発育状態，予防接種の有無，アレルギーの有無，輸血歴，月経の状態，既往の疾患（既往症）などがある．

4) 社会歴

社会歴には，患者の出生地，生育場所，受けた教育，職業，家族状況や人間関係，趣味や嗜好品，常用薬，旅行渡航歴，さらには宗教などがある．

5) 家族歴

家族歴は，患者の家族および近親者の健康状態である．

c 新しい面接方法

1) 解釈モデル

解釈モデル（explanatory model）とは，患者や医師それぞれが病気の原因，意味，重症度，診療方針や予後についてもっている判断や信念を指す．誰もが解釈モデルをもっていて，その内容は人によって様々に異なる．どんな病気が心配か，原因で思い当たることは何か，どんな影響がありそうか，どのくらい重症だと思うか，なぜそのように思うのか，などである．相手の気持ちや考えがはっきりと伝わってこない場合に聞いてみると効果的なことが多い．

2) 受療行動

受療行動（health-care seeking behavior）とは，自分の健康状態に異常があると思ったときにその人がとる行動であり，病気対応行動（illness behavior）ともよぶ．これは解釈モデルに基づいており，受療行動から経過が理解しやすくなる．受療行動に問題がある場合も，はじめから否定せず，まず受

> ⚠ **Pitfall**
>
> 患者のちょっとした表情の変化や，感情を表す言葉に注目してみると，コミュニケーションが促進される．医師からの説明のあとに「何か質問はありますか」と聞くだけでなく感想を聞いてみるのも，感情に焦点を当てる聞き方である．質問がないときでも感情は必ずある．そして患者の感情の基本は「不安」だといわれている．不安を抱えた患者が医師に求めるのは，指導や説明だけではない．

表1 インフォームド・コンセントの要件

共有	インフォームド・コンセントはチームや病院全体で共有し保証する．インフォームド・コンセントは継続的に患者と医療者のやり取りによって行われる．そのため，患者に説明した内容や，患者の意思に関する情報について，その患者にかかわる複数の医療者によって共有されなくてはならない．
タイミング	インフォームド・コンセントは，そのタイミングに配慮する．患者に情報提供する，患者と意思決定をする際には，そのタイミングが重要となる．そのためには，どのようなタイミングでどのような内容を提供するのかといった計画性をもち，患者自身や家族の背景などを理解しておく必要がある．また，環境への配慮（患者が聞くことのできる環境で話す）がなされなければならない．
適切さ	情報提供内容・治療法決定の適切さを要する．患者への情報提供は，医学的根拠に忠実であり，患者の理解できる内容を，虚偽なく，伝えなくてはならない．そのうえで，患者の意思を最大限に尊重して治療法を決定することが大切である．

容し支持したあとに修正を促す．解釈モデルが聞き出しにくい場合には，まずは受療行動を聞くとよい．

d 意見が違う場合の話し合いの手順（LEARN model）

意見が違う場合の話し合いの手順として以下の項目に沿って面接を進めることが提唱され，"LEARN model"とよばれている．①Listen（傾聴する），②Explain（医師が見立てについて説明する），③Acknowledge（医師の考えと患者の考えの共通点と相違点を確認する），④Recommend（今後の方針を提案する），⑤Negotiation（今後の方針について協議する）．

まずは，共通点と相違点を双方が認識することを目標にすればよい．そうすることによって，次の対策が見つかりやすくなる．最終的に合意に達しなくても，患者に正しい情報提供と誠実な対応をしたということが信頼関係を保つことにつながる．

4 インフォームド・コンセント

インフォームド・コンセントとは，「患者が医師から十分に説明を受け，患者と医療者がともに納得できる医療内容を形成するプロセス」を意味する．ある治療や病状について「説明した」「同意した」という一局面に関して適切であるというのではない．決して，治療方法について患者から言質をとるなどということではない．

適切なインフォームド・コンセントの要件を表1にあげる．

 Pitfall

患者が理解できない専門用語，業界用語を使っての説明は行わない．
患者の症状などに対して一方的に理由をつけない．

 Pitfall

患者に対して善悪などの判断を下さない．
患者の行動に問題がある場合も，はじめから否定しない．

神戸大学医学部耳鼻咽喉科頭頸部外科　柿木章伸

D 医療現場でのコミュニケーション

2 メディカルスタッフとのコミュニケーション

> **DOs**
> - メディカルスタッフとの良好なコミュニケーションはチーム医療には不可欠である．
> - あいさつ，笑顔はコミュニケーションの基本．

1 メディカルスタッフとチーム医療

現在の耳鼻咽喉科診療はチーム医療である．医師1人では患者，家族への十分な医療，支援は困難である．メディカルスタッフ（看護師，薬剤師，臨床検査技師，放射線技師，管理栄養士，理学療法士，言語療法士，介護支援専門員，医療補助員など）との協調は耳鼻咽喉科診療にとって不可欠である．

以前メディカルスタッフはパラメディカルとよばれていた時期があった．パラ「para-」とは，「副」との意味をもち，サポートをする印象を与えるため，その後「共同」の意味をもつコ「co-」を用いた「コメディカル」さらに「メディカルスタッフ」とよばれることとなってきている．このような背景には，チーム医療の考え方の変遷もある．従来は，医師が全体を統率しトップダウンに指示を出し，患者の治療にあたるというものであった．しかし，メディカルスタッフを含めたチーム医療では，①教育歴の高い，専門性の高いものが常にトップに立つ，②よい人が集まればチーム医療はうまくいく，③個人が集まれば大きな力になる，ということは必ずしも成り立たないことも明らかとなった．医師が常に中心となって問題の対処に当たるとかえって解決が難しくなり，対応が遅くなることがある．問題点の性質によってチームの中で意見集約の中心となる人を代えるほうがうまくすすむ．患者の疾患および取り巻く社会的要因という共通の「相手」をどう捉え，どう治していくか，どう扱ってよい方向に進ませていくかを，できれば患者や家族を含めてチームスタッフ全員の共通目標とすることが必要となる．

2 メディカルスタッフとの良好なコミュニケーションをとるには

このようなチーム医療を行っていくうえで，メディカルスタッフとの良好なコミュニケーションは重要である．では，どのようにして周りのメディカルスタッフの信頼を得て，良好なコミュニケーションをとっていけばよいのであろうか．実際のところ，研修医にとって，優しく見守ってくれるベテランのスタッフばかりならよいが，現実にはそうもいかない．どんな人にも当然話しやすい人，話しづらい人，なかなかコミュニケーションのとりにくい人がある．人と人との距離感，価値観，考え方には，個人個人により，地域により，その人の生い立ちにより異なる．心の幅の広い人は，多様な価値観を許容できる懐の深さ，各人のよい点から人を見ていく姿勢をもっている．研修医期間，その後の長い医師としての生活を通して常に謙虚に自己研鑽を積んでいく姿勢は重要と考える．

良好なコミュニケーションをとるのに有用な3つの方法を述べる．

a 挨拶

コミュニケーションの第一歩はまず挨拶である．院内ですれちがえば，向こうがし

なくとも，積極的に自分から朝なら「おはよう」昼なら「こんにちは」夕方勤務時間終了後なら「おつかれさま」「ではまた明日」などの挨拶をすることである．その繰り返しは，ひいては皆の名前は知らずとも顔は知っていることとなる．研修施設の規模が大きい場合，そこに働いている人数が多ければ多いほど，相手の顔がみえなくなり，コミュニケーションはとりにくくなる．コンピュータ，電算化は画一化された医療行為の効率化には有用であるが，その導入は直接話す機会を減らし意思疎通をとりにくくした面も生じてしまった．院内の行事や，サークルなどいろいろな機会に参加して，異なる部署の人々と知り合っておくことは皆が働きやすい環境を作るためには必要なことである．

b　笑顔の活用

笑顔には伝染力がある．笑顔を忘れず必ず相手の目をみて話をすることは大切である．笑顔のポイントは目と口である．最近は診療時間中にマスクをすることが多いため，「眼力（めぢから）」はより重要である．目をみてにっこりの繰り返しは必ず周りの雰囲気を明るくする．「目は口ほどにものをいう」のである．ひとりの笑顔は，いつの間にか周りに笑顔を増やし，親密度を高め，話しやすい空気をもたらす．

c　知識，技術を積極的に吸収すること

患者側の医療に対する考え方の変化，医療を取り巻く環境の変化，コンピュータ導入などにより，事務的な作業の増加は著しく，研修医はややもすると事務的な作業に忙殺されてしまうことになりかねない．一方でメディカルスタッフの知識，経験を聞きながら，情報を取捨選択し，自分の経験，糧としていく姿勢も大切である．徐々に医師としての知識，経験が増えていくにつれて医学的判断を求められること，期待されることが増えていく．検査結果が特徴的だった人，緊急検査依頼，緊急入院した患者などのその後の経過を何かの折にでも携わったスタッフに話すこと，フィードバックすることは，皆で治療に当たっていく一体感，良好なコミュニケーションをもたらす．

メディカルスタッフに認めてもらいうまく仕事をしていけるまで，失敗の一つや二つを乗り越えなければいけないかもしれないが，失敗したときに原因を他人に押しつけることなく「自分の力の至らなさであるという謙虚さ，真摯な受け止め方」が大切である．

明るい職場，良好な人間関係，良好なメディカルスタッフとコミュニケーションは患者とのコミュニケーション，サービス，さらにリスクマネジメント上も重要な問題となる．良好なコミュニケーションのとれている職場は，来院された患者にとってもどこか心地よく，明るい，穏やかな，ほっとする感じのするものである．

職場の雰囲気への影響が大きいのは医師の所作，態度である．メディカルスタッフの個々の能力を発揮してもらい，些細なことでも意見を述べやすい環境作りをすることが必要である．良好な職場環境では，患者に対する声がけや説明も柔らかな雰囲気でなされ，クレームも少なく，医療事故も未然に防ぐことができるか，あるいは大事に至らないですむことが多いことも強調しておきたい．

自治医科大学附属さいたま医療センター耳鼻咽喉科　**吉田尚弘**

3 チーム医療・多職種連携

DOs

- 逆の立場になって考える.
- 専門外のことで不明の点は，遠慮なく聞く.
- 多職種連携を常に念頭におくが，リーダーは医師である.

1 チーム医療

厚生労働省「チーム医療の推進に関する検討会」においてチーム医療とは，「医療に従事する多種多様なスタッフが，各々の高い専門性を前提に，目的と情報を共有し，業務を分担しつつも互いに連携・補完し合い，患者の状況に的確に対応した医療を提供すること. と一般的に理解されている」との記載がある.

筆者の専門である頭頸部癌の立場から，チーム医療について概説していきたい.

日本における癌治療のメッカともいえる日本癌治療学会で，記憶に残る第47回学術集会のメインテーマは「癌治療への目線」であった. 癌治療において，医師の目線，看護師の目線，薬剤師の目線，患者の目線，家族の目線，社会の目線，マスコミの目線など治療に際し色々な目線があることの再認識・再確認もあったと思われるし，特に上記の医療職においてはこうした目線を自然な形で意識しながら，「一つのまとまった，組織されたチーム」として，患者を治療するべきであるとのメッセージが含まれていると感じた.

2 手術に関するチーム手術

頭頸部癌治療において，境界領域あるいは過去に単独科での対応では予後不良とされていた疾患に，複数の科が協力して手術をすることにより，より安全で正確な手術と良好な生存率を指向するものである. たとえば，従来予後不良であった鼻・副鼻腔癌の頭蓋底進展例，嗅神経芽細胞腫などを脳神経外科，頭頸部外科，形成外科の3科（帽状腱膜弁，骨膜弁で足りる場合は2科）で対応し，まず脳神経外科冠状切開により頭蓋内からアプローチ，続いて頭頸部外科が鼻内（または外切開）でアプローチし腫瘍を摘出し，最後に形成外科が頭蓋内と鼻腔とを皮弁で再建・遮断する. 下咽頭癌・咽喉食摘の場合，頭頸部外科（切除），一般外科（空腸採取），形成外科（血管吻合，病院によっては頭頸部外科が行う）によるチームで行う.

こうした手術の場合に，手術前の検討は当然ながら各科一緒に行い，さらに実際の手術でも皮弁の大きさ，血管の長さ，使用する血管の選択，などにつき主担当該当科がプライオリティをもちながらも，各科の意見を聞き，また不明な点や疑問点は躊躇することなく遠慮なく聞く. この際，一般的な挨拶，言葉遣い等々は常識的に行うが，純粋に医学的な部分は身分（地位）の上下関係にかかわらず聞く.

3 緩和ケアチーム

次に北海道大学病院腫瘍センター内にある，緩和ケアチームを例にとりチーム医療の実例として示す（図1，表1）.

筆者は，以前腫瘍センター長を兼任していたが，現在担当する件数は当時に比し増加の一途であり，チーム医療のよい現況をまさに実感している.

表1 北大病院腫瘍センター緩和ケアチームの現状

患者さんのもつ全人的苦痛を十分に緩和するためには，医師や看護師だけでは不十分です．そのため多職種の医療従事者が専門性をもってチームとして取り組む，チーム医療が大切です．

当院では緩和ケアチームが平成20年4月より稼働し，下記の多職種メンバーで主治医，病棟看護師と協力してチーム医療を行っている（図1）．

1. 内科医師（緩和ケア医）
2. 精神神経科医師
3. 看護師（がん性疼痛看護認定看護師・緩和ケア認定看護師）
4. 薬剤師（がん薬物療法認定薬剤師）
5. 麻酔科医師
6. 整形外科医師
7. 放射線科医師
8. 歯科医師
9. 管理栄養士
10. メディカルソーシャルワーカー
    看護師（地域医療連携福祉センター）

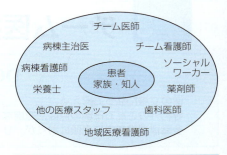

図1 緩和ケアにおけるチーム医療

手術の際の回診は，時間的に難しいこともあるが，可能な限り協力した科と一緒に診る．

4 多職種連携

超少子高齢化社会（日本の総人口の4分の1が65歳以上の高齢者，2025年問題），地域医療構想（高度急性期，急性期，回復期，慢性期の4つの医療機能別に医療提供体制が再編），地域包括ケアシステムなどをキーワードに複雑多様化する医療ニーズの中，今までより以上に多職種での連携が必要となってくる．医師・歯科医師・看護師・准看護師・放射線技師・薬剤師・言語聴覚士・栄養士・理学療法士・作業療法士・社会福祉士・支援相談員・保育士・介護士などとの連携が必要不可欠である．ただ，どの職種が上位・下位とかではなく，チームの中での main actor, main actress でありかつ重要な方向性への final decision を下すのは医師であることも逆に忘れてはならない．

北海道大学医学部耳鼻咽喉科・頭頸部外科 福田 諭

D 医療現場でのコミュニケーション

4 他科の医師との関係

DOs

- □ チーム医療（第1章 D-3「チーム医療・多職種連携」）の気構えを心がける.
- □ 疑問点などあれば遠慮なく聞く. face to face 顔をつきあわせて（実際に資料をもって, あるいは電子カルテをみながらでも）討論し, 曖昧さを避け, 最後まで結論を出して, 治療, 手術に臨む姿勢が肝要である.

第1章 D-3「チーム医療・多職種連携」と重なる部分もあるが, 私見も含めて述べていきたい.

1 麻酔依頼

定期と緊急に大きく分かれる.

定期の場合も, 筆者が医師になった頃に比して麻酔科側の要求が厳しくはなっているが, 時代の流れ（患者, 家族へのIC, 訴訟の増加等）もあり, これには淡々と対応する. 当然, 既往歴（脳梗塞を含む脳疾患, 狭心症を含む心疾患, 血液疾患等）チェック, 現在服用中の薬剤チェックは行う. 定期手術麻酔科提出用フォームの期限は必ず守る.

また特に耳鼻咽喉科・頭頸部外科領域では, われわれの手術領域と麻酔挿管チューブとの関係で, ある意味, 場所の取り合い・奪い合いにもなるので, 麻酔科との良好な関係を普段から築くように努める. 以前読んだ教科書か論文で, 「耳鼻咽喉科・頭頸部外科医と麻酔科医との関係は他の領域にもまして good friend でなければならない」というくだりがあったのを今でも記憶している.

緊急の場合は, case by case としかいいようがない場合が多いが, どちらが主導権を「とる, とらない」ではなく, 患者を「治す, 救命する」という基本的かつ最終目標に向かい一致協力する. 一方で「船頭多くして船山に登る」のたとえどおり, 各人が自分の立場を強調しすぎると, 特に緊急の場合には現場が混乱するのでチーフ格は決めたほうがよい.

2 全身疾患のコンサルタントと管理依頼

いわゆる全身疾患の1症状, 部分症状, 初発症状として耳鼻咽喉科・頭頸部外科領域の症状が出現することはある. こうした場合, 当科領域の症状の強さによっても異なるが, ①どちらが主として管理するか, ②入院の際にどちらの科に入院するか, ③ICUに引き取ってもらうか, などは前項の緊急の際と同じく case by case としかいいようがない場合が多い. しかし, ここでも連携を密にし, どちらが主導権をとるかということより, 患者を「治す, 救命する」ということを最終目標にするという基本には変わりはない.

3 境界領域

これも, 第1章 D-3「チーム医療・多職種連携」のチーム医療, 手術とだぶるが若干述べていきたい.

脳神経外科（頭蓋底手術等）, 形成外科（再建手術）, 眼科, 胸部外科（上縦隔等）,

 コツ

複数の科にまたがる治療, 手術においても, 患者さんを治す, 救命するという基本・最終目標を念頭に. 基本に忠実に.

消化器内科（NBIで発見される下咽頭，頸部食道のいわゆる微小癌）をはじめ境界領域を取り扱うことは増加している．この場合も，たとえば手術でいうと，皮切ラインの設定，実際に使用する皮弁の選択，特殊な器材の依頼担当者等，細かいことと思えることでも念入りに準備したほうが無難で，その場で討論するよりもあらかじめ決めておく（もちろん実際の場での変更はありうる）ことが肝要である．

繰り返しになるが，患者目線からすると，複数の科がどれだけ多く担当しようがしまいが，治してもらいたいという一念で来院されていることを忘れてはならない．

北海道大学医学部耳鼻咽喉科・頭頸部外科　**福田　諭**

> ☑ **統計が示すもの**
>
> 医学部入学定員は2003〜2007年まで7,625人であったが，2008年以降増員され，2017年には9,420人となり1,800人程度増えている．
>
> また，総務省国勢調査の確定値では，2015年10月1日次点での日本の総人口は前回2010年調査より0.8%（96万2,607人）減り，1億2,709万4,745人であった．1920年の調査開始以来，初めて減少した．総人口に占める65歳以上の割合（高齢化率）は26.6%と過去最高で4人に1人を超えた．少子高齢化と東京圏への集中が一段と鮮明になったとされる．
>
> 一方，団塊の世代が75歳以上の後期高齢者となる2025年に向け，国の指示で各都道府県は地域医療構想に基づき必要病床数を試算している．内閣府「医療・介護情報の活用による改革の推進に関する調査委員会」資料によると，2014年7月時点（現状）での病床機能報告数は計：134.7万床（高度急性期：19.1万，急性期：58.1万，回復期：11.0万，慢性期：35.2万，不明11.3万）であるが，2025年における必要病床数の推計では計：115.0〜119.0万床（高度急性期：13.0万，急性期：40.1万，回復期：37.5万，慢性期：24.2〜28.5万＋在宅医療などで対応：29.7万〜33.7万）となり回復期・在宅医療の割合が明らかに増えている．
>
> 医学部入学時には上記の分類でいうと，高度急性期を志して入学した方が圧倒的に多いと思われる．高度急性期がすたれることはありえないが，回復期，慢性期，在宅医療のニーズが相当高くなると思われ，今後アンテナを高く張りながら自分の方向性を見据えつつ生涯教育を実践していく姿勢が，ますます求められてくるものと感じている．

D　医療現場でのコミュニケーション

5　重症感染症のコンサルト・院内感染対策

DOs

- ☐ 深頸部感染症は気道狭窄，縦隔炎，敗血症などの重篤な合併症をきたしやすい．
- ☐ 院内感染対策を行うには，①感染リスクに応じた予防対策，②感染経路別の予防対策，③ユニバーサル・プリコーションの基本事項の理解が必要である．

重症感染症のコンサルト

深頸部感染症の症状は，咽頭痛・嚥下時痛から，頸部腫脹，呼吸困難など様々である．初診時にはプライマリ・ケア医を受診する場合も多く，耳鼻咽喉科・頭頸部外科専門医がコンサルトを受ける場合も多い．また，様々な合併症への対策から，耳鼻咽喉科・頭頸部外科から他の専門科へのコンサルトが必要となる場合も多い．

1　プライマリ・ケア医からのコンサルトにおけるポイント

①**問診のポイント**：自覚症状が悪化しているのか，軽快しているのかという経過は極めて重要な問診項目である．また，嚥下痛や嚥下困難，呼吸困難は重症化および緊急性のサインとなる．糖尿病の合併例では，深頸部感染症が容易に重症化することがあり，糖尿病の有無の問診は重要である．
②**診察のポイント**：口蓋扁桃や咽頭後壁の発赤・腫脹は扁桃周囲膿瘍や咽後膿瘍の診断に重要な所見である．扁桃周囲膿瘍では，下曲型の場合には重症化しやすく注意を要する．また，咽頭収縮筋を越え傍咽頭間隙へ進展した場合には，深頸部膿瘍を形成しやすい．キアリ点（口蓋垂基部と上顎智歯を結ぶ線の中央）あるいはトンプソン点（口蓋弓の上縁水平線と前口蓋弓下端からの垂直線の交点）の膨隆・腫脹の所見が重要である．急性喉頭蓋炎では，咽頭所見が軽度あるにもかかわらず，嚥下痛あるいは呼吸

 Pitfall

咽頭痛患者の診察においては，常に急性喉頭蓋炎の可能性を念頭におくことが重要である．気管切開あるいは切開処置に迷った場合には，一度症状が悪化した場合の対応の困難さを考慮すると，外科的処置を施行した方が安全である場合が多い．

 Pitfall

呼吸困難を訴える患者に遭遇した場合には，慌てることなく気管挿管および気管切開の準備を行い，十分な安全を確保してから診察・処置を行う．

苦を強く訴える場合が多く，含み声になることが多い点に注意を要する．深頸部膿瘍では，頸動脈間隙・咽後間隙・椎周囲間隙などの舌骨上下の間隙におよぶ場合には縦隔膿瘍を形成する危険があり注意を要する．
③**気道確保のポイント**：扁桃周囲膿瘍や咽後膿瘍，急性喉頭蓋炎では急速に気道浮腫をきたしやすく，気道確保が必要となる場合がある．とりわけ，急性喉頭蓋炎では気管挿管あるいは輪状間膜切開，気管切開の準備を行ったうえで診察・処置を行うことが肝要である．
④**耳鼻咽喉科・頭頸部外科専門医へのコンサルトのポイント**：専門医へのコンサルトにおいては，あらかじめ電話あるいはFAXなどでバイタルサインの状況，経過，気道確保の有無と必要性については最低限連絡

しておく必要がある．

2 深頸部感染症における合併症への対応：他の専門科へのコンサルト

深頸部感染症の治療では，縦隔炎・縦隔膿瘍，敗血症・敗血症性ショックなどの重篤な合併症を引き起こす場合もまれでなく，呼吸循環管理を要する例も多い．早期に外科的開放により洗浄・排膿ドレナージを行うことが肝要である．また，糖尿病合併例では深頸部感染症が重篤化する場合が多いほか，高血糖が敗血症の予後を悪化させることからも，十分な監視，管理を行い血糖コントロールを行う必要がある．

重篤な深頸部感染症の治療においては，治療チーム全体での双方向性のコンサルトを行うとともに，病態の推移を共通認識し，それに応じた総合的治療体制が極めて重要である．

院内感染対策

近年の医療の高度化，患者の高齢化に伴い，医療施設における院内感染対策は極めて重要な課題となっている．感染リスク，感染経路を考慮し，ユニバーサル・プリコーションに準じた感染予防対策が重要となる．

1 感染リスクに応じた対策

①**高リスク群**：皮膚や粘膜を直接貫通して体内に感染する手術器具や注射針など感染リスクの高いものであり，滅菌処理が必要となる．
②**中間リスク群**：内視鏡や呼吸器などの患者粘膜に直接するもの，あるいは体液あるいは病原体に汚染されたものなどであり，適切な消毒を行う必要がある．
③**低リスク群**：トイレや洗面台，リネンなどの傷のない正常な皮膚に接するもので洗浄および乾燥を行う．

 Pitfall

誤った消毒薬の選択・使用を行うと，十分な感染予防効果が得られない．ベンザルコニウム塩化物（オスバン®）やクロルヘキシジングルコン酸塩（ヒビテン®），塩酸アルキルジアミノエチルグリシン（テゴー51®）は，ウイルスには無効であり，内視鏡や眼圧計の消毒に用いてはならない．

Pitfall

空気感染と飛沫感染を混同しないことが重要．結核は空気感染する．2つ以上の感染経路を有する疾患もある．

2 感染経路別の対策

感染経路には，空気感染，飛沫感染，接触感染，一般担体感染，病原菌媒介生物による感染があり，それぞれに応じた予防対策が必要となる．
①**空気感染**：咳，くしゃみなどで飛沫核（5μm以下）として伝播する．蒸発物の小粒子残存物で空気の流れにより拡散する．主な疾患としては，結核，麻疹，水痘，レジオネラなどがあり，空気の浄化と換気が必要となる．
②**飛沫感染**：咳，くしゃみ，会話などで，飛沫粒子（5μm以上）により伝播する．微生物と含む飛沫が短い距離で飛散する．主な疾患としては，髄膜炎，肺炎，気道ウイルス感染（アデノウイルスやインフルエンザウイルス）がある．手洗いと手袋マスクの着用が必要となる．
③**接触感染**：局所にコロニーを形成し長期存在し，微生物量が少なくとも感染するリスクがある．代表的な疾患としては，MRSAや大腸菌O157などが挙げられる．手洗いと手袋，プラスチックエプロンの着用が必要となる．
④**一般担体感染・病原菌媒介生物による感**

染：汚染された食品や器具により感染する．あるいは，蚊・ハエ，ネズミなどの害虫により伝播する感染であり，食中毒や日本脳炎，コレラなどがあげられる．担体の消毒および滅菌や，媒介生物対策が必要となる．

3 ユニバーサル・プリコーション

ユニバーサル・プリコーションとは，血液および体液，排泄物はすべて感染の可能性があるものとして取り扱い，広く感染予防対策を行うという考え方である．
①**血液・体液に触れる可能性のある場合**：手袋を着用し，手に触れた場合にはただちに流水で洗浄および消毒を行う．
②**血液・体液が飛び散る可能性がある場合**：プラスチックエプロン，マスク，ゴーグル等の防御用具を着用すること．
③**血液・体液が床にこぼれた場合**：手袋およびプラスチックエプロンを着用し，次亜塩素酸ナトリウムで処理をする．
④**感染廃棄物の取り扱い**：バイオハザードマスクを使用し，分別，保管，運搬，処理を適切に行う．また，手袋を外したあとも，手洗いを行うことや，病室ごとに手洗いを行うことが推奨される．
⑤**針刺し事故防止**：リキャップを行わず，専用BOXに直接廃棄する．

4 院内感染対策のための組織

院内感染を防止し，患者ならびに医療スタッフの安全を守るためには，組織化された対策が大切となる．
①**院内感染症対策委員会**：院内感染対策の決定機関として，院内感染の実態把握のための調査や巡視を行うとともに，感染防止対策の立案から感染症発生時の対策を行う．また，医療スタッフへの啓蒙，院内感染対策マニュアルの作成を行う．
②**感染対策チーム（infection control team：ICT）**：院内感染対策の実務を担いチームとしての活動を行う．主には，サーベイランス活動と医療スタッフからの相談に対応する．

和歌山県立医科大学耳鼻咽喉科・頭頸部外科　**保富宗城**

☑ 抗菌薬と多剤耐性菌

抗菌薬の歴史は，1928年のフレミングによるペニシリンの発見にはじまり，今までに多くの抗菌薬が開発されるとともに，多くの感染症が征圧されてきた．しかし，一方では，新しい抗菌薬の開発は，新しい薬剤耐性菌を生む結果となった．現在では，メチシリン耐性ブドウ球菌（MRSA）や，バンコマイシン耐性腸球菌（VRE），多剤耐性緑膿菌が問題となっている．さらに近年では，バンコマイシン耐性ブドウ球菌（VRSA）の出現や，ニューデリー・メタロベータラクタマーゼ（NDM-1）を産生する多剤耐性肺炎桿菌，多剤耐性アシネトバクターが問題となった．NDM-1は，インドで発見されたものが瞬く間にヨーロッパ諸国に拡散し，多剤耐性菌のグローバルな伝播が問題視されている．これらの変化は，抗菌薬が発見されわずか60年ほどでの出来事であり，われわれは，微生物と抗菌薬の歴史から，重要なことを学ばなければならないといえる．すなわち，抗菌薬は，決して万能の薬ではなく，使えば使うほど耐性菌を作り出す性質をもつ薬剤であり，われわれの使命は，手持ちの抗菌薬を大切に使い，長持ちさせるとともに，これらの多剤耐性菌の伝播を防御することにある．

D　医療現場でのコミュニケーション

6 地域連携の取り方（研修病院と診療所の関係）

DOs

- 地域医療とは診療所，一般病院，特定機能病院が各々の役割を分担し適切な医療を効率よく提供するための方策である．
- 地域連携，病診連携の強化により，医療サービスの効率向上，入院患者，紹介患者の増加など，医療の質や病院経営の面において，メリットがある．
- 地域医療連携クリニカルパスは，医療機関間の情報の連携，チーム医療の推進，医療の質の向上と効率化を目指すものである．

1 地域連携の必要性

疾病構造の変化に伴い，医療も専門化，高度化が進み，医療機関そのものにも様々な対応が必要とされている．これまでは患者に対してある1つの医療機関がすべての診療行為，すなわち検査，診断，治療さらにその後の経過観察までを行う施設完結型医療が主流であった．しかしより高度な医療を提供するためには，同じ地域に属する医療機関が協力し，役割分担した地域完結型医療が推進されている．すなわちその地域で完結型の医療を実現するためには，中核病院，専門病院，診療所，介護施設，リハビリテーションセンターなどが一体となって地域ぐるみで医療にあたる必要がある．これが地域連携である．

日本医師会では2002年からこれまで5回にわたり，国民，患者，医師を対象に"日本の医療に対する意識調査"を施行しており，2015年に第5回目の調査結果が発表された．その中で国民が考える重要課題という設問に対し，もっとも回答の多かったのが"高齢者などが長期入院するための入院施設や介護老人施設の整備"，であった．まさにこれからの高齢化社会においてもっとも憂慮されている点が指摘されている．次いで"夜間や休日の診療や救急医療体制の整備"であり，"地域の診療所と病院の連携"という項も5番目に多い指摘事項であった．地域医療に対する不安は地方部（町村）で高く，都市部との地域格差が生じている．すなわちこの地域連携は現在では国民，患者にもかなり重要な課題となっている．

2 医療機関の機能分化

厚生労働省は，地域の診療所や小規模病院が初期診療を担う一方，大学病院や総合病院等のいわゆる大病院で高度かつ専門的な医療を提供するという機能分化を推進している．この理由として，①国民医療費を節減するため，②慢性疾患が著しく増えたため，③治療成績がよくなる，④診療所や小規模病院の経営上の問題（フルセット経営からフォーカス経営へ），が挙げられる．

研修病院はほとんどの場合，大学病院あるいはその地域の基幹病院であるため，医育機関として高度な医療を提供できる施設とみなすことができる．この研修病院と診療所の関係を図1に示す．診療所はかかりつけ医として患者のプライマリーケアを実践する．さらに地域医療支援病院，急性期病院，療養型病院といった地域密着型の二次病院が検査や入院治療にあたる．これらの病院で対応できないような高度な医療や手術を提供する施設が特定機能病院である．このピラミッド構造が地域完結型医療のモ

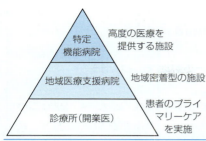

図1　地域連携医療ピラミッド

デルである（図1）．

二次医療に携わる病院の中で，地域医療支援病院は2012年11月1日現在，全国に439施設指定されている．また特定機能病院は2013年4月1日現在，大学病院を中心に全国で86施設が承認されている．それらの認定基準は医療法第4条に定められている．

3 かかりつけ医の必要性

近年は患者の大病院志向が強く，かぜやめまい，耳鳴など，日常の耳鼻咽喉科外来診療では一般的な疾患であっても近所の診療所ではなく，大病院を受診する患者が多いといわれている．プライマリーケア機能を担う診療所で対応可能な患者が，専門機能を有する病院の外来に多く集まり，その結果，長時間に及ぶ受診待ち，短い診療時間等，大病院が外来診療でその専門性を十分に発揮できない状況にある．そこで"かかりつけ医"の必要性が生じた．すなわち医療機関の適切な機能分化を推進するため，診療所はかかりつけ医としての役割を担う．かかりつけ医は気軽に受診することができ，何でも相談にのってくれ，かつ必要な場合は適切な医療機関に紹介してくれるという利点を有する．

前述の第5回の医療調査の結果ではかかりつけ医をもつ国民の割合は53.7％であり，年代が高くなるほどその割合が増加するという結果が得られている．また調査ごとにかかりつけ医をもつ割合も増加している．かかりつけ医に対する要望として，専門医への紹介（93.3％），幅広く診ること（82.0％），予防（79.0％）や健診・検診（76.6％）などの健康管理を含めて多くが挙げられている．

4 地域連携クリニカルパス

近年ではほとんどの病院で頻度の高い疾患に対して入院治療を行う際はクリニカルパスを適用している．クリニカルパスとは，疾患が発症した急性期あるいは手術から，集中的なリハビリなどをする回復期，生活機能維持のためのリハビリをする維持期，そして退院まで，切れ目のない治療を受けるための診療計画表である．これが1つの病院で完結する場合と回復期や維持期の診療を地域病院あるいは診療所に依頼する場合がある．後者の場合，患者の病状や障害の内容，日常生活評価などを医師やリハビリスタッフ，看護師らが書き込み，転院先に渡す．すなわち急性期病院から受け持ち医をはじめとする介護施設を含む幅広い職種への貴重な情報となる．診療報酬上は，パスとともに退院させた急性期病院は計画管理料を，回復期病院は退院時指導料を請求できる．ただし，計画管理料の請求には平均在院日数17日以内という条件を満たさなければならない．この地域連携クリニカルパスを用いることにより，医療情報と治療方針が共有でき，医療の質が確保され，効率のよい診療体制が維持できる．現在のところ，地域連携パスの対象疾患は大腿骨頸部骨折と脳血管疾患のみである．しかし癌，糖尿病，喘息，等も検討されている．耳鼻咽喉科領域では中耳手術後，鼻・副鼻腔手術後は地域連携パスの適応がもっとも適していると考える．

表 1　地域連携における留意点

1) 病院と診療所間のネットワークを構築し，完全な役割分担を目指す．
2) 初期治療と副作用対策を明確にする．
3) 紹介患者に対し，迅速かつ柔軟な対応を行い，他科への併診もスムーズに行う．
4) 問い合わせに対する窓口を一本化する．
5) 紹介元への受診報告，結果報告，入院治療を行った場合の経過報告，退院報告等，報告はこまめに行う．
6) 紹介先医療機関への情報管理．
7) カンファランスや勉強会，講演会を開催し，情報を共有する．

5　地域連携における留意点

　地域連携をスムーズに運用するため，病院および病院医師における基本的留意点として表1が挙げられる．

6　地域連携（病診連携）の問題点

　地域連携を推進するに従い，様々な問題点も浮き彫りとなってきた．病院側の問題点と診療所側の問題点を表2に挙げる．

　それでは患者側の問題点はどうだろうか．病診連携という言葉を知らない患者もおり，急性期後の治療を診療所に任せると告げた際，"見捨てられた，ここで治療を受けたい"と訴える患者も多い．また診療所で経過観察あるいは治療を受けている場合，急変したあるいは救急医療が必要になった際にどのように対応してくれるのだろう，といった不安があるのも事実である．このような点を1つ1つ解決する必要があろう．

表 2　地域連携の問題点

病院側の問題点
1) 病院側の診療体制，機能の差がわかりにくい
2) 逆紹介先が偏る
3) 患者からの要望でかかりつけ医に紹介しにくい
4) 開業時に患者を自分の診療所に紹介する
5) 報告書などの医師の負担が多い
6) 病診連携部門の人員が必要である　　など

診療所側の問題点
1) 地域連携に対する理解不足
2) かかりつけ医としての医療連携レベルの向上への取り込み不足
3) 連携病院の確保　　など

　今後IT化がさらに進むことにより，地域連携がすべてインターネットを通じて種々の情報を共有し，効率のよい良質の医療が施せる時代が到来する日は間近い．

東京北医療センター耳鼻咽喉科　**飯野ゆき子**

7 企業との関係

DOs

- 医療機器メーカーおよび製薬メーカーの担当者は診療現場のよきサポーターである.
- 後発医薬品は先発医薬品と同じ主成分を含んだ医薬品であり同一ではない.
- 産学連携活動による研究では利益相反に注意が必要.

1 製薬メーカーおよび医療機器メーカーの担当者との関係

医学研究の目覚ましい進歩と製薬業界の努力によって，これまで多くの薬が開発され現在に至っている．これらの薬が適正に使用されるためには，的確な診断に基づき，最適な薬剤が選択されなければならない．そのためには医師，歯科医師，薬剤師などの医療関係者へ医薬品情報が迅速かつ的確に提供される必要がある．MR（medical representative）とは日本語では医薬情報担当者の略である．かつてはプロパー（propagandist〈布教者〉に由来）とよばれ営業色の極めて強い職種であったが，1993年の日本製薬工業協会の決定によって医薬情報担当者（MR）と名称も変わった．営業に加えて医薬品情報を専門的に提供する専門職としての責務が重くなり，それに伴って医師との関係もかつての対顧客関係から薬剤診療支援者へと移ってきた．

MRは主に医薬品を開発・製造，または輸入販売する製薬メーカーに所属し，医薬品の効用や品質，安全性などの情報を医療関係者に提供している．医師にとっては，医薬品の効用や品質，安全性などの情報を速やかつ正確に収集することが診療上で極めて重要であるため，MRからの情報伝達行為は診療業務に直結した位置づけである．医療機器については，MRIやCTなど画像診断技術の進歩，内視鏡手術による低侵襲手術の開発，そして人工内耳・人工中耳など人工臓器医療の発展など新たな検査法や治療法の発展により医療レベルは日々向上している．以上の観点から製薬メーカーおよび医療機器メーカーの担当者は医療現場のサポーターとしての一面を有しているといえる．しかし医療関連企業は社会的責任と企業理念は負っているものの利益追求をする株式会社であり，自社製品に対する営業活動が基本的な業務である．医療機器の購入や薬剤の選択においては，医師は公正な立場に立ち，その有効性，安全性そして価格に注意を払い医療費の削減に努めるべきである．

2 MRの役割

近年，MRの資質の向上と医薬品の適正使用を目的として，各製薬メーカーは社員の研修に多大の時間をかける中，公益財団法人MR認定センター（旧財団法人医薬情報担当者教育センター）はMR認定試験や教育研修を行っている．また従来，日本の製薬メーカーは，地域ごとにMRを配置する「地域担当制（地域制）」を採用してきたが，外資企業との合併統合によって，疾患領域ごとにMRを配置する「領域担当制」が導入されるようになってきた．このような体制によって，担当した医薬品を中心に薬学専門知識を有するMRが増えてきており，特に研修医においては薬物治療における知識と考え方を学べる薬物治療のよきア

ドバイザー的存在である．昨今，厚生労働省が医療費抑制のために後発医薬品の普及を進めるようになり，その影響がMR活動にも及ぶことを危惧する意見があがってきている．後発医薬品とは，成分そのものやその製造方法を対象とする特許権が消滅した先発医薬品について，ほかのメーカーがその特許の内容を利用して製造した同じ主成分を含んだものである．

　後発医薬品は生物学的同等性試験によって先発医薬品との同等性が証明されてはいるが，実際に使用した結果では効果に違いがあるとの意見もあがっている．その理由として考えられているのは，後発医薬品では先発医薬品と異なった製造工程や添加物などの副成分が用いられていることである．先発医薬品は発売後かなり長い年月が経過していることが一般的であり，十分な副作用情報が蓄積されているが，後発医薬品特有の副作用に関しては不明な点が残されている．多くの研修指定病院でDPC（diagnosis procedure combination）が導入され，病院経営上高価格な先発品から安価な後発医薬品に移行する傾向が強まり，さらに厚労省も後発医薬品の処方を積極的に推進しているため，今後さらに後発医薬品のMRと接する機会が増すと思われる．先発医薬品のMR同様に後発医薬品のMRも，医師や薬剤師に対して迅速かつ的確に医薬品情報を与えることが望まれる．

3　利益相反（Conflict of Interest：COI）について

　利益相反とは一方の利益になる場合に，他方にとって不利益をもたらす行為をいう．産学連携活動による医学研究おいて利益相反が生じると，企業との経済的な利益関係により公的研究に求められている「公正」かつ「適正」な判断が損なわれるまたは損なわれるのではないかと第三者に思われる可能性がある．2008年（平成20年）および2015年（平成27年），厚労省は利益相反（COI）に関して，その透明性が確保され，適正に管理されることを目的に，「厚生労働科学研究における利益相反（Conflict of Interest：COI）の管理に関する指針」を発表している．現在多くの大学において，倫理委員会とは独立してCOI委員会が設置され，臨床研究のより一層の適正化に努めている．

　企業がかかわる産学連携研究を行いその成果を発表するすべての研究者は，倫理委員会の承認とCOIに関する状態を公表しなくてはならない．

コツ

有効かつ安全な薬物および医療機器の選択に際しては，医師と医療関連企業の担当者の情報交換が重要．

東邦大学医療センター佐倉病院耳鼻咽喉科　**鈴木光也**

第2章

解剖と機能

A 解剖と機能

1 耳

DOs

- 鼓室形成術の耳後部切開のときは血管の走行や筋肉の付着部に注意しよう．
- 側頭骨の解剖を理解するには必ず三次元で考えよう．
- 国内や海外での側頭骨解剖実習に積極的に参加しよう．

1 外耳（耳介と外耳道）

a 機能

耳介の役割は集音機能であるが，実際のところあまり効果はない．しかし，外耳道の共鳴作用を含めたいわゆる外耳としての集音効果は2,000Hz近辺で10〜20dBに及ぶ．外耳道はそのほかにも中耳や内耳に直接外傷が加わりにくいようにする保護作用を担っている．

b 解剖

耳介は耳介軟骨で形成される大部分と，軟骨のない耳垂から形成される．耳介軟骨は中耳，外耳手術に利用される．耳珠軟骨の内側下端は耳下腺腫瘍手術などに際して顔面神経を同定する指標となる．耳介周囲には外耳介筋の前・後耳介筋があり顔面神経によって支配されるが人間では耳介周囲の筋群は退化しており，耳介を動かす働きはほとんどない．耳介の知覚神経は，①頸神経叢からの小後頭神経，②三叉神経下顎神経からの耳介側頭神経，③迷走神経耳介枝，④大耳介神経（C2, 3）によって支配される（図1）．局所麻酔での鼓室形成術の際にはこれら4本の神経を効率よく麻酔することが肝心である．また耳介の動脈は後方は後耳介動脈と後頭動脈からの耳介枝が分布し，前面は浅側頭動脈から分岐した2, 3本の前耳介枝と顎動脈から分岐した深耳介動脈が入る（図2）．外耳道は外側1/3の軟骨部外耳道と内側2/3の骨部外耳道に分かれる．学童期頃までの小児では外耳道はほぼまっすぐであるが，大人になると前下方に弯曲してくるため，鼓膜を観察するためには耳介を後上方に引っ張る必要がある．

2 中耳

a 機能

中耳は音の機械的エネルギーを効率よく内耳に伝えるための経路であり，空気中のエネルギーを液体中のエネルギーに変換する役割を担っている．そのために鼓膜とアブミ骨底板の面積比とツチ骨，キヌタ骨の

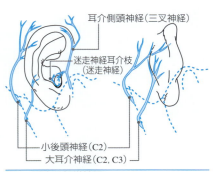

図1 耳介の知覚神経

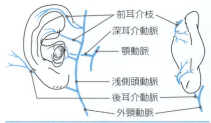

図2 耳介の動脈

長さの比が有効である．

b 解剖

1) 鼓膜

鼓膜は直径約1cm，厚さ0.1mmの薄膜で中耳と外耳との境界である．鼓膜にはツチ骨が付着し，ツチ骨前突起を境に上部の弛緩部と下部の緊張部に分けられる．真珠腫性中耳炎の弛緩部型，緊張部型はこの鼓膜の部位による名称の違いであるが，進展の方向に違いが出てくる．すなわち，弛緩部型真珠腫では上鼓室から乳突洞の方向に真珠腫が進展するが，緊張部型真珠腫の場合にはアブミ骨，蝸牛窓（正円窓），顔面神経にも進展がみられるため，手術操作が異なる場合がある．鼓膜は3層よりなり，外側の皮膚層（上皮層），内側の粘膜層とその間の固有層からなる．サンドイッチ法で鼓膜を形成する場合には上皮層と固有層を剝離して筋膜を敷くことが一般的である．また手術によって作られた鼓膜は固有層がなく2層構造のことが多い．一般に鼓膜と前庭窓（卵円窓）の面積比は17：1で，この面積比によって25dBの利得がある．

2) 耳小骨

鼓膜から内耳まで3つの耳小骨があり，関節でつながって連鎖を形成する．ツチ骨は頭，頸，柄からなり鼓膜と結合する．ツチ骨には鼓膜張筋腱が付着し，中耳手術の際にはしばしば切断の必要がある．キヌタ骨は体，短脚，長脚，豆状突起をもち，アブミ骨は頭，前脚，後脚，底，閉鎖孔をもつ．底以外の部分は上部構造とよばれ，真珠腫性中耳炎や穿孔性慢性中耳炎で欠損する場合がある．アブミ骨にはアブミ骨筋腱が付着しており顔面神経の支配を受ける．キヌタ骨短脚は後鼓室開放術（posterior tympanotomy）に際して削開開始部位の指標となる．キヌタ・アブミ関節の離断は中耳手術において比較的頻度の高い手術操作であるが，この場合は豆状突起とアブミ骨頭の関節面を離断する．また，ツチ骨とキ

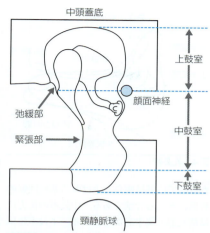

図3　鼓室
（山本悦生：イラスト手術手技のコツ　耳鼻咽喉科頭頸部外科．東京医学社，96-98，2003より改変）

 Pitfall

下鼓室は上鼓室に比べて手術で問題となることは少ないが，緊張部真珠腫で侵入する場合があり，その際には高位頸静脈球に気をつけて手術操作を行う必要がある．

ヌタ骨のてこ比は1.3：1で2.5dBの利得があり，面積比，蝸牛窓の遮閉効果を合わせると約40dBの増幅効果がある．

3) 鼓室

鼓室は耳管より続く一連の腔で，乳突洞，乳突蜂巣とともに中耳の空気の通り道を形成し，鼓膜を中心として中・上・下，前・後の鼓室に分類される（図3）．上鼓室は中耳手術における含気腔の再建に重要であり，さらに周囲に重要な構造物が多いので解剖をしっかりと理解する必要がある．上鼓室の前方は耳管上陥凹，さらに耳管，錐体尖へとつながり，耳管上陥凹の傍には顔面神経の膝神経節があるために注意を要する．また外側半規管膨大部や顔面神経鼓室部は上鼓室の内側を走行するために手術操作では特に注意を要する．中鼓室は外側

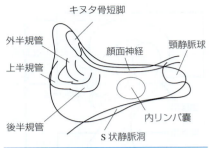

図4 乳突腔

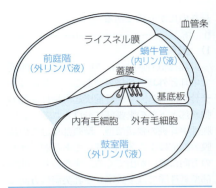

図5 蝸牛内部構造

が鼓膜で内側は岬角とよばれる基底回転の外側にあたる骨壁である．中鼓室の後方には前庭窓と蝸牛窓が存在する．下鼓室には下鼓室蜂巣とよばれる凸凹があり，耳管と同じく線毛細胞が存在している．また，舌咽神経の枝のヤコブソン神経（Jacobson）が走行しており鼓室の知覚を感じる．

4）乳突腔

乳突腔は乳突洞やその周囲の多数の蜂巣からなり，耳管とともに中耳腔内の圧を一定に保つために粘膜を介したガス交換を行う．側頭骨線，外耳道，S状静脈洞に囲まれた三角（Macewenの三角）を削開すると最大の蜂巣である乳突洞が現れ，上方に中頭蓋硬膜，後方にはS状静脈洞が走行し，上前方の乳突洞口から上鼓室後方に通じる．乳突洞は乳突削開術における重要なランドマークであり，乳突洞の洞底には外側半規管，顔面神経が立体的に存在し，外側半規管の延長線であるDonaldson線より奥まったところに内リンパ嚢が存在する（図4）．

> **Pitfall**
>
> 中耳炎症例では乳突洞が石灰化している場合やほとんど存在しない場合もあり，術前にCTで確認する必要がある．

3 内耳

内耳は鼓室の奥に存在し，鼓室とは前庭窓と蝸牛窓で通じている．音はアブミ骨まで伝わると底板の下にある前庭窓から入り，蝸牛窓に伝わる．内耳は蝸牛，前庭，半規管に分類される．内耳は骨迷路とよばれる厚い骨に囲まれ，内部に膜迷路がある．膜迷路の内側には内リンパ液，膜迷路の外側には外リンパ液が存在し，外リンパ液は蝸牛小管によって髄液と交通している．内リンパ液は血管条より分泌され内リンパ嚢で吸収されるが，この内リンパ液に水腫をきたすのがメニエール病であり，内リンパ嚢の圧を開放するのが内リンパ嚢開放術である．

a 蝸牛

蝸牛は人間では2回転半の回転であり，内部には膜迷路がある．膜迷路には内リンパ液が入っている蝸牛管があり，その外側に外リンパ液が存在する（図5）．外リンパ洞の存在する膜迷路のうち前庭窓からつながる部分は前庭階とよばれ，音波は前庭階を伝わって，蝸牛の頂上で蝸牛窓につながる蝸牛階に移行して出て行く．前庭階と蝸牛管はライスネル膜，鼓室階と蝸牛管は基底板によって分けられている．蝸牛管には聴覚受容体のコルチ器があり，3列の外有毛細胞と1列の内有毛細胞がある．この有毛細胞と蓋膜との間でズレが生じることによって蝸牛神経と神経伝達を行っている．内耳奇形の一部には蝸牛回転が一部しかないものや，完全に構造物が欠如するものな

どがある．

蝸牛の動脈は迷路動脈であり，脳底動脈の枝の前下小脳動脈より分岐する．静脈は蝸牛水管静脈を経て内頸静脈に入る．

b 前庭，半規管

前庭は球形嚢と卵形嚢に分かれ，内部の平衡斑には耳石をもつ有毛細胞が存在し，前庭神経と神経伝達を行っている．この耳石が有毛細胞から遊離することで良性発作性頭位めまい症が発症する．アブミ骨底板と球形嚢と卵形嚢は近接して存在する．そのため，アブミ骨手術での底板開窓の際には正中やや尾側に開窓すると球形嚢と卵形嚢からもっとも距離をとることができる（図6）．半規管は外側，前，後半規管からなり，それぞれの半規管はそれぞれ90°の角度をなし，一方は拡大して膨大部を形成する．膨大部には有毛細胞が存在し，回転加速を感じる．頭部に回転が加わると内リンパが流動しクプラが動いて前庭神経と神経伝達を行う．半規管のうち外側半規管は真珠腫によって瘻孔になりやすく，真珠腫性中耳炎の術前に瘻孔を疑う場合には必ずCTで確認する．

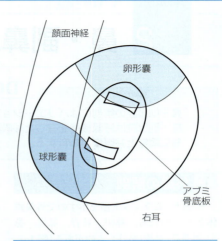

図6 前庭，半規管

兵庫医科大学耳鼻咽喉科・頭頸部外科　桂　弘和／阪上雅史

A 解剖と機能

2 鼻・副鼻腔

DOs

- 鼻・副鼻腔の解剖にはバリエーションがあり，内視鏡下の解剖を理解する．
- 鼻・副鼻腔は呼吸機能を有した呼吸器最前線である．加温・加湿と徐塵とともに嗅覚と共鳴作用も有する．

1 外鼻の解剖

外鼻は，ピラミッド型を示すので外鼻錐体ともいわれる．鼻根，鼻背，鼻翼，鼻尖，外鼻孔，鼻橋（鼻柱），人中がある（図1a）．骨部は鼻骨，前頭骨，上顎骨前頭突起からなる．軟骨部は鼻背軟骨，大鼻翼軟骨で大部分形成され，両者の間に種子状軟骨や小鼻翼軟骨が存在する．

2 鼻腔の解剖

鼻前庭，鼻中隔，鼻腔側壁で構成される．鼻前庭は外鼻孔から梨状口縁までをいい，皮膚である扁平上皮で覆われている．

内視鏡を前鼻孔から挿入すると鼻中隔と下・中鼻甲介とそれに伴って下鼻道，中鼻道が容易に観察できる（図2b）．鼻中隔と中鼻甲介との隙間を嗅裂がある．嗅裂部を観察すると上鼻甲介と上鼻道，場合によって最上鼻甲介も存在する．後鼻腔を観察すると，耳管咽頭口，耳管扁桃や咽頭扁桃（アデノイド）がみられる．中鼻甲介前端上方の付け根部分の逆U字の形状を鼻堤という．中鼻道の内側にある半月状裂孔は，前副鼻腔の自然口に関与する．半月状裂孔の前縁に位置する鈎状突起と後方に位置する篩骨胞が存在する．

ostiomeatal complex（OMC；中鼻道自然口ルート）とは，前頭洞口，鼻前頭管，上顎洞自然口，前篩骨洞，篩骨漏斗，半月裂孔，中鼻道を含んだ部位を示す（図3）．この部位を開放し，副鼻腔の換気と排泄を促すことで副鼻腔炎を治癒に導く手術を内視鏡下鼻内副鼻腔手術（endoscopic endonasal sinus surgery：ESS）という．

副鼻腔には，自然口（排泄口）が存在し，各鼻道につながる．上顎洞，前篩骨洞，前頭洞は中鼻道に開存する．上顎洞自然口は鈎状突起と篩骨胞との間の半月裂孔に開存する（図2a）．時に副口が存在する．前頭洞は，鼻前頭管を通り，篩骨漏斗に開存する．後部篩骨蜂巣は上鼻道に開口し，蝶形骨洞は，蝶篩陥凹〜上鼻道に開存する．鼻涙管が下鼻道天蓋前方に開口する．

3 鼻中隔

左右鼻腔の隔壁である．篩骨垂直板（正中板，鉛直板），後下の鋤骨と鼻中隔軟骨が主体に形成されている（図1b）．鼻中隔粘膜の前方には毛細血管網があり，出血しやすく，キーゼルバッハ部位とよばれる．鼻中隔軟骨は思春期より急速に発育し外鼻が高くなる．この際，鼻中隔軟骨部と鋤骨との間に櫛（crista）や棘（spina）を形成し，左右の鼻腔が非対称になる（鼻中隔彎曲症）（図1c）．

4 副鼻腔

副鼻腔は前・後篩骨蜂巣，上顎洞，前頭洞，蝶形骨洞が両側に存在し（図3，図2a），各洞の大きさには個体差がある．

上顎洞は，逆三角錐体型の空洞で，副鼻腔の中でもっとも大きい．前壁中央部は軽度陥凹し，犬歯窩とよばれ，その上方には

第 2 章 解剖と機能

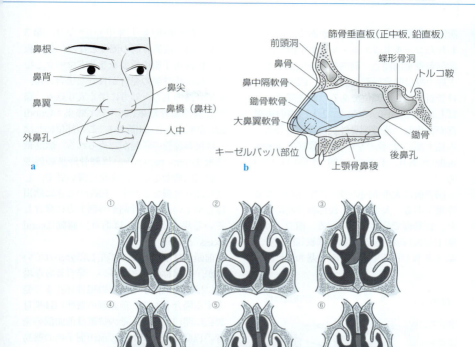

図1 外鼻と鼻中隔の解剖
c は鼻中隔弯曲症の種類．
C 型，S 型：①，② K 型：③ 混合型：④，⑤，⑥
（c：切替一郎，他．新耳鼻咽喉科学改訂 11 版．南山堂，291，2013 より）

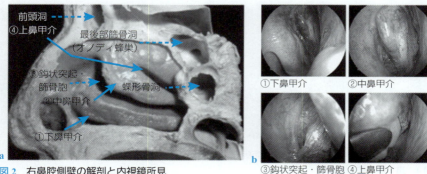

図2 右鼻腔側壁の解剖と内視鏡所見
下段内視鏡写真は①→④へと前鼻孔から後鼻に向かっている．

眼窩下神経の通る眼窩下孔がある．従来行われたコールドウエル・ルック手術で，上顎洞前壁を削開し，洞内病変を除去する．上顎上壁は眼窩底部を形成し，眼窩吹きぬけ骨折を起こす部位である．洞底部は，しばしば第2小臼歯と第1，2大臼歯の歯根部が突出し，歯性副鼻腔炎の原因となる．内側上部には，骨のない泉門（膜様部，fontanelle）があり，自然口や副口が開口している．

篩骨洞は大小不同の多くの空洞からなる蜂巣である．大きく前・後部篩骨洞に分かれ，骨基板で分けられている．前方より，第1基板（鈎状突起），第2基板（篩骨胞），第3基板（中鼻甲介），第4基板（上鼻甲介），第5基板（最上鼻甲介）となり，第3基板で前・後部篩骨洞の隔壁となる．各基板は，ESSの手術の重要なランドマークとなる．後部篩骨洞の発育が良好な場合には，蝶形骨洞の上方〜外方に深く入り込み，蝶形骨洞性篩骨蜂巣（オノディ蜂巣：Onodi cell）が形成される（図2a）．この部位にしばしば視神経管の隆起が認められる．眼窩紙様板（lamina papyracea）は篩骨蜂巣の外壁で眼窩内側壁を示し，非常に薄い骨で，しばしば骨欠損をきたす．ESSのときに副損傷しやすい．前篩骨洞が外側上方に発育している場合がしばしばあり，側窩（lateral recess）という．

前頭洞は中隔によって左右に分かれているが，非対称のことが多い．発育良好な場合には眼窩上面から後方の視神経孔まで発育する場合もある．前頭洞の自然口は半月裂孔に開口するが，その位置は前頭洞の発育の程度で差異があり，前頭洞手術の難易度は高い．

蝶形骨洞は，中隔によって大きく左右に分けられるが，中隔の偏位が大きく2つ以上に分かれている場合も多い．後上壁にはトルコ鞍があり，その向こうに脳下垂体がある．上外側には視神経管が走行し，その

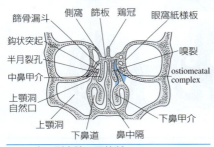

図3　鼻・副鼻腔の冠状断

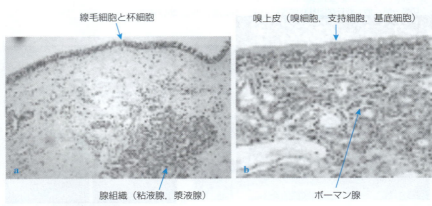

図4　鼻・副鼻腔の組織像
a．呼吸粘膜　b．嗅粘膜のエマトキシリン染色組織像

隆起は様々である．視神経管の下に内頸動脈隆起が観察できる．外側壁は中頭蓋窩に面しており，海綿静脈洞や内頸動脈があり，動眼神経，滑車神経，外転神経などが通る．

5 鼻・副鼻腔の組織像

鼻腔の大部分は呼吸上皮で覆われ，多列線毛上皮である．ただし，外鼻孔付近は，外気の影響で重層扁平化している．多数の杯細胞と鼻腺により粘液線毛機能を有し（図4a），異物を線毛運動により後鼻腔に排泄している．副鼻腔も呼吸上皮で覆われているが，腺組織も少なく，粘膜は薄い．粘液線毛機能は，洞の自然口に向かっており，OMCを通して鼻腔に異物を排泄している．一方，上鼻甲介の上方から鼻中隔粘膜上方の部分には嗅上皮で覆われている（図4b）．嗅覚という化学感覚を感知する部分で，基底細胞，支持細胞，嗅細胞と嗅腺（ボーマン腺）から成り立っている．嗅粘膜は身体の中で神経系が最も外界に接近している部位である．嗅細胞は細い円柱状の突起を出し，先端は嗅小胞となり，嗅毛を放射状に出している．嗅上皮は人では発達が悪く，イヌなどの哺乳動物の数万分の1程度しか機能がないとされる．

6 鼻・副鼻腔の血管

外頸動脈と内頸動脈の支配で，大部分は外頸動脈の枝である．顎動脈と顔面動脈の支配を受けている．鼻中隔前端のキーゼルバッハ部位では，動脈－動脈や動脈－静脈吻合が存在し，鼻出血の好発部位になっている．鼻腔の上1/3，篩骨蜂巣の一部，前頭洞は内頸動脈の枝である眼動脈からの前後篩骨動脈から支配されている．したがって，鼻腔上部からの出血では，外頸動脈結紮は無効である．

7 鼻・副鼻腔の神経

鼻・副鼻腔の知覚神経は，三叉神経である．三叉神経の第1枝（眼神経）は前・後篩骨神経により前・後篩骨洞，蝶形骨洞，鼻腔側壁，鼻中隔前方，前頭洞を支配している．三叉神経第2枝（上顎神経）は眼窩下神経と上歯槽枝に分かれ，上顎洞，外鼻を支配する．さらに翼口蓋神経節を経て鼻腔側壁および鼻中隔，軟・硬口蓋，歯肉を支配する．

自律神経の中で副交感神経は中間神経から出て大錐体神経となり，翼突管（ビディアン管）を経て翼突管神経（ビディアン神経）となり，翼口蓋神経節に至り，鼻粘膜に分布する．一方，交感神経は，胸部脊髄から上頸神経節，深錐体神経となって大錐体神経と合流し，ビディアン神経となり，翼口蓋神経節から鼻粘膜に合流する．副交感神経は血管収縮，鼻粘膜腫脹，鼻汁分泌に関与し，交感神経は，血管収縮などに関与する．

獨協医科大学耳鼻咽喉・頭頸部外科　**春名眞一**

A 解剖と機能

3 口腔・咽頭

DOs

- 口腔・咽頭は消化管の最初の部分にあたり、食べた物の摂取、咀嚼、嚥下をはじめ、構音などの重要な機能をつかさどる.
- 扁桃には咽頭扁桃(アデノイド)、耳管扁桃、口蓋扁桃、舌扁桃の4種類があり、ワルダイエル(Waldeyer)の咽頭輪を成す.
- 口腔に開口している唾液腺は大と小に分かれ大唾液腺は、耳下腺、顎下腺、舌下腺の3つである.
- 咽頭は上・中・下に分かれ、それらを境する部分は軟口蓋、喉頭蓋上縁である.

1 口腔・咽頭とは

　口腔は消化管の最初の部分にあたり、食べた物の摂取、咀嚼、嚥下をはじめ、構音などの重要な機能をつかさどる. 構造上、上下歯列の前方で口唇と頬粘膜に囲まれる比較的小さなスペースを口腔前庭、それより後方で上方を口蓋、下方を舌・口腔底で囲まれる口峡までのスペースを固有口腔とよぶ. 咽頭は、鼻腔、口腔に続き、下方は喉頭、食道に至る管腔で気道および消化管の一部を成す. 全長は平均12cmで、上・中・下の3部に分けられる. 咽頭も口腔同様、嚥下、構音の機能をつかさどる.

2 口腔の解剖

a 歯

　歯は、特殊に分化した口腔粘膜の乳頭である. 表面のエナメル質は粘膜上皮由来であり、象牙質と歯髄は乳頭芯を成す粘膜固有層由来である. 上顎と下顎にそれぞれ4本の切歯、2本の犬歯、4本の小臼歯、6本の大臼歯、合わせて32本が配列している.

b 口蓋(図1)

　口蓋は硬口蓋と軟口蓋に分けられ、硬口蓋は上顎骨の口蓋突起と口蓋骨の口蓋板から成り立つ. 硬口蓋の粘膜は骨膜と癒着しており、可動しない. 軟口蓋は、筋肉と粘膜から成り立ち、可動性がある. 口腔の正中に口蓋垂があり、口蓋舌弓とともに口峡の一部を成す. 内部には迷走神経の支配を受ける口蓋垂筋がある. 発音の補助、誤飲防止、口腔から鼻腔への異物の侵入を防止する働きをもつ.

c 扁桃(図1)

　一般的には、「扁桃腺」とよばれるが、ほとんど外分泌腺をもたないので、正式には扁桃とよぶ. 扁桃には咽頭扁桃、耳管扁桃、口蓋扁桃、舌扁桃の4種類あり、これらが咽頭の後鼻孔－口峡部－舌根部のあたりで環状に存在するので、ワルダイエル(Waldeyer)の咽頭輪(図2)とよぶ. 通常、扁桃とよばれるところは口峡部の左右に一対で位置し口蓋扁桃とよぶ. 口蓋扁桃は前後に口蓋弓がありその間に挟まれる形で存在する. アデノイドとは「咽頭扁桃が肥大して臨床症状を起こした状態の総称」である.

d 舌・口腔底

　歯肉粘膜はそのまま連続し、口腔底の筋層を覆い口底面が形成される. 正中部では、舌の下面に舌小帯が形成され、舌の下面が口腔底の粘膜に続くその境界部付近の両側にワルトン管開口部があり、そこを舌下小丘とよぶ. 口腔底には粘膜面近くに舌下腺が多数存在している(図3). 舌は厚い筋肉から成る. 舌の筋肉群は舌以外のところに

第 2 章　解剖と機能

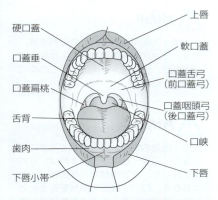

図1　口腔の解剖

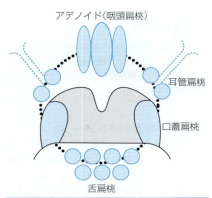

図2　ワルダイエル咽頭輪

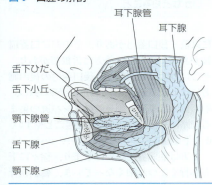

図3　唾液腺周辺の解剖

 Pitfall

扁桃は外的侵入物に対しての免疫面からの防御機構であるが，それらが肥大を起こすと呼吸，嚥下機能に障害をきたしてくる．よって口蓋扁桃肥大やアデノイドは，重症度により手術適応となってくる．

起始部があり舌に付着する外舌筋，舌内に起始部，付着部がある内舌筋に分かれる．外舌筋はそれぞれ起始部の名称がつくオトガイ舌筋，舌骨舌筋，茎突舌骨筋がある．内舌筋は浅および深縦舌筋，横舌筋，垂直舌筋がある．なお内外舌筋とも舌下神経の支配を受けるが，外舌筋は舌そのものの運動を行うのに際して，内舌筋は舌の形を変化させる．舌は嚥下・味覚・構音に対して

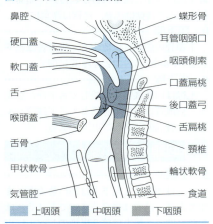

図4　咽頭の解剖（断面図）

表1

大唾液腺	耳下腺	parotid gland
	顎下腺	submandibular gland
	舌下腺	sublingual gland
小唾液腺	口腔粘膜に散在する	

重要な役割をもつ．

3　口腔に開口している唾液腺（図3）

唾液腺は大唾液腺，小唾液腺に分かれる（表1）．

a　耳下腺

左右一対，耳介の下方，頰部の後方に位

Pitfall

耳鼻咽喉科領域における癌はほとんどが扁平上皮癌であるが，唾液腺と甲状腺だけは例外でむしろ扁平上皮癌はまれで，多彩な病理像をもつ．

Pitfall

上・中・下咽頭の癌は，それぞれ性質，予後，リンパ転移の流れなど，かなり違っており，治療法・手術においての術式も違ってくる．

Pitfall

口腔・咽頭の解剖・機能をおろそかにするな！　口腔・咽頭が閉塞すれば，それはすなわち，呼吸困難から呼吸停止へとつながる．口腔・咽頭の解剖を知るとともに，閉塞が起こるときはどの部分が多いかなど知ること．

置し最大の唾液腺(重さ25〜30g)にて浅葉と深葉に分かれる．排泄管は耳下腺管(ステノン管；上顎第二大臼歯の対側口腔粘膜に開口する)で頬筋を貫通する．耳下腺内には動静脈，顔面神経，リンパ節がある．耳下腺は浅葉と深葉に分かれるが，顔面神経を挟んで浅側は浅葉，深側は深葉になる．

b　顎下腺

下顎骨の内側に位置する．排泄管は顎下腺管(ワルトン管)で舌下小丘に開く．

c　舌下腺

上縁は口腔底粘膜に接して舌下ひだを成す．排泄管は小舌下腺管と大舌下腺管バルトリン管(顎下腺管に開口)である．

4　咽頭の解剖(図4)

a　上咽頭

上方は頭蓋底より下方は硬口蓋の高さまでであり，前方は後鼻孔まででありそれは鼻腔に開き，後方は第2頸椎のレベルに相当する．上方の限界は咽頭天蓋を成す．小児ではリンパ組織である咽頭扁桃がその部に発達している．外側壁には，鼻腔内の組織である下鼻甲介の高さに耳管咽頭口がある．その上部は耳管隆起で，耳管隆起と咽頭後壁との間の陥凹部を咽頭陥凹とよぶ．耳管隆起の下端から下方を走る粘膜ひだは下咽頭にまで達し，これは咽頭側索とよぶ．

b　中咽頭

上方は軟口蓋のレベルの高さにて下方は舌骨のレベルまでの部分をいう．前方は口峡部により口腔に通じ，後方は頸椎である．口峡部は，上部は口蓋垂，側方は前口蓋弓，下方は舌背により境される．口蓋側壁には前・後口蓋弓があり，その間に口蓋扁桃がある．また舌の後方に舌根部があり，そこには舌扁桃がある．後口蓋弓の後内側方には上咽頭から続く咽頭側索がみられる．咽頭側索は鼻腔・副鼻腔のリンパ流の集まる経路にあたるので，炎症を起こしやすい．

c　下咽頭

上方は喉頭蓋上縁にはじまり，徐々に下方へ行くにつれ細くなっていき，輪状軟骨下縁の高さで食道入口部に続く．喉頭の両側で食道に移行する部に梨状陥凹を作る．

5　口腔・咽頭の機能

a　咀嚼

咀嚼とは，摂取した食物を切断，粉砕，臼摩し唾液と混合させる一連の運動をいい，これにより食物を嚥下しやすい塊にする．咀嚼運動にかかわる筋群は，咬筋，側頭筋，内・外翼突筋などがある．これらの協調した運動により下顎を上下・前後・左右へと微妙な運動を行い咀嚼運動が行われる．咀嚼に欠くことのできない唾液は，耳下腺，顎下腺，舌下腺や口腔粘膜の小唾液腺から分泌される．唾液は無味無臭の液体であり，毎日1〜1.5Lの産生がある．これは1日の尿量とほぼ等しい．唾液は粘膜表面を覆

い，その粘膜を保護し，食物を咀嚼する際の潤滑作用だけでなく，食物残渣や細菌を洗う清浄作用，唾液アミラーゼによる消化作用も行う．その産生部位として，耳下腺がその25〜35%，顎下腺が60〜70%，舌下腺が3〜5%を受け持っている．唾液の99%は水分で残りの1%は，ムチンを含む蛋白や電解質が含まれる．またその中に消化酵素である唾液アミラーゼのプティアリンは，澱粉をマルトースとデキストリンに分解する．

b 嚥下

咀嚼した食物の塊などを，口腔から胃に送り込む一連の運動が嚥下である．嚥下の第1期では，下顎の左右両側面に沿って口腔底を支持する顎舌骨筋や耳の乳様突起から舌骨につながる顎二腹筋が収縮して，舌骨と舌本体を口蓋に向けて挙上する．引き続き舌骨から舌背に達する舌骨舌筋や茎状突起から舌骨に続く茎突舌骨筋の連続的な収縮により，舌尖から食塊を咽頭方向に送り出すように送る．嚥下第2期では，食塊が口峡部に達したとき，舌咽神経からの反射運動により軟口蓋が挙上して上咽頭が閉鎖する．食塊は舌根の挙上運動によりさらに後下方へと運ばれ，やがて咽頭筋の蠕動運動により食道へと導かれる．

c 味覚

舌にはそれぞれ場所ごとに糸状乳頭，有郭乳頭，茸状乳頭，葉状乳頭に分かれ糸状乳頭以外のほかの3乳頭は味覚をつかさどる味蕾を有する．味覚は唾液に溶解した化学分子が乳頭の味蕾にある化学受容器に達して感じる感覚である．舌尖部では甘味を，前方側縁で塩味を，そのやや後方で酸味を，有郭乳頭付近で苦みを感じる．

d 構音

構音は，声帯で発生した原音を口腔，咽頭や鼻腔へ共鳴させる機能で，舌や口腔の位置や形により種々の発音・発語が可能となる．

> **コツ**
> 腫瘍が口腔・咽頭の，どの部分にできているかで，その部分がもつ機能的なことも考えどのように治療するかは非常に重要である．

藤田保健衛生大学坂文種報徳會病院耳鼻咽喉科　**中田誠一**

4 喉頭

A 解剖と機能

DOs

- 喉頭は枠組みである軟骨と軟骨間を結ぶ筋肉・靱帯，表面を覆う粘膜で構成されており，その弁状構造により音声，嚥下，呼吸機能を調節している．
- 迷走神経の分枝である反回神経は輪状甲状筋を除く内喉頭筋の運動を，上喉頭神経の内枝は喉頭の知覚を，外枝は輪状甲状筋の運動を支配している．
- 声帯は粘膜上皮と粘膜固有層および深部の筋組織からなっており，層構造が良好な音声形成にとって重要である．

1 喉頭とは

喉頭は上気道である咽頭と下気道である気管の間に位置する管腔器官であり，その弁状構造により音声，嚥下，呼吸という多様な機能を調節している．図1に咽頭内腔からみた喉頭を示す．声帯間に形成された間隙は声門とよばれ，上気道で最も狭い部位である．声帯の前方2/3は音声機能にとって重要な膜様部とよばれる柔軟な粘膜ひだであり，後方1/3は披裂軟骨に直接粘膜が付着しており，軟骨部とよばれる．喉頭の後方には食道入口部があるが，嚥下時以外は喉頭の存在により梨状陥凹という見かけ上のくぼみしか観察できない．図2に喉頭腔の前頭断を示す．臨床的には声帯に相当する範囲の声門部と，その上下の声門上部，声門下部の3領域に分けられる．

2 喉頭の解剖

喉頭は枠組みである軟骨と軟骨間を結ぶ筋肉と靱帯，表面を覆う粘膜で構成されている．

a 軟骨（図3）

1) 輪状軟骨

喉頭の下端にあるリング状の硝子軟骨であり，喉頭の枠組みや機能を維持するうえで重要な礎石的な役割をもつ．前方（弓部）は細いが，甲状軟骨や披裂軟骨と連結している後部（板部）では厚く，丈が高くなっている．

2) 甲状軟骨

喉頭の枠組みを形成する盾状の硝子軟骨．翼状の右板，左板からなり，正中の接合部

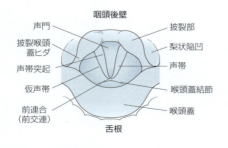

図1 喉頭の内視鏡所見

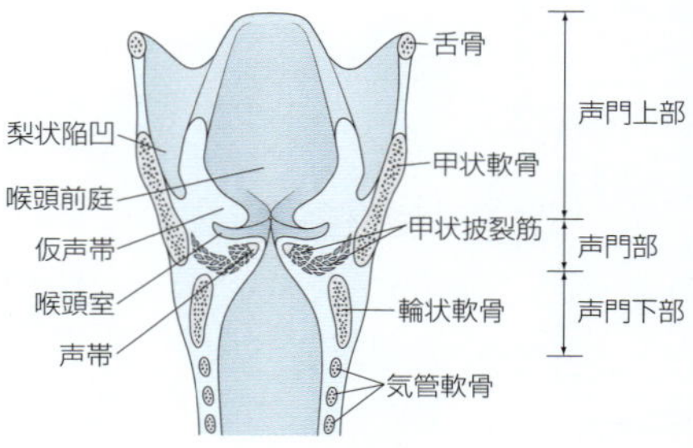

図2 喉頭腔（前頭断面，後方から）

上端は成人男子で隆起しており，喉頭隆起とよばれる（いわゆる「アダムのリンゴ」「のどぼとけ」）．上角は舌骨甲状靱帯を介して舌骨と，下角は輪状甲状関節を介して輪状軟骨と接続している．上・下甲状切痕間の中点のレベルが声帯上縁に相当する．

3） 披裂軟骨

三角錐状の形態をした左右一対の硝子軟骨．輪状軟骨上面と輪状披裂関節を介して連続しており，付着した筋群の働きにより，声帯運動が行われる．前内側に声帯突起，後外側に筋突起があり，診断や外科的治療において重要な指標となる．上方に小角軟骨，前外方に楔状軟骨という小さな軟骨が存在するが，臨床上の意義は小さい．

4） 喉頭蓋軟骨

舌骨や甲状軟骨と靱帯で結合した杓子状の弾性軟骨．柔らかく容易に折れ曲がるため，嚥下時に文字通り気道の蓋として働く．

b 筋肉（図4）

喉頭と周囲の骨を連結し，発声時や嚥下時に喉頭の上下動を行う外喉頭筋と，喉頭内部にあり声帯の位置や長さを調節する内喉頭筋に分けることができる．外喉頭筋は胸骨舌骨筋，胸骨甲状筋，甲状舌骨筋，肩甲舌骨筋など前頸部の筋群を指す場合が多いが，咽頭収縮筋を含むこともある．本項では内喉頭筋について機能ごとに分類して解説する．

1） 声帯内転筋

①**甲状披裂筋（内筋）**：甲状軟骨内面から披裂軟骨に至る筋であり，収縮により声帯は内転または短縮する．内側寄りの部分を声帯筋とよぶが，明確な境界はない．

②**外側輪状披裂筋（側筋）**：輪状軟骨側後面から披裂軟骨筋突起に至る筋であり，収縮により声帯は内転する．

③**披裂筋（横筋）**：披裂軟骨間を横走および斜走する筋であり，収縮により両側の披裂軟骨が接近し声門が閉鎖される．

2） 声帯外転筋

①**後輪状披裂筋（後筋）**：輪状軟骨後面から披裂軟骨筋突起に至る筋であり，収縮によ

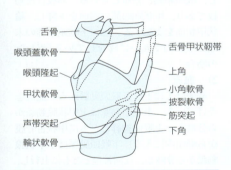

図3　喉頭の軟骨

 コツ

内喉頭筋の種類は多いが，声帯の運動をイメージしながら覚えるとよい．

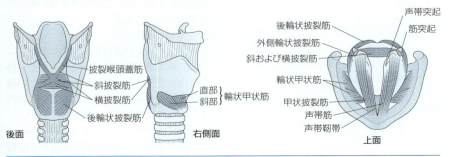

図4　喉頭の筋肉

り声帯は外転する．
3） そのほか
①**輪状甲状筋(前筋)**：輪状軟骨前側面から甲状軟骨下縁に至る筋．その収縮により輪状軟骨と甲状軟骨前面が接近し，甲状軟骨前面と披裂軟骨の距離が離れることから声帯長が伸び，音声が高音化する．内喉頭筋において，唯一上喉頭神経支配である．
②**披裂喉頭蓋筋**：披裂喉頭蓋ひだ中を走行する筋．斜披裂筋が喉頭蓋に達している場合に称され，声門上の狭小化を助けると考えられているが，筋束は薄く，その役割は小さい．

c 神経支配と血流，リンパ流

1） 神経支配（図5）
①**反回神経**：輪状甲状筋を除く内喉頭筋は反回神経（下喉頭神経）に支配されている．反回神経は迷走神経の分枝であり，右側は鎖骨下動脈，左側は大動脈弓を前方より後方に反回し，気管食道溝に沿って上行するが，左側では気管食道溝付近を走行するのに対し，右側ではやや外側寄りを走行する．輪状咽頭筋の下縁で下に潜り，甲状軟骨下角の後方を通過してから，各内喉頭筋に分布する．左反回神経は，走行経路の違いから右反回神経より約10cm長いが，神経線維がより太く伝導速度が速いため声帯運動の対称性が保たれている．

②**上喉頭神経**：上喉頭神経は迷走神経の下神経節の直下より分岐し，内頸動脈の内方を前下方に進み，舌骨のやや上の高さで，内枝と外枝に分かれる．内枝は知覚枝であり，上喉頭動脈とともに甲状舌骨膜を穿通し，喉頭粘膜に分布している．外枝は運動枝であり，甲状咽頭筋の側面を下降し，輪状甲状筋を支配する．上・下喉頭神経の末端は喉頭内で互いに吻合している(ガレンの吻合)．

2） 血流
喉頭は主に上・下喉頭動脈からの血流を受けている．上喉頭動脈は上甲状腺動脈から分岐し，上喉頭神経とともに甲状舌骨膜から喉頭内に入る．下喉頭動脈は下甲状腺動脈から分岐し，反回神経とともに上行し，喉頭に入る．その他，外頸動脈または上甲状腺動脈から分岐した輪状甲状枝が輪状甲状膜から喉頭に入る．

3） リンパ流
声門上のリンパ流は上・中内頸静脈リンパ節，声門下は喉頭前・気管リンパ節を経て下内頸静脈リンパ節に到達する．この解剖学的特性から，声門癌と比較して，声門上・下癌では頸部リンパ節転移が多い．

d 粘膜
声帯遊離縁および喉頭蓋喉頭面が重層扁平上皮であるほかは，多列線毛上皮で覆わ

> **Pitfall**
> 鎖骨下動脈の起始異常に伴う反回神経の走行異常として，通常右側で，迷走神経から喉頭レベルで分岐する"反回しない"下喉頭神経(nonrecurrent inferior laryngeal nerve)が1%以下の頻度でみられる．CTで血管走行を確認することにより予測可能である．術中に反回神経がみつからない場合は，横走する索状物を不用意に切断しないよう注意する．

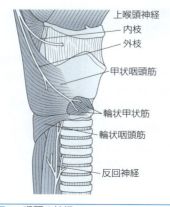

図5　喉頭の神経

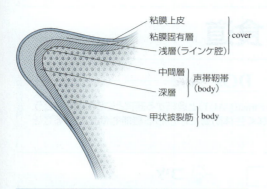

図6 声帯の層構造

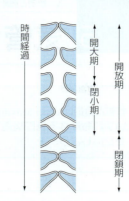

図7 声帯振動

れている．加齢や喫煙により扁平上皮化生が進む．声帯以外の粘膜下組織には喉頭腺が分布している．

e 声帯の層構造（図6）

声帯は粘膜上皮と粘膜固有層からなる粘膜と甲状披裂筋により形成されている．粘膜固有層は浅層，中間層，深層に分けられ，特に浅層はラインケ腔ともよばれ，組織が粗で柔軟にできている．粘膜上皮と粘膜固有層浅層は"cover"，筋層は"body"と称されるが，声帯靭帯ともよばれる中間層と深層を"body"に含めて考える場合が多い．この層構造が音声形成にとって重要な意義をもつ．

3 喉頭の機能

a 発声

発声時，内転筋の働きにより声帯が内方移動し声門は閉鎖するが，実際には膜様部の粘膜が呼気により高速に振動し，開大・閉小を繰り返している．声門下圧の上昇により柔軟な声帯粘膜が吹き上がって声門が開き，呼気が声門間隙を通過する．その際に生じるベルヌーイ効果や声帯自体の弾性による復元力，声門下圧の一時的な低下から声門はいったん閉鎖するが，声門下圧の上昇により再び声門が開く（図7）．断続気流 air puff となって声門上に現れる空気の粗密波は喉頭原音または声門音源とよばれ，咽頭や口腔，鼻腔で修飾されて声となる．

b 嚥下

嚥下時や嘔吐時に下気道へ異物が侵入しないよう，声帯，仮声帯，披裂部により喉頭腔が閉鎖される．嚥下時には喉頭挙上により舌根部で喉頭蓋が倒され，喉頭入口部を覆う．異物が喉頭腔に侵入した場合は反射性咳嗽（むせ）により排出される．

c 呼吸

声門は吸気時に開大し，呼気時にやや狭くなる．嚥下時に声門は閉鎖するが，呼気相に惹起されることが多いため，声門下圧が高まり誤嚥防止につながる．咳嗽時や排便時などにも声門が強く閉鎖し，胸腔内圧，腹腔内圧を高めることができる．

東京大学医学部耳鼻咽喉科　**二藤隆春**

A 解剖と機能

5 気管・食道

DOs

- 気管と食道は upper aero-digestive tract（UADT）と連続する器官という概念をもとう．
- いずれも単なる管腔構造ではなく生体防御にかかわる機能も備えていることを認識しよう．

気　管

1 解剖（図1）

成人で約 10 〜 12cm の筒状構造で，第6頸椎の高さで輪状軟骨から連続する気管軟骨を支柱とする．前側壁は計 16 〜 20 個の C 字型の硝子軟骨とその間をつなぐ輪状靱帯で構成されるのに対し，後壁は平滑筋からなり膜様部とよばれる．第 4 〜 6 胸椎の高さで左右の主気管支に分岐する．分岐部で気管の正中線となす角度は右気管支が約 23°〜 30°，左気管支が約 40°〜 45°であることから，誤嚥異物は右に入りやすく，誤嚥性肺炎は右優位に発症する．

a 組織構造
以下の3層構造を有する．
①**外層**：線維性組織および弾性組織からなり，軟骨を被覆する．
②**中層**：軟骨，輪状靱帯と平滑筋からなり，血管・リンパ管・自律神経を含む疎性結合組織を含む．
③**内層**：粘液を分泌する goblet cell（杯細胞）を含む多列線毛円柱上皮からなる粘膜．

b 血流支配
動脈は下甲状腺動脈と気管支動脈により供給され，静脈は下甲状腺静脈から腕頭静脈に注ぐ．

2 機能

a 胸腔内における気道開存の支持
軟骨と弾性組織により，頭部や頸部の運動に伴う気道のねじれや気管内腔の閉塞が起こらないように，また呼気時に上昇する胸腔内圧で圧迫されて気道の内腔が閉塞しないように支持している．

b 線毛による粘液輸送
気管粘膜面の上皮細胞の有する線毛の波状運動により，外来粒子や埃が付着した粘液を分速 6 〜 20mm の速さで喉頭方向へ輸送し，気道から排出させる．粘液は喀出されるか飲み込まれる．

c 咳反射による排出
気道に分布する知覚神経終末は外来刺激

 コツ

気管の栄養血管は気管の外膜（外層）を貫いて内腔に分布しているため，軟骨を過度に露出させると外膜に含まれる血管の損傷により血流障害を助長する．手術の際は，気管切開時も含め，外膜の温存に可及的に配慮する．

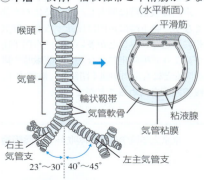

図1　気管の解剖図

Pitfall

ウイルスによる気道感染は気管・気管支粘膜に構造的損傷を起こすため,その粘液線毛輸送機能の低下によって侵入してきた細菌の排除機能まで障害される.このメカニズムが気道においてウイルス感染により細菌重複感染が起こりやすくなる原因の1つである.

に対し鋭敏で,そのインパルスが迷走神経経由で延髄の咳中枢を刺激する.遠心性に迷走神経・横隔神経・肋間神経・腹壁筋支配神経などを介した運動応答として,深い吸気→声門の閉鎖→呼気筋群と腹筋の収縮により咳嗽が起こり,気道内の外来物質を排出する.

d 吸気の加温・加湿・粉塵吸着

気管粘膜は鼻腔・咽頭に引き続いて吸気に対する加温・加湿・粉塵吸着を担う.吸気中の粒子が気道粘膜で捕捉される部位は粒子の大きさにより,10μm以上の粒子は上気道に,5〜10μmの粒子は気管や気管支に捕捉され,粘液線毛輸送や咳反射により生理学的に排出される.

食道

1 解剖(図2)

成人で全長約25cm(切歯より約15〜40cmまで)の筒状構造で,頭側は下咽頭から連

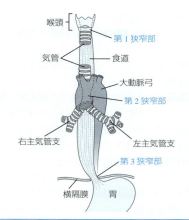

図2 食道の解剖図

続し,尾側は横隔膜を貫いて胃に連続する.胸部の正中で椎骨の腹側,気管と心臓の背側に位置する.臨床的には食道癌取り扱い規約に基づいた区分も利用されている(表1).生理的狭窄部位が次の3か所にある.

① **第1狭窄部**:食道入口部(第6頸椎の高さ),輪状咽頭筋と食道輪状筋からなる
② **第2狭窄部**:大動脈弓と左主気管支との交差部(第4〜5胸椎の高さ)
③ **第3狭窄部**:横隔膜通過部(第10〜11胸椎の高さ)

a 組織構造(図3)

粘膜・筋層・外膜の3層構造を有する.
① **粘膜**:さらに以下の4層に分けられる.
a) 上皮:重層扁平上皮で,胃の近くから単

表1 食道癌取り扱い規約に基づいた食道の区分

頸部食道(Ce)	cervical esophagus	食道入口部より胸骨上縁まで
胸部食道(Te)	thoracic esophagus	胸骨上縁から食道裂孔上縁まで
胸部上部食道(Ut)	upper intra-thoracic esophagus	胸骨上縁から気管分岐部下縁まで
胸部中部食道(Mt)	middle intra-thoracic esophagus	気管分岐部下縁より食道胃接合部までを2等分した上半分
胸部下部食道(Lt)	lower intra-thoracic esophagus	気管分岐部下縁より食道胃接合部までを2等分した下半分のうちの胸腔内の食道
腹部食道(Ae)	abdominal esophagus	腹腔内,すなわち横隔膜から食道胃接合部まで

層円柱上皮に移行
b) 粘膜固有層：密な結合組織からなる
c) 粘膜筋板：薄い平滑筋の層
d) 粘膜下層：多くの食道腺が分布する結合組織

②**筋層**：内方の輪走筋と外方の縦走筋で構成され，筋層間にアウエルバッハ神経叢が発達している．上1/3は横紋筋，下1/3は平滑筋で，中1/3では両者が混在する．

③**外膜**：筋層周囲を覆う疎性結合組織層で，胃以下の消化管と異なり，漿膜を欠く(そのため癌は周囲組織へ浸潤しやすい)．

b 血流支配

動脈は，頸部では下甲状腺動脈，胸部では気管支動脈・胸部大動脈から直接出る食道枝，腹部では左胃動脈の食道枝が主である．静脈は，頸部では下甲状腺静脈から腕頭静脈に，胸部では奇静脈と半奇静脈から上大静脈に，腹部では胃静脈から門脈に注ぐ．

> ⚠ **Pitfall**
> 食道癌ではT分類＝壁深達度であり，T1はさらに細かく分類される(図3)．一方，下咽頭壁は粘膜層に粘膜筋板を欠いているため，下咽頭癌には同等の分類が困難で適用されていない．

c 神経支配

迷走神経由来の反回神経および前・後食道神経叢からなる副交感神経(蠕動運動亢進)と，頸・胸部交感神経節からの交感神経(蠕動運動抑制)で支配される．

2 機能

a 蠕動運動

嚥下により反射的に食道入口部が弛緩して食塊が食道内に流入すると，食道の蠕動運動が惹起される．すなわち口側から肛門側に向かって輪走筋が連続的に収縮弛緩することで食塊が胃に送り込まれる．

b 逆流防止

食道内圧は陰圧(−5mmHg程度)で胸腔内圧と等しいが，咽頭と食道の接合部には上部食道括約部(upper esophageal sphincter：UES)，食道と胃の接合部には下部食道括約部(lower esophageal sphincter：LES)とよばれる高圧帯が形成されている．UESにより食道から気管・咽頭への逆流防止を，非嚥下時には空気の食道内への流入を防止している．LESの内圧は胃より約20mmHg高く保たれており，胃酸および食塊など胃内容物の逆流を防止している．

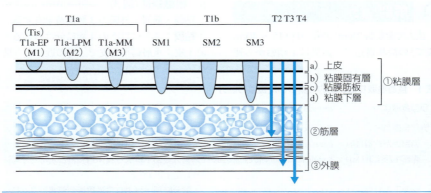

図3　食道壁の組織構造と壁深達度(T)分類

A 解剖と機能

6 頸部

> **DOs**
> - 筋膜で囲まれた間隙(space)は炎症の波及や腫瘍の浸潤経路を理解するうえで重要である.
> - 顎二腹筋,肩甲舌骨筋の2つの二腹筋は内頸静脈などの頸部重要臓器に到達するための重要なlandmarkである.

頸部の解剖は複雑で難しいといわれる.解剖の理解のためには頸部の筋膜構造と血管,神経の走行がまず重要である.専門医に必要な知識として特に頸部手術に関連した臨床解剖について解説する.

1 筋膜構造

筋肉を包む膜を筋膜(fascia)というが,筋肉のみならず血管や臓器を取り囲む結合組織も筋膜とよばれる.頸部の浅層から順に,深頸筋膜浅葉(頸椎棘突起から頸部全周を取り囲む,胸鎖乳突筋と僧帽筋を内と外から包む),深頸筋膜中葉(気管前葉ともいい,前頸筋である胸骨舌骨筋,胸骨甲状筋を取り囲む),深頸筋膜深葉(椎前筋,斜角筋,肩甲挙筋などを包む)がある(図1).頸部の構造は筋膜によりいくつかの間隙(space)に分けられる.内臓隙は深頸筋膜中葉で覆われ,甲状腺,喉頭,咽頭,気管,食道を包む.頸動脈隙は頸動脈鞘で包まれており,総頸動脈,迷走神経,内頸静脈をその中に含む.

筋膜は腫瘍の浸潤や炎症の波及には強いバリアとして働く.そして筋膜を超えて次の間隙に腫瘍,炎症が及ぶことが,すなわちその間隙が腫瘍または炎症によって侵されることを表す.つまり間隙は腫瘍の進展や炎症(深頸部膿瘍)の波及に大きな影響があり,間隙を知ることが病変の広がりを理解するうえで重要である.頭蓋底から深頸部および縦隔に至る間隙は以下のとおりである(図2).

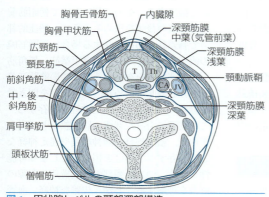

図1 甲状腺レベルの頸部深部構造
T:気管,E:食道,Th:甲状腺,CA:総頸動脈,JV:内頸静脈,X:迷走神経

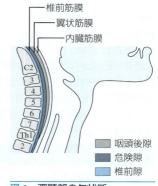

図2 深頸部の矢状断

①咽頭後隙：内臓筋膜と翼状筋膜の間（深頸筋膜の中葉と深葉の疎性層との間の隙）でC6〜Th3の間で両筋膜が癒着するので，この高さまで間隙として存在する．
②危険隙：翼状筋膜と椎前筋膜の間（深頸筋膜深葉の疎性層と椎前層の間の隙）で横隔膜レベルまで達する．
③椎前隙：椎骨と椎前筋膜の間（深頸筋膜深葉に囲まれた領域）で頭蓋底から尾骨にまで至る．これらの筋膜，隙構造は深頸部膿瘍が縦隔に及ぶ経路として重要である．

2　血管の解剖（図3）

大動脈弓から分枝した総頸動脈（右は腕頭動脈から）は頸動脈鞘（carotid sheath）の中を迷走神経と内頸静脈と併走し，甲状軟骨の上縁あたりで内頸動脈と外頸動脈に分枝する（carotid bifurcation）．内頸動脈は頭蓋内で最初の枝である眼動脈を出すまでは分枝をもたない．外頸動脈は頭蓋外で多くの分枝を出し，下から順に上甲状腺動脈，舌動脈，顔面動脈，顎動脈，浅側頭動脈に至る間で，上行咽頭動脈，後頭動脈を分枝する．

重症の鼻出血や扁桃摘出術後出血などの止血困難な出血に対して，外頸動脈結紮が適応されることがあるが，以上の理由から分枝のない血管は結紮してはならない．内頸動脈また総頸動脈の途絶は，広範囲の脳梗塞を引き起こし，生命の危険を伴う合併症をきたしうる．

鎖骨下動脈からの枝である甲状頸動脈幹から下甲状腺動脈とともに分枝する頸横動脈が鎖骨上窩を内側から外側へ走行する．したがって甲状腺は外頸系と鎖骨下系の両方から血流支配がある．

3　神経の解剖（図3）

頸部解剖で臨床と関連して重要な神経を表1に挙げる．

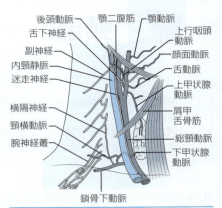

図3　右頸部の血管と神経

 Pitfall

重症の鼻出血や扁桃術後出血時の外頸動脈結紮時に，動脈から出る分枝を確認して，総頸動脈や内頸動脈と誤認しないこと．

4　頸部郭清に必要な頸部の解剖

頸部郭清術（radical neck dissection）は頭頸部癌の頸部リンパ節転移を系統的に一塊にして摘出する標準的術式である．上記の深頸筋膜の浅葉と深葉の間の筋膜に囲まれた隙の脂肪組織に含まれるリンパ節をまとめて摘出する．その過程において僧帽筋前縁で郭清の後限を決めるときや，機能的郭清で胸鎖乳突筋を温存する場合，深頸筋膜の浅葉を剝離する．また肩甲挙筋，斜角筋上で郭清組織を挙上する際，深頸筋膜深葉を温存し剝離を進める．頸動脈鞘を開き総頸動脈，内頸静脈，迷走神経を温存する．この筋膜に沿った剝離の層を誤ると，出血が増え，横隔神経，腕神経叢や迷走神経などの温存すべき神経を損傷してしまう可能性がある．つまり頸部の筋膜構造，間隙の解剖を理解することが，複雑な神経，血管を有する頸部の手術において，安全な手技を担保する重要な因子である．

表1　頸部の神経

1）迷走神経（X）	頸静脈孔から出て，総頸動脈，内頸静脈とともに頸動脈鞘に包まれて走行し，縦隔内に至る．	
2）副神経（XI）	頸静脈孔から頭蓋底を出て，胸鎖乳突筋，僧帽筋を支配する．	
3）舌下神経（XII）	舌下神経管から出て，内外頸動脈の外側を前方へ横走し，舌の運動を支配する．	
4）舌神経	下顎神経（三叉神経の第3枝）が卵円孔から出て下歯槽神経と舌神経に分かれる．舌前 1/3 の知覚を支配する．	
5）頸神経	頸神経は左右 8 対ある．頭頸部の解剖，手術で知っておくべき神経は大耳介神経，鎖骨上神経，頸神経ワナ，横隔神経，腕神経叢などである．	
6）大耳介神経（C3〜4）	胸鎖乳突筋の後縁から外面を上行し，耳介に達し前枝，後枝に分かれ，耳介下半分と周囲皮膚を支配する．	
7）鎖骨上神経（C3〜4）	胸鎖乳突筋と僧帽筋の間から皮下，鎖骨前面を下行し，頸部下部，胸部上部の皮膚を支配する．	
8）頸神経ワナ（C1〜3 が吻合した弓状の交通枝）	上根と下根からなり，上根は舌下神経に吻合したあとに分かれる．舌骨下筋群である胸骨舌骨筋，肩甲舌骨筋，胸骨甲状筋を支配する．	
9）横隔神経（C3〜5）	前斜角筋上を下行し，横隔膜を下降させるので，麻痺すると横隔膜が弛緩，挙上する．頸部郭清時に横隔神経機能を温存するために C3，C4，C5 の神経根は傷つけてはならない．上位頸髄の脊髄損傷では種々の程度の呼吸麻痺をきたす．	
10）腕神経叢（C5〜8, Th1）	前中斜角筋の間を上内方から下外方に走行する．	
11）交感神経幹	総頸動脈の後方，椎体の前方を下行し，上頸神経節，中頸神経節，星状（頸胸）神経節の 3 つの神経節を形成する．	

　顎二腹筋の下には内頸静脈や内外頸動脈，迷走神経，舌下神経などの重要な臓器があるので landmark として重要である．顎二腹筋より浅層では重要な臓器はないため，まず顎二腹筋を同定することがこの領域の手術（頸部郭清，顎下腺手術など）のコツである．同様に肩甲舌骨筋もその直下に内頸静脈があるので，頸部郭清を進めるうえで重要な解剖である．

東海大学医学部耳鼻咽喉科　**大上研二**

A 解剖と機能

7 正常画像

　本項では，耳鼻咽喉科，頭頸部外科において，主な臨床的評価対象となる鼻・副鼻腔，側頭骨，口腔，咽頭，喉頭のCT，MRIでの正常画像解剖を示す．系統解剖・臨床解剖については本章内他項において詳細に記述されていることから，本項はアトラス的内容を中心とし，撮像モダリティー，撮像断面は，各領域の代表的病態の評価に適した画像で示す．正常変異はときに臨床的重要性をもつが，本項では除外する．

1 鼻・副鼻腔，眼窩

　鼻・副鼻腔領域の画像評価では非造影CTの冠状断像および横断像（骨条件表示，軟部濃度表示）が基本となり，解剖学的に密接に関与する眼窩とともに画像解剖を示す．造影剤の使用，MRIの適応は，腫瘍性病変（あるいはその疑い），頭蓋内合併症（腫瘍であれば頭蓋内進展）となる．図1, 2 (p83, 84)に示す．

2 側頭骨

　側頭骨領域の画像評価は，真珠腫を含む炎症性病変では，高分解能CTの横断像，冠状断像が基本となる．内耳病変では，CT・MRIの両者，内耳道・小脳橋角病変ではMRIでの評価がすぐれる．造影剤の使用，MRIの適応は，腫瘍性病変，頭蓋内合併症・進展の評価が必要な場合となる．図3～5(p85, 86)に示す．

3 上咽頭

　上咽頭でもっとも重要な評価病態である上咽頭癌の進展範囲の評価には，高い濃度分解能を有するMRIが必須となる．横断像が基本となるが，頭蓋底，頭蓋内への病変進展の評価には，時に冠状断像，矢状断像が有用である．図6(p87)に示す．

4 口腔，中咽頭

　口腔には舌可動部，歯肉，頬粘膜，口腔底，軟口蓋，中咽頭には口蓋扁桃，軟口蓋，舌根，咽頭後壁が含まれるが，扁桃周囲膿瘍などの炎症性病変は造影CT，腫瘍性病変は造影CTあるいはMRIで評価される．いずれも横断像が基本となる．腫瘍性病変では造影剤の適応となるが，炎症性病変でも蜂巣炎と膿瘍の区別には必要な場合が多い．唾石の診断は非造影CTで可能であるが，二次性唾液腺炎の有無・程度，隣接軟部組織での膿瘍形成の評価などには造影剤使用が望まれる．これらの領域では義歯金属に起因するアーチファクトによる画質劣化が問題となるが，MRIはCTよりも影響が小さい．図7～9(p87, 88)に示す．

5 喉頭・下咽頭

　喉頭・下咽頭領域では，嚥下，呼吸など，体動による画質劣化が問題となる場合が多く，一般には，高い時間分解能を有する（撮像時間の短い）造影CTがMRIよりもすぐれる．いずれの領域も喉頭癌，下咽頭癌が重要であるが，横断像が評価の基本となり，病変の頭尾側方向への進展様式の把握に冠状断像が有用な場合もある．図10(p89)に示す．

　以上，耳鼻咽喉科，頭頸部外科領域において，重要な領域での画像解剖を示した．

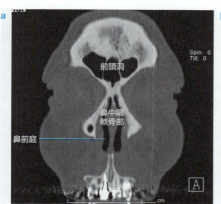
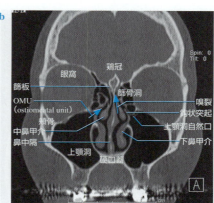
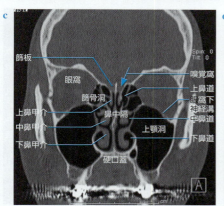
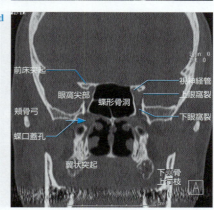
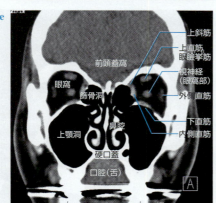
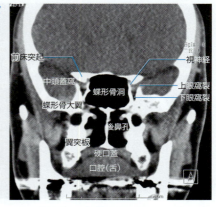

図1 鼻・副鼻腔，眼窩領域 CT 冠状断像
前から後方に順に，骨条件表示で a〜d，軟部濃度表示で e, f.

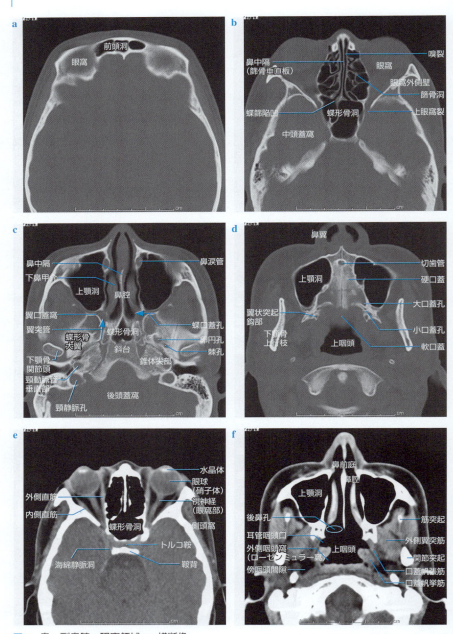

図2 鼻・副鼻腔，眼窩領域 CT 横断像
頭側から尾側に順に，骨条件表示で a〜d，軟部濃度表示で e, f.

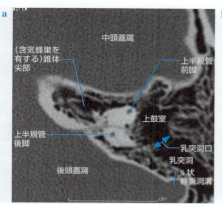
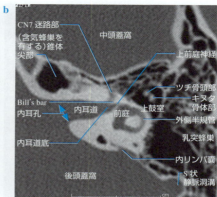
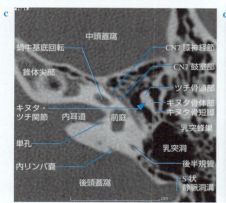
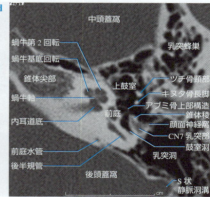
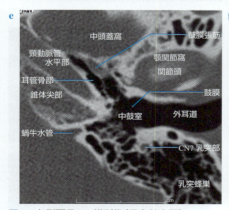
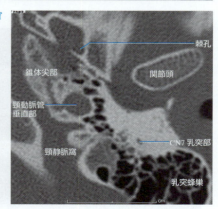

図3　左側頭骨 CT 横断像（骨条件表示）
頭側から尾側に順に，a〜f．

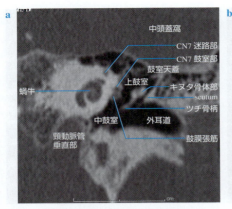
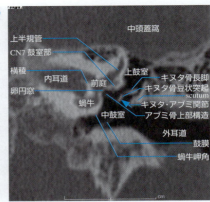
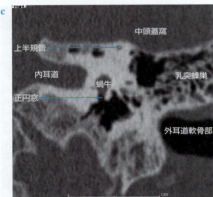

図4 左側頭骨 CT 冠状断像（骨条件表示）
前方から後方に順に，a～c．

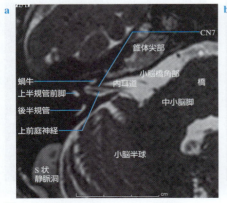
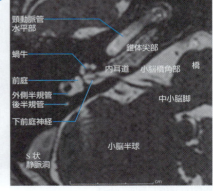

図5 右側頭骨 MRI，true—FISP 横断像
内耳・内耳道レベルで頭側から尾側に順に，a，b．

第 2 章　解剖と機能

A 解剖と機能

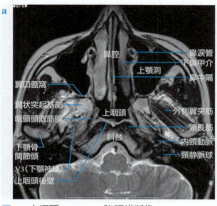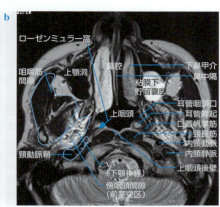

図 6　上咽頭 MRI，T2 強調横断像
頭側から尾側に順に，a，b.

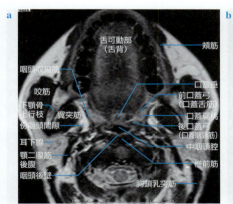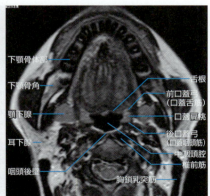

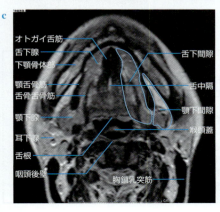

図 7　口腔・中咽頭 MRI，T2 強調横断像
頭側から尾側に順に，a〜c.

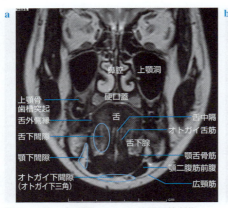
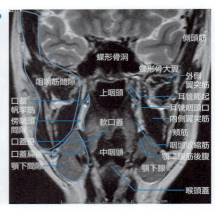

図8　口腔・中咽頭MRI，T2強調冠状断像
a．前方の口腔レベル　b．後方の中咽頭レベル

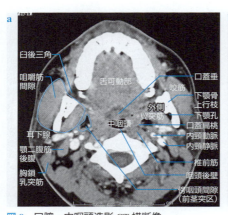
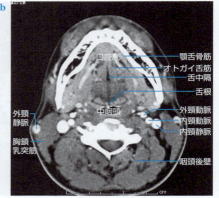

図9　口腔・中咽頭造影CT横断像
a．頭側の舌レベル　b．尾側の口腔底レベル

☑ 画像解剖の理解

本項はアトラス的内容を中心としており，系統解剖の画像解剖への適応（すなわち，頭頸部各領域の各方向での断層画像において，描出される各構造の名称を示すこと）を目的としている．

画像評価は，一般に存在診断，質的診断，病期診断に分けられ，存在診断では，どのような画像診断モダリティによるどのような撮影シークエンスにおけるどのレベルでの断層画像か（例；「中咽頭レベルのMRI，Gd-DTPAによる造影後T1強調脂肪抑制画像」，「鼻副鼻腔領域のCT冠状断像における骨条件表示」など）を確認したうえで，異常所見を同定，それがどこに存在するかを示す必要があり，本項の理解が必須となる．ただし，画像診断における既述のもう2つの診断，すなわち質的・病期診断を行い，画像が提供する情報を十分に臨床に

つづく

第 2 章 解剖と機能

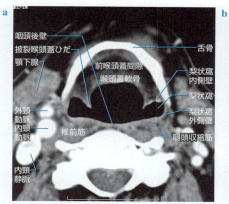
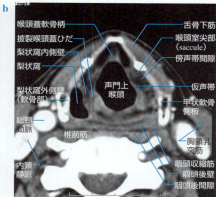
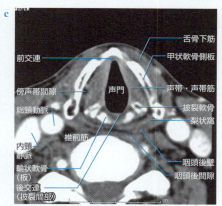
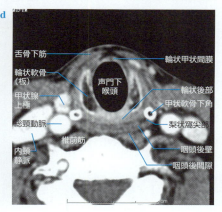

図10　喉頭・下咽頭造影 CT 横断像
頭側から尾側に順に，a〜d（a. 舌骨レベル　b. 仮声帯レベル　c. 声門レベル　d. 声門下レベル）．

東京慈恵会医科大学放射線医学講座　**尾尻博也**

反映するには，系統解剖的知識のみでは不十分であり，さらに臨床解剖を適応した画像解剖の理解が重要となる．本書各論をご覧になったあと，その中で重要とされる構造につき，ぜひ本項に戻って画像解剖の中でご確認願いたい．

第3章

研修で学ぶべき症状・症候のみかた

問診・診察の進め方

DOs

- [ ] 先入観をもたずに事実を把握する．
- [ ] 医学用語にとらわれず，患者の言葉の意味するところを正しく理解する．
- [ ] 患者にわかりやすい言葉で質問する．
- [ ] 検査の意義と必要性を1つ1つ説明し，患者の納得を得る．

1 問診

　問診は診察のはじめに行う基本であり，患者の抱える問題をできるだけ明らかにする手段である．患者が訴える症状をそのまま受け取る受動的な態度と，訴えてはいないが診断に重要な症状の有無を引き出す能動的な手法の両面を使い分ける．受動的な面が欠けると先入観にとらわれた問診になり，能動的な面が弱いと必要な情報の欠如が多くなる．ただひたすら患者が話すのを聞くのでもなく，かといって患者の話の腰を折って早合点をするのもよくない．先入観が入ると，それを積極的に支持する症状ばかりが目につき，診断を誤る原因となる．一般に研修の初期には能動的な面が弱く，知識や経験が増えると先入観の入った，受動的態度に問題のある問診になりがちである．どちらにも偏らないようなバランスが望ましい．

　実際の日常診療では，症例報告や入院カルテの退院サマリーのように順序立って隙のない問診をとることはまず不可能である．患者によっては"なんとなくおかしい"という程度の訴えを示す．どうおかしいのか本人も正確に把握できていないために訴えそのものが漠然とすることもある．話が時系列に沿わないこともよくあり，聞いているうちに時間軸が矛盾した訴えになることもある．こちらからの問いかけに対して，正確な答えが得られない，または質問の意味が理解されないこともある．このような場合はいろいろと具体的な質問を重ねながら，患者と二人で患者の訴えや症状を整理していく，という姿勢が必要となる．

2 問診の手順

a 挨拶

　ごく一般的な円滑な人間関係をつくれるよう，"おはようございます"，"こんにちは"といったような挨拶からはじめる．

b 来院の目的

　まず，「どうなさいましたか？」と先入観をもたずに尋ねる．事前に問診票などに記入してもらった資料がある場合はその内容を確認するが，これに必ずしもとらわれないことも重要である．すでに他院を受診し診断・加療も受けているが不安なので診てほしいとか，自宅から近いので転院したい，という場合もあるが，前医の診断を参考にはするが妄信せずに症状や経過を改めて聞き出し，自分なりの診断をすることが重要である．

c 主訴

　とりあえず患者から症状を説明させ，内容を確認していく．たとえば"耳がボワーとする"などといわれた場合，どこがボワーとするのか，耳介に熱感や痛みがあるのか，耳が塞がった感じがするのか，耳鳴りとして感じているのかなど，表現の意味を明らかにする．また，右耳か左耳か両耳か，両耳の場合は左右同じか異なるのかなどに

表1　現病歴聴取の内容

どこが	部位，左右，表面か深部か，限局か広範か，など
どうした	痒い，痛い，重い，塞がった，詰まる，など
いつから	出現時期，時期がはっきりしているか，誘因は，など
どんなときに	持続性か，断続性か，誘発されるか，など
どんなふうに	'どうした'の詳しい内容
どうなった	'どうした'の顛末，悪化したか軽快したか，他院での治療効果はどうか，など
その他の部位	全身所見や随伴症状，など

ついて尋ねる．

d　現病歴

いつから症状が出現したのか，それ以前に何か関連するエピソードがあるか（風邪をひいた，ぶつけた，など），今回が初めてか，症状は経過とともに強くなっているか軽快しているか，どのようなとき（場合）に出現または重症化するか（たとえば起床時に症状が強い，夕方ひどくなる，日中でも症状が変動するなど）などを聞く．すなわち主訴の内容を時間的・空間的に把握していく（表1）．生活状態（騒音環境・喫煙・受動喫煙の有無，声の乱用，など）も確認しておく．

e　既往歴・家族歴

現在の他科受診状況，服薬内容，手術歴，事故や外傷の既往，高血圧，糖尿病，アレルギー疾患などについて聞く．関連する場合は服薬歴（副腎皮質ステロイド，免疫抑制薬，抗腫瘍薬など）についても量や期間も含めて聞きとる．

家族歴については診察を進めたのち，疑われる疾患がある程度はっきりした段階でその疾患に遺伝性や家族集積性がある場合に，その病名や疾患に伴う症状をもつ家族および親族がいるかを尋ねる．

f　小児・認知症・意識障害者の問診

他覚的な内容は保護者や介護者から得ることとなるが，自覚的な内容を口頭で得る

専門用語を使わずに日常生活で多用する言葉を用いる．騒音曝露などの生活環境，声の乱用，喫煙・飲酒などの生活習慣など，誘因となりうるものは，こちらから具体的に表現する（例：カラオケは週何回行きますか，1回何時間いますか，歌は何曲ほど歌いますか，など）と，答えやすい．

 Pitfall

はじめの問診で鑑別に重要な症状を聞き洩らすことはよくある，という意識をもつことが重要である．所見をとったあとに問診を追加して診断を進めるという技術は上級者ほど優れており，このコツを習得する．

ことができない場合は，いわゆるbody signを見逃さないようにする．たとえば痛みのある部位を触られると嫌がったり泣いたりするが，そういうことがないか保護者（介護者）に確認する．

3　所見をとる

問診中にいくつかの鑑別診断やその診断のための検査手順が念頭に浮かんでくるはずである．考えるべきいくつかの疾患の鑑別に重要な所見を見落とさないように所見をとるが，一方で今回の疾患と関係なさそ

うな所見でも見落とさないように検査を進める．本来は耳鼻咽喉科領域全体の所見をとることが望ましい．問診内容と得られた所見とを組み合わせて鑑別診断を行っていくが，所見を得たことでさらに必要な情報はそのつど聞き加える．ある疾患について積極的に示唆する所見や症状を得るのはもちろんであるが，積極的に否定できる所見や症状を得ることも必要である．

a 視触診

まず，顔貌や顔面・頸部の皮膚の色調，皮膚疾患(帯状疱疹，アトピー性疾患など)の有無，全身状態などをざっとマクロにとらえる．次に耳，鼻，咽喉頭，頸部の順に視診を進める．

耳では左右の比較対照が役立つ．耳介，外耳道皮膚の状態を見落とさないようにし，次いで鼓膜を観察する．耳症状がなく鼓膜所見が正常な場合は肉眼での観察で十分であるが，耳症状がある場合や異常所見のある場合には，拡大耳鏡を用いたり，顕微鏡下または内視鏡下に詳細に観察する．次に鼻腔，口腔，咽頭，喉頭と観察を進める．アドレナリンのスプレーにより鼻粘膜の色調が変わるため，前鼻鏡検査ではまず無処置で観察を行う．口腔では唾液腺管開口部，舌縁，口腔底などの観察も忘れないようにする．鼻内から咽喉頭を詳しく観察する場合には内視鏡を用いる．鼻内に分泌物が多い場合は吸引除去し，下咽頭の唾液貯留により観察困難な場合は飲水をしてから再度観察するなど，必要な所見をとる工夫を行う．

顔面・頸部に腫脹や腫瘤があるときは，部位，圧痛の有無，性状(硬さ，可動性，波動，圧縮性など)，周囲との関係，嚥下での動き，などに留意して触れる．腫脹の中に埋没して腫瘤や索状物が存在する場合もある．腫瘤の大きさは縦・横2方向で計測する．顎下部の疾患では口腔内に指を入れて双指診をする．頸部の触診では見落しのないように，まず側頸部，前頸部を平手で，次いで前頸部を両側の母指で触れ，さらに後頸三角，鎖骨上窩，胸鎖乳突筋部，頸動脈三角，というように手順を決めて行う．側頸部では患者の背後に回って触診するとよい．自覚症状に痛みがある場合は，圧迫して自発痛以上に疼痛が強くなるか，痛みの種類はどんなものか確認する．皮下気腫(圧雪音)，bruit なども触知できる．小児や口頭で対応できない患者では，痛いところは圧迫すると回避行動をとるのも参考になる．

ここまでの検査は問診聴取と同時に医師が患者と会話をしながら行う検査といえる．先入観をもたずに，正常，異常にかかわらずすべての所見をとる，という姿勢で診察する．

b 諸検査

以上の問診と視触診により，ある程度疾患のめどがついたら，それに応じた検査を

コツ

不快感や痛みを伴う検査(喉頭ファイバーなど)では十分に表面麻酔処置をして行うと同時に，「少し嫌な感じがしますので鼻を麻酔してから行いますが，よろしいですか」などの前置きをしておき，操作中にも「痛くないですか」「嫌な感じがしませんか」「あと少しで終わりです」などと声をかける．電子スコープなどではモニターを一緒に見て解説しながら行うのも有効である．

 Pitfall

症状と合致する診断がついた，といって安心できない病気も存在する．たとえば主訴が難聴で滲出性中耳炎の診断がついた症例に，副鼻腔炎や上咽頭癌が併存することはまれではない．耳鼻咽喉科領域ではそれぞれの領域の疾患が関係していることが多いことに留意する．

進めていく．たとえば難聴，耳鳴，めまいなどの訴えではまず標準純音聴力検査を行い，難聴の有無，程度，伝音難聴と感音難聴の鑑別を行う．その結果により，インピーダンスオージオメトリ，語音聴力検査，閾値上検査，画像診断などへと進める．

4 informed consent

"インフォームド・コンセント(IC)"は"説明と同意"と訳される．医療の内容を医師または医療者側が患者側に理解できるよう平易な言葉で丁寧に，長所(効果)も短所(合併症)も説明し，患者側の同意を得る，という手順になっている．どのレベルから説明すべきか，について明確な基準は確立されていないが，侵襲や後遺症を伴う医療行為については行うべきである．小児の急性中耳炎の鼓膜切開においても，あらかじめ診療ガイドラインと急性中耳炎自体の合併症，鼓膜切開による後遺症を記載した用紙を用意しておけば，忙しい外来においてもICを行うことは十分に可能である．研修の間に，ICを行うのに必要な情報・知識を習得しておくことが重要である．

5 治療とアドバイス

診断がついたら加療をすることになるが，処置・投薬・手術など，最良と考えられる方法を医師は示唆し，患者の同意あるいは選択を受けて実行する．診断的治療の場合は，何を疑い，どういう情報を得たいのかを説明する．また，具体的な加療とともに，疾患を改善させるために積極的にしてほしいこと，避けてもらいたいことをアドバイスする．たとえば，逆流性食道炎では"脂っこい食事は避ける""遅い夕食をとってすぐに寝ない""喫煙は避け，飲酒は控えめにする""きついズボンは避ける"といった類のことである．

6 今後の予定を伝える

最後に，次回は何日後に受診してほしいのか，さらにいつどのような検査を行うのか，症状がどう変化したら診察の必要があるのか，ある期間内服などの治療をしたらもうそれきりでよいのかなどの，今後の方針を告げて診察を終了する．"お大事に"．

DON'Ts
- ☐ 患者のわかりにくい難しい医学用語を用いないこと．
- ☐ 侵襲を伴う検査を説明なしにいきなり行わないこと．
- ☐ 診断がよくわからない場合には必ず上級医に相談すること．

東京大学医学部耳鼻咽喉科　山岨達也

B 症状・症候のみかた

1 耳痛・耳漏

DOs

- 痛い部分の診察は優しく，愛護的に行うこと．
- 耳が痛くなる原因は，耳疾患だけとは限らない．
- 細菌培養のための耳漏採取時には，皮膚の常在菌の汚染（コンタミネーション）を避けるように注意する．

1 耳痛をきたす疾患

耳痛をきたす耳疾患には，外耳炎，急性中耳炎，ハント症候群，耳介軟骨膜炎，先天性耳瘻孔の急性感染，外耳道癌など様々なものがある．

一方，耳疾患以外でも，頸部リンパ節炎，顎関節症，急性咽喉頭炎，軟口蓋や喉頭蓋周囲に生じた口内炎，中咽頭癌，下咽頭癌，大後頭神経痛などが原因になる場合がある．

a 耳疾患による耳痛の診断

多くの場合，拡大耳鏡や顕微鏡を用いて詳細な観察を行えば，耳痛の原因疾患は比較的容易に診断できる．たとえば，鼓膜の発赤，膨隆が認められれば急性中耳炎の可能性が高いし，外耳道に同様の炎症所見があれば外耳炎の可能性が高いといった具合である．ただし，腫瘍病変に細菌感染が生じているなど，いくつかの病変が重なって存在するような症例もあるので注意が必要である．

一方，耳内所見に加えて，耳痛が生じたきっかけや経過，増悪因子等，病歴を十分に聴取することにより，さらに確実な診断に近づくことができる．たとえば，子どもが風邪症状のあとに耳痛を生じた場合には急性中耳炎が考えやすいし，大人でも飛行機搭乗時の気圧の急激な変化のあとに耳痛が生じた場合には航空性中耳炎を考える．また，耳掃除や水泳のあとに生じた耳痛であれば外耳炎が想定しやすい．外耳炎では耳介を引っ張ったり，耳珠を押すことにより痛みが増強することが多い（耳介牽引痛）ので，診断の手順として，この耳介牽引痛の有無を確認することが一般的である．ただし，炎症のため外耳道腫脹が激しい場合には，耳鏡を用いた診察自体がかなりの疼痛刺激になる場合もある．これらの診療行為は痛みを強く訴える患者にとっては，さらに苦痛を与えられることになるので，留意したい．また，耳介裏面の病変は見落としやすいので丁寧な診察を心がけたい．

b 耳疾患以外による耳痛の診断（図1）

一方，鼓膜や外耳道の発赤，腫脹が認められないのに，耳痛を訴える症例もある．このような場合に，「耳には異常がない」として，それ以上の検索をしなければ患者は救われない．むしろ，そんな場合こそ頭頸部全体を見渡せ，耳以外の病変による耳痛の原因を究明できる手技と知識を持ち合わせている耳鼻咽喉科医の実力を発揮するべき機会である．

このような症例のうち，比較的頻度が高いものとしては耳下部の頸部リンパ節炎がある．この場合には耳下部の腫脹や圧痛を確認することで診断できる．また頻度は高くないが，軟口蓋や喉頭蓋にアフタ性口内炎ができた場合などでも，同側の耳痛を訴えることがある．また，開口運動に伴って痛みが増強したり，クリック音が生じる場合や開口障害が認められるような場合には

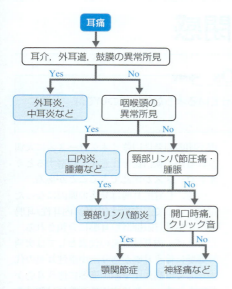

図1 耳痛の診断手順のフローチャート

顎関節周囲に病変が存在する可能性がある.

2 耳漏をきたす疾患

耳漏をきたす疾患としては，外耳炎，外耳道湿疹，外耳道真珠腫，外耳道癌，鼓膜炎，中耳炎(急性，慢性，真珠腫性)，ハント症候群などがある.

a 耳漏の性状による診断

耳漏の原因検索には顕微鏡検査や細菌・真菌培養検査が必須であるが，初診時に検査結果を得ることは通常は困難である．したがって，ほとんどの症例に対しては結果が得られるまでの間，耳漏の性状によって起炎菌を予測し，とりあえずの治療を開始することになる.

たとえば緑膿菌感染の多くの場合には，その名前のとおり緑色の膿が認められ，黄色ブドウ球菌では黄色の膿が認められるとともに独特の「膿んだ匂い」がする．また，真菌感染では耳漏の上層に白色や黒色，黄色などの胞子や菌糸が認められることが多い．さらに真珠腫性中耳炎や外耳道癌などの場合には，血性の耳漏が認められる.

b 特殊な耳漏

頭部外傷や脳外科の手術後に髄液耳漏が生じることがある．これらは硬膜損傷部から側頭骨内を経由し，鼓膜や外耳道の皮膚の損傷部から流出していることが多い.

 Pitfall

「腫瘍による耳漏は血性耳漏」という印象があるが，ある程度病変が進行しても血性耳漏を伴わない場合もあるので，既成概念にとらわれすぎないようにする.

DON'Ts

- ☐ 外耳炎の診断において耳介牽引痛の有無等を確認する場合には，痛みを伴う可能性があることを一言断ってから診察を進めるようにすることが必要である.
- ☐ 耳漏の診断には，細菌や真菌など，起炎菌の同定が重要である．検査を行わずに，ただ漫然と耳処置と投薬を繰り返すと，治癒しないばかりか薬剤耐性菌を増やすことになる.

耳鼻咽喉科いのうえクリニック　**井上泰宏**

2 耳鳴・耳閉感

DOs

- [ ] 耳鳴，耳閉感によってうつ状態になっているような症例については，必要に応じて精神科医にも相談すること．

1 耳鳴の診断(図1)

疲労やストレスで耳鳴を感じることは誰にでもありうるが，一過性の耳鳴には病的な意味はないと考えられており，耳鳴が持続し日常生活に支障を及ぼしている場合を治療の対象とすることが多い．

耳鳴には，人体から実際に発生する音が聞こえる「他覚的耳鳴」と，「他人には聞こえない音」が患者のみに聞こえる「自覚的耳鳴」の2種類がある．「悪口」や「命令」，「指示」などといった意味のある言葉ではないことが，統合失調症にみられる「幻聴」と大きく異なる点である．

他覚的耳鳴にはマイクで録音できるようなものもあり，血管性耳鳴，筋原性耳鳴というように原因によって分類されることが多い．血管性耳鳴は脈拍と一致して「ざっざっ」等と聞こえることが多く，その原因は，頸部から側頭骨内を走行する内頸動脈の血流が動脈硬化や高血圧などによって変化したものと考えられるが，グロムス腫瘍など血管に富んだ中耳腫瘍が血管性雑音を生じることもあるので，鼓膜をよく観察する必要がある．さらに硬膜動静脈瘻，頸動脈の狭窄などによって生じる場合もあるので頸部の血流動態についても注意する．一方，筋原性耳鳴の代表的なものとしては口蓋ミオクローヌスがある．口蓋や咽頭の筋群(口蓋帆挙筋など)の律動的な不随意運動が原因であり，それに一致して「パチパチ」といったような音が生じる．脳血管障害などによる症候性口蓋ミオクローヌスと，原因不明の特発性口蓋ミオクローヌスに大別されるが，軟口蓋を注意深く観察するとミオクローヌスが確認できることがある．

一方，自覚的耳鳴は発症の原因になった部位によって，末梢性(中耳，内耳性)耳鳴と，中枢性(後迷路性)耳鳴に分類される．たとえば，内耳性耳鳴の代表としては突発性難聴に伴う耳鳴があり，中枢性耳鳴の代表としては高血圧や脳腫瘍等に伴う耳鳴が挙げられる．一般に末梢性耳鳴には難聴を伴うことが多いが難聴を伴わない「無難聴性耳鳴」も存在する．これらのうち突発性難聴等の急性感音難聴に伴って発症した耳鳴は，難聴が改善するとともに消失することが多いことから，耳鳴が発症して間もない急性期には，その原因疾患を診断して治療を行うことが急務である．しかしながら耳鳴の原因が解明できないことも少なくなく，また治療を行っても内耳障害や後迷路障害の場合には必ずしも治癒が期待できな

 Pitfall

中高年者では，横になると心臓の鼓動に同期して「ザッ」という音を感じることがある．多くは無害であるが，時として頸動脈の高度狭窄を認める場合がある．

 Pitfall

耳鳴によって重度の「うつ状態」になっている症例や，逆に精神疾患が耳鳴の原因になっている症例も存在する．

第3章 研修で学ぶべき症状・症候のみかた

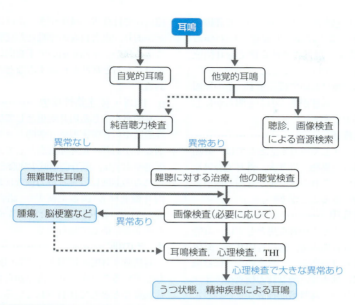

図1 耳鳴の診断手順のフローチャート

い．このように原因疾患が完治せず耳鳴が慢性化した患者の場合，その治療の目的は「耳鳴を消失させる」ことではなく，「耳鳴によって生じている不快感をできる限り軽減する」ことにならざるを得ない．したがって，これらの患者における耳鳴の診断においては，その苦痛がどの程度であるか，そして，それによって日常生活に支障が生じていないかどうか（耳鳴による不眠はないか，仕事ができているかどうかなど）を把握する必要があると考える．

a 耳鳴検査法

耳鳴の代表的な検査法としては，1993年に日本聴覚医学会の耳鳴研究会によって作成された「標準耳鳴検査法」がある．また，

耳鳴の大きさなどを VAS（visual analogue scale：視聴覚アナログ尺度）を用いて評価する方法に加え，耳鳴によって生じている精神的苦痛を SDS（self-rating depression scale：うつ傾向を評価する質問紙）や STAI（state-trait anxiety inventory：不安傾向を判定する質問紙），THI（tinnitus handicap inventory：耳鳴による苦痛度を評価する質問紙）などを用いて検討することが試みられている．

2 耳閉感の診断

一般に耳閉感は「耳がつまった感じ」あるいは「膜が張った感じ」などと表現されることが多いが，この感覚は病的な状況でなくても，エレベーターでの昇降中や飛行機の離着陸などにおいて，日常的にしばしば経験するものである．したがって，医療者側にも，その感覚を共有しやすい反面，疾病の診断・治療に関する症状としては軽視されてきた傾向がある．しかしながら，

 Pitfall

耳閉感そのものが「うつ状態」を引き起こすこともあるが，耳閉感が「うつ状態」の症状である場合もある．

近年，耳閉感を訴える症例について詳細に検討されるようになった結果，いわゆる「耳管狭窄症」以外の難聴症例でも耳閉感を訴えることがわかってきた．したがって，耳閉感の診断においては，まず，その原因にどのような病態があるのかを明らかにしていく必要がある．

a 外耳疾患

耳閉感を生じる外耳疾患としては，耳垢塞栓や外耳道異物，外耳炎，外耳道腫瘍などがあるが，これらは詳細な耳内の観察により診断できることが多い．

b 中耳疾患

耳閉感を生じる中耳疾患としては，耳管カタル，耳管開放症，滲出性中耳炎，外傷性鼓膜穿孔等がある．これらの診断には鼓膜の観察に加えて，純音聴力検査やティンパノメトリー，耳管機能検査などといった検査が必要になることが多い．一方，症状発現のきっかけやその変化についての情報も診断の手がかりになる．たとえば，耳管開放症では体重の減少がきっかけになることがあり，患者自身の呼吸音が反響して聞こえるほか，下顎を引いて下を向いたり仰臥位になると症状が軽減するなどの特徴がある．

c 内耳・後迷路性疾患

耳閉感を生じる内耳疾患としては，突発性難聴や低音障害型感音難聴，メニエール病などがあり，後迷路疾患としては聴神経腫瘍や水頭症，脳脊髄液減少症などがある．これらの診断には純音聴力検査に加えて，内耳機能検査(閾値上検査)，語音聴力検査，ABR，MRI，グリセロールテストなどを必要に応じて施行する．

d その他

耳閉感や耳鳴の原因として顎関節症が関与していることがあり，古くからコステン症候群などとして注目されている．また，うつ状態が原因になることもあるので，患者の精神状態にも配慮する．

> **DON'Ts**
> - 突発性難聴をはじめとする急性感音難聴に伴う耳鳴に対しては，まず難聴に対する治療が早急に必要である．「耳鳴は治りにくい」からといって，純音聴力検査をはじめとする基本的な聴覚の評価を怠ってはいけない．
> - 耳閉感の多くは外耳から後迷路までの聴覚伝導路に何らかの異常を生じていることから，その診断に耳内所見と聴覚検査は必須である．十分な検査もしないで，耳管通気だけを繰り返すような診療は後々のトラブルになりかねない．

耳鼻咽喉科いのうえクリニック　**井上泰宏**

☑ **THI**

質問紙を用いた耳鳴の評価には，いくつかの方法があるが，わが国では近年，THI(tinnitus handicap inventory)を用いた報告が多い．本質問法は1996年にNewanらが提唱したものであり，わが国ではこれを翻訳したものが使用されている．25項目からなる質問に対して，「はい」，「時々」，「いいえ」で回答するようになっており，「はい」を4点，「時々」を2点，「いいえ」を0点として，その合計点数によって評価を行う．THI 0～16点をno handicap，18～36点をmild handicap，38～56点をmoderate handicap，58～100点をsevere handicapの4群に分類し，耳鳴の苦痛度や日常生活における支障の程度，治療の効果判定の指標として用いられている．一般に20点以上の改善をもって有意とされる．

3 難聴

DOs

- 伝音難聴と感音難聴の鑑別には純音聴力検査が必須．一側の場合，ウェーバー検査が役立つ．
- 伝音難聴の診断には鼓膜所見を正確にとることが重要．正常鼓膜では側頭骨CTや音響性耳小骨筋反射が有用．
- 内耳性難聴と後迷路性難聴の鑑別には補充現象・疲労現象の有無，語音明瞭度，耳音響放射，ABRが有用．
- 内耳性難聴の鑑別には，一側か両側か，急性進行か緩徐進行か固定か，単発性か再発・変動性か，などがポイントになる．

1 難聴の種類

難聴は外耳・中耳における病変による伝音難聴と内耳以降の病変による感音難聴に分けられる．伝音難聴では純音聴力検査での骨導聴力閾値は正常で気導聴力閾値が上昇する．一側の場合ウェーバー検査では難聴側に偏倚する．感音難聴では骨導・気導聴力閾値が同程度に上昇する．一側の場合ウェーバー検査では健側に偏倚する．感音難聴は内耳障害と蝸牛神経以降の後迷路障害に分けられる．

2 伝音難聴

診断には外耳道・鼓膜の視診が重要で，これだけで診断されることも多い．顕微鏡下の観察も必要に応じて行う．シーゲルやブリューニング拡大耳鏡で鼓膜を加減圧して動かすと，鼓膜・ツチ骨柄の可動性，加圧時に鼓膜に接してくる構造物，貯留液などの有無がわかる．

鼓膜の異常には穿孔，陥凹，癒着，硬化などがある．中心性穿孔の場合はパッチテストによりある程度中耳の状態が推測できる．パッチにより気骨導差がほとんど消失する場合は中耳・耳小骨に著変はない．聴力が不変の場合は鼓膜の癒着，肉芽・硬化・固着などによる耳小骨・鼓膜の可動性低下が疑われる．鼓膜病変のみで難聴の程度が説明できない場合は側頭骨高分解能CT（HRCT）などにより中耳・耳小骨の状態を調べる．

鼓膜が正常の場合の診断手順を図1に示す．見た目が正常な鼓膜でもツチ骨柄の可動制限がある場合は前ツチ骨靱帯の骨化や上鼓室前・外側壁とツチ骨またはキヌタ骨の固着が示唆される．中耳内の腫瘍性病変や岬角上の血管拡張（耳硬化症でのSchwartze sign）などの有無にも留意する．

視診上鼓膜に異常がない場合はHRCTによる画像診断と音響性耳小骨筋反射検査を行う．中耳内に軟部組織がない場合はpartial volume effectがないためHRCTで耳小骨の状態がよく把握できる．中耳内に軟部組織がなく，耳小骨連鎖正常の場合は耳小骨の固着である．ツチ骨柄に可動性のある場合はアブミ骨固着かアブミ骨筋腱の骨化である．アブミ骨固着ではアブミ骨筋反射でon-off反応や逆フレがみられる．耳硬化症と先天性アブミ骨固着症の2つは発症時期である程度鑑別できる．HRCTで内耳周囲，特に前庭窓前方に脱灰巣（時に骨増殖）がある場合は耳硬化症である．先天性アブミ骨固着ではアブミ骨の奇形を伴う

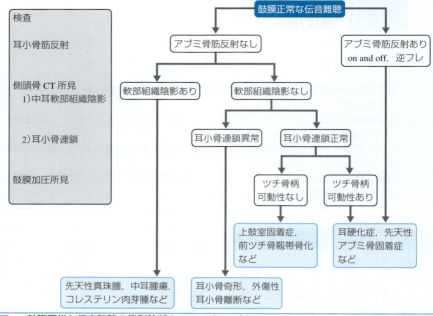

図1 鼓膜正常な伝音難聴の鑑別診断のフローチャート

Pitfall

中耳炎術後や中耳炎既往による厚い鼓膜では中耳内の液体貯留による伝音難聴を見落としやすく，HRCTでも瘢痕・肉芽と間違いやすい．

ことがある．

　中耳内に軟部組織陰影がある場合は，先天性真珠腫，炎症性病変，腫瘍などが鑑別に挙げられる．コレステリン肉芽腫では鼓膜が青色～黒色を呈することもある．その他の腫瘍性病変では手術術式や塞栓術の必要性などを決めるため，HRCTにて周囲骨破壊の有無，進展範囲について，MRIにて腫瘍の性状，造影効果の有無を調べる．

3 感音難聴

a 内耳障害と後迷路障害の鑑別

　感音難聴の多くは内耳障害により生じるが，後迷路障害によることもまれではない．両者の主な違いを表1に示す．

　内耳障害では耳音響放射は聴力に応じて障害され，軽度難聴では振幅の低下，中等度以上の難聴では消失する．補充現象は陽性のことが多い．語音弁別能は軽度難聴ではほぼ100％であり，中等度以上の難聴では閾値が上昇するにつれ悪化する．一方後迷路障害では耳音響放射は正常であり，補充現象はなく，疲労現象がみられる．語音弁別能は聴力が比較的良好でも著明に悪い．

　聴性脳幹反応（ABR）では，内耳障害の場合，軽度～中等度の難聴では音圧を上げると急速に振幅が増大する補充現象を示す．難聴が中等度以上になるとIII波とV波のみになり，さらに閾値が上昇するとV波のみとなる．90～100dB以上の重度の難聴では無反応となる．後迷路障害では障害部位以降の波が出現しないか，振幅の著明減少・潜時の著明延長などがみられる．

表1 内耳性・後迷路性難聴の鑑別

	内耳性難聴	後迷路難聴
補充現象	陽性	陰性
疲労現象	なし	あり
ジャーガー分類	II（時にIまたはIV）	III（まれにIV）
耳音響放射	反応低下・消失	正常
語音明瞭度	聴力相当に悪化	聴力に比べて著明に悪化
ABR	軽度難聴：正常またはI波以降の遅延（I－V波間は正常か短縮） 中等度難聴：III波以降またはV波以降のみ 高度難聴：消失	障害部位以降の消失または遅延（高度難聴でない場合はMLRやSVRは出現する）

Pitfall

聴神経腫瘍による感音難聴の多くは虚血や内耳液組成の変化による内耳障害である．腫瘍が蝸牛神経や脳幹を圧迫してABR波形に異常を生じうるが，これは神経伝達の同期性障害による異常であり，純音聴力検査での閾値上昇が後迷路障害によることを意味しないので注意する．

b 内耳性難聴の鑑別診断

内耳障害の場合，検査で病態をある程度診断できるものは内リンパ水腫しかない．このため，難聴が①一側か両側か，②急性進行か緩徐進行か固定か，③急性の場合，単発性か再発・変動性か，などが鑑別診断のポイントになる．また難聴の原因の問診（騒音環境・強大音曝露の既往，聴器毒性薬物の使用経験，家族歴など）が鑑別に有用である（図2）．

急性発症の場合，強大音曝露，アミノ配糖体など聴器毒性薬物使用（家族歴に薬剤による難聴者がいる場合はミトコンドリア1555位A→G点変異の可能性），頭部外傷・側頭骨骨折，ムンプス・ハント症候群などのウイルス感染，潜水などの圧外傷や力み・鼻かみなどが原因となりうる．誘因が不明の場合は突発性難聴が強く示唆されるが，メニエール病初回発作や聴神経腫瘍，外リンパ瘻を鑑別する必要がある．

1,000Hz以下の低音域に限局した感音難聴は急性低音障害型感音難聴（ALHL）として別に扱う．ALHLでは耳閉感および自声強聴が主症状のことがあり，耳管狭窄などと誤診しないように注意する．ALHLはその後難聴が再発または変動し（蝸牛型メニエール病），メニエール病に移行することもある．聴神経腫瘍の鑑別には側頭骨X線検査，ABRが有用であり，疑わしい場合は頭部MRIを行う．外リンパ瘻では水の流れるような耳鳴，患側下や懸垂頭位での眼振の誘発，瘻孔症状の有無に注意する．

反復変動する場合は，蝸牛型メニエール病，メニエール病，遅発性内リンパ水腫，自己免疫疾患に伴う難聴，ステロイド依存性難聴，内耳梅毒，前庭水管拡大症などがある．めまいの有無や前庭所見が鑑別診断に有用である．内リンパ水腫の診断にはグリセロールテスト，ラシックステスト，蝸電図が用いられる．これらの検査が陽性の場合は内リンパ水腫が強く示唆されるが，各検査での陽性率は必ずしも高くなく，陰性でも診断を否定することにはならない．小児で頭部外傷などを誘因として聴力が悪化または変動を繰り返す場合は前庭水管拡大症を疑う．診断にはHRCTまたは頭部

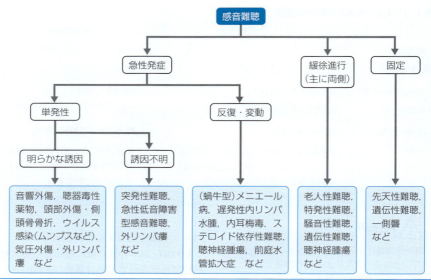

図2 内耳性難聴の鑑別診断のフローチャート

表2 蝸牛神経・脳幹聴覚伝導路障害をきたす疾患

1.	**腫瘍性病変の圧迫・湿潤** 内耳道・小脳橋角部腫瘍，脳幹腫瘍，サルコイドーシス，など
2.	**虚血性病変** 椎骨脳底動脈・前下小脳動脈領域の梗塞，など
3.	**機械的損傷** 外傷，頭蓋内手術による副損傷，など
4.	**脱髄・変性・炎症** 多発性硬化症，脊髄小脳変性症，副腎皮質変性症，蝸牛神経炎，など
5.	**代謝性疾患** Maple syrup urine syndrome, phenylketonuria など
6.	**その他** Auditory neuropathy/dys-synchrony (auditory neuropathy spectrum disorder) など

MRIが有用である．

緩徐に進行する場合は老人性難聴，特発性難聴，騒音性難聴，一部の遺伝性難聴，聴神経腫瘍，内耳梅毒などがある．騒音性難聴は4,000Hz近傍から聴力閾値が上昇する．聴神経腫瘍や内耳梅毒による難聴は急性発症，再発・変動，緩徐進行のいずれもきたしうるので，誘因・原因が明らかでない感音難聴では側頭骨X線検査，ワッセルマン反応は行うべきである．遺伝性難聴では，聴力型はいろいろであり，発症時期も先天性から成人発症まで様々である．家族歴からある程度遺伝様式が推測できる．

一般に一側聾または一側高度難聴では聴力は変化しない．成人後に対側の聴力悪化を反復することがあり，この場合は対側型

Pitfall

心因性難聴でも感音難聴を呈することがあり，多くは水平型か皿型の中等度難聴である．聴力のわりに会話ができるのがヒントになる．語音明瞭度曲線が純音聴力検査所見に合致しないことが多く，また自記オージオメトリー，音響性耳小骨反射，耳音響放射，ABR などが診断に役立つ．詐聴の鑑別においてもこれらの検査は有用である．

遅発性内リンパ水腫と診断される．先天性難聴では聴力が固定していることもあれば，進行することもある．

c 後迷路障害の鑑別

後迷路障害による感音難聴の原因を**表2**に列挙した．聴覚経路の神経線維は高度に障害されないと純音聴力検査上の閾値が上昇しないが，純音聴力検査の閾値に比べて語音明瞭度は著明に障害される．障害部位の診断には ABR が有用であり，また頭部 MRI で画像的に捉えられることも多い．脳幹の障害では交叉前後に共通した所見と交叉前後で異なる所見（**表3**）がある．

4 混合難聴

上述した伝音難聴と感音難聴の合併によるものが多い．耳小骨の固着では純音聴力

表3 脳幹聴覚伝導路障害の特徴

1. 交叉前後に共通した特徴
    1) 純音聴力閾値は正常または軽度に低下することが多い
    2) 語音明瞭度（単音節の認知）が低下する
    3) 補充現象は陰性
    4) 単語または文レベルの聴覚的理解は正常
    5) 環境音認知は正常
    6) 方向感検査で時間差は著明に障害されるが音圧差は正常

2. 交叉前の障害
    1) ABR は III 波以降が消失または遅延する
    2) 語音明瞭度は障害側で低下する
    3) 両耳分離能検査では障害側が低下する
    4) アブミ骨筋反射は障害側で異常が出る

3. 交叉後の障害
    1) ABR は IV 波以降が消失または遅延する
    2) 語音明瞭度は障害の反対側で低下する
    3) 両耳分離能検査では障害の反対側が低下する
    4) アブミ骨筋反射は障害部位により異常が出ることもある
    5) 両側の下丘が障害されると高度難聴となる（mid-brain deafness）

検査で 2kHz を中心に骨導閾値が上昇することがあり，見かけ上混合難聴となる．後天性の混合難聴で鼓膜所見が正常の場合は耳硬化症と考えてまず間違いはない．家族性（X-linked）に高度の混合難聴がみられる場合は遺伝性難聴の DFN3 が疑われる．

DON'Ts

- ☐ 聴力検査前に鼓膜所見を取り忘れるな！　鼓膜所見は聴力検査技師にとっても重要な情報である．
- ☐ 正しいマスキングで聴力検査がなされたか，確認を怠るな！　マスキング理論に合わない場合は再検査をすること．
- ☐ 種々の聴覚検査をルーチーンで実施しないこと！　各検査の特徴を理解し，必要な検査を考えながらオーダーすること．
- ☐ 画像診断の限界を忘れるな！　微細な変化や可動性は判定できない．partial volume effect の影響も考えること．

東京大学医学部耳鼻咽喉科　**山岨達也**

B 症状・症候のみかた

4 めまい

> **DOs**
> - 原因を末梢性，中枢性，その他に分け，さらに末梢性は前庭，蝸牛いずれか，また双方の障害かを考える．
> - めまい症状は日により変動するので，検査を反復しながら診断していくことを心がける．
> - 画像検査で異常がないから中枢性病巣がないとはいえない．機能検査による評価を心がける．

1 めまいの種類

めまいの原因は多様で患者は耳鼻咽喉科，内科をはじめ種々の科を受診する．また，ストレスの多い社会環境の変化や高齢化などにより患者数も増加している．体の平衡は，前庭眼反射による視線の固定と前庭脊髄反射による立ち直り，脳幹や小脳などの中枢機能，さらに視覚や深部知覚などの諸機能が協働して維持されており，これらのどこかが障害されるとめまいが起こる．めまいは日常生活活動に直接影響するだけでなく，高齢者では転倒すると骨折などの重篤な事態も招くので診断と治療の確立は今後ますます重要になってくる．めまいの種類は多いが，原因によって末梢性，中枢性，その他に大きく分けると理解しやすい．末梢性の原因は前庭のみの病変と前庭・蝸牛両方の病変とに分けられる．中枢性の原因は，頻度の高い順に循環障害，腫瘍，変性疾患などがある．その他には，いわゆるめまい症，起立性調節障害，心因性めまい，視性めまいなどがある．

2 末梢性めまい

末梢前庭器が原因のめまいは多く，全めまいの60％ほどを占める．内耳は前庭器と蝸牛からなるので，末梢性めまいが疑われるときは，前庭系，蝸牛系のどちらに病巣があるか，あるいは双方にあるかを考えながら問診と検査を進めるとよい．めまいに蝸牛症状を伴うか，感音難聴があるかはめまい診断の大きなポイントになる．めまいについては特に問診の重要度が高い．まず，めまいの性質については，最初のめまいの状況とその後の状態に分けて聞く．回転性めまい，浮動性めまい（フワフワ感），平衡失調，よろめき，たちくらみなどに分ける．ついで，めまいの持続，めまい発症の誘因，随伴症状を聞く．問診しながら病態を考えていき，必要性の高い検査から行う．問診の要点と典型的な症候を頻度の高い疾患順に以下に述べる．

a 良性発作性頭位めまい症

回転性めまい，またはぐらぐらするめまいで持続が数分以内と短く，頭位の変化で起こり，随伴症状がなければまず良性発作性頭位めまい症（benign paroxysmal positional vertigo：BPPV）を考える．眼振検査では頭位変換検査が特に重要で，後半規管型BPPVでは懸垂時と坐位とで逆転する垂直回旋混合性眼振がみられる．外側半規管型BPPVでは水平方向の眼振が左右側臥位で逆転する．

b 前庭神経炎

強い回転性めまいで，持続が数時間から数日と長く，原因がはっきりせず，随伴症状がなければ前庭神経炎を考える．症状が

強く，恐怖感もあるため緊急入院することが多い．めまいは通常反復しない．方向固定性水平性，または水平回旋混合性眼振がみられ，一側の温度眼振反応は低下する．数週〜1か月でめまいは治まるが，軽度のふらつきは長期続くことがある．

c メニエール病，突発性難聴

耳閉感，耳鳴，難聴などの蝸牛症状を伴えば，メニエール病，突発性難聴などであるが，過去に反復していればメニエール病となる．眼振は，急性期では迷路の刺激状態を反映して患側向き，発作が落ち着けば健側向きへと変わる．突発性難聴は突然一側の感音難聴を生じる疾患で，半数ほどでめまいを伴う．健側向きの眼振がみられることが多い．一般に反復しないが，ときとしてメニエール病の初回発作との鑑別が困難である．症状の反復性，オージオグラムの型，眼振所見から鑑別する．

d 半規管瘻孔

長期の耳漏や難聴があれば慢性中耳炎に伴うめまいを考え，特に外耳道の圧迫でめまいや眼振が起これば，真珠腫性中耳炎による半規管瘻孔が疑われる．

重いものを持ち上げる，力む，ダイビング，強い鼻かみなどの動作後からめまいや難聴が現れた場合は外リンパ瘻を疑う．これは前庭窓，蝸牛窓の一方または両方が破綻して瘻孔が生じて外リンパや髄液が漏出する状態をいう．原因として，髄液圧が上昇する場合と鼓室圧が上昇する場合とがある．患側下頭位で症状が出やすい．発症のきっかけと症状の経過を問診で聞き出すことが重要である．急性の感音難聴になることが多い．外リンパ瘻診断基準(表1)にも問診で聞き出せる項目が多い．

e 短期間に消失する末梢性めまい

突然発症するが極めて短期間に消失するタイプの末梢性めまいがある．前庭神経炎と異なり反復することがある．水平回旋混合性眼振がみられるが，めまいは数日以内に消失するなど経過が極めて早い．病態はいまだ確定していないが内耳の循環障害が推定されている．

f 中毒性前庭障害

内耳毒性薬物投与の既往があれば，中毒性前庭障害が疑われる．前庭感覚細胞を起こす薬物としてはアミノ配糖体系抗菌薬が代表で，全身投与により両側性前庭障害が起こる．めまいは回転性めまいよりも，フラフラ感や浮遊感が多い．両側温度眼振反応の高度低下，動揺視，歩行障害がみられるものは予後不良で，薬物療法の効果が低く平衡訓練を行うことになる．前庭障害の早期発見が重要である．なお，アミノ配糖体系抗菌薬の内耳感受性には遺伝的要素が関与し，ミトコンドリア遺伝子1555A→G変異がある場合，この抗菌薬による難聴が起こりやすくなる．問診にあたって家族歴をよく聴取しておくことが重要である．その他，前庭系に器質的な変化をきたさなくてもふらつきの原因になる薬剤は，降圧薬，糖尿病用薬，精神安定薬，抗てんかん薬などと数多く，この意味でも問診は重要で，特に高齢者には注意する．

以上のように，問診によってめまいの性質，持続，誘因，随伴症状，反復性，これまでの経過などを把握し，一連の平衡機能検査を行う前に病態の見当をつけておくことが望まれる(図1)．

表1 外リンパ瘻の病歴からの診断

1) 髄液圧，鼓室圧の急激な変動を起こすような誘因のあとに耳閉感，難聴，耳鳴，めまい，平衡障害が生じた場合．
2) 外耳・中耳の加圧・減圧でめまいを訴える場合．
3) 高度難聴が数日かけて生じた場合．
4) 水の流れるような耳鳴，水の流れる感じのある場合．
5) 破裂音のあと耳閉感，難聴，耳鳴，めまい，平衡障害などが生じた場合．

以上のうち1つでもあると外リンパ瘻を疑う．

(厚生省特定疾患急性高度難聴調査研究班より，昭和58年)

3 中枢性めまい

a 所見

中枢性疾患には循環障害，腫瘍，変性疾患，外傷など様々の原因があるが多いものではない．耳鼻咽喉科で診察するめまいの10%以下であるが，生命を左右する疾患があるので見落とさない意識が重要である．多いのは循環障害によるもので，画像で所見のない軽度のものから，MRIで梗塞像があったり，CTで出血がみられたりするものまである．動脈硬化や糖尿病，高血圧などの背景があって回転性めまいを繰り返したり，持続する浮遊感があったりする場合は循環障害が考えられる．前庭中枢である脳幹や小脳は主に椎骨脳底動脈系で栄養されており，高血圧症や動脈硬化性病変の頻度の高い高齢者ではこの灌流域の循環障害が生じやすくなる．

b 診断

問診では複視，言葉のもつれ，顔面知覚障害，上下肢の筋力低下・運動障害，また嚥下障害，嗄声など下部脳神経症状を聞く．問診に続いて，立ち直り，手の変換運動・指鼻試験などの小脳機能，顔面知覚，眼球運動，注視眼振，他の脳神経所見を検査する．特に起立障害や失調性の歩行，二方向以上の注視眼振，坐位での回旋性眼振などは中枢異常を示す所見である（図2）．追跡眼球運動が円滑でないのも中枢所見である．

典型的な椎骨脳底動脈循環不全症やワレンベルグ症候群はめまい以外の症状や神経学的所見から診断できる．前下小脳動脈の梗塞では難聴，めまい，三叉神経，顔面神経症状などが起こるが，この動脈領域は側副血行路が豊富で典型的な症状がそろうことは少なく，難聴，めまいで発症し，突発性難聴やメニエール病と診断されることがまれでない．疑いがあれば直ちにMRIをとり専門医へ紹介する．小脳障害，特に虫部の障害ではめまい感はなくても起立障害，歩行障害，体幹動揺がよくみられる．激しい頭痛は脳内出血を疑わせる．

椎骨脳底動脈循環不全症の一部，あるいは慢性脳循環不全症などでは頭位性めまいの症状が多く，画像所見が明らかでない場合も多いので神経学的症候の把握と種々の機能検査が重要になる．動脈硬化や高血圧症のある高齢者では有意に無症候性脳梗塞の合併率が高く，一般症状を有する率も高いとされるが，めまいとMRI上の大脳病変との関連についてはいまだ議論がある．

脳腫瘍では小脳や脳幹部の腫瘍が主となるが，めまいを訴えない腫瘍も多い．めまい症状としては頭位性めまいや平衡失調感

✓ 私の研修医時代の思い出

私は1974年に東京医科大学を卒業して広島大学で研修をはじめた．当時は毎年一定数の入局者があり，医局生活は今よりも余裕があったと思う．実地面ではまず外来検査をすべてマスターすることと，幼児症例が多かったことから幼児の全身管理をよく学ぶようにとのことであった．CORを含むすべての聴覚系検査（後にABRも），平衡機能検査，顔面神経検査などすべて研修医が行う業務であった．この研修は検査技術の習得だけでなく検査の意味づけや疾患の病態を学ぶうえで有意義であった．2年目に帝京大学耳鼻咽喉科で9か月間レジデントとして研修する機会があった．ここでは手術や論文作成を主に研修することができた．ついで広島大学で麻酔科を6か月間ロートでき，全身管理の基本を学ぶことができた．当時から希望者には麻酔科ロートの機会が与えられ，ストレート入局しながらも全身管理や救急医療を少しは研修できていたと思う．現在の研修医は初期研修で多くの科を回り，さすがに幅広い知識と技術を身につけ，患者対応にも慣れている．この成果を耳鼻咽喉科後期研修に大いに役立てていただきたい．

が多く，眼振所見も参考になる(図3)．最終的には画像検査が必要である．中枢性めまいを疑うには，典型的な末梢性めまいを数多く経験しておくことも大切である．

4 その他のめまい

検査で異常がなく原因が明らかでないが，めまいを主訴とするものをめまい症とよぶ．

末梢前庭性，中枢性，さらにその他の原因が疑われ，心因性の要因もしばしば認められる．持続的あるいは軽度変動するめまいや浮遊感が多く，頭重感，肩こり，疲労感もよく伴う．めまい症状が日によって変動するので，初期の検査で所見がなくても後日所見が出て病態が判明することもある．

その他のめまいとしては，起立性調節障

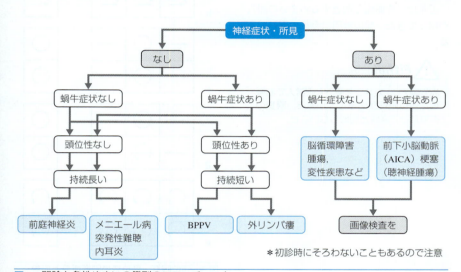

図1 問診と急性めまいの鑑別のフローチャート

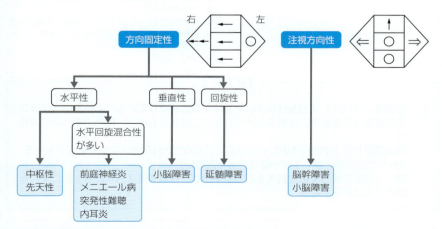

図2 注視眼振所見と病巣のフローチャート

害，視性めまい，心因性めまいなどがある．これらは通常の平衡機能検査で異常ないことが多く，問診がいっそう重要になる．また，問診で全身的な要因が疑われるときはもちろんであるが，全身検査として一応，血液カウント，血糖，肝・腎機能，電解質，場合により甲状腺機能などを調べておいたほうがよい．

近年は，片頭痛と関連するめまいの報告が増えてきた．病因解明は今後の課題である．

 Pitfall

赤外線 CCD カメラを使うと正常人でも微細な頭位眼振が出ることがある．眼振の有無だけで異常と判断しないこと．

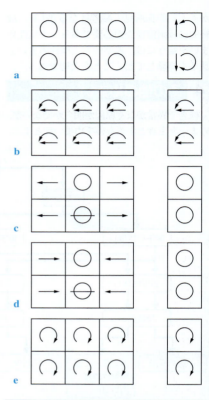

図3　頭位眼振・頭位変換眼振所見と病巣
a. BPPV（後半規管に病巣）
b. 一側末梢病変
c. BPPV（外側半規管結石症），末梢，天幕上病変
d. BPPV（外側半規管クプラ結石症），末梢，小脳，脳幹
e. 小脳，延髄

DON'Ts

- 患者は，"めまい"は回転性めまいを意味すると解釈していることが多い．フラフラ感があってもめまいがあるとは言わないことがあるので，用語の使い方に注意する．
- 懸垂頭位での下眼瞼向き眼振や側臥位での方向交代性眼振は中枢性病変でも出る．BPPV だと即断せず，まず中枢性病変を否定したい．
- 外リンパ瘻では耳閉感を訴えることが多いが，耳管通気は内耳障害を起こすことがあるため禁忌である．

東京医科大学　**鈴木　衞**

B 症状・症候のみかた

5 鼻漏・後鼻漏，鼻閉

DOs

- [ ] 鼻漏・後鼻漏：鼻・副鼻腔からの分泌物が多量となる場合や性状が粘性～膿性となる場合に自覚される状態．鼻閉と合併することも多い．
- [ ] 鼻閉：鼻閉は鼻づまり感として訴えられる．主に鼻呼吸障害による症状であるが，時に呼吸障害のない鼻閉感のこともある．

鼻漏・後鼻漏

1 性状

外鼻孔より流出するものを鼻漏（前鼻漏）といい，後鼻孔よりのものは後鼻漏という．

性状により水様性（watery, serous），粘膿性（mucopurulent），血性（bloody）に分類される．

①**水様性**：風邪などのウイルス感染（急性鼻炎），アレルギー性鼻炎や血管運動性鼻炎では鼻腺や三叉神経が刺激され水様性鼻汁が増量する．そのほかに味覚性，精神的刺激（悲しみ），老人性（食事時に多い）でも起こる．鼻汁ではないが，鑑別が必要なのが髄液漏で，外傷後に認められることが多い．

②**粘膿性**：鼻炎や副鼻腔炎において，炎症が悪化，慢性化すると鼻汁の粘度が増加する．細菌や真菌感染が起こると膿性となる．

③**血性**：アレルギー性鼻炎や副鼻腔炎でも炎症が強く，粘膜にびらん・潰瘍が生じる場合や，肉芽腫や腫瘍でも発症する．

2 鑑別診断

鼻漏の性状で分類し，さらに以下の問診ポイントを考慮する．そして鼻内所見，画像診断，鼻汁などの検査へと進めて検討する（図1）．

a 問診のポイント

①**発症の時期**：花粉症では2～4月までのスギ，4，5月のヒノキ，梅雨の時期のイネ科（時に夏以降も），夏以降のブタクサは季節性が高い．水様性鼻漏で通年性の場合は，ハウスダスト（HD）やダニが疑われる．

②**罹患期間**：罹病期間が3か月未満は急性，3か月以上は慢性である．

③**随伴症状**：表1に示す．

④**既往歴**：表1に示す．

表1 鼻漏の随伴症状と既往歴

随伴症状	・くしゃみ（鼻のかゆみ），水様性鼻漏，鼻閉：アレルギー性鼻炎の3主徴． ・痛みの有無：粘膿性鼻漏と痛みが伴う場合は急性副鼻腔炎や慢性副鼻腔炎（急性増悪）が多い．病変部位との関係がみられる場合として，頰部（上顎洞），歯芽・歯根部（上顎洞），前頭部（前頭洞），眼周囲（篩骨洞・側窩）などがある． ・腫脹の有無：囊腫，腫瘍など．部位としては頰部，歯根部，鼻内としては下鼻道，中鼻道，天蓋などにみられる．
既往歴	・喘息：アレルギー性鼻炎，好酸球性副鼻腔炎 ・う歯・歯科治療：歯性上顎洞炎 ・外傷：鼻性髄液漏

b　鼻内所見

前鼻鏡や後鼻鏡による検査があるが，鼻内内視鏡検査が一番有用である．

中鼻道，嗅裂，後鼻孔などの鼻漏の有無（流出部位）と性状，あるいは出血部位を検索する．内視鏡の鼻内所見で中鼻道前端上部に膿を認めるなら前頭洞，中鼻道中央から後方にかけ鼻漏があり下鼻甲介の後端へ流出するのは上顎洞，嗅裂深部より後鼻孔へ落ちてくる鼻漏は蝶形骨洞よりの鼻漏である．

c　画像所見

① 副鼻腔の陰影の有無：鼻炎と副鼻腔炎の鑑別診断．
② 歯根部の病変の有無：歯性上顎洞炎の可能性．
③ 篩骨洞が主体の病変：好酸球性副鼻腔炎の可能性（上顎洞の病変は軽度）．
④ 骨の破壊や浸潤所見の有無：腫瘍，嚢腫，副鼻腔炎（血瘤腫），肉芽腫．

d　鼻汁検査

① **好酸球の有無**（図1ⓐ）：ハンセル染色にて好酸球が認められればアレルギー性鼻炎，好酸球増多性鼻炎．
② **ギムザ染色**：好中球やムチン様物質．
③ **糖検出検査（テステープ）**：50mg/dL以上なら髄液（漏）．
④ **β2トランスフェリン**（図1ⓑ）：髄液や外リンパ液にのみ含有され，検出されれば髄液漏を疑う．糖検出の場合は血液混入により影響を受けるが，この検査では支障ない．
⑤ **細菌検査**：原因菌として多いのは肺炎球菌，インフルエンザ菌，レンサ球菌，ブドウ球菌，アスペルギルス，ムコール，カンジダなど．
⑥ **細胞診**：悪性の検索．

e　アレルギー性検査（図1ⓒ）

鼻汁中好酸球と特異的IgE抗体検査によりアレルギー性鼻炎とその他の鼻炎を鑑別．

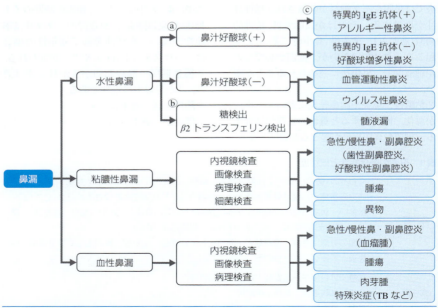

図1　鼻漏診断のフローチャート

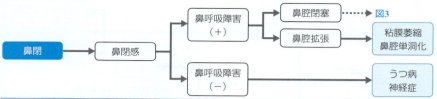

図2 鼻閉診断のフローチャート1

鼻閉

1 鼻閉と鼻呼吸障害

鼻閉は鼻閉感として認知される．一般的には何らかの原因で鼻腔が狭くなり，鼻呼吸障害が生じることが多い．逆に，経年変化や乾燥性鼻炎などにより粘膜が萎縮し鼻腔が拡張しているのに，鼻呼吸障害が出現することもある．この場合は鼻呼吸により乱流が生じるため鼻閉感を感じるといわれている．一方，鼻内の内視鏡所見や検査で鼻呼吸障害が少ないにもかかわらず鼻閉を強く訴える場合はうつ病や神経症が疑われる（図2）．

 Pitfall

Nasal cycle
鼻腔においては，生理的に，左右交互に鼻甲介が腫大と収縮を1〜3時間ごとに繰り返し，左右の鼻腔抵抗が変動している．つまり左右の"鼻閉"（通気度の変動）が1〜3時間ごとに入れ替わっている．

2 鼻閉の鑑別診断

a 問診のポイント
鼻漏の場合と同様に考える．
①**発症の時期**：朝や夜（アレルギー性鼻炎や血管運動性鼻炎），姿勢による変化（仰臥位のほうが坐位より鼻閉が増強），繰り返しや季節性はあるのか．
②**発症の経過**：急な発症か，以前からあったのか，一側性か両側性か．
③**年齢**：乳幼児〜小児：後鼻孔閉鎖，アデ

表2 鼻閉の随伴症状

鼻漏：水様性，粘膿性，血性で分類
くしゃみ：アレルギー性鼻炎，血管運動性鼻炎やウイルス性鼻炎
出血，痛み：副鼻腔炎（血瘤腫），嚢腫，腫瘍，肉芽腫，異物
視力障害：副鼻腔炎，嚢腫，腫瘍
鼻周囲の腫大：嚢腫，腫瘍
嗅覚の変化：副鼻腔炎

ノイド増殖症，アレルギー性鼻炎，異物
成人：アレルギー性鼻炎，鼻・副鼻腔炎，嚢腫，中甲介蜂巣，鼻中隔彎曲症，腫瘍など．
④**内服薬の有無**：薬物服用の副作用として鼻閉が出現することがある．鼻閉を惹起する頻度が高いのは降圧薬，精神薬，抗うつ薬，抗パーキンソン薬，利尿薬等などである．
⑤**随伴症状**：表2に示す．

b 鼻内所見
内視鏡にて前鼻孔から上咽頭までの鼻閉の原因を検索する．部位による原因を検討していくと理解しやすい．
①鼻閉の原因と発症部位（図3）
 ⅰ）外鼻孔付近：外鼻の変形，鼻弁部の狭窄，嚢腫
 ⅱ）鼻腔内：中甲介蜂巣や鼻中隔彎曲，鼻茸，鼻漏，粘膜腫脹，腫瘍，嚢腫，逆性歯牙，異物，肉芽腫
 ⅲ）後鼻孔〜上咽頭：後鼻孔閉鎖，アデノイド増殖，後鼻孔ポリープ，上咽頭腫瘍
②鼻閉の原因として，特にⅱ）鼻腔内の粘膜腫脹が多く，粘膜腫脹を起こす疾患をさ

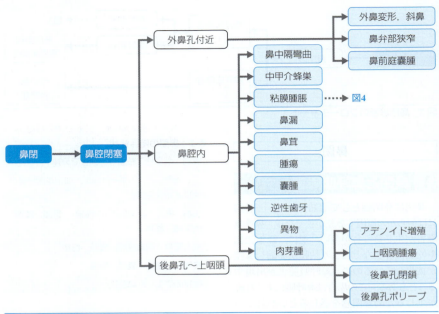

図3 鼻閉(鼻腔閉塞)診断のフローチャート2

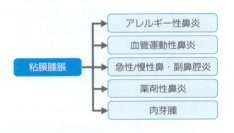

図4 鼻閉(粘膜腫脹)診断のフローチャート3

らに検討していく(図4).

c 検査

・**画像検査**：CTにて鼻中隔の彎曲や甲介の含気化の有無，粘膜の腫脹，副鼻腔の病変や腫瘍性病変の有無を検索する．

・**鼻腔通気度検査**：物理的閉塞状況を客観的に評価できる．

・**アレルギー検査**：鼻汁好酸球検査，特異的IgE抗体検査．

d 薬剤検索

鼻閉を誘発するような薬剤の内服の有無をチェックする．前記の薬剤等の服用時は特に配慮が必要である．

3 高齢者に多い後鼻漏の特徴

後鼻漏は慢性副鼻腔炎でもよくみられる症状である．通常は鼻粘膜の分泌腺や杯細胞からの分泌は唾液とともに無意識に嚥下している．しかし，加齢や慢性炎症の結果，鼻分泌液は粘稠となったり，唾液も減少し無意識に嚥下できなくなり，後鼻漏と感じられると考えられる．

下鼻甲介の鼻粘膜の形態学的な経年変化の検討より，鼻粘膜の老化は刺激に対する炎症反応とその修復の反復によりそのプロセス自身が衰退するとされ(斎藤1983)，また高齢者の後鼻漏感の原因の1つに加温加湿機能の低下が推測されている(市村1998).

診断には内視鏡で後鼻漏の有無を確認し，CTで副鼻腔炎の有無を調べる．副鼻腔炎があればまず治療する．高齢者では後鼻漏を訴えるにもかかわらず，副鼻腔炎もなく，内視鏡で後鼻漏も確認できない場合がある．咽喉頭異常感も同様で，上記のごとく加温加湿機能の低下により，後鼻漏の感覚として感じていると考えられる．

Pitfall

乳幼児は鼻呼吸が主体なので，鼻が障害されると哺乳障害，睡眠障害，呼吸・循環障害が出現する．長期化すると顎顔面成長障害も併発しアデノイド顔貌*を誘発する．

*口呼吸が持続することで，硬口蓋は弓隆状で高位口蓋となり，上下顎骨の横径はV字型に狭小化して歯列不整となる．外観的に常時開口し，口唇肥厚，鼻唇の消失と顔面筋の緊張が低下し無表情となる．

DON'Ts

- □ 頑固な後鼻漏を訴える場合には，咽喉頭違和感が気になるため自分自身で唾液を常に口から吐き出している（心因性反応）状況もあるので，注意深く観察する必要がある．
- □ 一度は鼻咽腔内視鏡検査を行う．画像のみで判断すると，後鼻漏や咽頭の表面的な病変を見逃す．粘性の高い鼻汁だと擤鼻にて排泄できず，むしろ鼻閉が主訴となる．
- □ 鼻弁部や外鼻孔の狭窄は要注意．前鼻鏡を外鼻孔に入れてしまうと外鼻や鼻弁部の形態が変形してしまい，鼻閉の原因として見落とす可能性がある．
- □ 持続する血性鼻漏は要注意．腫瘍性病変を疑う．
- □ 頑固な症状は要注意．所見より訴えが強い後鼻漏や鼻閉には精神的因子の関与を考慮する．

東京歯科大学市川総合病院耳鼻咽喉科　**中島庸也**

☑ だまされる鼻閉

年齢的に粘膜が萎縮したり，乾燥性鼻炎の場合，あるいは手術や疾病により鼻腔の甲介や鼻中隔が欠損したりして鼻腔内が単洞化するような場合は，かえって鼻内気流が乱れて鼻呼吸障害を起こし鼻閉感となる．前鼻鏡を入れただけで上咽頭がよくみえるようだと可能性が高い．一方，精神的な場合は物理的な要因と関係なく"鼻がつまる"さらには"つらい"と感じてしまう．

B 症状・症候のみかた

6 鼻出血

DOs

- キーゼルバッハ部位で起こる出血は鼻出血の70～90%を占める.
- 鼻出血の原因として炎症や外傷などの局所要因だけでなく，血圧や合併症，薬剤内服など全身的要因も考慮する.
- 確実な止血を得るために，出血点の確認を内視鏡にて的確に行う.
- 止血法の選択では，全身状態，出血点，術者の力量などを十分考慮する.

鼻出血は耳鼻咽喉科医にとって，外来診療の中でよく経験する疾患の1つである．出血点が容易にみつけられ止血できる症例も多いが，出血点が不明な例や，基礎疾患が隠されていて止血に難渋することもある．的確な診断と早急な治療が患者のQOLを維持し，重篤な状態に陥るのを防ぐことができる．

1 解剖

鼻腔は外頸動脈と内頸動脈からの支配を受けており，前者の分布が主とされている．外頸動脈は顔面動脈の枝である上口唇動脈と顎動脈の枝の大口蓋動脈が鼻中隔前方に分布し，前方の鼻出血の原因となる．顎動脈の枝の蝶口蓋動脈が外側後鼻動脈と中隔後鼻動脈となり，鼻腔側壁と鼻中隔後方に分布し，後方の鼻出血をきたす．また，内頸動脈系では眼動脈の枝である前篩骨動脈と後篩骨動脈が鼻腔上部に分布し，上方からの鼻出血をきたす．鼻中隔前下方にあるキーゼルバッハ部位は鼻出血の70～90%を占める．この部位は，中隔後鼻動脈，大口蓋動脈，上口唇動脈，前篩骨動脈の末梢枝が動脈-静脈吻合を形成しているうえ粘膜固有層が菲薄であり，わずかな刺激でも出血をきたしやすい．

2 原因

局所要因，全身要因と特発性に分類される．特発性は鼻出血全体の70～85%を占め，鼻をかむ，こする，くしゃみをするといった行為で一時的に脈圧が上昇して起こる．

局所的な要因としての，外傷（鼻こすり，骨折），炎症（アレルギー性鼻炎，急性鼻炎）はもっとも多く，小児で顕著であるが，症候性による出血もあり鑑別が必要である．

全身要因としては高血圧症の有無，白血病，血友病，特発性血小板減少性紫斑病（ITP）などの血液疾患，肝硬変，腎不全などが重要であり，薬剤性として抗凝固薬以外にも非ステロイド抗炎症薬などは出血傾向を示す．常染色体優性遺伝であるオスラー病は血管の筋層や弾性板欠如によって出血を繰り返す．

鼻かみの際の反復する出血や血性鼻漏を認めた場合は，血管腫や若年性鼻咽腔血管線維腫などの良性腫瘍や上顎癌，上咽頭腫瘍，悪性リンパ腫などの悪性腫瘍も念頭に入れて鼻腔以外の局所所見の確認や病理組織診断を行う．

3 診断の進め方（図1）

a 観察

全身状態のチェック：血圧，心拍数，顔面（蒼白，冷汗），虚脱，口唇や下眼瞼結膜の色調．

これらをチェックのうえ，必要であれば静脈路を確保し補液や輸血，鎮静薬投与などを検討する．輸血は基本的に必要ないことが多いが，血液疾患・腎不全・肝硬変な

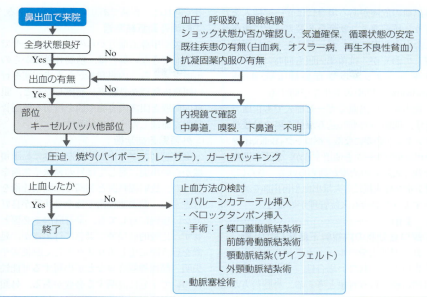

図1 鼻出血の治療のフローチャート

どの既往がある患者では止血が困難な場合があり，注意を要する．

この時点で出血の有無にかかわらず，左右の鼻腔内に凝血塊がある場合は素早く吸引除去する．次に5,000倍アドレナリンと4％キシロカインを噴霧し，その後，同薬剤を浸み込ませた矩形の綿花を鼻内に挿入し一次止血を試みる．

 コツ

一次止血することで患者を落ち着かせることが重要である．持続する出血や口腔内に血液が落下する場合は問診どころではない．

b 問診

患側の決定．誘因の有無．出血の状態（咽頭に回る血液が多いか，鼻入口部より出る血液が多いか）．出血の持続時間．出血量の推定．過去の出血歴．基礎疾患の有無．抗凝固薬内服の有無．

c 準備

マスク，手袋，ゴーグル，ガウンの着用．

4 治療

a 焼灼

最低15分間は一次止血のための薬剤を浸した綿花を挿入しておく．その後除去し，内視鏡にて止血部位を確認する．出血部位は血が滲んでいたり，やや突出している場合が多い．

バイポーラやレーザー（CO_2やKTP）を用いて焼灼する．

 コツ

出血が持続しているときに凝固しても止血しにくいので，再度薬液付の綿花を再挿入して出血の勢いを十分下げてから止血するのがコツである．

b ガーゼ挿入

出血点がはっきりしない場合，また現在は止血しているものの，出血点が不明で，

再出血の危険がある場合にはガーゼ挿入を行う．抗菌薬入り軟膏を8裂ガーゼに塗布したものを用いる．ガーゼは3〜7日間留置しておくが，抗菌薬内服も同時に行い，トキシックショック症候群(toxic shock syndrome：TSS)の発生を予防する．

後方からの出血でガーゼ挿入でも止血できず，咽頭への垂れ込みが続く場合は後鼻タンポンが必要になる．ベロック(Bellocq)タンポンやバルーンを使用するが，患者の苦痛が強く入院での治療が勧められる．さらに，タンポン挿入後にも大量出血や再出血を繰り返すような場合も入院管理が好ましい．

c 手術

① 蝶口蓋動脈の内視鏡下結紮(凝固)術

ガーゼ挿入やバルーンカテーテル挿入でも止血が得られない場合は，手術室にて外科的治療を行う対象と考える．鼻腔後方からの出血では蝶口蓋動脈からの出血がほとんどであり，動脈性の大量出血で，間欠的に出血することが多い．一方，キーゼルバッハ部位は静脈性の出血の様相を呈する．蝶口蓋孔での内視鏡下結紮術は，鼻腔側壁から中鼻道後方で行う．この手技は経上顎洞的顎動脈結紮(ザイフェルト)に比べ，普段より内視鏡下副鼻腔手術を行っている術者であれば，容易であり効果も確実である．

② 前篩骨動脈結紮術

嗅裂や中鼻道前方からの出血でガーゼでも止血できない場合は，前篩骨動脈からの出血を考える．内眼窩縁から皮膚切開を行い眼窩内側壁を骨膜下に剝離したあと，眼窩内側壁と眼窩内容物の間を横切る前篩骨動脈を確認したうえで結紮する．

③ 外頸動脈結紮術

クリッピングで止血できない外頸動脈領域からの出血に対しては外頸動脈結紮術を行うか，放射線科医と共同で動脈塞栓術を考慮する．動脈塞栓術では全身状態が良好でない症例に対しても，全身麻酔を必要とせず，比較的低侵襲で緊急に行えるが，処置を行う際に生じるリスクとして脳梗塞や失明，顔面神経麻痺などが出現する可能性について十分に説明する必要がある．外頸動脈結紮は局所麻酔下で平易に行える手技だが，止血効果は不確実であり，患者が高齢の場合や全身状態が悪い場合に限定されると考えられる．

緊急処置の場では患者の不安感は大きい．耳鼻咽喉科医は冷静に全身状態を把握したあと，病態や止血法の利点欠点を理解し，的確な治療を行っていくことが重要である．

DON'Ts

- □ 全身状態の把握を怠らない．
- □ 盲目的なガーゼ挿入は避ける．
- □ 患者を落ち着かせる．痛い処置はなるべく避けるが，必要な処置は断固として行う．

よしだ耳鼻咽喉科　**吉田隆一**
東京歯科大学市川総合病院耳鼻咽喉科　**中島庸也**

✓ 鼻出血の初期対応

鼻出血の電話での問い合わせでは，まず約10分間，坐位で鼻翼を圧迫したまま(pinching)，下を向くように指示する．これにより簡単な鼻出血は止まることが多く，咽頭への血液流入を防ぐことができる．これで止まらなければ来院してもらう．

B 症状・症候のみかた

7 嗅覚障害

DOs

- 原因としてもっとも多いのは鼻・副鼻腔炎による嗅覚障害．内視鏡による鼻腔内嗅裂までの詳細な観察が重要．
- 急性に生じた嗅覚障害では，発症の契機として感冒罹患の有無，頭部・顔面外傷の有無を聴取する．
- 基準嗅力検査（T&T オルファクトメトリー）は障害の程度判定に有用．予後推測には静脈性嗅覚検査が有用．

1 分類

嗅覚障害は図1に示すように，その障害部位から，呼吸性嗅覚障害，嗅神経性嗅覚障害，中枢性嗅覚障害に分類され，嗅神経性嗅覚障害は嗅粘膜性嗅覚障害と末梢神経性嗅覚障害とに分類される．それぞれの部位に特有の原因疾患があるが，原因疾患の中では，鼻・副鼻腔炎がもっとも多く，次いで，感冒後，原因不明，頭部外傷の順でこれらの原因が90％以上を占めている．

a 呼吸性嗅覚障害

慢性副鼻腔炎，アレルギー性鼻炎など鼻・副鼻腔の異常により，においが嗅粘膜まで到達しないために起こる．診断には鼻腔内の観察が重要であるが，嗅神経が存在する嗅粘膜は鼻腔のもっとも後上方の上鼻甲介と鼻中隔の間（嗅裂）にあるため，内視鏡を用いた観察が必要である．また，CTによる嗅裂ならびに後部篩骨洞，蝶形骨洞の観察も有用である．

b 嗅神経性嗅覚障害
1) 嗅粘膜性嗅覚障害

嗅粘膜にある嗅細胞の障害によって起こる．原因としてもっとも多いのは感冒罹患後嗅覚障害で，頻度は低いが薬剤性嗅覚障害も嗅粘膜性嗅覚障害に含まれる．これらの障害は鼻腔内所見でも画像診断でも異常が指摘されることはなく，問診が唯一の頼りである．

2) 末梢神経性嗅覚障害

頭部打撲によって嗅神経断裂が生じて発症する．病変が微少なためCT，MRIなどの画像診断で描出できないが，障害は高度なことが多い．

d 中枢性嗅覚障害

嗅球から大脳嗅覚野までの嗅覚経路の異常によって起こる．もっとも多い原因は頭部打撲であるが，そのほかに，脳腫瘍，頭蓋内手術，カルマン症候群などの先天性嗅覚障害も含まれ，近年では，アルツハイマー病，パーキンソン病など神経変性疾患の

 Pitfall

病変が嗅裂に限局している場合には見逃すことが多い．細径の内視鏡あるいはCTスキャンで奥の奥まで観察する．

 Pitfall

嗅覚障害は治りにくい疾患であると思われがちであるが，鼻・副鼻腔炎による障害や感冒罹患後嗅覚障害は70〜80％が改善する．したがって，原因と障害程度の診断は重要である．

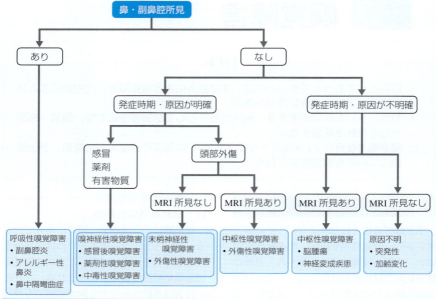

図1 嗅覚障害の分類と診断のためのフローチャート

発症前の症状として嗅覚障害が生じることが知られている．外傷性嗅覚障害，脳腫瘍の診断にはMRIが有用である．また，嗅球，嗅溝の無形成または低形成を認める場合はカルマン症候群を疑う．アルツハイマー病，パーキンソン病では特徴的な画像所見を示すが，病初期では描出されないことも多い．

2 診断

a 原因診断

1) 問診

原因の診断には問診がもっとも重要である．問診で聞く内容を表1に示す．障害の程度については，①全くにおわない，②ほとんどにおわない，③強いにおいはわかる，④少し弱い，⑤正常ににおうの5段階で聞けば，のちの治療効果判定の参考となる．

2) 鼻腔内の観察

内視鏡による観察が有用である．鼻・副鼻腔炎の有無を観察するとともに，嗅裂部の状態を観察する．通常の鼻咽腔内視鏡では嗅裂手前まで挿入できないことがあり，その場合には細径内視鏡を用いるか，鼻粘膜を収縮させて観察する．ただし，同日に嗅覚検査を行う場合には，麻酔，粘膜収縮の影響を受けるため，嗅覚検査のあとにファイバー検査を行う．

表1 問診のポイント

①	いつからか
②	思い当たる原因はあるか
③	既往歴
④	薬剤服用歴
⑤	家族歴
⑥	障害の程度
⑦	味覚障害の有無
⑧	異嗅症の有無

3) 画像診断

鼻・副鼻腔の観察には CT が有用である．頭蓋内病変の観察には MRI が必要となる．頭部単純 X 線撮影では，副鼻腔炎の有無は判定できるが，嗅裂の病変をみることは極めて困難である．

b 嗅覚検査

障害程度を知るためには嗅覚検査が必要である．保険診療で可能な嗅覚検査は，T&T オルファクトメトリーを用いる基準嗅力検査と，アリナミン注射液を用いる静脈性嗅覚検査である．前者は 5 種の嗅素を用いて，それぞれの検知閾値と認知閾値を測定できるが，実際に施行できる施設は少ない．後者は閾値の測定まではできないが，嗅覚脱失の判定は可能であり，特殊な設備も不要で簡便に行えるため，広く行われている．また，静脈性嗅覚検査で嗅感がある場合には，嗅神経が残存している可能性が高く，適切な治療により回復する可能性が高い．すなわち，予後を推測するうえで有用な検査であるといえる．

DON'Ts

- 患者の話を十分に聞かず，鼻の中を見ず，検査もせず，「治りません」といってはならない！
- 鼻腔内内視鏡検査のための局所麻酔は，嗅覚検査の前に行ってはならない！

金沢医科大学耳鼻咽喉科学　**三輪高喜**

☑ 嗅覚障害による日常生活の支障と QOL の低下

適切な治療を行っても嗅覚障害が治らないこともある．特に，嗅覚脱失のまま症状が固定した場合，日常生活上，様々なハンディキャップあるいは QOL の低下として現れる．もっとも多くの患者が訴えるのは味覚の変化である．料理の味付けができない，食事がおいしくないなどと訴え，特に調理師や家庭の主婦などでは悩みが深い．次いで多いのが，食品の腐敗に気づかない，ガス漏れ，煙の発生に気づかないというもので，これらは身体に悪影響を及ぼす可能性もある．そのほかに，生鮮食料の購入，香水やコロンの使用，消臭剤や石鹸の使用などでも支障をきたしている．もちろん，食べ物や花，お香などのにおいが身の回りから消えたことにより，生活の潤いや楽しみが減ったという精神的な喪失感を訴える患者も少なくない．これらの点について理解する必要がある．

B 症状・症候のみかた

8 複視，視力低下

DOs

- 複視，視力低下ともに原因が眼球にある場合と眼球外にある場合とがある．眼球外では副鼻腔に原因があることが多く，耳鼻咽喉科への紹介が必要である．
- 副鼻腔嚢胞の原因として術後性が多いため，過去の副鼻腔手術の有無は必ず聞く．
- 副鼻腔を含めて，眼球周囲の異常の診断にはCTが有用である．
- 眼科でも耳鼻咽喉科でも異常が見出せない場合には，中枢性疾患または全身疾患を疑い，内科，神経内科に紹介する．

1 眼科か耳鼻咽喉科か？

複視，視力低下ともに眼の症状であるため，患者が最初に受診するのは眼科であろう．ところが，原因が眼球そのものにある場合と，眼球外にある場合とがあり，その原因によって治療を行う診療科が異なる．したがって，研修医または眼科医としては，どのような場合に，どのようなタイミングで耳鼻咽喉科医に紹介するかが重要であり，耳鼻咽喉科医としては，送られてきた患者を，どのように診断して，どのように治療を行うか知っておく必要がある．

2 複視の分類

複視とは本来1個の物が2個以上の像となってみえる症状を指す．片眼でみても2重以上にみえる場合を単眼複視とよび，両眼でみたときのみ，そのようにみえる場合を両眼複視とよぶ．両者の鑑別は，複視の起こっている状態で，片眼ずつ遮閉して複視が消失するか否かをみればよい．単眼複視の場合，眼球そのものの異常と考えられるため，眼科医の診断を仰ぐ．両眼複視の場合，眼球周辺器官の障害，すなわち眼窩内または副鼻腔の障害による外眼筋の異常，あるいは外眼筋を支配する神経の障害によ

るものと考えられる．図1に診断のフローチャートを示す．

3 耳鼻咽喉科領域の疾患による複視

a 吹きぬけ骨折

眼窩あるいは顔面の打撲による眼窩骨の骨折によって生じる．骨折を起こしやすいのは，下壁と内側壁であり，それぞれの筋が骨折部に巻き込まれると上転障害と外転障害をきたす．下壁骨折で眼窩内容の逸脱が多い場合は患側の眼位が低下し，正面視でも複視をきたすが，多くの場合は障害方向をみるときのみ複視が出現する．外傷の既往があるため診断は容易であるが，合併症の診断のためCT検査は必須である．

b 副鼻腔嚢胞，腫瘍

上顎洞あるいは篩骨洞に発生した嚢胞や腫瘍が，眼窩骨を融解し，眼球を圧排すると複視をきたす．嚢胞の原因としては術後性嚢胞がもっとも多いため，副鼻腔炎手術歴の聴取は重要である．また，嚢胞と腫瘍の鑑別，病変の大きさと位置，数を知るためCT検査は必須である．

c 上咽頭癌

上咽頭は頭蓋底に近く，様々な神経症状を示す．好発部位であるローゼンミュラー窩から破裂孔，内頸動脈壁を伝って進展す

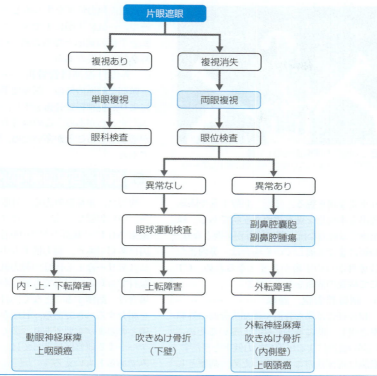

図1 複視診断のフローチャート
耳鼻咽喉科疾患鑑別のためのものであることに注意する．

 Pitfall

上咽頭は silent area とよばれ，耳鼻咽喉科でも見逃しやすい部位である．疑うことが重要で，疑った場合はファイバースコープによる観察が必要である．

るが，内頸動脈は海綿静脈洞に囲まれており，ここで増大した腫瘍が外転神経，動眼神経，滑車神経に浸潤して複視を生ずる．上咽頭は silent area とよばれるほど疾患のみつかりにくい部位であり，広範な浸潤や転移をきたしたあとにみつかることもあるため，常に念頭においておく必要がある．

4 視力低下の分類

視力低下も眼球自体の異常によるものと，眼球外の視神経の障害によるものに分けられ，前者は眼科医が扱う領域であり，後者に関しては耳鼻咽喉科医も関与することが少なくない．

5 耳鼻咽喉科領域の疾患による視力低下

a 副鼻腔炎による眼窩蜂巣炎，眼窩内膿瘍，視神経炎

主に篩骨蜂巣，蝶形骨洞の炎症が眼窩内に波及して蜂巣炎や膿瘍をきたす．先行する上気道炎，副鼻腔炎の存在が本疾患を疑

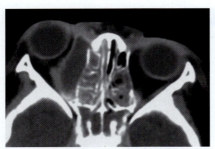

図2 眼窩内膿瘍症例のCT像
右眼窩内の膿瘍により眼球が前方に突出している．

う重要な鍵を握る．また，眼瞼下垂や眼球突出も本疾患を疑う重要な症状である．蜂巣炎では強力な抗菌薬の投与が必要となり，膿瘍にまで進展している場合は，鼻内または鼻外からの手術が必要となるため，CTにて病変の診断を行う（図2）．

b　副鼻腔嚢胞，腫瘍

視神経管は蝶形骨洞や後部篩骨洞の外側壁と接し，時に洞内に突出しているため，同部の嚢胞による圧迫で視力低下をきたす．嚢胞は術後性のことが多いため，病歴として副鼻腔手術の有無を聞かねばならない．いったん視力低下を生じるとその進行は急速で，一気に失明にまで至ることもある．緊急手術の適応となるため，CTなどの診断を急ぐ必要がある．

c　外傷性視神経管骨折

頭部や顔面の外傷，副鼻腔手術時の損傷により，視神経管骨折を生じ，視力低下をきたすことがある．この場合も早期の手術が必要となることが多いため，注意が必要である．

6　眼科，耳鼻咽喉科以外の原因

複視は，重症筋無力症，外眼筋ミオパシー，甲状腺眼症，筋ジストロフィー，内側縦束（MLF）症候群などの中枢性疾患など原因は多彩である．視力低下も中枢性疾患やヒステリーなど心因性の視力低下もある．眼科でも耳鼻咽喉科でも異常が見出せない場合は，躊躇することなく内科，神経内科を紹介するべきである．日頃からの他科医師との連携が重要であり，多くの科をローテートする研修医にとっては，その点が強みであるともいえる．

DON'Ts

- 急性の視力低下は時間との勝負である．早急に診断を下し，治療方針を決定するために，直ちにCTを撮影すること！
- 原因がわからない場合，眼科のみ，耳鼻咽喉科のみで患者を留めていてはならない！

金沢医科大学耳鼻咽喉科学　**三輪高喜**

B 症状・症候のみかた

9 味覚障害

DOs
- 電気味覚検査と濾紙ディスク法における機序の違いを把握しよう.
- 味覚異常をきたす薬剤とその特徴を確認しよう.
- 味覚障害を全身疾患としてとらえよう.

1 定義

　狭義の味覚とは「甘味」,「塩味」,「酸味」,「苦味」,「旨味」の基本五味で構成されている. 広義になると辛味, 渋味, 金属味, 風味なども含まれるようになる. 味覚異常とは味覚減退や消失のほかに解離性味覚障害（特定の味質だけわからない）, 異味症（本来の味と異なる）, 錯味症（酸っぱいを塩辛いと間違える）, 自発性異常味覚（口中に何もないのにいつも特定の味がする）, 悪味症（嫌な味に感じる）, 味覚過敏（塩味がきつい）などといった症状を訴える.「味がおかしい」という訴えの中には味覚機能は正常で嗅覚異常を示す風味障害のことも多い. 味覚検査を施行し, 味覚異常の病態を検討したうえで味覚障害と診断しうる.

2 診断の進め方（図1）

　味覚障害の原因は特発性, 亜鉛欠乏性, 薬剤性, 感冒後, 全身疾患性, 心因性, 医原性, 外傷性, 舌粘膜疾患性などに分類され, 部位は受容器障害, 末梢神経（鼓索神経, 舌咽神経, 大錐体神経）障害, 中枢神経障害, 心因性に分けられる. 特発性・亜鉛欠乏性は 70 μg/dL 以上が正常範囲とされているが 80 μg/dL としている施設もある. これより低値例を亜鉛欠乏性, 亜鉛値が正常範囲で原因が明確でない例を特発性としている. 特発性においても潜在的亜鉛欠乏の関与が考えられている. 亜鉛が欠乏すると味蕾（受容器）に存在する味細胞のターンオーバーが遅延するために味覚障害が生じる.

　高齢者では薬剤性が有意に多く, 原因薬剤は多種多様である. 内服薬の確認は必須である. 比較的短期に現れるものと長期の内服で引き起こされるものがあるため味覚異常出現前の薬はある程度把握しておく必要がある. 亜鉛とキレート化合物を形成し, 亜鉛の吸収を阻害することにより味覚障害を惹起するもの, またゾピクロンのように薬剤自体が苦みを有し, 唾液とともに分泌されることで口内苦味を引き起こすものもある. そのほか, 細胞破壊, 細胞新生阻害, レセプター阻害, 神経伝達の障害などが考えられている.

3 検査

a 味覚機能評価

　わが国では一般的に電気味覚検査と濾紙ディスク法（図 2, 3）が広く用いられている. 両者とも舌前 2/3 鼓索神経, 後 1/3 舌咽神経, 軟口蓋を支配する大錐体神経の左右別領域を測定できる. 受容器障害型味覚障害はもちろん, 末梢神経障害や中枢性の補足的診断としても有用である.

① 電気味覚検査は単一の味（金属味）を用いて定量的に味覚機能を測定することができ, 簡便かつ短時間で施行することができる. 神経障害の程度を評価するのに用いられるが質的評価はできない.

② 濾紙ディスクは基本四味質の閾値が測定できる定性的検査である. 5段階しかな

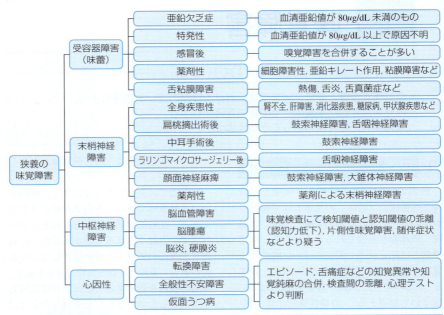

図1　味覚障害の診断フローチャート

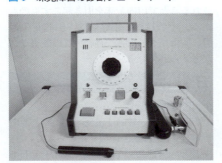

図2　電気味覚計（TR-06 RION®）

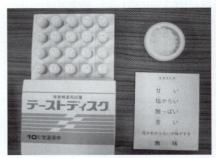

図3　濾紙ディスク（テーストディスク®）

✓ 味覚障害の体験

味覚障害は西洋医学的にはとらえようのない病態も多く，外科系である耳鼻科医としては苦手な分野かもしれない．しかし患者は毎日の食事の楽しみもなく，憂鬱な日々を送っている．一度，自分で味覚障害を体験してみてほしい．ギムネマ（甘味を感じなくなる），ミラクルフルーツ（酸味を阻害するがレモンなどは逆においしく感じるかもしれない）など試してみてはどうだろうか．入手が困難であれば歯磨き剤を使用した後に食事をする（異味症），偉い人と食事をする（心因性）などはどうだろうか．「おいしさ」とは味覚だけでなく，嗅覚，触覚，温度覚，視覚，また身体・精神状態，環境，文化，習慣なども複雑にからみあい得られる感覚である．「おいしさ」をとらえることはたやすいことではないようだ．

いため，神経障害などの評価には不向きである．そのほか，全口腔法があるがその手法は各施設で統一されていない．

b 血清微量元素測定

味覚障害の原因として亜鉛欠乏が重要な因子の1つとして考えられており，一般的な知識として普及してきている．亜鉛はそれ以外の微量元素，特に鉄，銅，カルシウムなどとも相互作用を及ぼすため，それらの測定も不可欠である．測定は時間を一定に決めて評価していくことが必要である．

 Pitfall

電気味覚が軽度障害にもかかわらず，濾紙ディスク法が高度障害の場合，早期受容器障害や認知低下，中枢性障害などを考える．

 コツ

簡略化してでも両検査を行う方がよい．左右差がない場合は片側のみ測定する，溶液2から開始する，大錐体神経領域を省くなど工夫する．

4 治療

亜鉛欠乏性，特発性味覚障害に対して現時点でエビデンスをもつ治療は唯一，亜鉛内服療法のみである．亜鉛製剤として当科で製剤している硫酸亜鉛（$ZnSO_4・7H_2O$）300mg/日，ポラプレジンク（プロマック®）150mg/日（亜鉛34mg/日含有）を投与している．最低3か月間は投与して効果を評価するが，味覚検査と自覚症状の改善にはタイムラグがあり，あわせて評価する必要がある．薬剤性の場合，治療は原則原因薬剤の中止であるが，亜鉛キレート作用をもつ内服薬が中止できない場合は投与する亜鉛を増量して継続する．

自発性異常味覚や異味症のような質的な異常では漢方薬が功を奏することも経験する．

5 注意点

Cronkhite Canada症候群はまれな疾患ではあるが，初発症状として味覚異常を出現し，耳鼻咽喉科を受診することがある．また貧血疾患や中枢性疾患によるものも経験するため，全身疾患としてとらえることも時に必要である．

DON'Ts

- 電気味覚検査はペースメーカーや人工内耳装用者には行ってはいけない．
- 亜鉛内服療法の効果判定は短期間で確定してはいけない．

兵庫医科大学耳鼻咽喉科・頭頸部外科　**任　智美**

B 症状・症候のみかた

10 咽頭痛・嚥下痛

DOs

- 痛みの発症様式や性状などを把握しつつ，上咽頭から下咽頭・喉頭までの病変を念頭において診察しよう．
- 炎症性疾患では症状が急速に進行することがあるので，呼吸困難や嚥下困難に注意しよう．
- 痛みが持続する場合には器質的疾患や神経痛を疑って画像検査を行おう．

1 定義

咽頭の感覚神経は三叉神経，舌咽神経，および迷走神経であり，これらの神経が刺激されることで咽頭痛が生じる．咽頭は鼻腔，口腔，喉頭，食道などと連続していることから，これらの部位の病変により咽頭痛が惹起されることもある．また，咽頭の周囲の筋や骨の病変が原因となることもある．嚥下痛は嚥下器官の器質的病変や炎症性病変により生じることが多いが，しばしば咽喉頭異常感や嚥下困難などを伴う．

2 診断の進めかた

a 痛みの局在，発症様式

咽頭痛や嚥下痛は耳鼻咽喉科の外来診療において，一般的な症状である．患者は"のどが痛い"と訴えて受診するが，その病巣には口腔，上・中・下咽頭，喉頭など多くの部位が関与しうる．そこで，まず痛みの局在を詳しく聴取しなければならない．痛みの部位がどこに相当するのか，あるいはその左右差についての問診が重要となる．頸部や口腔・中咽頭を指などで圧迫することで痛みを誘発でき，局在診断に有用なことも多い．次に痛みの発症様式を聴取する．急性発症であれば急性炎症性疾患が疑われる．一方，発症が緩徐で進行性であれば器質性疾患や神経痛が，非進行性であれば慢性炎症性疾患が疑われる（図1）．

b 痛みの性状，随伴症状

痛みの性状や随伴症状は疾患を鑑別するうえで重要なポイントである．一般に，炎症性疾患では持続的な自発痛があり，それに嚥下痛が加わる．発熱や全身倦怠感などの全身症状を伴うこともあり，発症や進行も比較的急速である．時に咽頭や喉頭の病変が急速に進行して，呼吸困難や嚥下困難をきたす．痛みの程度は炎症の程度によって軽度から非常に高度まで様々である．器質性疾患では痛みは鈍痛が多く，緩徐に発症・進行することが多い．自発痛は軽度だが，嚥下痛を訴えることが多く，咽喉頭異常感，嚥下困難，血痰などの症状を伴いやすい．一方，神経痛はあくびや嚥下運動などに誘発されて起こり，数秒から数分，時に数時間持続する．多くは，刺されるようなあるいは切り裂かれるような強い痛みを訴える．

c 炎症性疾患

急性炎症性疾患としては急性咽頭炎および急性扁桃炎の頻度が高い．また，急性咽頭炎の一型として咽頭側索に強い炎症をきたす咽頭側索炎がある．咽頭粘膜の発赤や腫脹を伴い，扁桃炎では膿栓付着をみることが多い．扁桃炎は口蓋扁桃の炎症が主であるが，咽頭扁桃や舌扁桃が主病変となることもある．細菌感染による場合とウイルス感染による場合がある．扁桃炎が高度になると扁桃周囲炎や扁桃周囲膿瘍をきたす

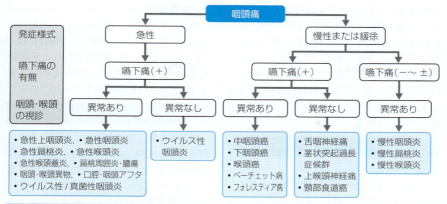

図1 咽頭痛の鑑別診断フローチャート

ことがある．それらの多くは片側性であり，耳や後頭部への放散痛を訴えることもある．また，高熱や開口障害，嚥下困難などを伴う．局所所見では，口蓋扁桃のみならず軟口蓋の発赤・腫脹を認め，病変の範囲を把握するうえでは造影 CT や MRI などの画像検査が有用である．また，咽後膿瘍や歯原性炎症が咽頭痛や嚥下痛の原因となることもある．

喉頭の急性炎症性疾患では急性喉頭炎が多いが，喉頭部痛は一般に軽度である．嗄声や咳などの症状を伴うことが多い．急性喉頭蓋炎は喉頭蓋の浮腫性腫脹を特徴とし，強い自発痛および嚥下痛をきたす．喉頭蓋腫脹が急速に進行して呼吸困難を呈することがあるので注意が必要である．

咽頭や喉頭の慢性炎症性疾患では，痛みは持続性で軽度である．咽喉頭違和感などの症状をしばしば伴う．粘膜のびまん性発赤や腫脹がみられるが軽度で，痛みの局在ははっきりしないことが多い．

d 器質的疾患

咽頭痛や嚥下痛においては悪性腫瘍などの器質性疾患の鑑別が重要である．悪性腫瘍では進行癌を除くと自発痛は軽度で，嚥下時の"しみるような痛み"や鈍痛，咽喉頭異常感を訴えることが多い．特に中咽頭癌や下咽頭癌ではこれらの症状を初発症状とすることもある．進行すると痛みは持続性となり，嚥下困難や血痰などの症状を呈する．

そのほかに頻度が高い器質性疾患として魚骨などの異物がある．異物では発症時期や局在がはっきりしていることが多いが，発症から時間が経過すると周囲の炎症を伴い異物の同定が困難となる．頸椎前方への骨棘増殖を特徴とするフォレスティア病も嚥下痛の原因となることがある．視診で咽頭後壁粘膜の突出が特徴的で，診断は比較的容易である．

e 神経痛

咽頭や喉頭に視診上明らかな異常を認めないにもかかわらず，突発的に電撃様の咽頭痛をきたす疾患として舌咽神経痛，茎状

咽頭痛や嚥下痛は咽頭炎や扁桃炎などの炎症性疾患によることが多いため，ともすれば器質性疾患に気が及ばないことがある．口腔や中咽頭はもとより，上咽頭や下咽頭，喉頭，頸部を含めた注意深い観察を普段より心がけることが重要である．

突起過長症，上喉頭神経痛などがある．痛みの持続は数秒〜数分のことが多いが，時に数時間のこともあり，発作性に痛みを繰り返すことが特徴である．あくび，くしゃみ，嚥下運動などが誘因となることが多く，扁桃窩や咽頭壁，舌骨外側端付近（いわゆるトリガーポイント）を刺激することでも痛みが誘発される．

3 検査

a 血液検査

自発痛が強い場合には急性炎症性疾患を疑って，血液検査を行う．膿瘍形成があると白血球数増加やCRP上昇が高度である．一方，ウイルス感染では細菌感染に比較してこれらの所見が軽度である．エプスタイン・バーウイルスや帯状疱疹ウイルスなどの抗体価測定も考慮する．

b 内視鏡検査

鼻腔から下咽頭，喉頭までの内視鏡による視診は診断上必須の検査である．器質的疾患が疑われる場合には舌突出や頸部回旋などを指示して，死角となりやすい舌根部，喉頭蓋谷，梨状陥凹，輪状後部等を詳細に観察する．狭帯域光観察（narrow band imaging：NBI）などの画像強調法も早期癌の診断に有用である．

c 画像検査

炎症症状が高度で膿瘍形成などが疑われる場合や痛みが長期間持続する場合には，CTやMRI等の画像検査を行う．茎状突起過長症やフォレスティア病などの骨病変ではCTの3D再構成画像が有用である．

4 注意点

咽頭痛や嚥下痛の原因は多岐にわたり，咽頭や喉頭の視診にても異常を指摘できない病変も少なくない．一度だけの診察で"特に悪いところはない"と判断することは避けなければならない．異常を指摘できない場合でも少し期間をあけて，再度診察することで診断に至ることがある．症状が長期にわたって持続する場合にはCTやMRI検査も考慮すべきである．

5 患者・家族への説明

急性炎症性疾患で咽頭痛や嚥下痛が高度な場合や炎症所見が高度な場合には，病変が急速に進行して呼吸困難や嚥下困難を呈する場合があるので，入院治療などによる厳重な経過観察の必要性を説明する．一方，痛みが持続する場合には視診上明らかな異常が認められなくても，定期的な経過観察の必要性を説明する．

DON'Ts

- ☐ 口腔や咽頭の視診だけで診断してはいけない．喉頭・下咽頭などの観察や頸部・咽頭の触診も忘れずに行うこと．
- ☐ 一度だけの診察では，咽頭や喉頭に明らかな異常所見がなくても"悪いところはない"と決めつけてはいけない．少し期間をあけて経過をみることが重要．

高知大学医学部耳鼻咽喉科　**兵頭政光**

B 症状・症候のみかた

11 いびき

DOs

- [ ] いびきは睡眠呼吸障害のよい指標であり，いびきのひどさは上気道狭窄の程度を現す．習慣性いびきは睡眠時無呼吸症候群の予備群と考える．
- [ ] いびきの原因として，肥満は主要因子であるが，必ずしも肥満が原因とは限らない．肥満に加え，小下顎，扁桃肥大，鼻閉，睡眠体位が単独，または様々な割合で複合していびきを形成する．
- [ ] いびきは局所の問題のみならず，全身性疾患との関連がある．先端巨大症，甲状腺機能低下症，多系統萎縮症等では，症候の1つとしていびきが重要である．

1 いびきとは

a いびきと上気道狭窄は相関

いびきは睡眠呼吸障害のよい指標であり，いびきのひどさは上気道狭窄の程度を現す．睡眠時呼吸障害例でのいびきの強さと食道内圧変動の関係を調べると両者は高い相関（$r=0.89$）を示す．いびきの病態は次のように説明される．入眠とともに上気道を構成する骨格筋の緊張が弛み，上気道の保腔力が弱まって圧変動の影響を受けやすくなり，気道が狭まる．特に仰臥位では，軟口蓋や舌根が後方へ沈下して咽頭腔の狭窄が増す．上気道に構造的または機能的異常がない健常者では，この程度の生理的な上気道狭窄では，睡眠中に必要な換気は安静呼吸力で維持され，寝息または時折軽いいびきを生じる程度である．上気道にさらなる狭窄が加わると，睡眠時の安静呼吸運動では必要量の換気が妨げられ，持続性のいびきや，換気阻止（無呼吸）と，続いて起こるいびきを伴う過換気からなる睡眠時無呼吸が生じる．

b いびきと睡眠時無呼吸症候群

いびきと睡眠時無呼吸症候群との関連は極めて密接で，睡眠時無呼吸症候群の症状としていびきは必発であり，習慣性いびき症患者は睡眠時無呼吸症候群の予備群とみなされる．

2 いびきの原因

いびきの原因として，肥満は主要因子であるが，必ずしも肥満が原因とは限らない．肥満，小下顎，下顎後退，扁桃肥大，鼻閉（鼻中隔彎曲，鼻アレルギーほか），仰臥位睡眠等が単独，または様々な割合で複合して，気道を狭小化し，いびきの原因となる．

a 肥満

肥満は外に肥大するのみでなく，咽頭側壁，舌根組織に脂肪が沈着し気道狭窄をもたらす．

b 下顎と気道

下顎後退，小顎症では，直接的に舌根部での気道が狭く，いびきの原因となる．頭蓋底に対する下顎の角度（顔面軸と称す）をみると，白人の平均値は90°であるのに対し，日本人の平均値は86°であるため，4°分後退しており，舌根部での気道がその分狭小化している．さらに無呼吸患者の平均値は76°であり，気道がもともと狭小化しているので，肥満を合併しなくても，または軽度の肥満でいびきや無呼吸を発症すると推測されている．

c 扁桃肥大

アデノイド・口蓋扁桃肥大は，特に小児ではいびきや無呼吸の主要原因となる．特にアデノイドは直接的に鼻呼吸を障害し，呼吸障害のみならず睡眠障害をきたし学習障害，多動，注意力低下等の悪影響を及ぼす．

d 全身疾患に関連したいびき

全身疾患に関連したいびき（表1）として，甲状腺機能低下症を忘れてはいけない．甲状腺機能低下症の臨床症状として，いびき，日中傾眠，全身倦怠感，記憶力の低下などがあるが，これらは睡眠時無呼吸症の症状でもある．

また，多系統萎縮症では反回神経麻痺による声門狭窄のために高度の睡眠呼吸障害を合併することがある．これらの例では声帯の外転障害を認め，睡眠時には吸気性に声門が狭窄し，「がちょうの首を絞めたような」と形容される，高調性の苦しそうないびき音を生ずる．

薬物もいびきの原因となるが，特にアルコールは横隔膜筋に影響を与えず上気道筋活動を選択的に抑制し，鼻粘膜の充血，鼻閉を誘発していびきを生ずる．

3 いびきの診断

図1に診断のフローチャートを示す．短時日のいびきが対象ではなく，1〜2か月以上，断続的，または継続的にいびきがある場合を対象とした．

a 問診

ベッドパートナーなどからの問診が望ましい．問診では，一晩のいびき回数，無呼吸の合併の有無，いびきの出現時期，体位の影響，ベッドパートナーの苦痛度などを聴取する．いびきの状態をスマートフォンのビデオモードで記録し持参してもらうと有用である．その際，顔と胸の動きを同時に入れるとよい．多系統萎縮症や甲状腺手術後の反回神経麻痺による声門狭窄では，いびきの際に開口していないことが特徴的である．

b 検査

上気道の視診や鼻咽喉頭の内視鏡検査，鼻腔通気度検査，簡易睡眠呼吸モニター，睡眠ポリグラフ等による精査を行い，いびきの発生源，重症度ならびに治療法を選択する．

睡眠ポリグラフ検査等で，無呼吸＋低換気指数（AHI）が，1時間当たり5以下であっても，持続的にいびきが記録されている場合には，睡眠呼吸障害として考えておくことが大切である．

表1 いびきの原因

上気道の狭窄に関連したいびき
肥満
小下顎，下顎後退
アデノイド・口蓋扁桃肥大
鼻閉（鼻中隔彎曲，鼻アレルギーほか）
仰臥位睡眠

全身疾患に関連したいびき
甲状腺機能低下症
多系統萎縮症（脊髄小脳変性症）
先端巨大症
アーノルド・キアリ奇形

薬物に関連したいびき
アルコール飲用
精神安定剤，抗うつ薬

☑ 多系統萎縮症

多系統萎縮症という病名はオリーブ橋小脳萎縮症，線条体黒質変性症，シャイドレージャー症候群という3つの病名の総称である．この3つの病気は前景に立つ症状が異なるが，脳の病理変化が共通していることから，まとめて多系統萎縮症とよばれている．

第3章 研修で学ぶべき症状・症候のみかた

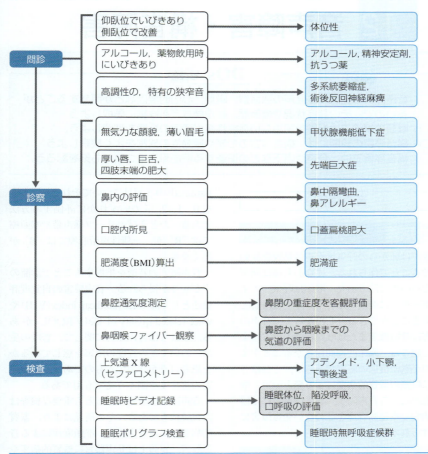

図1 いびきの鑑別診断フローチャート

DON'Ts

- [ ] いびきの原因が肥満とは限らない．痩せていても，高度の睡眠呼吸障害を呈することがある．
- [ ] ホルモン異常（甲状腺機能低下症，先端肥大症）の初発症状が，いびき，無呼吸であることが多いことを忘れない．
- [ ] 多系統萎縮症の狭窄性いびきを，軟口蓋部でのいびきと誤診しないこと．

中部大学生命健康科学研究所　**宮崎総一郎**

B 症状・症候のみかた

12 音声障害・構音障害

> ## DOs
> - 音声障害の発症には発声の悪習慣，喫煙，心因的要因などが関与することが多いので，その発症状況や職業歴，喫煙歴などを詳細に聴取しよう．
> - 喉頭の視診では異常を認めない機能性音声障害の特徴を理解しよう．
> - 構音障害の診断には，構音器官の形態や運動性の異常をよく観察しよう．
> - 構音障害では，発声や嚥下などの関連する機能障害についても気を配ろう．

音声障害

1 定義

　音声は肺からの呼気流が声帯粘膜を振動させることで作られる．すなわち肺は発声のための動力源であり，喉頭は呼気のエネルギーを声に変換するエネルギー変換器と考えることができる．したがって，音声の障害は呼吸機能または喉頭機能の障害によって起こる．臨床的に問題となることが多いのが喉頭機能の障害であるが，それはさらに喉頭の器質的病変による発声障害，喉頭麻痺による音声障害，および声帯には器質的病変や運動麻痺を認めない発声障害に分けられる（図1）．

2 診断の進め方

a 音声機能の評価

　声の障害を訴える患者を診察する際には，まず呼吸機能の状態を確認する．呼吸機能の低下があると大きな声を出せなかったり，声の持続時間が短くなる．次いで，声質の評価を行うが，正常な音質の基準は性別や年齢によって異なるため，音声を検者が聞き取って音声障害の特徴や程度を判定する方法としてGRBAS尺度（聴覚心理的評価法）がある．これは嗄声の総合的異常（grade），粗糙性（rough），気息性（breathy），無力性（asthenic），努力性（strained）の5項目についてそれぞれ障害度を0，1，2，3のいずれかに評価する方法である．たとえばポリープ様声帯や喉頭癌では"R"が，一側性声帯麻痺では"B"が悪くなる．

　音声障害の特徴を把握することで診断の手がかりが得られる．音声障害の自覚度評価法としてはvoice handicap index（VHI）やvoice-related quality of life（V-RQOL）がある．これらは音声障害に関して，普段の生活においてどの程度の障害を感じているかを患者自身が評価するものであり，音声障害の重症度を測るうえで有用である．

　音声障害の診断でもっとも重要な検査は内視鏡検査である．その所見により，器質的病変による音声障害，喉頭麻痺による音声障害，視診上は発声器官に器質的病変や麻痺を認めない機能性音声障害に分けられる（図1）．

b 器質的病変による音声障害

　声帯の隆起性病変は音声障害の原因としてもっとも頻度が高い．声帯ポリープや声帯結節は声の濫用や酷使が原因となることが多く，声帯結節は両側声帯に病変が生じる．声帯嚢胞は粘膜下に嚢胞を生じ，広基性の声帯腫瘤を呈する．これらは声帯の前1/3の部位に生じることが多く，発声時の声門閉鎖不全による気息性嗄声を特徴とする．ポリープ様声帯は喫煙・飲酒・声の濫用を原因とし，膜様部声帯がほぼ全長にわ

第3章　研修で学ぶべき症状・症候のみかた

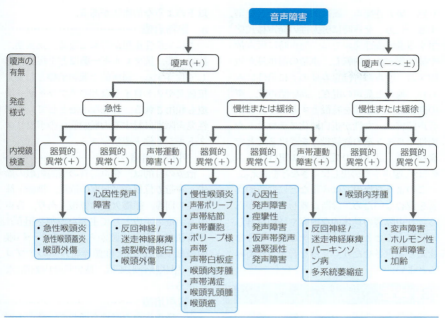

図1　音声障害の鑑別診断のフローチャート

たって浮腫性に腫脹し粗糙性嗄声を呈する．喉頭肉芽腫は力み発声，慢性の咳払いや咳嗽，胃食道逆流症，気管挿管などを原因とし，声帯後部に病変を生じる．咽喉頭異常感を伴うことが多い．声帯粘膜の過角化による白色硬化性病変を呈する声帯白板症は喫煙者に多い．声帯溝症は声帯遊離縁のやや外側に前後に走る溝状の病変である．溝の部分での声帯粘膜波動の障害と発声時の声門閉鎖不全をきたす．

腫瘍性病変としては喉頭乳頭腫および喉頭癌が多い．喉頭乳頭腫は小児期に発症することが多く，しばしば多発する．喉頭癌は喫煙歴を有する高齢男性に多い．いずれも進行性の嗄声を呈する．炎症性疾患では上気道炎に引き続いて起こる急性喉頭炎や喫煙などを原因とする慢性喉頭炎があり，声帯粘膜のびまん性腫脹を呈する．

c　声帯麻痺による音声障害

声帯の運動麻痺により，発声時の声門閉鎖が不十分となることで気息性嗄声をきたす．反回神経または迷走神経の麻痺により生じるため，頭部，頸部，胸部の手術既往の有無の聴取が重要である．また，同部位の悪性腫瘍（甲状腺癌，食道癌，肺癌，縦隔リンパ節転移など）の神経への浸潤，胸部大動脈瘤，帯状疱疹ウイルスなどが原因となることも少なくない．嗄声を初発症状としてこれらの疾患の診断に至ることもあり，原疾患が不明な場合には造影CTやMRIによる画像診断や血清学的検査などによる原因検索が不可欠である．

d　声帯に異常のない機能性音声障害

声帯に器質的な異常や運動障害を認めないにもかかわらず，声の障害を呈する疾患である．精神的外傷や強いストレスなどの心因的要因が関与する心因性難聴では，弱々しく高度の気息性嗄声を呈する．痙攣性発声障害は発声時に声帯が不随意的に内転または外転することで声の途切れやつま

り感，努力性嗄声，断続的な失声などを呈する．一方，発声時に努力性の発声様式を呈する過緊張性発声では，発声時に仮声帯や披裂部が強く内転し，声帯の前後長が短縮する．変声障害は思春期の主に男性にみられ，地声と裏声の混在，高い話声位，声の翻転などの症状を特徴とする．ホルモン音声障害は，女性が蛋白同化ステロイドや両性ホルモン剤の継続投与を受けることで発症する．話声位の低下などの男性化音声のほか，嗄声や声の出しにくさなどを訴える．

このような疾患では声帯などに器質的異常を認めないため，診断が難しいことがある．音声障害の具体的な内容や誘因を詳しく聴取するとともに，ピッチなどの条件を変えて発声させたり，文章を音読させてみるとよい．

3 検査

音声障害の診断においては喉頭の器質的病変や運動麻痺の有無を観察することが必要であるが，喉頭ストロボスコープ検査による発声時の声帯粘膜波動の観察が病態評価に有用である．発声時の声門閉鎖や粘膜波動の状態などを観察する．発声機能検査では最長発声持続時間(MPT)が発声時の声門閉鎖の状態の評価に有用である．正常では男性が20～40秒，女性が15～30秒で声門閉鎖が不良な場合には短縮する．空気力学的検査では発声時平均呼気流率(MFR)が発声時の声門閉鎖状態をよく反映する．声門閉鎖不全があるとMFRは増大する．音響分析では周期変動指数(PPQ)，振幅変動指数(APQ)，調波雑音比(HNRなど)が指標となり，音声障害があるとPPQおよびAPQは上昇し，HNRは低下する．

4 治療

音声障害の治療の目的は，発声時の声門閉鎖と粘膜波動を正常化させることであり，以下のような治療法がある．

a 薬物治療

主に炎症性疾患が対象となる．抗菌薬，抗炎症薬，抗アレルギー薬などを疾患に応じて投与する．局所的な薬物治療として，抗菌薬やステロイドなどのネブライザー治療も頻用される．特殊な治療として，痙攣性発声障害に対する内喉頭筋へのボツリヌストキシン注入療法がある．

b 外科的治療

治療の目的は，発声器官の病的組織の除去，声帯の位置や緊張度の矯正，神経・筋機能の回復，組織欠損の修復であり，音声障害治療の手段として主要な役割を担う．手術法は，喉頭内腔からのアプローチ(喉頭微細手術など)と喉頭枠組みへのアプローチ(甲状軟骨形成術，披裂軟骨内転術)などがある．

c 音声治療

声の衛生指導や訓練を通じて，発声の習慣や方法を変化させ，声の改善を図る治療法である．治療のステップとしては，患者に発声のメカニズムや音声障害の原因に対する理解を促すこと，音声障害の要因となる発声の悪習慣や声の乱用を除去・回避させること(声の衛生指導)，および発声に必要な呼吸機能訓練や発声時の声帯の緊張や位置を随意的に調整すること(音声訓練)からなる．音声治療においては言語聴覚士の役割が大きい．

5 注意点

音声障害の診断においては器質的異常を認めない機能性音声障害が少なくないので，注意が必要である．治療においては患者の年齢や性別，社会的状況，音声に対するニーズなどを考慮しながら，薬物治療，外科的治療，および音声治療を選択・併用する．

6 患者・家族への説明

音声障害は器質的病変に基づくもの以外

にも多くの原因があり，日頃の生活習慣や発声習慣にも影響を受ける．また，一度改善しても再悪化することがあり，長期間にわたる継続治療を要することも少なくないことを説明する．患者の治療へのモチベーションを維持させることも重要である．

構音障害

1 定義

構音とは声道を構成する器官(舌，軟口蓋，口唇，下顎など)を動かして声道の形態を変化させ，喉頭原音より音素を生成することをいう．構音障害はこの過程の障害により，適切でない語音が生成され，それが習慣化している場合を指す．その原因によって，構音器官の器質的病変に基づく器質性構音障害，構音器官の運動が障害されることによる運動障害性構音障害，およびこれらのいずれも認められない機能性構音障害に分けられる．なお，精神発達遅滞や聴力障害も言語習得の障害に構音や韻律などの障害を伴うが，これらは言語障害としての側面が強いので，ここでは省略する．

2 診断の進め方 (図2)

a 聴覚的評価

病歴を聴取する際に患者との会話を通して開鼻声の有無，音素の歪み・置換・省略・間違いの有無，発話速度などを把握する．開鼻声が疑われるときは，/papapa/ などの発語を指示し，鏡などを鼻孔の下に置いて鏡面の曇りの有無を観察する．構音運動の評価には /papapa/, /tatata/, /kakaka/ などの発語指示が有用で，流暢性や明瞭度，発話速度などを評価する．より負荷をかけた発語としては /pataka/ がよく用いられる．

b 視診による評価

舌圧子を用いて /a/ 発声時の軟口蓋挙上の程度や左右差を観察する．発声時に咽頭

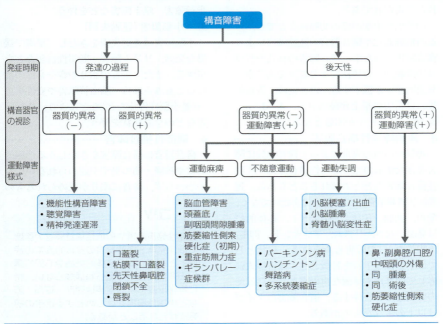

図2 構音障害の鑑別診断のフローチャート

後壁粘膜が健側に引かれるカーテン徴候の有無も重要である．舌の観察では萎縮や線維束攣縮の有無をみる．次いで舌運動を指示して運動の巧緻性や左右差を観察するとともに，開口度や口唇の運動性もみる．次いで経鼻内視鏡により，構音器官の器質的疾患の有無，発声時の鼻咽腔閉鎖，舌根部や咽頭後壁の運動性などを観察する．

c 器質性構音障害

構音器官の形態的異常により正常音が作れないもので，口蓋裂・粘膜下口蓋裂・先天性鼻咽腔閉鎖不全症など先天性のものと，外傷・腫瘍・手術などに起因する後天性のものがある．口蓋裂では呼気の鼻腔漏出による開鼻声や異常構音がみられる．異常構音では声門破裂音，咽頭摩擦音，咽頭破裂音，口蓋化構音，側音化構音などがある．これらは本来の構音点にて破裂音や摩擦音を作ることができないため，代償的に構音方法や構音点を変えることによって学習された歪んだ音である．

口腔癌や中咽頭癌の切除後などでも，声道の形態変化や構音器官の運動障害により構音障害をきたす．構音障害の様式や程度は切除範囲や再建法により様々であるが，発語明瞭度が低下する．たとえば，舌癌術後には舌尖の挙上が障害され，/t, d, n, ts, dz, r/ の産生が困難となる．

d 運動障害性構音障害

神経や筋肉の異常によって構音運動に障害をきたすもので，麻痺性構音障害や運動性構音障害などとよばれることもある．運動障害性構音障害では構音障害だけでなく，発声，共鳴，韻律（プロソディ，具体的には発話の速さ，リズム，アクセント，抑揚，流暢性など）の障害もみられる．症状としては不正確な子音を特徴とし，障害様式に応じて開鼻声や単調な声の高さ，発話速度の変動などを合併する．構音障害のタイプは以下のようなものがある．

1) 錐体路系（運動麻痺）

脳血管障害が多いが，上位ニューロンの障害（仮性球麻痺）では構音器官の筋緊張亢進や痙直がみられる．発話速度は遅くなり，アクセントは減弱する．舌咽・迷走・舌下神経の麻痺を伴う球麻痺では弛緩性構音障害をきたし，開鼻声などを生じる．下位運動ニューロン障害による進行性球麻痺では軟口蓋麻痺による開鼻声などの弛緩性構音障害を呈する．障害が上位運動ニューロンにも及ぶ筋萎縮性側索硬化症では，舌の運動障害や萎縮などによる球麻痺症状を初発症状とすることも多い．重症筋無力症では，開鼻声や緩徐で不明瞭な構音を呈する．

2) 錐体外路系（不随意運動と筋硬直）

筋緊張の調節障害をきたす．パーキンソン症候群では筋硬直を，ハンチントン舞踏病などでは不随意運動をきたす．発話は緩慢，単調で不明瞭となり，アクセントも減弱する．構音障害以外にも手足のふるえや，歩行障害，嚥下障害などを伴う．

3) 小脳障害（運動失調）

小脳障害は運動失調をきたし，単調で緩慢な発話，リズム障害，断綴性言語などを呈する．また，子音の誤りや音や音節の乱れなどもみられる．脳血管障害や変性疾患（脊髄小脳変性症など）などにより，歩行障害などの全身症状を伴う．

e 機能性構音障害

構音器官に構音障害をきたしうる形態的異常や神経・筋の異常が認められないにもかかわらず，構音に誤りが認められるもの

 コツ

機能性発声障害や機能性構音障害の診断では，発声・構音器官の器質的異常の評価とともに，他の身体機能や心因的誘因の有無にも気を配らねばならない．特に声帯麻痺による嗄声は頸部，縦隔，肺などの悪性腫瘍をはじめとする疾患の初発症状となることがある．

である．音の置換や省略により正常音が獲得されない場合や，構音操作の誤りによる異常構音（側音化構音，口蓋化構音など）などがある．その原因として語音弁別能力低下，心理社会的問題などの様々な要因が関与する．音の誤りとしては，置換（サカナ [sakana] → タカナ [takana] など），省略（ナニカ [nanika] → アニカ [anika] など），歪み（[s] → [ʃ] など）がある．

3 検査

構音器官，すなわち口腔，鼻腔，咽頭，喉頭の視診が重要であり，口腔以外は内視鏡による観察が必要である．その際に，発語（/pataka/ など）させて構音器官の動きや構音の異常を観察する．

4 治療

原疾患が判明している場合には，それに対する治療を優先する．構音障害に対する治療としては，構音器官の運動性を改善させたり，代償的構音法の獲得を目指したりする構音訓練を行う．器質的異常による場合には外科的治療（鼻咽腔閉鎖不全に対する咽頭弁手術など）が有効な場合がある．

5 注意点

小児の場合，言語発達遅滞との鑑別が問題となる．身体運動機能の発達や家庭環境なども問診等により把握する必要がある．小児科との連携も必要である．一方，成人で徐々に進行する構音障害の場合には神経変性疾患などを鑑別する必要があり，神経内科などとの連携が重要である．

6 患者・家族への説明

構音機能のみならず，発声障害や嚥下障害，および歩行障害や四肢の筋力低下などの身体機能障害についても気を配るように説明する．症状が徐々に悪化する場合には早めにその情報を伝えるように促す．

DON'Ts

- 喉頭や構音器官に器質的異常がないからといって，「気のせい」や「精神的なもの」と決めつけてはいけない．
- 手術などの明らかな誘因がない声帯麻痺では，その原因検索を怠ってはならない．
- 後天性の構音障害は神経変性疾患などの初期症状となることがあり，咽頭や喉頭の診察のみで安易に診断してはならない．

高知大学医学部耳鼻咽喉科　**兵頭政光**

✓ 言語聴覚士

現在，主要な病院のほとんどには言語聴覚士（ST）が採用されていて，耳鼻咽喉科医と連携しながら診療にあたっている．ST の業務は各種聴力検査，人工内耳や補聴器装用後の聴覚訓練，音声・構音機能検査，音声・構音障害に対する機能訓練，嚥下機能評価および嚥下機能訓練，失語症や高次脳機能障害に対する機能訓練など多岐にわたっている．ある ST 養成機関のカリキュラムでは音声・言語・聴覚医学が計 75 時間，音声・言語・聴覚医学が講義 120 時間および演習・実習 30 時間，発声発語・嚥下障害学が講義 210 時間および実習 60 時間，などとなっており，医学科のこの分野の授業時間数と比較してもはるかに多い．小生は ST の国家試験問題作成に携わる機会があったが，その分野は広く，かつ非常に高いレベルの知識を要求される．このようなことから ST と一緒に仕事をしていると，教えることよりも教えてもらうことの方が多いくらいであり，とても頼りになる"相棒"である．

B 症状・症候のみかた

13 咽喉頭異常感

DOs

- 咽喉頭異常感をきたす要因としては，局所的要因，全身的要因，精神的要因の3つがあり，局所的要因が80%程度である．
- 不定愁訴として取り扱うのではなく，常に器質的疾患の除外を念頭において診察する．
- 悪性腫瘍の存在を決して見落とさない！

1 咽喉頭異常感とは

咽喉頭異常感は耳鼻咽喉科・頭頸部外科領域の診療では頻度の多い症状の1つである．患者により具体的な訴えは様々であるが，「のどの奥にからんだ感じ」「のどの奥がムズムズする」「のどにイガイガする感じがある」「のどのどこかに何かが貼り付いている感じ」「のどの奥に大きな塊があるような感じ」「のどを手でしめつけられているような感じ」などが代表的な訴えである．一般人の10〜27%が自覚するといわれる，ありふれた症状の1つであるが，咽喉部は外界からの刺激にさらされやすいことから，ひとたび異常を感じると訴えは持続しやすい傾向がある．

2 咽喉頭異常感の病態・病因

咽喉頭異常感は一見，咽喉における様々な不定愁訴であるが，表1にあるように原因となる疾患は多岐にわたる．要因としては，局所的要因，全身的要因，精神的要因の3つがあり，局所的要因が80%程度とされる．鼻炎や慢性副鼻腔炎などの鼻・副鼻腔疾患，慢性扁桃炎や慢性咽頭炎などの咽喉頭疾患を原因とすることが多く，これらで約50%を占めるという報告もある．しかし腫瘍を含めた甲状腺疾患や喉頭癌・下咽頭癌などが原因となっていることもあるため注意が必要である．悪性腫瘍の発見される頻度は，異常感を訴える患者の3〜4%とされている．近年では胃食道逆流や咽喉

表1 咽喉頭異常感の原因となりうる疾患

1. 局所的要因	1) 鼻・副鼻腔疾患	アレルギー性鼻炎，慢性副鼻腔炎
	2) 咽頭疾患	慢性咽頭炎，慢性扁桃炎，口蓋扁桃肥大，舌根扁桃肥大，中・下咽頭腫瘍（癌）
	3) 喉頭疾患	喉頭アレルギー，喉頭蓋嚢胞，喉頭肉芽腫，喉頭腫瘍（癌）
	4) 甲状腺疾患	橋本病，単純性甲状腺腫，バセドウ病，亜急性甲状腺炎，甲状腺腫瘍（癌）
	5) 食道疾患	胃食道逆流症，食道異物，食道憩室，食道癌
	6) 骨性疾患	過長茎状突起，頸椎異常
2. 全身的要因		鉄欠乏性貧血，自律神経失調，糖尿病，内分泌機能障害，更年期障害，薬物の副作用
3. 精神的要因		癌不安，心身症，神経症，統合失調症

頭酸逆流症が原因となるものも増加している．

局所疾患や全身疾患の除外診断を行った結果，明らかな原因疾患を見出せない場合は，真性の咽喉頭異常感症と診断する．

3 診断の手順

a 問診

咽喉頭異常感の性状，出現状況を詳細に問診する．また異常感のある部位が限局しているか，漠然としたものかも問診する．

b 視診・触診

鼻腔，口腔，咽頭，喉頭の視診と頸部の視診・触診を行う．視診では局所的要因となる炎症所見や腫瘍性病変の有無に注意する．頸部では，特に甲状腺，頸部リンパ節の触診に細心の注意が必要である．

c 検査

1) 内視鏡検査

咽喉頭の詳細な視診のためには，内視鏡検査が必須である．粘膜の炎症所見のほか，咽喉頭酸逆流や喉頭アレルギーの所見，表在癌を含めた腫瘍性病変の有無を確認する．詳細な観察と画像の保存のためには，電子内視鏡が有利である．可能な施設ではnarrow band imaging（NBI）などを併用すると

コツ

咽喉頭異常感を訴える患者の70％前後は癌不安をもつとされる．したがって癌を含めた原因となる疾患の関与を示唆する症状の有無を詳細に問診することは，単に情報収集の手段ではなく，その過程が同時に治療の性格をあわせもつ．

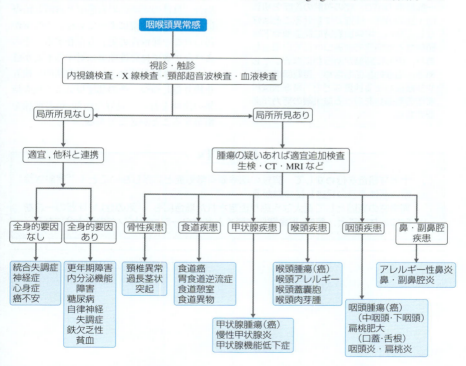

図1 咽喉頭異常感の診断のためのフローチャート

よい．中咽頭の視診には，坐位で患者自身に舌を前方に牽引させ，口から内視鏡を入れ前方から観察する．下咽頭の視診では，坐位で患者に顎を引き前屈し頸部を回旋した姿勢をとらせ，バルサルバ法を行う（modified Killian's method）．

2） X線検査

副鼻腔炎の有無の確認のため，鼻・副鼻腔のX線検査を行う．また頸部側面X線検査では，頸椎の骨棘の有無や癒合・変形の有無を確認する．

3） 頸部超音波検査

甲状腺，頸部リンパ節腫脹の有無を明らかにするためには頸部超音波検査が有用である．特に甲状腺については，咽喉頭異常感を訴える患者の40％には甲状腺疾患がみられるとされることから，血液検査とあわせて頸部超音波は必須の検査である．

d　主な原因疾患の鑑別

以上の手順に従い，原因と思われる特定の疾患が疑われた場合には，さらに必要な検査を追加する．図1に診断のフローチャートを示す．

4　治療方針

局所疾患や全身疾患，あるいは精神疾患など原因となる疾患が想定される場合は，各々に対して治療を行う．その際，精神神経的な増悪因子により異常感が修飾・増強されていることもあるため，関連他科との連携を密にすることも重要である．咽喉頭異常感の原因となる疾患がはっきりしない場合，真性の咽喉頭異常感症と診断し治療にあたるが，投薬によっても症状の改善が得られない難治性の患者も存在する．そのような患者では悪性腫瘍に対する不安が強い．耳鼻咽喉科医師としては定期的に検査を繰り返しつつ，その都度根気よく検査結果の説明を行い，良好な医師-患者関係を構築することが必要である．

Pitfall

一般診療の中で，癌の有無の診断を初診時1回の診察・検査ですませることは好ましくない．中咽頭癌特に側壁型や下咽頭癌などは初診ではみつけにくい場合もあり，のちに腫瘍が明らかになることもある．治療的診断も含め，複数回の通院や多岐にわたる検査などで，耳鼻咽喉科疾患の見逃しを避ける最大限の努力が必要である．

DON'Ts

- 十分な検査を行わずして，真性の咽喉頭異常感症と診断しないこと！　安易な診断は悪性疾患の見逃しにつながる．
- 異常感の原因として重大な疾患が否定された場合にも，「気のせい」などの一言を口にしないこと．医師-患者関係を崩すとドクターショッピングの引き金になる．

山口大学医学部耳鼻咽喉科　**原　浩貴**

B 症状・症候のみかた

14 呼吸困難

> **DOs**
> - 耳鼻咽喉科領域の呼吸困難をきたす疾患は成人と小児では異なる場合が多い．
> - 成人と小児の呼吸困難の診断には喉頭内視鏡検査が第一選択である．
> - 耳鼻咽喉科領域に異常がなければ呼吸器疾患や循環器疾患を考慮する．

1 呼吸困難の種類

呼吸困難をきたす疾患には口腔・咽頭・喉頭・気管領域に気道を閉塞させる腫瘍や炎症・異物などの占拠性病変が生じるか外傷や先天性疾患で気道の枠組み自体が狭くなる器質性疾患と，両側声帯正中固定による声門狭窄や肺機能・心機能が低下する機能性疾患がある．呼吸困難をきたす耳鼻咽喉科領域の疾患は成人に多いが，成人と小児では疾患が大きく異なるため，成人と小児に分けて鑑別診断を行うと整理しやすい．

2 成人の呼吸困難

成人の呼吸困難の診断には，まず喉頭内視鏡による上気道の視診を第一に行う．呼吸困難の原因には喉頭・下咽頭癌および急性喉頭蓋炎による気道の閉塞，および悪性腫瘍の両側反回神経浸潤や神経・筋疾患による両側声帯麻痺などが挙げられる．図1に成人の呼吸困難に対する鑑別診断のフローチャートを示す．

3 小児の呼吸困難

小児の上気道の特徴は，①内腔が成人より狭いこと，②気道粘膜や粘膜下組織が粗で浮腫を起こしやすいこと，③酸素消費量が成人より多いために呼吸困難が起こりやすいことである．小児ではわずかな気道内腔粘膜の浮腫でも容易に呼吸困難が生じることを銘記すべきである．

小児の呼吸困難は先天性疾患と後天性疾患に分類できる．生後まもない呼吸困難であれば，喉頭・気管軟弱症，両側声帯麻痺，喉頭横隔膜症，声門下・気管狭窄症，後鼻孔閉鎖症などの先天性疾患が考えられ，喉頭内視鏡検査のみで確定診断が得られる．呼吸困難が高度であれば，酸素を投与しながら診察を行い，気管内挿管の準備を行っておく必要がある．他方，後天性疾患には高度のアデノイド増殖症，口蓋扁桃肥大，急性喉頭蓋炎，声門下喉頭炎，咽後膿瘍，喉頭・気管支異物などがある．これらの疾患のうち，進行性に呼吸困難が増強する疾患は急性喉頭蓋炎，声門下喉頭炎，咽後膿瘍などの急性炎症疾患である．図2に小児の呼吸困難に対する鑑別診断のフローチャートを示す．

 Pitfall

喉頭癌声門下進展の呼吸困難症では気管に腫瘍が進展している症例がある．気管切開の際に腫瘍に切り込まないために，CTや喉頭内視鏡による腫瘍の下方進展範囲の把握が必要である．

 Pitfall

小児の両側声帯麻痺患者の中には声門後部癒着症が含まれていることがある．その多くは長期の挿管による披裂間部粘膜の瘢痕性癒着や輪状披裂関節の固着が原因であり，手術で改善する症例がある．

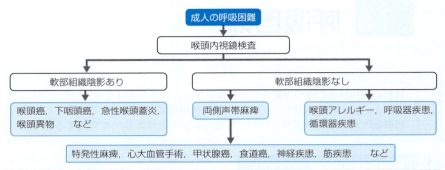

図1 成人の呼吸困難に対する鑑別診断のフローチャート

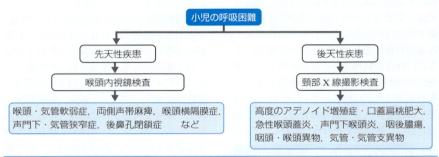

図2 小児の呼吸困難に対する鑑別診断のフローチャート

DON'Ts

☐ 乳幼児にいきなり喉頭軟性内視鏡検査を行った瞬間に窒息事故を起こした事例がある．乳幼児の重度な呼吸困難患者を診察する際には，酸素投与と挿管や気管切開など気道確保の準備を行いながら喉頭内視鏡検査を行うべきである．

久留米大学医学部耳鼻咽喉科・頭頸部外科　**梅野博仁**

☑ **機能性抜管困難症**
気管カニューレを長期間挿入した患者では気道狭窄がない場合でもカニューレを抜去すると呼吸困難感を訴えることがある．これはカニューレによる気道抵抗が少ない呼吸に慣れ，本来の気道抵抗がある自然呼吸に不安感を覚えるために生じる機能性抜管困難症である．この場合，カニューレを抜去せず，カニューレを塞いで鼻呼吸に慣れさせたあとにカニューレを抜去するとよい．

B 症状・症候のみかた

15 嚥下障害

> **DOs**
> - □ "嚥下障害"は症候名であり，その原因と病態をまず診断しよう．
> - □ 嚥下機能評価においては，咽頭・喉頭などの運動機能のみならず感覚機能も評価しよう．
> - □ 内視鏡検査と嚥下造影検査は嚥下障害の病態と障害程度を把握するための機能検査法として重要であり，代表的な所見を理解しよう．

1 定義

嚥下障害は，食物を摂取して口腔から胃まで搬送する運動の障害によって起こる症状を総称する．その嚥下運動は随意運動による口腔準備期および口腔期，反射運動による咽頭期，蠕動運動による食道期からなる．嚥下障害の原因は多岐にわたるが，大別すると器質性嚥下障害と機能性嚥下障害に分けられる．器質性嚥下障害は嚥下器官である口腔・咽頭・喉頭・食道あるいはその周辺組織の器質的病変により，食物の通過が障害されるものを指し，静的嚥下障害ともよばれる．腫瘍性疾患などが原因となるが，痛みにより嚥下運動が円滑に行えない場合も含まれる．機能性嚥下障害は嚥下に関与する神経・筋の機能障害により，嚥下器官の運動が不十分な場合や運動が協調的に行われない場合を指し，動的嚥下障害ともよばれる．また，意識レベルや認知機能の障害による口腔準備期や口腔期の随意運動が円滑に遂行できない場合もある．

2 診断の進めかた

嚥下障害の診断は原因診断と病態診断に分けられる．そのためには，症状の詳細な問診が重要で，具体的症状や発症様式，発症後の経過，基礎疾患や既往歴，手術歴，継続的な薬剤内服の有無を聴取する．重要な症状は誤嚥であり，その他嚥下困難，咽頭残留感，嚥下痛，鼻咽腔逆流などがある（図1）．

嚥下障害の診断を進めるうえでは，まず，意識レベルや認知機能，および身体機能の評価が必要である．これらの障害は摂食行動の問題にかかわるばかりでなく，検査や治療の実施にも影響がある．次に，嚥下器官の運動・感覚機能の評価を行う．口腔・咽頭所見では舌・軟口蓋の運動性のほか，咽頭絞扼反射の惹起性を観察する．筋萎縮性側索硬化症やパーキンソン病などの神経疾患では，舌の可動域低下や運動の巧緻性低下，構音障害などを伴うことが多い．

器質性嚥下障害では嚥下困難や嚥下痛を訴えることが多いが，誤嚥は一般に比較的軽度である．診断には嚥下器官の視診が重要で，口腔・咽頭所見では舌や軟口蓋の形態や可動性，口蓋扁桃腫大の有無などを観察する．次いで，経鼻内視鏡により上・中・下咽頭，喉頭を順に観察する．中咽頭や下咽頭の後壁粘膜が内腔に突出していれば頸椎の前方への骨棘突出（フォレスティア病）が疑われる．腫瘍性疾患を見逃さないために，舌根部や喉頭蓋谷を観察する際には舌突出を，下咽頭の観察時には頸部の左右回旋や頬ふくらましなどを指示するとよい．披裂部の粘膜浮腫にも注意が必要である．内視鏡検査で異常がみられない場合には食道疾患による嚥下障害を疑って，嚥下造影検査や上部消化管内視鏡検査に進む．嚥下造影検査は頸部食道癌，プランマー・

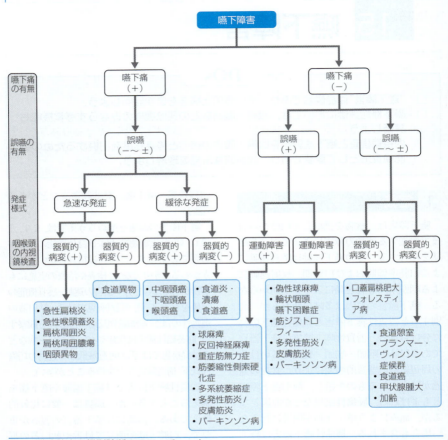

図1　嚥下障害の鑑別診断のフローチャート

ヴィンソン症候群，食道憩室などの器質的疾患の有無を観察することができる．

嚥下障害の多くは機能性嚥下障害であり，脳血管障害や神経筋疾患がその代表である．症状としては誤嚥が多いが，障害様式に応じて嚥下困難，咽頭残留感など様々な症状を呈する．嚥下障害様式としては，食物の咽頭への搬送障害，鼻咽腔閉鎖不全，喉頭挙上障害，声門閉鎖不全，咽頭収縮障害，食道入口部開大障害などによる口腔期および咽頭期障害を呈する．

3　検査

a　簡易検査

嚥下機能の概要を簡便に知ることができ，嚥下機能評価のためのスクリーニング検査，または補助検査法と位置づけられる．嚥下障害の原因や病態を診断することはできず，嚥下内視鏡検査や嚥下造影検査を実施できる場合には省略できる．

1）反復唾液飲みテスト（repetitive saliva swallowing test：RSST）

主に嚥下運動の惹起性をみる検査であり，

口腔内をごく少量の水または氷水で湿らせたあと，空嚥下をできるだけ多く反復するように指示し，その回数を数える．30秒間に2回以下であれば嚥下運動の惹起障害があると判定する．

2）水飲みテスト

少量の水を飲ませて，むせの有無や飲み方の異常などを判定する．嚥下障害の程度に応じて常温の水30mLや冷水3mLを用いる方法などがある．

3）血中酸素飽和度モニター

実際の食事場面や水・食物などを嚥下させた際の血中酸素飽和度を経皮的にモニターする．誤嚥があると血中酸素飽和度が低下することを応用したもので，一般的に2％以上の低下を有意とすることが多い．

b 嚥下内視鏡検査

嚥下器官である咽頭および喉頭を軟性内視鏡で観察することで，その機能や器質的病変の有無をみる検査であり，嚥下障害の評価においては必須の検査である（図2）．まず，非嚥下時に鼻咽腔閉鎖，咽頭や声帯麻痺の有無，喉頭蓋谷や梨状陥凹の唾液・食物残留の程度，声門閉鎖反射の惹起性，咽頭や喉頭の器質的疾患の有無を観察する．次いで，少量の着色水などの検査食を嚥下させて，早期咽頭流入の有無，嚥下反射の惹起性，嚥下後の咽頭残留の程度（咽頭クリアランス），誤嚥の有無と程度などを判定する．なお，咽頭期に咽頭収縮により内視鏡の視野が遮られてモニターが一時的に白くなるホワイトアウトは，嚥下反射の惹起のタイミングや咽頭収縮の指標となる．

c 嚥下造影検査

造影剤を嚥下させて，口腔・咽頭・食道などの形態および機能をX線透視により観察する（図3）．口腔準備期・口腔期・咽頭期・食道期のすべての期の嚥下運動を評価することができる．口腔準備期では食物の咀嚼や舌の運動性，口腔期では造影剤の口腔保持や口腔から咽頭への送り込みを観察する．咽頭期では軟口蓋運動や鼻咽腔逆流の有無，喉頭蓋谷や梨状陥凹の造影剤残留，誤嚥の有無と程度および誤嚥物の喀出の可否，喉頭挙上のタイミングと挙上度，食道入口部の開大性，舌根運動および咽頭収縮などを観察する．食道期では食塊の通過性や蠕動運動の状態，および器質的疾患の有無を観察する．

d その他

その他の嚥下機能検査として，嚥下運動に関与する筋の活動様式を観察する筋電図検査，嚥下時の咽頭や食道の内圧を測定する嚥下圧検査などがある．

4 治療

a 保存的治療

嚥下障害に対する治療の基本は保存的治療である．これには気道管理，栄養管理，口腔ケアおよびリハビリテーションが含まれる．気道管理では誤嚥物や下気道の分泌物の処理が重要で，その手段として気管切開が有用である．一方で，気管切開は喉頭挙上障害や気道感覚閾値の上昇などを引き起こし，嚥下機能にとってはマイナスの要因ともなる．このため，気管切開の必要性

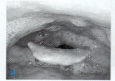 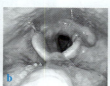 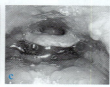 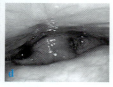

図2 代表的な嚥下内視鏡検査所見
a．喉頭蓋谷・梨状陥凹の唾液貯留　b．早期咽頭流入　c．嚥下反射の惹起遅延　d．嚥下後の着色水残留

の判断やその適切な管理が重要となる．栄養管理では中心静脈栄養，経鼻経管栄養，胃瘻などの手段があるが，近年は経皮的内視鏡下胃瘻造設術（PEG）が頻用される．胃瘻は高度の嚥下障害患者における代替栄養法としては有用であるが，嚥下機能の改善を目的とした治療ではなく，嚥下障害治療のゴールでもない．

口腔ケアは口腔内の細菌叢や真菌叢を減少させることで嚥下性肺炎の危険性を低下させる効果がある．また気道防御反射である咳嗽反射の閾値を低下させる効果もあり，嚥下障害に対する治療法としてのエビデンスは確立されている．リハビリテーションは食物を用いずに行う基礎訓練と，実際に食物を用いて行う経口摂取訓練とに分けられるが，基本的な考え方は代償，訓練，調整に分けられる．代償法には，食塊が健常な部位を通過するように促す，誤嚥を起こしにくい頭位・体位をとる，随意的に気道を閉鎖する，などがある．訓練法には，障害された嚥下器官の機能回復を図る訓練（感覚刺激，筋力増強，可動域拡大）や，健常な嚥下器官の機能増強を図る訓練などが含まれる．調整法には，食物による感覚刺激（味，温度，咀嚼）を強くすることや，食物の物性（粘度，潤滑性）の調整などがある．

これらを障害様式に応じて選択・併用する．

b　外科的治療

嚥下障害に対する外科的治療は，嚥下機能改善手術と誤嚥防止手術に分けられる．嚥下機能改善手術は発声などの喉頭機能を温存して，経口摂食能力を回復させることを目的とする．一方，誤嚥防止手術は嚥下障害が極めて高度，もしくは進行性で嚥下性肺炎を反復する例に対して行われる手術で，喉頭機能を犠牲にしてでも嚥下性肺炎を防止することを目的とする．

嚥下機能改善手術は咽頭期の障害が主な嚥下障害例が適応となり，咽頭期の運動を手術により補強あるいは代償するものである．輪状咽頭筋切断術は食道入口部括約筋である本筋を切断することで，食道入口部の食物通過を容易にする．喉頭挙上術は喉頭を手術的に下顎骨や舌骨に接近させることで，喉頭閉鎖や食道入口部開大の強化を図る．また，声帯麻痺があると嚥下時の声門閉鎖が不十分となるため，甲状軟骨形成術Ⅰ型などにより声帯を内方へ移動させて声門閉鎖を強化する．

高度の嚥下障害は慢性的な下気道感染をもたらし，嚥下障害患者の主要な死因となっている．誤嚥防止手術は，下気道と咽頭・喉頭を分離することで誤嚥物の気管内

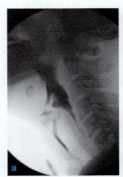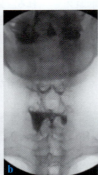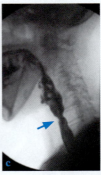

図3　代表的な嚥下造影検査所見
a．下咽頭の造影剤残留と誤嚥　b．梨状陥凹残留の左右差　c．食道入口部の開大障害

Pitfall

嚥下障害患者では嚥下障害の原因があらかじめわかっているとは限らない．下咽頭や食道の器質的病変や神経筋疾患では，嚥下障害が初発症状となることがある．嚥下機能の詳細な評価を行ったうえで，必要に応じて消化器内科や神経内科へのコンサルトも考慮する．

流入を防止する手術である．嚥下障害が高度でリハビリテーションや嚥下機能改善手術では十分な改善が得られない例が適応となる．嚥下機能の改善を直接の目的とした手術ではないが，誤嚥による気道感染のリスクを回避できることから，結果として経口摂取を可能にできる場合もある．

5 注意点

嚥下障害は原因や病態が多岐にわたり，さらに精神・身体機能や年齢によっても病態が変化する．嚥下機能検査結果の定量的な評価基準もまだ確立されていない．このため，画一的に治療方針を決定することは困難である．患者の生活環境や社会的活動の状況，介護環境などを考慮しながら治療目標を設定する．治療においては保存的治療，嚥下機能改善手術，誤嚥防止手術を段階的に考慮することが必要であるが，そのためには障害様式と重症度を適切に評価することが不可欠である．

6 患者・家族への説明

嚥下障害は疾患名ではないことから，その原因が何であるのかを説明する必要がある．嚥下機能検査時には検査食を嚥下させることから誤嚥のリスクがあることを説明する．患者や家族は"食べさせてほしい"と訴えることが少なくないが，認知機能や嚥下障害の病態によっては経口摂取を許可できない場合があることを，嚥下機能検査結果をもとに説明する．治療により嚥下機能がいったん改善した場合でも，常に誤嚥のリスクがあること，経過とともに嚥下障害が再悪化する可能性があることも説明する．

DON'Ts

- ☐ 口腔・咽頭・喉頭の感覚機能の評価を怠ってはならない．運動機能だけでなく感覚機能の評価が嚥下障害の病態診断に重要である．
- ☐ 嚥下障害の病態は様々な要因により変化する．一度だけの診察で結論を出してはならない．

高知大学医学部耳鼻咽喉科　**兵頭政光**

☑「嚥下」との出会い

筆者が30年あまり前に医師になって愛媛大学耳鼻咽喉科学教室に入局した当時の助教授が丘村熙先生であった．先生は音声を専門としていたが嚥下にも熱心に取り組んでいた．その頃は，嚥下という"つかみどころのない"分野に目を向けている研究者は極めて少なかったが，嚥下筋の形態学的研究，嚥下圧検査による嚥下障害の病態解析，嚥下障害に対する外科的治療などに精力的に取り組んでいた．関連病院勤務を経て大学に戻ったあとに，音声や嚥下のチームに入れてもらったことが現在の私の礎となっている．現在，嚥下障害は医療の分野で非常に大きな問題となっているが，30年以上も前にそこに着目していた先見の明には感心するしかない．丘村先生は若くして病気のため亡くなられたが，私にとっては研究や臨床ばかりでなく，医師としての責務や大学人としての心構えを説いてくれた恩師である．

16 頸部腫脹

> ## DOs
> - 鑑別診断として腫瘍性疾患，炎症性疾患，囊胞性疾患を頭に思い浮かべよう．
> - 頸部の触診は正面視で行おう．
> - 耳鼻咽喉科領域全般の所見を必ずとり，微小癌を見逃さないようにしよう．

　耳鼻咽喉科の一般外来では頸部腫脹を主訴とした患者が多くみられる．頸部腫脹の原因疾患としては腫瘍性疾患，炎症性疾患，囊胞性疾患などが挙げられる．また頸部腫脹を唯一の訴えとした場合も，咽頭痛などその他の症状を伴った場合もある．これらの鑑別には問診からはじまり頸部腫脹の視診，触診，画像検査，細胞診，組織診などの複数のプロセスを効率よく短時間で進める必要がある．

1 問診

　問診では頸部腫脹を自覚した時期，その後の増大傾向の有無，自発痛，圧痛の有無，随伴する症状の有無を確認する．また全身症状として発熱，倦怠感，体重減少，頸部以外の部分でのリンパ節腫脹の有無なども確認する．癌の鑑別には喫煙歴，飲酒歴，少量の飲酒で顔が赤くなる（あるいはなった）か（フラッシングの有無）といった情報が有用である．

2 視診

　頸部腫脹の部位，大きさ，皮膚の色調，皮膚の自壊の有無などを確認する．

3 触診の方法

　患者は坐位で正面視の姿勢を基本とする．しばしば患者は頸部を触診する旨説明すると，オトガイ部を上方に持ち上げた頸部伸展位をとるが，この姿勢では十分な触診はできない（図1a）．胸鎖乳突筋は伸展し硬くなり，内頸静脈周囲のリンパ節は触知しづらくなる．正面視の姿勢で患者の訴えのある部分をまず触診し（図1b），腫脹の長径×短径をノギスを用いて計測しカルテに記載する．次に腫脹の硬さ，圧痛の有無，波動の有無などを確認する．そして最後に頸部の上方から順に下方へと系統的に触診を進めていく．

　顎下部の触診であるが，顎下部は患者にいくぶん顎を引いた姿勢をとってもらい触診するとリンパ節を触知しやすい（図1c）．健常者でもこの姿勢で顎下部を丁寧に触診すると下顎角の前方1cmつまり下顎切痕のすぐ下方で顔面動静脈に隣接した部分にやや腫大したリンパ節を触知するのが一般的である．このとき顎下腺も触診する．そのままの姿勢でオトガイ下部の触診を行う．正中部で顎二腹筋前腹が交わる部分のすぐ背面にリンパ節腫大を認めることがあるのできちんと触診を行う．

　再度正面視させ耳下腺および上～下深頸部を触診する．耳下腺は両側の手指の腹で円を描くように回転させつつ触診する．内深頸部は胸鎖乳突筋を大きくつまみ上げるようにしてその裏面のリンパ節を触診する．副神経領域のリンパ節は胸鎖乳突筋の後縁より後方の皮下にあるので，つまむというよりは示指～薬指の指の腹で上方から下方へ撫でるようにして触診を行う．鎖骨上窩のリンパ節を触診する場合は，触診する側に頸部を少し傾けてもらうと触診を行いやすい（図1d）．甲状腺は両側の母指を用いて

第3章 研修で学ぶべき症状・症候のみかた

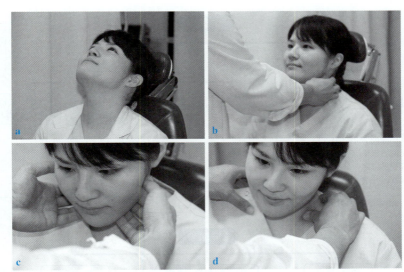

図1 触診の姿勢
a. 頸部伸展位．患者はしばしばこの姿勢をとるが，この姿勢では触診をしづらい．
b. 正面視の姿勢．触診の基本姿勢．
c. 下顎を引いた姿勢．顎下部，オトガイ下部はこの姿勢で触診する．
d. 頸部を左右に傾けた姿勢．鎖骨上窩の触診はこの姿勢で行う．

触診する．唾液を嚥下してもらい喉頭挙上させると甲状腺内の腫瘤がわかりやすい場合もある．気管傍のリンパ節はある程度の大きさがあるもの，硬いもの以外は触知しづらい場合が多い．

4 鑑別診断

a 頸部腫脹以外の症状を伴う場合

1) 炎症所見を伴う場合

扁桃腺の腫大，発赤，膿栓の有無などの急性扁桃腺炎の所見を伴う場合，しばしば頸部リンパ節腫脹を認めることが知られている．また，極めて類似した症状を呈する疾患として伝染性単核球症が挙げられる．急性扁桃腺炎は進行すれば扁桃周囲膿瘍や深頸部膿瘍に至り，頸部の腫脹，疼痛，発赤が認められる．このようなケースでは発熱，咽頭痛などの臨床所見や，血液検査でも白血球数の増加，CRP上昇などの炎症反応が認められる．

扁桃周囲膿瘍は穿刺や切開にて診断と治療を兼ねる．深頸部膿瘍では診断および治療のためにCTやMRIなどの画像検査を行うことが好ましい．これらの画像検査にて膿瘍の存在を確認し切開，排膿にもっともふさわしい場所を特定する．発生頻度は扁桃腺炎などと比較して低いが，下咽頭梨状陥凹瘻も頸部腫脹をきたす疾患として知られている．

一般的には左頸部の輪状軟骨外側を中心とした発赤，腫脹を認めるが，咽頭には所見を認めない．最終的な診断は頸部食道透視検査にて，下咽頭梨状陥凹先端から下方へ向かう瘻孔の存在により診断される．

2) 非炎症性

非炎症性でほかの症状を伴う頸部腫脹では悪性腫瘍をまず除外する必要がある．口腔咽頭を丁寧に観察することはもちろんの

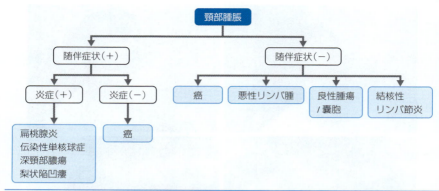

図2 随伴症状の有無による頸部腫脹の鑑別

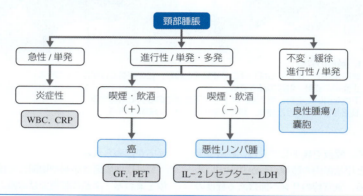

図3 症状の進行，単発・多発の違いによる頸部腫脹の鑑別

こと，経鼻ファイバースコープにて，原発不明頸部転移癌の原発巣が潜んでいる可能性の高い，舌根，喉頭蓋谷，梨状陥凹を診察する．狭帯域光観察（NBI）を使用できればなおよい．また扁桃腺や舌根は触診も行い左右差がないか，硬い部分はないかよく調べる．状況に応じて嚥下造影検査（videofluorography：VF），上部内視鏡検査（gastrofiberscope：GF）の追加を検討する．

b 頸部腫脹以外の症状を伴わない場合

この場合の対応は主に原発不明頸部癌の場合に準じる．また，鑑別としては副咽頭間隙腫瘍や側頸嚢胞，頸部リンパ管腫などが挙げられる．触診上の違いでは癌＞良性腫瘍＞嚢胞性疾患の順で軟らかくなる．悪性リンパ腫も癌と嚢胞の間の硬さであり，良性腫瘍との鑑別が必要である．副咽頭間隙腫瘍や嚢胞性疾患の場合は単発性の頸部腫脹であることが一般的である．逆に多発性の頸部腫脹の場合は癌の頸部リンパ節転移や悪性リンパ腫を，まず第一に疑わねばならない．そのほか，結核性リンパ節炎も頸部腫脹を唯一の症状とする疾患である．症状の特徴に乏しく診断が困難なことが多い．ツベルクリン反応や胸部X線検査，喀痰の抗酸菌検査やPCR法などを行うが最終的には生検にて診断が確定する．随伴症状の有無による頸部腫脹の鑑別を図2に，

症状の進行，単発・多発による頸部腫脹の鑑別を図3に示す．

5 検査

いずれの状態にしても今日，頸部腫脹を伴う患者に遭遇した場合，CTやMRIなどの画像検査は必須となる．造影剤を用いた検査のほうが有用性は高い．腎不全やヨードアレルギーで造影ができない場合は単純MRIで代用する．ペースメーカ埋め込み術後などでMRIもできない場合は，超音波検査のみという状況で診断を迫られる．また，頸動脈小体腫瘍など画像検査でほぼ診断がつく場合や，穿刺した場合の出血が予測される場合を除き穿刺細胞診が必須である．

臨床所見や画像所見から悪性疾患が強く疑われる場合は，1回の細胞診検査で結果が陰性であっても，再検査や切開生検の必要性を検討する．血液検査は炎症性疾患を疑う場合は必ず施行する．腫瘍性疾患では

神経由来の良性腫瘍では細胞診を何回しても細胞が採取できない場合が多い．逆にいえば何回細胞診を施行しても細胞の採取ができない頸部腫脹は神経由来の良性腫瘍である可能性が高い．

サイログロブリン検査は甲状腺の触診や細胞診後では高値を示す．サイログロブリンの計測は触診や細胞診の前に行うこと．

必ずしも必要ではないが，悪性リンパ腫を疑う症例ではIL-2レセプターやLDHが診断の助けとなる．また甲状腺癌を疑う症例ではサイログロブリンが高値となることが多いが，甲状腺の触診後や細胞診後では正確な計測ができないので診察前もしくは日を改めて採血を行う．

DON'Ts

- 悪性疾患を疑う場合，1度の細胞診で陰性であっても安心するな！
- 触診時，患者に伸展位をさせるな！

東京医科歯科大学医学部頭頸部外科　**朝蔭孝宏**

B　症状・症候のみかた

17 顔面神経麻痺

DOs

- 顔面神経麻痺のすべてがベル麻痺ではない！
- ベル麻痺とハント症候群の早期鑑別診断は必ずしも容易ではない．耳介帯状疱疹や難聴・めまい症状の発現時期が異なったり，一部症状を欠く不全型が存在する．
- 顔面神経麻痺に難聴，めまいを伴う症例には前下小脳動脈の閉塞による脳幹・小脳梗塞や聴神経腫瘍も存在する．
- 進行性で麻痺の回復が遷延，顔面痙攣を伴う症例は腫瘍を疑え．

1 麻痺の原因と頻度

　顔面神経麻痺は，中枢性麻痺（核上性麻痺）と末梢性麻痺（核性，核下性麻痺）に大別される．全顔面神経麻痺の90％以上は末梢性麻痺で，ベル麻痺（58％），ラムゼイ・ハント症候群（15％），外傷性麻痺（6％），耳炎性麻痺（4％）などの頻度が高い．しかし，先天性麻痺や自己免疫的な脱髄で発症するギラン・バレー症候群，サルコイドーシス，多発性硬化症，さらにはHIV感染症やライム病（Borrelia burgdoferi）などもあり，原因は多岐にわたる（図1）．

2 診断

　診断には，麻痺発症時の状態や経過，前駆症状，難聴・めまいの随伴，既往症に関する十分な問診と麻痺が一側性か両側性か，どの部位に麻痺が強いか，痙攣を伴っているか，耳介や口腔粘膜に帯状疱疹がないか等のチェックが重要である．

a　中枢性麻痺と末梢性麻痺の鑑別

　末梢性麻痺では一側の顔面が均一に麻痺するのに対して，中枢性麻痺では前額に麻痺がみられないことが特徴とされている．これは顔面上部の表情筋が大脳皮質から両側性に支配をされているため，一側のみの障害では麻痺が現れないためである．また，顔面神経麻痺以外の脳神経麻痺や四肢麻痺などの随伴症状が中枢性麻痺の診断に有用であることが多い．

b　末梢性麻痺の鑑別（図2）

　難聴，耳鳴，めまい，耳痛，耳介帯状疱疹などの随伴症状の有無は耳炎性，ハント症候群，内耳道・小脳橋角部疾患の鑑別に重要である．また，ベル麻痺とハント症候群では麻痺は急激に発症するが，顔面神経鞘腫や血管腫などの腫瘍による麻痺は顔面痙攣を伴っていたり，進行性で数か月以上経っても回復しないことが多い．
　ベル麻痺の主病因は単純ヘルペスウイルス1型（HSV-1），ハント症候群は水痘-帯状疱疹ウイルス（VZV）で，鑑別のポイントはベル麻痺では顔面神経麻痺のみが主症状であるのに対して，ハント症候群では顔面神経麻痺に耳介の帯状疱疹（図3）や難聴，めまいなどの第8脳神経症状を随伴することである．しかし，ハント症候群の中には耳介の帯状疱疹や難聴，めまいを欠く不全型ハント症候群（zoster sine herpete：ZSH）も存在するため，その診断は慎重に行わなければならない．一方，難聴やめまいを合併する顔面神経麻痺には，ハント症候群以外に聴神経腫瘍や小脳腫瘍，脳幹梗塞などがあり，耳痛や帯状疱疹を欠く症例はこれら疾患との鑑別が大切である．

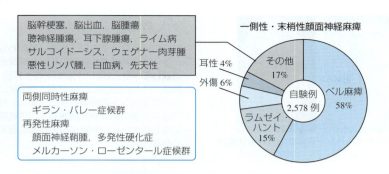

図1 顔面神経麻痺の原因と頻度

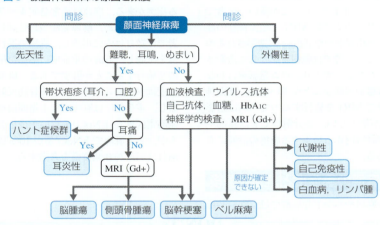

図2 末梢性麻痺の鑑別のフローチャート

多くの末梢性麻痺は，ほとんどが一側性で単発であるが，両側に発症したり反復性に発症する顔面神経麻痺も存在する．両側が同時に麻痺する場合はギラン・バレー症候群がもっとも多く，神経伝導速度の遅延と髄液で蛋白細胞乖離が特徴である．また，一側の反復性麻痺では顔面神経鞘腫や真珠腫性中耳炎，メルカーソン・ローゼンタール症候群などが多く，左右交代性に生じる麻痺では糖尿病を合併する頻度が高い．

どこまで病因を検索して最終診断するかについて明確な指針はないが，糖尿病や自己免疫疾患，癌，リンパ腫なども顔面神経麻痺の原因となることがあるため一般血液検査，血糖値，ウイルス抗体価（HSV-1とVZV）はルーチンに施行したほうがよい．

 Pitfall

耳下腺悪性腫瘍による顔面神経麻痺も少なくない．腫瘍が深葉から発生した場合には明らかな耳下腺部に腫脹がみられない場合もある．顔面神経麻痺患者の診察には必ず耳下腺の触診を行うとともに，特に高度麻痺にもかかわらずアブミ骨筋反射が陽性の症例には耳下腺の造影CTまたはMRIを施行すること．

c 画像による鑑別診断

MRIやCTでベル麻痺とハント症候群

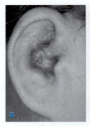 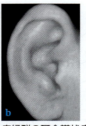

図3 ラムゼイ・ハント症候群の耳介帯状疱疹
a. 顕著な水泡と痂皮　　b. 発赤と腫脹のみ

> ⚠️ **Pitfall**
>
> 耳介の帯状疱疹や難聴，めまいを伴わない急性顔面神経麻痺を安易にベル麻痺と診断してはならない．初診時に帯状疱疹，難聴，めまいの症状がなくても，数日後に発現するハント症候群も多い．また，外耳道や鼓膜の発赤や充血所見，口腔粘膜の帯状疱疹もハント症候群の診断に有用である．

の鑑別はできないが，腫瘍性病変や頭蓋内病変との鑑別はできることが多い．前者ではガドリニウム造影 MRI で顔面神経の膝部から迷路部がやや diffuse に造影されるのに対して，後者では腫瘍陰影として造影される．ただし，ガドリニウム造影を行わなければ鑑別困難なことが多いため，顔面神経麻痺で MRI を施行するのであれば造影 MRI が望ましい．高分解能 CT は膝部や顔面神経管内から発生する腫瘍の診断に有用である．

3　麻痺の重症度と経過，予後

ベル麻痺やハント症候群では，初診時は比較的軽くても数日で急速に麻痺が悪化する症例がある．麻痺は通常発症4～7日で最悪になるため，麻痺発症当日受診した患者では数日以内に再診し，麻痺の進行の有無を確認し，麻痺の重症度に応じた早期治療を施行することが肝要である．麻痺の重症度は表情筋スコアとアブミ骨筋反射で診断し，重症例には麻痺発症1週間前後に誘発筋電図検査（ENoG）を行い予後を診断するが，完全麻痺で ENoG 値が10% 以下であれば顔面神経減荷術を考慮する．

> **DON'Ts**
>
> - ☐ 造影剤を用いない単純 CT，MRI は麻痺の原因の検索において診断価値少なし！ 施行するのであれば必ず造影を行うこと．
> - ☐ 初診時の麻痺だけで重症度を判断するな！　麻痺発症当日は軽くても数日で急速に悪化し，発症後4～7日でもっとも悪くなる．

名古屋市立大学医学部耳鼻咽喉科・頭頸部外科　**村上信五**

> ✅ **顔面神経麻痺におけるガドリニウム造影 MRI の意義**
>
> ベル麻痺やハント症候群，顔面神経鞘腫ではガドリニウム造影 MRI により病変が描出できる．ベル麻痺やハント症候群におけるガドリニウムの造影増強効果は神経・血管関門の破綻によるとされているが，いずれの場合も麻痺発症早期には顔面神経の膝部から内耳道にかけて造影効果がみられ，それ以降は鼓索部や乳突部に移動する．また，造影増強効果の程度は必ずしも麻痺の重症度や予後とは関係しないといわれている．一方，神経鞘腫や血管腫でもガドリニウムによる造影増強効果がみられる．その場合，通常は腫瘍陰影として造影され，時期によって造影部位が移動しないことでベル麻痺やハント症候群と鑑別できる．

第4章

研修で学ぶべき検査

A 検査の基礎知識

1 耳領域
1) 聴覚機能検査

> **DOs**
> - 検査オーダーに先立ち必ず鼓膜所見をチェックする．
> - 患者には検査の必要性についてあらかじめ説明する．特に，難聴を主訴とする患者以外に行う場合（顔面神経麻痺やめまい）は注意を要する．
> - 純音聴力検査が基本であり，そのうえで病態にあった適切な検査を行う．
> - 検査データそのものの異常やほかの所見が合わない場合は，検査ミス，器械の故障，詐聴などの機能性難聴を考慮する．

1 耳鏡検査（図1）

はじめに耳介・側頭部全体を観察する．耳後部や耳上部も観察することで，発疹や腫瘍が発見されることがある．

外耳道は骨部から軟骨部で前方に曲がって走行しており，鼓膜の観察には耳介を後方に牽引する必要がある．後述する器械を使っての観察に際しても必要な手技である．正式なやり方では右耳は左手の中指を耳甲介腔に入れ後方に牽引，左耳は左手の人差し指を入れて後方に押し上げるようにして耳介を後方に引き上げる．単に観察だけの目的であれば，左手で耳介を後方に引けば十分であるが，耳鏡を左手で図1のように支えると耳鏡がしっかり固定され，観察だけでなく安全な処置操作が可能となる．

a 直接の観察
光学機器を通さず耳鏡のみで観察する方法である．耳介・外耳道と鼓膜の位置関係がわかりやすく，鼓膜を中心とした全体のイメージが捉えられる．耳鏡から額帯鏡やヘッドランプの照明下で観察を行う．

b 器械を使った観察
外耳道，鼓膜観察用器機には大きく分けて以下の3つが挙げられる．いずれの器械も耳鼻咽喉科医にとって重要であり，その扱いに慣れる必要がある．

①**携帯耳鏡**：耳鏡に光源，凸レンズが組み合わされたもので，耳鼻咽喉科医以外にも広く使われている．往診や検査前の鼓膜のチェックなどに有用であるほか，送気機能が付いている機種では鼓膜穿孔，滲出液の正確な評価ができる．

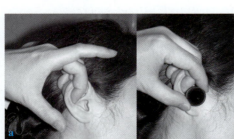 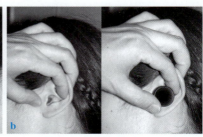

図1 耳の観察
a．右耳．中指を耳甲介腔に入れ，中指・薬指で耳介を挟むようにして後上方に牽引し，人差し指・親指で耳鏡を支える．　b．左耳．こちらは人差し指を耳甲介腔に入れ，後上方にはね上げるようにし，人差し指・親指で耳鏡を支える．

②**顕微鏡**：両眼視・立体視が可能であり，もっとも正確な鼓膜観察ができる．耳垢，異物，耳漏の除去，細菌検査や腫瘍生検など処置，さらには手術も可能である．両眼視をしながら処置ができるように十分な習熟が求められる．

③**内視鏡**：最大の利点は観察の視点を外耳道に入れられることであり，穿孔や鼓膜の陥凹などが観察可能で，死角の少ない観察を可能とする．また，所見の記録にも適している．内視鏡には軟性ファイバーと硬性鏡があるが，軟性ファイバーでも電子内視鏡（ビデオスコープ）は画質が良好で，供覧，記録目的にも有用である．一方，硬性内視鏡は外耳・鼓膜の観察に適しており，細径内視鏡を用いると処置も可能である．照明光の熱でめまい感をきたすことがあり，穿孔耳や術後耳では十分な注意を要する．

2 純音聴力検査（気導，骨導，マスキング）（図2）

音は空気などの媒体中を進行する波であるが，音声など通常聞かれている音を解析すると複数の正弦波から構成されている．単一の正弦波のみからなる単純な音を純音という．純音聴力検査は純音の聴覚閾値を測定する基本的な聴覚検査法である．検査は防音室でオージオメータを用いて行う．本検査には気導聴力検査と骨導聴力検査があり，この2つの検査の閾値の差を検討することにより，聴覚障害の原因が伝音系（外耳・中耳）にあるのか，あるいは感音系（内耳・後迷路）にあるのかを知ることができる．

a 気導聴力検査

気導とは外耳道から入った音が中耳，内耳を経て伝わる音のルートである．検査で使用する気導受話器は色分けされており赤色を右耳に，青色を左耳に装着する．ヒトは16〜20,000 Hzの範囲の周波数の音を聴くことができるが，気導聴力検査では125，250，500，1,000，2,000，4,000，8,000 Hzの7周波数について閾値を測定する．原則として1,000Hzからはじめ，2,000Hz，4,000Hz，8,000Hzの高音域を測り，再度1,000Hzを測定したあと，500Hz，250Hz，125 Hzと順に低い周波数の検査に移る．2度測った1,000Hzの検査値が10dB異なるときは，再検査をする．気導聴力閾値は右耳を○で示して実線で結び，左耳を×で示して点線で結ぶ．オージオメータの最大出力音でも聞こえない場合は，その聴力レベルの位置に所定の記号を示して，下向きの矢印で示す．これをスケールアウトという．

b 骨導聴力検査

骨導とは骨導受話器から出た音が頭蓋骨を振動させ，内耳に直接音を伝える方法である．骨導受話器はレシーバを乳突部に装着し，受話器の振動面と装着部の間に毛髪が挟まらないよう注意する．骨導聴力検査では，気導聴力検査法と同様に施行するが，125，8,000Hzは検査しない．骨導聴力閾値は右耳を⊏で，左耳を⊐で示し，線で結ばない．骨導聴力検査の際には，原則として必ずマスキングを行う．

c マスキング

気導検査で約50dBの音を与えると，この音は頭蓋骨を振動させて骨導音となり，反対側の耳に伝わってしまう．この50dB（周波数により40〜60dB）を気導の両耳間移行減衰量という．骨導検査では直接頭蓋骨を振動するので，骨導の両耳間移行減衰量は0〜5dBとなる．したがって左右の聴力に差がある場合，検査しないほうの耳（非検耳）に検査音が聞こえてしまうのを避けるために，非検耳にノイズ（雑音）を聴かせる必要がある．これがマスキングである．たとえば一側の耳が聾の場合，マスキングを行わないと，聞こえないはずの聾の耳で，気導検査では約50dB減衰した聴力結果，骨導は0〜5dB減衰した聴力結果が得られてしまう．この現象を陰影聴取（shadow

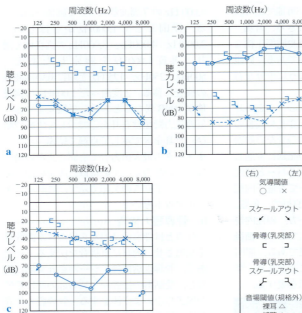

図2 オージオグラムの例
a. 伝音難聴：気導の閾値が上昇，骨導は正常.
b. 感音難聴：左耳の気導，骨導ともに閾値が上昇している.
c. 混合難聴：右耳の気導，骨導ともに閾値が上昇しているが気骨導差（A–B gap）がある.

hearing）もしくは交叉聴取（cross hearing）とよぶ．

　気導検査で難聴耳の閾値レベルが50dB以上のときは，良聴耳を実効マスキングレベル50dBのバンドノイズでマスキングする．骨導検査では，気導閾値が50dB未満のときは，良聴耳，難聴耳ともに実効マスキングレベル50dBのバンドノイズでマスキングする．このマスキングを付加した状態での測定値が，先に測ったノイズなしの閾値と5dB以内の差しかなければ，それを実際の閾値とする．10dB以上の差があるときには，反対側の耳で聞いている可能性があるため，さらにノイズを10dBずつあげて，閾値が5dB以内となる値を求めそれを聴力レベルとする．

　実効マスキングレベルとは，オージオメータの固有の目盛り（ダイヤルの目盛り）で表されたものをいう．つまり実効マスキングレベル50dBでマスキングを行う場合，オージオメータのマスキング用のダイヤルを50dBに合わせればよいということである．これに対して実際に被検者に加算されている有効なノイズレベルを実効レベルという．

d　所見の評価

　このようにして得られた聴力図（オージオグラム）から伝音難聴，感音難聴，混合難聴の区別，さらには低音障害，c^5-dipなどのパターンから診断を進めていく（図2，第3章p101，第5章p226〜258を参照）．なお，気導聴力閾値が骨導聴力閾値より悪い（上昇している）場合などは，検査ミス，器械の調整不良，機能性難聴などを考える．

3　中耳機能検査（鼓膜穿孔閉鎖検査，耳管機能検査）

a　鼓膜穿孔閉鎖検査（図3）

　別名パッチテストともいう．鼓膜穿孔を有する患者では伝音難聴を呈するが，鼓膜

穿孔閉鎖検査は鼓膜を一時的に閉鎖することで聴力の改善の有無・程度を診る検査である。鼓膜のパッチには紙，ベスキチン®，サージカルテープなどを用いる．和紙などでは点耳薬（タリビッド®など）を少量つけて湿らせて貼り，ステリストリップなどでは辺縁の一部，粘着面同士を折り返してその部分を麦粒鉗子でもって貼り付ける．鉗子で貼り付けたあと，気導聴力検査を行う．通常，A-B gap の改善ないし消失があれば耳小骨連鎖が正常であることを示す．改善がない場合は耳小骨連鎖が保たれていないか，パッチが適切にあたっていない可能性がある．またパッチを外したあとの患者の自覚症状の変化は重要で，処置の前後に指こすりや音叉など簡単な検査をするとよい．

b 耳管機能検査

- **耳管通気検査**：耳管の機能は中耳の圧を正常に保つことであり，耳管通気検査はもっとも簡単な検査である．鼻処置の曲がりのカテーテルを用いて耳管咽頭口から通気を行う．オトスコープを用いて被験者の外耳道からの音を聴取し，狭窄音や水泡音などを確認する．また，通気後に患者の自覚症状の変化を聞いたり，鼓膜所見を確認し，前後の変化を確認する．その他の耳管機能検査として，鼻腔から音を出し，嚥下に際して外耳道に音が抜けてくる際の音圧と持続時間を記録する音響耳管検査などがある．なお，耳管機能低下を疑った患者に対しては，鼓膜所見だけでなく経鼻内視鏡で耳管咽頭口の観察を行い，耳管の開大，閉鎖の評価，アデノイド肥大，炎症や腫瘍の有無，体重減少などの病歴などについての評価が重要である．

4 内耳機能と後迷路性難聴の検査（補充現象と一過性閾値上昇の検査）

音の強さ（物理量）を変えると感じる音の大きさ（感覚量）も変化する．これはすべて一定ではなく，ある種の感音難聴では音を

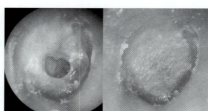

図3 中耳機能検査の例：パッチテスト
右耳の穿孔をパッチして気導聴力の変化，気骨導差（A-B gap）の軽快・消失を調べる．前後の自覚症状も変化も重要である．

少し強くしただけで，非常に大きい音として感じることがある．この音の強さの変化に伴う音の大きさの変化が，正常耳に比べて異常に大きい現象を補充現象という．

a ABLB テスト（alternate binaural loudness balance test：図4）

バランステスト，ファウラー・テストともいう．この検査は難聴側と正常側とで同じ大きさに聞こえる音を探し，難聴耳での音の大きさの増加を正常耳のものと比較することによって補充現象の有無を測定する方法である．

まず検査音を難聴耳に聴かせ，次いでその音を正常耳に聴かせ，同じ大きさに聞こえる音のレベルを求める．結果は通常のオージオグラムの検査周波数を中心として，同じ大きさに感じる強さの点を記入し，これを線で結んで示す．記録した線がすべて平行の場合には補充現象は陰性である．線の勾配が徐々になだらかになり，水平になれば補充現象が陽性である．原則として一側耳が正常で両耳間の閾値差が 20 〜 50dB である例が検査結果にもっとも信頼性があるといわれている．

b SISI テスト（short increment sensitivity index test）

ある一定のわずかな音の強さの変化を感知することができるか否かにより補充現象の有無を調べる検査法である．閾値上一定のレベルの音を聴かせながら，ときどきそ

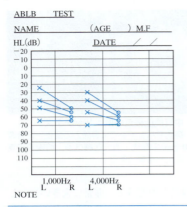

図4　内耳機能検査の例：ABLB
補充現象陽性のABLB．線の勾配が徐々になだらかになり，水平になっている．補充現象陽性と判断される．

の強さを一定のレベル（1dB）だけ増加させる．増加の回数の正答数の百分率を求め（SISI score という），その値で補充現象の有無を判定する方法である．ジャーガーの判定基準によると，SISI score が60％以上の例は補充現象陽性，15％以下は陰性，20〜50％は疑陽性となる．そのほか自記オージオメトリーやインピーダンスオージオメトリーでも補充現象の有無を測定することが可能である．

c　自記オージオメトリー

　検査音の強さや周波数を変化させ，非検者の可聴閾値の最大値と最小値を鋸歯状の波形として記録する検査である．検査音は持続音と断続音の2種類を用いる．ジャーガーは持続音と断続音の波形を比較し，難聴を5型に分類した．この検査では内耳性難聴（補充現象）のほか，後迷路性難聴（一過性聴覚閾値変化〔temporary threshold shift：TTS〕）を評価することができる．これは，蝸牛神経が一定の刺激を受け続けると，機能が低下する（閾値が上昇する）という現象をみるものである．これもインピーダンスオージオメトリーで評価することも可能である．

5　語音聴力検査

　純音聴力検査では単一周波数の純音を検査音として用いているのに対し，語音聴力検査ではわれわれが普段コミュニケーションに使用している語音による検査である．被験者に気導用ヘッドフォンを装着させ，外部接続したCDから再生される語音（新しいオージオメータでは内蔵されている）を聴かせてそれを書き取らせる．わが国では標準語表として日本聴覚医学会が57-S語表，67-S語表を作成しておりこれらを用いる．語音聴力検査には閾値の検査と閾値上の検査があり，それぞれ語音聴取（了解）閾値検査，語音弁別検査という．

a　語音聴取（了解）閾値検査

　1桁の数字リストを用いて，聞こえた数字を書き取らせる．各音圧レベルでの正答率を百分率で示す．測定値を点線で結び，50％の了解度が得られるレベル（dB）を語音了解閾（域）値とする．ただし，語音了解閾（域）値レベルは純音による平均聴力レベルにほぼ近い値となるのが普通なので，これをルーチンに測定する意義は少なく，省略されることが多い．

b　語音弁別検査（図5）

　単音節のリストを用いて，リストごとに音圧レベルを変えてそれぞれのレベルでの正答率を百分率で示し，スピーチオージオグラムに明瞭度曲線を描く．最高語音明瞭度（％）とそれが得られた音圧レベル（dB）を記載する．正常耳では，最高明瞭度が90％以上となる．伝音難聴耳では，正常耳の曲線を右方移動した形となり，最大明瞭度は90％以上となる．一方感音難聴耳では，曲線の右方移動とともに，最高明瞭度も低下する．

　語音聴取（了解）閾値検査と異なり，語音を閾値上の強さで聴かせ，どれだけ正確に聴くことができるかを調べる閾値上検査である．よって語音弁別能の程度は社会適応

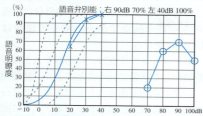

図5　語音弁別検査の例
左は正常耳，右は感音難聴のスピーチオージオグラム．

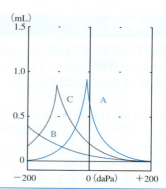

図6　ティンパノメトリーの例
A型：正常耳，感音難聴，Ad型：耳小骨連鎖離断など，As型：耳硬化症など，B型：滲出性中耳炎，癒着性中耳炎など，C型：耳管狭窄症，滲出性中耳炎など

の指標となり，身体障害者障害程度等級の認定にも用いられる．また，補聴器装用の有効性，装用耳の選択，補聴効果の判定，また人工内耳埋め込み後の訓練効果の評価，後迷路障害の鑑別診断に関する情報として有用である．

6　インピーダンスオージオメトリー

　鼓膜の音響インピーダンスを測定して，中耳伝音機構の状態を他覚的に検査する方法である．外耳道に一定の音を入れ，それが鼓膜で反射して戻ってきた音圧を測定することでインピーダンスが測定される．インピーダンスが高ければ，「鼓膜で音が反射されている」≒「音が中耳伝音系に伝わっていない」と解釈される．検査にはティンパノメトリーと耳小骨筋（アブミ骨筋）反射の2種がある．

a　ティンパノメトリー（図6）

　外耳道圧を連続的に陽圧から陰圧に変化させたときに，中耳のコンプライアンスの変化を測定するものである．コンプライアンスは振動系での動きやすさを表す単位であり，鼓膜の可動性を表している．結果はティンパノグラムというグラフで示される．
　正常耳では通常A型を示す．As型はA型でコンプライアンスのピークが低い場合であり，耳硬化症などでみられる．Ad型はA型でコンプライアンスのピークが高い場合であり，耳小骨離断，鼓膜の萎縮等でみられる．B型はコンプライアンスのピークがみられず平坦で，滲出性中耳炎・癒着性中耳炎でみられる．C型はコンプライアンスのピークが−100daPa以下の場合で，耳管狭窄症・滲出性中耳炎でみられる．

b　耳小骨筋（アブミ骨筋）反射

　アブミ骨筋は顔面神経支配で，音刺激により収縮する．外耳道内に強大音を与えたとき，反射的にアブミ骨筋が収縮することで変化する中耳のコンプライアンスを測定する方法である．対側音刺激と同側音刺激がある．正常聴力では，およそ80～100dBで反応が出現する．耳小骨離断，耳硬化症では反射は消失し，また中耳伝音系の障害で逆向きの反応が出現することがある．
　音刺激を与える耳に25dB以上の伝音難聴があると対側音刺激では反応が得られないとされている．またアブミ骨筋反射閾値が純音聴力レベルの低下に応じた低下を示さないことがある．アブミ骨筋反射閾値と純音聴力レベルとの差が55dB以内のときには，メッツテスト（Metz test）陽性として補充現象陽性と判断する．

7 幼児聴力検査

a 聴性行動反応聴力検査(behavioral observation audiometry：BOA)

乳幼児のあらゆる年齢に適応できる．音刺激を与えると，音源をみつけようと，振り向いたりする行動(聴性行動反応)を指標として行う聴覚検査である．①反射的反応，②まばたき等の目の反応，③四肢の動き出し・停止等の身体の反応，④泣く・笑う等の情緒的反応，⑤音に聴き入る反応，⑥振り向いて音源を探索する反応等がある．使用する音源は楽器音やインファントオージオメータなどを用いる．被検児は母親の膝の上か，安定した場所に座らせて遊ばせておく．検査は，被検児の反応をみる観察者と，児の後方ないしは側方から音を提示する検査者の2人組で行うことが望ましい．記録には，刺激音源，方向，強さ，距離，反応の有無，反応様式を記載する．

b 条件詮索反応聴力検査(condtioned orientation response audiometry：COR)

6か月以上の乳幼児に適応できる．スピーカと光源をもつ人形が組み合わさった装置を用いる．装置の前中央に被検児を座らせて，スピーカから音が出たときにその方向の人形を光源で点滅させると，これを繰り返すことにより被検児は音がしただけでその方向を向くように条件付けられる．この条件付けを利用して聴力を測定する方法である．検査周波数は500，1,000，2,000，4,000Hzを優先する．自由音場下で行う両耳検査であり，左右それぞれの聴力閾値までは測定できない．

c ピープショウ検査(peep show test)

一般的に3歳以上の幼児に適応できる．スピーカから音が聞こえたときに被検児がボタンを押すと，報酬として子どもにとって楽しい景色や動く玩具などがみられる装置を用いる．音が出ていないときには，スイッチを押しても照明は点灯されず，被検児は報酬が得られない．これにより音が聞こえたらボタンを押すという条件付けを成立させ行う検査である．検査周波数はCORに準ずる．

ピープショウ検査は，補聴器や人工内耳を装用した状態で行うことにより，補聴効果の測定に活用することもできる．スピーカ法による検査結果をオージオグラムに記載する際には，△を用い，隣り合った周波数の閾値とは線で結ばない．補聴器を装用して行った場合は，▲を用いる．

d 遊戯聴力検査(play audiometry)

おおむね3歳以上の幼児で可能となってくる．遊戯聴力検査にはピープショウ検査を含める場合もあるが，狭義には数遊び法のことをいう．数遊び法は，音が聞こえたら玩具の玉を1つ動かす等の遊びの要素を取り入れた条件付けを行ったうえで，音を聴かせて被検児が玉を動かすかどうかで聴力閾値を測定する．ピープショウ検査と同様に聴力検査としての信頼性は高い．状況に応じて，純音聴力検査の装置と受話器を用いた一側耳ずつの検査も可能である．被検児が興味を持続しやすいよう，おはじきやビー玉入れ，シール貼り，ペグさしなどを応答方法として用いる．

e 新生児聴覚スクリーニング

聴力障害の早期発見・早期療育を目的とする新生児に対するスクリーニング検査には，主に自動聴性脳幹反応(AABR)とOAEスクリーナーが用いられている．スクリーニング検査施行には，高度な聴覚医学の知識，技術がいらず，結果が自動的に出るので，全国の産婦人科病院，医院で行われるようになった．検査結果はpass(正常)，refer(要精査)で判定される．

OAEはAABRよりランニングコストが低いが，誤って正常聴力児を取り込んでしまう偽陽性率が高い．一方，後迷路性難聴を検出できないためにpassと判定されてし

まう偽陰性もある．また，スクリーニング検査でreferとなった場合，母子関係への影響や心理的なケアも重要である．またその後の早期治療・早期療育の機関の地域連携が確立していないなどの問題点もある．

8 補聴器適合検査

わが国の現状では，補聴器適合検査として一般に認められているものはない．補聴器診療を行っている各施設では，それぞれの施設で特有の方法で適合評価を行っている．それらの検査法は補聴閾値を求めるもの，語音明瞭度を求めるもの，質問紙による評価法などがある．現在，日本聴覚医学会より補聴器適合検査の指針（*Audiology Japan* 53, 2010）が報告されている．

9 聴性脳幹反応検査（auditory brainstem response：ABR, 図7）

聴性脳幹反応は，蝸牛神経と脳幹部聴覚伝導路由来の5～7つの反応成分からなる．聴覚伝導路が刺激され活動すればABR波形が出現するため，乳幼児の聴覚閾値の推定や詐聴の評価などに用いられる．ほかに脳幹部の腫瘍や脳血管障害でも重要な臨床的情報を提供する．クリック音を用いたABRの反応閾値は2,000～4,000Hzの聴力レベルを反映しているといわれ，低音域の聴力の評価はできない．つまりABRが無反応でも聾ではなく，低音部に聴力が残っている場合もあるので注意が必要である．

10 耳音響放射（otoacoustic emission：OAE, 図8）

耳音響放射は，音刺激を耳に与えると，この刺激により外耳道にて音響反応が記録される現象である．現在では，音により内耳の外有毛細胞が能動的に反応して基底板が振動し，その振動が外耳道にて音響現象として記録されたものと考えられている．OAEの低下，消失は外有毛細胞の機能障害または内リンパ電位の低下を示し，蝸牛の病態を反映する．短時間で簡便に測定することができ，臨床的には，他覚的聴力検査，感音難聴の部位診断（蝸牛性か後迷路性か），新生児聴覚スクリーニングに用いられる．OAEのうち臨床的に応用されるのは，誘発耳音響放射（EOAE）と歪成分耳音響放射（DPOAE）である．

a 誘発耳音響放射（transient evoked otoacoustic emission：TEOAE）

クリックやトーンバーストの音刺激後，5～15msec遅れて出現する．約30dB以上の難聴になると検出困難となる．

b 歪成分耳音響放射（distortion product otoacoustic emission：DPOAE）

周波数の異なる2音刺激により出現する反応である．通常，2つの刺激音の周波数F1, F2に対して，2F1-F2の音がもっとも振幅が大きいため検出の対象になる．F1, F2の音圧，周波数比を一定にし，DPOAE

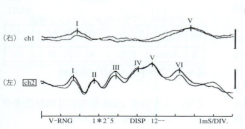

図7 ABR波形の例
Ⅰ波：蝸牛神経，Ⅱ波：蝸牛神経核，Ⅲ波：上オリーブ核，Ⅳ波：外側毛帯，Ⅴ波：下丘由来
右ではⅡ，Ⅲ，Ⅳ，Ⅵが認められず，Ⅰ-Ⅴ波間隔が延長している．

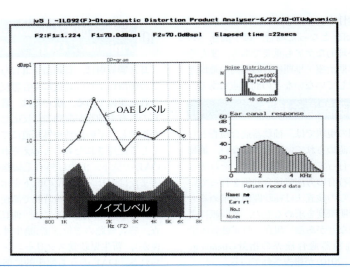

図8 DPグラム
正常例（右耳）．OAEが低下・消失していると，OAEレベルも低下する．
noise distribution：検出した音のうち，OAEとして加算したものを百分率で示している．
ear canal response：外耳道に発生している音を分析したもの．検査時に，プローブが正しく装着されているかを判断する目安になる．

を各周波数で測定したものをDPグラムという．

11 標準耳鳴検査法

a ピッチ・マッチ検査

純音オージオメータを用いて患者に125，250，500，1,000，2,000，3,000，4,000，6,000，8,000，10,000，12,000Hzの純音とバンドノイズ，ホワイトノイズを聞かせてその中からどれが耳鳴にもっともよく似ているかを選択させ耳鳴周波数を推定する．さらに詳細に検査するため自記オージオメータを用いて連続周波数ピッチ・マッチ検査を行うこともある．

b ラウドネス・バランス検査

ピッチ・マッチ検査で得た周波数を比較音とし5dBまたは1〜2dBステップで音圧を増減させながら，耳鳴の大きさを聴力レベル（dBHL）や間隔レベル（dBSL）におきかえる検査法．図9では高さが4,000Hz近

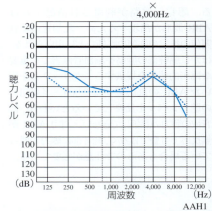

ピッチマッチ／ラウドネス・バランス検査

検耳	ピッチマッチ周波数	ピッチマッチ音源	ラウドネス・バランスレベル	ピッチマッチ音源閾値	耳鳴のラウドネス
左	4,000	純音	50	25	25

図9 ラウドネス・バランス検査

くで，大きさが25dB相当の耳鳴を患者が感じていることを示している．

c 遮蔽検査

ピッチマッチ検査で得られた耳鳴周波数のバンドノイズを提示し，耳鳴を遮蔽できる最小のレベルを求める検査法．

d residual inhibition 検査

耳鳴を純音や雑音で一定時間完全に遮蔽すると遮蔽が終了したあとも遮蔽効果が持続することがあり，それを RI という．ピッチマッチ検査で同定した耳鳴周波数の純音またはバンドノイズを用いて，遮蔽検査で求めた音圧レベルに 10dB 加えた音圧を 60 秒間負荷する．そのあと耳鳴が消失すれば完全 RI 陽性，減弱したら不完全 RI 陽性とする．不変または増悪したら RI 陰性とする．また遮蔽音停止から耳鳴が元の大きさに戻るまでの時間を RI 持続時間とする．

DON'Ts

- ☐ 検査前には必ず，鼓膜のチェックを行う．耳垢塞栓や異物などがあるとその前の検査が無駄となってしまう．
- ☐ 検査データに整合性がない場合は，検者のミス，器械の故障，被験者の問題（詐聴）を考える．
- ☐ 聴力検査は医師が直接施行するものではなく，技師が行うことが多い．そのため，技師ならび患者の労力，負担を常に考え，適切なオーダーをするとともに，検査の請求漏れがないようにする．

順天堂大学医学部耳鼻咽喉科学講座　**日比谷怜美**
順天堂大学医学部附属練馬病院耳鼻咽喉科　**角田篤信**

☑ 聴力検査の意外な落とし穴

これら聴力検査は保険診療上の点数も高い．医師でなく検査技師が施行可能であり，医師が直接関与しなくても収益があげられるという大きなメリットがある．反面，語音やベケシーなどは患者の集中力が必要で，ある程度の疲労を伴う検査もある．医師が注意する点として，オーダー（請求）漏れをしないこと，オーダーのしすぎで検査技師に余計な負担をかけないこと，患者の心理的，経済的負担を考え，必要性についてしっかり説明すること，が挙げられる．

A 検査の基礎知識

1 耳領域
2)平衡機能検査

> **DOs**
> - 直立検査ではつま先を揃えた状態で直立させる．
> - 注視眼振検査は正面から 30°の部位で眼振の有無を観察する．
> - 頭位眼振検査ではゆっくりと頭位を変えて眼振の観察を行い，頭位変換眼振検査では急速に頭位を変えて眼振の観察を行う．
> - 温度刺激検査では，1 つの刺激のあとには少なくとも 5 分間の間隔をあけて，次の刺激を行う．

1 直立検査

立位時の身体動揺をみることによって，体平衡機能障害の有無，程度をみる検査である．直立姿勢における体平衡は，視覚，前庭，下肢の深部知覚からの入力が中枢神経系(小脳・脳幹)で処理され，四肢・体幹の骨格筋に出力されることによって維持される．前庭，深部知覚のいずれかに障害があれば，閉眼時には開眼時と比較し，姿勢維持が著しく障害される(ロンベルグ陽性)．一方，中枢性障害では，開眼・閉眼にかかわらず姿勢維持の障害が認められる(ロンベルグ陰性)．

a 両脚直立検査(図1)

両足を揃え，つま先が接する状態で直立させ，両上肢は軽く体側に接した状態で下垂させる．最初は開眼正面視の状態で 60 秒間身体の動揺を観察し，次いで閉眼の状態で 60 秒間観察する．開眼・閉眼のいずれも身体の動揺が明らかか，転倒する場合に異常と判定する．開眼時に比べて閉眼時の動揺が著しい場合にロンベルグ陽性と判定する．閉眼時の身体動揺の軽度の増悪は，健常者でも観察される点に注意する．

b マン検査(図2)

両足を前後に一直線上になるように揃えた状態で，体重を前後の両足に均等にかけて直立姿勢をとらせる．開眼正面視の状態

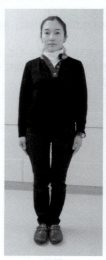
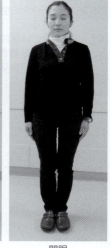

開眼　　　　　閉眼

図1　両脚直立検査
つま先を揃えた状態で直立させ，開眼と閉眼の各状態で身体の動揺を観察する．

で 30 秒間身体の動揺を観察し，次いで閉眼の状態で 30 秒間観察を行う．その後，前後の足を替えて，同様の検査を行う．開眼，閉眼のいずれも 30 秒以内での転倒を異常と判定する．

2 偏倚検査

足踏み，歩行，書字などの能動的運動を負荷し，四肢・体幹の安定性と偏倚傾向を

第4章 研修で学ぶべき検査

A 検査の基礎知識

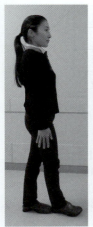
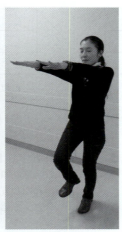

図2 マン検査
両足を前後に一直線上に揃えて起立させる.

図3 足踏み検査
両上肢を前方に伸展させ，閉眼で足踏みをさせる.

みる検査である．一側性の前庭障害においては，障害側への偏倚を認めることが多い．

a 足踏み検査（図3）

被験者を直立位にして両上肢を前方に水平に伸展させた姿勢をとらせ，閉眼させる．大腿が水平位になる程度まで下肢を挙上させながら，同じ位置で，100歩（または50歩）足踏みをさせる．足踏みが終了した時点の，最初の位置からの身体の回転角度と移動距離を記載する．

100歩の足踏みを行った場合，回転角度90°以上，移行距離1m以上を異常と判定する．50歩の場合は，回転角度45°以上，移行距離50cm以上を異常とする．一側の前庭障害の急性期においては，同側への偏倚を認めることが多い．回復期などでは対側に偏倚を認めることもあるので，本検査による患側の推定には注意を要する．

b 歩行検査

平坦な床に描いた直線上を開眼，次いで閉眼にて歩行させ，左右への偏倚や，失調歩行，麻痺性歩行の有無などをみる検査．

c 書字検査

開眼および閉眼の状態で縦書きに文字を書かせ，その方向，角度から上肢にあらわれる偏倚の有無を判定する検査．

3 注視・頭位・頭位変換眼振検査

眼振や異常眼球運動は，患者が任意につくり出すことができないので，めまい・平衡障害の臨床診断上極めて重要である．

a 注視眼振検査（図4）

正面，左右，上下注視時の眼球運動を観察し，前庭迷路から中枢に至る病変の診断を目的とする検査である．被験者の前額部やオトガイ部を軽く押さえて，頭の動きを抑制し，検者の指先やボールペンの先などを注視させて検査を行う．指標は正面から30°の部位で眼振の有無を観察することを原則とする．さらに側方（45°以上）を注視すると，高齢者などでは健常者であっても眼振を認める（極位眼振）．

末梢前庭障害の急性期においては，定方向性水平性眼振を認めることが多い（図5）．これは，眼振の急速相が注視方向によらず，常に一定で水平方向に認められるもので，I

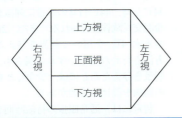
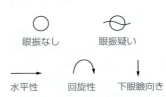

図4 注視眼振検査の記載法

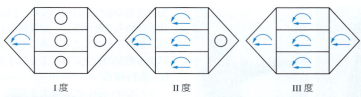

図5 定方向性水平性眼振
激しいめまい発作時はⅢ度の眼振が認められることが多く,回復するに従い,Ⅱ度,Ⅰ度へと移行していく.

懸垂 右下頭位	懸垂頭位	懸垂 左下頭位
右下頭位	仰臥位	左下頭位

図6 頭位眼振検査の記載法

度からⅢ度に分けられる.定方向性水平性眼振が認められても,必ずしも中枢性の病変を否定するものではない.正面視で垂直性の眼振を認める場合は,中枢性障害を示唆する.

b 頭位眼振検査

頭位を変化させ,耳石器からの刺激を変化させることによって誘発される眼振を観察する検査である.フレンツェル眼鏡を使用し,固視の影響を取り除いて検査を行うため,注視眼振検査よりも眼振の出現率は高い.仰臥位,右下頭位,左下頭位,懸垂頭位,懸垂右下頭位,懸垂左下頭位の6頭位で眼振の観察を行う(図6).頭位を変えるときには,ゆっくりと頭位を変え,眼振が直ちに認められなくても,30秒程度は観察することが望ましい.

常に眼振の向きが一定な定方向性水平性眼振を認める場合は,一側の前庭障害が疑われる(図7).右下頭位で右向き,左下頭位で左向きの地面向きの眼振を認める場合(方向交代性下向性眼振)や,右下頭位で左向き,左下頭位で右向きの背地性の眼振を認める場合(方向交代性上向性眼振)は水平半規管型の良性発作性頭位めまい症が第一に疑われる.ただし方向交代性上向性眼振は小脳障害などでも認めることがあるので注意を要する.

c 頭位変換眼振検査

頭部を急速に変化させたときに出現する眼振を観察する検査である.フレンツェル眼鏡下で,坐位から懸垂頭位,懸垂頭位から坐位に戻した直後の眼振の観察を行う(図8).

後半規管型の良性発作性頭位めまい症では,坐位と懸垂頭位で方向の逆転する回旋性の眼振を認める(図9).小脳障害では,懸垂頭位で下眼瞼向きの眼振を認める.

4 温度刺激検査(カロリック検査)

経外耳道的に温度刺激を与えることによって眼振を誘発させ,左右の前庭機能,特に外側半規管の機能を評価する検査である(図10).

通常,被験者を仰臥位にし,頭部を30°前屈させた状態で,外耳道に冷水・温水を注水し,フレンツェル眼鏡下に眼振の観察を行う.原法では,30℃左耳,30℃右耳,44℃左耳,44℃右耳の順番に刺激を与える冷温交互試験が行われる.また,2mL程度の氷水(4℃)を用いて刺激を与える簡便な方法も行われる.いずれの場合も,1つの刺激を与えたあとには,少なくとも5分間の間隔を設ける必要がある.

判定には,通常眼振の持続時間を用い,左右で比較を行う.原法では以下の式を用

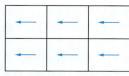 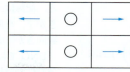 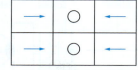

定方向性水平性眼振　　方向交代性下向性眼振　　方向交代性上向性眼振

図7 定方向性水平性眼振，方向交代性下向性眼振，方向交代性上向性眼振

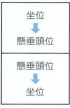 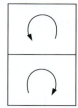

図8 頭位変換眼振検査の記載法　**図9** 後半規管型の良性発作性頭位めまい症

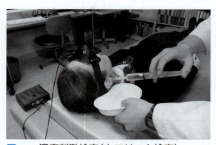

図10 温度刺激検査（カロリック検査）
被験者を仰臥位にして，頭部を30°前屈させた状態で刺激を与える．

いる．

半規管機能低下（canal paresis: CP％）＝
｛(右30℃＋右44℃)－(左30℃＋左44℃)｝
／右30℃＋右44℃＋左30℃＋左44℃)×100

CPが20％を超える場合を半規管麻痺と判定する．

眼振の最大緩徐相速度による判定がもっとも精度が高いとされているが，測定には電気眼振図（electronystgmography：ENG）が必要である．

5　迷路瘻孔症状検査

外耳道の内圧を変化させることで，真珠腫等による迷路瘻孔の有無を調べる検査である．被験者を椅子に座らせ，ポリッツェル球の先端を外耳道に密着させ，加圧・減圧を行い，誘発される眼振の有無をフレンツェル眼鏡下で観察する．簡便な圧負荷の方法としては，耳珠を外耳道方向へ圧迫する方法もある．圧負荷時に空気が漏れないように注意するとともに，あまりに強い圧をかけて内耳障害を起こさないように注意して行う．

 Pitfall
暗所や閉眼時においても眼球運動の解析が行えるという利点を有するが，回旋性眼球運動の記録が行えない，という短所もある．

外側半規管に瘻孔のある場合は，加圧により同側に向かう眼振が認められ，減圧により反対側に向かう眼振が認められるが，逆の場合もある．真珠腫性中耳炎，内耳梅毒，外リンパ瘻などで認められる．

6　電気眼振検査（ENG）

眼球の網膜と角膜の間の電位差（角膜網膜電位）を利用して，眼振を含む眼球運動を記録し，めまい平衡障害の診断を行う検査である（図11）．

ENGの機械は，電極，電極ボックス，電気眼振計本体からなっている．電極は，水平成分の記録には両外眼角外側に，垂直成分の記録には眼窩の上縁と下縁に貼付す

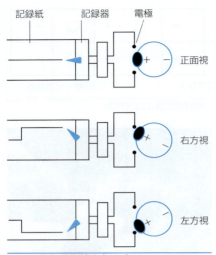

図 11 電気眼振検査（ENG）
右方視では記録器のペン先が上方に振れ，左方視では下方に振れる．

る．記録は，水平成分は右向きが上，左向きが下，垂直成分は上眼瞼向きが上，下眼瞼向きが下となるように設定する．

　ENG での記録下に，視標追跡検査，視運動性刺激検査，回転検査，温度刺激検査などを行うが，詳しくは日本平衡医学会編「『イラスト』めまいの検査　改訂第 2 版」（診断と治療社，40-93，2009）を参照されたい．

DON'Ts

- [ ] 足踏み検査では，検査中患者から目を離してはならない！　閉眼での足踏み検査では，常に転倒する危険があるので，患者がバランスをくずしてもすぐに支えられるよう準備しておくこと．
- [ ] 注視眼振検査では，30°を越える角度で眼振の有無を観察してはならない！　30°を超えると健常者でも眼振を認めることがある（極位眼振）．
- [ ] 温度刺激検査はいきなり注水してはならない！　注水によりめまい感が生じ，数分で治まることを十分に説明し，安心させたうえで行うこと．

東京大学医学部耳鼻咽喉科　**岩﨑真一**

A 検査の基礎知識

1 耳領域
3) 顔面神経の検査

DOs

- まずは40点法をマスターしよう．
- 各電気生理学的検査の意義を理解しよう．
- 複数の検査結果を総合して神経障害の程度を判断しよう．

顔面神経麻痺の検査法には，大きく分けて，①その時点での顔面神経の機能を評価する検査，②神経障害の程度を評価する検査，の2つに大別され，前者は神経機能の現状評価と回復過程の評価に用いられ，後者は予後診断に使用される．前者に属する検査としては顔面神経麻痺スコアリング，表情筋電図検査，瞬目反応，アブミ骨筋反射，涙分泌検査などがあり，後者に属する検査には electroneurography（ENoG）と nerve excitability test（NET）がある．

神経障害はその強さにより神経無動作，軸索断裂，神経断裂に分けられる．麻痺が神経無動作によるものであれば，神経機能は比較的速やかに完全回復する．一方，軸索断裂，神経断裂でワーラー変性が生じた場合（この状態を脱神経 denervation とよぶ），回復には軸索の再伸長が必要なため時間がかかり，また神経断裂の場合は再生軸索の過誤支配による病的共同運動などの後遺症が出現する．顔面神経麻痺発症後7～10日後のワーラー変性がほぼ完成する時期において，顔面麻痺が不全麻痺であればほぼ間違いなく予後良好であるが，その時点で完全な伝導障害が存在し表情筋がまったく収縮しなくても必ずしも神経障害が高度であるわけではないため，視診のみでは前述の評価は不可能である．ENoG，NET を行うことでこれが区別できる．

一方，顔面神経の中枢側からの神経活動電位が障害部位を通過して支配筋を収縮させる反応性をみる検査（表情筋電図，瞬目反応）は，麻痺後早期の神経障害の評価には役立たないが，神経障害の回復過程をより正確に記録する目的で使用されている．

1 顔面神経麻痺スコアリング

顔面運動の評価法には顔面の動きをいくつかのパーツに分けそれぞれの動きのスコアを合計して評価する regional system と，顔面全体の印象から麻痺の程度を捉える gross system の2つがある．わが国では前者の評価法として日本顔面神経学会の40点法（柳原法，）が広く用いられており，一方後者としてはハウス・ブラックマンの grading system が使用されることが多い．gross system は外来で経験する麻痺疾患の大半を占めるベル麻痺，ハント症候群の経過観察にはややきめ細かさに欠ける印象が

> ⚠ **Pitfall**
>
> ENoG，NET とも障害部位より末梢の神経線維を電気刺激して反応性をみる検査法である．したがって，ワーラー変性が進行して電気刺激部位より末梢側へ進んでからはじめて診断的価値をもつ．これには麻痺発症後少なくとも3日かかり，確実な予後診断を下すためには1週間～10日が必要である．

> ⚠ **Pitfall**
>
> 40点法の記載の際は 0, 2, 4 点であり，1点や3点という点数はないので注意．

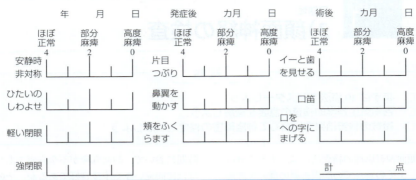

図1 40点法(柳原法)の麻痺評価表

否めない．したがって40点法を中心に記載し，必要に応じハウス・ブラックマンの評価を併記するという形がよいであろう．また後遺症の評価に有用であるSunnybrook法も専門施設やリハビリテーション領域を中心に普及しつつある．

40点法では各部分の顔面の動きをそれぞれ0点(高度麻痺)，2点(部分麻痺)，4点(ほぼ正常)として得点化しそれらを合計することで評価する．合計36点以上を治癒，8点以下を完全麻痺とする．

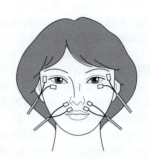

図2 筋電図検査における電極の位置

2　表情筋電図

表情運動を行ったときの筋の活動電位を記録するものである．針電極法と皿電極を用いた表面電極法があるが，痛みや電極の消毒の問題から後者が用いられることが多い．筆者らは電極を眼輪筋と口輪筋上の皮膚に図2のように装着し，左右同時に4チャンネルの誘導を記録している．この方法はENoGや瞬目反応検査を行ううえで電極を張り替える必要がないという利点がある．閉瞼運動と口すぼめを行って記録する．安静時は反応が現れず，随意収縮が行われたときに干渉波形が現れる．麻痺側では干渉波形の振幅の低下がみられる．本検査は病的共同運動の記録，評価にも用いることができる．

3　NET

顔面神経本幹または分枝に電気刺激を与えて表情筋の肉眼的収縮を生じせしめる最小の刺激閾値を求め，これを健側と患側で比較する方法である．操作が簡便で判定が容易であるため，頻用されている．ベル麻痺，ハント症候群の検査の場合，筆者らの施設では下顎下縁の顔面動脈の切痕付近で下顎縁枝を刺激し，下口唇下制筋の収縮で判定を行っている．刺激電流は持続0.2msecの矩形波を用い，刺激は1秒1回の割合で行っている．まず健側を刺激し，筋の可視的攣縮が確認できる最小の電流値(個人差があるが2〜6mA程度になることが多い)を記録する．次いで患側の測定を

第4章 研修で学ぶべき検査

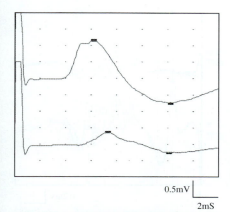

図3 ENoG 測定の例(左顔面神経麻痺)
この症例では ENoG 値は 0.64 / 1.93 × 100 = 33.2% と算出される.

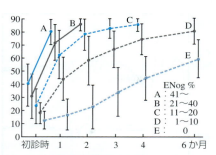

図4 ベル麻痺患者を発症2週以内の ENoG 最低値から5群に分けたときの麻痺の回復過程
A：ENoG 値 41% 以上, B：ENoG 値 21〜40%, C：ENoG 値 11〜20%, D：ENoG 値 1〜10%, E：ENoG 値 0%.
縦軸は顔面運動採点(メイの採点法細見変法 90 点満点). A 群はほとんどが1か月以内に, B 群は2か月以内に, C 群は4か月以内に完全治癒する. D 群では6か月で約半数が不完全治癒, E 群では完全治癒には至らない.
(小池吉郎, 他：*JOHNS* 7：1547-1458, 1991 より改変)

 Pitfall

ENoG はあくまでも対側が正常であることを前提にした検査法であるため, 両側麻痺例や交代性麻痺例のように対側にも麻痺歴がある症例の診断的価値は低下する.

同様に行うが, もし 20mA の強さで筋攣縮が確認できない場合は scale out とする. 患側の刺激閾値が健側の閾値より 3.5mA 以上上昇している場合に左右差ありと判断するが, 経験上 3.5mA 以上の差がみられる場合, ENoG の値は 10% 以下である. つまり, NET で左右差ありと診断される場合はかなり高度の脱神経が起こっていることになり, この検査は軽度の脱神経を正確に評価するのには適していない.

4 ENoG

茎乳突孔を出た顔面神経本幹を電気刺激すると顔面筋上の皮膚に置いた表面電極から複合筋活動電位(compound muscular action potential：CMAP)が記録できる. 電気刺激強度を上げていくと CMAP の振幅が徐々に増大するが, ある刺激強度以上では振幅が一定となる. このような刺激強度(supramaximal stimulation)を用いて刺激し, CMAP の左右差を比較することにより変性に陥った神経の割合を定量的に判定する方法が ENoG である. ENoG の検査としての最大の特長は客観的かつ定量的評価が可能である点であり, これは ENoG が筋電位の振幅の比という数値で示されることによる.

当科では持続時間 0.2msec の矩形波を用い, 耳垂下部で刺激を行っている. 記録電極は口輪筋上に置いたものを用いている. supramaximal stimulation は通常かなりの痛みを伴うため, 筆者らは患者の痛みを最小限とするため 50mA の電流値で両側を単回刺激している. 得られる2層性波形の陰性相と陽性相の頂点間の電位差を振幅として記録し, 左右の振幅比を健側を 100% として表す(図3). ENoG の値は予後に高い相関を示すことが示されている(図4).

5 瞬目反応

三叉神経第1枝である眼窩上神経を電気

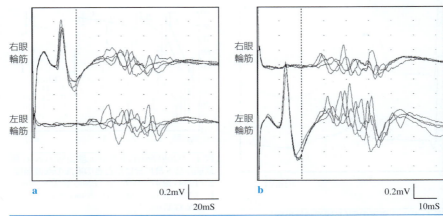

図5 正常者（27歳女性）の瞬目反応（4回重ね書き）
a. 右眼窩上神経刺激　b. 左眼窩上神経刺激
刺激側眼輪筋には潜時12ms以内の波形（R1）と潜時20〜40msの波形（R2），対側にはR2のみが記録される．

刺激すると刺激側眼輪筋に10〜12msecの潜時をもつR1と両側眼輪筋に潜時が20〜40msecのR2が記録される（図5）．当科では刺激は持続時間0.2msec，刺激強度18mAの矩形波を用いており，眼窩上孔の位置で刺激する．顔面神経麻痺患者では発症早期に患側R1が消失することが多い．麻痺の回復に伴いやや潜時の長いR1が再出現し，徐々に潜時が短縮正常化する．

瞬目反応を眼輪筋，口輪筋から同時記録することにより，病的共同運動の評価にも使用することができる．眼窩上神経を電気刺激した際に導出される反応は通常眼輪筋のみから記録され，口輪筋からは記録されない．しかし神経再生時に過誤支配が起こると，口輪筋からも反応が記録されるようになる．

6　涙分泌検査

中間神経から大錐体神経を経て翼口蓋神経節に至る，涙分泌を司る副交感線維の機能を検査する．シルマー試験第I法がもっとも一般的である．幅0.5cm，長さ4〜5cmの濾紙の一端を5mm折り曲げて左右の下眼瞼結膜円蓋部にかける．5分間放置して濾紙の湿りの長さを比較する（折り曲げた部分の5mmは加えない）．5mm以下を涙分泌低下と考える．分泌線維は運動線維（狭義の顔面神経）より細いため外力による圧迫で障害を受けにくく，麻痺側では眼輪筋の麻痺による導涙機能障害のためむしろ流涙を認めることが多い．

DON'Ts

- 体内に電気で作動する機器（ペースメーカー，人工内耳など）が埋め込まれている場合，電気刺激を行ってはいけない．
- ENoGは波形がきれいでない場合、値を安易に信用してはいけない（咬筋の反応が混入していることがある）．

東京大学医学部耳鼻咽喉科　**近藤健二**
とじま耳鼻咽喉科　**戸島　均**

A 検査の基礎知識

1 耳領域
4) 耳の画像検査

> **DOs**
> - 画像検査の目的を理解し，画像診断装置の特性を考え検査機器を選択し検査を行う．
> - 画像検査をオーダーする場合には予想される疾患，病態をオーダー用紙に適切に記載する．特にMRIを依頼する場合には様々な撮影方法があり適切な撮影方法を選択しないと病変を描出することができない．
> - 画像検査のみで病態を推測してはいけない．個々の症例における病歴，臨床所見，および聴力検査や平衡機能検査，その他の検査と総合して病態の推測を行う．
> - 微細な病変を見逃さないためには病態の推測と画像における関心領域の注意深い観察が必要．
> - 中耳真珠腫や中耳奇形など，耳科手術の助手をする際には手術所見と画像検査所見を比較しながら，画像検査の有用性と限界を理解していくことが大切．

1 検査方法

a 単純X線写真

詳細な側頭骨領域の評価はできないもののCTやMRI撮影装置をもたない病院や医院でも撮影可能であり，簡便性と安価なことから実際の臨床の場においていまだにその意義が残っている．単純X線撮影として代表的なものにはシューラー(Schüler)撮影法，ステンバース(Stenvers)撮影法，経眼窩法がある．人工内耳の電極の位置確認，小児における滲出性中耳炎の経過観察や急性中耳炎に伴う乳様突起炎の推察，内耳道拡大のスクリーニング等に用いられる．

・**シューラー撮影法**：側頭骨内の蜂巣発育，S状静脈洞，中頭蓋窩底，顎関節の観察，外耳道，鼓室の評価に用いる(図1)．
・**ステンバース撮影法**：内耳道，内耳(前

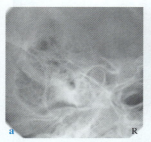
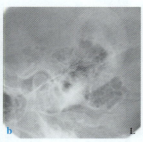

図1 シューラー撮影法による撮影
右急性乳様突起炎．aの乳突蜂巣全体の透過性がbに比較し低下している．

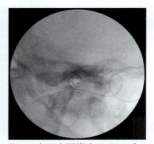

図2 人工内耳術中ステンバース撮影法にほぼ近い角度で撮影した画像
挿入された電極が明瞭に描出されている．使用電極：メドエル SO-NATAスタンダード

コツ

撮影プロトコールで（撮像断面の方向，スライス厚，スライス間隔，FOV，撮像シークエンスなど）観察できる対象の画質が変わる．自身の病院の画像診断装置の撮影プロトコールを確認しておくこと．

 Pitfall

他院で撮影された画像と自身の病院で撮影された画像を比較検討する場合には撮影プロトコールに注意すること．

図3 ステンバース撮影法による撮影
右聴神経腫瘍の症例であるが，内耳道の拡大を認めていない．矢印が内耳道．MRIを撮影することで聴神経腫瘍を確認することができた．

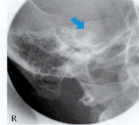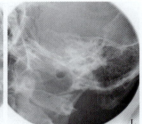

図4 左耳硬化症
臨床経過，聴力像から耳硬化症を疑いCTを施行した．1mmスライス厚による画像．左前庭窓前方（fissula ante fenestram）脱灰像（青矢印）を認める．微小な変化も左右差に注意して評価を行うこと．

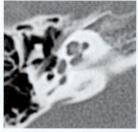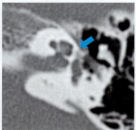

図5 CBCT画像
広範囲に進展した真珠腫症例．手術により，乳突洞は真珠腫で充満し，外側半規管はブルーラインが3ミリ程度の大きさで露出しているのが確認できた．3つの三半規管を同時に表示した．半規管の骨迷路の欠損に対する詳細な評価ができる．a．外側半規管　b．後半規管　c．上半規管　d．VR画像

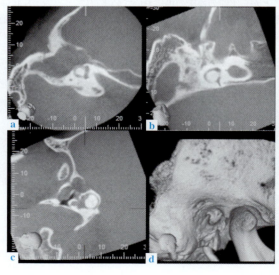

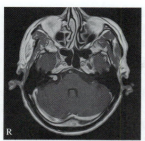

図6 右の顔面神経麻痺，聴力低下，めまい感を訴えた患者のMRI
右聴神経腫瘍が発見された．
使用MRI：TOSHIBA EXCELART Vangage TM，撮影条件 T1強調 Gd造影画像，TR：550　TE：17　スライス厚3mm

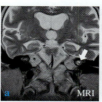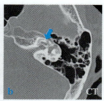

図7 高度感音難聴患者の人工内耳目的に施行した画像検索
CTで高度耳硬化症が疑われ（b．蝸牛周囲に全体に脱灰像，青矢印），MRIを追加施行．蝸牛膜迷路の疎通性が確認され（a．T2強調画像で蝸牛がリンパ液でみたされていた．白矢印），人工内耳手術を施行した．

庭，前半規管，外側半規管）側頭骨錐体部などの評価に用いる（図2，3）．

b CT (computed tomography)

骨の描出に優れているため側頭骨内の構造物を詳細に検討できる．通常，骨条件のウインドウで画像評価を行う．難聴患者における耳小骨・蝸牛・前庭の形態異常の評価には第一に選択すべき検査法である．

全身型多列検出器CT（multidetector-row CT：MDCT, multislice CT：MSCT）の普及により高速に薄いスライス厚の画像撮影が可能となり，等方性ボクセルデータが得られるようになった．このことにより，直接冠状断撮影によって撮影されていた画像が多断面再構築画像（multiplanar reconstruction：MPR）で代用することができるようになった．MPR画像は任意の断面を作製することが可能であり，耳小骨連鎖の詳細な評価や真珠腫性中耳炎などにおける頭蓋底やscutumの評価には有用性が高い．

最近頭頸部領域に特化した小照射野コーンビームCT（cone-beam CT：CBCT）が登場した．この装置はより小さな等方性ボクセルデータを収集することができ，任意の方向から微細な骨構造の評価が可能となっている（図4，5）．

c MRI (magnetic resonance imaging)

軟部組織の鑑別や，内耳膜迷路，内耳道内の神経を詳細に検討できる．聴神経腫瘍が疑われる患者には第一選択の画像検査であり，めまい患者における脳幹，後頭蓋下病変の評価には不可欠な画像検査である．

MRI撮影はスピンエコー（spin echo：SE）法あるいは高速スピンエコー（fast spin echo：FSE）法を用いたT1およびT2強調画像が基本となる（図6）．軟部組織の鑑別や迷路の異常検出に造影検査が有用である．高分解能のheavy T2強調画像が得られる3D constructive interference in the steady state

 コツ
定期的に画像で腫瘍サイズの経過観察を行っている場合，撮像シークエンスが同じであることでより正確に評価できる．

 Pitfall
診断価値の高い画像を得るにはアーチファクトをいかに軽減するかがカギとなる．特にMRIで微細な構造を評価する場合，モーションアーチファクトを軽減させること（患者の体動をいかに抑えることができるか）が必要．

(CISS)法，FSE 法，および half fourier を併用した fast asymmetric spin echo（FASE）法などの MR hydrography は内耳膜迷路や内耳道内の評価に極めて有用である．MRI による内耳の微細構造の描出の進歩としてグリセオール TM 投与前後の 1.5 テスラ MRI 画像や鼓室内ガドリニウム投与後の 3 テスラ MRI による 3D－fluid attenuated inversion recovery（FLAIR）画像により，内リンパ水腫の画像診断の報告がなされている．

2　第一選択として評価できる疾患，病態

- **CT**：真珠腫性中耳炎，鼓室硬化症，耳硬化症，中耳外耳奇形，内耳奇形（骨迷路の形態異常），側頭骨外傷（外傷性耳小骨連鎖離断，外傷性顔面神経麻痺）など．
- **MRI**：聴神経腫瘍，感音難聴，めまいなど．
- **CT と MRI の組合せ**：骨病変と軟部組織病変の両者に関して検討が必要な場合，すなわち錐体部病変，頭蓋底と連続する病変，顔面神経病変，腫瘍性病変（聴器癌，グロムス腫瘍など）の評価や高度感音難聴患者における人工内耳適応決定などには CT と MRI を組み合わせて評価することが必要となる（図 7）．

> **DON'Ts**
>
> ☐ 単純 X 線写真，CT 検査は X 線の被曝を伴う検査であることはいうまでもない．検査の必要性を理解して，不要な検査を行ってはいけない．
> ☐ MRI 検査を予定する場合には禁忌事項を確認し，検査を施行することで患者に不利益が生じないようにする．

福島県立医科大学会津医療センター耳鼻咽喉科　小川　洋

☑ 画像技術の進歩

画像技術の進歩により，三次元再構築画像や多断面再構築画像が容易に作成できるようになった．さらに画像データから 3D プリンターに出力し，実際の立体モデルを作成できるようになった．画像を自身で作成し側頭骨を様々な方向から観察してみると複雑な解剖学的な構造が理解しやすい．立体モデルを削開できればさらに深さの感覚が理解することができ，術前トレーニングとして有用性が高いと考えている．

2 鼻・副鼻腔領域
1) 主要な検査

> **DOs**
> - 鼻科領域においても，各種検査を施行する前には，視診と触診がまず重要であり，肉眼による視診では顔貌，頬部の腫脹，眼球突出の有無，眼球運動などを観察する．触診では，三叉神経のトリガーポイントなどの圧痛や，波動の有無などをチェックする．
> - 内視鏡検査では，ささいな病変も見逃さず，積極的に電子カルテ，各種媒体に記録を保存するように心がける．
> - 嗅覚には疲労現象が起こりやすいため，基準嗅力検査では，薄いほうから順次濃度を上げていく(上昇法)．
> - アレルギー性鼻炎の診断では問診と鼻内所見が重要であり，各種検査とあわせて重症度分類を行い，ガイドラインに従った治療法の参考にする．

1 鼻鏡検査(rhinoscopy)

a 前鼻鏡検査

鼻鏡(nasal speculum)を用いて外鼻孔を拡大して，固有鼻腔内を観察する手技である．鼻鏡には考案者名を冠した和辻型，ハルトマン型などの種類がある．固有鼻腔の広さに対して外鼻孔のサイズは小さいので，同一視野で固有鼻腔内のすべてを観察することはできない．患者に対して正面から観察するのを第1頭位といい，鼻腔のほぼ下半分がみえる．また患者を上向きにして下方より観察するのを第2頭位といい，鼻腔の上半分がみえる(図1)．

前鼻鏡検査では鼻中隔，各鼻道，鼻甲介の状態と，症例によっては上咽頭天蓋や後壁の所見が観察可能である．また鼻腔の最上方で鼻中隔と中(上)鼻甲介が向かい合う部分は嗅裂とよばれ，ここには嗅上皮が存在している．

b 後鼻鏡検査

後鼻鏡は金属の柄がついた小さな平面鏡であり，舌圧子にて舌背部を下方に押さえながら口峡を越えて挿入し，上咽頭と後鼻孔を鏡に映して，後方より観察するものである．患者の体位は坐位で，上体を前屈みにして顎を突き出させて開口させ，鼻呼吸をさせる．検査器具が舌根部に近づくため嘔吐反射を誘発し，観察が困難なこともある．後鼻鏡検査では鼻中隔の後端，鼻甲介と鼻道の後部，耳管咽頭口，ローゼンミュラー窩，上咽頭天蓋などが観察可能である(図2)．本検査は上咽頭腫瘍，咽頭扁桃の肥大(アデノイド)，副鼻腔炎に伴う後鼻漏や後鼻孔ポリープなどの病変の観察に有用である．

2 内視鏡検査(endoscopy)

鼻・副鼻腔の観察に用いられる内視鏡には，主として副鼻腔手術時に用いる硬性のものと軟性のものがある．鼻鏡では観察が困難である下鼻道，中鼻道，蝶篩陥凹と上鼻道の病変や上咽頭の観察にも適している．軟性ファイバーについては，従来の光ファイバーのものからCCD(charge coupled device)を先端にとりつけた電子内視鏡に移り変わっており，電子カルテへの所見の記録，医学教育，あるいは患者への説明にと，多くの領域で活用されている．解像度も高精細度(high definition：HD, いわゆるハ

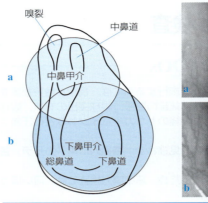
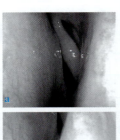
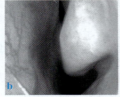

図1　前鼻鏡所見（左鼻腔）
a. 第1頭位　b. 第2頭位

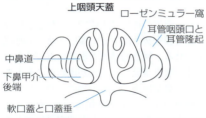

図2　後鼻鏡所見

イビジョン）が普及し，高画質で観察可能である．さらに近年では拡大内視鏡や，ヘモグロビンを強調するよう照射光を調整した狭帯域光観察（narrow band imaging：NBI）などの機能を備えている装置もある．

3　嗅覚検査（olfactometry）

a　基準嗅力検査

　嗅覚検査は，自覚的検査と他覚的検査に分けられ，わが国では基準嗅力検査と静脈性嗅覚検査が保険診療において請求可能な検査となっている．これらはいずれも自覚的検査である．基準嗅力検査（保険診療上は基準嗅覚検査とよばれる）はT＆Tオルファクトメーターを用いて臭う能力を判断する検査法で，日常生活に近い状態で調べるものである．本検査では5種類の基準臭が定められている（表1）．基準となる濃度として，正常者がこれらを何らかのにおいとして知覚できる最低濃度が定められており，この濃度を検知閾値の0としている．これより10倍ずつ濃いものを1，2，3，4，5とし（基準臭Bは4まで），また1/10ずつ薄いものを－1，－2として8段階の濃度が設定され，基準嗅覚表（olfactogram）が作成されている（図3）．

　実際の検査では，細長い濾紙の先端約1cmを液に浸して，被検者に鼻の前でにおいをかいでもらう．それぞれの基準臭について，低濃度から段階的に濃度を上げていき，はじめて何かにおいを感じる濃度を検知閾値とする．さらに濃度を上げて，においの種類まで判別できる濃度を認知閾値とする．臨床的に嗅覚障害の程度を表すには，5種類の認知閾値を平均した値（scale outの場合は6として計算）を平均嗅力損失値として算出した嗅覚障害の程度が定められている（表2）．

b　静脈性嗅覚検査（アリナミンテスト）

　ビタミンB1誘導体であるアリナミン1A（10mg）を，約20秒間かけてゆっくりと左肘正中静脈に注射する．被検者には安静鼻

表1 基準嗅力検査に用いられる5種類の基準臭

	基準臭	においのタイプ
A	β-フェニルエチルアルコール	バラの花のにおい
B	メチルシクロペンテノロン	カラメルの香気、焦げたにおい
C	イソ吉草酸	汗くさい不快臭、腐敗臭
D	γ-ウンデカラクトン	桃の果実のにおい
E	スカトール	糞臭

表2 基準嗅力検査による嗅覚障害の判定基準

嗅覚障害の程度	認知閾値の平均
正常	0 〜 1.0
軽度減退	1.2 〜 2.4
中等度減退	2.6 〜 4.0
高度減退	4.2 〜 5.4
脱失	5.6 〜

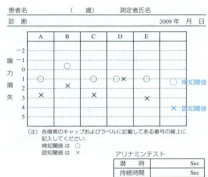

図3 基準嗅覚表(olfactogram)とアリナミンテストの記録用紙

呼吸を続けてもらい、注射開始から特有のにんにく臭が感じられるまでの潜伏時間と、におい感覚が消失するまでの持続時間を測定する。正常値は潜伏時間が約10秒、持続時間が60〜80秒である。においを感じる機序としては、血液中のプロスチルアミンが肺胞内で呼気中に拡散し、上咽頭と後鼻孔を経由して嗅上皮に到達することによる。本検査でアリナミン臭を感じない場合は嗅覚脱失とし、潜伏時間が10秒以上、持続時間が60秒未満の場合を嗅覚低下とする。

4 鼻腔通気度検査(rhinomanometry)

鼻の通りやすさの検査には、簡便な鼻息計による方法と鼻腔通気度計によるものがある。鼻息計とは、分度器のように円周形の目盛りがついた光沢のある金属板(グラーツェル鼻息計)で、被検者の鼻の下にあてて安静鼻呼吸を行うと、呼気中の水蒸気が冷却されて金属板上に曇りが生じ、この大きさによって左右鼻腔の通気性を判定する。鼻腔通気度検査法(rhinomanometry)は、呼吸時における鼻腔内の圧(P)と流速(V)を計測し、鼻腔抵抗($R = P/V(Pa/cm3/秒)$)を算出するものである。測定法には前鼻法(anterior 法)と後鼻法(posterior 法)があり、前者が簡便で一般的である。日本人の正常成人の平均的両側鼻腔抵抗値(参考値)は、およそ 0.25 ± 0.10 Pa/cm3/秒とされており、0.50以上は中等度鼻閉、0.75以上は高度鼻閉と考えられる。鼻腔通気性の検査法にはこのほかに、音波の反射を利用して鼻腔内の任意の断面積と容積を測定する音響鼻腔計測法(acoustic rhinometry)という方法もある。

5 鼻アレルギー検査

アレルギー性鼻炎は、発作性反復性のくしゃみ、水性鼻漏、鼻閉を三主徴とする鼻粘膜のⅠ型アレルギー性疾患である。アレルギー性鼻炎の診断には、①"鼻のかゆみ・くしゃみ、水性鼻漏、鼻閉"の三主徴を有しており、②鼻汁好酸球検査で陽性、③皮膚テスト、または血清特異的IgE抗体が陽性、または誘発テストが陽性、であれば確定できる。

コツ

嗅覚の異常には，量的異常と質的異常がある．量的異常には嗅覚低下（感覚が弱い）と嗅覚脱失（全くしない）があり，本項で紹介した検査での評価が有用である．一方で質的異常には，異嗅症（これまでと違うにおいに感じる），嗅盲（特定のにおいのみ感じない），嗅覚過敏（特定のにおいが刺激的に感じられる）などがある．これらは客観的評価が難しく，今後検査法の確立が待たれている．

コツ

静脈性嗅覚検査の結果解釈として，潜伏時間は嗅覚の検知閾値に対応しており，持続時間は嗅覚の疲労現象に関連しているとされている．この検査でにおいが感じられれば，嗅上皮が残存し機能しているものと解釈され，80％以上の確率で治療による効果が期待できるものとされる．

コツ

アレルギー性鼻炎の臨床分類として，三大鼻症状の程度によって"くしゃみ・鼻漏型"，"鼻閉型"，あるいは三症状とも高度な"充全型"に分けることができ，治療薬の選択などに有用である．

a 問診

年齢と性，職業，症状の種類と程度，発症年齢，好発季節，合併症，アレルギー既往歴，家族歴，これまでの治療歴などを聴取する．

b アレルギー性と病因抗原の診断

1）鼻汁好酸球検査

採取した鼻汁をスライドグラスに塗抹し，アルコール固定後にハンセル液で染色した標本を鏡検する．低倍率（×100）で全視野を観察し，好酸球の有無とその分布密度を調べる．全視野で1個でもあれば陽性と判定し，さらに存在密度によって（1＋）〜（3＋）で表現する．

2）血液中好酸球検査と血液中総IgE値の測定

特異的な抗体活性は明確ではないが，全体の量としての総IgE値を測定する検査で，I型アレルギー疾患や寄生虫疾患で高値を示すため，定性的診断やスクリーニングに有用である．

3）皮膚テスト

皮内テストとスクラッチテストがある．皮内テストはアレルゲン診断用エキスを前腕皮内に0.02 mL注射して，15〜20分後に紅斑と膨疹の出現の有無とサイズを測定する．スクラッチテストは抗原液を滴下した部位を針で出血しない程度に引っかいて，同様に紅斑と膨疹の出現をチェックする方法である．皮内反応よりも安全で簡単だが，特異度と感度で劣るとされている（表3）．

4）鼻粘膜誘発テスト

下鼻甲介前方に抗原を浸み込ませた濾紙

☑ 4つの嗅覚障害

嗅覚障害は発生部位と病態から4つに大別される．①**呼吸性嗅覚障害**：物理的閉塞でにおい分子の到達が阻害．慢性副鼻腔炎やアレルギー性鼻炎が代表的．②**嗅粘膜性嗅覚障害**：嗅細胞自身が傷害．感冒後嗅覚障害，薬剤性嗅覚障害が代表的．③**末梢神経性嗅覚障害**：嗅細胞軸索が傷害．外傷性嗅覚障害（前頭部）が代表的．④**中枢性嗅覚障害**：嗅球から上位の嗅覚中枢の異常．外傷や脳外科手術後，アルツハイマー病やパーキンソン病などの初期症状．
また，この中で嗅粘膜性，神経性，中枢性嗅覚障害では基準嗅力検査で，検知閾値はほぼ正常であるのにもかかわらず認知閾値が著明に低下，あるいはscale outを呈することがある．これを検知閾値と認知閾値の解離現象とよんでおり，呼吸性嗅覚障害との鑑別に有用である．

表3 皮膚テストの程度分類

程度	+++	++	+	－（陰性）
皮内テスト	紅斑 41mm 以上 膨疹 16mm 以上	40mm～20mm 15mm～10mm	40mm～20mm 9mm 以下	19mm 以下 9mm 以下
スクラッチテスト	膨疹または紅斑径が対象の 2 倍以上，紅斑が 10mm 以上，膨疹が 5mm 以上			

（鼻アレルギー診療ガイドライン作成委員会（編）：鼻アレルギー診療ガイドライン 2016． 改訂第 8 版，ライフ・サイエンス，27，2016 より改変）

（誘発ディスク，市販品はハウスダストとブタクサ）をおいて，5 分後の反応を観察する．①鼻の掻痒感，くしゃみ発作，②水性分泌の増加，③下鼻甲介粘膜の蒼白腫脹，のうち 2 項目以上が認められた場合を陽性とする．

5）抗原特異的 IgE 抗体定量

血液中の各種抗原に対する特異的 IgE 抗体を定量的に測定する方法である．歴史的には放射性アイソトープを使用する RAST（radio-allergo-solvent-test）法が有名である．近年では，簡便で感度も良好なイムノキャップ法，イムライズ法，マスト法などの各種測定系が主流である．また，施設内のベッドサイドにおいても短時間で測定可能なイムファストチェック法なども開発されている．これらは，皮膚テストや鼻粘膜誘発テストとの間にもよい相関が認められることから，簡便で安全なスクリーニング検査として汎用されている．

DON'Ts

- 耳鼻咽喉科で用いる CCD 電子スコープ内視鏡は細径でデリケート（特に先端部分）であるので，その操作には注意を払う．同時に，使用後は施設で定められた感染予防マニュアルに則りきちんと消毒を行う．
- 静脈性嗅覚検査に用いるアリナミンは血管刺激痛を伴うことがしばしばあるので，あらかじめ患者に説明すると同時に，漏出させないように極力気をつける．

広島大学医学部耳鼻咽喉科　**竹野幸夫**

☑ 鼻・副鼻腔検査におけるバイオマーカー

鼻・副鼻腔の検査においても，疾患病態を鋭敏に反映するバイオマーカー（生物学的指標）という概念が，近年重要視されている．理想的なバイオマーカーの条件として，①病気の臨床症状との相関が EBM により示されている，②バイオマーカーを指標とした治療が予後を改善すること，③データに再現性と信頼性があり，測定が非侵襲的で簡便であることなどが挙げられている．1 例を挙げると，アレルギー性鼻炎では，血清中の IL-4，IL-5，IL-33 などのサイトカイン，鼻汁中の総 IgE 値，呼気中一酸化窒素（NO）濃度などが今後有望であると考えられている．

A 検査の基礎知識

2 鼻・副鼻腔領域

2）鼻・副鼻腔領域の画像検査

> **DOs**
> - 副鼻腔画像検査の中心は CT 検査であり，含気異常と骨壁異常を評価しよう．
> - 副鼻腔手術前のシミュレーションでは水平断，冠状断，矢状断 CT 像から立体構造をイメージしよう．
> - 鼻・副鼻腔軟部組織病変の質的診断が必要な場合は MRI 検査を施行しよう．

　鼻・副鼻腔は骨で囲まれ，解剖が複雑な含気腔であり画像検査は有用である．検査法は X 線検査法，CT 検査法（computed tomography），MRI 検査法（magnetic resonance imaging）などがある．

1 X 線検査

　本検査法の利点は撮影が簡便で被曝量が少ないことであり古くから画像検査の基本とされてきた．しかし実際は様々な撮像における撮像体位，入射角度，電圧の設定など経験・技量が必要とされる．

1) 撮影法
① 後頭前頭撮影法（コールドウエル法）
② 後頭頤法（ウォータース法）
③ 側位法

2) 読影ポイント
・**含気状態の異常**：洞内の分泌物貯留，粘膜肥厚，腫瘍などで陰影が増強した状態を確認する．
・**骨壁の破壊**：病変が副鼻腔内にとどまっているか，悪性腫瘍による骨破壊の有無などを確認する．

3) 顔面骨骨折
　鼻骨骨折時には側面軟線撮影，ウォータース法が有用である．
　簡便な撮影法だが複雑な頭蓋顔面骨の重複により，詳細な病変部位の特定や副鼻腔洞内，特に篩骨蜂巣の粘膜病変の判別が困難である．特に副鼻腔炎の評価における単純 X 線検査の感度は低く，可能な限り CT での評価が望ましい．

2 CT

　X 線検査と比較して情報量が格段に多く，現在鼻・副鼻腔領域における画像検査の中心となる．軟部条件では鼻・副鼻腔を越えた周囲軟部組織への炎症波及を確認し，骨条件では骨破壊像や副鼻腔の複雑で細かな解剖に関する情報を得る．頭蓋内合併症や眼窩内膿瘍，悪性腫瘍に対しては造影検査も加える．冠状断像と横断像が基本だが副鼻腔手術時には矢状断像も必要となる．副鼻腔 CT にて片側性副鼻腔病変をみた場合，腫瘍性病変や嚢胞，真菌症などの鑑別のため MRI の追加を考慮する．近年マルチスライス CT より低被曝量で空間分解能にすぐれたコンビーム CT が日常診療に導入されてきている．これは副鼻腔手術前のシミュレーションにも有用である．

a 炎症・腫瘍の診断

1) 急性，慢性副鼻腔炎
　鼻・副鼻腔にびまん性軟部濃度肥厚を認める．急性副鼻腔炎では一側性で上顎洞を中心としたものが多く，慢性副鼻腔炎では両側性で多洞性が多い．好酸球性副鼻腔炎は両側篩骨洞を中心に軟部濃度陰影を認め，軟部条件で洞内のアレルギー性ムチンが高濃度病変として描出される．副鼻腔真菌症では真菌塊内部に石灰化濃度陰影を認める．

2) 腫瘍
　副鼻腔乳頭腫では非特異的軟部濃度腫瘤

として認められ，血瘤腫では単中心性軟部濃度腫瘤として認める．悪性腫瘍では骨破壊像が特徴的である．易出血性腫瘍や悪性腫瘍を疑うときは造影検査を行う．

3) 頭蓋顔面骨折

軽微な鼻骨骨折を除き疑われる全例においてCTによる評価が望ましい．骨折の有無・程度の評価や骨折型の分類などを評価する．

4) 手術時のシミュレーション

副鼻腔手術では水平断像，冠状断像，矢状断像で得られる情報から副鼻腔の3次元構造をイメージして手術に臨むことが重要である．鼻中隔彎曲，中鼻甲介蜂巣，鉤状突起の走行，Frontal ethmoidal cell，前篩骨動脈，各副鼻腔自然口の位置など，個体差の多い副鼻腔の蜂巣構造を術前に評価することが重要である（図1）．

3 MRI

CTが骨病変の描出に有効であるのに対しMRIは軟部組織内の濃度分解能が良好で病変の性状や進展範囲の把握に有効である．そのほかにも放射線被曝がない，骨・金属のアーチファクトが少ないなどの利点も有する．炎症性粘膜肥厚はT2強調画像で高信号を呈する．嚢胞の内容液は漿液性のものはT1で等信号，T2で高信号に描出され，粘液性の場合はT1で高信号，T2で等信号と性状により信号強度が異なる．真菌塊はT1で等信号，T2で低信号～無信号領域として描出される．

造影剤を使用した場合は腫瘍と炎症性病変の違いが評価しやすい．

Pitfall

副鼻腔CT検査で片側性副鼻腔病変を認めた場合，骨破壊像がなくとも腫瘍性病変や真菌症などの存在を念頭においてMRI検査による質的評価を行う（図2）．

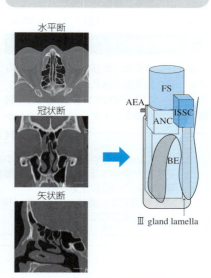

図1　副鼻腔CT所見
術前副鼻腔CT所見から副鼻腔の立体構造をイメージして手術に臨む．
FS：frontal sinus，BE：ethmoidal bulla，ISSC：intersinus septal cell，ANC：agger nasi cell，AEA：anterior ethmoidal artery

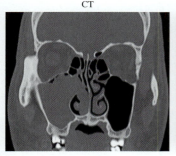
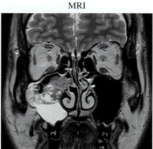

図2　片側性副鼻腔病変の画像所見（冠状断）
CTにて右上顎洞に軟部濃度陰影を認める．その病変はMRI T2強調画像にて上方が腫瘍性病変，下方が二次性副鼻腔炎として描出されている．

4 超音波検査

　侵襲が少なく繰り返し施行できる検査法だが診断能が低い．おもに上顎洞病変の評価に用いられ，鼻・副鼻腔ではAモード法が一般的である．体位は坐位でゼリーをつけたプローブを上顎洞前壁に当てて所見をとる．正常上顎洞では後壁エコーを認めないが，副鼻腔炎，囊胞では後壁エコーを認める．悪性腫瘍では不規則エコーを認める．

5 核医学

　悪性腫瘍の原発，転移部位検索に用いられる．鼻性髄液漏の漏孔部位診断としてアイソトープ(^{111}In—DTPA)脊髄注入数時間後の鼻・副鼻腔シンチグラフィーがあるが頭蓋内感染合併のリスクや蛍光色素の安全性の問題もあるため適応には慎重を要する．

6 SPECT(single photon emission computed tomography)

　シンチグラムの断層撮影のことで腫瘍の診断に行われる．正確な解剖学的位置を特定しやすくするためCTやMRI画像と合成して用いる．

7 PET (positron emission tomography)

　ブドウ糖代謝の指標となる^{18}F-FDGの体内分布を測定する．悪性腫瘍の原発，転移部位検索に用いられる．

DON'Ts

- ☐ CTとMRIはむやみに同時に施行するのではなく必要に応じて行う．
- ☐ 造影剤を使用する場合はヨード造影剤アレルギーや喘息の合併，ビグアナイド系糖尿病薬の内服に注意する．
- ☐ MRI検査では心臓ペースメーカー挿入者，人工内耳など金属挿入者，刺青・化粧による金属反応に注意する．

東京慈恵会医科大学耳鼻咽喉科　**浅香大也**

A 検査の基礎知識

3 口腔領域

DOs

- 炎症か腫瘍性病変かを念頭におき，必要に応じて触診，培養検査，画像検査，生検などを考慮する．
- 電気味覚検査は定量検査であり定性検査は困難である．亜鉛欠乏も原因の1つであり血清亜鉛検査も必要である．
- 唾液腺造影検査はシェーグレン症候群の診断に有用であり，近年はMRシアログラフィーの有効性も報告されている．

1 視診・触診

口腔の視診のポイントは舌，硬口蓋，頬粘膜，口腔底，歯肉の粘膜の状態，歯牙については衛生環境，う歯の有無が挙げられる．口腔粘膜については発赤，腫脹，白色病変，びらん，潰瘍の有無について観察し，触診により硬さの程度や範囲をみる．舌の動きをみて機能的異常の有無をチェックする．

感染症は，細菌感染，カンジダ，単純および帯状疱疹ウイルス（図1），梅毒，HIVの感染に留意する．口腔毛様白板症はHIV感染症でみられる所見であり，続く血清学的検査を考慮する．口腔良・悪性腫瘍，特に舌癌などは舌側縁の白色病変や硬結，潰瘍に注意する（図2）．

舌表面の乾燥，平坦化，亀裂やう歯の増加がみられた場合は（図3），口腔乾燥症，特にシェーグレン症候群の可能性があるため血清学的検査や耳下腺造影検査，Tcシンチグラム，ガムテスト等が必要となる．口腔底に膨隆する腫脹で，硬い場合は舌下腺腫瘍（癌）を疑い，嚢胞状腫脹の場合はがま腫（図4）を疑いCTやMRI検査を行う．

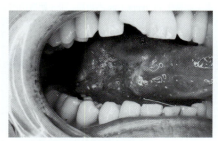

図2　舌癌による潰瘍と硬結

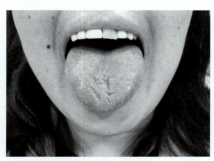

図3　舌表面の乾燥，亀裂が目立つシェーグレン症候群例

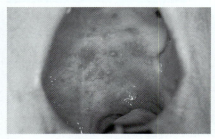

図1　ハント症候群による口蓋発疹

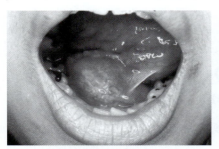

図4 がま腫による口腔底腫脹

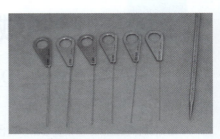

図6 唾液腺ブジーと dilator

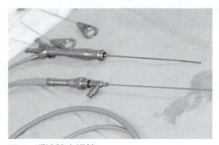

図5 唾液腺内視鏡
上：治療用 all-in-one type 内視鏡，下：観察用内視鏡

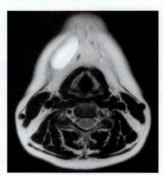

図7 舌下型がま腫 MRI

2 味覚検査（電気味覚検査）

味覚検査には電気味覚計（図5）と濾紙ディスク法，全口腔法などがある．基本味には酸味，甘味，塩味，苦味，旨味の5つが存在する．味細胞を含む味蕾は舌乳頭，口蓋，喉頭蓋，咽頭粘膜に分布し，舌前 2/3 は鼓索神経が支配し，後方 1/3 は舌咽神経，有郭乳頭正中部や喉頭蓋は迷走神経，軟口蓋は大錐体神経とが各々領域別に支配している．電気味覚計は有用な検査であるが定性的検査は困難である．20dB 以上の強い刺激は三叉神経刺激となり痛覚応答となる可能性がある．

3 唾液腺ブジー

唾液腺ブジーは唾液腺内視鏡（sialendoscope）用としてストルツ社から販売されている．内視鏡挿入時に管開口部を広げるため徐々にサイズの太いものを用い，拡張器（dilator）でさらに拡張する（図6）．唾液腺造影の際には従来から用いている涙管ブジーがあり，同ブジーで十分代用可能である．

4 X 線検査・唾液腺造影

単純 X 線検査はこれまで歯や骨の状態，唾石の有無について行われてきたが，CTや 3DCT，MRI（図7）によって，より多くの情報が得られている．耳下腺造影（シア

☑ **唾液腺内視鏡の発展**
唾液腺内視鏡により唾液管内の状態，唾石の状態などの観察が可能であり，従来は外切開で摘出していた唾石症例も内視鏡下摘出可能なものが増えてきている．

ログラフィー)はシェーグレン症候群の診断時の有用な検査の1つであり,様々な程度の漏洩像から耳下腺の傷害の程度を知ることができる(図8).

Pitfall
シェーグレン症候群に特異的な所見ではなく,小児の反復性耳下腺炎や成人の慢性耳下腺炎でも類似の所見を示すので注意が必要である(図9).

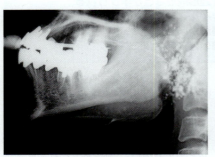

図8 シェーグレン症候群耳下腺造影像
導管からの造影剤の漏洩とう歯が著明である.

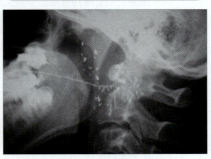

図9 小児反復性耳下腺炎造影像
点状の漏洩像がみられる.

DON'Ts

- CTやMRIの検査が必要となる疾患では,原則検査前に唾液腺造影を行ってはいけない.
- HIV検査についてはインフォームドコンセントなしに行うべきではない.

東都文京病院耳鼻咽喉科　**吉原俊雄**

A 検査の基礎知識

4 咽頭領域

DOs

- 病巣感染として掌蹠膿疱症や胸肋鎖骨過形成症などが挙げられる．
- 中咽頭癌（口蓋扁桃原発）には乳頭腫ウイルス（HPV）が関与する例がある．
- 成人一側性滲出性中耳炎は上咽頭の精査が必要である．
- 甲状腺炎の原因には下咽頭梨状陥凹瘻の存在を念頭におく．

1 視診・触診

　咽頭は解剖学的に上咽頭，中咽頭，下咽頭に分けられ，各々の機能，発声する疾患とその症状に相違がある．軟口蓋や咽頭後壁，咽頭側壁（口蓋扁桃）は視診上の観察は可能であるが，上咽頭，中咽頭でも舌根，軟口蓋や口蓋垂後面，下咽頭の観察は内視鏡が必要となる．口腔と連続して咽頭粘膜の状態を観察する．上咽頭の観察は，咽頭扁桃，側壁は耳管咽頭口，耳管隆起，ローゼンミュラー窩に発赤やびらん，潰瘍，白斑，腫瘤形成の有無など慎重に観察する．腫瘤形成，明らかな腫瘍性病変では次いで生検を考慮する．小児の上咽頭のアデノイド肥大は正中に左右対称のことが多いが，成人の腫瘍性病変は片側にみられることが多い．中咽頭は後壁，軟口蓋，口蓋扁桃，舌根，喉頭蓋谷からなり，下咽頭は後壁，梨状陥凹の3亜部位の粘膜の状態を観察する．口蓋扁桃の慢性炎症や溶連菌感染は病巣感染症として他臓器の疾患を惹起することが知られているため扁桃摘出術の適応となることが多い．また扁桃炎はしばしば膿栓をみるが（図1），細菌性と伝染性単核球症（図2）との鑑別が大切である．急性扁桃炎は増悪すると扁桃周囲炎，扁桃周囲膿瘍が発症する（図3）．扁桃肥大が著明な場合

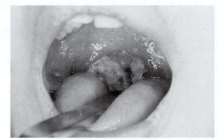

図2　EBVによる伝染性単核球症による扁桃の腫大

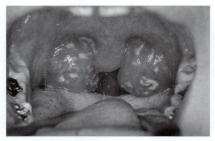

図1　急性扁桃炎
扁桃に膿栓が多数みられる．

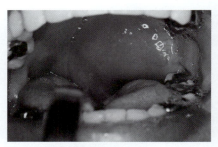

図3　左扁桃周囲膿瘍
扁桃周囲から軟口蓋まで広範に腫大．

は睡眠時呼吸障害の原因ともなる．舌根は舌扁桃肥大，舌根癌，悪性リンパ腫，異所性甲状腺などがみられる．下咽頭は梨状陥凹瘻，癌腫の有無をみるほか，嚥下内視鏡検査によるクリアランスの状態から嚥下機能を把握する．咽頭の癌腫，悪性リンパ腫を疑った場合，必ず頸部リンパ節腫大についての触診やエコー検査，MRI，CT 検査を考慮する．中咽頭癌にはヒト乳頭腫ウイルス陽性癌と陰性癌があるが，陽性癌は若年者の口蓋扁桃と舌根に多いことと予後がよいのが特徴である．

2 内視鏡（硬性・軟性）

硬性内視鏡と軟性内視鏡があるが施設によって保有する機器は異なる．特に軟性内視鏡(以下内視鏡)の検査について述べる．一般にキシロカインとアドレナリンの鼻腔噴霧ののち，鼻中隔弯曲の状態をみながら鼻腔より内視鏡を挿入する．咽頭粘膜をより詳細に観察するため近年は狭帯域光観察(NBI)を用いることが多い．上咽頭から，中咽頭，下咽頭へと順に観察する．上咽頭の腫大はアデノイド肥大，上咽頭癌，悪性リンパ腫，伝染性単核球症などの疾患が挙げられる．中咽頭腫大は扁桃肥大のほか，癌腫，悪性リンパ腫があるが粘膜表面の不整，びらん，潰瘍，出血，壊死組織の有無を観察する(図4)．下咽頭は特に喉頭の観察をあわせて行い，下咽頭癌や喉頭癌の発見が重要である(図5)．さらに症状から癌腫が疑われる場合は，消化器科にて上部消化管内視鏡検査を行う．生検について上咽頭では鼻手術用の鉗子類，中，下咽頭では鉗子付き内視鏡で行う．下咽頭梨状陥凹瘻は内視鏡とともに造影 X 線検査を行うことが必須である(図6)．

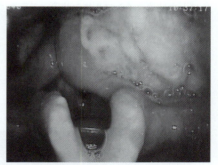

図5　下咽頭梨状陥凹癌
左側声帯の運動制限も認める．

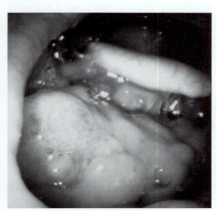

図4　潰瘍を示す右側舌根癌

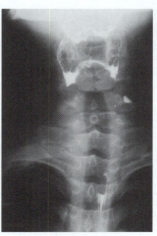

図6　左側下咽頭梨状陥凹瘻の造影所見

3 扁桃病巣感染症の検査

まず扁桃病巣感染で多くみられる掌蹠膿疱症については特に手掌，踵皮膚の異常の有無(図7)，胸肋鎖骨過形成症については胸肋鎖骨の痛みや腫脹の有無をみる．その他の疾患として糸球体腎炎，アナフィラクトイド紫斑病，尋常性乾癬，関節リウマチ，扁桃と密接に関連するIgA腎症などが挙げられる．扁桃検査は扁桃陰窩深部より綿棒による採取を行い，細菌同定および感受性検査を行う．化膿レンサ球菌，肺炎球菌，黄色ブドウ球菌，インフルエンザ菌，モラキセラ・カタラーリス等が多く検出される．A群β溶連菌は症状が強く糸球体腎炎，リウマチ熱の発症に関与することがある．4歳未満の扁桃炎でアデノウイルス感染については迅速キットを用いる．血液検査は一般血算，末梢血像，生化学，CRP，ASO，ASKのほか，VCA-IgM抗体検査で伝染性単核球症との鑑別を行う．

扁桃誘発試験(野坂)は参考材料となるが病巣感染症の確定診断には至っていない．扁桃摘出については扁桃炎の有無，過去の病歴，関連する腎臓内科，小児科，皮膚科と連携のうえ適応を決定するが，IgA腎症においては扁桃炎の既往が明らかでない例でも有効例が存在する．IgA腎症は主に腎臓内科や腎臓小児科からの依頼で扁桃摘出術を行い，摘出後ステロイドパルス療法を併用する例が多い．

 Pitfall

小児の扁桃炎では細菌性のほか，アデノウイルス感染による例があるので迅速キット検査を行う．伝染性単核球症も同様であるが，鑑別診断前にいたずらに抗菌薬を投与することは避けたい．

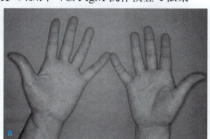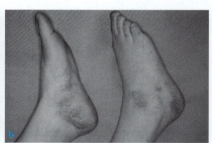

図7 掌蹠膿疱症所見
a. 手掌 b. 踵

DON'Ts

- [ ] 成人一側性滲出性中耳炎と診断した場合，滲出性中耳炎治療のみを漫然と行わない．経過中に複数回の内視鏡検査を行う．
- [ ] 長引く咽喉頭違和感については，耳鼻咽喉科内視鏡検査のみでなく消化器科による上部消化管内視鏡検査も検討する．

東都文京病院耳鼻咽喉科 **吉原俊雄**

5 喉頭領域
1) 主要な検査

A 検査の基礎知識

> **DOs**
> - 検査前の適切・納得のインフォームド・コンセントは患者も検者も楽にする．
> - 喉頭の機能，観察すべての検査は，患者も検者も無理ない姿勢．
> - 喉頭内視鏡は下鼻道下面に沿わせて挿入，「な，に，ぬ，ね，の」"m と n の発声"で軟口蓋裏面を通過させ喉頭へアプローチ．
> - 喉頭の機能，観察に際しては検査の手順の統一で，見落とし防止．
> - 喉頭機能検査は，静的撮影よりも動的記録，static より dynamic！

1 間接喉頭鏡検査（図1）

光源と額帯鏡があればどこでも観察可能であり，また保険点数も低いため，日々の観察には適している．

①患者の姿勢は深く椅子に腰掛け，背を伸ばし上体，頸部を前上方へ突き出す方法が基本である．筆者は患者の緊張を取り除く意味で，背を丸めさせ肩の力を抜かせて行うことが多い．

②右手に鉛筆を持つように間接喉頭鏡を持ち，くもり止めのために鏡の面を電熱器で人肌に温める．鏡の裏面を検者の左手の手の甲に当て，裏面の温度を確認する．

③次いで患者に舌を前方に出させ，舌をガーゼやペーパータオルで包み，左手中指と親指で挟む．人差し指は患者の口唇またはその上面に固定する．そうすれば，舌を引っ張りすぎずにすむ．

④喉頭鏡を口蓋垂の奥に入れる．このとき，舌根を触ると咽頭反射の発生のみならず，鏡面に粘液が付着し観察ができなくなる．

⑤声帯の観察の場合，高い声で「えー」あるいは実際は発音できないが「いー」と発音する努力をさせる．このとき，高い声の意味が理解できず大きい声を出す人も少なからずおり，声帯全長（特に前方）を観察する場合，前もって検者が「えー」と裏声発声をしてみせ，患者に理解させることが大切である．

⑥喉頭においては，声帯の色調，表面の凹凸の有無，発声時の声門閉鎖の状態や左右の動き，つまり麻痺の有無など順序を決めて観察する．

⑦下咽頭は左右梨状陥凹の唾液の貯留や粘膜の色調などを観察する．反射は心理的な面が大きく，患者自身に舌の牽引をさせると軽減する．

2 喉頭硬性側視鏡検査

先端に下方向きのレンズがついた硬性鏡で，基本的に患者の姿勢，舌の牽引，機器先端のレンズ面の加温を含め間接喉頭鏡検査と同様である．挿入時，門歯2本の間をレールとして，先端を患者の右に向け，舌との接触を避け挿入，前後で口蓋垂のレベルを通過させた段階で，先端レンズ面を下方に向けると喉頭が観察できる．大きく口を開けずとも患者が慣れれば舌と側視鏡を

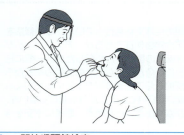

図1 間接喉頭鏡検査

Pitfall

咽頭反射は患者の先入観が大きく，「かつて小児科で咽頭をみてもらったとき，ゲーッとなった」など前もって申告する患者や，コミュニケーションのとりにくい外国人などは不安による心理面から咽頭反射は強く出る．このため，検査の方法や必要性を前もってていねいに説明，患者合意のうえで行う．

 コツ

検査は患者が十分に落ち着いた，呼吸の整った状態で行う．予約に遅れそうで走ってきて，汗びっしょりの状態では反射も出やすい．

軽く噛ませると咽頭反射が起こりにくいこともある．

ビデオでの記録が容易でファイバーそのものが太く十分な光源が得られるため，咽頭反射を発生させなければ，最良の画像が得られストロボ光源の併用(喉頭ストロボスコピー)や供覧，記録に最良である．

3 軟性喉頭内視鏡検査

小児でも麻酔が不要の，直径3mmの極細径が出現し，患者への侵襲が激減した．太さにもよるが，一般に細径や極細径の場合麻酔は不要である．筆者の行っている方法を述べる(図2, 3)．この方法をマスターすれば，同様の経路である経鼻挿管や胃管の挿入も容易である．基本的に，処置用チ

 Pitfall

一度，咽頭反射が強く出ると，麻酔が必要になり，さらに患者は検査に非協力的になる．筆者の経験では，側視鏡でビデオに記録した場合，最初の1回目の記録がもっともきれいに撮れており，その後何度撮り直しても最初の1回目に優る画像はその日は得られないことが多い．

ャンネルのついた処置用内視鏡やNBA，EPK-i．FICEもすべて同じアプローチで挿入する．ストロボスコープも可能な機種や携帯用もある．

a 前処置

5,000〜10,000倍アドレナリンのスプレー後，5,000〜10,000倍のアドレナリンの綿棒で下鼻道を広げる．この際，綿棒で下鼻甲介下端にできるだけ刺激を与えないように，綿棒で下鼻道内の口蓋側(下面)に沿わせて咽頭後壁まで挿入する．心疾患や高血圧などでは生食や蒸留水でも可能．

次いで鼻内，上咽頭の粘液を吸引除去する．この操作をしっかり行わないと，検査途中でファイバーの視野が悪くなる．ファイバーが太い場合2〜4%のキシロカインで局所麻酔を行う．キシロカイン使用には麻酔薬一般の副作用とアナフィラキシーに注意する．

b 患者，検者の姿勢

鼻処置が終わったら，患者に背中全体を椅子の背もたれに当て，心持ち顎を引かせ

✓ 医師の権威と患者の不安

筆者はアメリカに留学中，外国人を被検者に音声言語の生理実験を行っていた．喉頭観察を日本では何人やっても患者は倒れなかった軟性の喉頭内視鏡検査であるが，アメリカで私が行うと2人に1人は倒れてしまう("faint")．はじめは麻酔の影響？と心配したが，一般に日本人は幼く見え(私も30年ほど前の27歳の頃)，さらに英語が下手なための患者の不安からくるものとやがて理解した．一般に歌手は側視鏡で反射を起こさず声帯を上手にみせてくれる．芸能事務所やレコード会社の紹介で，医師が権威づけられていると反射も起こらないが，たまたま家が近所で偶然みる歌手の場合，咽頭反射が強く出ることがある．患者に不安を与える医師の姿勢(自信のなさ)は反射を惹起する．

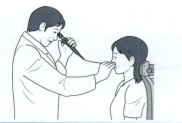

図2　軟性喉頭内視鏡検査

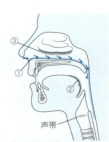

① 比較的痛くないところ
② 咽頭反射の起こるところ
③ くしゃみ，痛みを起こすところ
矢印：内視鏡挿入の向き

図3　内視鏡の挿入方向

た状態で頸部の枕を固定する．そこでリラックスさせ，目を軽く閉じさせる．検者が観察時もっとも楽になるよう，患者の椅子の高さを合わせる．患者も検者も無理ない姿勢が重要である(図2)．

c　内視鏡の準備

右手で内視鏡の先端から10〜15cmの部位を持ち，左手で把持部を持つ．このとき，親指でハンドルを調節し内視鏡の先端を心持ち下方に曲げ，その他の部分は真っ直ぐ伸ばしておく．内視鏡がたるむと視野が回転し上・下・左・右などオリエンテーションがわからなくなる．

d　内視鏡の挿入

右手で持った内視鏡の先端を下鼻道内に挿入，直ちに左目で内腔を観察，下鼻道から上咽頭まで挿入する．胃管と同様，この際鼻甲介に接触するとくしゃみが起こる場合があり，下鼻道下面に沿わせて挿入する(図3)．

e　中咽頭，喉頭へのアプローチ

軟口蓋が閉まっている場合，鼻腔から中咽頭に進める際，抵抗があるため，患者に「な，に，ぬ，ね，の」あるいは"m"や"n"の発声で鼻咽腔を開放させ，中咽頭腔に進める．こうすれば軟口蓋の閉鎖がとれ簡単に中咽頭へアプローチできる．力ずくで挿入すると痛みのみならず，舌根に触れ，咽頭反射が起こる(図3)．

f　喉頭の観察

観察の際，粘膜や唾液の付着やくもりが発生することがある．この場合，患者に空嚥下させたり，咽頭後壁を先端で軽くこすると，視野が回復する．

いきなり病変を観察しようとすると，他の病変を見逃すことがある．筆者は，まず喉頭蓋の観察，声帯の観察，気管の観察，次いで，下咽頭，舌根部の観察を行う．内視鏡の利点の1つは，持続母音以外の会話の観察や下咽頭や舌の動き，嚥下前後の変化の観察が可能なことである．バルサルバ（この場合，ほっぺを膨らませて口腔内圧を高める）を患者にさせると，両側の下咽頭が正常であれば梨状陥凹が対称に膨らむ．最後に内視鏡を抜きながら，中咽頭の観察，上咽頭，耳管の観察を行い，これらの総合的位置関係の把握を行う．順序よく観察すれば見落としも少なく，それぞれの位置関係の変位なども観察できる．声帯の動きを観察する際，裏声など高い声で発声させると観察しやすいが，この際必ず検者も「エーッー」と高い声を出す．患者も恥ずかしさがとれ発声しやすい．片側の声帯麻痺を疑ったときは喉頭の単なる斜位のこともあり，反対の鼻から観察するなど適宜工夫する．首を曲げて左右の下咽頭の変化を見ることも有用である．検査の手順の統一は見落としの防止になる．

4　音声機能検査

声の性質を主観的に評価するGRBAS法や音響分析，気流阻止法は専門的であるため成書に譲るが，声の録音は各施設で決まった定型文や氏名，持続母音の発声などを

コツ
乳幼児で歯の生えていない症例では，口腔内からアプローチして観察することも可能である．嘔吐が起こりにくい空腹時に母親に抱いてもらい，手，足，頭，体を介助者と付き添いの親の協力のもと，しっかり押さえて行う．

患者に静かな部屋で朗読させ，これを録音しておくと治療経過の推移の記録になり，音響分析も可能である．この際，最長発声持続時間(maximum phonation time: MPT)，「あー」と発音させて何秒間発音できるか，条件を一定にして記録しておくとよい．男子で15秒，女子で12秒未満は声門閉鎖不全や呼吸機能の低下が考えられる．

5 喉頭ストロボスコピー

日常会話で声帯は1秒間に男子で100〜150回，女子で200〜300回振動している．嗄声はこの声帯振動により生ずる音(喉頭原音)のいわば振動障害であり，左右の声帯が対称に規則正しく振動しない場合に出現する．しかしながらその振動を肉眼で確認することは不可能である．

そこで，声帯振動が規則的に振動しているものと想定して，振動周期をマイクで抽出し，ストロボの閃光をずらして暗い喉頭の奥にある声帯に当てて撮影することでいわば，振動を間切りに撮影して声帯振動をスローモーションのように観察する．このため音声記録用以外に，ストロボの閃光の周期を調節するための周波数抽出用のマイクが不可欠である．マイクは喉頭原音の出る声帯の位置，ちょうど甲状軟骨の側面前方に当てると抽出しやすいが，安定した発声ができない場合は観測そのものが不可能である．この検査では左右の声帯の振動周期の違い(位相のずれ)や振動しない部位(非振動部位)，粘膜を声門下から声帯上面外側に流れる波(粘膜波動)などを観察する．

 コツ
受診した患者の主訴が嗄声であっても，いきなり喉頭を観察せず，鼻，咽頭の観察，頸部触診などを行い，安心させてから最後に喉頭の観察を行う．

 コツ
間接喉頭鏡が難しい場合は日を改めたり，不可能であれば経鼻的喉頭内視鏡を用いる．

声帯の一部が波間に浮かぶ小船のように粘膜波動を途絶し，振動が消失する部位は，瘢痕や腫瘍など硬化性病変を疑う．仮に粘膜波動や振動が左右対称で規則性が保たれていても，左右の声帯が正中でしっかり閉じない場合(声門閉鎖不全)は，声帯の萎縮や声帯溝症を考える．

たとえば，声帯結節が存在しても粘膜波動や振動がある場合，病変は一次的な炎症の場合もあり，慌てて手術をしなくても保存的治療で改善する可能性があるサインである．癌を疑う声帯の白色病変などは内視鏡では色による変化のみであるが，その白色病変の粘膜波動や振動が正常であれば腫瘍の可能性は低く施設によっては声門癌の早期診断や，放射線，レーザーなどの治療後の経過観察に有効に活用している．いずれにしても必ず録画・録音を行い各症例の経過をstaticではなくdynamicに記録しておくことが重要である．ストロボスコピーに限らず，さらに勉強したい人は日本音声言語医学会(編)『新編 声の検査法』(医歯薬出版，2009)など参考になる．

6 嚥下機能検査

嚥下機能検査は，かつては嚥下の透視撮影が多く行われてきた．しかしながら，放射線被曝の問題や造影剤の誤嚥によるリスクの問題などがあり，耳鼻咽喉科のもっと

も得意とする喉頭ファイバーコピーの普及により，外来や病室で嚥下内視鏡検査（VE：video endoscopy，動画記録を推奨）として口腔内に色水を入れ嚥下させてその色素の流入を確認する方法が多くなされている．一方で造影剤を改良し血管造影用のものを用いることで誤嚥しても危険性を低くし撮影する方法もある．X線による動画記録嚥下透視撮影（VF：video fluoroscopy）は動画記録が被曝を少なくするポイントである．この際確認することを表1に示す．軟口蓋に麻痺があれば造影剤は嚥下に際し上咽頭に逆流し，これは嚥下圧が鼻に抜けているサインである．

また鼻咽腔閉鎖不全の場合は鼻をつまんで（軟口蓋の挙上の代わり）嚥下させたり，顎を引かせて頸部前屈（喉頭の挙上の代わり）で飲ませて変化をみると治療方針決定の際有効である．それぞれの検査の確認の順番を決めておけば見落としがない．

嚥下機能検査については，必ず日本耳鼻咽喉科学会（編）『嚥下障害診療ガイドライン―耳鼻咽喉科外来における対応 2012年版』（金原出版，2012）を参照されたい．

表1 嚥下透視撮影での観察ポイント

撮影（側面）	1. 舌の送り込み 2. 軟口蓋の挙上 3. 咽頭の下方へ向かっての収縮 4. 喉頭の挙上の4つの動作が一連の動作で行えるか
撮影（正面）	1. 左右声帯が正常に動くか 2. 嚥下に際し左右披裂部への造影剤の貯留はないか 3. 左右の披裂部がバルサルバで左右対称に広がるか
造影剤	1. 気管への流入（誤嚥）の有無 2. 誤嚥した場合に咳嗽反射が起こるか

DON'Ts

- 満腹時の検査は禁止，誤嚥のもとである．喉頭の内視鏡検査は乳幼児でも安全であるが，乳幼児に限らず食事直後は誤嚥をきたしやすくできるだけ空腹時に行う．
- 記録に手を抜くとあとで悔いが残る．いかなる症例においても喉頭の機能検査は，動画で（可能なら音声も含め）可及的に多くの情報を記録しておく．術後の治療効果のみならずクレーム対策，珍しい症例の報告にもつながる．
- いずれの検査においても，医師患者関係が円満に確立されていないと成り立たない．

東京医療センター臨床研究センター人工臓器・機器開発研究部　**角田晃一**

✓ 忘れられない嚥下障害の患者さん

20年前，交通事故後の嚥下障害の19歳の青年に出会った．悲しい猜疑心を含んだ目をしていた．喉頭所見は一側の声帯麻痺による声門閉鎖不全でMPTは3秒，ストロボには同期しない高度の気息性嗄声で，下咽頭収縮筋も萎縮し通過障害があり，水分は下咽頭にたまり胃管栄養で生活していた．嚥下造影では下咽頭の通過障害，気管への流入，片側の軟口蓋麻痺による造影剤の鼻腔への逆流を認めた．尊敬するオーベンたちは，ごく自然に麻痺側の披裂軟骨内転術と輪状咽頭筋切除術を行い，その後，咽頭弁形成術を行った．術後，青年が自ら水を誤嚥なしで2年ぶりに飲めたとき，彼の目からひと雫の涙が流れ，やがて母親と号泣し，筆者もマスクで目頭を押さえた．彼は感謝の言葉を残し，希望と自信にあふれた目で退院した．

5 喉頭領域

A 検査の基礎知識

2）咽頭・喉頭の画像検査

> **DOs**
> - 進行咽頭癌・喉頭癌ではマルチスライスCTを検査の第一選択とすべきである．
> - CTでも任意の断層面がMRIより薄いスライス幅で再合成できるようになった．

1 単純X線検査

a 検査の適応

咽頭・喉頭の単純X線検査のよい適応はX線で陰影が確認できる魚骨・鶏骨などの咽頭・喉頭の異物，アデノイド増殖症，急性喉頭蓋炎や声門下喉頭炎などの診断である．

b 利点

X線検査は多くの医療施設で検査が可能である簡便な検査である．魚骨・鶏骨などの咽頭・喉頭異物は正面・側面像で異物の有無とおおよその形態が把握できる．アデノイド増殖症は気道閉塞の状態が確認でき，手術適応の判断材料となる．また，急性喉頭蓋炎や声門下喉頭炎は喉頭内視鏡がなくても診断が可能である．急性喉頭蓋炎の頸部単純X線検査側面像を図1に示す．

c 欠点

魚骨・鶏骨などの咽頭・喉頭の異物であれば正面・側面像で異物のおおよその形態が把握できる．しかし，CTと比較すると得られる情報量は劣る．

2 CT

a 検査の適応

喉頭外傷による喉頭軟骨の骨折と粘膜断裂による気腫の有無，披裂軟骨脱臼の有無，咽頭・喉頭に腫瘍病変を認める際や咽後膿瘍で治療を行う前にはCTは必須の検査である．特に咽頭・喉頭の進行した悪性腫瘍であれば，原発巣の存在部位と進展範囲のみならず，頸部リンパ節転移の有無，肺への遠隔転移の有無に対する精査が必要となる．図2に頸部リンパ節転移を伴った下咽

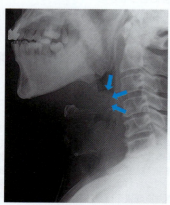

図1 急性喉頭蓋炎の頸部単純X線検査側面像
矢印で腫脹した喉頭蓋を示す．

 コツ

小児の場合，喉頭内視鏡で号泣させると酸素消費量が増加し呼吸困難を増強させる可能性があり，X線検査の方が安全な場合がある．

 Pitfall

咽頭腔外異物の際には軽度の頸部痛が主訴であることが多く，頸部単純X線撮影で異物影を認めても喉頭内視鏡では異物の確認ができない．診断にはCTで異物と周囲の軟部組織との位置関係を明らかにする必要がある．

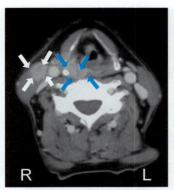

図2 頸部リンパ節転移を伴った下咽頭癌のCT像
青矢印で下咽頭癌原発巣と白矢印で頸部リンパ節転移を示す．

 Pitfall

下咽頭癌ではルビエールリンパ節転移を見逃してはならない．ルビエールリンパ節転移を確認したら郭清すべきであり，予後を左右する重要な因子である．

 コツ

喉頭腫瘍のCT撮影時には呼吸を止めずに吸気時に行う．

頭癌のCT像を示す．

b 利点

披裂軟骨脱臼の診断には喉頭3D-CTが有用である．また，喉頭癌の場合，喉頭蓋前間隙（preepiglottic space）や傍声門間隙（paraglottic space）への腫瘍進展の有無はT分類と治療方針の決定に重要であり，CTで診断が可能となる．さらに，CTによる舌根部浸潤や声門下進展の把握は喉頭温存の可否を決定する重要な判断要素になる．

c 欠点

喉頭癌の軟骨浸潤はCTで容易に確認できるとは限らない．明らかな軟骨破壊があれば診断は簡単であるが，喉頭癌が粘膜下進展した場合には喉頭軟骨内側に異常陰影がみられるか，もしくは喉頭軟骨の硬化性病変としてみられる．しかし，CTにおける軟骨硬化性変化の正診率は75〜80%であり，特異度（specificity）は高いが，感度（sensitivity）が低い．これは甲状軟骨・披裂軟骨・輪状軟骨は加齢に伴い軟骨自体が骨化し硬化性変化をきたすためである．したがって，喉頭軟骨の硬化性変化のみを喉頭軟骨への癌浸潤とみなすのは危険である．

3 MRI

a 検査の適応

MRIは局所進展範囲の把握を目的に施行される検査である．特に軟部組織の高コントラスト分解能がすぐれており，咽頭・喉頭癌において，筋組織や軟骨浸潤の有無が問題となる症例ではMRIのよい適応となる．また，造影CTができない腎機能低下症例や造影剤アレルギーの既往がある症例ではMRIの適応となる．

b 利点

MRIの利点は任意の断層面が撮影できることであった．しかし，最近はマルチスライスCTが普及し，CTでも任意の断層面がMRIより薄いスライス幅で再合成できるようになった．現在のMRIの利点はX線被曝がないこと，口腔・咽頭の病巣描出にあたり歯冠や義歯の金属によるアーチファクトの影響を受けないこと，CTより咽頭・喉頭癌における筋組織や軟骨浸潤の診断に有用なことである．図3に喉頭癌の甲状軟骨浸潤をCTとMRIで示す．MRIでは軟骨浸潤がより明らかである．

c 欠点

MRIの欠点は撮影時間がCTよりも長く，呼吸や嚥下による影響を受けやすい咽頭・喉頭では良質な画像情報が得られないことがある．また，コイルの関係から撮像

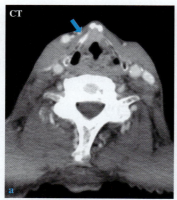 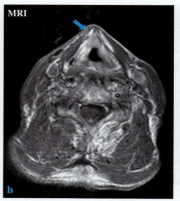

図3 喉頭癌の甲状軟骨浸潤
CT(a), MRI(b). それぞれに矢印で示す.
MRIの方がCTより軟骨浸潤がより明らかである.

範囲が限られる.特に進行下咽頭癌では上方は上咽頭レベルの咽頭後リンパ節転移の有無から下方は上縦隔の気管傍リンパ節転移と食道浸潤の有無までを診断する必要がある.一度のMRIで広範囲の撮像を行うのは困難であり,進行した咽頭癌・喉頭癌ではマルチスライスCTを検査の第一選択とすべきである.

DON'Ts

- 腎機能が低下した症例には造影剤は使用すべきではない.
- ペースメーカーを使用中の患者にはMRI検査は施行できなかったが,MRI対応型の新型ペースメーカーでは検査が可能となった.

久留米大学医学部耳鼻咽喉科・頭頸部外科　**梅野博仁**

A 検査の基礎知識

6 気管・気管支・食道領域

DOs

- 気管・気管支鏡検査では，常に検査中・検査後の呼吸状態に注意する．
- 直達気管支鏡検査では，気管支鏡と気管・気管支の方向が一致するように，頭部保持の助手と協力して頭位を調整する．
- 直達食道鏡検査では，食道入口部の展開時に穿孔を起こさぬよう，頭部保持の助手と協力して視野を確保する．
- 食道造影では，穿孔が疑われる場合には硫酸バリウムは使用しない．

1 気管・気管支鏡検査

気管・気管支の病態を観察し，組織診や細胞診のための試料採取，あるいは気道の異物や分泌物の除去，さらに狭窄部位や腫瘍がある場合その部位への治療を行うための検査．検査に使用する観察鏡により，軟性気管支内視鏡検査と，硬性の直達気管支鏡検査がある．

a 軟性気管支内視鏡検査

現在では電子内視鏡が主流となっている．経鼻あるいは経口法で直接気管内に入れて観察する方法と，気管挿管のうえ，気管内チューブを介して挿入する場合がある．通常成人では前者，小児の気道異物で内視鏡下に異物の確認，摘出を行う場合には後者を行う．

1) 成人での検査手順

局所麻酔として，ネブライザーを用いて硫酸リドカイン（キシロカイン®）の吸入を行う．その後，キシロカインスプレーにて咽頭から喉頭まで順次噴霧していく．基本的に 5mL ほどの使用で行う．キシロカイン®の極量は成人で 200 ～ 400mg とされており，過量投与にならないようにする．マウスピースをくわえさせ，粘着テープで頬部に固定し，これを通して内視鏡を経口的に挿入する．粘膜面に内視鏡があたらないように注意しつつ，軟口蓋・舌根を越えて喉頭蓋を確認する．声帯を確認し，声門を開かせるために安静呼吸をさせながら，後方の間隙より声門を通過し，気管に至る．気管内腔では常に気管壁に先端があたらないように気をつける．腫瘍により気管内腔が狭小化している場合等では喀痰の増加により急速な呼吸状態の悪化もあるため注意する．

2) 小児での検査手順

全身麻酔下に気管挿管のうえ，気管内チューブあるいはラリンゲルマスクを介して細径の内視鏡を挿入して検査を行う．十分な呼吸管理を行うため，挿管チューブには必ずコネクターを装着しコネクター部分か

Pitfall

気管支内視鏡は喉頭内視鏡と比較して全長が長い．そのため，喉頭内視鏡検査と同じ感覚で施行すると先端の取り回しが悪く困ることがある．普段から内視鏡取り扱いの練習をしておく必要がある．

Pitfall

小児の気道は狭いため，細径の内視鏡を使用していても検査中に換気不良で呼吸状態が悪化することがありうる．十分なモニタリングが必要である．

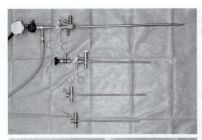

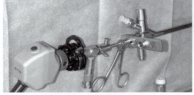

図1　Storz 製 ventilation bronchoscope
テレスコープを組み合わせ使用する．

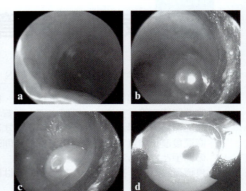

図2　硬性気管支鏡下の異物摘出術
a．気管内　b．気管分岐部　c．右主気管支内異物
d．異物摘出

ら内視鏡を挿入する．麻酔科と連携しつつ呼吸状態に十分注意しながら，検査を行うことが重要である．

b　硬性気管支鏡検査

直達気管支鏡検査ともいう．先端に光源をもつ金属製の筒である気管支鏡を用いて気管の異物の診断・摘出や，気管内狭窄部や腫瘍の確認・治療を行う．代表的な気管支直達鏡としてはジャクソン-小野式，ロバート式がある．現在では，硬性内視鏡組み込み型の ventilation bronchoscope（図1）が普及しており，観察，記録が比較的容易になっている．しかし気管支内視鏡と比較して，先端の自由度がないため観察できる範囲に制限があり，検査中の患者の頭位や姿勢に注意が必要である．

検査は通常経口挿管のうえ，全身麻酔下に行う．患者を仰臥位にして，検査者は患者の頭側に立ち，助手が患者の頭部を保持し，口腔・咽頭・喉頭が一直線になるように頭部を台から 10 〜 15cm 挙上した伸展頭位とする．このためには，患者の肩甲骨が手術台縁にあたる程度まで患者を頭側に移動させる必要がある．

体位が決まったあと，気管内挿管チューブを抜去し経口的に気管支鏡を挿入するが，挿入の方法には，気管支鏡を直接挿入する方法と，一度喉頭鏡で喉頭展開し喉頭鏡を介して挿入する方法がある．喉頭鏡を使用する場合には，左手に持って十分に喉頭展開したあと，気管支鏡を右手に持ち直達喉頭鏡内に入れる．声門を確認したら喉頭鏡を抜去する．続けて気管支鏡を右へ 90°回転させ声門を通過させる．気管内に気管支鏡が挿入されたことを確認したら麻酔の回路を直ちに接続し，ventilation bronchoscope とする．直達喉頭鏡を使用しない場合には，気管支鏡を直接経口挿入する．口唇を歯列との間に挟まないように注意し，喉頭展開の要領で喉頭蓋の下をくぐり，声門を確認したら前述のように気管支鏡の先端を 90°回転し声門を通過させ，声門下へ挿入して検査する．いずれの場合も声門通過の際に声帯を損傷しないよう注意する．その後，観察したい部位が正確に確認できるよう，頭部を保持する助手に指示し，気管支鏡と気管の方向が一致するように頭の位置を調整する．モニターで気管内を確認

Pitfall
頭部の保持が悪く，頭部挙上が不十分になると気管膜様部が前屈し気管支鏡先端の視野は不良となり，換気も不良となる．安全な検査のためには，助手がしっかりと頭部を固定することが必要である．

しながら，ゆっくり気管支鏡を進め，病変に達する(図2)．検査中は，常に呼吸状態に留意する．麻酔科医との協力が必須である．さらに検査後には，気管支の攣縮や浮腫・炎症が起こることがあり呼吸状態には細心の注意を払う必要がある．異物の摘出は別項を参照(p403)．

2 食道鏡検査

食道内腔の形態異常，病変を観察し，組織診のための試料採取，腫瘍がある場合その部位への治療のために行う検査．気管同様に検査に使用する観察鏡により，軟性食道内視鏡検査と，硬性の直達食道鏡検査がある．軟性内視鏡の性能の向上に伴い，診断面での主役は軟性内視鏡，硬性の直達鏡は異物の摘出などの治療面の利用に重きがおかれるようになっている．

a 軟性食道内視鏡検査

現在では食道領域も電子内視鏡が主流となっている．また超音波内視鏡も使用される．

検査は，前処置としてキシロカイン®ビスカスによる咽頭麻酔を行い，仰臥位または左側臥位で検査を行う．挿入は経鼻あるいは経口のいずれも可能であるが，咽頭反射が強い患者では経鼻挿入がよい．経鼻挿入で行う場合は，鼻腔粘膜の表面麻酔と粘膜の収縮を行うため，ボスミン®・キシロカイン®ガーゼ(4% リドカイン，5,000倍アドレナリン)を15分程度鼻腔に挿入する．鼻内の疼痛が強いと検査が困難となるためこの処置は重要である．

内視鏡挿入後は咽頭の唾液や分泌物を適宜吸引しつつ梨状陥凹に進め，患者に嚥下を起こさせると食道入口部が開くため，同部を通過させる．送気と吸引を繰り返しながら食道内腔を確保しつつ観察する．下咽頭梨状陥凹部から食道入口部は通常内腔が閉塞しており，赤玉現象により観察がしにくい．この部分の観察には，フード付き処置用電子内視鏡などを使用するとよいが，さらに詳細な観察が必要な場合は，硬性食道鏡検査がよい．なお，食道粘膜はグリコーゲンが豊富なためヨードで染色されるが，消失している部位は不染帯となる．この原理を応用して，癌のスクリーニングを行う．

b 硬性食道鏡検査

直達食道鏡検査ともいう．先端に光源をもつ金属製の筒である食道鏡を用いて食道の異物の診断・摘出や，食道腫瘍の確認・治療を行う．硬性鏡を用いる利点は，①食道入口部付近での視野が良好で観察しやすい，②食道の異物の摘出時には使用できる鉗子の種類が豊富で安全かつ確実な摘出ができる等である．

検査は局所麻酔でも可能であるが侵襲が大きいため，通常経口挿管のうえ，全身麻酔で施行する．患者を仰臥位にして，検査者は患者の頭側に立ち，助手が左側から患者の頭部を保持し，食道鏡の挿入にあわせて体位をかえる．食道鏡の挿入は右口角部から挿入したあと，喉頭蓋をくぐり，右側披裂軟骨隆起を視認，さらに2cmほど右梨状陥凹を目標に先端を進めると，輪状咽頭狭窄部の抵抗が感じられる．ここで硬性鏡前端を挙上すると閉鎖している食道入口部が開く(図3)．助手は頭を徐々に下げ，食道入口部の展開をアシストする．この過程では合併症としての食道穿孔を起こさないよう，注意する．胸部食道の観察は硬性鏡の先端が食道の長軸に位置するようにし，視野が常に内腔の中心になるようにする．硬貨や碁石等の異物では，食道粘膜ひだに隠れて発見しにくいことがあり，異物の見

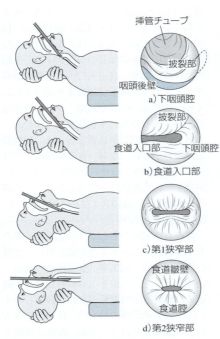

図3 食道鏡挿入と鏡内所見

 Pitfall

食道入口部への挿入により，食道後壁の粘膜は，頸椎前面との間で圧迫され強く伸展された状態になる．頸椎の形態によっては食道後壁が損傷される可能性があり注意する．

落としには注意する．

3 食道造影検査

造影剤を飲んで食道を造影する方法で，胸焼け，嚥下障害，嚥下痛，胸部痛，食道の引っかかり感等の食道症状がある場合，施行する．癌のスクリーニングなどでは前述の内視鏡検査でヨード染色を併用するのがよいが，運動機能異常や食道の通過状態をみる場合は，形態と動的評価の両者が同時に可能である造影検査がすぐれる．造影剤は硫酸バリウム懸濁液を使用するが，食道穿孔が疑われる場合や，喉頭全摘出術後の瘻孔確認などでは，ガストログラフィンを使用する．

DON'Ts

- ☐ 硫酸リドカイン（キシロカイン®）使用時には，薬剤アレルギーの有無を必ず確認する！　検査中，検査後にも患者の状態を十分に観察すること．
- ☐ 直達気管支鏡検査は，直達鏡下の機器操作に習熟したものでなければ行ってはならない！　検査者となるものは日常から機器操作の練習を積んでおくこと．
- ☐ 直達食道鏡の挿入操作は決して盲目的に行ったり暴力的に行わない！　穿孔の危険がある．
- ☐ 明らかな食道異物がある場合には，食道造影を行ってはならない！　摘出時の妨げになる．

山口大学医学部耳鼻咽喉科　原　浩貴

7 頸部領域
1) 甲状腺の検査

A 検査の基礎知識

DOs

- まず，頸部全体の解剖と，甲状腺の性状を頭に思い浮かべながら視診，触診しよう．
- 甲状腺疾患における画像診断の第一選択である超音波検査を積極的に活用し，甲状腺の微細な変化や病変を観察しよう．
- 病歴，理学所見から甲状腺機能異常を疑う場合は，超音波検査に加えて血液検査で TSH，遊離 T_4，遊離 T_3 のほか，抗 TSH 受容体抗体などの抗甲状腺自己抗体も調べてみよう．
- 頸部リンパ節腫脹などの甲状腺以外の頸部所見も診断の一助となるので，頸部全体を視野に入れた検査を行おう．
- 悪性腫瘍が疑われる腫瘤性疾患の質的診断には超音波ガイド下に穿刺吸引細胞診を行おう．
- 浸潤癌では，CT，MRI，内視鏡で気管や食道浸潤の有無，声帯麻痺の有無を観察し，手術適応や術式を決定しよう．

1 基本的な考え方

甲状腺は前頸部にある内分泌腺である．悪性疾患も含めて多彩な疾患が生じるため，的確に診断を進める必要がある．甲状腺全体に変化が生じる「びまん性病変」，甲状腺に腫瘤を形成する「腫瘍(結節)性病変」がある．

「びまん性病変」をきたす疾患には，バセドウ病，慢性甲状腺炎(橋本病)，無痛性甲状腺炎，単純性甲状腺腫，亜急性甲状腺炎などが挙げられる．

「腫瘍(結節)性病変」では良性悪性の鑑別が最重要となる．嚢胞性病変，充実性病変，両者が混在したものがある．甲状腺腫瘍に関しては，日本内分泌外科学会と日本甲状腺外科学会が中心となり，2010年に「甲状腺腫瘍診療ガイドライン2010年版」(金原出版)が作成された．

このガイドライン作成の目的は，甲状腺腫瘍診療のばらつきによって，甲状腺癌の見逃しや過少治療が生じること，一方で過大治療に伴う合併症によって治療後に様々な問題が生じることを可能な限り避けることとされている．これによって，世界的なエビデンスに基づいた甲状腺腫瘍の標準診療が，わが国の実情に適した形で示されることとなった．

また，日本甲状腺学会からは2013年に「甲状腺結節取扱い診療ガイドライン2013」(南江堂)が，日本甲状腺外科学会からは，2015年に「甲状腺癌取り扱い規約 第7版」(金原出版)が出版されている．

2 診断の進め方 (図1)

a 視診，触診

甲状腺は前頸部の浅い部分に存在する．頸部全体の解剖と，甲状腺の性状を頭に思い浮かべ嚥下動作などを患者に指示しながら視診，触診を行うことである程度の情報を知ることができる．

b 画像診断

大きな甲状腺腫瘍は，視診，触診で腫瘍の存在を診断することは可能だが，腫瘍が小さい場合は視診，触診だけでは腫瘍の存在が判別できない症例も多い．また，びま

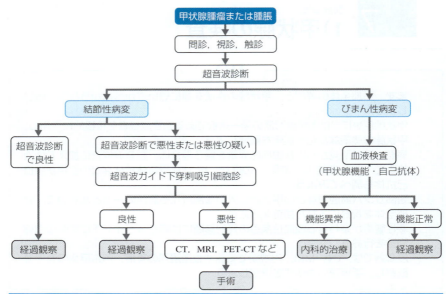

図1 甲状腺疾患の診断フローチャート
(日本乳腺甲状腺超音波医学会，甲状腺用語診断基準委員会(編)．甲状腺超音波診断ガイドブック改訂第3版．南江堂，47，49，2016を参考にして著者作成)

ん性腫脹を主とする内科的疾患においても，腫大した甲状腺の内部に癌などの結節性病変が混在することもあり，画像診断が必要である．

1) 超音波検査

超音波検査は甲状腺疾患における画像診断の第一選択である．甲状腺病変に関して，日本乳腺甲状腺超音波医学会では2016年に「甲状腺超音波診断ガイドブック改訂第3版」を出版している．また，甲状腺腫瘍，腫瘤の超音波診断に関しては，日本超音波医学会は2011年に「甲状腺結節(腫瘤)超音波診断基準」を改訂しており，特に悪性腫瘍の鑑別においてこれらを参考に診断を行うことを推奨している．

①検査の基本

軟部組織の分解能が高い超音波検査は，甲状腺の描出に非常にすぐれている．正常な甲状腺は内部エコーが均質な像として描出される(図2)．甲状腺全体の変化のみならず，甲状腺内の腫瘤性病変，囊胞，微小石灰化といった詳細な所見も容易に観察可能であり，非侵襲的に繰り返し可能な画像診断として第一選択となる．さらに，びまん性甲状腺腫大に結節性病変が混在する場合も超音波診断では容易に検出できる．

白黒で表示されるBモード画像に加え，カラードプラ法による血流診断などもあわせて施行する．特に，機能性腺腫やびまん性腫大を示すバセドウ病では甲状腺の血流が亢進していることが多く，カラードプラ法による血流診断が役立つ(図3)．

甲状腺癌では原発以外の頸部所見が臨床的に重要な情報となることも多く，甲状腺だけでなく頸部全体を常に観察する習慣をつけることが重要である(図4)．

②検査のポイント

びまん性甲状腺腫では，甲状腺全体の形状，大きさ，甲状腺内部のエコーレベルや血流の変化，結節性病変合併の有無を観察する．

結節性甲状腺腫(甲状腺腫瘍)では，腫瘍

第4章 研修で学ぶべき検査

A 検査の基礎知識

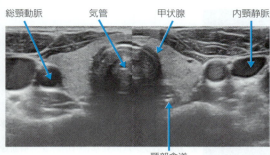

総頸動脈　気管　甲状腺　内頸静脈

頸部食道

図2　正常甲状腺の超音波像
正常の甲状腺は，超音波像では均質な内部エコーを呈している．

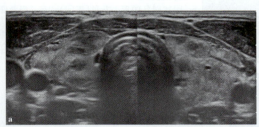

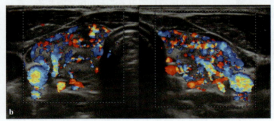

図3　バセドウ病の超音波像
a. Bモード頸部横断像
　甲状腺はびまん性に腫大し，内部のところどころ低エコーの部分を認める．
b. カラードプラ頸部横断像
　甲状腺全体の血流が亢進し，特にBモードで低エコーにみえる部分に一致して血流シグナルが観察される．

の形状，境界，境界部低エコー帯，内部エコー，後方エコー，腫瘍内・外の血流状態，および周辺臓器との関係を観察する．

　周囲臓器としては，甲状腺の背側に，輪状軟骨および気管軟骨が，さらにその背側左寄りには頸部食道が観察できる（図2）．総頸動脈，内頸静脈，鎖骨下動静脈も甲状腺に接している．甲状腺癌の場合は，周囲臓器への腫瘍浸潤の有無や，頸部リンパ節転移の有無も診断する．

③超音波ガイド下穿刺吸引細胞診
　以下のような結節性病変では，穿刺吸引細胞診（FNAC）の施行が推奨される．
1. 充実性病変で5mmを超えるもの（嚢胞内充実部分が50%以上のものは充実性病変として取り扱う）．
2. 嚢胞性病変で20mmを超えるもの．
3. 5mmを超える嚢胞性病変で壁外浸潤所見があるもの，嚢胞内充実部分を有しその部分に形状不整，微細多発高エコー，血流増加などの悪性を疑う所見がみとめられるもの．

2）　CTおよびMRI
　CTおよびMRIは，超音波検査と比べると，甲状腺内腫瘍性病変の描出や質的診断の面では劣るが，気管，喉頭，食道といった周囲臓器への浸潤が疑われる例や，縦隔方向に進展する症例において，甲状腺や腫瘍の全体像を把握するのに有用である（図5）．

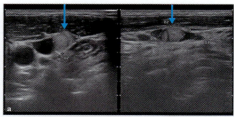

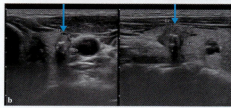

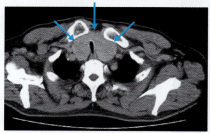

図4 甲状腺乳頭癌(左葉)頸部リンパ節転移の超音波像
a. 左頸部リンパ節転移(矢印),左:横断像 右:縦断像
b. 甲状腺乳頭癌:左葉(矢印),左:横断像 右:縦断像
超音波診断では,頸部全体を観察することが重要である.本例では,先に頸部リンパ節転移が発見された.

図5 縦隔内に入り込んだびまん性甲状腺腫
縦隔方向に進展する症例においては,甲状腺や腫瘍の全体像を把握するのにCTが有用である.この症例では,びまん性に腫大した甲状腺(矢印)が縦隔で気管を圧迫している所見がCTで確認できた.

 コツ

甲状腺疾患を疑う場合はとにかく超音波検査を施行してみることが重要である.疾患の特徴と典型的な超音波像を参考にすることで診断精度が向上する.

3) PET-CT

甲状腺腫瘍では,良性腫瘍でも集積がみられる一方,悪性腫瘍で石灰化部分が多いものでは集積がみられず,原発巣の良悪性の鑑別には適さないが,癌の遠隔転移診断にはよく用いられる.PET-CTの普及に伴い,偶発的に甲状腺の病変を指摘される症例も増えている.

4) 甲状腺シンチグラフィー

腫瘍シンチグラフィーとして,^{123}I-Na,^{201}Tl-Cl,^{99m}TcO^{4-},^{67}Gaなどが用いられる.腫瘍性病変の良悪性診断率は,超音波検査や穿刺吸引細胞診に劣り,費用も高く,臨床的意義は少ない.一方,甲状腺例で甲状腺全摘後の転移巣検索とその治療には^{131}I-Naが有用である.

5) 頸部単純X線,下咽頭食道造影検査

CTや超音波診断が普及する前は,頸部単純X線検査で甲状腺内の石灰化像や気管の狭窄や圧排像をみて甲状腺疾患を診断したが,精密な他の画像診断が普及するにつれ,臨床的な位置づけは低くなった.化膿性甲状腺炎の原因となる下咽頭梨状窩瘻の診断には下咽頭食道造影検査を行う.

c 穿刺吸引細胞診(FNAC)

超音波ガイド下に穿刺することにより,安全かつ正確な診断が可能となる.微小な病変からも細胞を採取することができ,FNACの正診率は乳頭癌では90%以上である.濾胞性腫瘍では,濾胞癌の診断が細胞異型ではなく,手術摘出標本の病理組織診断で腫瘍細胞の被膜浸潤あるいは脈管侵襲が存在することにより確定されるため,FNACの正診率は50〜60%にとどまり,

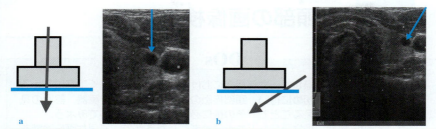

図6 穿刺の方向
a. 交叉法．長所；最短経路を選択できる．微細な調節が可能である．周囲臓器損傷の危険が低い．
　短所；針全体を描出できない．トレーニングが必要．
b. 同一平面法．長所；針全体を描出できる．
　短所；穿刺経路が長くなる．微細な調節が困難である．頸部では穿刺不可能な部位が多く，周囲臓器損傷の危険が高い．

良悪性の鑑別は困難とされている．

探触子の走査方向と針の向きの関係で，「交叉法」と「同一平面法」の2通りの穿刺方法がある（図6）．交叉法は，皮膚から目標まで最短距離で穿刺可能なので，頸部の広い領域で応用可能であるが，穿刺針全体を超音波画像で確認することができず，穿刺部位の深さを探触子と針のなす角度で調節しなくてはならない．同一平面法では針全体を超音波画像で確認しながら穿刺できるが，針の刺入経路が長くなり，頸部では穿刺および吸引できる方向が限定されてしまう．両者の利点，欠点を理解し，病変の部位等も考えて穿刺方法を選択すべきである．

d 血液検査（甲状腺機能検査，自己抗体，腫瘍マーカー）

機能検査には，血清甲状腺刺激ホルモン（TSH）と血中遊離型サイロキシン（fT₄）がある．バセドウ病，橋本病はいずれも自己免疫疾患で，バセドウ病ではTRAb（TSH receptor antibody）またはTSAb（thyroid stimulating antibody）が陽性となり，橋本病ではTPoAb（thyroid peroxidase antibody），TgAb（thyroglobulin antibody）が高値を示す．腫瘍マーカーとしては，サイログロブリンがあげられるが，悪性甲状腺腫瘍のみならず甲状腺機能亢進症，良性甲状腺腫瘍でも上昇するので注意を要する．カルシトニンは甲状腺髄様癌で上昇する．

e 内視鏡検査

甲状腺癌で周囲臓器への浸潤が疑われる場合，喉頭ファイバースコープ検査により声帯麻痺の有無を確認する．また良悪性にかかわらず，手術予定症例では，術前に麻痺があるかどうかを確認しておく．さらに気管，食道への浸潤が疑われる症例では，気管支ファイバースコープ検査，食道ファイバースコープ検査を行い，気管・食道内腔への浸潤について確認しておく．

DON'Ts

- ☐ 囊胞を有する甲状腺結節では，囊胞部分だけをみて良悪性を診断してはいけない．
- ☐ 微小な甲状腺乳頭癌すべてを手術適応と考えるべきではない．

神奈川県立がんセンター頭頸部外科　**古川まどか**
ひろ・やまクリニック耳鼻咽喉科　　**古川政樹**

A 検査の基礎知識

7 頸部領域
2) 頸部の画像検査

DOs

- 頸部疾患の診断に際して，軟部組織における空間分解能が高く手軽に行える超音波検査をまず初めに行い，頸部疾患の有無，診断すべき臓器，診断の見当と鑑別診断を考えることで，その後に必要な検査を選択してみよう．
- 主訴や臨床経過，理学所見などを十分参考にしたうえで，必要な画像診断を選択しよう．
- いきなり穿刺吸引細胞診や組織生検を行うのではなく，疑われる疾患の目安とその根拠を明確にしたうえで，診断の決め手となる場合のみに細胞診や組織診を行い，可能な限り非侵襲的，かつ，速やかに診断していこう．
- 迷走神経鞘腫が疑われる場合，迷走神経を容易に描出できる超音波検査を用いて，腫瘍と迷走神経の連続性の有無を確認してみよう．
- CT，MRI は，推定される病変にあわせて，条件設定，造影剤の使用，撮影範囲の設定を明確にオーダーしよう．
- 頸部リンパ節転移が疑われる場合，いきなりリンパ節を穿刺したり摘出したりせず，視診，内視鏡，超音波検査，CT，MRI でまず頭頸部領域の原発巣を探してみよう．

1 基本的な考え方

頸部腫張，頸部腫瘤の診断について述べる．頸部には，多彩な疾患が生じる．良性・悪性を含めたあらゆる疾患を想定すると，無駄な画像検査を施行することになってしまうので，触診の延長線上で施行可能で，かつ多くの情報を得ることのできる超音波診断を主軸とし診断を進めていくことが推奨される (図1)．

超音波診断は，放射線被曝がなく，検査に伴う食事制限，造影剤アレルギーなどの心配も不要であり，安価で非侵襲的な検査として繰り返し経過を追って施行することも可能である．まず初めに超音波検査を行い，おおよその疾患の目安，緊急性や重篤性を判断したうえで，病状説明を行いながら次の段階の検査に進んでいくことで，患者にとって理解しやすく，また医療経済的にも効率のいい医療が可能となる．

良性疾患を含む頸部疾患全体に関するガイドラインはないが，頭頸部癌，口腔癌に関してはそれぞれ「取扱い規約」と「ガイドライン」が出版されている（「頭頸部癌取扱い規約第 5 版 2012」〔金原出版〕，「頭頸部癌診療ガイドライン 2013 年度版」〔金原出版〕，「口腔癌取扱い規約第 1 版 2010」〔金原出版〕，「口腔癌診療ガイドライン 2013 年度版」〔金原出版〕）．

このうち，「口腔癌取扱い規約」内で，癌の原発巣および頸部リンパ節転移の画像診断に関する記載があり，参考となる．

2 診断の進め方

a 頸部超音波検査

頸部腫張，頸部腫瘤の診断の第一歩は触診である．腫瘤の大きさ，硬さ，波動や拍動の有無，可動性のほか，頸動脈をはじめとする周囲臓器との関係，圧痛などの随伴症状の有無について触診で情報を得ることが診察の大半を占めていた．この触診の延長線上にあるのが超音波検査である．軟部

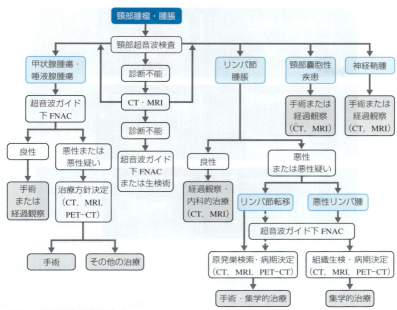

FNAC：細針穿刺吸引細胞診（fine needle aspiration cytology）

図1 頸部画像診断フローチャート
癌のリンパ節転移が疑われる場合は，穿刺吸引細胞診やリンパ節生検は極力避けるべきである．

組織における空間分解能が高く，頸部疾患の診断には威力を発揮する．画像診断としてだけでなく，動画像や血流観察から得られる様々な生理学的な情報もリアルタイムに得られるのが利点である．スクリーニング検査は技師に依頼してもよいが，精査段階では可能な限り耳鼻咽喉科・頭頸部外科医が所見を見ながら，診断を考えていくことが重要である．

1）超音波診断装置および検査法

体表用の7.5MHz以上の高周波数探触子（視野幅が4〜6cm）を用いる．超音波検査用ゲルを探触子と患者の皮膚との間に薄く介在させ，探触子を直接皮膚の表面を滑らすように走査して検査を行う．

患者を仰臥位とし，頸部を軽く伸展した状態で行う．検者は患者の右側で，尾側から頭側を見上げる方向で観察する．画面表示もこの方向に合わせて，横断像では画像左側が患者の右側，縦断像では画像左側が患者の頭側になるように表示するのが一般的である．

最近は白黒表示のBモード画像がかなり精細となり，さらに血流表示が可能なカラードプラ法や，組織の硬さを表示できる組織弾性イメージング（エラストグラフィ）など多彩なモードも手軽に使用できるようになり，ますます診断に必要な多くの情報が得られるようになっている．

2）頸部超音波検査のポイント

正常の頸部解剖の理解のもと，頸部の異常所見を検出していく．リンパ節の診断では，リンパ節そのものの詳細な所見を得られるので，腫大したリンパ節の診断において，威力を発揮する（図2）．頸部神経鞘腫の診断や，由来神経の同定も，超音波検査を

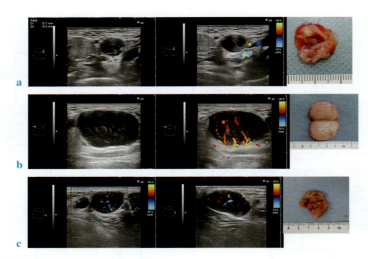

図2　超音波検査によるリンパ節疾患の鑑別
a. 舌癌（扁平上皮癌）：頸部リンパ節転移．リンパ節内部の転移病巣と液体貯留が超音波像で確認できる．
b. 悪性リンパ腫（濾胞性リンパ腫）：リンパ節内に増殖した腫瘍細胞が充満し，その隙間を縫うような血流が認められる．
c. 頸部リンパ節結核：リンパ節内部に壊死部分を認める．癌の転移にみられるようなリンパ節内病変に増殖性の変化は乏しく，注意深く観察すると微細な石灰化を示す点状，線状高エコーが認められる．

用いることで可能となる（図3）．ただし，骨，軟骨，空気が介在する場合，それより深部の所見は得られないので必要に応じて他の画像診断を併用する．

穿刺吸引細胞診（FNAC）を行う際にも，超音波画像下に行うことで，安全かつ正確に，穿刺すべき部位に針先を誘導でき，不必要な組織挫滅を避け，診断に必要な細胞を選択的に採取可能となる．

リンパ節の穿刺は，リンパ節被膜の破綻を伴うため，癌の転移診断の際にはその適応を厳密かつ慎重に考えるべきである．

b　CT

現在，多くの医療施設がCTを有し，咽頭，喉頭，副鼻腔などの各領域とともに頸部全体の状態を把握するためには必須の画像診断である．単純CTでは，軟部組織の濃度分解能が低いため，腫瘍性疾患を疑う場合は，造影剤アレルギーの問診を行った

　コツ

診断の第1段階として，超音波検査を行う場合，忙しい外来診療の中での検査となるため，医師が行う場合はまずは外来で短時間のスクリーニング的簡易検査を施行したのちに，改めて時間と場所を確保したうえで精密検査を施行するとよい．検査技師にオーダーできる場合は，検査室で可能性のある疾患を列挙してもらったのちに，検査技師とともに画像を再確認しながら診断を絞っていくことが正確な診断への近道となる．画像所見と最終診断を照らし合わせフィードバックをかけることで，診断精度は急速に向上するはずである．

うえで造影CTとした方がよい（図4）．歯科治療金属のアーチファクトのため，口腔付近の描出が困難なことも多く注意を要する．

頸部の病変が全身的な疾患からくる可能性や，全身に影響を及ぼす可能性のある場

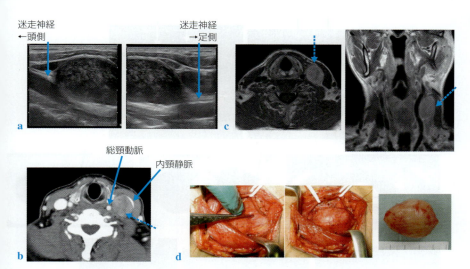

図3 頸部迷走神経鞘腫
初回の超音波所見から，頸部迷走神経鞘腫を強く疑い，安全に手術を施行できた症例．
a．超音波検査では，腫瘤が迷走神経に移行するのが確認できた．
b．頸部造影CT：腫瘤（--▶）が総頸動脈と内頸静脈の間に位置しており，迷走神経鞘腫として矛盾しない．
c．MRI：造影T1強調像で均一で軽度高信号を呈する紡錘状の腫瘤（--▶）が総頸動脈と内頸静脈の間に確認できた．
d．手術所見：腫瘍は迷走神経に移行しており，被膜間摘出術を施行．

合は，頭部や胸部など周辺領域を含めた撮影を行うべきである（図4）．

ヘリカルCTやCT検出器の多列化（マルチスライスCT, multi-detector CT：MDCT）により，短時間の撮影時間で良好な画質が得られるようになった．また，3次元表示の画像処理技術も向上し，立体的画像表示できることで，患者への説明や大まかな全体像の把握に役立つようになった．

c　MRI

磁場による体内の水素原子の共鳴現象を用いて体内を撮影する検査である．超音波検査と同様に，軟部組織の分解能は高く，嚢胞性疾患や唾液腺腫瘍などで詳細な情報を得ることができる（図5）．

放射線被曝の心配はいらないが，撮影時に装置から大きな騒音が出ること，装置が狭く閉所恐怖症の患者では検査が困難なこ

と，心臓ペースメーカやその他磁気に反応する体内金属があると検査が受けられないという欠点がある．入れ墨も気をつけなくてはならない．

検査室内に金属を含む品物を持ち込むと，磁石に引き寄せられたり破損したりして，思わぬ事故につながるため，細心の注意を払うべきである．また，頭頸部領域では嚥下運動や呼吸による影響を受けやすい．

多くの撮像シークエンスを選択できるが，撮像条件によってできあがった画像の質が大きく異なるため，頭頸部領域に適した条件設定をあらかじめ調整し，撮影後の画像を画像診断医とともに確認し，フィードバックしていくことが必要である．自院での撮影が困難で，画像専門施設に検査を依頼した場合，こちらが要求するような画像が戻ってこないことがしばしばある．その場

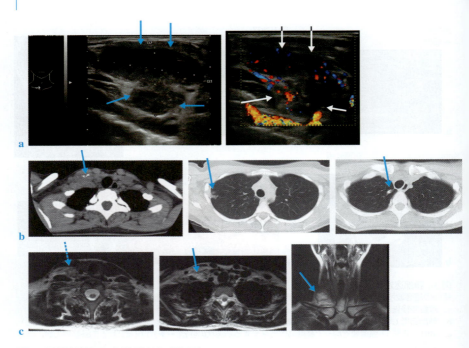

図 4 頸部結核性リンパ節炎および肺病変
超音波検査および CT で，頸部腫瘤の石灰化を認めたことと，胸部 CT 所見から結核を強く疑った症例．
a． 超音波検査：腫瘤内部に石灰化を示す点状の高エコーと，壊死を示す低エコー域(矢印)が確認できた．腫瘤辺縁および周囲の血流が増加し，周囲炎を伴っていることがわかる．
b． 頸胸部単純 CT：右下頸部腫瘤内に石灰化を認めた(→)．右肺上葉に石灰化結節と，多数の炎症性小結節が認められ(→)，結核が疑われた．
c． MRI　T2 強調像では，辺縁低信号，内部軽度高信号の腫瘤(--→)が胸鎖乳突筋深部に認められたが，結核性リンパ節炎と診断できる特徴的所見は得られなかった．

合も，撮影条件や撮像範囲を，検査を依頼するときに細かく指示するとともに，できあがった画像について撮影者，読影医とともに検討することが重要である．

造影剤を用いると，画像にコントラストをつけ，病変や特定の臓器を強調できるが，造影剤アレルギーにも留意が必要である．拡散強調 MRI は，組織内の水分子の動きである拡散現象を利用した機能的画像法で，造影剤を用いずとも悪性疾患の診断や治療効果判定が可能とされている．

d　PET-CT

形態的な画像情報よりも，細胞の機能，代謝をみる検査として普及しつつある．立体的な位置関係の把握が病変の同定に重要である頭頸部領域では，CT 画像と重ね合わせる PET-CT が役に立つ(図 6)．通常は細胞の糖代謝をみる FDG-PET を用いる．1 回の検査で，全身の悪性腫瘍の状態を把握できるので，臨床病期決定や，疾患によっては治療効果判定にも，大いに役立つ検査である．ただし，偽陽性となることも多い．頸部疾患の診断においては，ほかの画像診断で注目すべき所見があり，それが悪性か否かを判断する場合に有用である．FDG の取り込みが癌の勢いを表すため予後の推

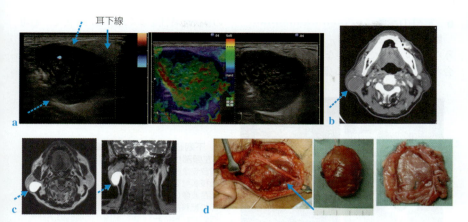

図5 第1鰓溝由来嚢胞
a. 超音波検査：Bモードでは，右耳下部，耳下腺の外側に浮遊物のある内溶液を有する嚢胞性腫瘤（-->）を認めた．エラストグラフィーでも，緑と赤が主体で，腫瘤の表面に近いところのみ青色で表示され，軟らかい嚢胞性腫瘤と診断でき，耳下腺外の嚢胞性腫瘤であることが診断できた．
b. 造影CT：右耳下腺の背側に内部が均一で隔壁や充実性部分を認めない嚢胞性腫瘤を認めた（-->）．
c. MRI：T2強調像で均一な高信号を示す耳下腺外の腫瘤（-->）を認めた．腫瘤の深部は，コンマ状の形状を示しており，第1鰓溝由来嚢胞と診断可能であった．
d. 腫瘤は耳下腺の外に存在した（矢印）．コレステリン結晶を含む内容液を有する嚢胞であった．

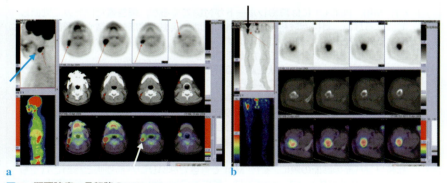

図6 顎下腺癌，骨転移のPET-CT
a. 頸部：右大腿骨腫瘍があり，生検術で腺癌と診断された症例である．PETおよびPET-CTで全身を検索したところ，右顎下腺に集積が認められた（青矢印）．顎下腺の精査で顎下腺癌（腺癌）と判明した．
b. 大腿部：大腿骨転移性腫瘍（黒矢印）は，顎下腺癌の転移と診断された．

測が可能といった報告や，悪性疾患の放射線治療（化学放射線治療含む）による効果判定に有用とする報告もある．

核医学検査であるため，患者だけでなく周囲に対する被曝の問題があり，また検査機器設置施設が限られる．コストも高く，医療経済面では問題も多い．また，コントロール不良の糖尿病がある場合は検査結果に影響するため，結果判定の際に考慮しなくてはならない．

e 実際の診断

臨床の現場においては，以上で述べたような考えのもとで，必要な画像診断を組み合わせていくことになる(図7)．それぞれの検査の特性をよく理解したうえで，適切に活用し，効率よく診断していくことが重要である．

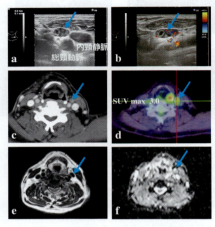

図7 下咽頭癌頸部リンパ節転移(左梨状陥凹癌，左頸部リンパ節転移〔→〕)
a. 超音波像(Bモード，横断像)：リンパ節内部に転移病巣を認める．
b. 超音波像(カラードプラ，縦断像)：リンパ節内部の転移病巣を迂回する血流を認める．
c. 造影CT(軸位断)：総頸動脈，内頸静脈の前方に腫大リンパ節を認める．
d. PET-CT：CTで認められたリンパ節に，FDGの集積を認める．
e. MRI(T2強調画像)：総頸動脈，内頸静脈の前方に腫大リンパ節を認める．
f. MRI(拡散強調画像)：腫大したリンパ節の部位が白く見える．

DON'Ts

- [ ] CT，MRI，PET-CTには読影レポートが付いてくるが，報告書だけをみて判断してはならない．耳鼻咽喉科・頭頸部外科医は，疾患の臨床的特徴や，頸部解剖に関する知識を一番よく知っているはずであるから，プロフェッショナルな視点で画像を詳細にチェックすることが重要である．
- [ ] 超音波検査では，患者が症状を訴える部位，病変の存在がわかっている部位だけを観察して終了してしまってはならない．
  超音波検査は，当然ながら検者が観察しない部位の情報は得られない．頸部の情報を十分得るためには，疾患や患者の自覚症状の有無にかかわらず，頸部全体を必ず観察し，それを記録に残すよう心がける．明らかな所見がなくても，両側頸部において必ず観察時に通過する断面を決め，その部位の画像を「基本画像」とし画像を記録する．
- [ ] 転移リンパ節の診断の際に，CT，MRIで有意でないリンパ節腫脹と診断されても安心してはいけない．CT，MRIでは，軸位断の短径が10mm以上を転移陽性とすることが多い．しかし，超音波検査では厚み10mm未満のリンパ節転移も，診断可能である．リンパ節内部にある転移病巣を超音波検査で検出し診断することが必要である．

神奈川県立がんセンター頭頸部外科　**古川まどか**
ひろ・やまクリニック耳鼻咽喉科　**古川政樹**

A 検査の基礎知識

8 言語・構音に関する検査

> **DOs**
> - ☐ 耳鼻咽喉科領域の機能障害・形態異常は確実に把握する．
> - ☐ 小児（言語機能獲得過程）と成人（言語機能獲得後）では評価／対応が異なる．
> - ☐ 情報処理（内言語）の問題か情報受信・発信（外言語）の問題かを鑑別する．
> - ☐ 具体的な対応には，言語聴覚士など関連領域の専門家との連携が重要である．

言語・構音の障害は，発症時期から大きく分けて言語機能獲得の過程で生じる発達性障害と獲得後に生じる獲得性（後天性）障害に分類され，対応や予後には大きな違いがある．

Pitfall
発達には個人差も大きいが，対応が遅れぬよう疑いの段階からも積極的な経過観察あるいは支援を心がける．

言語の障害には，思考や記憶などとも深いかかわりをもつ内言語（思考や想起などの言語情報処理）の障害と情報の受信・発信の障害である外言語の障害がある．内言語の障害の代表として成人では大脳の言語野の損傷による失語症があるが，言語機能獲得過程の小児の場合には感覚入力の問題である高度難聴や精神・運動発達の障害など種々の原因が内言語の障害をきたしうる．言語情報は音声のみならず，文字などでも受信・理解・想起・表出されるため，特に内言語の障害では情報処理や伝達手段のモダリティーごとに評価する必要がある．構音の障害は外言語の表出の障害であるが，構音器官は摂食・嚥下においても重要な役割を果たしているため，構音障害では摂食・嚥下障害を伴うことも少なくない．

本項では話しことばの障害を中心に述べる．実際の診療では特に言語聴覚士との連携が重要となる．

1 言語発達の検査

言語発達には「理解力」と「表出力」の2つの側面があり，両側面からの評価が必須である．また，話しことばのみならず書きことばの読み・書きの能力の評価も必要となる．理解力については1歳半までに簡単なことばを理解できなかったり，2歳までに簡単な言語指示に従えないとき，表出力に関しては1歳半までに有意味語を話さなかったり，3歳までに二語文を話さないときには明らかな遅れと考え，早急に詳細な評価・診断と適切な治療・訓練・指導を考慮する．言語症状のみならず，生育歴（現病歴，既往歴，身体発達歴，相談歴など），小児精神・神経科，耳鼻咽喉科，臨床心理，保育・教育などの関連領域の情報，発達の全体像の把握が重要である．

以下に主な検査の概要を示す．適用年齢や目的などにより使い分ける．所要時間はあくまでおおよその目安である．

a 国リハ式〈S-S法〉言語発達遅滞検査（改訂第4版）

適用年齢は1歳前後から小学校就学前後．言語の記号形式－指示内容関係の段階に合わせた評価ができる．標準検査ではないが，言語記号を習得していない状態から評価し，その後の言語発達促進にどう働きかけるかの手がかりを得ることを目的としている．所要時間60～70分．

b 絵画語い発達検査改訂版（picture vocabulary test-revised：PVT–R）（2008）

適用年齢は3歳0か月～12歳3か月. 語い理解力の検査である. 4枚の絵の中から, 検査者の言う単語にもっともふさわしい絵を選択する. 所要時間15分. 手順が比較的やさしく短時間でできるため子どもが飽きることなく, 導入検査としては使いやすい.

c LCスケール（Language Communication Development Scale：言語・コミュニケーション発達スケール）

適用年齢は0歳代～6歳11か月. ことばの理解・表出面だけではなくコミュニケーション面も含めたことば全体の発達を評価する. 自然な文脈を設定し, 課題に対する子どもの動機づけを高める工夫がこらされている. LC年齢（LCA）はことばの発達水準を示し, LC指数（LCQ）は異なる年齢段階や領域間での比較を可能にしている. 言語発達に軽度の遅れが認められる学齢時に対応したLCスケール学齢版（LCSA 適用範囲 小学校1～4年生）もある.

d ITPA言語学習能力診断検査（Illinois test of psycholinguistic abilities）

適用年齢は3歳0か月～9歳11か月. 子どもがことばで指示を受けたり, それを理解しほかの人に伝えたりという過程から全体的な発達のレベルを知るだけでなく, 「個人内差」として視覚的処理と聴覚的処理という「回路」, 理解面と表出面などの「過程」など, 多面的に評価できる. 所要時間60分. なお, 2012年3月絶版となったが2022年まで記録用紙の入手は可能である.

e その他の検査（言語発達評価に特化したものではない）

参考となる検査として知能検査（認知発達検査）には, WPPSI知能診断検査（Wechsler preschool and primary scale of intelligence）, WISC-IV知能検査（Wechsler intelligence scale for children-forth edition）, 学習認知検査としてK–ABC II 心理・教育アセスメントバッテリー（Kaufman assessment battery for children second edition）, 全体発達検査には, 遠城寺式乳幼児分析的発達検査法, 新版K式発達検査2001（Kyoto scale of psychological development 2001）, 津守・稲毛式乳幼児精神発達診断法（1～12ヶ月・1～3歳・3～7歳に適用可能な3種類の質問紙）などがある.

 Pitfall

小児の失語症は特殊な病態を呈する. 発育過程で言語機能も獲得段階のため評価は難しく, 専門家との連携は必須である.

2 失語症の検査

失語症とは, 獲得されていた内言語（中枢）が脳血管障害や頭部外傷などで障害されることにより, いったん獲得した言語機能（「聞く」,「話す」のみならず「読む」,「書く」などを含む）が部分的あるいは全体的に障害された状態で, 高次脳機能障害の1つである. 病巣により重症度は軽度の喚語困難から言語機能破綻にわたり, 病像は表出の障害, 理解の障害, 読み書き障害など多様である. また, 言語機能以外の高次脳機能（思考, 記憶, 学習, 注意など）の障害も合併することが多く, 適切な評価が重要である.

a SLTA標準失語症検査（Standard Language Test of Aphasia）

もっとも一般的な検査の1つである. 内容は, 話しことばに関して聞いて理解するという聞く能力, 物の名前を答えたり説明するという話す能力のみならず, 文字（漢字, ひらがな）や文章を読んで理解するという読む能力, 文字や文章を書く能力, 1～3桁までの計算ができるかどうかという能力の5項目から成り立っている. 検査には1時間半～2時間程度は要するため, 何

表1 CADLによるコミュニケーション能力の5段階評価

①	全面的に援助が必要
②	大半は援助が必要
③	一部援助があればやり取りは何とかできる
④	ほとんど実用的で多少の不自由はあるかもしれないけれど口で話すだけでなくて身振りや文字を使えばだいたいほとんどのことが足りる
⑤	ほとんど問題がなくてコミュニケーションに関しては自立している

回かに分けて行うことが多い.

本検査は，日常活動の中での能力を評価するというよりは，病像把握や訓練計画の立案に有用な情報の収集に重きがおかれている．多面的な評価のため，結果の解釈には専門的な知識を要する．

b WAB失語症検査日本語版（Western Aphasia Battery）

包括的な検査で実用性の高い検査の1つである．話しことばの検査に限れば1時間程度で検査が可能である．失語症の検査項目以外に失行検査，半側空間無視の検査，非言語性知能検査などを含んでいる．大まかな失語症のタイプ分けや失語症状の経時変化（回復状況）の把握ないし治療効果の評価などに適している．

c 老研版 失語症鑑別診断検査

面接にはじまり，聞く過程，読む過程，話す過程，書く過程，数と計算の5部門と，42の下位検査および4個の参考課題から構成されている．言語機能の系統的，客観的かつ包括的な検索により，失語症の有無および失語症のタイプ・重症度の判定，予後の推定，治療方針の決定，失語症状の経時変化（回復状況）の把握ないし治療効果の評価に有用である．

d 実用コミュニケーション能力検査（Communicative Abilities of Daily

Pitfall

粘膜下口蓋裂は見逃されていることがある．小児の開鼻声では必ず一度は疑ってみることが重要である．

Living：CADL）

前述の3つの検査と異なり，生活環境においての実用的なコミュニケーション能力を評価する検査である．必ずしも話しことばでの答えを要求せず，身振りや文字や絵を使ってでも意思疎通がはかれればよいとする．言語機能の系統的，客観的かつ包括的な検索ではない．実際に人とのコミュニケーションをどのような方法でどの程度とれるかということを5段階で評価する（表1）．言語機能の厳密な評価ではないが生活支援の判断などには極めて有用である．

3 構音の検査

構音障害とは，ことばの生成にあたって，思考過程と言語学的過程には異常がない（すなわちいわゆる内言語が正しく構成されている）にもかかわらず，話し手が所属している言語社会の音韻体系の中で，話し手の年齢などからみて正常とされている語音とは異なった語音を産生し，習慣化している状態をいう．

構音器官の器質的な疾患や形態異常により起こる器質性構音障害（dysglossia），構音器官の麻痺や不随意運動によって起こる運動障害性構音障害（dysarthria），器質的疾患や運動障害などがなく原因の特定ができない（構音動作における悪癖とも考えられる場合もある）機能性構音障害（dyslalia）に分類される．

小児の検査では定型発達児の言語や構音動作を考慮しなければならない．［s］（サ行），［ts］（ツ），［dz］（ザ，ズ，ゾ），［r］（ラ行）は4歳代では完成していなくても必ずしも異常とはいえないので，他の音の異常の有無や構音発達の経過の確認を要する．音の習得には個人差が大きいが，6～7歳

表2 構音障害における音の誤り方

① 省略	/happa/ → /appa/, /terebi/ → /teebi/ など
② 置換	置き換わった音自体は日本語の音としては正しい /sakana/ → /takana/, /kame/ → /tame/ など
③ 歪み	省略,置換以外の誤りで,他言語には存在する音や異常構音を含む

Pitfall

成人例では脳損傷や神経疾患などに起因するものが多いことを忘れてはならない.

で90％以上の子どもたちがほとんどの子音を習得するといわれている.

異常が疑われれば,単音節や単語,文章の復唱や音読,物品呼称などの検査をする.必ずしも特定の単語や文章を用いる必要はないが,課題に含まれる音の特徴を理解しておくことが重要である.実際には年齢などに応じて「おさるさんがおひるごはんにバナナをたべています」,「霧が晴れれば空から降りられる」というような文章を用いることが多い.［p/b］は口唇,［t/d/r］は舌尖,［k/g］は舌背の動きを反映すること,破裂音よりも摩擦音の方が難しく,母音の中では［i］が軽度の鼻咽腔閉鎖不全でも鼻音化しやすいので異常を検出しやすい.

音の誤り方は3種類に分類される（表2）.また単語や文章においての音のつながりの要素として,イントネーションやアクセント,リズムの評価も必要である.

a 新版 構音検査 構音臨床研究会編

小児を対象とし,音韻体系と構音技能の獲得状況を把握する.会話の観察,単語検査,音節検査,音検査,文章検査,構音類似運動検査,単語検査まとめ1・2,結果の分析とまとめ,から構成される.検査語や検査文が小児向けなので,成人に対しては後述の標準失語症検査補助テスト（発声発語器官および構音の検査）などが用いられる.

b 発話明瞭度検査

構音障害の重症度を実用的な観点から評価する.構音機能の系統的,客観的かつ包括的な検索ではない.会話や音読から,①（内容が）全部わかる,②ときどきわからないことばがある,③話の内容を知っていればわかる,④ときどきわかることばがある,⑤全然わからない,という5段階で評価する.ほかの検査と異なり,構音機能の厳密な評価ではないが生活支援の判断などには極めて有用である.

c そのほかの検査

1）SLTA-ST 標準失語症検査補助テスト（発声発語器官および構音の検査）

本テストはSLTAだけではカバーできない症状を把握し,実用的能力を調べるための複数のテストから構成されており,そのうちの1つとして「発声発語器官および構音の検査」がある.

症状全般,発声発語器官の機能,交互運動,構音検査の4大項目からなり,さらに13の小項目で構成されている.

2）発話特徴抽出検査

発話全体を声質,声,話す速さ,話し方,共鳴・構音,全体評価の6大項目,それをまた25の小項目に分け評価する.

3）AMSD 標準ディサースリア検査（Assessment of Motor Speech for Dysarthria）

呼吸機能,発声機能,鼻咽腔閉鎖機能,口腔構音機能の4大項目をさらに29の小項目に分け評価する.

4 吃音の検査

吃音とは,発語時に話しことばが連続して発せられたり,瞬間あるいは一時的に無音状態が続くなどのことばが流暢に話せない状態である.その言語症状は,吃音に特有な語の一部や語音の繰り返し（連発）,語音の引き伸ばし（伸発）,語音のつまり（ブロック・難発）の3つの中核症状が特徴的だ

表3 重症度プロフィール

側面＼ランク	1	2	3	4	5	6
吃音中核症状頻度	なし ごくまれ 0〜3未満	たまに 3〜5未満	ときどき 5〜12未満	ほぼ文ごと 1症状 12〜37未満	文ごとに複数症状 37〜71未満	ほとんどの文節で 71以上
総非流暢性頻度	0〜12未満	12〜14未満	14〜22未満	22〜50未満	50〜90未満	90以上
持続時間	ほぼ0	0.5秒未満	0.5秒〜1秒未満	1秒〜5秒未満	5秒〜10秒未満	10秒以上
緊張性	なし	たまに	ときどき	1/3以上	半分以上	ほとんどすべて
随伴症状	なし	たまに	ときどき	1/3以上	半分以上	ほとんどすべて
工夫・回避	なし	たまに	ときどき	1/3以上	半分以上	ほとんどすべて
情緒性反応	なし	たまに	ときどき	1/3以上	半分以上	ほとんどすべて

（小澤恵美, 原由紀 他：吃音検査法. 学苑社, 13-14, 2013 より改変）

が，吃音以外でもみられる語の繰り返し，（間投詞などの）挿入，言い直しなども高頻度に認めることがある．

吃音検査法（小澤恵美，原由紀他 2013）が吃症状の検査として用いられている．**表3**にその一部，重症度プロフィールを示す．検査全体は個人属性や成育歴，関連領域の他の検査結果などの関連情報の記録と（狭義の）吃音検査で構成される．吃音は状況依存性が大きいため検査場面としては自由会話や課題場面，被刺激場面が設定されている．吃音頻度，持続時間，緊張性，随伴症状，（吃を避けるための）工夫や回避，情緒性反応や一貫性効果（同じ語を一貫して吃るか），適応性効果（繰り返すと吃らなくなるか）などを評価する．最近ではコミュニケーションに対する態度なども質問紙により評価し，心理面の指導などに用いられている．

幼児期の吃音ではその特徴として，症状が変動することがあげられ（波状現象），また自然に吃音が解消されることも少なからずあるが，良い時期と悪い時期を繰り返しながら徐々に症状が進展していくこともあるので長期的に経過を追っていくことが必要である．

DON'Ts

☐ 言語・構音の異常には重大な疾患が潜んでいることもあり，消極的な経過観察は慎まなければならない．

北里大学医療衛生学部リハビリテーション学科　堀口利之

第5章

主要な疾患

A 耳領域

1 外耳疾患

DOs

- 外耳奇形にはしばしば中耳・内耳奇形の合併があり，病態の把握には CT 検査での詳細な検討が求められる．
- 病態の原因となっているウイルス，細菌の検索を十分に行う必要がある．
- 経過，既往歴，合併症，生活習慣，補聴器装用の有無など，発症の誘因に関して詳細な問診をとることが重要である．

耳介疾患

1 外耳奇形

a 病態

耳介には，様々な先天異常がみられる．耳介発生時の障害によるが，発症への遺伝的素因の関与は希薄とされる．小耳症は，男性，右耳に多いとされる．

b 症状・診断

耳珠前方の隆起が副耳，耳介が小さいものを小耳症，耳介の上縁が側頭部皮下に埋まっているものを埋没耳・袋耳，耳介が側頭面より聳立したものを立ち耳，耳介上部が前下方へ折れ曲がっているものを折れ耳，舟状窩に隆起があり耳介が後上方に突出したものをシュタール耳と称する．耳介の形成には第 1・第 2 鰓弓が関与し，外耳道や中耳・耳小骨の形成，顔面神経の走行にも影響を及ぼし，伝音難聴や顔面神経麻痺を伴う症例もある．

c 治療

美容的な観点，眼鏡・マスク装着の問題，伝音難聴の合併などにより，就学期までに外科治療が選択される．小耳症に外耳道閉鎖を伴う高度難聴症例では，耳介の形成とともに外耳道形成術，鼓室形成術を併施して聴力改善をはかる．肋軟骨で作成したフレームワークの皮下移植，段階的な耳介の挙上が行われる．

2 先天性耳瘻孔

a 病態

耳介およびその周囲に存在する瘻孔で，瘻孔部位としては耳輪上行部前縁（耳前瘻孔）がもっとも多く，外耳道前縁へ下行する長さ 1〜2 cm の重層扁平上皮からなる瘻管を有する．白色人種より有色人種に多く，両側性は 25％ 前後とされている．耳介発生の際の第 1・第 2 鰓弓の癒合不全が原因である．

b 症状・診断

無症状で，圧迫などにより開口部に白色分泌物を認めるのみの場合は放置してよい．感染により発赤・腫脹を繰り返す症例では，消炎をはかったあとに外科治療を行う．

c 治療

瘻管を傷つけると瘻孔の完全摘出が不能となるため，感染時でも重症例を除き瘻管の切開は極力避ける．感染が落ち着いた時点で，瘻孔開口部より注入したメチレンブルーなどの色素で瘻管全体を染色し，全摘出を行う．瘻管を取り残すと再発するので，瘻管と耳輪軟骨の癒着が強い場合には一部軟骨をつけて摘出する．手術後の再発率は 10％ 前後とされる．

3 耳介血腫

a 病態

耳介への外力により耳介内の血管が破綻

し，皮下に血液成分が貯留したものである．柔道，相撲，ラグビーなどのスポーツ選手にしばしばみられ，打撲や反復する耳介への摩擦刺激が原因である．

b 症状・診断
耳介前面に生じることが多く，穿刺により血液または血清成分を吸引することで診断は容易である．疼痛・圧痛は運動や入浴により増悪する．

c 治療
放置すると耳介の壊死，線維化，軟骨・骨新生，腫瘤状の変形などをきたすため，早期治療が重要である．穿刺・切開，軟膏ガーゼによる圧迫固定を行う．

4 耳介軟骨膜炎

a 病態
耳介の外傷（ピアスや鍼灸を含む），手術，急性外耳道炎などに続発する耳介軟骨膜の細菌感染で，黄色ブドウ球菌や緑膿菌を起炎菌とすることが多い．

b 症状・診断
耳介の腫脹，発赤，疼痛，圧痛が著明で，まれに膿瘍形成，軟骨の壊死をきたす．反復性多発軟骨炎との鑑別が重要で，同疾患では自己免疫反応が耳介に生じ，耳介の変形や外耳道の狭窄を起こす．また，発熱や赤沈・CRPの亢進，関節炎，眼症状，聴力・平衡障害を伴い，確定診断には軟骨生検が有用となる．

c 治療
感染性の耳介軟骨膜炎に対しては抗菌薬治療，反復性多発軟骨炎に対しては副腎皮質ステロイドが投与される．

5 耳性帯状疱疹

a 病態
膝神経節に潜伏感染する水痘・帯状疱疹（VZV）ウイルスの再活性化による顔面神経および第Ⅷ脳神経の障害である．耳介・外耳道の帯状疱疹，顔面神経麻痺，そして内耳障害の3主徴を呈するとハント症候群と称される．

b 症状・診断
耳痛，耳介・外耳道での水疱および痂皮形成，高度の顔面神経麻痺，感音難聴と耳鳴，回転性・浮動性めまいなどの症状がそろえば診断は容易である．VZVウイルス抗体価の測定も有用となる．

c 治療
抗ウイルス薬・抗菌薬による局所の感染制御とともに，顔面神経麻痺，感音難聴，めまいに対する副腎皮質ステロイド・抗めまい薬・循環改善薬などの全身投与，発症初期における抗ウイルス薬治療が有効である．保存的治療に反応不良な顔面神経麻痺に対しては顔面神経減荷術が適応となる．

外耳疾患

一覧を表1に示す．

1 耳垢栓塞

a 病態
外耳道には耳垢腺と皮脂腺があり，これらの分泌腺からの分泌物に，落屑した外耳道上皮や塵芥などが混合して耳垢となるが，遺伝形質として乾型（モンゴル人種）と湿型（コーカサス人種・黒人）の2種類に分類される．耳垢の生理活性としては外耳道における自浄作用，抗菌作用などが示唆されている．耳垢が大量に蓄積して外耳道の狭窄・閉鎖をきたすと耳垢栓塞となる．

b 症状・診断
耳閉感と軽度の伝音難聴を症状とするが，外耳道炎を起こすと耳痛や耳漏も出現する．耳鏡による観察で容易に診断される．

c 治療
耳垢鉗子，異物鉤などの機器を用いての摘出，吸引除去により完全清掃が可能である．硬化した耳垢に対しては抗菌薬の点耳液を数日間注入し軟化させたあとに吸引除去する．

表1 外耳道疾患

	耳垢栓塞	外耳道炎	外耳道真菌症	外耳道異物	外耳道閉鎖・狭窄症	悪性外耳道炎	外耳道真珠腫
持続する耳漏	なし	あり	あり	なし	なし	あり	あり
激しい耳痛	なし	あり	なし	なし	なし	あり	あり
高度難聴	なし	なし	なし	なし	あり	あり	なし
強い耳閉感	なし	なし	なし	なし	あり	あり	あり
顔面神経麻痺	なし	あり	なし	なし	なし/あり	あり	あり
中枢障害・頭蓋内合併症	なし	なし	なし	なし	なし	あり	なし
耳鏡・耳用マイクロスコープ所見	耳垢	びらん せつ 肉芽	真菌塊	異物	閉鎖 狭窄 真珠腫	びらん 肉芽 骨破壊	角化物 真珠腫塊 骨破壊
画像検査	正常	正常	正常	外耳道内異物	閉鎖 狭窄 中耳奇形	骨破壊 側頭骨内STD	骨破壊 中耳内STD
細菌検査	不要	ブドウ球菌・緑膿菌	アスペルギルス カンジダ	不要	不要	緑膿菌	常在菌
発症の誘因・疫学	高齢者 小児	湿潤 耳垢除去 補聴器装用	外耳道炎 免疫低下 菌交代現象	小児	先天性 サーファーズ・イヤー	高齢者 糖尿病 緑膿菌感染	新陳代謝亢進 骨炎
治療法	耳垢除去	清掃 誘因除去抗菌薬	真菌除去 抗真菌薬	異物摘出	手術 補聴器	清掃 抗菌薬 手術	角化物摘出 清掃 手術

2 急性・慢性外耳道炎

a 病態

外耳道の外側1/3は軟骨部で，皮下に毛髪，皮脂腺・分泌腺などの皮膚付属組織を有し，感染が起こると限局性外耳道炎(外耳道せつ・毛囊周囲炎)を発症する．一方，外耳道の内側2/3は骨部で，皮膚付属組織を欠き，感染が起こるとびまん性外耳道炎(皮膚炎)を発症する．誘因としては，水泳・入浴後の皮膚の過度湿潤，耳垢の除去，機械的・化学的外傷，中耳炎による耳漏，補聴器装用，各種の皮膚疾患，糖尿病・アトピー・アレルギーなどの全身的要因があげられる．なお，感染を伴わない慢性の皮膚炎は外耳道湿疹とも称される．起炎菌としては，外耳道の常在菌である黄色ブドウ球菌，表皮ブドウ球菌，そして緑膿菌などがしばしば検出される．

b 症状・診断

耳痛，搔痒感，伝音難聴を訴える．感染が進行すると灼熱感や膿性耳漏が出現する．軟骨部に生じる限局性外耳道炎では，重症化してせつから膿瘍をきたすと，発熱，耳介の聳立，耳周囲・頸部のリンパ節腫脹などが観察される．診断は，耳鏡・耳用マイクロスコープによる観察で容易である．

c 治療

治療は，誘因の抑制，局所の清掃，適切な抗菌薬・副腎皮質ステロイド・鎮痛薬の

投与が基本となる．過度な耳垢除去を止める，中耳炎を治療する，補聴器装用時の外傷や外耳道への薬剤・水の流入に注意するなど，発症の要因を除去する．局所を清潔に保ち，ブドウ球菌や緑膿菌に抗菌力を有する薬剤を局所投与する．黄色ブドウ球菌では，いわゆる MRSA の存在に注意し，難治性外耳道炎や大量の耳漏を呈する外耳道炎では細菌検査を行う．掻痒感に対しては，抗アレルギー薬・抗ヒスタミン薬が有効である．

3 外耳道真菌症

a 病態
骨部外耳道および鼓膜表面に限局して浅在性の真菌感染を生じたものである．原因菌としては，アスペルギルス属，カンジダ菌が多い．外耳道の感染防御機構の破綻により，あるいは免疫能低下に関連して発症する．具体的な誘因としては，外耳道炎・中耳炎の存在，抗菌薬・ステロイドの長期投与，補聴器装用などがあげられる．中耳炎術後耳の削開された乳突腔にも真菌症が好発する．

b 症状・診断
掻痒感，耳閉感，軽度の伝音難聴，耳痛，耳漏などを主たる症状とする．耳鏡・耳用マイクロスコープによる観察で，点状・斑状の白色または黒色の膜様物を確認すれば診断は容易であるが，ブドウ球菌・緑膿菌などの細菌との混合感染もしばしばあり，細菌検査を行って真菌の存在を確認する．

c 治療
真菌の摘出，外耳道の清掃とともに，外耳道炎の予防，長期間投与されていた抗菌薬・副腎皮質ステロイドの中止など，誘因の除去が重要である．抗真菌薬による局所治療を行うが，細菌との混合感染に対しては，抗菌薬内服を併用する．

4 外耳道異物

a 病態
小児では玩具，小石，植物の種など，親の気がつかない間に自分で入れた異物が多く，成人では耳垢除去時に用いた耳かき・綿棒の一部，毛髪，昆虫などが多い．高齢者では補聴器装用に関連して，イヤーモールドの残存に注意する．

b 症状・診断
無症状で偶然に診断される場合，違和感・不快感や軽度の伝音難聴を呈する場合，感染を起こして耳痛・耳漏を生じる場合など色々である．昆虫が入ると痛みとともに耳内でガサガサと音が聞こえる．耳鏡・耳用マイクロスコープによる観察で異物を特定する．

c 治療
鉗子類・機器を用いた異物摘出術を行う．外耳道深部に嵌入した異物摘出（小児例）を全麻下に行うこともある．昆虫が生きている場合には，まずオリーブ油や麻酔薬を外耳道内に注入し，昆虫を動かなくしてから吸引除去する．

5 先天性外耳道閉鎖

a 病態
第1・第2鰓弓，第1鰓溝の障害により，骨性もしくは膜性の外耳道閉鎖が生じる．母胎内での環境要因，遺伝的素因が発症に関与する．小耳症と同様に，男性，右耳に多く，約1/3の症例は両側性である．

b 症状・診断
外耳道口が閉鎖していれば診断は容易であるが，閉鎖部位，外耳道・中耳の状態を把握するためにCT検査が不可欠となる．骨部外耳道の形状，中耳腔および耳小骨形成の有無，顔面神経の走行異常や内耳奇形の有無などを詳細に確認する．高度の伝音難聴を呈するが，混合難聴もしばしばみられる．閉鎖された外耳道の内側で真珠腫が

形成された場合，CT画像上で骨破壊を伴う軟部組織陰影として観察され，放置しておくと中耳内から頭蓋内へ感染を生じる．

c 治療

伝音・混合難聴に対しては，補聴器装用，外耳道形成術，鼓室形成術が適応となる．両側発症の症例では就学期までにいずれかの対応が必要になるが，一側性の場合には社会生活上には支障はなく，経過観察に留めるのが一般的である．重度の外耳道閉鎖症例では，中内耳奇形や顔面神経の走行異常を伴うことが多く，術後に聴力改善の不能，顔面神経麻痺の出現，外耳道狭窄による局所障害などの問題を生じることもある．

6 後天性外耳道閉鎖・狭窄症/サーファーズ・イヤー

a 病態

外耳道の炎症，外傷，腫瘍，術後変化により，狭窄・閉鎖をきたした状態である．

b 症状・診断

慢性炎症(外耳道炎・中耳炎など)によるものでは炎症性肉芽，耳漏を認める．外傷でもっとも多いのは交通事故に関連するもので，軟骨部・骨部外耳道の骨折，創傷部の瘢痕性肉芽形成，閉鎖部内側での真珠腫形成などが起こる．腫瘍性病変としては，骨腫，軟骨腫，線維性骨異形成症，悪性腫瘍などがあり，外耳道の狭窄から完全閉鎖に至る．骨腫と鑑別すべき疾患として，サーファー・海女などで慢性的な骨部外耳道への水冷刺激が誘因となり生じる外耳道外骨腫が知られる．外耳道狭窄が進行する過程で，耳垢栓塞や外耳道炎を発症すると伝音難聴や耳漏をきたし，真珠腫形成があれば外科治療の適応となる．

c 治療

初期には保存的治療が，重症化すると手術治療が選択される．外耳道浅部の狭窄・閉鎖では病変の切除と皮膚切開が，より深部の骨部外耳道の狭窄・閉鎖では骨削開に側頭筋膜や皮膚の移植を伴う外耳道形成が必要となる．良性・悪性の腫瘍性病変に対する治療については別項を参照されたい(p263)．

7 悪性外耳道炎

a 病態

高齢の糖尿病症例，悪性腫瘍やAIDSなどによる免疫不全症例において，緑膿菌を起炎菌とし，骨破壊を伴う難治性外耳道炎の形で発症する．軟骨部と骨部外耳道の移行部付近に肉芽形成がみられ，同部より外耳道下方，後方に炎症が拡大する．治療が不適切であると，進行性に顔面神経麻痺，他の脳神経障害を起こし，最終的に頭蓋底の骨髄炎，脳膿瘍，髄膜炎，敗血症などにより死に至ることもある．

b 症状・診断

糖尿病の合併，細菌検査での緑膿菌検出，骨破壊を伴う難治性外耳道炎の存在があれば本症を強く疑う．強い耳痛，持続的な耳漏が初期の症状である．顔面神経麻痺の出現は30％前後にみられる．感染が頸静脈孔に波及すると下位脳神経麻痺を発症する．骨破壊が進行して，頭蓋骨内の骨髄炎，静脈洞血栓症，髄膜炎，脳膿瘍などを発症すると生命予後に影響がでる．病変の範囲，骨破壊の程度を評価するにはCT検査が有用となる．硬膜や深部組織との関係はMRI検査で観察できる．外耳・中耳の悪性腫瘍との鑑別がもっとも重要であり，画像検査とともに外耳道病変の生検は必須である．

c 治療

外耳道の清掃，外耳道病変の徹底除去，緑膿菌感染に対する局所および全身的な抗菌薬治療を行う．感染制御のための外科治療が適応となる症例もある．あわせて，糖尿病のコントロール，免疫能改善をはかる．

8 外耳道真珠腫

a 病態

外耳道内に角化脱落上皮が異常に堆積して，骨部外耳道の拡大や著明な骨破壊を生じたものである．閉塞性角化症と狭義の外耳道真珠腫の2つに分類される．閉塞性角化症では，表皮の新陳代謝が亢進し大量の角化物が充満し，圧迫により骨部外耳道が全周性に拡大する．外耳道真珠腫では，骨部外耳道の一部に限局して骨炎・骨破壊が進行して真珠腫形成が起こり，嚢内に角化物が貯留する．慢性的な物理・化学的刺激の存在，鼓膜・外耳道表皮の移動・排泄障害，外耳道前壁の膨隆などが誘因とされる．

b 症状・診断

耳痛，耳閉感，伝音難聴，耳漏などを症状とする．閉塞性角化症は通常両側性に発症し，若年者に多く，鼓膜にも炎症を伴い激痛や伝音難聴を呈する．角化物を清掃すると，外耳道全体が拡大している．一方，外耳道真珠腫は通常一側性で，高齢者に多く，腎不全やリウマチの合併がしばしばある．鼓膜は正常で，外耳道の一部に骨破壊と真珠腫形成をみる．真珠腫が乳突蜂巣や鼓室内に深く進展すると，難聴や持続性の耳漏といった中耳真珠腫と同様の症状が出現する．

c 治療

閉塞性角化症では，角化物の除去，定期的な外耳道の清掃を継続する．外耳道真珠腫では手術治療が基本で，真珠腫の摘出，耳介軟骨板などによる外耳道形成，進行例では鼓室形成術が適応となる．中耳真珠腫とは異なり，外耳道真珠腫の再発はまれである．

DON'Ts

- □ 起炎菌を細菌検査で確認することなしに安易な抗菌薬の使用は避けること！　起炎菌の検索を行い，有効な抗菌薬を適正に選択する．
- □ 良性・悪性の腫瘍性病変の存在を忘れないこと！　腫瘍性病変との鑑別診断は画像検査を含め慎重に行う．
- □ 病態の誘因を見逃すな！　十分な問診と丁寧な診察により，早期発見と早期治療を心がけ，病態の治療とともに誘因の除去を確実に行う．
- □ 画像検査の評価なしに外科治療を行うな！　中耳・内耳奇形や顔面神経の走行異常，骨破壊の有無などを術前に正しく評価する．

近畿大学医学部耳鼻咽喉科　**土井勝美**

A 耳領域

2 中耳疾患

> **DOs**
> - 中耳疾患では，電気耳鏡またはマイクロスコープを用いて正確な鼓膜所見をとろう．
> - 急性中耳疾患の治療では原因の除去に努めよう．
> - 慢性中耳疾患では病変の除去と機能の再建を目指そう．

1 中耳疾患の種類

中耳は側頭骨内の鼓室，上鼓室，乳突洞，乳突蜂巣，耳管の空洞からなり，その中に鼓膜，耳小骨（ツチ骨，キヌタ骨，アブミ骨），顔面神経，鼓索神経，鼓膜張筋，アブミ骨筋などを有する．代表的な中耳疾患を表1にまとめた．

2 急性中耳炎

a 定義

「小児急性中耳炎診療ガイドライン」(2013)では，急性中耳炎を，「急性に発症した中耳の感染症で，耳痛，発熱，耳漏を伴うことがある」と定義している．なお，急性炎症の持続時間は3週間を超えないとされている．また，米国小児科学会が報告した「急性中耳炎診療ガイドライン」では，その診断には，①中等度～高度の鼓膜の膨隆，あるいは急性外耳炎に起因しない耳漏の出現がみられる，②鼓膜の軽度膨隆および急性に(48時間以内)発症した耳痛(非言語期の児では耳を押さえる，引っ張る，またはこすりつける)がある，あるいは鼓膜の強い発赤がある，③中耳貯留液がみられない場合(気密耳鏡検査やティンパノメトリーで)には急性中耳炎と診断すべきではない，と記載されている．

急性中耳炎は中耳疾患の中で最も頻度が高く，特に小児に多い．ほとんどの小児が中耳炎に罹患し，1歳までに約50%，3歳までに約85%の小児が一度は罹患するが，7歳以降の罹患率は激減する．風邪などの上気道炎に続いて発熱，耳痛，難聴，耳閉感などが生じる．特に乳幼児の場合は50%以上が上気道炎に続いて発症する．中耳炎が進行すると鼓膜穿孔が生じ，耳漏を認めるようになる．耳漏が生じると中耳圧が軽減して耳痛も軽快する．炎症が消退すると鼓膜穿孔も自然閉鎖するが，急性中耳炎を繰り返すと鼓膜穿孔が残存し，慢性中耳炎に移行する．

b 病態生理と原因菌

上気道炎によって鼻腔や咽頭に炎症が生じると，鼻咽頭粘膜が腫脹し細菌感染が生じる．一般には肺炎球菌，インフルエンザ桿菌，ブランハメラ・カタラーシスが原因菌となることが多い．急性中耳炎の5～20%はウイルス感染によるもので，RSウイルスの頻度が最も高い．これらの原因菌が鼻腔や咽頭から耳管を通じて中耳腔内に侵入することによって中耳炎が発症する(経耳管感染)．また，鼓膜に小さな穿孔がある場合は洗髪や水泳のあとに外耳道側から細菌が侵入して中耳炎を生じる可能性がある(経外耳道感染)．急性中耳炎を反復するものを反復性中耳炎とよぶが，一般には過去6か月以内に3回以上，12か月以内に4回以上急性中耳炎に罹患するものと定義されている．また，飛行機の離着陸時の圧負荷によって機械的に中耳粘膜が損傷し，中耳炎を起こすことがあり，航空性中耳炎と

よばれている．

c 症状

普通は風邪または上気道炎による鼻閉，鼻汁，咽頭痛や咳嗽のあとに耳閉感を生じ，次いで激しい耳痛が生じる．この際，特に乳幼児では39℃以上の発熱を呈することが少なくない．中耳炎が激化すると鼓膜が炎症によって脆弱化し，中耳内の膿汁の貯留圧によって鼓膜穿孔を生じ，膿性耳漏となる．耳漏が生じて中耳圧が軽減すると激しい耳痛も軽快し，泣きじゃくっていた乳幼児も急に静かになる．

d 検査

臨床症状から診断は容易であるが，正確な治療を行うために鼓膜所見を正確にとることが重要である．初期の中耳炎では鼓膜上部からツチ骨柄にかけて充血を認め，進行するに従って鼓膜全体が発赤し，鼓室内に膿汁が貯留するようになる．さらに進行すると鼓膜穿孔が生じ，排膿を認めるようになる．航空性中耳炎では鼓膜の著明な膨隆や皮下出血などが認められる(図1)．排膿がある場合は細菌培養検査を行う．聴力検査では軽度〜中等度の伝音難聴，ティンパノメトリーでは進行の程度でA型からC型，B型を呈する．

e 治療

原因菌に感受性のある抗菌薬を投与する．ペニシリン系，セファロスポリン系抗菌薬が汎用される．痛みが激しく，鼓膜所見から中耳内に膿汁が貯留し鼓膜が膨隆している場合は，中耳の減圧のため鼓膜切開を行う．鼓膜切開はイオントフォレーゼによる鼓膜局所麻酔下に行うが，鼓膜の炎症が強い場合は無麻酔でも鼓膜切開が可能である．鼓膜切開孔は消炎後，通常自然に閉鎖する．「小児急性中耳炎診療ガイドライン」(2013)では，臨床症状は全身症状として，①耳痛，②発熱，③啼泣・不機嫌，局所の鼓膜所見として，①発赤，②膨隆，③耳漏，についてそれぞれスコアリングを行い，その合計点数により重症度分類し，治療法を選択することを推奨している．軽症の場合，3日間は抗菌薬を使用せずに経過をみて，症状が増悪する場合には中等症と同様に抗菌薬を投与，重症の場合には5日間の抗菌薬投与に加えて鼓膜切開の適応を考慮することが推奨されている．このガイドラインの大きな目的は抗菌薬の適切な使用によって薬剤耐性菌の増加を防ぐことである．

f 予後

予後は一般に良好であるが，中耳炎を反復する場合(反復性中耳炎)はアデノイドなど鼻咽腔に細菌が常在し，耳管を経て中耳腔に細菌が逆行性に感染する場合と，滲出性中耳炎のように中耳腔に慢性的に滲出液が貯留している場合が考えられ，鼻咽腔の感染巣に対する治療や鼓膜チューブの留置を行う必要がある．急性中耳炎を反復し，鼓膜穿孔が残存すると慢性中耳炎に移行す

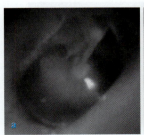
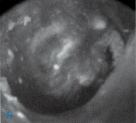
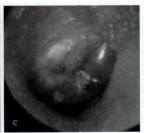

図1 急性中耳炎
a. 正常鼓膜　b. 急性中耳炎　c. 航空性中耳炎

> **⚠ Pitfall**
>
> 近年の共稼ぎ家庭の増加のため集団保育による起因菌の伝播が生じ,急性中耳炎の罹患率が高くなっているといわれている.また,受動喫煙によって急性中耳炎の罹患率は約4倍高くなるといわれているが,これは受動喫煙による粘膜刺激によるものと考えられている.急性中耳炎を反復する小児ではこれらの環境因子にも注意して,生活指導を行う.

る.また,急性中耳炎で細菌感染が内耳に移行すると内耳炎を併発し,感音難聴をきたす.

3 滲出性中耳炎

中耳は耳管を介して鼻腔と交通し,耳管によって中耳圧の調節と中耳粘膜からの粘液の排泄が行われる.何らかの原因で耳管の働きが障害されると中耳圧は低下して(陰圧),鼓膜は陥凹して振動しにくくなる.このような中耳腔の陰圧が持続すると中耳粘膜から滲出液が生じ,中耳腔に貯留するようになる.この状態が滲出性中耳炎で,滲出液の貯留が長期間に及ぶと滲出液も粘稠になり,難聴も悪化する.「小児滲出性ガイドライン」(2015)では「鼓膜に穿孔がなく,中耳腔に貯留液をもたらし難聴の原因となるが,急性炎症症状すなわち耳痛や発熱のない中耳炎」と定義されている.

a 病態生理

滲出性中耳炎は耳管機能が障害される疾患が原因となり,耳管の働きが未熟で,かつアデノイドが増大する乳幼児にもっとも多く,耳管機能が衰える高齢者にも多く発症する.アレルギー性鼻炎や急性鼻炎,副鼻腔炎罹患後に発症することもあり,この場合は成人にもみられる.また,比較的まれだが上咽頭癌でも滲出性中耳炎が初発症状になることが多く,特に成人の滲出性中耳炎では注意が必要である.

b 症状

難聴と耳閉感が主症状で,乳幼児の場合は自覚症状を訴えないため注意が必要である.聞き返しが多いことや近づいてテレビを見ることが多いなど,生活の中で難聴が疑われる場合は早めに検査を受ける必要がある.3歳児健診で滲出性中耳炎がみつかる場合も少なくない.アデノイド増殖によるいびきや睡眠時無呼吸がある場合も滲出性中耳炎を併発している可能性を考える.乳幼児では軽度の難聴でも言語取得や知識の吸収に影響するため,早期に対応を講ずる必要がある.成人や高齢者では難聴,耳鳴や耳閉感で発症するが,特に高齢者では加齢性難聴として放置されていることも少なくない.

c 検査

鼓膜の観察で鼓膜を通して滲出液が確認できれば診断は容易である(図2).聴力検査では軽度~中等度の伝音難聴を呈し,ティンパノメトリーで中耳の陰圧,可動性障害(B型またはC型)が認められれば診断は確実である.滲出性中耳炎に真珠腫性中耳炎やコレステリン肉芽腫などの特殊な病態が併発している可能性がある場合は側頭骨CTで確認する.

d 治療

滲出性中耳炎の治療の基本は原因疾患の治療である.成人の滲出性中耳炎の原因となるアレルギー性鼻炎や急性鼻炎,副鼻腔

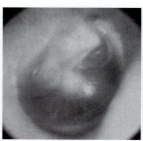

図2 滲出性中耳炎
滲出液の貯留が確認できる.

炎，上咽頭癌では原因疾患の治療を行うことで滲出性中耳炎の治癒が期待できる．腫脹した粘膜が原因の場合は粘膜腫脹を退縮させ，耳管開口部が閉塞している場合は閉塞の原因となるアデノイドなどを切除する．薬物療法としては抗炎症薬や抗ヒスタミン薬の投与やマクロライド系抗菌薬の少量長期療法が行われているが，「小児滲出性ガイドライン」(2015)では抗菌薬の投与を推奨していない．

　一方，これら原因疾患の治療が困難な場合や耳管の働きが未熟な乳幼児や耳管機能が衰えた高齢者の場合は，対症的な治療を考える必要がある．耳管機能が期待できない場合は耳管に代わる中耳圧調節および中耳粘液の排泄の経路を新設する必要がある．一時的には鼓膜切開を行い，滲出液を排液するが，鼓膜切開孔が閉鎖して滲出性中耳炎が再燃する場合は鼓膜チューブを留置する．なお，「小児滲出性ガイドライン」では「発症あるいは診断から3か月以上遷延する，両側の小児滲出性中耳炎で，25～39dB聴力障害を示す場合には，鼓膜チューブ留置を行ってもよい」とされている．乳幼児のような未熟な耳管では鼓膜チューブ留置は一時的で，耳管機能が成熟すれば鼓膜チューブは不要になるが，高齢者の場合のように耳管機能の改善が期待できない場合には鼓膜チューブは常時必要になる．

　一般には耳管の働きが正常化する6～7歳までに滲出性中耳炎は自然治癒することが多いが，それでも軽快しない場合には真珠腫性中耳炎やコレステリン肉芽腫などを考える必要がある．また，アレルギー性鼻炎や気管支喘息が合併する難治例では好酸球性中耳炎の可能性も考えられ，この場合は予後も不良で長期的な治療方針を考えなければならない．鼓膜チューブは外来の局所麻酔下に挿入するが，乳幼児では全身麻酔下に挿入する．鼓膜チューブ留置中は入浴や洗髪は通常通り行えるが，潜水はすべ

Pitfall

小児中耳疾患にとって6～7歳は大きな変換点である．急性中耳炎の罹患率も7歳を過ぎると急激に低下する．滲出性中耳炎も同様であり，この年齢における頭蓋骨格の成長，アデノイドの退縮，鼻・咽頭粘膜の免疫能の向上などが影響すると考えられる．鼓膜チューブ留置やアデノイド切除など外科的治療の適応を考える場合，この年齢を考慮しなければならない．

きではなく，水泳は耳栓を用いて行うよう指導する．

e　予後

　予後は一般に良好であるが，反復性中耳炎では鼻咽腔に細菌が常在し，耳管を経て中耳腔に細菌が逆行性に感染する場合と，滲出性中耳炎のように中耳腔に慢性的に滲出液が貯留している場合が考えられ，鼻咽腔の感染巣に対する治療や鼓膜チューブの留置を行う必要がある．滲出性中耳炎が遷延すると鼓膜陥凹が進行し，鼓膜が鼓室岬に癒着する癒着性中耳炎になる．また，鼓膜陥凹の程度，部位によっては真珠腫性中耳炎を生じる可能性もある．

4　耳管狭窄症と耳管開放症

　耳管は中耳機能を左右するもっとも重要な器官である．耳管の主な機能は，①中耳腔の圧平衡，②粘液・滲出液の排液，③上咽頭から逆行性に侵入する細菌・ウイルスなどからの防御，④自声や自己呼吸音の中耳への防音，である．嚥下によって口蓋帆張筋が収縮し耳管軟骨外側板が外側前方に開かれることにより耳管が開放し，中耳腔の圧平衡が保たれる．

a　病態生理

　耳管狭窄症は耳管粘膜の慢性の炎症による粘膜腫脹，瘢痕形成や加齢による耳管軟骨の硬化によって発症する．一方，耳管開放症は比較的新しい疾患概念であり，実際

の罹患率は予想以上に高い疾患という認識になっている．耳管は通常は閉鎖しているが，耳管開放症では一定時間連続して，または周期的に開放していることにより，まずは耳管の自声や体内音の中耳への防音機能が障害され，自声強調，耳閉感，自己呼吸音聴取などの異常感が生じる．これら異常感による苦痛は一般に強く，第三者からの共感も得にくいことからうつ病を呈することも少なくない．

耳管開放症の最も多い誘因は急激な体重減少で，耳管前方にあるオストマン脂肪体の減少によると考えられる．その他，妊娠，経口ピル内服，腎透析，脱水により発症することが多い．これらの原因の解消により耳管開放症も自然緩解することが多いことから原因の治療を最優先する．耳管開放症では不快な自声強調や耳閉感が一時的でも鼻すすりで改善するため，無意識に鼻すすりを行うようになる．鼻すすりが癖になると持続的に中耳腔が陰圧になり，癒着性中耳炎や真珠腫性中耳炎を併発するようになる．耳管狭窄症と耳管開放症の特徴を表2にまとめた．

b 症状

耳管狭窄症では耳閉感と難聴とが生じる．嚥下やあくびで一時的に症状が改善することがある．一方，耳管開放症では耳閉感と自声強調や自己呼吸音の聴取が特徴である．症状は立位や坐位で強く，臥位では耳管粘膜のうっ血によって軽減する．耳管開放症は診察時には症状を呈しないことも多く，病歴を注意して聴取する．診察時に鼻すすり癖を呈するようであれば耳管開放症の可能性は高い．

c 検査

臨床症状から診断は比較的容易であるが，やはり鼓膜所見を正確にとることが重要である．耳管狭窄症では鼓膜陥凹，中耳滲出液の貯留がみられる．耳管通気によって鼓膜が膨隆し正常化する場合や，耳管通気によっても全く改善がみられなければ耳管狭窄症と診断できる．一方，耳管開放症の鼓膜所見は通常は正常であるが，注意して観察すると呼吸に伴う鼓膜(特に後上部)の振動が観察できる．鼻すすりで鼓膜の陥凹が観察できれば診断は確実である．耳管開放症ではオトスコープにて患者の呼吸音や音声が異常に大きく聞こえれば耳管開放症を疑う．純音聴力検査では軽度の伝音難聴を呈するが，臥位で聴力検査を行うと改善することが多い．

耳管疾患の診断に最も汎用される検査がティンパノメトリーである．耳管狭窄症ではティンパノグラムはC型を示し，滲出液貯留や鼓膜癒着を呈する重症例ではB型を

表2 耳管狭窄症と耳管開放症

	耳管狭窄症	耳管開放症
原因	鼻・副鼻腔炎，頭蓋骨格の未成熟，加齢による耳管軟骨の硬化	急激な体重減少，妊娠，経口ピル内服，腎透析，脱水
好発年齢	乳幼児，高齢者	中年〜高齢者
症状	耳閉感，難聴	耳閉感，自声強調，自己呼吸音聴取
鼓膜所見	鼓膜陥凹	鼓膜の呼吸性変動
検査	ティンパノメトリー	耳管機能検査
治療	通気治療，鼓膜チューブ留置	鼓膜チューブ留置，ルゴール®耳管内噴霧，耳管ピン挿入

呈する．耳管開放症では鼻すすり前後でティンパノグラムのピーク圧が陰性化することが多い．また，呼吸変動に伴うコンプライアンス変化が認められれば耳管開放症を疑うことになる．

耳管開放症が疑われる場合は耳管機能検査を行う．音響耳管機能検査（sonotubometry）は鼻腔にあてたスピーカーから，負荷したノイズを外耳道に挿入したマイクロフォンで聴取する検査である．耳管開放症では嚥下前後でも持続的にノイズが聴取される．耳管鼓室気流動態法（TTGA）はバルサルバおよび鼻すすりを負荷し，前鼻腔における鼻腔圧と外耳道圧とを同時に測定する．バルサルバ法により外耳道圧が上昇すれば耳管狭窄症が疑われる．バルサルバ法による耳管開放時の鼻腔圧が低値であれば耳管開放症の可能性が高い．鼻すすり法により外耳道圧が鼻腔圧と完全に連動すれば耳管開放症が，外耳道圧が鼻すすりの瞬間に低下して，そのまま固定すれば耳管狭窄症が疑われる．

d 治療

耳管狭窄症の治療は滲出性中耳炎の治療と同一であり，耳管の疎通性を改善し，耳管の粘液・滲出液の排液機能を正常化することである．耳管狭窄症の治療に耳管通気が行われるが，永続的な効果は期待できず，根本的治療法となるのは一部の症例に限られる．鼓膜チューブを留置して耳管・中耳粘膜の正常化を待つ．

耳管開放症の治療はもっとも困難な治療の一つである．耳管開放症は急激な減量によるオストマン脂肪体の減少で起こるが，これを短期間に治療，改善することは容易ではない．各種薬物療法（抗不安薬や漢方薬など）や耳管咽頭孔粘膜の腫脹を期待してルゴール®液の耳管内噴霧も行われるがその効果は不確定である．遷延例や重要例では経鼓室的耳管ピン挿入術の適応となる．

> **⚠ Pitfall**
>
> 耳管開放症はうつ病を合併することが多い．難治性で苦痛が強い場合は精神科的アプローチが必要になる場合もある．問診時の表情や話し方などから，背後にある精神的要因を察知して，適切に対応しなければならない．このような患者では「治らない」，「治療する方法がない」などのネガティブなムンテラが症状を悪化させる可能性があることを念頭におく必要がある．

5 慢性中耳炎

a 病態生理

中耳は鼓室と乳突洞・乳突蜂巣からなる骨の中の空洞で，耳管という管を介して鼻腔と交通している．風邪や蓄膿症とよばれる副鼻腔炎などによって鼻腔から耳管に細菌が進入し，中耳で化膿性の炎症が生じる．特に小児では，この耳管の働きが悪いため中耳炎になりやすい．急性中耳炎が抗菌薬の治療によって治癒すれば問題はないが，炎症が慢性化すると鼓膜穿孔が閉鎖せず，乳突洞・乳突蜂巣の細菌感染が慢性化する．

b 症状

鼓膜が穿孔すると難聴と耳漏が生じる．鼓膜穿孔による難聴は鼓膜穿孔の大きさに依存するが，慢性化が進行すると耳小骨連鎖の障害が生じるようになり難聴も高度になる．慢性炎症が増悪すると炎症の内耳への波及によって感音難聴やめまいを呈することがある．一般には急性中耳炎と同様の肺炎球菌，インフルエンザ桿菌，ブランハメラ・カタラーシスが検出されるが，慢性中耳炎では緑膿菌，耐性ブドウ球菌（MRSA），真菌やまれではあるが結核菌（中耳結核）などが原因となることがあり注意する必要がある．

c　検査

慢性中耳炎も臨床症状から診断は比較的容易であるが，鼓膜所見が重要であることは同様であり，顕微鏡下に観察すべきである（図3）．慢性中耳炎の多くには鼓膜穿孔が認められる．鼓膜穿孔縁が中耳腔に陥凹し，二次性真珠腫が生じることもあり注意が必要である．鼓膜穿孔を一時的に閉鎖して聴力が改善するかどうかを判定する検査がパッチテストである．パッチテストで気骨導差が解消する聴力改善ができれば鼓膜形成術または鼓室形成術Ⅰ型の適応である．半規管瘻孔がある場合もまれにあるが，これは真珠腫性中耳炎で多くみられるので次項を参照されたい．

手術適応を最終決定するためには側頭骨CT検査を行う．耳小骨連鎖の状況，上鼓室・乳突洞の病変を詳細に診断して鼓室形成術の適応と術式を検討する．手術適応の決定に際しては耳管機能も考慮する．

d　治療

感染の制御のためまずは保存的に，原因菌に感受性のある抗菌薬を投与する．慢性中耳炎では耐性菌も多く，細菌培養検査を行うべきである．ペニシリン系，セファロスポリン系抗菌薬が汎用されるが，最近は耐性菌に対する抗菌力からニューキノロン系抗菌薬が投与されることが多くなっている．鼓室洗浄，抗菌薬点耳療法などで耳漏が停止すれば当面の治療の必要性はなくなる．しかし，鼓膜穿孔が残存し，乳突洞・乳突蜂巣の細菌感染が遷延化すると慢性炎症の急性増悪を繰り返すことになる．超高齢者を除くと慢性穿孔性中耳炎は基本的には手術適応である．小児では耳管機能の正常化を待って手術を考慮する．高度混合性難聴を呈する両側慢性中耳炎の場合は手術適応の判断が難しいが，耳漏停止などのメリットが大きい場合に鼓室形成術を行う．

e　鼓膜形成術と鼓室形成術

パッチテストで気骨導差が解消する聴力改善が認められ，かつ鼓膜穿孔縁が明視下における場合は接着法またはgraft挿入法による鼓膜形成術の適応である．局所麻酔下に鼓膜穿孔縁を新鮮創として軟部組織または筋膜などをgraftとして挿入，フィブリン糊で接着する．日帰り手術や1泊の短期入院手術で行える利点があるが，鼓膜穿孔閉鎖率は80％程度で，症例によっては再手術が必要になるという欠点もある．

一方，鼓膜形成術の適応とならない慢性中耳炎には鼓室形成術が適応となる．耳後または耳内切開で鼓膜上皮層を剥離挙上して側頭筋膜を移植するinlay法またはunderlay法が一般的に行われる．また，中耳腔に感染性肉芽や線維化・石灰化巣がある場合は乳突削開術を行い，鼓室および上鼓室，乳突洞・乳突蜂巣の清掃を行う．耳小骨連鎖の再建が必要な場合は自家耳小骨や自家軟骨，人工耳小骨を用いて鼓室形成術Ⅲc またはⅢi，ⅣcまたはⅣiで再建する．術後2～4週間で形成鼓膜の上皮化が完成する．

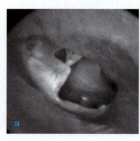 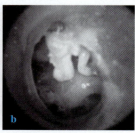

図3　慢性中耳炎
a．穿孔性中耳炎　b．鼓膜全欠損

6 真珠腫性中耳炎

中耳真珠腫には先天性と後天性とがあり,後天性真珠腫は弛緩部型と緊張部型に大きく分類される.また,術後の再発真珠腫は遺残性真珠腫と再形成性真珠腫に分類される.先天性真珠腫は胎生期における外胚葉組織の間葉系組織への迷入や遺残によって生じるとされている.また,耳小骨奇形を合併することも多い.錐体尖に生じる場合は錐体尖真珠腫とよばれることもある.一方,後天性真珠腫は真珠腫性中耳炎とよばれ,慢性中耳炎の一型に分類される.

a 病態生理

真珠腫性中耳炎では鼓膜上皮が中耳腔内に陥入し,ここにいわゆる耳垢が蓄積することにより真珠腫が生じる.耳垢の蓄積に細菌感染が加わると特殊な酵素が産生され,耳小骨や内耳骨包の骨を融解し様々な症状が生じるようになる.

b 症状

先天性真珠腫では真珠腫により耳小骨や内耳,顔面神経の損傷がないと無症状で経過するため早期に診断されることは少ない.3歳児健診などで偶然診断されることも少なくない.一方,後天性真珠腫である真珠腫性中耳炎では比較的早期から耳小骨破壊のための難聴が生じ,また耳漏も早期から生じるため,内耳症状や顔面神経麻痺が生じる前に診断されることが多い.進展例では半規管瘻孔による症状で発症する場合もある.耳の孔に指を入れるとめまいを感じるなど瘻孔症状が認められれば診断は容易である.

c 検査

鼓膜所見を正確にとることで,かなりの診断が可能である(図4).真珠腫性中耳炎では中耳腔内に陥入した鼓膜上皮の全体が明視下におければ,真珠腫の進展範囲の把握が容易であるが,陥入した鼓膜上皮が確認できない場合は予想以上に進展していることも少なくない.純音聴力検査で伝音難聴を呈する場合はその程度によって耳小骨の損傷の程度を予測する.真珠腫が内耳に波及すると混合性難聴または感音難聴を呈するようになる.ティンパノメトリーも参考になるが,確定診断を下せる検査ではない.めまいがある場合は瘻孔症状を確認する.外耳道に圧を負荷してめまい,または眼振が誘発されれば瘻孔症状陽性となる.中耳真珠腫の診断で最も重要な検査は側頭骨CTであり,真珠腫の進展範囲,骨破壊の程度など,診断上・治療上有用な情報は多い(図5).また,最近,真珠腫と肉芽,滲出液との鑑別や術後再発の診断に拡散強調MRIが用いられるようになっており,側頭骨CTとは違った有益な情報が得られることもあり活用すべきである.

d 治療

治療は手術による真珠腫の摘出が原則であるが,陥入した鼓膜上皮が確認でき,貯留したdebrisや炎症性肉芽・ポリープの清掃が可能であれば保存的治療も可能である.しかし,保存的治療を行う場合は途中で来院しなくなることもあり,通院しないと真珠腫が進展して様々な症状を呈する可能性

✓ 鼓室形成術の用語

鼓室形成術の分類,用語は世界各国また各手術者により異なっている.ウルスタインの分類が基本であり,Ⅰ型,Ⅱ型,Ⅲ型(変法),Ⅳ型(変法)の分類が使用されてきたが,特にⅢ型(変法),Ⅳ型(変法)の用語に混乱がある.日本耳科学会ではⅢ型(Ⅲ-c, Ⅲ-i, Ⅲ-r),Ⅳ型(Ⅳ-c, Ⅳ-i)とする分類を提唱している.すなわちtype Ⅲ with columella, interposition or reposition, type Ⅳ with columella or interpositionとなる.

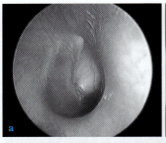
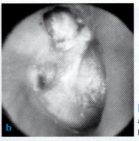

図4 真珠腫の鼓膜所見
a. 先天性真珠腫
b. 弛緩部型真珠腫

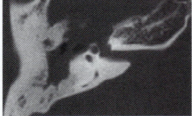
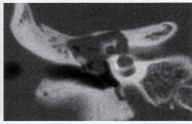

図5 錐体尖真珠腫の側頭骨CT画像
蝸牛と上半規管に瘻孔を認める．

があることを十分説明しておかなければならない．手術では真珠腫の完全摘出が最も重要で，そのうえで耳小骨など障害された組織は鼓室形成術によって再建する．真珠腫の摘出と耳小骨の再建が1期的にできない場合は2期手術（段階手術）を考える．真珠腫完全摘出のための術式としては外耳道後壁保存型鼓室形成術（canal wall up法）と外耳道後壁削除型鼓室形成術（canal wall down法）があるが，その優劣についてはまだ論争があるところである．真珠腫は再発しやすい病変で，術後も定期的に診察すべきであり，完治の判断は慎重に行うべきである．

7 中耳奇形

中耳奇形は耳小骨，内耳窓，顔面神経などの中耳の器官の形態異常であるが，積極的な治療の適応となるのは耳小骨奇形である．耳小骨は胎生4～8週に形成されるが，ツチ骨頭とキヌタ骨体部は第1鰓弓から，ツチ骨柄，キヌタ骨長脚，アブミ骨は第2鰓弓から発生するといわれている．

a 分類

中耳奇形には全身的な奇形の症候群で生じるものと，耳小骨奇形が単独で生じるものがある．耳小骨奇形を合併する症候群にはトレチャー・コリンズ症候群，CHARGE症候群，BOR症候群，スティックラー症候群，ベックウィズ・ウィーデマン症候群などがある．耳小骨奇形が単独で生じるものには大きくアブミ骨固着症，アブミ骨固着と他の耳小骨連鎖離断が合併するもの，アブミ骨底板が可動である先天的耳小骨連鎖異常，前庭窓，蝸牛窓の無形性または形成不全に分類される．

b 症状

障害部位，程度によって症状は異なるが，主症状は難聴である．耳鳴や耳閉塞感を訴える場合もある．中耳奇形に内耳奇形を合併することも少なくなく，その場合は感音難聴や耳鳴が生じる．

c 診断

生下時からの症状と考えられ，かつ外傷

や中耳炎など他の原因が考えられない場合は中耳奇形を疑う．症候群の場合は特に診断は容易である．小耳症や外耳道狭窄があれば中耳奇形の可能性は高い．鼓膜所見から耳小骨奇形が疑われる場合もある．耳小骨奇形の程度は聴力検査やティンパノグラム，アブミ骨筋反射検査によって疑うが，側頭骨CTで耳小骨奇形を確認できることが多い．

d　治療
小耳症を合併する場合はその治療を優先する．外耳道閉鎖や高度の狭窄での聴力改善の可能性は低く，一側性奇形の場合は手術適応を慎重に検討する．耳小骨奇形が単独で生じる場合は鼓室形成術の適応であるが，前庭窓，蝸牛窓の無形性または形成不全など高度の奇形では手術によるリスクも大きく，手術により得られる機能とリスクとのバランスで手術適応を慎重に決定する．

8　中耳外傷
中耳外傷は外耳道経由の直達外力によるものと，頭部外傷や気圧外傷による介達外力によるものに分類される．

a　病態生理
直達外力による中耳外傷の原因としては耳掻きや綿棒による耳掃除中に生じることが多く，鼓膜穿孔のみの場合と耳小骨連鎖離断を合併するものや，時にアブミ骨損傷により外リンパ瘻を合併するものなど多彩である．その他，溶接の火花や落雷による電撃，昆虫などの異物で鼓膜穿孔を生じることもある．一方，介達外力による中耳外傷には耳部殴打による損傷，交通事故やスポーツ事故による損傷，ダイビングや飛行機の離着陸時の圧変化による損傷などがある．直達外力によるものと同様に鼓膜穿孔のみのもの，耳小骨連鎖離断を合併するものなどがある．側頭骨骨折では骨折部位（縦骨折や横骨折）によって内耳障害（感音難聴，耳鳴，めまい）や顔面神経麻痺が生じる．

b　症状
障害部位，程度によって症状は異なる．難聴はほぼ必発であるが耳鳴や耳閉感が生じることも多い．内耳障害が合併すると耳鳴やめまいが生じ，顔面神経麻痺が生じるとその障害部位によって涙分泌障害や味覚障害も合併する．

c　診断
問診から外傷時の状況や直後の症状から中耳外傷の存在を疑う．鼓膜穿孔は耳鏡検査で確認できるが，耳小骨連鎖離断があるかどうかは聴力検査やティンパノグラム，アブミ骨筋反射検査によって疑い，側頭骨CTで確認できれば間違いない．

d　治療
単純な鼓膜穿孔の多くは保存的治療で治癒する．鼓膜穿孔の自然閉鎖率は68〜89％と高い．耳小骨連鎖離断を合併する場合は鼓室形成術の適応であるが，緊急性はないため鼓膜穿孔の自然閉鎖を待って，その後の聴力の状態によって手術適応を決定する．一方，外リンパ瘻などの内耳障害や顔面神経麻痺が合併する場合は可及的早期の手術の必要性を判断して，手術適応であれば鼓室形成術や顔面神経減荷術を行う．

9　耳硬化症
耳硬化症は伝音難聴を呈する代表的疾患であり，手術によって劇的な聴力改善が期待できることからも耳鼻咽喉科臨床上，極めて重要な疾患の1つである．しかし，白人に比較して日本人などの有色人種ではその罹患率が低いことから，正確な診断がなされずに補聴器装用などで対応されていることも少なくない．

a　病態生理
耳硬化症の原因はいまだ不明であり，遺伝子異常，自己免疫異常，骨代謝異常，麻疹の潜伏感染などがその発症に関与している可能性が想定されている．耳硬化症の罹患率に人種差があることから，耳硬化症の

発症と遺伝子の関係が検討され，浸透率の低い常染色体優性遺伝を示すと考えられている．現在まで8種類の耳硬化症関連遺伝子（OTSC1 ～ 5, 7, 8, 10）とⅠ型コラーゲン遺伝子（COL1A1）の欠損などが耳硬化症の発症に関連していると考えられている．

一方，耳硬化症の発症と麻疹の潜伏感染との関係が深いことから麻疹の潜伏感染が耳硬化症の発症因子と考えられている．

このような原因により内耳骨包およびアブミ骨に生じる限局性，進行性の骨異形成が耳硬化症である．活動性骨吸収による海綿状変性（otospongiosis）が主体となるが，新生血管周囲に徐々に骨芽細胞が集まり，未熟な骨新生が生じるようになる（リモデリング）．この新生骨の沈着によって卵円窓とアブミ骨が固着し，アブミ骨の可動性障害による伝音難聴が進行する．

b 症状

一側または両側耳の伝音難聴として発症

 Pitfall

鼓膜正常の伝音難聴の鑑別診断では耳硬化症のほか，耳小骨連鎖離断，耳小骨奇形，先天性真珠腫などを念頭において診断を進める．術前に耳硬化症の確定診断を下すことは難しい．オージオグラムでのstiffness curve，ティンパノグラムでのAs型，側頭骨CTでのdouble ring signなどで総合的に判断するが，確定診断が難しい場合は術前に他の疾患である可能性も説明しておく必要がある．

したあと，徐々に難聴が進行し，アブミ骨が完全に固着すると平均聴力レベル60dB程度でほぼ伝音難聴の進行は停止する．その後の難聴の進行は主に蝸牛型耳硬化症により生じる内耳障害が原因となる．耳鳴や耳閉塞感が生じることが多く，めまいも10％程度の症例で生じる．

c 診断

耳硬化症における聴覚障害の主体はアブミ骨の固着による伝音難聴であり，オージオグラムでは伝音機構のstiffnessの増強により高音域に比較して低音障害が高度なstiffness curveを呈する．また，従来，2kHzの骨導聴力レベルの上昇（Carhart's notch）は耳硬化症のオージオグラムで特徴的所見とされてきたが，先天性アブミ骨固着症でも認められる．ティンパノグラムAs型も耳硬化症に特徴的である．アブミ骨固着による中耳伝音系の静的コンプライアンスの低下によりAs型を呈すると考えられる．しかし，静的コンプライアンス0.4未満のAs型は約60％であり，決定的な診断法とはいいがたい．また，耳硬化症病変が内耳骨包に及ぶと感音難聴も混在するようになり，混合性難聴を呈することになる．さらに内耳骨包の病変が進行すると蝸牛型耳硬化症となり，新生骨が蝸牛管に充満するようになると聾まで難聴が進行する．蝸牛型耳硬化症など一部の耳硬化症は側頭骨CTで内耳骨包の骨吸収像が観察される（図6）．

既往歴に骨折や脱臼，目の診察で青色強

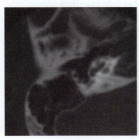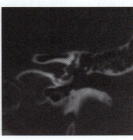

図6 耳硬化症（鼓室型耳硬化症）のCT像
double ring signが認められる．

表3 聴力改善の成績判定基準(2000)抜粋

気導・骨導差：15dB以内，聴力改善：15dB以上，聴力レベル：30dB以内
このうち1つ以上を満たすもの，すなわちいずれかに該当するものを成功例とする．
この基準における付帯事項
- a) 平均聴力レベル（会話領域）の算出法は3分法のみとする．
- b) 気導・骨導聴力差における骨導値については，術後に骨導聴力が変動（上・下）することも認められるため術前の骨導値をもって骨導値とする．
- c) 判定時期は最短術後6か月経過したもの．

膜があればファン・デル・ヘーベ症候群を考える．

d 治療

治療の原則は手術であるが，手術により聴力が悪化する dead ear のリスクを考慮し手術適応を考える必要がある．耳硬化症の手術は小開窓アブミ骨手術（small fenestration stapedectomy：SFS）が原則であるが，結果的に total または partial stapedectomy となる場合も少なくない．人工耳小骨にはテフロンワイヤーピストンのほか，チタン製人工耳小骨やカップ型アパタイト人工耳小骨などが用いられている．手術成績を日本耳科学会の聴力改善の成績判定基準（2000）（表3）を用いて評価すると成功率は90～98％であり比較的良好な術後成績が得られるが，約1％に術後 dead ear となる可能性もあり，手術適応は慎重に決める．

DON'Ts

- □ 急性中耳炎：子どもはなるべく泣かさない．泣けば鼓膜は発赤する．耳の所見だけで診断してはいけない．必ず，鼻，咽喉頭の所見もとる．むやみに強い抗菌薬を投与しない．
- □ 慢性中耳炎：耳漏の細菌検査を忘れるな．MRSAに注意！ 起因菌に適切な抗菌薬を投与する．アミノ配糖体の点耳薬は禁忌！ 難治性の耳漏の場合は中耳結核や好酸球性中耳炎の可能性も忘れない．
- □ 真珠腫性中耳炎：鼓膜所見をとるにあたっては単に観察するだけでは不十分．痂皮や耳垢がある場合は丁寧に除去し，肉芽や骨破壊の有無の確認を怠らない．術後の再発の診断のために定期チェックを忘れるな．
- □ 耳硬化症：気骨導差が小さくても耳硬化症の可能性があることを忘れない（蝸牛型耳硬化症）．ティンパノグラムの所見に惑わされるな！ As型だけが耳硬化症ではない．良聴耳の手術適応は慎重に．dead ear の可能性もあり安易に手術を勧めない．

慶應義塾大学医学部耳鼻咽喉科　小川　郁

A 耳領域

3 内耳疾患・後迷路疾患
1)難聴

> **DOs**
> - 内耳疾患・後迷路疾患に伴う難聴では，疾患・病態ごとに聴力予後が異なるため，患者指導のためには適切な鑑別が重要である．
> - 内耳疾患の急性期の治療は，基本的に突発性難聴に準じる．難聴が残った場合には補聴器・人工内耳の適応を考える．

内耳性難聴

1 突発性難聴・急性低音障害型感音難聴

突発性難聴は，隣接する3周波数領域で30dB以上の感音難聴が3日以内に生じたもの，とされるが，しばしば発症時に何をしていたかを明らかにできるほど即時的に難聴が生じることが特徴である．疫学調査では，年間100万人当たり275人程度の発症頻度とされ，好発年齢は30〜60歳代である．ほとんどが一側性で，ごくまれに両側性の経過をとる．

治療にはしばしば副腎皮質ステロイドの全身投与を中心とした治療に循環改善薬，ビタミン剤などを併用するが，このほかにも高圧酸素療法，副腎皮質ステロイド鼓室内投与等の治療法が用いられることがある．症状の経過には個人差があり得るが，①聾型や高音急墜型，②めまいを伴う例，③発症後1か月以上経過した例等では聴力予後は不良とされ，一般的には70%程度の改善率を示す．早期に(通常1週間以内)治療を開始すれば聴力回復の可能性が高い．

急性低音障害型感音難聴は，低音を中心にした難聴が突発性難聴と同様に特に誘因なく急速に生じる．疾患頻度としては突発性難聴より高く，比較的予後良好であるが，改善しても再発・症状の反復をきたす例がしばしばみられる．

2 外リンパ瘻(perilymphatic fistulas：PLFs)

PLFは，内耳の外リンパ腔とその外部との間に異常な交通が存在することをいう．外リンパの漏出が，膜迷路内での内リンパと外リンパのバランスを崩し，メニエール病類似の病態を呈すると考えられている．

原因には側頭骨外傷，労作時の脳脊髄圧や中耳圧の急激な変化，耳科手術などによって，内耳窓(正円窓，卵円窓)，fissula ante fenestram(胎生期の遺残としてアブミ骨底板の前方に存在する裂隙)，後半規管のampullaから正円窓に伸びるmicrofissure等から外リンパが漏出することによって生じる．90%の患者には難聴を伴うが，その程度は急激に最重度難聴に至るものから，比較的軽度で変動を繰り返すものまで様々である．典型的には，膜の破裂とほぼ同時にポップ音を自覚し，流水様の耳鳴，

> ✓ **急性低音障害型感音難聴**
> 低音部に特発性の急性感音難聴を呈する例(125，250，500Hzの平均が70dB以上で，2,000，4,000，8,000Hzの平均が60dB以下)を急性低音障害型感音難聴という．この病態では予後は比較的良好だが，1年以内に30%は再発し，また一部はメニエール病へと移行するなどの特徴的な経過を示す．

回転性めまいを自覚する．めまい，耳鳴，難聴など症状は「いきむ」ことによって悪化する．

外傷の場合には，急性期の症状がより重篤な全身症状で隠されることも多く，また変動する症状のため当初は診断が難しいことが珍しくない．特徴的な臨床徴候および内耳特異的外リンパマーカー CTP (cochlin-tomoprotein) の検出で診断可能となる．自然閉鎖の可能性もあるため初期には頭部挙上による安静などの保存的療法が用いられるが，遷延する場合には手術療法が用いられる．

3 メニエール病および類縁疾患

a メニエール病

メニエール病は発作性の回転性めまいに変動する感音難聴を反覆する内耳疾患である．発作時は自律神経症状を伴った激しい症状を示すが，間欠期にはほぼ正常に復する例も少なくない．しかし，発作を繰り返すうちに不可逆性の障害を呈すようになり，最終的には高度難聴に至る場合もある．典型的には，十数分～数時間(発作性)持続する回転性めまいを呈し，低音障害型あるいは水平型の感音難聴を伴う．

病態は内耳の内リンパ水腫とされるが，その原因には，自己免疫説，自律神経異常説，血管運動神経説，バソプレシン等による水分・塩分代謝障害説などが想定されており，詳細はいまだ不明である．疫学的調査では，日本では厚生省特定疾患研究班調査にて有病率は人口 10 万人対 16～17 人とされる．

治療は，病期に応じて選択される．発作の急性期には，①永続する内耳障害予防のための副腎皮質ステロイド投与と，②内リンパ水腫改善のための利尿薬，③自律神経症状コントロールを目的とした制吐薬などの投与が行われ，間欠期には，発作予防を目的として利尿薬や，循環改善薬，ビタミン B_{12} 製剤などが用いられる．並行して生活習慣の指導も行う．それでも発作のコントロールが困難な場合には，ゲンタマイシン鼓室内注入療法や，内リンパ嚢開放術，迷路破壊術などが選択される場合もある．難聴は少なくとも最初は片側ではじまるが，30% は両側の経過をとるため，永続する両側性感音難聴が残った場合には補聴器や人工内耳の適応となる．

b 遅発性内リンパ水腫 (delayed endolymphatic hydrops : DEH)

DEH は，一側ないしは両側の高度感音難聴の遅発性続発症として 2 次的に内リンパ水腫が生じ，メニエール病様の臨床症状を呈するものをいう．このため臨床経過としては，まず先行する高度な内耳性難聴(一側性が多い)発症の数年～数十年後に反復性めまい発作を呈する．難聴側と同じ側の内耳に内リンパ水腫を起こすものを同側型，一側聾で良聴耳側(聴力正常側)に遅発性に進行性内リンパ水腫が発生してくる場合を対側型という．対側型の場合には最終的に両側高度感音難聴となる場合がある．

4 自己免疫性難聴と類縁疾患

a 自己免疫性内耳炎

急速に進行・変動するが，副腎皮質ステロイド投与で改善し，さらに反復するという経過を示す感音難聴で，しばしば全身性の自己免疫疾患に合併して発症する．臨床像としては，通常，週～月の単位で急速に進行する感音難聴で，変動することが多く，80% 近くは両側性に生じるが，一側が先行し，のちに健側が進行することもある．語音明瞭度はしばしば不良で，約半数には前庭症状を伴う．全身性の自己免疫疾患としては関節リウマチ (RA) や全身性エリテマトーデス (SLE) に伴うことも多い．病態には，I 型アレルギー，内耳特異的抗体，免疫複合体のように直接的な免疫反応によって生じる場合と，血管炎(大動脈炎症候

群），血栓形成傾向（抗リン脂質抗体症候群）等に続発し，免疫反応による二次的な循環動態の変化に起因する場合の病態が考えられている．

b その他の炎症性疾患

クリオピリン関連症候群などのような，自己炎症性疾患症候群による非特異的炎症によっても高度な難聴が生じうる．繰り返す発熱と関節痛，発疹とともに変動する感音難聴を示し，IL-1受容体アンタゴニストを用いることによって難聴が改善する．また，潰瘍性大腸炎やクローン病など，特異的肉芽腫性炎症をきたす疾患では，まれに内耳に肉芽を形成し，高度難聴をきたす場合がある．ウェゲナー肉芽腫でも，数日～数週間で進行する感音難聴を示すことはまれならず認められる．血管炎による血流障害ないしは炎症の内耳への波及によって生じるとされ，顔面神経麻痺を伴うこともある．

5 内耳炎による難聴

a ウイルス性内耳炎

通常は急激な一側性の難聴とともに，同側の前庭機能低下を伴う．出生前に内耳炎をきたす代表的なウイルスとしては，風疹とサイトメガロウイルスがあり，出生後には，ムンプスウイルスと麻疹が知られている．

先天性サイトメガロウイルス感染症のうち，症候性の場合にはしばしば子宮内胎児発育不全（fetal growth restriction：FGR）や肝脾腫を伴うが，非症候性の場合もある．難聴は進行性の経過をたどり，特に数年経過してから同側ないしは対側の遅発性内リンパ水腫を呈することもある．早期に抗ウイルス薬を用いることで治療可能であったケースも報告されている．妊娠初期に風疹に感染すると，先天(性)風疹症候群（congenital rubella syndrome：CRS）をきたすことがある．難聴のほかに，心奇形と白内障を呈することがあり，またしばしば知的な障害も伴う．発症頻度は妊娠経過によって異なり，妊娠4週以内の感染では30～50%，5～8週で25%，9～12週で8%，妊娠前期で20%といわれる．ムンプスの場合，多くは一側性急性高度難聴をきたし，前庭症状を伴う場合もある．難聴自体の予後は極めて不良で，治療にはほとんど反応しない．全国のムンプス難聴受療患者数は，年間650人と推計されており，比較的頻度が高い．発症は15歳以下で，中でも5～9歳に多い．ムンプス感染例の20%程度までは不顕性感染を示すが，こうした不顕性感染例や，弱毒生ワクチン接種からの難聴発症例の報告もあるため，必ずしも典型的な耳下腺腫脹に引き続いて難聴が生じるとは限らない．血中ウイルス抗体価の上昇で確定診断される．

b 細菌性内耳炎

細菌性内耳炎は，髄膜炎ないしは中耳炎の後遺症として生じる．細菌の直接侵入，toxinによる間接的影響，その他の炎症性メディエーターなどによって内耳に炎症が波及し，難聴が生じる．髄液由来の感染であればしばしば両側性に生じ，中耳由来の感染であれば典型的には一側性である．髄膜炎後の場合，内耳道ないしは蝸牛水管が感染経路となり，中耳炎の場合には，真珠腫によって生じた外側半規管瘻孔から炎症が波及する場合が多い．

臨床症状では，最重度難聴とともに激しい回転性めまい，高熱を呈する．髄膜炎由来の細菌性内耳炎は，2歳以下の小児に多く，細菌性髄膜炎後の難聴は現在も小児の難聴の主要な原因の一つである．聴力の障害ないしは前庭機能障害を呈するものは髄膜炎後の小児の10～20%にみられる．内耳炎に続発し，内耳は当初肉芽により，後に骨性に閉塞するため，人工内耳の必要性は早期に決断する．またメニエール病は，化膿性内耳炎に続発して起こることがあり，病因的な関連が示唆されている．

c その他

特殊な病原菌で内耳炎を呈するものとし

ては，①内耳梅毒，②トキソプラズマ症などがある．内耳梅毒では両側性の聴覚障害を呈するが，エンヌベール徴候やトゥリオ徴候など，瘻孔がないにもかかわらず，瘻孔現象を起こす症状が知られている．確定診断には血清学的な検討を行う．

6 物理的障害に伴う難聴

a 騒音性難聴と音響外傷

騒音性難聴（noise induced hearing loss）は，短時間では聴力障害をきたさない程度の騒音に長年曝露されることによって生じる進行性感音難聴で，音響外傷（acoustic trauma）は，特に強大音への1回の曝露で生じる難聴を指す．一過性聴力閾値上昇（temporary threshold shifts：TTS）は，auditory fatigue ともいわれ，騒音負荷をなくすことによって完全に回復する．TTSを繰り返すことによって有毛細胞などコルチ器の細胞は細胞死に至り，永続的聴力閾値上昇（permanent threshold shifts：PTS）を生じる．難聴の病態としては，感音難聴であり，特に職業性のものは両側で，高音を中心に障害される場合が多い．

騒音性難聴はしばしば，4kHz周辺に限定されたところからはじまる（c^5-dip）．c^5-dip は，騒音性難聴のみに特徴的な聴力像ではないが，騒音性難聴の初期の聴力像として代表的である．c^5-dip のみの場合，会話聴取には問題がないので，多く自覚症状には乏しい．曝露が繰り返されると，dip は次第に深くなり，また他の周波数まで広がって，結果として高音急墜型となる．長年の曝露が続けば，影響は低音域にまで広がり全体的な高度難聴になる．騒音性難聴では個人差が大きく，*PCDH15*，*MYH14* などの遺伝子変異が感受性に関与している可能性が示されている．対策としては予防と管理が重要で，「騒音障害防止のためのガイドライン」がある．

b 内耳震盪

外傷に続発して一過性の内耳障害をきたすことがある．受傷後，側頭骨や鼓膜等に明白な異常がないにもかかわらず難聴や耳鳴，前庭症状を呈する場合に内耳震盪との診断になり，突発性難聴に準じた治療が行われる．一般的には予後良好だが，不可逆性の経過をとる場合もある．より重篤な側頭骨骨折・外傷性外リンパ瘻等との鑑別が重要である．

7 薬剤性難聴

a 耳毒性薬物による内耳障害

1) アミノ配糖体薬物

アミノ配糖体薬物は，分子レベルではミトコンドリアでの蛋白合成阻害とフリーラジカルの産生によって内耳障害を引き起こす．主として基底回転のコルチ器，特に外有毛細胞から障害がはじまり，高音域の聴力から低下する．難聴の発症は急性発症型から晩発型まで，ほとんどすべての時間経過をとり得る．典型的には高音域の両側性の感音難聴および耳鳴を呈する．内リンパに浸透したアミノ配糖体は，血清中の濃度よりもゆっくり低下するため，投与中止後も6か月は経過観察を継続することが重要である．

難聴の発生頻度は，薬の種類と投薬量によって異なるが，最大で1/3の患者には聴力閾値異常が生じうる．発症の危険因子には家族歴が重要であり，ことにミトコンドリア1555AG変異がある場合にはハイリスクとなる．臨床症状としては，耳鳴で発症することも多いが，難聴が特に高音域に限局，症状として自覚されにくい場合もあり，聴力検査で確認することが重要である．予防にはアミノ配糖体の血中濃度測定を行う．

2) その他の薬剤

①ループ利尿薬：通常は用量依存性で，可逆性の変化を生じるが，新生児では不可逆性の難聴も報告されている．

②**抗悪性腫瘍薬**：白金製剤は，血管条にダメージを与え，蝸牛の基底回転から外有毛細胞の細胞死をもたらす．頻度も重症度も小児例で重要であり，小児例の60％には何らかの難聴が生じるともいわれる．難聴は両側性，進行性，不可逆性の感音難聴の病態をとり，高音域から次第に進行する．シスプラチンは血清蛋白と不可逆性に結合し，治療終了後6か月は体内にとどまるため，投与後数か月後に発症することもある．

③**サリチル酸**：耳鳴は血清濃度が最低200 mcg/mL程度から生じるといわれるが，高齢者では比較的低濃度で生じやすい．頻度は1％以下であるといわれ，通常は薬剤投与を中止して24時間後には改善する．

④**インターフェロン**：通常は投与中に緩徐進行性から急性まで様々な時間経過で難聴が発症しうる．

b その他の内耳毒性を有する薬物

パーマ液第二液に含まれる臭素酸塩を自殺目的で服用した場合には，4～16時間後に耳鳴を伴う内耳性難聴をきたすことがある．難聴のほかには，摂取後1.5～2時間で悪心，嘔吐，下痢，胃灼熱感，腹痛，腹部膨満感などや，2～3日後に乏尿，無尿等を生じ，また昏睡，痙攣などをきたすことがある．難聴は時に不可逆性となる．服用の急性期には胃洗浄，吸着剤の投与や，強制利尿を行うが，難聴が持続した場合には補聴器などの適応となる．このほか，騒音とある種の有機溶剤（トルエン，スチレンおよび二硫化炭素等）との間には相互作用がある．

8 生下時に存在する難聴と遺伝性難聴

言語習得期前難聴の発生率は，1,000人に1人とされ，その約半数には遺伝的な原因がある．遺伝難聴の70％は非症候群性（難聴のみを臨床症状としてもつ）で，残り30％が症候群性を示し，特徴的な臨床像を示す．非症候群性の75～85％は，常染色体劣性であり，15～20％は常染色体優性，1～3％はX染色体性の遺伝性を示す．遺伝性以外の原因ではすでに述べた胎生期のウイルス感染症（胎芽病）による場合や，胎児仮死，周産期の低酸素脳症や低出生体重が原因となりうる．

小児期に存在する難聴は，しばしばその発生時期によって分類される．これは音声言語を習得する以前から存在する難聴（言語習得期前難聴）では言語の発達に影響が生じ，二次的にコミュニケーションや学習に影響が出るためである．これらは就学や就労に影響を与えることによって生涯にわたる広範な影響をきたす．このため特に言語習得期前難聴では聴覚スクリーニングによって早期に発見し，早期に言語発達をサポートする対策を行うことが重要である．対策には，①聴覚補償：人工内耳や補聴器によって聞こえをサポートすること，②情報補償：手話や書記言語によって必要な言語的な情報を提供すること，③環境調整，④直接的な言語指導などが含まれる．

a 非症候群性・常染色体劣性遺伝性難聴

多くは，言語習得期前，非進行性の難聴のパターンをとる．*GJB2*変異による難聴はその代表的なもので，先天性難聴のおよそ20～30％を占める．*GJB2*遺伝子は，ギャップ結合の構成蛋白をコードしており，内耳におけるカリウムのリサイクルに関与している．難聴は低音に若干の残聴を残す高度から最重度の感音難聴を呈するが，中等度難聴の場合もある．一般的にはほかに知的な障害は示さず，人工内耳の適応となる場合が多い．*SLC26A4*変異や*CDH23*変異のケースでは乳児期から進行する感音難聴の原因となる．このほかにも多様な遺伝子変異によって様々な病態の遺伝性難聴の発症に関与していると考えられており，その鑑別はしばしば遺伝子診断を行わなけれ

> **⚠ Pitfall**
>
> ミトコンドリア遺伝子の変異によっても非症候群性難聴が生じ，A1555G 変異では，進行性感音難聴を呈するが，時にアミノ配糖体系抗菌薬投与により急激に聴力が悪化する．この場合にはミトコンドリア性遺伝（母系遺伝）の家族歴が確認できる．家族歴のある難聴患者へのアミノ配糖体薬剤投与には注意が必要である．

ば困難である．

b 非症候群性・常染色体優性遺伝性難聴

常染色体優性遺伝性難聴では，明白な家族歴を有する難聴家系であり，両側性，対称性の進行性難聴の病態をとるものが多い．その聴力や進行の程度や浸透率はほぼ家系ごとに異なる．*WF1* 遺伝子の変異では低音域を中心とした難聴が，また *TECTA* 変異では中音域を中心とした難聴が生じることが報告されているが，常染色体劣性遺伝性難聴の場合と同様に聴力像のみからの鑑別は困難である．

c 症候群性難聴

1) ワールデンブルグ症候群

内眼角乖離，広い鼻根，虹彩異色，前額部の毛髪異色，および一側ないしは両側の感音難聴という臨床像を示す．症状発現の程度によって臨床的には4つのタイプに分類され，**Type I**：内眼角乖離を含む．*PAX3* 変異により発症．**Type II**：内眼角乖離を含まず，*MITF* 変異により発症．**Type III**：上肢の異常を含むもので，*PAX3* 変異による．**Type IV**：ヒルシュスプルング病を合併するもので，*EDNRB*，*EDN3*，および *SOX10* 変異により生じる．

2) BOR症候群 (branchio-oto-renal syndrome, 鰓〔原性〕耳腎症候群)

腎奇形，耳前部瘻孔，耳介奇形，側頸嚢胞等の奇形とともに様々なタイプの難聴をきたす．内耳はしばしばモンディーニ型奇形となる．浸透率は高いが，家系内でもしばしば多様な臨床像を示す．原因遺伝子変異は，*EYA1*，*SIX1*，*SIX5* 等が同定されている．

3) アッシャー症候群

代表的な盲聾症候群をきたす常染色体劣性遺伝性難聴で，**I型**：先天性の高度から最重度難聴をきたし，前庭機能障害を伴う．網膜色素変性症は，小児期に進行し，周辺視野から最終的には視力障害に至る．前庭機能異常は，乳児期の独歩遅れなどから出現する．*MYO7A*，*USH1C*，*CDH23*，*PCDH15*，および *SANS* の変異の報告がある．**II型**：中等度から高度難聴を呈するが，前庭機能は正常．網膜色素変性症は，10歳代後半から顕著になり，I型よりも進行の程度が緩やかである．*USH2A* 変異の報告がある．**III型**：進行性難聴の臨床像をとり，前庭機能も様々である．網膜色素変性症もやや遅く青年期に進行する．*USH3A* 変異の報告がある．アッシャー症候群では視力障害のために手話などの使用に制限が生じるので，人工内耳を早期に検討する必要がある．同じように網膜色素変性症を合併する疾患には，コケイン症候群（低身長，光線過敏症，知的発達障害等を伴う．*ERCC6* と *CRCC8* の変異による），アルストレーム症候群（糖尿病，心筋症，肥満を伴う．*ALMS1* 変異による），レフスム病（魚鱗癬，多発神経炎，小脳失調を伴う）等がある．

4) ペンドレッド症候群

常染色体劣性遺伝性難聴および，甲状腺腫大（若年時には甲状腺機能は正常）をきたす．内耳ではモンディーニ型奇形と，前庭水管拡張症を生じ，遺伝子変異は *SLC26A4* の変異に由来する．

5) ジェルベル・ランゲ・ニールセン症候群

常染色体劣性高度感音難聴に加えて，QT延長を伴い，突然死や失神のリスクが

ある．遺伝子変異は，*KCNE1* および *KCNQ1* が知られており，血管条および心筋でのカリウムイオンの放出の異常が病態にかかわると考えられる．

6) アルポート症候群

蝸牛と腎の基底膜の障害によって難聴とともに蛋白尿，血尿などを呈する．難聴は緩徐進行性で10歳代にはじまり，20歳代後半までに進行することが多い．遺伝子変異としては *COL4A3*，*COL4A4*，*COL4A5* 等がある．

7) クリッペル・ファイル症候群

先天性頸椎癒合がみられ，二分脊柱，顔面非対称，先天性心疾患がみられる．内耳の低形成を示し，感音難聴のほかに混合・伝音成分を伴うことも報告されている．

8) ミトコンドリア性の症候群性難聴

これらのほかに，急性感音難聴に糖尿病，中枢病変を合併する MELAS（3243AG 変異），外眼筋麻痺を伴う CPEO（ミトコンドリア部分欠失）などがミトコンドリアの遺伝子変異によって生じうる．

9 奇形

a 内耳奇形・内耳道奇形

内耳奇形としては画像所見に基づいた分類がしばしば用いられる（表1）．

前庭水管拡張症（図1）は，*SLC26A4* 変異や Na/K ATPase 変異の例でみられることがあり，3rd window 効果となり聴力の変動を繰り返しながら難聴が進行する．また内耳道に奇形を認めることもあり，①内耳道狭窄（しばしば第 VIII 脳神経の低形成を伴う），②内耳道隔壁の異常をきたす場合がある．内耳道と蝸牛の隔壁形成不全があった場合には，髄液耳漏の原因となる場合があり，また反復する髄膜炎をきたすことがある．

b 上半規管裂隙症候群（superior canal dehiscence syndrome：SCDS）

SCDS（図2）は比較的最近報告されるようになった病態であり，上半規管（前半規管）の裂隙に続発して，音や圧変化から前庭症状が生じるものである．迷路には2つの生理的な窓（正円窓と卵円窓）があるが，SCDS が存在するとこれが第三の窓（3rd window）として働くことにより様々な臨床症状が生じる．SCDS の頻度ははっきりしないが，側頭骨病理の調査では，0.5％程度には前半規管の骨壁に裂隙があるという報告もある．臨床像としては，音や，圧変化に起因するめまい感を訴える．眼球を特定の方向に動かしたときに，鞭をならすような耳鳴を自覚するともいう．聴力検査では低音域に気骨導差のある変動性感音難聴を示す．音や耳への圧力の変化によって，眼球運動が誘発されることがある．

表1 内耳奇形

1)	Michel Deformity	内耳の形成が全くみられない（第3週まで）
2)	Cochlear aplasia	少なくとも一部の前庭の形成はみられるものの，蝸牛の形成がみられないもの（第3週後半）
3)	Common cavity	蝸牛と前庭がまとまった1つの腔として確認されるもの（第4週）
3)	Incomplete partition（Type 1）	蝸牛と前庭が分かれるものの，内部の構造がなく，1つの腔にみえるもの（第5週）
5)	Cochlear hypoplasia	小さく，未発達な蝸牛に留まるもの（第6週）
6)	Incomplete partition（Type 2）	蝸牛の容積は正常に近く，中・頂回転は嚢胞状となっている（第7週）

（Sennaroglu R, *et al*.：*Laryngoscope* 112：2230-2241, 2002 より）

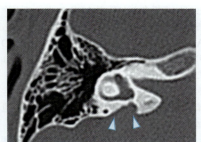

図1　前庭水管拡張症
拡大した前庭水管（△）が認められる．

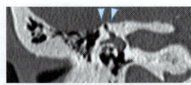
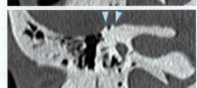

図2　上半規管裂隙症候群
変動する難聴とめまい感を訴える症例で，中頭蓋窩に突出する上半規管（前半規管）が確認できる（△）．

10 特発性両側性感音難聴

　突発性難聴が一側性で一度だけの難聴であることに対し，両側性で発作を繰り返す難聴として特発性両側性感音難聴の疾患概念が形成された．この中から原因の明確になったもの（自己免疫性難聴，遺伝性難聴など）が除外されたあとに残るものを特発性難聴という．疫学では，年間700名程度の発症があると見込まれている．難聴悪化時の治療は突発性難聴に準じた方法が用いられることが多いが，発作を繰り返すうちに進行してくる例も多く，その場合には補聴器や人工内耳の適応となりうる．

11 加齢性難聴

　加齢性難聴とは老齢人口にみられる難聴のことを指し，一般的には年齢とともに進行する両側性難聴で，高音域を中心としたものを指す．加齢に伴う認知機能の低下は，語音弁別を不良にし，運動器の低下は補聴器の使用を困難にする．視覚も低下し，反応時間も遅くなることから他の感覚での代償も困難になり，より深刻なコミュニケーション上の問題を生じうる．病態としては加齢に伴う組織学的な変化であり，内有毛細胞から聴覚中枢まで広い範囲に認められる．シュクネヒトは，表2の分類を提唱している．

　聴力図では両側対称的で，高音域を中心とした障害がみられることが多い．病態としては，ミトコンドリアDNAの部分欠失や，ビタミンB_{12}と葉酸の欠乏，高コレステロール血症などとの関連が考えられている．加齢性難聴の臨床像には個人差があり，典型的には，早口でしゃべる言葉がわかりづらく，騒音環境下での聞き取りが悪化する．

後迷路性難聴

1 脳表ヘモジデローシス

　くも膜下腔での出血に続発して，脳表に

表2　老人性難聴

sensory presbycusis	コルチ器の有毛細胞と，支持細胞の障害
neural presbycusis	神経の変性によって生じ，極端な語音明瞭度の低下をきたす
metabolic presbycusis	血管条の障害により，ゆっくり進行する
mechanical presbycusis	基底膜の肥厚などの理由によって生じる

ヘモジデリンが沈着し，失調や難聴などの症状が慢性的に進行する．外傷やくも膜下出血の既往などが，くも膜下腔での出血の原因となることが多いため，問診で確認する．代表的な症状には小脳失調と感音難聴がある．確定診断のためには画像診断が有用で，頭部 MRI では脳表，脳幹周囲，小脳，脳神経にヘモジデリンの沈着を反映する T2 強調画像での低信号領域を認める．また，低髄圧をきたした場合には硬膜造影効果，出血源としての血管奇形や動脈瘤が疑われる場合には MRA で確認する．聴神経へのヘモジデリン沈着が進行した場合には治療が困難で，難聴のわりには著しく語音明瞭度が低下し，人工内耳の適応となる例も報告されている．類縁疾患として肥厚性硬膜炎や，低髄液圧症候群などでも両側性進行性感音難聴を呈することがある．

2 auditory neuropathy spectrum disorder（ANSD）

正常な外有毛細胞の機能が確認されるにもかかわらず，難聴が存在する一連の疾患群を総称して ANSD とよぶ．診断には，ほぼ正常と考えられる耳音響放射（OAE）ないしは蝸電図の結果と，明らかに異常を呈する聴性脳幹反応（ABR）結果との比較のうえ行う．また乳児例では一過性の ANSD（transient ANSD）の報告もあるため 2 歳までは繰り返し検査を行う．また，一部の症例では難聴以外の神経症状を呈する場合があるので，全身の症状のチェックは必須である．

小児例の場合，難聴の存在が明らかになれば，通常の難聴と同じように補聴器装用がまず推奨される．また，補聴器での効果が不十分であれば人工内耳についても考慮する．小児例の ANSD の場合には新生児聴覚スクリーニングで特に問題となる．OAE によるスクリーニングを受けている場合でも，母親が難聴についての疑念をもっている場合など必ず ABR によって再検査する．NICU 児の場合には最初から ABR での検査が必要である．逆に ANSD の診断のためには ABR で難聴が確認された場合には必ず OAE を行う．ANSD は，疾患群であり，その中には様々な病態が含まれるが，少なくともその一部は *OTOF* 遺伝子の変異による synaptopathy を生じる．

3 聴覚情報処理障害（auditory processing disorder：APD）

APD とは，末梢聴力には明白な難聴を呈さないが，中枢性聴覚情報処理の困難さによって語音聴取の困難さを呈する状態である．しばしば騒音環境や，機械音などのひずんだ，聞き取りにくい音での「言葉の聞き取りにくさ」を訴える．中枢性の音韻の認識や処理に問題を有するとされ，音源定位の困難さ，時間分解能の低下，両耳聴の困難さ等により，結果として特殊音節の学習や，英語学習での問題を生じる．純音聴力検査，他覚的聴力検査では正常範囲内の結果を示すため，心因性難聴との鑑別が必要である．また，他の高次脳機能障害を伴わないことが定義上の必要条件なので，注意障害などの他の障害の除外が必要である．対策を表 3 に挙げる．

4 聴神経腫瘍（vestibuler schwanowa）

聴神経腫瘍（図 3）は，内耳道内神経のシュワン鞘より発生する神経鞘腫で，前庭神経起源の腫瘍頻度が高い．腫瘍が増大することによって，内耳道から小脳や脳幹を圧迫するようになるとそれに応じた様々な神経症状を呈するようになる．難聴は，次第に進行する一側性の感音難聴，耳鳴などとして自覚されることが多いが，約 10％ 程度は急性の感音難聴の臨床症状を示し，突発性難聴との鑑別が必要となることがある．ABR の異常（無反応，Ⅰ〜Ⅴ波の潜時の延

表3 APDの対策

1) 周辺の騒音をコントロールして聞きやすい環境を整えること（環境調整）
2) 語彙，統語など言語力を用いて代償的な聞き取り能力を高めること（機能の代償）
3) FM機器の使用（補聴）

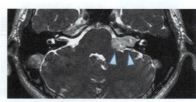

図3　聴神経腫瘍
内耳道内から脳幹に至る聴神経腫瘍（▲）が確認できる.

長，II波以後の波形の消失など）が有名だが，難聴そのものは必ず後迷路性難聴の特徴を呈すとは限らず，内耳性難聴の病態を示すことも少なくない．造影MRIや，MR脳槽撮影（MR cisternography）で腫瘍を確認することで確定診断できる．

特殊な病態として神経線維腫2型（neurofibromatosis type 2：NF2）がある．前庭神経鞘腫や髄膜腫，若年性白内障などとともに様々な頭蓋内および脊髄の腫瘍を生じる．原因遺伝子はchromosome 22q12.2に存在するNF2遺伝子で，約50%の浸透率を示す．両側の聴神経腫瘍を呈し，聴力の保存が困難である場合には脳幹インプラントの適応になることもある．

5　その他の後迷路性難聴疾患

様々な血管性病変，脳腫瘍，感染性疾患（ヘルペス脳炎など），多発性硬化症等によって後迷路性難聴が生じうる．小児例では，ランドー・クレフナー症候群（代表的な小児失語と聴覚失認を呈する症候群で痙攣を伴う）などが存在する．

DON'Ts

- □ 急性感音難聴への対応は急いで！　早急な対応を心がけること．
- □ 言語習得期前難聴の疑いがある児では安易に「様子をみる」といわない．必ず他覚的聴力検査で聴力の確定を．

新倉敷耳鼻咽喉科クリニック　**福島邦博**

3　内耳・後迷路疾患
A　耳領域
2) 平衡障害

DOs
- めまい症例は受診時には症状が消失していることが多く，病歴を注意深く聴取する．
- めまいの性状，発作の誘因，持続時間，反復の有無，随伴症状など系統立てて聞く．
- 耳科疾患や小脳・脳幹だけでなく，全身疾患や精神疾患にも気を配る．
- 繰り返しになるが，所見の前にまず病歴を大切に．

1　良性発作性頭位めまい症

良性発作性頭位めまい症には半規管結石症(canalolithiasis)とクプラ結石症(cupulolithiasis)の2型がある．末梢性めまいの中でもっとも多く，debris(耳石であるといわれる)が半規管内に浮遊し，頭位変換後にさらに耳石が動き，前庭動眼反射が惹起されてしまうのが前者(表1)．半規管膨大部のクプラに耳石が付着し，クプラを偏倚させることで前庭動眼反射が惹起されてしまうのが後者である．半規管結石症によるめまいは頭位および頭位変換により数秒の潜時をもって誘発され，比較的短い持続時間(数十秒〜1分程度)の回転性めまいを生じる．聴覚症状は伴わない．同じ頭位を繰り返すとめまい・眼振は減衰していく(疲労現象)．誘発頭位と眼振方向にて原因半規管の類推が可能である．クプラ結石症では持続時間が数分以上と長くなることが多い．原因半規管は後半規管が多い．外側半規管由来のものについては，その患側の決定や疾患型と眼振方向など，解明されていない点も多い．

治療については，debrisを卵形嚢へ戻す

表1　後半規管型・半規管結石症の診断基準
A.	頭位性めまいの反復
B.	めまいの持続時間は1分以内
C.	頭位変換後数秒の潜時をもつ回旋成分の強い眼振(持続は1分以内)
D.	他の原因疾患の除外

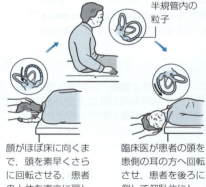

半規管内の粒子

顔がほぼ床に向くまで，頭を素早くさらに回転させる．患者の上体を直立に戻し，頭を回転させて正常な位置に戻す．

臨床医が患者の頭を患側の耳の方へ回転させ，患者を後ろに倒して仰臥位にし，頭が台の端から垂れ下がるようにする．

頭をさらに回転させて，耳が床と平行になるようにする．

頭を反対側へ回転させる．

図1　Epley法
(http://merckmanual.jp/mmpej/sec08/ch086/ch086c.html#CIHHFCEC より改変)

表2　メニエール病の診断基準

メニエール病確実例

A	2回以上の自発性めまい発作（持続時間は20分〜12時間）
B	聴力検査での低・中音部の感音難聴
C	患側の聴覚症状の変動（難聴・耳鳴・耳閉感）
D	その他の原因疾患の除外

メニエール病疑い例

A	2回以上のめまい，もしくはふらつき発作（持続時間は20分〜12時間）
B	患側の聴覚症状の変動（難聴・耳鳴・耳閉感）
C	その他の原因疾患の除外

表3　メニエール病の病期

I期	聴覚障害，前庭・半規管反応低下とも可逆性である．
II期	聴覚障害，前庭・半規管反応低下のいずれかあるいは両者が不可逆性であるが，変動を認める．
III期	聴覚障害，前庭・半規管反応低下が固定している．
IV期	聴覚障害，前庭・半規管機能のいずれか，あるいは両者が消失している．

理学療法が第一選択となる．後半規管型に対する Epley 法（図1）や Brandt-Daroff 法，Semmon 法，外側半規管型に対する Lempert 法などがある．クプラ結石症に対しては，クプラに付着した debris を剝がすため，バイブレータの使用や Head tilt-Hopping 法など様々な工夫が試みられている．難治症例に対しては，原因半規管を同定したうえで半規管遮断術も行われる．

Pitfall

頭位変換のたびに数分間の激しい回転性めまいを何度も繰り返し，30分経って治まった．このような場合，ただ「持続時間は？」と聞くと30分と答える方が多い．1回のめまいの持続時間を聞きだすこと．「何秒くらい？」など closed question も有用．

2　メニエール病

メニエール病は蝸牛症状を伴う発作性のめまいを繰り返す疾患で，その病態は内リンパ水腫（内リンパ腔の水腫）とされ，膜迷路の破綻が発作を引き起こすと考えられている（表2, 3）．典型的な発作においては，低音域の感音難聴と20分〜12時間持続する回転性めまい発作が惹起される．聴力は発作の停止とともに改善するが，発作の反復とともに徐々に悪化していくことが多い．亜型として，陳旧性高度内耳性難聴ののち，二次的に内リンパ水腫が生じメニエール病様のめまい発作が生じる遅発性内リンパ水腫，聴覚症状が先行しその改善後にめまい発作が生じるレルモワイエ症候群や，回転性ではなく突然の脱力発作のような形をとる drop attack（耳石器由来のメニエール病とされる）などがある．国内においては，蝸牛症状のみの反復を呈する蝸牛型メニエール病，前庭症状のみを反復する前庭型メニエール病などもその亜型に分類される．

検査上は低音障害型の感音難聴が多く，聴力は変動する．グリセロールテストによる聴力変動や，蝸電図による SP/AP 比増大，発作時の定方向性眼振を認める．

治療としては，ストレスの軽減や有酸素運動，水分負荷や利尿薬（イソソルビド）投与などが行われる．これらが無効な症例に対しては，鼓膜換気チューブの挿入や中耳加圧療法（国内では未認可），内リンパ囊開放術，鼓室内ゲンタシン注入などが行われる．有効聴力が保たれておらず，かつめまい発作を頻繁に繰り返す症例では，内耳破壊術も選択肢となる．

3　前庭神経炎

前庭機能の急激な高度低下をきたすため，

数時間〜数日の長期間持続する回転性めまい発作を起こす．聴覚障害は伴わない．病因は明らかになっていないが，ウイルス感染や血管障害，脱髄性病変などの説がある．回転性めまいは数日で治まるが，その後ふらつき感は数週〜数か月残存する．上気道感染や感冒が先行することが多い．

検査上聴力は正常で，発作期に高度の健側向き自発眼振を認める．温度眼振検査で患側の反応高度低下を示す．急性期の治療としてステロイドや抗ウイルス薬が投与されることが多い．

前庭機能の予後として，廃絶のままの症例と改善を示す症例がある．罹患後に良性発作性頭位めまい症を発症する症例もある．

4 めまいを伴う突発性難聴

突発性難聴の約40％にめまいの合併を認めるとされる．難聴の発症と同時または前後してめまいを生じるが，反復することはない．発作時自発眼振・頭位眼振を認める．眼振の向きは発作時患側向き，間欠期では健側向きとする説が多いが，一定の見解はない．温度眼振反応の低下を認めることが多い．突発性難聴に対するステロイドに加え，抗めまい薬などを投与する．

5 内耳炎

中耳炎の炎症が正円窓膜経由で内耳に波及すると考えられている．骨導聴力の低下や自発眼振，温度眼振反応の低下などが確認される．抗菌薬による感染の制御と並行して，急性の内耳障害に対してステロイドが投与される．

6 ハント症候群

帯状疱疹ウイルス感染によるもので，耳介・外耳道の周辺，軟口蓋の帯状疱疹，難聴・耳鳴・めまい，顔面神経麻痺をきたす．めまい発作中は健側向きの自発眼振を認めることが多く，温度眼振検査では高度の半規管麻痺を呈する．

7 聴神経腫瘍

第八脳神経の神経鞘腫で，わが国では下前庭神経由来の頻度が高いとされる．緩徐に進行するため回転性めまいは少なく，浮動性めまいや体動時のふらつきなどの訴えが多い．感音難聴や温度眼振での反応低下を認める．眼振については，当初は健側向きだが進行して脳幹の障害が進むと注視方向性眼振（ブルンス眼振）を認める．治療については手術と定位放射線照射があるが，小さい腫瘍については経過観察のみとなることも多い．

8 偏頭痛関連めまい

偏頭痛を原因とするめまい発作であり，偏頭痛とめまい発作を反復し，その半数以上が同期する（表4）．その病態生理はまだ明らかにされていない．検査上前庭機能低下を伴う症例も多いとされる．自発性・誘発性など様々な形のめまい発作を含み，その持続は5分〜72時間にわたると定義される．

表4　偏頭痛関連めまいの診断基準

偏頭痛関連めまい確実例	
A	5回以上の中等度から高度のめまい発作（持続時間は5分〜72時間）
B	国際頭痛学会の診断基準を満たす偏頭痛を現在有するか，既往を有する
C	めまい発作の半分以上に少なくとも1つの偏頭痛症候を認める
D	その他の原因疾患の除外
偏頭痛関連めまい疑い例	
A	5回以上の中等度から高度のめまい発作（持続時間は5分〜72時間）
B	上記確実例のBもしくはCを満たす
C	その他の原因疾患の除外

9 椎骨脳底動脈循環不全症

一過性脳虚血発作（TIA）の一病型であり，椎骨脳底動脈系の循環障害により生じる．頸部の屈曲・伸展や体位変換の際にめまいを生じることが多い．回転性めまいに加え，浮動性めまいや眼前暗黒感もみられる．視覚障害や意識障害，四肢のしびれなどの脳神経症状を伴うことが多いが，めまいのみを症状とする場合もまれにみられる．

検査としては，頸部過伸展による自覚症状や眼振の確認に加え，ドップラ血流計による椎骨動脈血流の評価や椎骨動脈の血管撮影なども有用となる．

10 上半規管裂隙症候群

中頭蓋底において，弓状隆起の骨欠損により前半規管膜迷路が露出した状態で，伝音・感音難聴や，中耳圧や頭蓋内圧上昇時のめまいが起こる．トゥリオ現象（強大音刺激時のめまいや眼振）や瘻孔症状（外耳道加圧時の眼振），前庭誘発筋電位の閾値低下などがみられ，スライス幅0.5～1mmの冠状断CTにて中頭蓋底への膜迷路の露出が証明される．手術治療として，中頭蓋底のre-surfacingと前半規管の露出部前後の遮断がある．

11 外リンパ瘻

重いものを持ち上げたとき等，頭蓋内圧の上昇により外リンパ腔圧も上昇し，蝸牛窓膜の破綻などにより外リンパ液が中耳腔へ漏出する．これによりめまいや感音難聴が起こる．内耳奇形やアブミ骨手術，梅毒，外傷などを契機とすることも多い．膜迷路破綻によるPOP音に加え，水の流れるような耳鳴を聴取する．中耳腔洗浄液からCTP（Cochlin-tomoprotein：外リンパ液中にのみ存在するタンパク）が証明されれば確定となる．自然閉鎖せず症状が持続する場合，手術による閉鎖を行う．

12 起立性調節障害

仰臥位から立位となるとき等，心臓に対して脳が高位にくる場合，交感神経系が賦活され心拍出量の増大，脳血管系の収縮などにより脳血流が維持される．この自律神経系の不全により，立位での脳血流不全が起こる．非回転性めまいが多く，持続は短い．眼前暗黒感を伴うことがある．シェロング試験で21mmHg以上の収縮期血圧低下を認めた場合陽性とする．治療としてはミドドリン塩酸塩などが投与される．

13 先天性眼振

先天性の注視眼振で，側方注視眼振や振り子様眼振の型をとる．責任部位はわかっておらず，めまい感はないが，10歳代後半～20歳代にかけて眼振が強くなり，ふらつきを訴えることがある．注視方向によって眼振の消失するneutral positionをもつ．視運動性眼球運動の逆転（inversion）や左右単眼視で眼振方向が逆転する潜伏眼振，滑動性眼球運動の障害などの特徴をもつ．抗痙攣薬やコンタクトレンズが眼振の抑制に有効な場合がある．

14 脊髄小脳変性症

小脳や脳幹の変性・萎縮をきたす疾患で，孤発性のものと遺伝性のものがある．体幹や四肢の失調，ふらつきをきたし，特徴的な小脳性異常眼球運動を呈する．滑動性眼球運動の障害（衝動性の追視），左右注視方向性眼振，急速眼球運動の測定障害，上下眼瞼向き眼振，視運動性眼球運動の障害，温度眼振の注視抑制の障害などを認める．

15 進行性核上性麻痺

パーキンソニズムに小脳失調を呈する．小脳性異常眼球運動に加え，中脳レベルの障害により上下方向に優位な異常眼球運動を認める．

16 小脳炎

ウイルス感染などにより四肢・体幹失調や小脳性異常眼球運動を呈する．3か月程度で軽快することが多いが，ステロイドパルス療法や血漿交換が行われる場合もある．

17 傍悪性腫瘍症候群

担癌患者において自己免疫学的機序により様々な神経症候が生じる．特に平衡障害を生じるものとして亜急性の小脳失調があり，四肢・体幹失調や小脳性異常眼球運動を呈する．

18 小脳・脳幹梗塞

障害部位に依存する神経症候を呈するが，時にめまいや末梢性を思わせる眼振のみが症候である場合があり，診断に苦慮することがある．末梢性としては症状が遷延する場合や，眼振所見に比べて自覚症状が軽度な場合など，中枢神経所見がほかに認められなくても小脳出血・梗塞などを考慮する必要がある．

19 心因性めまい

心因性反応によって発症するめまいで，回転感・浮動感・平衡失調など，持続時間も含め訴えが多彩である．耳鳴や耳閉感，不眠や頭痛など，随伴する訴えも多い．発症には心因的契機や誘因があることが多い．

平衡機能検査上は異常所見に乏しく，逆に各種心理テストにて心因性反応を思わせる異常所見を認める．

DON'Ts

- ☐ 病歴を軽視せず，じっくり聴取する．
- ☐ ただし，患者の話したいことを自由に話してもらうのではなく要点を聞き出す訓練を．

東京医科歯科大学医学部耳鼻咽喉科　堤　　剛

A 耳領域

4 顔面神経疾患

DOs

- 発症後できるだけ早期にステロイドを使用しよう．
- 閉瞼が困難な場合は眼球の保護に留意しよう．
- 中等症以上の麻痺では後遺症の予防のためにリハビリテーションも積極的に行おう．

外来で経験する顔面神経疾患は多岐にわたる（表1）が，その大半はベル麻痺，ハント症候群による顔面神経麻痺であり，両者のマネジメントには共通点が多い．本項ではこれら2疾患について，耳鼻咽喉科専門医として必要な診療上の知識とポイントについて解説する．

1 疫学

統計上顔面神経麻痺患者の約60～70%がベル麻痺であり，ハント症候群は10～15%程度と報告されている．したがって，両者で顔面神経麻痺の70～80%を占める計算となる．日本におけるベル麻痺の人口・年間当たりの発症頻度は報告によって多少差があるが，およそ人口100万人当たり年間300人である．多くが一側性であるが，まれに交代性，同側反復性，両側反復性もある．

2 病態生理

ベル麻痺は従来原因不明の特発性顔面神経麻痺を呼称する言葉であり，その原因については寒冷刺激，虚血，自己免疫，ストレスなど様々な仮説が提唱されてきたが，近年の研究成果により単純ヘルペスウイルスが関与する神経障害であるとする説が有力となっている．初感染後に単純ヘルペスウイルスは知覚神経節に生涯潜伏感染するが，顔面神経においては膝神経節に潜伏感染している．これが何らかの誘因によって再活性化を起こすことで神経炎と浮腫が生じる．他の脳神経と異なり，顔面神経は顔面神経管という狭い骨管の中を通過しており，膝神経節はちょうどこの中にあるため，神経の浮腫がいったん生じると顔面神経管

表1　顔面神経麻痺をきたす疾患

特発性	ベル麻痺
先天性	鰓弓症候群，先天性片側下口唇麻痺，メビウス症候群
感染性	ハント症候群，伝染性単核球症
外傷性	側頭骨骨折，手術時損傷（中耳手術，耳下腺手術）
腫瘍性	耳下腺腫瘍，小脳橋角部腫瘍，顔面神経鞘腫，白血病
中耳炎	急性中耳炎，真珠腫性中耳炎
代謝性	糖尿病
全身疾患	サルコイドーシス，ギラン・バレー症候群，メルカーソン・ローゼンタール症候群

の内圧が高まり血液の還流が阻害される．これがさらに浮腫を増悪させるという悪循環が生じ，いわば炎症によって神経が自分で自分の首を絞めるような状況となり，結果として同部で神経の脱髄や神経線維の変性（ワーラー変性）が生じると考えられる（図1）．

糖尿病があると顔面神経麻痺を発症するリスク，再発するリスクが増大することはよく知られている．これらは糖尿病を合併したベル麻痺と呼称されるが，糖尿病非合併のベル麻痺と病態生理が同一であるか否かはまだよくわかっていない．

ハント症候群は同じく膝神経節に潜伏感染する水痘帯状疱疹ウイルスの再活性化によって起こる．病態生理は上記のベル麻痺とほぼ同様であるが，一般にハント症候群の方が神経障害は強く，重症化することが多い．

3 症状

ベル麻痺の主症状は一側の顔面に急性発症する運動麻痺であり，閉眼ができない，食事のときに水が漏れるなどで患者が自覚することが多い．随伴症状として耳周囲の痛み，鼓索神経の障害による味覚障害，大錐体神経の障害による涙分泌障害，顔面神経支配であるアブミ骨筋の機能不全による音の不快な響きなどが起こる．

典型的なハント症候群では，①一側の顔面麻痺，②外耳道および耳介周囲の疱疹と痛み（耳帯状疱疹），③蝸牛，前庭症状（難聴，めまい）の3つの主症状が出現するが，実際にはこれら三主徴がそろう場合以外に顔面麻痺と耳帯状疱疹，顔面麻痺と蝸牛前庭症状の組み合わせが多くみられる．また症状が顔面麻痺のみで一見ベル麻痺と区別がつかない場合でも血清学的に水痘帯状疱疹ウイルスの再活性化と診断されるケース（不全型ハント症候群）もかなりあることがわかってきており，ハント症候群をベル麻痺から鑑別することは必ずしも容易ではない．

4 検査

まず日本顔面神経学会の表情運動スコア（40点法）を用いて顔面麻痺の程度を評価する．また蝸牛，前庭症状の合併の有無を判断するために聴力検査と平衡機能検査を施行する．このときアブミ骨筋反射を行って

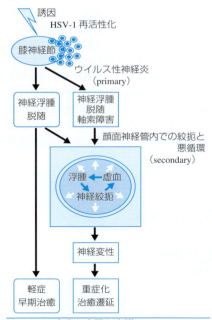

図1 ベル麻痺の病因と病態
（村上信五：耳鼻臨床 94：857-968，2001より改変）

ハント症候群における顔面麻痺と耳帯状疱疹の出現はどちらが先になることもあり，経験的には最大2週間程度の時間差がありうる．したがってはじめ顔面麻痺のみが出現しベル麻痺と診断されても，のちに疱疹が出現してハント症候群と診断が訂正される可能性についてあらかじめ患者に話しておく必要がある．

反応の有無をみる．また可能であれば電気味覚検査，涙分泌能検査(Schirmer テスト)も施行する．

a 確定診断のために

ベル麻痺の確定診断のためには表1に列挙した他の顔面神経疾患の除外が必要である．問診，身体所見上鑑別が容易なものもあるが，特に腫瘍性麻痺については身体所見では完全に除外できない場合もある．身体所見上ベル麻痺と判断される顔面神経麻痺の初回発症では必ずしも全例画像検査を行う必要はないと思われるが，同側で反復する麻痺，数か月経っても改善傾向がみられない麻痺ではMRIによる画像検査が勧められる．また糖尿病が顔面神経麻痺発症のリスク因子であることと，治療に高用量のステロイドを使用する関係から，過去に明らかな糖尿病の既往がなくとも血液検査で確認を行っておくことが望ましい．

電気生理学的検査が可能な施設ではelectroneurography (ENoG) や nerve excitability test (NET) などの電気生理学的検査を行って神経のワーラー変性の程度を評価することで予後を判断することが可能となる．

Pitfall

ENoG, NETは刺激部位が発症の責任病巣の末梢であることから，神経のワーラー変性が刺激部位より末梢に進む発症1週間～10日後頃までは正確な神経変性の評価はできないことに留意すべきである．

5 治療

ベル麻痺，ハント症候群の治療の中心はステロイドである．ステロイドの強力な抗炎症作用を利用して神経の浮腫を低減し，ワーラー変性の進行を防止することが目的である．外来では体重kg当たりプレドニゾロン0.5～1mgを10日～2週間漸減しつつ投与する．ステロイドはあくまでも変性の悪化防止が目的であり，いったん変性してしまった神経線維の再生を促す力はない．したがってステロイドの投与は発症後できるだけ早期に(理想的には当日から)開始することが重要である．発症後2週間を超えた場合ステロイド投与の適応は原則としてない(コラム参照)．糖尿病がある場合は原則入院としインスリン管理下にステロイド治療を行う．活動性の胃潰瘍，ウイルス性肝炎がある場合は非常に慎重な投与が必要である．

また兎眼性角膜炎の防止のため人工涙液の点眼を行うとともに，夜間の眼帯の使用や洗髪時の眼球の保護(水泳用のゴーグルが便利)について指導する．

ハント症候群と診断された例ではこれに加えて抗ウイルス薬(アシクロビル，バラシクロビル，ファムシクロビル)が投与される．近年ベル麻痺における単純ヘルペスウイルスの関与が有力視されるに至り，ベル麻痺にも初期治療として抗ウイルス薬が投与される場合が多くなっている．さらに

☑ **発症後時間が経って未治療で受診した患者の初期治療はどうするべきか**

最初に受診した診療科の方針でステロイドが投与されず数週間経過観察され，改善がないので不安になって耳鼻咽喉科を受診する患者さんに現在でも遭遇することがある．このような場合，筆者は患者さんの希望がある場合はステロイドを使用することもある．顔面神経麻痺は身体疾患であると同時に，精神的にも患者に大きな苦痛を与える疾患である．患者は顔面神経麻痺の治療には早期にステロイドを使用することが必要と知ってすでに後悔していることが多く，やや時遅しではあっても患者が希望するできる限りの治療を行うことが重要と考えている．同様に　エビデンスに乏しい治療であっても，患者の希望がある場合は回復に悪影響がないと考えられる限り患者の希望に沿って治療を考えることが多い．

表2　顔面神経麻痺の主な後遺症

1. 不全麻痺		顔面運動の回復が不十分な状態.
2. 病的共同運動 （異常連合運動）		表情筋の筋力は十分だが，もともとばらばらに動かせていた目や口の周りの表情筋が連動して一緒に動いてしまう状態.
3. 拘縮		顔面筋が部分的に肥大化，かつ縮んだ状態となってこわばり感や違和感が出る状態.
4. ワニの涙症候群		食事の際に流涙が起こる状態．唾液分泌線維が再生時に涙腺に誤って接続してしまうために起こる.
5. アブミ骨筋性耳鳴		顔を動かそうとすると耳の中で音がしたり違和感が出る状態．顔面筋の支配枝が再生時にアブミ骨筋に誤って接続してしまうために生じる.

多くの場合補助的な薬物療法として血流改善薬やビタミン B_{12} などが併用される．

重症のベル麻痺，ハント症候群に対して顔面神経減荷術が行われる場合もあるが，その効果については議論がある．また星状神経節ブロックや鍼治療も顔面神経麻痺の治療として普及しているが，エビデンスはまだ明確でない．

6　予後

多数のベル麻痺の自然経過を無治療で観察した過去の報告によると，約70%の患者は無治療でも治癒に至るとされている．一方，ステロイド治療の効果に関する報告では約85～90%の患者が治癒に至ると報告されている．つまり残念ながら早期に適切なステロイド治療を開始しても10%程度の患者には不全麻痺や病的共同運動，ワニの涙症候群をはじめとする後遺症が残存するということになる．

視診上完全麻痺で筋電図検査が施行できない場合は重症度を判定することは困難な場合も多いが，発症後2週間で顔面運動が不完全麻痺にとどまっている場合やアブミ骨筋反射が残存している場合は予後良好と考えられる．

7　後遺症

顔面神経麻痺の後遺症については表2に示す様々な症状が知られているが，この中で特に患者の苦痛が大きいのは病的共同運動と拘縮である．顔面拘縮を防ぐためには顔面のマッサージ，ストレッチなどのリハビリテーションが効果的である．また病的共同運動についてはバイオフィードバック法（鏡を見ながら表情運動を行うリハビリテーション）やボツリヌストキシンの注射が行われている．眉毛の下垂，鼻唇溝の深化などの整容的問題に対しては形成外科的治療も広く行われている．

DON'Ts

- 顔面筋の低周波治療は行わない．
- 予後を安易に断定しない（患者を励ます姿勢が大切）．

東京大学医学部耳鼻咽喉科　**近藤健二**

A 耳領域

5 外耳・中耳腫瘍

DOs

- 外耳・中耳の腫瘍の頻度は高くなく，しかも特異的な症状がないので常に鑑別にあげておく必要がある．
- 難治性の局所病変があるときは積極的な生検による診断確定が必要である．

外耳・中耳の腫瘍はまれである．初期における所見が外耳炎と区別できないことがしばしばある．しかも特異的症状をもつことがなく，診察のみで確定診断がつく例はごく一部である．このため，診断までの期間が長くなる．定型的でない経過をとる外耳炎や中耳炎は腫瘍性疾患を鑑別にあげ，疑うことが肝要である．予後不良な悪性腫瘍も含まれているので，耳鼻咽喉科専門医としてはきちんと診断をつけ，評価ができる臨床力を養うことが大切である．

Pitfall

非定型的な経過をとる外耳炎や中耳炎のときには腫瘍性疾患の存在を疑うことが大切．

1 症状

聴器腫瘍は特異的な症状がなく，初発症状は周囲組織への圧迫による症状もしくは腫瘍の浸潤性で決まる．また二次的に生じた外耳炎や中耳炎が症状となる．

a 外耳腫瘍

上皮由来の外耳腫瘍で浸潤性を有する悪性疾患は外耳皮膚にびらんを起こし，耳漏などの症状がでる．特に腫瘤がはっきりしない時期は難治性の外耳炎と鑑別できない．外耳の悪性腫瘍でもっとも頻度が高い扁平上皮癌は，難治性の耳漏が特徴で，出血が15～20％で認められる．このため，血性耳漏が治療に抗して持続するときは，悪性腫瘍を疑うことが必要である．また耳痛は頑強である．腺組織由来の良性腫瘍や非上皮性の腫瘍は無痛性の腫瘤として発症し，無症状である．腫瘍が外耳道の自浄作用を阻害すると外耳炎が生じる．腺組織由来の悪性腫瘍も同様に無症状で経過するが，良性に比べ，耳漏や痛みが生じる頻度が高い．腺様嚢胞癌は神経に沿って浸潤するために痛みが生じやすい．

b 中耳腫瘍

中耳腫瘍は外耳道や側頭部に直接露出していないことがある．換気ルートを障害すると滲出性中耳炎を合併する．感染を伴うと耳漏が生じる．また，浸潤性がある扁平上皮癌や神経鞘腫，グロムス腫瘍，様々な肉腫では骨を破壊，進展し，顔面神経麻痺や頸静脈孔症候群を呈する場合がある．外耳腫瘍が中耳へ進展した場合も症状は同様である．頸静脈孔は，側頭骨下面に位置し，内頸静脈，IX，X，XIの下位脳神経が通る．頸静脈孔の末梢側よりVIIが前述した脳神経と走行をともにする．近接した場所に，VIIの出口である茎乳突孔，また頸静脈孔前方の内頸動脈管には交感神経，内頸動脈が走行し，重要な脈管や神経が集中している．頸静脈孔周辺の骨破壊を伴う疾患の臨床症状としては拍動性耳鳴や難聴，顔面神経麻痺や下位脳神経麻痺による嚥下障害や音声障害が挙げられる．

2 検査

外耳道入口付近もしくは病変が明らかに

表層のみに限局している場合を除き，純音聴力検査を行う．外耳腫瘍で気導骨導差を伴うときは鼓膜もしくは中耳へ進展をうかがわせる．一方，中耳腫瘍の場合は耳小骨病変の有無と程度が推測できる．また気導骨導差を伴って骨導閾値の上昇があれば，内耳への進展が疑われる．拍動性耳鳴の自覚があるときにはインピーダンスオージオメトリーを行い，他覚的にコンプライアンスの変化を調べる．

腫瘍性疾患を疑ったときにもっとも大切な検査は画像検査である．外耳腫瘍の場合は高解像度側頭骨 CT が第一選択である．軟部組織の腫脹および骨破壊の有無を調べる．深部に進展している場合は内頸動脈や頸静脈球，顔面神経管，頭蓋底の骨壁が残っているか確認する．骨が欠損している場合はそれらの組織への進展が疑われる．外耳・中耳腫瘍で頻度が高い扁平上皮癌において，これらの所見の有無は治療法および成績の予測に必須である．頭蓋底の骨が広範に欠損していれば，頭蓋内の腫瘍である髄膜腫や内リンパ嚢腫瘍，転移性腫瘍の側頭骨内への進展も考えられる．また aberrant internal carotid artery や persistent stapedial artery, high jugular bulb, aneurysm など，血管性病変は主要な血管の走行を追いかけることで鑑別可能である．上記疾患を確定するため，もしくは血流豊富なグロムス腫瘍などを評価するときには MRA が有用である．明らかに腫瘍である場合および CT で腫瘍が強く疑われる場合は MRI を行う．CT で見分けがつかない軟部組織への進展の程度および二次的に生じた滲出性中耳炎を伴った腫瘍の範囲を判断することができる．画像所見による外耳・中耳腫瘍の鑑別を表1に示す．また悪性と確定した場合はリンパ節転移を顔面頸部造影 CT で，全身転移を PET で調べておく方が好ましい．

3 確定診断

診断には組織生検による病理診断が必要である．症状および画像検査である程度予

コツ

腫瘍を疑う場合，画像評価が必須．CT が第一選択．必要な場合，MRI の併用を行う．

表1 画像による外耳・中耳腫瘍の鑑別

組織	MRI T1 強調	MRI T2 強調	MRI T1 強調 Gd 造影	MRI CT 辺縁	CT 骨破壊
髄膜腫	等信号	高〜等信号	濃く増強	平滑	増殖性
神経原性腫瘍	等〜低信号	高〜等信号	濃く増強	平滑	expansive
グロムス腫瘍	低信号	やや高信号	中等度	不整	融解性
悪性腫瘍	低信号	高信号	不均一	様々	浸潤性
コレステリン肉芽腫	高〜等信号	高信号	不均一	様々	様々
真珠腫	等信号	高信号	増強なし	平滑	expansive

測をつけたうえで，生検を行う．

a 外耳腫瘍

外耳腫瘍の場合は正常皮膚に覆われていることもある．このため，外耳道に局所麻酔を行い，腫瘤上の皮膚に切開をおき，腫瘤そのものを露出させて，生検を行う．局所浸潤麻酔などで確実に痛みをとり，鋭的に腫瘍を露出，確認したうえで，十分な量の検体を採取することが診断に必要である．

b 中耳腫瘍

中耳腫瘍は中耳炎に隠蔽される．中耳主体の病変の場合，外耳で観察されるのは二次性の病変であることが多い．このため，中耳の観血的生検が必要となる．進展の緩徐なグロムス腫瘍や神経鞘腫などの良性腫瘍でも骨破壊や神経症状が生じるので，画像診断で骨破壊などがみられても，悪性腫瘍である決め手とはならない．外科的侵襲を嫌うために，観血的生検が遅れ，悪性腫瘍が進展することは避けなければならない．

病変が鼓膜を透見してみえる場合は，耳後部切開をおかなくても，鼓膜切開により生検を行うことが可能ではないかとの意見もある．しかし，グロムス腫瘍などの血流が豊富な腫瘍の場合，生検により腫瘍から出血し，止血が困難になる可能性がある．鼓膜切開による生検よりも経乳突洞法でより広い視野をとり腫瘍を明視下においた処置が安全かつ確実である．後日に行う摘出手術のとき，鼓膜切開創と腫瘍の癒着を避けることができる．

臨床経過が長く，画像診断で積極的に悪性腫瘍の特徴を示しておらず，疫学的頻度から良性疾患の可能性が高いと考えられる場合も，悪性疾患は決して否定できない．このため，中耳腫瘍では，症状が軽度で，overtreatment と思われても，積極的に観血的中耳腔試験開放を行い，生検，確定診断をつける判断が大切である．外耳・中耳腫瘍はまれであり，一部の腫瘍を除き，それ

> **⚠ Pitfall**
> 外耳腫瘍で病理診断がはっきり出ないときには外耳道の局所麻酔を行い，十分に検体を採取しなくてはいけない．また，中耳を首座とする腫瘍の場合，中耳腔試験開放を含め，積極的な観血的生検で確定診断をつけることが大切である．

ぞれの疾患はその都度文献検索を行わなければならないほど，頻度は低い．しかし，その組織型は多種多様である．しかも特異的症状をもつことがなく，診察のみで診断がつく例はほぼ皆無に等しい．このため，生検の重要性が高い．

4 治療

治療は組織生検による病理診断により異なる．また治療前に必ず画像検査で腫瘍の進展範囲を調べる必要がある．

報告されている外耳・中耳の悪性腫瘍を**表2**にまとめた．本項では良性および悪性腫瘍を外耳と中耳に分けて総括する．しかし，それぞれの組織における具体的な詳細は各症例にあたったときに総説や報告を検索し，対応を検討してほしい．

a 良性腫瘍

腫瘍のみを核出するのでなく，やや大きめに腫瘍周囲の正常組織を含めて，摘出しなくてはいけない．一部の悪性腫瘍，たとえば，汗管癌などは細胞の異形成が低く，良性である汗管腫と鑑別がつかず，周囲への浸潤が診断の決め手になる．あくまでも良性であるので，摘出による合併症は最小限に抑える必要がある．腺腫や神経鞘腫などは進行が極めて緩徐であるため，顔面神経に癒着していれば，全摘をせず，麻痺が生じたときに摘出する．グロムス腫瘍など進行していく組織型で顔面神経に浸潤している場合は保存できるか，reposition もしくは移植を行うかなど，治療計画を立てて

表2 様々な組織型の外耳・中耳の悪性腫瘍とその特徴

1. 上皮由来

扁平上皮癌：耳原発の悪性腫瘍でもっとも頻度が高い．難治性の血性耳漏で疑う必要がある．
腺様嚢胞癌：進行が極めて緩徐で，神経周囲に浸潤するため痛みを伴うことが多い．
腺癌：外耳道原発の腺癌は汗管癌で，皮内の耳垢腺由来で皮膚潰瘍病変を伴う．進行は緩徐で，汗管腫との鑑別が難しい．中耳の腺癌は，進行が極めて遅い低分化型が多い．
基底細胞癌：白人に多く，有色人種に少ない．
乳頭癌，カルシノイド腫瘍，悪性黒色腫

2. 軟部組織由来

横紋筋肉腫：平均年齢は4歳．診断時に約15％に転移．進展が極めて速く，破壊，浸潤傾向が強い．
線維肉腫：50％は1歳未満で発症．進行が遅く，転移が10％と少なく，予後良好．
緑色腫：3〜9％の骨髄性白血病に合併．6歳以下がほとんど．骨髄芽球を主体とする腫瘍細胞が緑色塊をつくる．
悪性神経鞘腫，悪性傍神経節腫，血管周囲細胞腫

3. 骨，軟骨由来

骨肉腫：骨破壊像と新生像が混在する．予後不良．
軟骨肉腫：脊索腫との鑑別は組織検査による．進行は緩徐．

4. 血液疾患

白血病：白血病の30〜50％で中耳への浸潤がみられる．滲出性中耳炎を発症．
悪性リンパ腫

5. 転移性腫瘍（悪性）

転移の原発は，乳腺，肺，腎臓，胃，前立腺の順に多く，血行性がほとんど．

6. その他

malignant germ cell tumors

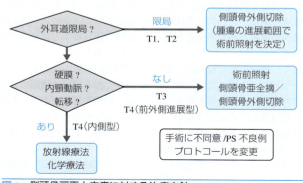

図1 側頭骨扁平上皮癌に対する治療方針
進展範囲は修飾されていない治療前のCT，MRIで判断する．

手術に臨む必要がある．

b 悪性腫瘍

もっとも頻度が高い側頭骨扁平上皮癌に対する著者の治療プロトコールを図1に示す．腫瘍の摘出術には，外耳腫瘍周囲の皮膚とともに腫瘍を摘出する sleeving や骨部外耳道とともに摘出する外側摘出術，錐体部以外の側頭骨を摘出する亜全摘術などがある．それぞれの摘出方法も施設や文献によって異なる．放射線療法においても無効という意見や術後照射，術前照射など有用性について意見が分かれるが，近年においては術後放射線照射が残存病変に有効であるとの報告が多い．サイバーナイフなどの定位放射線療法が有効であったなどの報告も散見される．また化学療法は一般的に根治的でないと考えられているが，有効であったとの論文もある．強力な多剤併用化学療法が進行例に有効であったとの報告がわが国よりなされている．抗悪性腫瘍薬を用いた超選択的動注が進行した症例の治癒率を著明に改善したという報告もある．

扁平上皮癌以外の悪性腫瘍は進展様式が異なるため，治療戦略もその都度，考慮する必要がある．一部の肉腫は抗悪性腫瘍薬による治療が有効な場合がある．

> **Pitfall**
>
> 外耳・中耳腫瘍に対する治療法のコンセンサスは得られていない．また組織型によっても異なるため，各症例で治療方針の検討が必要である．

DON'Ts

- 難治性の外耳炎や中耳炎をみたときに，そのまま，経過観察にしておいてはいけない．腫瘍も含め，鑑別のための検査を行う必要がある．症状が変化したときも同様である．

九州大学医学部耳鼻咽喉科　**中川尚志**

B 鼻・副鼻腔領域

1 アレルギー性鼻炎

DOs

- 発作性反復性のくしゃみ，水様性鼻漏，鼻閉の三主徴があった場合，I型アレルギー性疾患のアレルギー性鼻炎の可能性を考慮しよう．
- 季節性アレルギー性鼻炎の場合，スギなどの花粉が原因となることが多いので，診療する地域特有の花粉の飛散時期を覚えておこう．
- 問診，鼻鏡検査，鼻汁好酸球検査でアレルギーの関与を判断し，皮膚テスト，誘発試験，血清特異的IgE抗体検査により抗原検索を行うようにしよう．

1 定義

アレルギー性鼻炎は鼻粘膜のI型アレルギー性疾患で，発作性反復性のくしゃみ，水様性鼻漏，鼻閉を三主徴とする．原因抗原によって通年性と季節性に分けられる．通年性で有症率の高い抗原はハウスダスト（室内塵）とダニであり，季節性ではスギやヒノキの花粉である．ハウスダスト（室内塵）とダニによるアレルギー性鼻炎は，10歳代の男児に多くみられ，症状は発作性反復性のくしゃみ，鼻内掻痒感，水様性鼻漏，鼻閉であるが眼症状はむしろ少ない．ほかのアレルギー疾患の合併が多く，アトピー性皮膚炎や気管支喘息をすでに発症していることも多い．それに対し，スギやヒノキ花粉によるアレルギー性鼻炎は30～40歳代に多くみられ，通年性に比べて眼症状が強いが，気管支喘息などの下気道疾患の合併は少ない．

I型アレルギーを呈するほかの疾患と同様に遺伝的素因が重要であるが，感作発症素因は多因子的で十分解明されていない．感作陽性者の鼻粘膜表層に分布する吸入された抗原は，マスト細胞表面でIgEと結合し，抗原抗体反応によってヒスタミン，ロイコトリエン（LTs）などの化学伝達物質が放出される．即時相反応として，これらの化学伝達物質が鼻粘膜の知覚神経終末や血管に作用し，くしゃみ，水様性鼻漏，鼻粘膜腫脹を引き起こす．そののちに浸潤してきた好酸球から産生されたLTsによる，抗原曝露後6～10時間後の鼻粘膜腫脹を遅発相反応という．

1960年代以降にアレルギー性鼻炎患者が増加傾向にある主な要因としては，住環境の変化によるダニの増加やスギ植林事業の推進によるスギ花粉の増加による抗原量の問題と，乳幼児期における感染機会の減少による体質の変化（衛生仮説）が有力視されている．そのほか，大気汚染の悪化，食生活の変化，ストレスの増加など様々な因子が推測されている．

2 診断の進め方

アレルギー性鼻炎の診断は，まず前述した典型的な三主徴がみられるかなどの十分な問診が必要である．乳幼児では鼻内掻痒感のため，鼻を掻くことで鼻出血を繰り返したりすることもある．次に鼻鏡検査を行い，鼻漏の有無や性状，鼻粘膜腫脹の有無や色調を確認する．そののちに，ハンセル染色による鼻汁好酸球検査を行うことによりアレルギーの関与の有無を判断し，抗原検索のために皮膚テスト，誘発テスト，血清特異的IgE抗体検査を行う．特に，今後の舌下免疫療法の普及によって，アレルゲン免疫療法が治療の中心となることが想定

され，アレルゲンの同定の重要性が増している．また，副鼻腔炎の合併が疑われる場合は，鑑別のため副鼻腔 X 線検査（ウォータース法，コールドウェル法など）や CT 検査を行うとよい．アレルギー性鼻炎の診断に至るまでの標準的な検査の流れを図 1 に示す．有症者で，鼻汁好酸球検査，皮膚テスト（または血清特異的 IgE 抗体検査），誘発テストのうち 2 つ以上陽性ならば確定診断となる．

3 検査

鼻鏡検査において，通年性アレルギー性鼻炎の典型例では，下鼻甲介粘膜が蒼白で浮腫状に腫脹するが（図 2），花粉症の初期では大量の抗原を吸入することにより下鼻甲介粘膜の発赤がみられることがある．

皮膚テスト（皮内テスト，スクラッチ〔プリック〕テスト）は，安価である点と，短時間で検査結果を直接明視できる点で優れているが，痛みを伴い，検査前 1 週間は抗ヒスタミン薬の内服を中止する必要があり，検査後もかゆみや腫脹がしばらく続く欠点がある．皮膚テストと比較して，血清特異的 IgE 抗体検査は簡便に行えるが，高価で，結果を得るのに数日を要する欠点がある．皮膚テストにおいて，感染予防と疼痛を軽減するためには，皮内テストよりスクラッチ（プリック）テストが優れているが，感度では劣る．

誘発テストは，抗原の確定診断だけでなく，アレルゲン免疫療法のための抗原の選択，薬物療法の効果判定に有用である．しかし，使用可能なディスクがハウスダスト，ブタクサのみしか市販されていない．また，ディスクの挿入に際し非特異的反応を防ぐ必要があるため，検査手技に熟練を要する．

コツ

日本における代表的なアレルゲンは，ダニ（コナヒョウヒダニ，ヤケヒョウヒダニ）とスギ・ヒノキ科花粉であることを理解し，症状の出現時期にみあった抗原検索を行うことが診断に有用である．

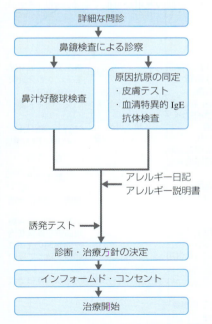

図 1 アレルギー性鼻炎の診断における検査の流れ
（鼻アレルギー診療ガイドライン作成委員会（編）：鼻アレルギー診療ガイドライン 2016 年度版 改訂第 8 版．ライフサイエンス，21，2016 より一部改変）

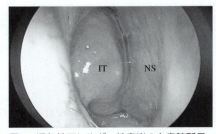

図 2 通年性アレルギー性鼻炎の右鼻腔所見
鼻鏡検査により，蒼白かつ浮腫状に腫脹した右鼻腔を閉塞する下鼻甲介粘膜と，著明な水様性鼻漏を認める．IT：下鼻甲介，NS：鼻中隔

> **⚠ Pitfall**
>
> スギ花粉症では，花粉の飛散時期がインフルエンザウイルスなどによる感染症の流行時期と重なるため，急性鼻炎との鑑別に苦慮することが多い．眼症状や鼻汁好酸球検査，あるいは咽頭痛や発熱の有無を参考にして判断するが，両者を併発していることもあるので注意が必要である．

4 治療

アレルギー性鼻炎の治療法は，抗原の除去と回避を基本とし，薬物療法，アレルゲン免疫療法，手術療法を適宜選択する．

a 薬物療法

鼻噴霧用ステロイドと第2世代抗ヒスタミン薬の内服が基本となる．そのほか，遊離抑制薬，Th2サイトカイン阻害薬，抗ロイコトリエン薬（抗LTs薬），抗プロスタグランジンD_2・トロンボキサンA_2薬（抗PGD_2・TXA_2薬），抗ヒスタミン薬・血管収縮薬配合剤を使用し，特に鼻閉が強い場合は点鼻用血管収縮薬を治療開始時にのみ使用する．これらの薬剤を使用した治療法については，「鼻アレルギー診療ガイドライン」に示されており，通年性アレルギー性鼻炎（表1）と花粉症（表2）で異なる．特に，花粉症では，花粉飛散の初期から薬物投与を行う初期療法が有効である．花粉飛散の初期から薬剤を投与して，飛散数が増加したら重症度に応じて薬剤を併用するのが推奨されている．鼻噴霧用ステロイドは全身的副作用が出現しにくいといわれており，長期の連用が可能である．経口ステロ

表1 通年性アレルギー性鼻炎の治療

重症度	軽症	中等症		重症	
病型		くしゃみ・鼻漏型	鼻閉型または鼻閉を主とする充全型	くしゃみ・鼻漏型	鼻閉型または鼻閉を主とする充全型
治療	①第2世代抗ヒスタミン薬 ②遊離抑制薬 ③Th2サイトカイン阻害薬 ④鼻噴霧用ステロイド薬	①第2世代抗ヒスタミン薬 ②遊離抑制薬 ③鼻噴霧用ステロイド薬	①抗LTs薬 ②抗PGD_2・TXA_2薬 ③Th2サイトカイン阻害薬 ④第2世代抗ヒスタミン薬・血管収縮薬配合剤 ⑤鼻噴霧用ステロイド薬	鼻噴霧用ステロイド薬 ＋ 第2世代抗ヒスタミン薬	鼻噴霧用ステロイド薬 ＋ 抗LTs薬または抗PGD_2・TXA_2薬 もしくは 第2世代抗ヒスタミン薬・血管収縮薬配合剤
	①，②，③，④のいずれか1つ．	①，②，③のいずれか1つ．必要に応じて①または②に③を併用する．	①，②，③，④，⑤のいずれか1つ．必要に応じて①，②，③に⑤を併用する．		必要に応じて点鼻用血管収縮薬を治療開始時の1～2週間に限って用いる．
				鼻閉型で鼻腔形態異常を伴う症例では手術	
		アレルゲン免疫療法			
		抗原除去・回避			

症状が改善してもすぐには投薬を中止せず，数か月の安定を確かめて，ステップダウンしていく．
遊離抑制薬：ケミカルメディエーター遊離抑制薬
抗LTs薬：抗ロイコトリエン薬
抗PGD_2・TXA_2薬：抗プロスタグランジンD_2・トロンボキサンA_2薬
（鼻アレルギー診療ガイドライン作成委員会（編）：鼻アレルギー診療ガイドライン2016年度版 改訂第8版．ライフサイエンス，67，2016より改変）

イドは鼻噴霧用ステロイドでは制御できないような花粉症の重症・最重症例に限り，十分な管理下で4〜7日間使用することが認められている．

b　アレルゲン免疫療法

原因となるアレルゲンが判明した患者に，アレルゲンエキスを皮下に注射する皮下免疫療法と，舌下に投与する舌下免疫療法がある．今のところ治癒または長期寛解を期

表2　重症度に応じた花粉症に対する治療法の選択

重症度	初期療法	軽症	中等症		重症・最重症	
病型			くしゃみ・鼻漏型	鼻閉型または鼻閉を主とする充全型	くしゃみ・鼻漏型	鼻閉型または鼻閉を主とする充全型
治療	①第2世代抗ヒスタミン薬 ②遊離抑制薬 ③抗LTs薬 ④抗PGD₂・TXA₂薬 ⑤Th2サイトカイン阻害薬 ⑥鼻噴霧用ステロイド薬	①第2世代抗ヒスタミン薬 ②遊離抑制薬 ③抗LTs薬 ④抗PGD₂・TXA₂薬 ⑤Th2サイトカイン阻害薬 ⑥鼻噴霧用ステロイド薬	第2世代抗ヒスタミン薬 ＋ 鼻噴霧用ステロイド薬	抗LTs薬または抗PGD₂・TXA₂薬 ＋ 鼻噴霧用ステロイド薬 ＋ 第2世代抗ヒスタミン薬 もしくは 第2世代抗ヒスタミン薬・血管収縮薬配合剤 ＋ 鼻噴霧用ステロイド薬	鼻噴霧用ステロイド薬 ＋ 第2世代抗ヒスタミン薬	鼻噴霧用ステロイド薬 ＋ 抗LTs薬または抗PGD₂・TXA₂薬 ＋ 第2世代抗ヒスタミン薬 もしくは 鼻噴霧用ステロイド薬 ＋ 第2世代抗ヒスタミン薬・血管収縮薬配合剤
	くしゃみ・鼻漏型には①，②，⑥．鼻閉型または鼻閉を主とする充全型には③，④，⑤，⑥のいずれか1つ．	①〜⑥のいずれか1つ．①〜⑤で治療を開始したときは必要に応じて⑥を追加．				必要に応じて点鼻用血管収縮薬を1〜2週間に限って用いる．症状が特に強い症例では経口ステロイド薬を4〜7日間処方する．
		点眼用抗ヒスタミン薬または遊離抑制薬			点眼用抗ヒスタミン薬，遊離抑制薬またはステロイド薬	
					鼻閉型で鼻腔形態異常を伴う症例では手術	
	アレルゲン免疫療法					
	抗原除去・回避					

初期療法は本格的花粉飛散期の導入のためなので，よほど花粉飛散の少ない年以外は重症度に応じて季節中の治療に早めに切り替える．
遊離抑制薬：ケミカルメディエーター遊離抑制薬
抗LTs薬：抗ロイコトリエン薬
抗PGD₂・TXA₂薬：抗プロスタグランジンD₂・トロンボキサンA₂薬
（鼻アレルギー診療ガイドライン作成委員会（編）：鼻アレルギー診療ガイドライン2016年度版 改訂第8版．ライフサイエンス，69，2016より改変）

待できる唯一の方法である．エビデンスはないが3～5年の治療が必要といわれており，その効果は治療終了後も続く．2014年よりスギ花粉症に対し，2015年よりダニ通年性アレルギー性鼻炎に対し，舌下免疫療法が保険適用となった．アナフィラキシーショックなどの全身性の副作用が少なく，自宅で行われる治療のため患者負担が軽減されたが，効果は皮下免疫療法と同等かやや劣るといわれている．

c　手術療法

反復する発作によって鼻粘膜の結合織が増生した結果生じる不可逆的な鼻閉のうち，薬物療法に抵抗する症例に適応がある．鼻腔形態異常の整復を目的とした鼻中隔矯正術や，鼻粘膜の縮小と変調を目的としたレーザー手術や電気凝固術などがある．さらに，薬剤に反応しない鼻漏に関しては後鼻神経切断術などもありこれらを必要に応じ選択する．

5　注意点

アレルギー性鼻炎の長期にわたる自然経過について検討した報告は少ないが，小児で発症が増加しており，多くは改善しないまま成人に移行していると考えられている．アレルギー性鼻炎は気管支喘息の危険因子となるので，小児期からのアレルギー性鼻炎の管理は大切である．また，小児では比較的少ないとされるスギ花粉症においても，自然治癒はまれで，50歳代，60歳代でも新規に発症していることから，超高齢化社会となる今後は，どの年代においてもアレルギー性鼻炎の鑑別は重要である．

近年，新規の治療として舌下免疫療法が簡便さや安全性の高さから普及してきたが，禁忌は原則として皮下免疫療法と同じであり，重症な気管支喘息患者，悪性腫瘍，または免疫系に影響を及ぼす全身性疾患のある患者には投与してはならない．また，全身性の副作用が少ないといっても，アナフィラキシーショックなどの重篤な副作用が起こる可能性について留意し，もし症状が出現した場合は迅速な対応が必要である．

6　患者・家族への説明

アレルギー性鼻炎の治療において，患者とのコミュニケーションはもっとも大切であり，抗原の除去と回避についての細かな指導は治療の基本となる．高温多湿の日本でもっとも問題となるチリダニ科のヒョウダニは，カーペット，布製ソファ，寝具などに多くおり，それらの使用はできるだけ避け，フローリング床への変更，寝具の交換や洗濯，掃除機のかけ方に至るまで指導することが望ましい．スギ花粉への対策としては，外出時にマスク，メガネをつけ，帰宅したら花粉を室内に持ち込まない等の指導を行う．また，舌下免疫療法などの患者のアドヒアランスに依存する治療は，治療開始前に十分な教育を行わないと，治療効果が得られない可能性がある．

DON'Ts

- ☐ 鼻鏡検査で鼻内を診ずにアレルギー性鼻炎の診断をしてはいけない．
- ☐ 鼻閉が長引く場合は，副鼻腔炎，鼻茸，鼻中隔弯曲症，腫瘍などが合併している可能性もあるので専門医への紹介を考慮し，漫然と診療してはいけない．

東邦大学医療センター大橋病院耳鼻咽喉科　**吉川　衛**

2 鼻・副鼻腔疾患

DOs

- 標準的な全身的薬物治療は，マクロライド療法とよばれる 14 員環マクロライド系抗菌薬を少量長期投与する方法である．
- 慢性副鼻腔炎のうち，マクロライド療法や手術療法に抵抗性を示す好酸球性副鼻腔炎とよばれる病態が存在する．
- わが国における副鼻腔嚢胞は，コールドウエル・ルック手術後の術後性上顎嚢胞がもっとも多いため，問診において鼻・副鼻腔の手術歴の確認が重要である．

1 副鼻腔疾患の種類

この項では副鼻腔炎，副鼻腔嚢胞性疾患および鼻中隔疾患について解説する．鼻炎，鼻出血，外傷および腫瘍性疾患については他項を参照．

a 副鼻腔炎

1) 急性副鼻腔炎

①原因・診断

副鼻腔炎は，罹患期間が 1 か月以内の急性副鼻腔炎と 3 か月以上の慢性副鼻腔炎に大別され，両者の病態，症状臨床経過は異なる．急性副鼻腔炎はウイルス性の急性上気道炎に伴う副鼻腔へのウイルス感染に細菌感染が続発したものが多く，急性上気道感染患者の 0.5～2.0％が急性副鼻腔炎に移行するといわれている．主な症状は，膿性・粘膿性鼻漏，鼻閉，頬部痛，頭痛，発熱で，鼻漏については患者が自覚的に悪臭を訴えることもあり，時として血性となる．原因菌は，肺炎球菌，インフルエンザ菌，モラクセラ・カタラーリスが主体となる．

診断は，上記症状についての十分な問診と，鼻鏡検査で罹患洞に一致した膿性鼻漏を確認することによって急性副鼻腔炎を考慮したのちに，副鼻腔 X 線検査（ウォータース法，コールドウエル法など）や CT 検査で罹患洞を確認する．また，薬剤耐性菌が増加しているので至適抗菌薬の選択のためにも細菌学的検査を行っておくのが重要である．

②治療

治療は，合併症がない限り抗菌薬などの薬物療法や局所療法が中心となる．それらをどのように使い分けるかについては，原則として日本鼻科学会（編）「急性鼻副鼻腔炎診療ガイドライン」に基づいて重症度に応じた治療を行う（重症度分類と治療アルゴリズムについては同ガイドライン 2010 年版を参照）．小児，成人ともに軽症例では消炎鎮痛薬などの対症療法のみで抗菌薬を投与せず 5 日間経過観察を行うが，中等症や重症ではアモキシシリン（AMPC）やアンピシリン（ABPC）の常用量や高用量が第一選択となっている．また，セフジトレンピボキシル（CDTR-PI），セフカペンピボキシル（CFPN-PI），セフテラムピボキシル（CFTM-PI）のようなセフェム系抗菌薬や，マクロライド系抗菌薬のアジスロマイシン（AZM），レスピラトリーキノロン系抗菌薬のレボフロキサシン（LVFX），ガレノキサシン（GRNX），モキシフロキサシン（MFLX），シタフロキサシン（STFX），経口カルバペネム系抗菌薬のテビペネムピボキシル（TBPM-PI），静注抗菌薬のセフトリアキソン（CTRX）を治療アルゴリズムに基づいて適宜使用する．これらの抗菌薬の使用とともに，上顎洞穿刺・洗浄，鼻処置後のネブライザー療法などの局所療法も積極的に行う．

> **⚠ Pitfall**
>
> 急性副鼻腔炎から眼窩内合併症や頭蓋内合併症を引き起こしている場合や，乳幼児上顎骨骨髄炎などを認める場合は，直ちに入院のうえ，全身管理に留意しながら静注抗菌薬で治療を行い，必要に応じて切開排膿などの外科的処置も行わなければいけないので注意が必要（図1）．

2) 慢性副鼻腔炎
①原因・診断
　副鼻腔炎のうち3か月以上症状と炎症所見が続くものを慢性副鼻腔炎と定義する．その病態は，急性副鼻腔炎が契機となって生じた炎症が遷延化し，副鼻腔粘膜の不可逆的な変化を生じた状態である．副鼻腔自然口の狭窄や線毛機能障害により副鼻腔に催炎性の炎症産物が貯留し慢性化するため，細菌感染が主体ではなく急性増悪期を除いて抗菌薬はあまり効果が期待できない．主な症状は，粘膿性鼻漏，後鼻漏，鼻閉，嗅覚障害，頭重感などである．

　診断は前述した自覚症状に関する十分な問診と，鼻鏡検査で鼻腔ポリープ（鼻茸）の有無や大きさ，その占拠部位を確認し，さらに内視鏡検査で嗅裂や蝶篩陥凹の分泌物の確認や，上顎洞自然口より連続する後鼻漏を確認する（図2）．さらに副鼻腔X線検査（ウォータース法，コールドウエル法など）やCT検査で罹患洞を確認する．急性増悪期を除いては細菌感染の直接的関与が明確でないことが多いので原因菌かどうかは不明だが，細菌学的検査による検出菌は黄色ブドウ球菌，インフルエンザ菌，肺炎球菌，そのほかのグラム陰性桿菌が主なもので，まれに嫌気性菌も検出される．またアレルギー疾患の増加に伴い，副鼻腔炎の発症の一因としてアレルギーの関与も重要となってきたため，鼻汁好酸球検査や抗原検索のための血清IgE抗体の定量などのアレルギー検査を行う．

②治療
　慢性副鼻腔炎の治療は，鼻処置，副鼻腔洗浄，ネブライザー療法，薬物療法などの保存的治療と副鼻腔自然口の狭窄や閉鎖を改善し，換気や貯留液の排泄をつける手術的治療がある．保存的治療のうち代表的な全身の薬物治療としては，マクロライド療法とよばれる14員環マクロライド系抗菌薬を少量長期投与する方法がある．明確な基準はないが実際にはクラリスロマイシン（CAM）やロキシスロマイシン（RXM）を通常量の半量で投与し1か月後に有効性を判定する．効果がなければ投与を中止し，有効であれば3か月経過するまで投与する．実際の投与例の副鼻腔CT所見を図3（初診時），図4（マクロライド療法後）に示す．この治療の有効性は細菌に対する抗菌作用で

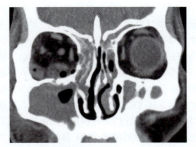

図1　右眼窩内膿瘍　副鼻腔CT所見（冠状断）

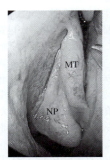

図2　右中鼻道に篩骨胞に基部をもつ鼻腔ポリープ（鼻茸）
MT：中鼻甲介　NP：鼻腔ポリープ

はなく，抗炎症作用，免疫調節作用，粘液分泌抑制作用，バイオフィルム形成抑制作用などによると考えられている．そのほかの治療薬としては，副鼻腔貯留液の排泄を促進する消炎酵素薬や，粘液溶解薬なども有用である．また，軽度病変例や急性増悪時には鼻処置(中鼻道処置や鼻汁の除去)を行ったうえでネブライザー療法を行うのが効果的である．上顎洞穿刺・洗浄やプレッツ(Proetz)置換法などの副鼻腔洗浄も有用であったが，繰り返しの治療が必要であったり手技が煩雑であったりするため現在ではあまり行われていない．手術的治療は，以前行われていたコールドウエル・ルックの手術などの鼻外切開を伴う手術と比較して侵襲の少ない内視鏡下鼻内副鼻腔手術 (endoscopic sinus surgery : ESS)が多くの施設で行われるようになったが，詳細については「6章 基本的な手術治療」を参照されたい．

3) 好酸球性副鼻腔炎
①原因・診断
　好酸球性副鼻腔炎は，鼻茸を有する慢性副鼻腔炎の一種である．組織(鼻茸・鼻粘膜)に浸潤している好酸球数で分類されている．病因は明らかになっておらず，マクロライド少量長期療法に抵抗性の難治性の副鼻腔炎で2015年7月1日より指定難病となっている．診断は病理組織検査とJES-REC(Japanese Epidemiological Survey of Refractory Eosinophilic Chronic Rhinosinusitis)スコアにて行う(表1，図5)．
　症状は嗅覚障害が多く，篩骨洞・嗅裂の病変が多い．鼻汁の性状は粘稠度が高くニカワ状と表現される．

②治療
　好酸球性副鼻腔炎の治療は，経口ステロイドが有効である．経口ステロイドにより嗅覚障害などの症状は改善するが，中止すると再燃する．患者自身は症状が著明改善を示すので連用を希望されるが，生命を脅かす疾患ではないため長期連用を避ける．またマクロライド少量長期療法を行っても治療抵抗性のことが多い．補助療法として鼻処置，鼻洗浄が行われる．鼻茸の鼻腔内充満による鼻閉やステロイドの有効性の低下により内視鏡下鼻内副鼻腔手術を行いポリープを含む病的粘膜の除去・単洞化し換気排泄を促す．ただし再発することが多く，中等症・重症では術後6年で50%以上の再発を認める．

4) 小児副鼻腔炎
①原因・診断・治療
　小児の場合は成人と異なり副鼻腔が発育段階であるため，副鼻腔炎の病態は寛解と増悪を繰り返し，自然治癒することもしばしば認められる．また，最近ではアレルギー性鼻炎やアトピー型喘息を合併した副鼻腔炎の増加が顕著である．小児の場合でも鼻腔ポリープ(鼻茸)を認めることがあるが

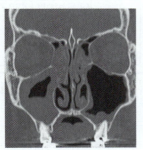

図3 初診時の副鼻腔CT所見(冠状断)

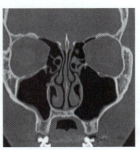

図4 マクロライド療法後の副鼻腔CT所見(冠状断)

成人のような多発性のものは少ない．しかし上顎洞性後鼻孔ポリープを認めることが多く，ポリープが増大し後鼻孔を閉塞することによって鼻閉や睡眠時無呼吸を起こすことがある．保存的治療は成人とほぼ同じであるが，手術的治療の適応は保存的治療に抵抗性を示すものや鼻茸を認める症例に限り，術式は鼻茸切除術や前篩骨洞開放術にとどめて，できるだけ骨性形態を変化させないで上気道の閉塞を改善させることが重要である．

5） 副鼻腔真菌症
①原因・診断

副鼻腔真菌症は，生活環境の変化，副腎皮質ステロイドや抗菌薬の多用により増加傾向にある．ほかに糖尿病，膠原病，悪性腫瘍などの患者や，抗がん剤や免疫抑制薬などの投与を受けている患者などにも発症する．①急性浸潤型，②慢性浸潤型，③慢性非浸潤型，④アレルギー性真菌性副鼻腔炎（AFRS）に分類され，多くは mycetoma

表1 2001年に発表された春名らによる好酸球性副鼻腔炎の診断基準

絶対条件
1）成人発症
2）両側性副鼻腔病変
3）CT所見で上顎洞よりも篩骨洞の陰影が優位
4）主訴の中に嗅覚障害がある
5）内視鏡所見で鼻ポリープを認める
6）血中好酸球 6%（300個/mL）以上もしくは副鼻腔組織中好酸球 100個以上で好酸球優位

付帯条件
1）ステロイド薬，特に経口ステロイド薬が臨床所見の改善に有効
2）気管支喘息，アスピリン喘息を合併する
3）内視鏡下鼻内副鼻腔手術後に経過不良を呈する
4）マクロライド療法の効果は不明
5）粘稠性分泌物が認められる

（春名眞一，他：好酸球性副鼻腔炎．耳展 44：195-201, 2011 より改変）

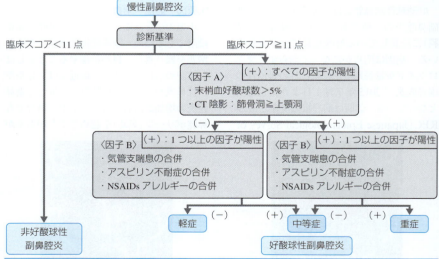

図5 慢性副鼻腔炎の診断・分類アルゴリズム
臨床スコア 11 点未満もしくは以上で，非好酸球性副鼻腔炎か好酸球性副鼻腔炎かに分類し，因子Aと因子Bにおける項目の陽性数で，軽症，中等症，重症に分ける．
（藤枝重治，他：好酸球性副鼻腔炎：診断ガイドライン〔JESREC Study〕．日耳鼻 118：728-735, 2015 より）

といわれる③慢性非浸潤型である．罹患洞は上顎洞がもっとも多くそのほとんどを占め，次いで篩骨洞，蝶形骨洞であり，前頭洞はまれである．また，これらはほぼ一側性である．真菌の菌腫としては非浸潤型では *Aspergillus* がもっとも多く，次いで *Mucor*, *Candida* であるが，浸潤型では *Mucor* が多い．

症状は，鼻閉，頬部痛，血性または悪臭鼻漏，鼻出血，頭痛などを訴える場合があるが，別の目的で撮影した画像検査により指摘されるケースも多い．副鼻腔CTにて不整石灰化像を伴った一側性副鼻腔陰影として認めることが多く，浸潤型ではしばしば骨破壊をきたす．真菌塊はMRI画像上，T1強調画像で等信号強度を，T2強調画像では著明な低信号から無信号強度を呈するのが特徴である．真菌の菌体成分である $β$-Dグルカンの血中濃度測定は浸潤型の場合高値を示すため鑑別に重要である．

②治療

副鼻腔真菌症の治療は，非浸潤型に対しては主にESSを行い，真菌塊を摘出して罹患洞を開放することにより洞内が好気性になると予後はよい．ただし浸潤型に対しては十分な治療法は確立されておらず，手術による病巣の除去と清掃を行い，全身的な抗真菌薬を投与しても治療に抵抗性の症例も多く，予後不良の転帰をとることがある．

Pitfall

浸潤型の副鼻腔真菌症を引き起こす菌腫のうち *Mucor* は眼窩や頭蓋内に侵入しやすく致死率が高いといわれている．これは鼻脳性ムコール症とよばれ，早期発見，早期治療が重要である．

b 副鼻腔嚢胞性疾患

1）副鼻腔嚢胞

①原因・診断・治療

わが国における副鼻腔嚢胞は，コールドウェル・ルック手術後の術後性上顎嚢胞がもっとも多い．しかし，ESSの普及により今後は上顎洞嚢胞が減少し，相対的に篩骨・蝶形骨洞嚢胞が増加していくと考えられている．手術以外の発症原因としては原発性や外傷性があるが多くはない．ある程度の大きさになり周辺臓器を圧排すると，その接触部位に応じた症状を自覚する．副鼻腔CT（軸位断，冠状断）が有用であり，その存在部位や周辺臓器との関係，骨破壊の有無などを確認する．嚢胞に感染を伴っている場合は抗菌薬などによる保存的治療を行い，疼痛や腫脹が高度な場合には穿刺を行い減圧する．無症状の嚢胞には通常手術適応はないが，感染を反復する場合や周辺臓器への圧排による影響が出現している場合は適応となる．実際に周辺臓器を圧排している術後性上顎嚢胞の副鼻腔CT所見を図6に示す．この症例では，嚢胞が上方（眼窩底）と内側（鼻腔側壁）の骨壁を破壊して周辺臓器を圧排し頬部痛を訴えているので手術の適応である．手術方法は，多くの場合内視鏡下のアプローチで排泄口を十分につけることが可能である．最近ではナビゲーションシステムやドリルの併用によって内視鏡下のアプローチの適応は広がったが，多房性の嚢胞や鼻腔から遠く離れている嚢胞では鼻外からのアプローチを必要とする場合もある．

2）粘液嚢胞

①原因・診断・治療

通常上顎洞の洞底部にみられることが多

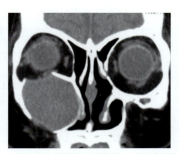

図6 術後性上顎嚢胞の副鼻腔CT所見（冠状断）

⚠ Pitfall

後部副鼻腔（後部篩骨洞，蝶形骨洞）由来の嚢胞のうち視神経への圧迫や感染によって視力障害を引き起こしている場合は緊急手術の適応である．

い．粘膜の粘液腺あるいは小唾液腺の腺管が閉塞して生じた貯留嚢胞（retention cyst）と考えられている．ほとんどの場合自覚症状はなく別の目的で撮影した画像検査で偶然みつかることが多い．原則として治療は必要ない．

c 鼻中隔疾患

1）鼻中隔彎曲症

①原因・診断

鼻中隔彎曲とは，鼻中隔が矢上面に対して垂直な位置になく，上下あるいは前後径に偏位したり，crista（稜，櫛）あるいはspina（棘）などとよばれる突起を伴ったりする状態のことである．成因としては，成長に伴って彎曲する素因性のものがもっとも多いが，外傷性のものや唇，顎，口蓋裂に伴うものもある．外傷性のものは，高度な彎曲を示すことが多い．もっとも多い症状は鼻閉感であり一般的に彎曲の凸側に多いが，凹側の鼻甲介が代償性に肥大していることが多いため凹側も鼻閉感を訴えることが少なくない．二次的に鼻・副鼻腔の換気不全を引き起こすと副鼻腔炎の原因になることがある．

診断は鼻鏡検査でおおむね可能である．アレルギー性鼻炎などの合併により下鼻甲介粘膜の腫脹が強くて観察できない場合は，エピネフリンやリドカインで鼻処置をしてから所見をとる．さらに内視鏡検査で鼻腔後方の観察を行い，CT検査で鼻中隔の形態を確認する．

②治療

治療は，鼻中隔彎曲が自覚症状の明らかな原因と考えられる場合，内視鏡下鼻内手術を行ううえで必要な場合に鼻中隔矯正術を行う．年齢的には，原則として顔面頭蓋の発育過程と思われる時期には行わない．詳細については「6章 基本的な手術治療」を参照されたい．

2）鼻中隔穿孔

①原因・診断・治療

鼻中隔粘膜の損傷により鼻中隔軟骨への栄養が供給されなくなると鼻中隔穿孔を生じることがある．原因は，手術，外傷，異物（ボタン型アルカリ電池など），クロム化合物などによる腐食，コカインの吸入による虚血などの局所的なものと，ウェゲナー肉芽腫症，梅毒，膠原病，大動脈炎症候群などの全身的なものがある．症状は，穿孔部に痂疲を形成し鼻閉や出血を起こしたり，穿孔が大きくなると鞍鼻を生じる．

治療は，痂疲形成を軽減するために鼻洗浄や軟膏塗布を行う．鼻中隔や下鼻甲介の粘膜弁を利用して穿孔を閉鎖する手術を試みる場合もあるが成功率は低い．

DON'Ts

- 急性鼻炎や急性副鼻腔炎のようなウイルス感染が発端となる疾患の初期には安易な抗菌薬の使用は避けること！ 起炎菌の耐性化率を上げないために重要である．
- 画像検査において片側性の副鼻腔病変やそれに伴う石灰化や骨破壊などの所見に注意すること！ 緊急性を有する浸潤型の副鼻腔真菌症や悪性腫瘍などの疾患を見逃さないために重要である．

東京慈恵会医科大学葛飾医療センター　飯田　誠

3 鼻出血

DOs

- 確実に出血点を同定し，圧迫止血する．大量出血例では電気凝固を行う．
- 抗凝固薬使用の有無に注意し，対応する．

1 疫学

鼻出血は一般に男性に多く，成人では年齢が長ずるにつれ頻度が増加するが，小児期にも多い．年に数回以上出血する，いわゆる習慣性鼻出血患者は4%，一生のうちに大量／頻回の鼻出血を経験する人は約10%にみられる．鼻出血の来院者は朝8時頃がもっとも多く，次は20時頃である．

2 病態生理

出血が起こるためには，血管壁が破綻しなければならないのはもちろんであるが，それを覆う粘膜(あるいは皮膚)がしっかりしていれば，粘膜下あるいは皮下の血腫を形成するだけですむ．したがって，鼻出血となるには血管を覆う粘膜表面も物理的に破綻することが必要条件となる．両者が破綻するのは外力，あるいは血管内からの圧力(血圧)が加わったときである．血管壁が脆かったり，粘膜上皮が傷害されていたりすれば，より出血の危険性が増す．血管側の要因としてはアテローム，動脈瘤，動静脈奇形や，中膜の筋や弾性層の欠如するオスラー病などを挙げることができる．加齢に伴いコラーゲン分子間架橋の進行により組織が硬化し，伸縮度が減り，小動脈の内・中膜の厚さが減り，強度も低下するので，出血しやすくなる．血圧の要因としては持続性の高血圧よりは圧の急激な変化の方が関与する．止血困難も鼻出血の症状を悪化させる要素であり，血管，血小板，凝固因子，線溶因子のいずれかの異常が考えられる．

Pitfall

鼻粘膜に血管拡張が多発しているときはオスラー病か，肝硬変を考える．前者は出血頻度も出血量も多いので厄介な病態である．

3 症状

外鼻孔からの血液流出が一番の症状であるが，後鼻孔から咽頭に血液が回ると，一部を嚥下して悪心，嘔吐，さらには嚥下性肺炎まで惹起しうる．また貧血や血圧低下による気分不快，逆に精神動揺による血圧上昇も引き起こす．

4 検査

少量の出血で，反復しないものは凝血系の検査は不要であるが，大量出血や，反復性出血の場合は，血小板数，フィブリノーゲン，フィブリン体分解産物(FDP)，出血時間，凝固時間，プロトロンビン時間(PT)，部分トロンボプラスチン時間(APTT)，赤血球数，白血球数，白血球分画を必須の検査とする．必要に応じ，凝固因子，肝機能，腎機能，毛細管抵抗検査などを追加する．小児では異常が多くなる．

5 治療

まず出血による貧血の状態を把握し，輸血が必要か否かを判断し，必要なら直ちに輸血を行う．出血は患者に非常な不安を与えるので，大丈夫だと安心させることが重要である．

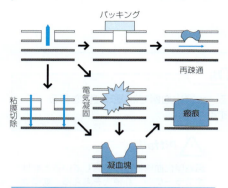

図1 動脈性出血と治癒過程

> **Pitfall**
> 止血薬は血管補強，凝固促進，抗線溶などを期待して投与されるが，出血の最中には効果は期待できない．他の処置と併用してはじめて臨床的効果が現れる．むしろ出血防止の役割が大きい．

a 一般的なキーセルバッハ部位からの出血

　大量出血となることは少なく，患者を坐位で前屈みにさせ，自分の手指で鼻翼を正中に向かって圧迫させることで容易に停止できる．頻回例では怒張血管や擦過血管があるので，いったん止血しても，それを無水クロム酸やトリクロル酢酸で化学焼灼するか，電気凝固する．

　キーセルバッハ部位からの出血でも，量の多い場合は動静脈吻合部での動脈瘤様隆起の破裂によることが多い．鼻腔内へのガーゼパッキングでほとんどのものがいったん止血できるものの，のちに血管が再疎通して出血を反復する．したがって，周囲の粘膜を含め切除するか，電気焼灼で処理する．

b 成人の大量鼻出血

　後鼻孔近く中鼻道最深部よりの動脈性出血が多い．そのほとんどはガーゼパッキング＋／－後鼻孔タンポンで止血できる．これでも完全に止血しないときは動脈結紮か血管塞栓療法が必要であったが，近年は内視鏡の普及により，直接に出血点の同定を行い，電気焼灼を行うことが一般化してきた．パッキングで止血しても血管は再疎通し，再発する例があるので，出血部位をきちんと同定し，同部を電気凝固あるいはクリッピングするのが理にかなっている(図1)．

c 出血傾向の患者

　近年，抗凝固薬服用者が急増しており，それに伴う止血困難例が頻繁にみられる．服用者の抗凝固薬の必要度は様々であり，心弁置換術後など絶対に中止できない例ではその状態で対処せざるを得ない．出血時にガーゼタンポンで止血をはかると，止血後タンポン抜去時の擦過外傷による再出血が懸念される．それを避けるため，止血にはアルギン酸塩被覆材（カルトスタット®，ソーブサン®）か酸化セルロース（サージセル®）を用いるとよい．前者は血小板凝集能もあげるので止血力も高い．

DON'Ts

- □ 患者が興奮し不穏な状態にあるときに決して抗精神病薬（メジャートランキライザ）を用いて鎮静させてはならない．度が過ぎると血液を誤嚥し窒息を起こし，不幸な転帰をとることがある．
- □ オスラー病症例に電気凝固をむやみに反復してはならない．鼻中隔穿孔が起こり，さらに出血頻度が増す．

石橋総合病院　**市村恵一**

4 鼻・副鼻腔腫瘍

DOs

- 片側性副鼻腔病変に対しては，歯牙病変，真菌症とともに腫瘍性疾患を疑い積極的に組織検査を行う．
- 内反性乳頭腫の手術では，内視鏡および各種画像検査を用いて腫瘍の進展範囲と基部などを評価し必要かつ十分な切除範囲を規定するが，さらに術者の技量と経験を考慮したうえで手術術式の選択を行う．内視鏡下切除が望ましいが必要に応じて外切開も併用する．
- 悪性腫瘍の治療においては根治性とともに顔面の形態および機能を考慮して治療方針を決定する．手術，放射線治療，および化学療法を組み合わせた集学的治療が共通した治療方針となっているが，画一化されたものはない．

1 概念

鼻・副鼻腔領域には，粘膜上皮（嗅上皮，呼吸上皮），腺組織，骨軟骨組織，神経，血管および結合織が存在するために，様々な組織型をもつ良性および悪性腫瘍が発生しうる．そのうち頻度の高いものは，良性腫瘍では乳頭腫（特に内反性，inverted papilloma：IP），血管腫等があり，悪性腫瘍の上皮性では扁平上皮癌の発生が多くほかには腺癌や腺様嚢胞癌がみられ，上顎にもっとも多く発生する．非上皮性では悪性リンパ腫や悪性黒色腫がみられ，部位別では固有鼻腔や上顎に発生することが多い．

2 症状

良性腫瘍では初期には鼻・副鼻腔における腫瘍形成による一側性の鼻閉，時に鼻出血といった非特異的な症状であるが，腫瘍により副鼻腔の自然孔閉塞をきたすと二次性の炎症症状（膿漏等）を認める．血管腫では早期に鼻出血を認め，線維性骨異型性症では骨の隆起を認める．悪性腫瘍では周囲隣接臓器へ圧排ならびに浸潤をきたすため，上方型ではV2領域の知覚鈍麻や疼痛，眼球突出，下方型では歯痛や口蓋腫脹，後方型では三叉神経痛や開口障害，前方型では鼻翼頬部や歯肉の腫脹を認める．さらに海綿静脈洞へ浸潤すると視力障害や眼球運動障害や頭痛をきたす．上顎癌では早期時には症状に乏しいが，洞外へ進展し上記症状を呈し発見されるためその際には進行した状態であることが多い．

3 検査

まずは前鼻鏡所見および内視鏡を用いた鼻・副鼻腔所見が重要である．鼻腔内の腫瘤形成病変や粘膜のびらんや不整所見および鼻腔側壁の圧排による鼻腔狭窄等を認めた場合は腫瘍性疾患を疑う．一見鼻ポリープと思われる腫瘤であっても，表面が凹凸状であったり凝血塊や痂皮が付着する場合には腫瘍性病変を疑い，積極的に組織検査を行う．特に片側性病変で粘膿性鼻漏等の副鼻腔炎による症状が少ない場合は，歯牙疾患，真菌症とともに腫瘍性疾患を念頭においた検査が重要である．

a 画像検査

CT検査では通常，骨条件と軟部条件の2条件による軸位断と冠状断の撮影を行う．病変は軟部組織陰影として描出され，その局在と進展範囲を調べる．CTにより腫瘍

の圧排性進展の状態や骨破壊の有無は良好に描出されるが，組織分解能は MRI の方が優れており二次性副鼻腔炎の状態や腫瘍性病変の内部の状態は MRI を併用して観察する．

b 病理組織検査

確定診断は細胞診または病理組織検査によって行われる．内視鏡検査にて鼻・副鼻腔に腫瘍性病変が認められた場合はその部位より直接組織を採取して組織検査を行う．鼻腔内に明らかな病変を認めない場合にも鼻腔側壁腫脹や頬部腫脹が認められ上顎洞部位の腫瘍性病変が疑われる際には，積極的に試験開洞や中または下鼻道より上顎洞に鉗子を挿入して組織検査を行ったり，時に上顎洞穿刺によって細胞診検査を行う．

4 治療

外科的切除による腫瘍の摘出が基本となる．他部位に発生する腫瘍と同じく病変の完全切除による制御とともに，鼻・副鼻腔腫瘍の治療では顔面および鼻・副鼻腔の形態と機能障害が少ない術式が望まれる．基本的には病変の発生部位と進展範囲によって必要な切除範囲は規定されるが，これに加えて術者の経験や技量によって選択される術式は異なる場合がある．IP は良性腫瘍ではあるが，時に悪性腫瘍を合併するため病変をその基部から安全域をつけて完全に切除するとともに，切除した病変に対しては組織検査を行うことで悪性病変の合併の有無を確認することが重要である．悪性腫瘍に対する治療は，病変の進展範囲と組織型により異なるが，もっとも頻度の多い上顎扁平上皮癌に対しては，従来は三者併用療法が行われてきた．近年は再建手術や頭蓋底手術の進歩により，進行症例に対しては広範囲一塊切除と一期的再建術を行うことで腫瘍の根治をはかる治療が行われており，さらに化学放射線療法や超選択的動注化学放射線療法を行う施設が増加している．

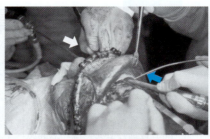

図1　内視鏡を併用した前頭蓋底手術
上方の内頭蓋底側から脳外科医が骨切り操作を行う際に，下方の鼻内から耳鼻咽喉科医が内視鏡を用いて安全かつ確実な切除部位を確認し内視鏡の光源を用いて誘導している．
（波多野篤，他：頭頸部腫瘍．30：1-7，2004 より）

a 前頭蓋底手術

前頭蓋底手術（詳細は別項を参照）の際には，脳神経外科や形成外科と共同したチーム医療を行う．頭皮冠状切開ののち，前頭開頭を行い，頭蓋内操作を上方から脳外科医が行う．同時に耳鼻咽喉科医が，下方から鼻内を内視鏡を用いて観察しながら安全域をつけた確実な切除や骨切り操作を行ったり，内腔から照明することで上方からの操作をサポートすることは有用である（図1）．腫瘍の進展範囲によっては頭皮切開のみで顔面皮膚切開を回避できる症例もある．また腫瘍の進展範囲によっては内視鏡単独での操作を行う施設もみられる．腫瘍切除後に生じた頭蓋底の欠損部位は閉鎖し鼻腔と頭蓋内との交通を完全に遮断することが重要であり，欠損部位はその大きさに応じて腹部脂肪や大腿筋膜を用いて閉鎖したうえで，さらに血流豊富な有茎鼻中隔粘膜弁を用いて被覆することは有用である．

良性腫瘍各論

1 乳頭腫

a 病理

病理学的には① fungiform type，② in-

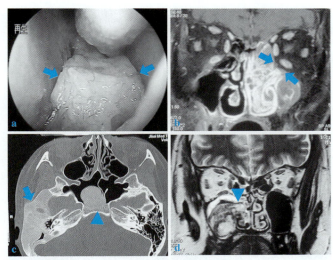

図2　良性腫瘍
a. 内反性乳頭腫鼻腔内所見．鼻腔内に分葉状の腫瘤(矢印)を認める．
b. 内反性乳頭腫 MRI．上顎洞上内方に集束する脳回状所見(矢印)を認める．
c. 線維性骨異型性症．側頭骨(矢印)と蝶形骨(矢頭)にスリガラス状所見を認める．
d. 上顎洞血瘤腫(矢頭)．

verted type，③ cylindrical type の3つに分類される．fungiform type は鼻中隔や鼻前庭に発生し有茎性腫瘤を形成するが，容易に摘出され再発は少ない．inverted type (IP)は鼻腔側壁，副鼻腔に好発するが，上顎洞自然口付近の鼻腔側壁に発生することが多く，副鼻腔へも進展し自然口閉鎖による二次性副鼻腔炎を伴うこともある．

b　病因

病因としてはヒトパピローマウイルスとの関与が報告されており，低リスク型の6・11型が多いが，IPや癌合併した IP では高リスク型の16または18型が検出されている．良性病変ではあるが，局所再発が多く，約13% に悪性変化がみられたり癌の合併があることから，臨床上その対処に十分留意する必要がある．

c　診断

鼻腔所見では一側性の腫瘤を認め粗大顆粒状，乳頭状の不整な隆起病変を呈し，鼻茸ほどみずみずしくないことが多い(図2a)．癌合併例では易出血性でやや暗赤色の部位が認められる．

画像検査では病変の局在(特に発生基部)と進展範囲の把握が重要である．診断には MRI が有効であり，T1 および T2 強調像で等信号からやや高信号を示し，ガドリニウムにてまだら状の造影効果を示す．二次性の副鼻腔炎は T2 強調で高信号を示すため腫瘍と鑑別され，MRI にて脳回状構造が集束する部位が腫瘍の発生基部であると想定されている(図2b)．

d　治療

良性疾患ではあるが時に悪性病変の合併を伴うため，従来の治療法では外側鼻切開術，デンケル手術等による腫瘍切除が行われてきた．近年，腫瘍の進展範囲に応じたステージ分類がクラウスにより提唱されこれ

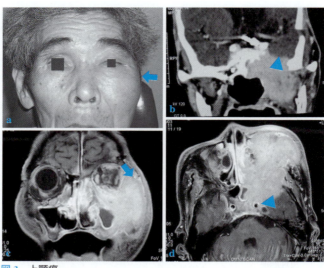

図3　上顎癌
a. 顔面写真．左頬部の腫脹（矢印）と軽度の眼瞼下垂を認める．
b. CT冠状断．腫瘍は中頭蓋底骨（矢頭）を破壊し浸潤している．
c. MRI造影後 T1 強調冠状断像．腫瘍は頬部外側から側頭下窩に浸潤している（矢印）．
d. MRI造影後 T1 強調軸位断像．腫瘍は上顎洞後壁を破壊し頸動脈周囲に浸潤している（矢頭）．

に準じた術式選択を行う報告が増加している．腫瘍が鼻腔内に限局したものを T1，上顎洞の内側壁，上壁，または篩骨洞に存在するものを T2，上顎洞外側，下，前，後壁または前頭洞，蝶形洞に存在するものを T3，腫瘍が副鼻腔外へ進展または悪性腫瘍が混在しているものを T4 としている．このステージに応じて，T1 では内視鏡下鼻内副鼻腔手術（endoscopic endonasal sinus surgery：ESS）が第一選択となり，T4 に対しては悪性腫瘍に準じた治療が行われる．一方，T2 および T3 病変に対しては ESS または endoscopic medial maxillectomy（EMM），外側鼻切開術などが選択されるが，報告者により若干の相違がみられる．腫瘍の進展度や術式により異なるが，約 10 ～ 20% 程度の再発がみられることから，良性腫瘍ではあるが腫瘍性病変の基部から周囲組織を含めて完全切除を心がけ，術者の経験と力量にあった術式を選択することが重要である．

2　血管腫

鼻中隔や下甲介前端部に発生する出血性鼻茸としてみられることが多い．繰り返す鼻出血を認めることが多く，外科的切除を行う．

3　線維性骨異型性症（fibrous dysplasia）

骨原性腫瘍である化骨性線維腫と異なり非腫瘍性骨病変に分類される．多くは上顎骨に発生し，上顎骨周囲の無痛性腫脹などの顔面の変形をきたし，時に眼球突出や視力障害をきたす．CT では特徴的なスリガラス状陰影を呈する（図2c）．成長とともに増殖が停止することが多いため経過観察を

行う．組織診断の確定，著しい形態異常や機能障害(視神経圧迫等)がみられた場合は減量手術を行うこともある．

4 血瘤腫

臨床上の名称であり，組織学的には凝血，フィブリン析出，血腫などを呈し真性の腫瘍ではなく偽腫瘍である．時に悪性腫瘍との鑑別を要する．MRI では T1，T2 強調像ともに低～高信号が混在し不規則な造影効果を呈するが，周囲の副鼻腔粘膜は炎症性変化のため T2 強調像にて高信号を呈する(図 2d)．治療は手術による摘出であり，ESS にて摘出可能な症例が多いが，必要な際にはコールドウエル・ルック法により摘出する．

悪性腫瘍各論

1 上顎扁平上皮癌

a 症状

以前は慢性副鼻腔炎の罹患率が高く発生要因として慢性炎症の関与が想定されていたが，近年慢性副鼻腔炎の罹患率低下とともに上顎癌の発生頻度も低下している．上顎に限局した早期病変では自覚症状に乏しいが，上顎骨を越えて周囲に進展した場合，その進展方向により先述のごとく鼻閉や鼻出血ばかりでなく頬部腫脹，開口障害，視器症状といった多彩な症状を呈する．鼻腔内に腫瘍性病変を認めるばかりでなく頬部や口蓋腫脹とともに鼻腔側壁の腫脹を認めることが多い(図 3a)．

b 診断

最終診断は鼻腔内の病変から，または上顎洞の試験開洞による組織検査や細胞診を行うことで病理学的検査を行う．画像検査では CT，MRI が有用であり骨病変に関しては CT(図 3b)が有用であり，軟部組織病変，特に腫瘍性病変と二次的な閉塞性炎症性病変との鑑別には MRI(図 3c，d)が有用

である．腫瘍の進展範囲によって TNM 分類が規定されており，上顎洞に限局し，骨吸収または骨破壊を認めないものを T1，骨吸収または骨破壊のある腫瘍，硬口蓋および/または中鼻道に進展する腫瘍を含むが，上顎洞後壁および翼状突起に進展したものを除いたものを T2，上顎洞後壁の骨，皮下組織，眼窩底または眼窩内側壁，翼突窩，篩骨洞のいずれかに浸潤する腫瘍を T3，眼窩内容前部，頬部皮膚，翼状突起，側頭下窩，篩板，蝶形洞，前頭洞に浸潤する腫瘍を T4a，眼窩尖端，硬膜，三叉神経第二枝以外の脳神経，上咽頭，斜台のいずれかに浸潤する腫瘍を T4b として分類されている．

また，鼻腔・篩骨洞病変に対しては，骨浸潤の有無に関係なく鼻腔または篩骨洞の1亜部位に限局するものを T1，骨浸潤の有無に関係なく，鼻腔または篩骨洞の2つの亜部位に浸潤する腫瘍，または鼻腔および篩骨洞の両方に浸潤する腫瘍を T2，眼窩内側壁または上顎洞，口蓋，篩板のいずれかに浸潤する腫瘍を T3，眼窩内容前部，外鼻の皮膚，頬部皮膚，前頭蓋窩(軽度進展)，翼状突起，蝶形洞，前頭洞のいずれかに浸潤する腫瘍を T4a，眼窩尖端，硬膜，中頭蓋窩，三叉神経の第二枝以外の脳神経，上咽頭，斜台のいずれかに浸潤する腫瘍を T4b として分類している．

c 治療

治療方針としては，機能と整容面を考慮して手術，放射線治療，化学療法を組み合わせた集学的治療が共通なものである．「頭頸部癌診療ガイドライン」における上顎洞癌に対する術式は，T1 では上顎部分切除術(開洞と減量術を含む)，T2 では部分切除術ないし上顎全摘術が，T3，T4 では部分切除術，全摘術に加えて拡大上顎全摘術さらに頭蓋底手術が行われるが，画一的な治療法はない．

わが国では一般的には，①放射線治療，

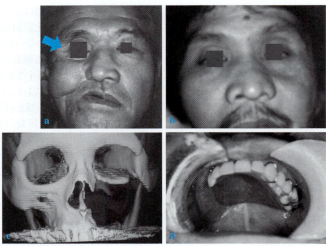

図 4　上顎全摘術
a. 術後(再建なし)顔貌．右眼球は下垂し(矢印)，頬部は瘢痕拘縮をきたしている．
b. 術後(眼窩底再建後)．左右の眼位は保たれ，頬部の陥凹，瘢痕を認めない．
c. 上顎全摘，眼窩底骨再建後 3D-CT．左眼窩底は頭蓋外側板にて再建されている．
d. 術後口腔内所見．欠損した口蓋にはプロテーゼを使用している．

化学療法を併用し範囲を縮小した切除術を行う三者併用療法，②手術療法を主体とした広範囲切除(時に再建を併用)と術前後治療を組み合わせた治療，さらに③手術を救済治療として行う超選択的動注化学併用放射線療法などが行われている．海外では，一塊切除後の放射線治療と全身投与での化学療法の同時併用療法が行われている．

1) 三者併用療法

自治医大方式では，上顎癌診断後 10Gy (2Gy/日，5日間)照射後，全身麻酔下に浅側頭動脈にカテーテルを挿入し先端が顎動脈分岐部に存在するように固定したのち，上顎歯肉部から上顎を開洞し下鼻甲介を含む鼻腔側壁を切除する．手術翌日から 5FU 1,250mg(250mg/回，5回)をカテーテルから動注し，放射線 10Gy(2Gy/日，5日間)照射を行う．放射線治療終了後 3～4 週目に，残存腫瘍に対して腫瘍組織の繊維性被膜を確認し周囲組織から剥離しつつ切除を行う．

2) 広範囲切除

上顎全摘術や拡大上顎全摘術，さらには頭蓋底手術を行うことで腫瘍の一塊切除を行うものであり，術前後に放射線治療や化学療法を併用することがある．術後上顎骨は大きく切除されるため，その裏打ちとして植皮を行っても顔面皮膚の瘢痕拘縮がみられ，眼球を温存した場合も眼窩底の骨が切除された場合は眼球下垂が，頬骨が切除された場合はさらに大きな顔面変形が生じる(図 4a)．上顎癌治療においてはまず癌の根治が重要であるが，同時に顔面の形態および機能障害を軽減することも重要である(図 4b)．このため拡大切除後に頭蓋外板やチタンメッシュを用いて眼窩底の硬性再建

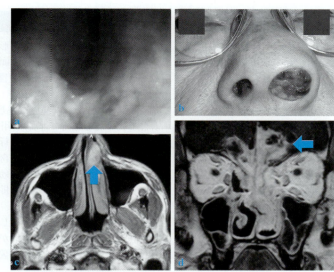

図5 その他の悪性腫瘍
a. NK/T細胞腫鼻内所見．白苔が付着した鼻粘膜の潰瘍病変を認める．
b. 悪性黒色腫鼻内所見．鼻内に黒色調を呈する腫瘤病変を認める．
c. 悪性黒色腫 MRI T1強調軸位断像．鼻入口部に高信号を呈する腫瘤性病変を認める．
d. 嗅神経芽細胞腫 MRI．腫瘍は頭蓋内に進展している．

(図4c)を行ったあと，遊離腹直筋皮弁で被覆し大きく開いた口蓋(図4d)にはプロテーゼを挿入する等の工夫が行われている．

3) 超選択的動注化学放射線療法

近年，手術不能例の予後改善と臓器温存を目的として，化学放射線療法を行う施設が多く，シスプラチン(CDDP)を中心とした抗がん剤を用いて静脈内全身投与を行い放射線治療を併用する施設とともに超選択的動注化学療法を行う施設もみられる．セルジンガー法により大腿動脈からまたは浅側頭動脈から逆行性に超選択的に腫瘍の栄養血管内にカテーテルを挿入し，ここから100〜150mg/m^{2}と大量のCDDPを動注する．同時に腫瘍の還流静脈内にCDDPのモル比200倍のチオ硫酸ナトリウムを注入しCDDPを中和させることで全身副作用の軽減をはかる．この動注化学療法に放射線治療を併用する治療法(RADPLAT)で進行癌に対する治療を行っている施設が増加している．

2 悪性リンパ腫

鼻副鼻腔に生じる悪性リンパ腫は non-Hodgkin lymphoma の B細胞型が多いが，固有鼻腔においては NK/T 細胞腫も時にみられる．鼻閉，鼻出血を認め固有鼻腔内に腫瘤形成病変がみられる場合には組織検査により診断は容易であるが，局所に感染を伴い鼻粘膜に壊死や白苔を伴うびらんや潰瘍病変をきたすような症例では診断に難渋することが多く繰り返し生検を行う必要がある．治療は化学療法を中心に行い，必要時には放射線治療を併用する．

3 悪性黒色腫

鼻閉や鼻出血をきたし，鼻腔内に黒色調の腫瘤を認める（図 5b）．壊死や潰瘍，白苔を伴うことがあるが，注意すべきは無色素性悪性黒色腫の存在でありこれはメラニン顆粒をもたないために黒色調を呈さない．画像検査上，黒色腫は時に MRI の T1 強調像にて高信号を呈することが特徴とされている（図 5c）．治療には確立したものはなく，拡大切除が可能なものでは手術後放射線療法および DAV-Feron（DTIC，ACNU，VCR，IFN）を用いた化学療法を行うが，必ずしも予後はよいものではない．近年，重粒子線治療により治療効果が向上しているとした報告がみられる．

Pitfall

NK/T 細胞腫（図 5a）や，腫瘍性病変ではないがウェゲナー肉芽腫症では，周囲に炎症性変化を伴い表面が白苔や壊死組織で覆われているため，1 回の組織検査では診断が確定しない場合がある．このため壊死組織などを十分除去したあとに病変の深部から組織検査を行うこと，また 1 回の診断で確定しない場合にも悪性腫瘍が疑われる場合は繰り返し組織検査を行うことが重要である．

4 嗅神経芽細胞腫

鼻腔の嗅粘膜上皮由来の小円形細胞性の悪性腫瘍であり，固有鼻腔に表面平滑な腫瘤を認め，頭蓋内へも進展する（図 5d）．病期分類はカディシュの分類（A 群：鼻腔に限局，B 群：鼻腔から副鼻腔へ進展，C 群：鼻腔と副鼻腔を越えて進展）が用いられることが多く，初診時にすでに進行した症例が多い．治療は前頭蓋底手術を含めた手術療法と放射線治療の組合せが有効とした報告が多いが，さらに化学療法を併用した集学的治療も行われている．近年，内視鏡下腫瘍切除術に放射線治療を併用し良好な成績が報告されているが観察期間が短いため今後注意深く経過観察を行う必要がある．

Pitfall

鼻出血の救急症例ではキーゼルバッハ部や嗅裂，蝶口蓋動脈領域からの出血が多いが，時に腫瘍性病変からの出血（神経内分泌癌や腎癌の副鼻腔転移等）もみられる．止血困難な鼻腔深部からの出血や鼻中隔彎曲を伴い深部鼻副鼻腔が観察できない症例においても腫瘍性疾患を念頭において注意深く鼻腔内の観察を行うことが重要である．

DON'Ts

- IP は良性腫瘍ではあるが，時に悪性病変を合併するため慢性副鼻腔炎に対する ESS の際のように単純にデブリッダーを用いて腫瘍切除を行うだけではなく，常に悪性腫瘍の合併を念頭において易出血性病変などに対しては適宜組織学的検査を併用するとともに発生基部から腫瘍の完全切除を行うように心がけることが重要である．そのためには内視鏡手術単独では処理できない場合には必要に応じて外切開を併用し腫瘍の完全摘出に心がけることが重要である．

C 口腔・咽頭領域

1 口腔疾患

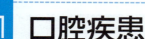

DOs

- 難治性，再発性の場合では，対応の遅れが予後に影響するような自己免疫疾患，悪性腫瘍の可能性を念頭において対応しよう．
- 問診と診察で，口腔以外に症状や病変がないか確認しよう．

1 病変を伴う口腔疾患

a 炎症性疾患

口腔の炎症性病変は，水疱，紅斑，びらん，アフタ，潰瘍，白斑，腫瘤，色素沈着，血管異常など多彩で，突発的に発症し短期間で治癒する急性のもの（表1）と，発症も進行も緩徐で2週間以上持続する慢性のもの（表2）とに分けられる．炎症性病変がみられる口腔疾患を「口内炎」といい，さらに病変の主体が舌，歯肉，口角にある場合，それぞれ「舌炎」，「歯肉炎」，「口角炎」という．

1）口内炎

口内炎には，①感染症，②ベーチェット病，クローン病（図1），天疱瘡（図2），類天疱瘡などの自己免疫・膠原病（類似）疾患，③再発性アフタ性口内炎，扁平苔癬（図3）のような原因不明のものなど多くの疾患が含まれ，鑑別に難渋する場合がある．①は1〜2週間で改善するのに対して（免疫抑制者やHIV感染者では難治性，再発性の場合がある），②③は難治性，再発性に経過し，多くはステロイドで軽快する．臨床所見，経過，生検などから②③が除外されるまで，ステロイドの使用は控えるべきである．

2）舌炎

舌乳頭が萎縮して舌背が赤く平らになる．原因として多いのに鉄欠乏性貧血で，悪性貧血に伴う場合はハンター舌炎といわれる．灼熱感，疼痛，味覚障害を訴える．

3）カンジダ症

*Candida albicans*による感染症であり，舌に好発する．*Candida*は口腔内常在菌叢の1つで，病原性は低いが抗菌薬やステロイドの使用，免疫能の未熟な新生児や高齢者，口腔乾燥症や放射線治療後などの唾液分泌低下状態，義歯使用など，患者背景や口腔環境に問題があると発病する．HIV感染者はカンジダ症を発症しやすい（図4）．原因の除去，口腔ケア，抗真菌薬の局所使用が有効である．

b 腫瘍性病変

1）白板症

扁平上皮の角化・増殖による良性の白色病変．境界鮮明，扁平に若干隆起した病変で，病理検査で高度の異型を認める場合は悪性化の可能性がある．

2）扁平上皮癌

結節を伴う易出血性の潰瘍で，舌縁に好発する．口腔底，歯肉，頰粘膜，硬口蓋に生じる場合もある．

3）乳頭腫

白色の乳頭状で境界明瞭な有茎性の良性腫瘍．その多くからヒトパピローマウイルス（HPV）が検出され，数％は悪性化する．

4）悪性リンパ腫

節外性リンパ腫の一部は，口腔内，特に歯肉，口蓋の腫脹，腫瘤で初発する場合がある．潰瘍や壊死を伴うと診断に至るまで数回の生検を要する場合がある．

5）血管腫・リンパ管腫

舌，口唇，頰粘膜に好発する．面は暗紫

表1 口腔に炎症性病変を生じる代表的な急性疾患の病変の特徴と診断のポイント

	臨床的特徴	診断に有用な所見・事項
外傷性潰瘍	短時間に有痛性にあらわれる潰瘍．中央は白または黄色の境界明瞭な病変で周囲に紅暈を伴う．	外傷，電撃傷，化学的損傷，熱傷などの既往がある．
ウイルス感染症	小水泡が早期に破れて，黄色膜で覆われた有痛性の潰瘍となる．単純ヘルペスウイルス性歯肉口内炎，ヘルパンギーナ，手足口病は両側性，帯状疱疹は一側性に病変が生じる．	病変部から採取したスワブからの，ウイルスまたはウイルス感染細胞の検出．
接触性口内炎	口腔粘膜の紅斑から潰瘍までの様々な所見を呈する．	原因物質の除去で改善する．
多形滲出性紅斑	水泡を伴う紅斑，びらんが皮膚，口腔，外陰部，眼粘膜に生じる．口腔では口唇に好発する．	ウイルス・細菌感染または薬物服用の既往がある．
ベーチェット病	口腔粘膜のアフタ性潰瘍(初発症状のことが多い)，外陰部潰瘍，皮膚症状，眼症状の4つの症状を主症状とする慢性再発性の全身性炎症性疾患．副症状として，関節炎，血管病変，消化器病変，神経病変がある．	厚生労働省研究班の診断基準による．完全型，不全型，疑い例に分かれる．
クローン病	潰瘍や肉芽腫性病変が口腔(図1)から肛門までの消化管のあらゆる部位に生じる原因不明の疾患．発熱，栄養障害，貧血，関節炎，虹彩炎，肝障害を合併しうる．10歳代後半から20歳代での発症が多い．	臨床所見，X線造影検査，内視鏡検査(上部消化管内視鏡，小大腸内視鏡)による．
再発性アフタ性口内炎	単発または多発する再発性で有痛性の潰瘍．白または灰色の偽膜で覆われ，周囲に紅暈を伴う境界明瞭な円形また卵円形の病変．	他の口腔炎を生じる疾患がすべて否定される．
血液疾患関連潰瘍	視診にて再発性アフタ性口内炎と同様の潰瘍．	貧血，白血病，リンパ腫，多発性骨髄腫，好中球減少症であること．

(Muñoz-Corcuera M, et al.：Oral ulcers：clinical aspects. A tool for dermatologists. Part I. Acute ulcers. Clin Exp Dermatol 34：289-294, 2009，余田敬子：口腔咽頭の潰瘍性病変のEBMは？ EBM耳鼻咽喉科・頭頸部外科の治療 2010-2011，中外医学社，337-342，2010 より改変)

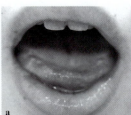
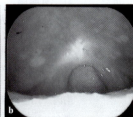

図1 クローン病(26歳 男性)
舌尖部，下口唇，口蓋に複数のびらんとアフタを認める．
(余田敬子：咽頭に多発性のアフタがあり，咽頭痛を訴える！
JOHNS 30：1261-1263, 2014 より)

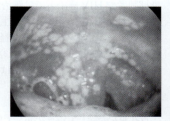

図2 天疱瘡の口腔・咽頭粘膜所見
(いけだ耳鼻咽喉科 池田 稔先生のご厚意による)

表2 口腔に炎症性病変を生じる代表的な慢性疾患の病変の特徴と診断のポイント

	臨床的特徴	診断に有用な所見・事項
薬剤性慢性潰瘍	舌辺縁の周囲に紅暈を伴う潰瘍．難治性で1か所に孤立して生じる．βブロッカー，免疫抑制薬，抗コリン性気管支拡張薬，抗血小板凝集薬，血管拡張薬，重ホスホン酸塩，プロテアーゼ阻害薬，抗レトロウイルス薬，抗菌薬，抗高血圧薬が原因となる．	局所所見，原因薬剤の存在．
真菌性慢性潰瘍	主に免疫不全患者に生じる．	培養
口腔咽頭梅毒	第1期の初期硬結・硬性下疳，第2期の粘膜斑が口唇，口腔粘膜，舌に生じる．	病変から採取したスワブの鏡検，血清梅毒反応．
HIV感染者の慢性潰瘍	難治性口腔咽頭潰瘍，急性壊死性潰瘍性歯肉炎，エイズに併発するCMV性咽頭潰瘍，汎発性口腔咽頭帯状疱疹などが生じる．	血清HIV抗体，局所所見
口腔咽頭結核	原発性と肺などの原発病巣からの二次結核がある．潰瘍底に粟粒様の肉芽を伴う深い潰瘍．辺縁は平らで不整．難治性．	培養，生検，ツ反，クォンティフェロンTB-2G（QFT）検査
CMV性伝染性単核症	口蓋扁桃・舌扁桃の白苔を伴う腫脹，潰瘍，潰瘍性口内炎，口角，舌，軟口蓋潰瘍が生じる．潰瘍性大腸炎，関節リウマチ，悪性腫瘍の患者での症例報告が多い．	CMV IgM／IgG陽性．生検（巨細胞，核内封入体の証明）
扁平苔癬	口唇・口腔粘膜の慢性炎症疾患のうちもっとも多い．レース状の白斑，びらん（図3），萎縮，有痛性の潰瘍が混在する．頬粘膜に好発する．皮膚関連疾患の1つで，25％は皮膚と口腔の両方に，30％は口腔のみに病変を生じる．一般的な治療に対して難治性．	局所所見，生検．白板症との鑑別が重要．
尋常性天疱瘡，類天疱瘡	水疱が破れて難治性のびらん，潰瘍となる（図2）．口腔病変に遅れて皮膚にも水疱，びらんが生じる．	局所所見，生検，Tzanck試験
エリテマトーデス（紅斑様狼瘡）	口腔咽頭の紅斑と潰瘍．硬結はなく，線状白斑を伴う易出血性の病変．	臨床所見．（SLEはアメリカリウマチ協会の診断基準による）．
多発血管炎性肉芽腫症（ウェゲナー肉芽腫症）	口腔粘膜に肉芽を生じる，潰瘍を伴う場合もある．	C-ANCA上昇，生検
好酸球性潰瘍（好酸球口腔粘膜肉芽腫）	舌の大きい潰瘍．潰瘍の辺縁には硬結があり，潰瘍局面は白または黄色で，悪性腫瘍との鑑別を要する．病変は数週から数か月続く．	3大主要徴候（気管支喘息，・血中の好酸球の増加（800/μL以上），血管炎症状），生検
成人T細胞白血病	両側舌縁，両側頬粘膜，軟口蓋の広範囲の難治性潰瘍性口内炎を初発症状とする場合がある．	血清HTLV-1抗体
HCV関連口腔疾患	HCVによる肝臓以外の障害（肝外病変）として，Sjögren症候群，扁平苔癬，口腔癌が生じる．	血清HCV抗体

(Muñoz-Corcuera M, et al.：Oral ulcers: clinical aspects. A tool for dermatologists. PartII. Chronic ulcers. Clin Exp Dermatol 34：456-461, 2009，余田敬子：口腔咽頭の潰瘍性病変のEBMは？ EBM耳鼻咽喉科・頭頸部外科の治療 2010-2011，中外医学社，337-342，2010より改変)

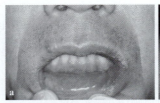
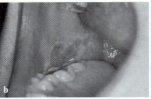

図3 扁平苔癬(56歳 男性)
口唇，頬部粘膜に角化を伴う有痛性のびらんを認める．

色で軟らかく，多くは境界明瞭である．

2 病変のない口腔疾患

a 味覚障害

服用薬剤，亜鉛欠乏，全身疾患，口腔・唾液腺疾患，手術による鼓索神経・顔面神経損傷，脳梗塞などの中枢性疾患が原因となる．高齢者に多く，亜鉛含有薬剤(プロマック®)が有効な場合がある．

b 口内乾燥症

シェーグレン症候群，糖尿病，尿崩症などの全身疾患や服用薬剤によって生じる．

c 口臭症

他臭症と自臭症(心因的口臭)がある．他臭症は生理的口臭と病的口臭に分けられ，病的口臭は歯・口腔・鼻副鼻腔・咽頭などの局所的原因による場合と，血液疾患や内分泌疾患など全身的原因による場合がある．

d 舌痛症

中年以降の女性に多い．灼熱感を訴えるが，睡眠中にはなく起床後から徐々に増強し会話や食事中には軽快する特徴がある．三叉・舌咽神経痛，狭心症などの関連痛など，ほかの舌痛の原因となる疾患の除外が必須である．

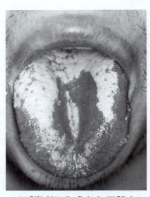

図4 エイズ患者にみられた口腔カンジダ症(28歳 男性)
カンジダによる白苔と舌尖部の乳頭の発赤を認める．CD4陽性リンパ球数は101/μLで，男性同性愛者であった．(荒牧 元：性感染症．口腔咽頭粘膜疾患アトラス，医学書院，61，2001より)

3 口腔の先天異常

舌小帯が短いために舌の可動が制限される舌小帯短縮症，口唇・顎・口蓋裂，小顎症，舌根沈下，気道閉塞の三症状がそろい出生時から呼吸困難が生じるピエールロバン症候群などがあり，乳幼児期の哺乳障害，摂食障害，構音障害の原因となる．他臓器の先天異常を合併する場合もある．

DON'Ts

☐ 確定診断を得る前に，抗菌薬やステロイドを安易に投与しない．

東京女子医科大学東医療センター耳鼻咽喉科　**余田敬子**

2 扁桃・咽頭疾患

DOs

- 扁桃疾患の病態はリンパ臓器と感染のターゲットとしての二面性をもつ．
- 小児のアデノイド・扁桃肥大症状は気道の物理的狭窄が主因．
- 白苔を伴う扁桃炎の原因病原体の鑑別は治療方法の選択に重要．
- 「扁桃病巣感染症」(掌蹠膿疱症，IgA腎症，胸肋鎖骨過形成症)は扁桃摘出術が有効．

1 扁桃・咽頭疾患の種類

　扁桃は末梢リンパ組織であり，ワルダイエル咽頭輪とよばれる特徴的な構造を示す．扁桃は加齢により肥大しアデノイド（咽頭扁桃）は5〜6歳頃，口蓋扁桃は少し遅れて肥大のピークを認め，小児期の特徴的疾患としてアデノイド・扁桃肥大がある．扁桃は免疫臓器だけでなく感染臓器として細菌・ウイルス感染症を起こす．また，扁桃病変で他臓器に二次的疾患が生ずる場合を「扁桃病巣感染症」とよぶ．特に「腎，皮膚，骨・関節」病変は代表的な扁桃病巣感染症である．

表1　扁桃肥大の分類

グレード	Brodskyによる口蓋扁桃肥大分類
0	扁桃はみえない（口蓋弓に達しない）
1+	扁桃は前口蓋弓間の口腔スペースの24%を占める
2+	扁桃は口腔のスペースの25%から49%を占める
3+	扁桃は口腔のスペースの50%から74%を占める
4+	扁桃は口腔のスペースの75%以上を占める

2 アデノイド・扁桃肥大

　アデノイド肥大や口蓋扁桃肥大は幼小児の疾患である．症状は物理的狭窄が主因であり，①上気道の閉塞による鼻閉，いびき，口呼吸，睡眠時無呼吸症候群，②摂食量低下，③構音変化，④胸郭形成障害，顔面骨形成障害などがある．口蓋扁桃の肥大程度は3段階に分けるマッケンジー分類があり（Ⅰ度：後口蓋弓をわずかに越えるもの，Ⅲ度：正中でほぼ接するもの，Ⅱ度：Ⅰ度とⅢ度の中間），現在はブロドスキー分類が用いられることが多い（表1）．アデノイド肥大は顔面側面X線写真で診断する（図1）．

・**治療方針**：成長により肥大は軽減するが，以下の疾患や高度肥大は手術適応となる．

①扁桃肥大を伴う小児睡眠呼吸障害に対し，アデノイド切除・扁桃摘出術は第一選択．
②滲出性中耳炎，慢性副鼻腔炎難治例ではアデノイド切除・扁桃摘出術が中耳換気チューブ留置術と同時に行われる．

なお，手術を選択する場合，安全性，有効性，合併症（後出血など）について十分に説明する．

3 急性咽頭・扁桃炎

a 起炎菌

　細菌性はA群β溶連菌が主体であり，ウイルスではアデノ，EB，単純ヘルペスウイルス，エンテロウイルスなどが原因である．

b 扁桃炎診断のポイント
診断のポイントを表2に示す.

c 症候のみかた
症候のみかたを表3に,病原体による違いと鑑別点・特徴を図2に示した.

d 検査とその所見の読み方
扁桃炎の検査について表4に示す.リンパ球は診断的価値がある.治療のポイントと抗菌薬の使い方や手術適応について表5にまとめた.

e 鑑別すべき疾患と鑑別のポイント
1) 悪性リンパ腫

ワルダイエル咽頭輪は悪性リンパ腫の発生が多い.片側の扁桃肥大,潰瘍形成と複数のリンパ節腫張は悪性リンパ腫を疑う.

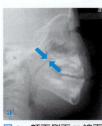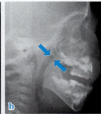

図1 顔面側面X線画像
アデノイドにより狭窄した気道が術後には広がっているのがわかる.
a. 術前　　b. 術後

表2 扁桃炎の診断のポイント
①急性上気道炎症状と類似しているが咽頭痛がより強い.
②口蓋扁桃の腫張,発赤,偽膜形成,白苔・陰窩膿栓付着.
③咽頭炎を併発することがほとんど.
④小児,若年者では反復することがある.重症例では扁桃周囲(扁桃周囲炎,扁桃周囲膿瘍),副咽頭間隙(開口障害),喉頭周辺(呼吸困難)への炎症波及を起こす.

表3 症候のみかた
①口蓋扁桃の顔つきが重要:急性炎症で扁桃表面の著明な白苔や偽膜形成を認める場合は,溶連菌感染よりアデノウイルスやEBウイルス感染の場合が多い.
②小児では咽頭粘膜の出血斑,水疱疹,舌の状態も観察し起炎病原微生物を推定する.
③小児溶連菌感染では点状出血や白黄色の滲出物が半数以上に認められる(フォルシュハイマー斑).いわゆる苺状舌は4〜5日後出現する.
④成人溶連菌感染による扁桃炎では特徴的所見に乏しい.
⑤著明なリンパ節腫張の合併はEBウイルス扁桃炎に多い.
⑥アデノウイルス扁桃炎では,抗菌薬に反応しない高熱が続くときに疑う.

溶連菌性扁桃炎	アデノウイルス扁桃炎	伝染性単核球症
・口蓋扁桃の腫脹・発赤 ・口蓋扁桃の白苔 ・軟口蓋の発赤 ・苺舌(小児に特徴的) ・強い咽頭痛	・口蓋扁桃の腫脹・発赤 ・口蓋扁桃の白苔 ・咽頭扁桃にも白苔 ・咽頭側索,後壁病変 (発赤,リンパ濾胞腫脹) ・後壁が顆粒状,イクラ様 ・高熱 ・熱のわりに咽頭痛軽い	・口蓋扁桃の腫脹・発赤 ・口蓋扁桃の白苔 ・咽頭扁桃にも白苔 ・頸部リンパ節腫脹 ・初診時体温が37°C未満

図2 白苔(偽膜)を伴う急性咽頭・扁桃炎の病因からみた鑑別診断のポイント

第5章 主要な疾患

表4 扁桃炎の検査

①細菌・ウイルス検査	溶連菌迅速診断，アデノウイルス迅速診断が有用．
②末梢血・血液生化学	白血球増多，CRP高値，赤沈亢進．EBウイルス感染での異型

表5 扁桃炎の治療のポイント

扁桃炎の抗菌薬の選択

①溶連菌感染による扁桃炎
- ペニシリン（PCG）あるいはアモキシシリン（AMPC）10日間投与
- ペニシリンに対するアレルギー素因がある場合，マクロライド系を考慮
- セファロスポリン系も優れているとの報告がある

②起炎菌の特定できない扁桃炎
- 軽症である場合には抗菌薬を使用しない
- 経口薬で効果が少ない場合，速やかに静注抗菌薬に変更

③伝染性単核球症による扁桃炎
- 伝染性単核球症にペニシリンを投与するとペニシリン誘発の全身性の皮疹を誘発するため，ペニシリンは禁忌

手術適応

①反復性口蓋扁桃炎
- 2年間で8回以上（例：1年4回反復が2年）の扁桃炎の反復は口蓋扁桃摘出術の適応となる

2） 伝染性単核球症

若年や成人でEBウイルスの初感染により引き起こされる．EBウイルスはリンパ球を活性化させるためリンパ臓器の病変が主体となる．

- **症状と所見**：主症状は発熱，咽頭痛を伴う咽頭・扁桃炎，頸部リンパ節腫張．扁桃の偽膜形成や白苔形成は特徴的なことが多い．頭痛，倦怠感などの前駆症状が数日続く．高熱が1〜2週間持続することが多い．ほかの症状として肝脾腫，皮疹，黄疸などが認められる．
- **診断**：臨床症状から疑われ，血液学的検査で異型リンパ球があれば可能性が高い．EBウイルス抗体価はVCA-IgM抗体の上昇が特徴的．
- **鑑別診断**：サイトメガロウイルス感染は臨床症状が類似しているが扁桃炎の程度が軽微である．リンパ節腫張が著明な場合は悪性リンパ腫，血液疾患との鑑別を要する．
- **治療**：基本的には対症療法である．本疾患が考えられるときペニシリン系は避ける．

f 重要な合併症の鑑別

1） 扁桃周囲炎，扁桃周囲膿瘍

開口障害，こもったような声，強い咽頭痛などは扁桃周囲への炎症波及を考える．扁桃周囲膿瘍は扁桃被膜と咽頭収縮筋膜の間に膿瘍を形成したものであり，大部分が急性扁桃炎に続発し，成人に多く小児には少ない．迅速かつ適切な治療を怠ると，生命にかかわる重篤な合併症・続発症を引き起こすこともまれではない．片側の扁桃肥大と口蓋垂の偏倚が特徴．穿刺にて膿汁の吸引で確定．造影CTにて副咽頭間隙に炎症所見を認める場合は強力な抗菌薬治療が必要．

2） 咽後膿瘍

咽頭後間隙に膿汁が貯留したもの．抗菌薬の発達に伴って激減し現在は比較的まれ

コツ

扁桃周囲膿瘍の穿刺部位として，キアリ点（口蓋垂基部と上顎第3大臼歯を結ぶ中点），トンプソン点（口蓋垂基部を通る水平線と前口蓋弓下端を通る垂直線の交差する点）が基準点として有名だが（図3），扁桃周囲でもっとも膨隆し，波動を触れる点を穿刺するのがわかりやすく，よい方法である．

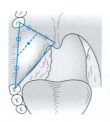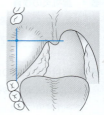

図3 切開部位
a．キアリ切開点　b．トンプソン切開点

な疾患である．咽頭後リンパ節が発達している3歳未満の小児に好発する．症状は乳幼児では発熱や喘鳴，哺乳障害，嚥下障害があり，口腔内に唾液が貯留していることが多い．膿瘍が深頸部まで拡大すると斜頸を認める．

乳幼児は，視診が困難で膿瘍が下方に存在する場合は見落としやすい．頸部側面のX線撮影で咽頭後壁や気管後壁までの厚さを測定する．膿瘍切開術は気道の閉塞を防ぐために気管内挿管全麻下に，懸垂頭位で行う．

4　扁桃病巣疾患

a　疾患概念

ある臓器での感染が他部位に病変を起こす「病巣感染」という概念が20世紀のはじめに提唱された．その後，扁桃の摘出により二次的疾患が軽快することより，病巣感染臓器としての扁桃が注目された．掌蹠膿疱症，IgA腎症，胸肋鎖骨過形成症は扁桃摘出術が有効な治療法として確立している．小児では溶連菌の二次症とPFAPA（周期性発熱，アフタ性口内炎，咽頭・扁桃炎）症候群が重要である．

b　原因，病態

扁桃は粘膜関連リンパ装置であり，粘膜免疫の抗原認識の場として重要である．リンパ濾胞は種々の機能をもつリンパ球，樹状細胞などにより構成されている．これらの相互作用により「外来抗原認識」「免疫記憶作成」機能をもつ．

扁桃は感染のターゲット（感染臓器）でもあり，陰窩内には多数の細菌がある．これらの免疫応答に異常が起こると，誤った情報が全身に伝わり遠隔臓器に病変をもたらす．

1）腎疾患

IgA腎症は扁桃病巣疾患の代表であり，近年特に注目されている．IgA腎症は主としてIgAがメザンギウム領域と血管係蹄壁に顆粒状に沈着することが組織学的特徴である．罹病期間が20年で半数が腎死に至り決して良性疾患ではない．IgA腎症の治療として扁桃摘出群と非摘出群の比較の長期成績が報告され，成人では扁桃摘出術の治療手段としての地位が確立している．

2）皮膚疾患

扁桃病巣疾患としての代表は掌蹠膿疱症である．掌蹠膿疱症以外では扁桃摘出術の有効率は高くないが，尋常性乾癬，結節性紅斑や紫斑病に対して積極的に手術を行うことがある．

3）骨関節疾患

骨関節疾患の代表的なものは胸肋鎖骨過形成症で前胸部の骨過形成と痛みを伴う．

4）溶連菌感染二次症

小児の溶連菌感染症の二次症としてはリウマチ熱，急性糸球体腎炎がある．基本的治療はペニシリンが第一選択で10日間の投与が推奨されている．しかし，溶連菌による扁桃炎を繰り返す場合は手術の対象となる．

- **リウマチ熱**：15歳以上ではリウマチ熱に罹患することはまれであり，扁桃内に溶連菌が残存するとリウマチ熱を引き起こす可能性がある．
- **急性糸球体腎炎**：溶連菌感染後の尿所見と血清補体価の低下によりほぼ診断できる．自然治癒傾向があり予後は比較的良好である．

5) PFAPA症候群

扁桃病巣疾患と考えられており扁桃摘出術が著効する．3～6日続く発熱，口腔の痛み(口内炎)，のどの痛み(咽頭炎)，リンパ腺腫脹(リンパ節炎)が周期的に繰り返す．多くは2～5歳の間に起こる．

c 診断の進め方

扁桃の局所所見が埋没型で陰窩内に膿栓貯留が認められる場合は扁桃が病巣である可能性が高いが，局所所見から病巣感染を判断するのは難しい．検査としては，扁桃誘発試験，扁桃打消し試験がある．誘発試験では陽性であれば参考項目となる．皮膚疾患，骨関節疾患の症状変化は打消し試験が参考となる．病歴から扁桃炎，上気道炎時の症状増悪は扁桃との関連を強く疑う．

d 扁桃摘出術とその手術適応

1) IgA腎症

扁桃摘出術の長期成績が確立されている．難治例で上気道炎あるいは扁桃炎による尿所見の悪化が認められる症例については積極的に扁桃摘出術を行う．

2) 皮膚疾患

掌蹠膿疱症以外の皮膚疾患では治癒，著効あわせて半数以下である．病歴から扁桃炎または急性上気道炎時に皮疹の発症または増悪，打消し試験での皮疹の改善があると参考になる．

3) 溶連菌感染

溶連菌による扁桃炎を繰り返す場合は扁桃摘出術が推奨される．特に，二次症としてのリウマチ熱の発症予防には効果がある．一般的に，反復性扁桃炎に対する手術適応基準が用いられる．

4) PFAPA症候群

このような特殊な病態の症例は扁桃炎反復回数に限らず手術適応とする．

DON'Ts

- 伝染性単核球症と溶連菌感染による咽頭・扁桃炎の鑑別は重要．
- 伝染性単核球症でも30%程度は溶連菌が陽性となるため，抗菌薬の選択に注意すること．
- 原則，伝染性単核球症にペニシリン系は投与してはいけない．投与後は4～5日は皮診の出現等の観察を怠らないこと．

札幌医科大学耳鼻咽喉科　**氷見徹夫**

☑ 欧米の扁桃炎に対する手術適応基準

2011年にアメリカで小児扁桃炎のガイドラインが発表された．反復性扁桃炎の手術基準としてParadise criteriaがある．すなわち，扁桃炎が1年に7回以上，1年5回以上を2年，1年3回以上を3年繰り返す場合を手術適応としている．2011年のアメリカでの小児扁桃炎のガイドラインにも採用された．しかし，より広く適応とすべき症例として，①抗菌薬にアレルギーある症例，②扁桃炎症状が重篤で全身症状をもたらす症例，③特殊な病態の症例：PFAPA（周期性発熱，アフタ性口内炎，咽頭・扁桃炎），扁桃周囲膿瘍，④アデノイド・扁桃肥大を伴う小児SAS症例を挙げているので参考にされたい．

C 口腔・咽頭領域

3 上咽頭腫瘍

DOs

- 頸部腫瘤，特に上頸部腫瘤をみたときは上咽頭癌を鑑別にあげよう．
- 治りの悪い滲出性中耳炎では上咽頭癌を疑おう．
- 疑ったら，その段階ですぐに専門施設に紹介しよう．

1 定義

上咽頭に発生する腫瘍は良性の上咽頭血管線維腫，悪性の上咽頭癌に大別される．前者は主として思春期男性に発生する．時に自然消退することもあるまれな疾患である．一般に上咽頭腫瘍というと「上咽頭癌」を指す．本項ではこの上咽頭癌について解説する．

上咽頭癌は上咽頭に発生する上皮系悪性腫瘍で，病理学的にはWHOtype-I（角化型），type-II（低分化型），type-III（未分化型）に分類され，約90％はIIもしくはIII型の分化度の低い癌である．これら低分化および未分化の上咽頭癌にはほぼ100％の確率で *Epstein-Barr* ウイルス（EBウイルス）が感染している．EBウイルスは上咽頭の発癌および浸潤転移機構と密接に関係しており，上咽頭癌の診断や治療方針の決定にも応用される．

2 診断の進め方

上咽頭癌の症状は，①上咽頭の腫瘍自体による気道閉塞および耳管圧迫（図1），②上咽頭外進展，特に海綿静脈洞浸潤による外転神経麻痺（図2），③リンパ節および遠隔転移に大別される．

頭蓋底から上咽頭周囲の解剖は極めて複雑であるが，それゆえに，上咽頭癌の局所進展を理解するうえで重要である．特に，内頸動脈の走行およびルビエールリンパ節の存在は頭蓋内および副咽頭間隙への進展経路を理解するうえで重要である（図3～6）．

早期に腫瘍自体による症状は出現しない．一般に難治性の滲出性中耳炎，頸部腫瘤，脳神経麻痺の原因精査の際に発見される．上記の症状を呈する症例をみた場合には，鼻咽腔ファイバースコピーを行う．確定診断は上咽頭生検標本の組織診によるが，頸部転移などが初発症状で先に開放生検が施

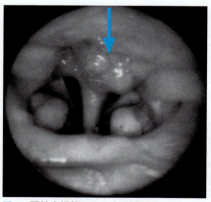

図1 硬性内視鏡による上咽頭観察
上咽頭天蓋に上咽頭癌を認める（矢印）．

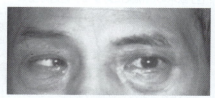

図2 左海綿静脈洞浸潤による外転神経麻痺

行されて腫瘍が散布された状態で紹介されてくる．原発不明癌として精査を進める際には，決して安易に頸部の腫瘍生検を行わないことが大切である．このような場合，血清 EB ウイルス抗体価の上昇（VCA-IgG・VCA-IgA）や頸部組織内の EB ウイルスの存在から上咽頭癌と診断される場合がある．

・**画像診断**：CT は頭蓋底骨破壊の評価，MRI は頭蓋内，頸部軟部組織浸潤の評価，FDG-PET は遠隔転移の評価のために施行する（図7）．総合所見から病期を決定する．上咽頭癌の N 期規定は他の頭頸部癌と異なるので注意を要する．

3 治療

高転移性，高浸潤性である一方，EB ウイルス陽性例，すなわちほとんどの上咽頭癌は化学療法にも放射線療法にも良好な反応を示す．放射線療法はリニアックが一般的であるが，強度変調放射線治療（IMRT）による治療が普及しつつある．局所制御率は同程度である．放射線療法後の唾液腺機能低下が軽減されることから QOL が向上する．

化学療法は，欧米で実施された Intergroup Study 0099 スタディプロトコルに基づきシスプラチン（CDDP）同時併用化学放

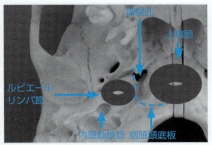

図3　上咽頭周辺の重要な解剖
破裂孔は咽頭頭底板よりも上咽頭側である．

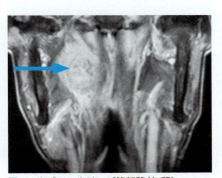

図4　ルビエールリンパ節転移（矢印）

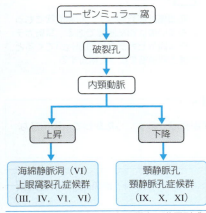

図5　内頸動脈を介した上咽頭癌の進展形式

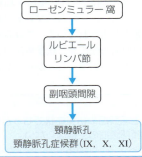

図6　ルビエールリンパ節を介した上咽頭癌の進展形式
上咽頭癌はルビエールリンパ節に早期から転移し，副咽頭間隙へ進展する．

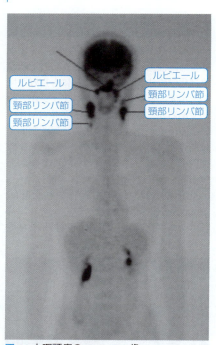

図7 上咽頭癌のFDG-PET像

射線療法施行後に＋CDDPとフルオロウラシル（5-FU）による化学療法を行う方法と，CDDPと5-FUによる化学療法のインターバルを利用して放射線を照射する交替療法に加え，近年ではCDDP，5-FUにドセタキセルを加えたTPF療法を施行する施設もみられる．いずれのプロトコルも良好な成績が報告されている．これらのプロトコルは照射野が広く，化学療法のインテンシティも強いので，しっかりと全身およ

| day
1〜7 | day
10〜37 | day
40〜46 | day
49〜71 | day
74〜80 |

化学療法
（5-FU 800mg/m²×5days＋
CDDP 50mg/m²×48hrs）

放射線療法
（1st round；上咽頭癌／鎖骨上窩，
2nd round；縮小照射野）

図8 当科における交替療法

び局所管理をして治療を完遂させることが大切である（図8）．セツキシマブと放射線の同時併用に関しては有効性を示すエビデンスは得られていない．

4 予後

初回治療完遂例では70％が制御される．当然のことながら局所進行例，特に頭蓋内浸潤があると照射野が制限されるため成績が不良である．また，頸部リンパ節転移はほかの頭頸部癌と比較しても化学放射線療法による制御率は高いが，N進行例では遠隔転移再発が生じやすい．血中EBウイルスDNA量は病勢を鋭敏に反映するがEBウイルス抗体価は病勢を反映しない．

 Pitfall

上咽頭癌は高転移性！ 初発症状でもっとも多いのは頸部腫瘤である．耳管カテーテル通気でカテ先に血が付いてくるときは上咽頭癌を疑って精査する．

DON'Ts

☐ 上咽頭癌の初発症状でもっとも多いのは頸部腫瘤である．したがって，不用意な頸部腫瘤の生検はしない．

金沢大学医学系耳鼻咽喉科・頭頸部外科 **吉崎智一**

C 口腔・咽頭領域

4 中咽頭腫瘍

DOs

- 内視鏡による観察は経鼻的だけでなく経口的にも行おう．
- （化学）放射線療法前後には必ず歯科受診をさせよう．
- 生検標本のp16免疫染色を行おう．

1 病態

中咽頭は側壁・前壁・後壁・上壁の4亜部位に分類されるが（図1），中咽頭悪性腫瘍のほとんどは病理組織学的に扁平上皮癌であり，小唾液腺由来の腺系癌や悪性リンパ腫は少ない．したがって，ここでは扁平上皮癌に限定して概説する．

中咽頭癌は，子宮頸癌の原因ウイルスとして知られる高リスク型のヒトパピローマウイルス（human papilloma virus：HPV）感染により発生するHPV陽性例と，喫煙・飲酒により発生するHPV陰性例，すなわち古典的な中咽頭癌，に二分される．HPV感染の有無にかかわらず，中咽頭癌は扁桃・舌根に原発する例が多い．HPV陽性中咽頭癌は世界的に増加傾向にあり，わが国では中咽頭癌に占めるHPV陽性例の比率は約50%である．

HPV陽性中咽頭癌とHPV陰性中咽頭癌は全く異なる臨床像を呈する（表1）．HPV陽性中咽頭癌では活発な性行動が発生リスクとなる．性的パートナーの数が多いほど，特にオーラルセックスのパートナーの数が多いほど発生リスクは増大する．また，HPV陽性中咽頭癌は比較的若年の非喫煙・非飲酒者に多い．すなわち，古典的なHPV陰性中咽頭癌と異なり，HPV陽性中咽頭癌は健康な成人に多い．ただし，喫煙は咽頭へのHPV感染のリスクを増大するため，HPV陽性中咽頭癌は喫煙者にも発生する．HPV陽性中咽頭癌では重複癌が少ないが，これはHPV陽性中咽頭癌が非喫煙・非飲酒者に多いことを反映している．また，HPV陽性中咽頭癌は放射線・抗がん剤に対する感受性が高く，HPV陰性中咽頭癌と比べ予後良好である．

HPV陽性中咽頭癌では一般に原発巣が小さく転移リンパ節が大きい．原発巣が小さい場合は表層に病変が出現しないため，原発不明癌の像を呈する．これはHPVが扁桃陰窩の奥にある基底細胞に感染し，その部位から発癌するためである．また，転移リンパ節が囊胞状であることが少なくない．囊胞性頸部リンパ節転移を伴うHPV陽性中咽頭癌は，原発巣の同定が困難な場合，側頸囊胞としばしば誤診される．側頸囊胞の臨床診断で摘出した病変に扁平上皮癌が証明された場合，従来は鰓性癌と診断されてきたが，実際にはそのほとんどはHPV陽性中咽頭癌と考えられる．

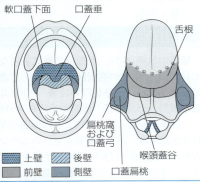

図1 中咽頭の亜部位

表1 HPV感染の有無による中咽頭癌の特徴

臨床像	HPV 陽性	HPV 陰性
亜部位	口蓋扁桃,舌根	すべて
年齢	若年者	老年者
性差	3：1 男性	3：1 男性
T stage	早期	様々
N stage	進行	様々
危険因子	性活動	喫煙,飲酒
頻度	↑	→〜↘
重複癌	少ない	多い
予後	良好	不良

> ⚠ **Pitfall**
> 化学放射線療法で甲状腺を照射野に含む場合は甲状腺機能低下症をきたすことがある．治療開始前のベースラインとなる検査，治療後の定期的な検査が必要である．

> ⚠ **Pitfall**
> 中咽頭癌患者は口腔衛生が不良なことが多いが，化学放射線療法後の抜歯は骨髄炎や骨壊死をきたすため禁忌である．治療前に将来抜歯を要する可能性のあるう歯の抜歯を含めた治療を行い，治療後も定期的な歯科受診を勧める．

2 診断

a 視診・触診

中咽頭の視診では内視鏡による観察が必須である．経鼻的だけでなく必ず経口的にも行う．狭帯域光観察（narrow band imaging：NBI）も併用して粘膜表層の血管形状の変化を観察し，表在癌を見落とさないように留意する．口蓋弓鉤を用いて前口蓋弓を牽引し，口蓋扁桃を広く明視下においた観察も適宜行う．また，触診で硬結の有無を確認する．特に HPV 陽性中咽頭癌は扁桃陰窩から発生するため，病変の主座が粘膜下であることが少なくないことから触診は重要である．

b 画像検査

頸部造影 CT・MRI を基本とし，できれば FDG-PET も施行する．PET は遠隔転移や重複癌の描出に優れる．MRI は前壁癌の舌深層への進展，側壁癌の副咽頭間隙や翼突筋への進展，後壁癌の椎前筋への進展などの評価に適する．転移リンパ節が囊胞状の場合は HPV 陽性の可能性が高い．また，中咽頭癌では食道癌の重複を認めることが多く，ルゴール塗布を用いた上部消化管内視鏡によるスクリーニングは必須である．

c 病理検査

リンパ節腫大を認める場合は原発巣からの生検を行うだけでなく，リンパ節の穿刺吸引細胞診（fine needle aspiration cytology：FNAC）を行うことも考慮する．これは悪性リンパ腫が同時重複するなどして，生検と FNAC で異なる病理診断が得られることもあるためである．また，HPV 陽性中咽頭癌は病理組織学的に非角化型扁平上皮癌が多い．HPV 陽性の判定は，検体から HPV DNA を PCR 法や in situ hybridization 法で証明する方法が一般的であるが，免疫組織化学で p16 タンパクの強発現（癌組織の 70％ 以上）を証明することでその代替となる．

3 治療

腫瘍の状態（病期，亜部位，進展範囲など）に応じて複数の選択肢があるが，患者の身体的状況，治療施設の設備，医師（耳鼻咽喉科，形成外科，放射線治療科）の経験・技量を考慮して，症例ごとに個別に方針を決定する．同等の成績が見込めるのであれば，治療後の QOL が高い手技を選択するべきである．近年では臓器温存を目指して Stage III/IV の進行癌において化学放

射線療法が選択される傾向にある．進行例に対する手術では嚥下機能が障害され，誤嚥防止のために喉頭全摘を要することもある．一方，化学放射線療法でも晩発障害として唾液分泌障害や味覚低下が認められ，嚥下障害を生じることもあることに留意しなくてはならない．HPV陽性中咽頭癌は予後良好であり，かつ比較的若年者に多いことから，その進行癌を対象として治療に伴う晩発障害の低減を企図した低侵襲治療の臨床試験が行われている．しかし，現時点では日常臨床でいたずらに低侵襲治療を行ってはならない．

なお，小唾液腺由来の癌は放射線感受性が低く一般に手術が主体となるが，腺様囊胞癌などでは重粒子線療法も選択される．

a 病期別治療法（図2）

Stage Iでは，低侵襲な経口的切除を行う．放射線単独療法も選択肢となる．

Stage IIでは，原発巣切除に加え予防的頸部郭清を適宜行う．可能であれば原発巣は経口的に切除する．再建を要するなど手術侵襲が大きいと判断される場合は，放射線単独療法あるいは化学放射線療法を考慮する．

Stage IIIでは，治療の侵襲度や治療後の機能障害などを考慮して，治療法を決定する．放射線療法を選択する場合，一般に化学放射線療法を行うことが多い．照射後の残存腫瘍に対しては救済手術を行う．手術療法を選択する場合，N0症例では予防的頸部郭清を考慮する．原発巣が正中を越える場合，健側の予防的頸部郭清を考慮する．原発巣の切除範囲が広範な場合や，原発巣切除により嚥下機能や鼻咽腔閉鎖機能の低下が懸念される場合，適切な皮弁を用いて再建を行う．

Stage IVの切除可能例では，原発巣切除＋頸部郭清，あるいは化学放射線療法を行う．健側の予防的頸部郭清や原発巣切除後の再建は，stage IIIに準じる．照射後の残存腫瘍に対しては救済手術を行う．ただし，化学放射線療法では頸部の制御が困難と予想される場合，頸部郭清を化学放射線療法に先行することは許容される．局所進行切除不能例では化学放射線療法を行う．切除

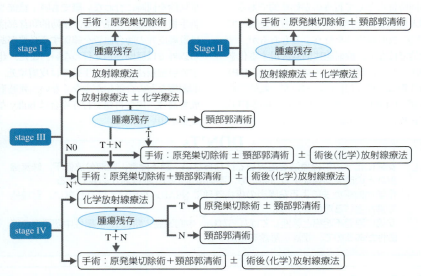

図2　stage別治療アルゴリズム

表2 手術病理所見に基づく術後（化学）放射線療法の適応

1) 放射線療法
   ① surgical margin がわずか（切除断端近傍で病理陽性）
   ② 複数個の転移リンパ節
   ③ 神経周囲／血管／リンパ管への浸潤

2) 化学放射線療法
   ① 切除断端が病理陽性
   ② 転移リンパ節の節外浸潤

可能となれば手術を考慮する．遠隔転移例では個別に方針を決定する．なお，stage III/IV であっても患者の全身状態に問題がある場合は姑息的に放射線療法のみを行うこともある．

手術を選択した場合，病理組織学的所見に基づいて術後の（化学）放射線療法の適応を決定する（表2）．切除断端が陽性，あるいは転移リンパ節の節外浸潤を認める場合は化学放射線療法が望ましい．ただし，原発巣の追加切除が容易な場合は追加切除で対応する．

化学放射線療法は化学療法と放射線療法の同時併用として行うのが標準的である．導入化学療法を行い，そののちに連続して（化学）放射線療法を行うこともあるが，一般的ではない．放射線に同時併用する化学療法としては高用量シスプラチン（CDDP）の3週ごと投与（計3コース）が一般的であるが，CDDP＋フルオロウラシル（5-FU）（PF療法）を用いることもある．

 コツ

貧血は（化学）放射線療法の効果を低減する．貧血がある場合は輸血を考慮する．また，HPV 感染の有無にかかわらず喫煙は予後を悪化させることから，禁煙指導を徹底する．

 コツ

低栄養は（化学）放射線療法の効果を低減する．経管栄養を含め栄養管理を徹底し，体重減少をベースラインの 10% 未満，できれば 5% 程度までに抑える．

b 化学放射線療法後の救済手術

N2以上の症例では化学放射線療法の治療効果にかかわらず化学放射線療法後に頸部郭清を施行する planned neck dissection の概念がある．しかし，化学放射線療法後の頸部郭清は嚥下障害など QOL の低下をきたすことがあるため，近年では遺残を認める症例を選択して頸部郭清を施行する傾向にある．特に両側頸部郭清を施行する場合，嚥下障害が高頻度に生じるため，原発巣切除を同時に行わない際でも嚥下機能改善手術の併施を考慮する．予防的頸部郭清は遊離皮弁の吻合血管を確保する必要がある以外では原則として行わない．また，化学放射線療法後の救済手術では皮膚壊死，咽頭瘻などの合併症が少なくない．死腔形成を避け，皮弁再建を行う場合は bulky な皮弁を用いる．

DON'Ts

- □ 安易に化学放射線療法を選択してはならない．嚥下障害，唾液分泌低下，味覚障害などの晩発障害が生じうるため，手術療法との比較検討が必要である．
- □ 化学放射線療法による粘膜炎の疼痛管理に NSAIDs を用いてはならない．腎機能障害が生じる可能性がある．
- □ 安易に原発不明癌と診断してはならない．中咽頭癌，特に HPV 陽性中咽頭癌の可能性があるので，視診・触診を徹底する．

大阪大学医学部耳鼻咽喉科・頭頸部外科　**猪原秀典**

C 口腔・咽頭領域

5 下咽頭腫瘍

DOs

- 問診ではフラッシング（酒を飲むと顔が赤くなる or 赤くなった）の有無を必ずたずねよう．
- 下咽頭癌には領域発癌（他の頭頸部，食道，胃）が多いので，必ず上部内視鏡検査を行おう．
- 下咽頭癌には遠隔転移も多いので，頸部多発転移症例では遠隔転移の検索も行おう．

1 病態

頭頸部癌は全癌の3～4%を占めるといわれている．わが国では下咽頭癌は頭頸部癌の中で口腔癌（約40%），喉頭癌（約25%）に次いで3番目に多い癌であり，10%強を占める．その罹患患者数および罹患率は近年上昇傾向を示している．下咽頭は解剖学的に梨状陥凹，後壁，輪状後部の3つの亜部位に分類されている．下咽頭癌の発生頻度としてもっとも多いのは梨状陥凹癌であり全体の約70%を占める．残りの約半分をそれぞれ後壁癌と輪状後部癌が占める．病理組織学的には扁平上皮癌が大半を占める．

発症年齢は60歳代をピークとして50歳代，70歳代に主に分布する．性別では男性が圧倒的に多い．疫学的には飲酒と喫煙が発癌の危険因子として明らかになっている．特に飲酒との相関が強い．日本人ではアルデヒド脱水素酵素の不活性型の人が約1/3を占め，これらの人が飲酒をすると発癌のリスクは著しく上昇する．アルデヒド脱水素酵素の不活性型の人は一般的にフラッシング（飲酒により顔が赤くなる，あるいは以前はなった）のある人が多い．また女性にみられることの多い輪状後部癌では鉄欠乏性貧血およびそれに伴うプランマー・ヴィンソン症候群を呈する人に多いといわれている．

下咽頭癌では前述の飲酒との関連で領域癌化として，他の頭頸部癌や食道癌，胃癌といった上部消化器癌の重複がみられる割合が多い．報告により差があるが10～30%の頻度で重複癌を認めるとされている．下咽頭癌は下咽頭粘膜下組織における豊富なリンパ流のため転移を容易にきたす．初診時で60～70%の患者で頸部リンパ節転移を認める．その結果，初診時でIII期，IV期の患者が占める割合は約80%にものぼる．初診時で遠隔転移を認める場合も数%認められ，その後の自然経過中にも遠隔転移はしばしば認められる．

2 検査

a 問診

下咽頭癌の診断にたどりつくには，まず十分な問診が必要となる．下咽頭癌の患者の主訴としては嚥下障害，嚥下痛などが多くを占める．また頸部腫瘤を唯一の主訴とする患者も多い．その他，咽頭違和感，嗄声を訴えるものもいる．また，前述のように喫煙歴，飲酒歴，特にフラッシングの有無は重要な情報となる．

b 視診

口腔咽頭所見をとったのち，経鼻ファイバースコープにて下咽頭を丁寧に観察する．病変の占拠部位，進展範囲を把握する．声帯の可動性および披裂軟骨の可動性を観察

する．症例によっては気道狭窄を認める場合があるので，このような症例では喉頭を刺激すると喉頭痙攣を起こすことがあるので注意を要する．気道の問題がない症例ではファイバー鉗子を用いて生検を行う．

c 触診

甲状軟骨の外側を，手指を用いてつかむようにし甲状軟骨外方への腫瘍進展の有無を確認する．外方進展がある場合は前述の操作で疼痛を訴える場合が多い．次いで喉頭の可動性を確認する．甲状軟骨をつかんだまま左右に喉頭を動かし椎体前面と癒着がないか確認する．また下咽頭癌では頸部リンパ節転移を伴う場合が多いので，頸部リンパ節腫脹の有無を確認する．原発巣を生検しておけば，頸部リンパ節転移に対して別途細胞診などを施行する必要性はない．

d 画像検査

造影CTおよび造影MRIは必須の検査である．

造影CTは頸部リンパ節転移の検索にはもっとも有用性が高い（図1）．また造影MRIは造影CTではわかりにくい小さなルビエールリンパ節転移の検索，矢状断像において上下方向の病変の浸潤範囲の把握，深頸筋浸潤の有無などの判断に有用である（図2）．頸部多発転移症例では遠隔転移のリスクも高いと考えられるので，胸部単純CTもしくはPETにより遠隔転移の検索を行うことが好ましい．

e 全身検査

下咽頭癌の患者はしばしばアルコール性肝炎や肝硬変を合併するため，肝臓・胆道系酵素の上昇を認めることが多い．また領域癌化として食道癌，胃癌の合併が多いことから上部内視鏡検査は必須である（図3）．

3 診断

a 下咽頭癌の診断

下咽頭癌としての診断は下咽頭からの生検により扁平上皮癌が確認されることによって行われる．進行度は前述の画像検査によって最終的には判断される．

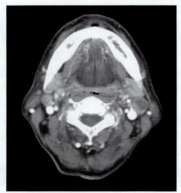

図1　頸部造影CT
両側上深頸部に転移を認める．

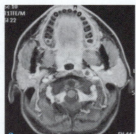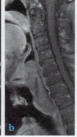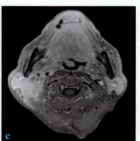

図2　造影MRI
a．左ルビエールリンパ節を認める．
b．MRI矢状断像．下咽頭から頸部食道にかけて腫瘍を認める．
c．右頸部のリンパ節が深頸筋群に浸潤している．

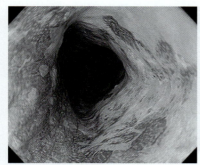

図3　上部内視鏡検査
食道に不染帯の多発を認める．生検の結果扁平上皮癌であった．

b　病期分類

T分類を表1に示す（日本頭頸部癌学会〔編〕：頭頸部癌取扱い規約改訂第5版，金原出版，2012）．N分類および病期分類は口腔，中咽頭，喉頭と同様である．

4 治療

「頭頸部癌診療ガイドライン2013年版」（金原出版）に従って述べる．ガイドラインによるとT1/T2N0症例に対しては放射線療法±化学療法もしくは手術が推奨されている．術式は喉頭温存・下咽頭部分切除術，喉頭摘出・下咽頭部分切除術，下咽頭・喉頭全摘出術であり，これらの術式に症例によっては頸部郭清術を追加する．T1/T2N(+)症例に対しては放射線療法±化学療法を行う．症例によって頸部郭清術を追加する．T3/T4N0症例では手術もしくは放射線療法＋化学療法が推奨されている．術式としては喉頭摘出・下咽頭部分切除術ないしは下咽頭・喉頭全摘出術で，症例によって頸部郭清術を追加する．T3/T4N(+)症例も同様であるが，頸部リンパ節転移陽性例なので原則頸部郭清術を施行する．

筆者の施設ではT1/T2症例であれば経口的腫瘍切除をまず検討する．経口的切除が困難症例は外切開による下咽頭部分切除術を検討する．下咽頭，喉頭部分切除となる症例では，再建も複雑となり術後合併症のリスクが上昇し，誤嚥の問題が生じる危険性が高いので，可能であれば手術を回避する．現在ではシスプラチン（CDDP），フルオロウラシル（5-FU），ドセタキセル（DTX）の3剤を用いた導入化学療法を原則2コース施行し，腫瘍を縮小させたあと，放射線療法（単独）を行い，良好な喉頭温存および治療成績を達成している（図4）．

原発巣が小さく，頸部リンパ節転移はN2bやN3といった症例に対しては頸部郭清術を先行し，原発巣および頸部に放射線療法を追加する治療も行っている．T3症

表1　下咽頭癌：T分類

TX	原発腫瘍の評価が不可能
T0	原発腫瘍を認めない
Tis	上皮内癌
T1	下咽頭の1亜部位に限局し，最大径が2cm以下の腫瘍
T2	片側喉頭の固定がなく，下咽頭の1亜部位をこえるか，隣接部位に浸潤する腫瘍，または最大径が2cmをこえるか，または片側喉頭の固定する腫瘍
T3	最大径が4cmをこえるか，または片側喉頭の固定する腫瘍
T4a	甲状軟骨，輪状軟骨，舌骨，甲状腺，食道，頸部正中軟部組織*のいずれかに浸潤する腫瘍
T4b	椎前筋膜，縦隔に浸潤する腫瘍，または頸動脈を全周性に取り囲む腫瘍

＊頸部正中組織には，喉頭前方に位置する舌骨下筋群および皮下脂肪組織が含まれる．
（日本頭頸部学会〔編〕：頭頸部癌取扱い規約第5版．金原出版，43，2012より）

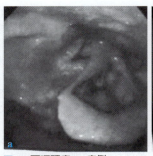 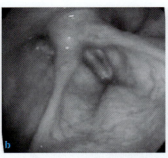

図4 下咽頭癌 T3 症例
a. 導入化学療法施行例前．右梨状陥凹に潰瘍を伴う腫瘍を認めた．
b. 導入化学療法 2 コース施行後．a で認めた腫瘍は完全に消失した．

> **Pitfall**
>
> 一般的に遠隔転移を有する症例は手術の適応外とされることが多いが，下咽頭癌においては QOL の観点から，つまり最期まで経口摂取を可能にし，カニューレフリーにするという目的で下咽頭・喉頭全摘出術が適応される場合がある．

例に対してもやはり喉頭温存を目指し 3 剤併用の導入化学療法を行っている．T4 症例は原則的には下咽頭・喉頭全摘術を施行している．手術不能例に対しては前記 3 剤を用いた同時化学放射線療法を施行している．頸部リンパ節転移に対しては切除可能であれば頸部郭清術を施行するのがもっともよいと考えている．

5 治療成績

経口切除および導入化学療法を開始してからの下咽頭癌のおおよその治療成績は，死因特異的生存率で I 期が 80％，II 期が 90％，III 期が 54％，IV 期が 40％ であった．喉頭温存率に関しては T1 が 100％，T2 が 73％，T3 が 38％，T4 が 35％ であり，治療成績を落とすことなく，高い喉頭温存率を獲得することができた．

DON'Ts

- 上部内視鏡検査を決して忘れてはならない！
- 切除可能症例に対して安易に化学放射線療法を行ってはならない！

東京医科歯科大学医学部頭頸部外科　**朝蔭孝宏**

D　喉頭領域

1　喉頭疾患

DOs

- 急性喉頭蓋炎を見逃すな．扁桃炎のときも必ず喉頭を診る．
- 片側反回神経麻痺はまず原因検索．
- 声帯が正常でも音声障害を呈する．

本項では喉頭疾患を，1. 先天性疾患，2. 炎症性疾患，3. 声帯器質的疾患，4. 声帯運動障害，5. 機能性発声障害に分け，それぞれの分類の中での主要な疾患について述べる．

1　先天性疾患

a　喉頭軟弱症

- **病態**：喉頭の枠組みが軟らかいために，声門上部が吸気時に声門側に吸い込まれる状態．
- **診断**：生直後あるいは1か月後くらいから喘鳴，呼吸困難，啼泣時のチアノーゼ等を呈する．喉頭所見では，吸気時に喉頭蓋が縦に折れたり，声門側に引き込まれたりする．披裂部粘膜も声門側に引き込まれる（図1）．
- **治療**：ほとんどの症例で保存的観察で成長とともに改善する．重症の場合は気管内挿管，気管切開などを行うが，まれである．

2　炎症性疾患

a　急性喉頭蓋炎

- **病態**：喉頭蓋の炎症性腫脹により，呼吸困難や窒息をきたすことが問題となる疾患である．欧米では小児に多いが，わが国では成人に多い．
- **診断**：喉頭の観察にて，喉頭蓋の発赤・腫脹を認める（図2）．嚥下時痛，舌骨部の圧痛を認める．重症例では呼吸困難を呈する．
- **治療**：軽症の場合は，抗菌薬，ステロイドの投与．呼吸困難を呈する場合や，呼吸困難に発展する可能性が高い場合は，気道確保を要する．気管内挿管が不可能なこと

> ⚠️ **Pitfall**
> 症例によっては，午前中に入院させても午後には窒息状態になったり，救急搬送中に呼吸困難で死亡したりすることもありうるので，注意を要する．

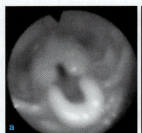
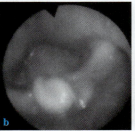

図1　喉頭軟弱症
a. 呼気時　b. 吸気時　生後27日目に喘鳴を認める症例．声門上部が吸気時に声門側に吸い込まれる．

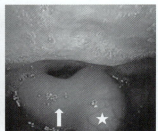

図2　急性喉頭蓋炎
腫脹した喉頭蓋(矢印)がみられる．喉頭蓋囊胞(星印)を合併している．

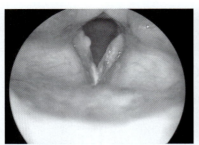
図3 喉頭結核
両側声帯に白色病変がみられ，腫瘍とまぎらわしい．

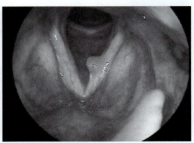
図4 左声帯ポリープ
左声帯にポリープがみられる．

も多いので，そのときは気管切開や輪状甲状膜切開または穿刺が必要である．

b 喉頭結核

- **病態**：肺結核より生じる管内性続発性結核がほとんどで，原発性喉頭結核，血行性喉頭結核はまれである．
- **診断**：喉頭所見では癌と似たような所見を呈することが多い（図3）．生検，喀痰検査（塗沫，培養，PCR法），胸部画像所見等で確定診断する．
- **治療**：抗結核薬の投与．専門病院への依頼．

3 声帯器質的疾患

a 声帯ポリープ

- **病態**：声帯膜様部中央に生じる限局した非腫瘍性炎症性腫瘤である．通常一側性で，

 Pitfall
通常の治療に反応しない炎症や，腫瘍とまぎらわしい病変では結核も疑うこと．

大声，負荷のかかった発声による出血，機械的摩擦が原因となって生じると考えられている．
- **診断**：喉頭の観察により，声帯膜様部に球形の腫瘤を認める（図4）．
- **治療**：発症3か月以内は自然消失の可能性があるので，ステロイド吸入，消炎薬投与などの消炎治療を行うが，保存的治療が奏効しない場合は，喉頭微細手術による切除を行う．

b 声帯結節

- **病態**：声帯膜様部中央に生じる小隆起で一般に両側性である．音声酷使による声帯中央の機械的摩擦が原因で生じるといわれている．音声を酷使する職業に発生しやすい．
- **診断**：喉頭の観察により，声帯膜様部に通常両側に突起を認める（図5）．高音発声させると観察しやすい．
- **治療**：結節が小さい場合やまだできて間もないときは，消炎治療，音声治療が効果的であり，3か月程度は治療を試みる．そ

☑ 声の衛生とは

声をよく使う，俳優，歌手，教師，保育士，アナウンサーなどの職業に就いている人は，できるだけ最適な状態で声を使うことが望ましく，誤った発声法や声の濫用を制限し，発声にかかる負担を最低限にする必要がある．声の衛生とは，大声を出さない，長時間話さない，不自然な高さの声を出さない，のどを乾燥させないなどといった，負担が少なくより楽な発声を導くための，日常的注意点のことである．諸家により提唱されている．この声の衛生指導は，喉頭微細手術の前後の声の管理にも有用である．

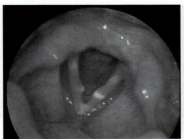

図5 声帯結節
両声帯に結節がみられる．結節の周囲に泡立った気道液が観察される．

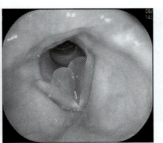

図6 ポリープ様声帯
両声帯全長に浮腫状変化がみられる．

れでも症状の改善のないときは，喉頭微細手術の適応である．また，器質化した硬い結節の場合は音声治療に反応しにくいので，最初から手術してもよい．しかし，術後の声の衛生が守れないと再発につながる．

小児声帯結節の場合は，声の衛生が重要で，親を交えた対応が必要となる．しかし，小児に声の衛生を指導するのは困難なこともあり，また変声期以降にはほとんどの症例で治癒するので，どこに目標点をおいて指導するか考える必要がある．手術は再発率が高いので，筆者らは原則的には行っておらず，嗄声のために悩んだり，精神的影響が強いときにのみに行っている．

c ポリープ様声帯

・病態：声帯全長にわたる粘膜固有層の浮腫性変化をきたす疾患で，一般に両側性である．発病と喫煙との関連が指摘されている．
・診断：喉頭所見で，両側の声帯全長にわたる浮腫性変化がみられる（図6）．
・治療：軽症の場合は消炎治療を行うが，重症例や保存的治療に反応しない症例では，喉頭微細手術の適応となる．手術の際は，上皮を残し上皮下の浮腫状組織のみを摘出するようにする．

d 声帯嚢胞

・病態：声帯膜様部中央に生じる腫瘤で，上皮の迷入が発生の原因で扁平上皮で覆われる嚢胞壁をもつ類表皮嚢胞と，分泌腺の閉塞が原因で円柱上皮で覆われる嚢胞壁をもつ貯留嚢胞がある．
・診断：喉頭所見で球形の腫瘤を認める（図7）．類表皮嚢胞は黄白色，貯留嚢胞はやや透明な色調を呈する．ストロボスコピーでは嚢胞が緊満であるために，波動が欠如する．
・治療：保存的治療では消失しないので，完治のためには喉頭微細手術による摘出が必要である．

e 喉頭肉芽腫

・病態：披裂軟骨声帯突起部付近の声門後部に好発する炎症性腫瘤である．声帯突起部の機械的摩擦により上皮が損傷されるこ

> **⚠ Pitfall**
> 声帯結節の病因は発声法の誤りや音声酷使で，その結果結節が生じたのであり，機能性発声障害に分類する考え方もある．したがって，手術で結節を切除すればすべて解決されるわけではなく，術後の声の衛生指導が再発防止の鍵である．

> **⚠ Pitfall**
> 浮腫性変化が軽症のポリープ様声帯の手術適応は慎重に判断すべきである．もともと嗄声も軽度であるので，手術操作による声帯への侵襲を加えない方がよい場合もある．

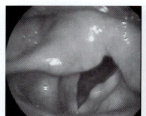 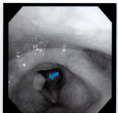 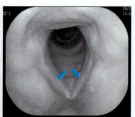

図7 声帯囊胞
左声帯全長に黄白色の囊胞がみられる.

図8 喉頭肉芽腫
右声帯突起部に肉芽腫がみられる.

図9 声帯溝症
両声帯に溝(矢印)がみられる.

とによる.最近では咽喉頭への胃酸逆流,すなわち咽喉頭逆流症(laryngopharyngeal reflux disease:LPRD)との関連も指摘されている.

・診断:喉頭の観察で,声帯突起部に球状,半球状あるいは分葉状の表面平滑な腫瘤を認める(図8).

・治療:治療の第一選択は保存的治療である.手術は再発率が高く,炎症性疾患であることを考えると,積極的に行うべきではない.保存的薬物治療としては,ステロイド吸入が頻用される.LPRDとの関連性から,PPI(プロトンポンプ阻害薬)の有効性も高いとされる.喉頭微細手術下の切除は,保存的治療に反応が悪い場合や増大傾向を示す場合で,悪性腫瘍との鑑別が必要なときに行う.悪性腫瘍との鑑別のためには,外来で喉頭ファイバー下の生検を施行してもよい.

f 声帯溝症

・病態:声帯溝症とは,声帯遊離縁に前後に走る溝があることにより,声帯振動が悪化し,発声障害をきたした状態である.先天性のものと老化によるものが多いといわれるが,明らかな成因は不明である.

・診断:喉頭所見で,両側声帯に溝を認める(図9).声帯の萎縮を伴っている場合が多い.

・治療:決定的なものはないのが現状である.声帯膜様部の弓状弛緩により声門間隙が大きい症例では,甲状軟骨形成術I型や声帯内注入術を行うこともあるが,声門間隙は狭小化できても,声帯振動を阻害する溝はそのまま残るので,成績は好ましくない.

4 声帯運動障害

a 片側反回神経麻痺

・病態:甲状腺癌,肺癌,食道癌の直接浸潤やその術後,大動脈瘤,気管内挿管,ウイルス感染などが原因で起こる.片側麻痺の場合は声門閉鎖不全による症状,すなわち気息性嗄声と誤嚥がみられる.左側の頻度が高い.

・診断:喉頭所見では,一側の声帯の不動がみられる(図10).

・治療:麻痺自体に対する治療を行う前に,反回神経麻痺の原因となった疾患の究明が優先される.特に悪性腫瘍を見逃さないように注意する.

麻痺自体への治療としては,発症初期はビタミンB_{12}などの神経賦活剤やステロイド投与を行うこともあるが,エビデンスに乏しく,効果は不明確である.発症後3~6か月は,原因にもよるが自然治癒が期待でき,また健側声帯の代償が働く可能性がある.したがって,声門閉鎖を強める音声治療はこの期間中に施行する意義が高いといえる.

この期間を超えても症状が改善しなければ,手術の適応である.手術は甲状軟骨形成術I型,披裂軟骨内転術,声帯内注入術がよく行われる.声帯内注入術はアテロコ

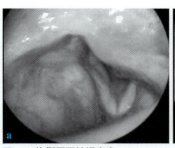
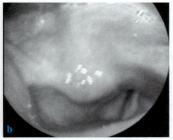

図 10　片側反回神経麻痺
a．吸気時　b．発声時
左声帯が固定し，発声時に声門が完全に閉鎖しない．

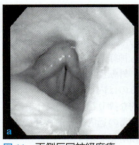
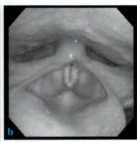

図 11　両側反回神経麻痺
a．吸気時　b．発声時
両声帯が固定し，吸気時にわずかな声門間隙を認めるのみである．

表 1　代表的な機能性発声障害

| ①心因性発声障害 |
| ②変声障害 |
| ③ホルモン音声障害 |
| ④仮声帯発声 |
| ⑤痙攣性発声障害 |

ラーゲン，自家組織（脂肪，筋膜），リン酸カルシウム骨ペースト（BIOPEX）など様々な注入材料を用いて行われている．

b　両側反回神経麻痺

- **病態**：両側の麻痺においては，声門開大不全の症状，すなわち呼吸困難を呈する．しかし音声は良好である．
- **診断**：喉頭所見で，両側の声帯固定を呈する（図 11）．
- **治療**：呼吸困難を呈する場合は，気管切開を施行し，まず気道を確保することが必要である．その後，音声をよいままに保ちたいか，気管切開孔を閉じたいのかの二者択一となる．前者の場合は気管切開を置いたままスピーチバルブ等を用いて発声させる．後者の場合は，声門開大術を行う．声門開大術としては，ウッドマン手術，エイネル手術，喉頭微細手術下に行う披裂軟骨摘出術や声帯横切開術がある．

5　機能性発声障害

機能性発声障害とは，簡潔にいえば，声帯にポリープや腫瘍等の器質的異常を認めないにもかかわらず，嗄声を認める場合をいう．機能性発声障害としては表 1 が代表的である（しかし，⑤については機能的障害ではないとする意見もある）．

a　心因性発声障害

- **病態**：以前はヒステリー性失声症といわれたものである．精神的外傷により，急に声が出なくなるものである．
- **診断**：高度な気息性嗄声を示し，ささや

き声しか出ないのが特徴的である．しかし，意図的でない発声では有響音が出ることがある．喉頭所見では，声帯は正常であり，発声時に声門間隙を認めることが多い．
・**治療**：有響音発声へと導く音声治療を行う．また精神科医との連携も重要である．

b 変声障害
・**病態**：変声期に成人の声への移行がうまくいかない状態である．
・**診断**：変声期を過ぎても声の高さが安定せず，頭声（裏声）が続く状態を呈する．喉頭所見では，発声時に声門後部に三角形の間隙（mutation triangle）を認めることがある．
・**治療**：頭声を抑えて胸声（地声）で発声させるように指導する．カイザー・グッヅマン法による音声治療が有効である．

c ホルモン音声障害
・**病態**：男性ホルモン，蛋白同化ステロイドを女性に投与すると，男性化により音声が低音化することがある．
・**診断**：嗄声や高い声が出ない，声が低くなったなどの症状を呈する．喉頭所見では声門後方の三角形の間隙がみられることが多い．ホルモン製剤服用の問診が重要である．
・**治療**：ホルモン製剤を中止しても，自然回復不能な例がほとんどである．まず，音声治療で話声位を上げるように指導する．それでも難治の場合は，ピッチ上昇手術を考慮する．

d 仮声帯発声
・**病態**：仮声帯発声は，通常は声帯に器質的病変があるときに代償的に生じることが多いとされているが，本疾患では声帯に器質的異常がないにもかかわらず，仮声帯に過内転を生じる．
・**診断**：努力性，粗造性の嗄声を呈し，喉頭所見では仮声帯の過内転が著明である．
・**治療**：あくび・ため息法，舌突出法などの声門の過緊張を緩和する音声治療を行う．

e 痙攣性発声障害
・**病態**：喉頭の痙攣性の異常運動により，圧迫性，努力性で，途切れを特徴とする発声を生じるものである．原因は不明であるが，心因性とも神経系の異常ともいわれている．内転型，外転型，混合型があるが，一般にみられるのは内転型である．
・**診断**：印象的な搾り出すような音声と，発声時の両側声帯の過内転と前後径の短縮が特徴的な喉頭所見を示す．
・**治療**：音声治療として，声門の過緊張を緩和する手技を行う．音声治療が有効でない場合はボツリヌス毒素の注射や手術を行う．ボツリヌス毒素は声帯内転筋である甲状披裂筋に注射し，声門閉鎖力を弱める．手術は喉頭微細手術下の甲状披裂筋摘出術や甲状軟骨形成術Ⅱ型等が行われる．

DON'Ts
☐ 声帯の器質的病変を診た場合，切除すればすべて解決すると短絡的に判断しないこと．その疾患の特性や患者のニーズ等を総合的に考え，治療方針を考える必要がある．

防衛医科大学校耳鼻咽喉科　**塩谷彰浩**

D 喉頭領域

2 喉頭腫瘍

> **DOs**
> - 喉頭乳頭腫症は，NBI で観察し可能なら HPV のタイプを調べよう．
> - 乳頭腫を下方（声門下や気管）に播種させないために，手術時の鉗子は1回ごとに洗浄しよう．
> - 早期喉頭癌は喉頭温存をまず考えよう．

喉頭腫瘍は癌が多く，良性腫瘍は少ない．良性腫瘍には乳頭腫，神経鞘腫，血管腫，横紋筋腫などがある．悪性腫瘍は喉頭癌およびその variant（異型），軟骨肉腫などがある．

1 喉頭腫瘍の良性腫瘍

a 乳頭腫

1) 疫学

喉頭に発生する良性腫瘍でもっとも頻度が高いのは乳頭腫である．ヒトパピローマウイルス（HPV）6 型か 11 型により起こり，多発・再発しやすく recurrent respiratory papillomatosis（RRP）とよばれる．発症年齢は2峰性を示し，5歳未満（若年型）と20〜40歳代（成人型）が多い．成人型は時に悪性転化し，喫煙や放射線照射が加わると率は高くなる．照射した患者の 14%，照射していない場合は 2% といわれる．

2) 症状

症状は成人型では嗄声が多い．若年型では発声障害，呼吸切迫，喘鳴などを示し，命に危険が起こることもある．診断を的確にし，緊急対応（気管切開術）にならないようにする．若年型では広範な進展と早急な再発を特徴とする．思春期になると進展は止まる症例もある．喉頭の外に生じているものが，若年型で 30%，成人型で 16% にある．気管気管支への進展は治療に難渋し致死的になる場合がある．成人型では再発や多発はあるが，進展速度はそれほど早くなく，呼吸切迫になることはまれである．

3) 診断

声帯，仮声帯，声門下，喉頭室の線毛上皮と扁平上皮とが移行するところに生じやすい．典型的なものは疣贅状で外向性かつ分葉状の腫瘍である．単発で浮腫状の半球状腫瘍となると見逃されやすく，その場合には狭帯域光観察（NBI）で内視鏡観察すると，茶色く点状にスポット（carpet variant）（図1）がみられる．生検で最終診断をする．

4) 治療

治療は喉頭微細手術により腫瘍を摘除する．乳頭腫は基底細胞層から表皮に存在するため，術後の声の質を保つには不用意に深く鉗子を入れないことが大切である．CO_2 レーザーか，マイクロデブリッダーが使用されている．前者は手術視野を妨げず，術中の出血が少なく止血も容易で，健常組織への侵襲も少ない．マイクロデブリッダーによる切除の方が，術後に声帯に web や

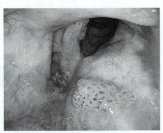

図1 喉頭乳頭腫の NBI 画像
乳頭腫を NBI で観察すると茶色く点状にみえる（carpet variant）

瘢痕を作りやすい．しかし声の質がよいという意見もある．手術操作のほかにadjuvant（補助剤）として，インターフェロンや抗ウイルス薬（シドフォビル）や抗VEGF薬（ベバシズマブ）などが使用されている．最近，シドフォビルを乳頭腫に局所注射する治療法が行われている．乳頭腫を切除せずにシドフォビルを2週ごとに3回ほど局所注射する方法と，切除後にシドフォビルを乳頭腫のあった部位に局所注射する方法がある．

気管切開術によって乳頭腫が気管や気管支に進展しやすくなるので，気管切開術は慎重に検討する．しかし気道管理のためには施行せざるを得ないこともある．

b 神経鞘腫

神経鞘腫は反回神経か上喉頭神経由来が多い．症状は嗄声，咽喉頭異常感，呼吸困難などであり，治療は手術である．喉頭正中切開で喉頭を展開して，腫瘍を摘出する．術後に脱落症状（多くは声帯麻痺）が出現し，QOLが低下する場合が多いので，術前にしっかりインフォームド・コンセントを行う．脱落症状を防ぐために被膜下切除を行ったり，（超音波）キューサーで腫瘍を吸引する方法もある．

c 患者家族への説明

良性腫瘍の場合は腫瘍摘出術が基本となるが，その適応について患者と十分に協議する．術後に起こりうる機能障害について，患者に十分説明をして同意を得ることが極めて大切である．乳頭腫にシドフォビルを使うときには施設内の倫理委員会で承認を得なければならない．

2 喉頭の悪性腫瘍

a 喉頭癌

1) 病態

喉頭癌は喉頭の粘膜上皮から発生し大部分は扁平上皮癌である．ほかにはvariant（異型）として，疣贅癌（verrucous carcinoma），類基底細胞癌（basaloid carcinoma），紡錘細胞癌（spindle cell carcinoma）などがある．喫煙が最大の危険因子である．発生する部位によって声門上・声門・声門下に分けられる．声帯にできる声門癌が多く70％を占め，次いで声門上癌が30％にみられる．声門下癌はまれである．発生学的に声門上と声門は異なっており，リンパ還流も異なる．声門上癌と声門癌とは臨床症状が大きく異なる．診断は内視鏡による視診が一番である．疑わしい場合は，全身麻酔下で顕微鏡下喉頭微細手術によって病変を確認し，同時に組織採取を行い診断を確定する．

2) 癌の進展と症状

癌の進展は，声門上癌では，前喉頭蓋間隙，舌根，梨状陥凹に進展しやすく，声帯や甲状軟骨への進展は少ない．声門癌では長い間局所に留まり，晩期になって対側の声帯，声門上，声門下，甲状軟骨に進展する．声門下癌では，甲状腺，下咽頭，頸部食道，気管壁に進展しやすい．リンパ節転移も，声門上癌では早期から転移しやすく，上深頸部に多い．声門癌ではリンパ節転移はまれである．

声門癌の症状は嗄声が多く，声門上癌は，頸部リンパ節腫脹，声の質の変化，嚥下痛，のどの異物感，血痰などが多い．声門下癌では呼吸障害や喘鳴が起こりやすい．

3) 治療と成績

日本頭頸部癌学会からガイドライン（2013年版）やアメリカのNational Comprehensive Cancer Network（NCCN）Clinical Practice Guideline（http://www.nccn.org/professionals/physician_gls/f_guidelines.asp）があり治療の参考にする．治療は放射線治療（RT），同時化学放射線療法（CRT），手術治療（声帯切除，喉頭半切除術，喉頭亜全摘出術，喉頭全摘出術）がある．病期の進行度によって判断する．喉頭癌は癌の中でも治癒しやすい癌の1つであり，喉頭全摘出術により，多くは治癒可能である．最近

では極力喉頭温存の方向で治療する傾向が強い.

①早期癌(Stage I・II)

早期声門癌の治療は，RTか経口的切除術(CO_2レーザー切除か鉗子による切除)が行われる．両側に進展する症例，前・後連合に進展しているような症例ではRTが優先される．早期声門癌の5年無病生存率は95%，粗生存率は80%である．局所コントロールや喉頭保存や生存率は，RTと外科的切除で差はない．潜在的なリンパ節転移は珍しく，予防的頸部郭清術の必要はなく，十分な経過観察でよい．

早期声門上癌では，声帯の可動性に問題のないT1やT2症例ではRTや喉頭温存手術だけで根治的治療は可能である．しかし声帯の動きが悪い大きなT2症例では，多分割照射か喉頭部分切除術がなされる．リンパ節転移が起こりやすく，レベルIIからレベルVまでの予防的郭清術も考慮する．局所制御率はStage Iで90%，stage II 80%である．しかし声門癌に比べて再発したときの救済手術の難しさやリンパ節転移が多いことから，5年粗生存率は約75%である．

②進行癌(Stage III・IV)

声門癌では嗄声の出現が早く，早期で発見されるものが多い．しかし声門上癌では症状の出現が遅いことやリンパ網が豊富なことから進行癌で初診することもある．声門下癌では症状発現が遅いことと，局所に進展しやすく喉頭外に進展した進行例が多い．進行癌でも治療の目的は救命とQOLの維持である．

T3，T4の局所進行例に対しては，従来は喉頭全摘出術が施行されてきたが，近年は喉頭保存を目標にした治療が試みられている．しかしこれまでの経過をみると，喉頭全摘出術を凌ぐものはない．

VA trial(1991年)では，PF(CDDP + 5-Fu)を3コース施行後にRTをした群と喉頭全摘出術と術後RTの群を比較した．前者の喉頭温存率は64%であり，2年生存率は両者とも68%，3年生存率は前者が53%，後者が56%であった．すなわち導入化学療法(IC)後のRTは喉頭全摘出術に匹敵することが報告された．またForastiereら(2003年)は，CRTが放射線単独治療よりも喉頭温存率が高くなることを，Pignonら(2000年)は予後の向上を報告した．RTOG91-11 study(2013年)では，CRTが喉頭温存率と局所制御率が高いことが示された．一方，IC施行後にCRTを施行した群とCRT単独群を比較しても生存率に有意差はでていない．高齢者や全身状態が悪い患者で化学療法が不可能な場合は，手術の方が安全なことがある．また喉頭全摘出術が誤嚥の予防にとっては完全な手技であり，嚥下ももっとも容易である．このように患者の背景に配慮した治療法を選択しなければならない．

一般的に喉頭進行癌の治療は，IC + RTは遠隔転移のリスクが高い症例に，CRTはN0，N1，N2a症例に，IC + CRTは原発部の腫瘍が大きい(T3とT4の一部)症例や遠隔転移のリスクの高い(N2a，N2b，N2c，N3)症例が適応になる．喉頭部分切除術(亜全摘出術も含む)を施行した場合には術後RTを検討する．喉頭温存を必要としない症例，両側声帯の動きが悪い症例，甲状軟骨が大きく破壊されているT3やT4a症例，あるいはCTやRTの完遂が望めない症例には，喉頭全摘出術が適応になる．StageIIIでは5年生存率は70%，StageIVでは40〜50%である．

4) 治療後の管理

治療後の経過観察は，再発や転移の有無，あるいは二次癌のチェックだけでなく，発声や嚥下の状態をみて必要ならリハビリテーションを行う．CRTでは晩発性の機能障害が生じ，癌がないにもかかわらず誤嚥性肺炎で死亡することもあるので長期間の

チェックが必要である．喉頭温存治療を行った進行癌では特に気をつけなければならない．

喉頭全摘出術の後遺症に気管切開孔の狭窄がある．冬に空気が乾燥してくると気管切開孔の周辺から点状に出血し，血痂が気管について呼吸困難をきたす．一時的には気管カニューレを挿入して拡大するが，根本的には開大術を行う．

術後の発声法は，電気喉頭，食道発声，TEシャント（気管咽頭瘻，プロボックス）がある．電気喉頭は頸部のやわらかい部位にしっかりと当てれば誰でも容易に発声できるが，器具が必要で片手がふさがる．食道発声は訓練が必要で誰でもできるわけではない．約150mLの空気を使うため言葉をつなげることはできない．しかし器具は必要なく，気管切開孔を閉鎖する必要もない．最近では人工のTEシャントを挿入して発声することが多くなっている．喉頭全摘出術時に一期的にTEシャントを挿入することが多い．器具を取り替える必要はあるが，誤嚥も少なく声の質もよい．

b 疣贅癌（verrucous carcinoma）

verrucous carcinomaは高分化扁平上皮癌の非転移性の異型（non-metastasizing variant）であり，外向性，疣贅状の性状を示し，ゆっくりと周辺に広がっていく．HPV 16型や18型との関連がいわれている．全喉頭癌中の1〜4%を占め，声帯の前部に好発する．主訴は嗄声がほとんどである．頸部リンパ節腫脹もみるが，転移ではなく反応性に腫脹していることが多い．腫瘍は外向性で白く，硬く，周囲との境界は明瞭である．増殖能は低く，局所に増殖する．治療は可能であれば切除術がよい．できない場合は放射線治療となる．予後はよく，5年生存率は85〜95%である．

c 類基底扁平上皮癌（basaloid squamous cell carcinoma）

Basaloid squamous cell carcinomaは類基底（basaloid）と扁平上皮の両方の成分をもつ，扁平上皮癌の異型である．増殖性にとみhigh-gradeな癌である．声門上部にできやすい．中心部に潰瘍をもち，周囲の粘膜下に浸潤する傾向をもつ．診断時には進行例が多く予後は悪い．リンパ節転移が2/3にみられ，遠隔転移も35〜50%にみられる．

d 紡錘細胞癌（spindle cell carcinoma）

Spindle cell carcinomaは扁平上皮癌と，上皮由来ではあるが間葉系の特徴をもつ悪性の紡錘細胞の両方からなる癌をいう．頭頸部では喉頭がもっとも頻度が高く，声帯に生じることが多い．主訴は嗄声である．腫瘍はいろいろな大きさからなるポリープ様腫瘤で表面には潰瘍形成していることが多い．25%に頸部リンパ節に転移をみるが，遠隔転移は少なく5〜15%といわれている．5年生存率は65〜95%である．

3 その他トピックス

喉頭乳頭腫症はHPV6型か11型で起こる．11型の方が増殖能が高く，悪性転化するのも11型である．可能なら摘出標本からHPVのタイプを確認すると，疾患の病勢が予測できる．組織からのDNA解析でHPV良性型が示された（図3a）（Takara社製キット）．これでは6型か11型かは不明である．PCR産物をシークエンスして6型であることを同定した（図3b）．

シドフォビルはDNA型ウイルスの増殖を抑制する抗ウイルス薬で，欧米ではAIDSで発症するサイトメガロウイルス網膜炎の治療薬として使用されている．しかし国内では発売されていない．鉗子で乳頭腫を緩徐にしたのち，シドフォビル（37.5 mg/mL）を1.5〜2mL局所注射した．その4か月後には乳頭腫は消失している（図4a, b）．

第 5 章　主要な疾患

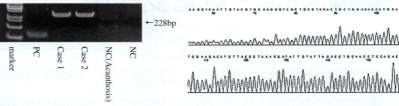

図3　乳頭腫組織の PCR 解析(a)と case1 のシークエンス(b)
PC：positive control, NC:negative control
Case1 と case2 の組織から DNA を抽出して，Takara 社製プライマーで PCR 解析をした．このプライマーで示されるのは良性型(6, 11)である．これをシークエンスして HPV6 型独自の DNA を確認し，case1 は HPV6 型によると決定した．

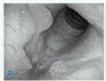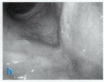

図4　喉頭乳頭腫手術前(a)，切除後にシドフォビルを局所注入した4か月後(b)
右声帯，仮声帯，喉頭室および左仮声帯に乳頭腫を認めたが，鉗子で切除後にシドフォビル(37.5mg/mL)を 1.5～2mL 注入した．その4か月後，乳頭腫は消失している．

D 喉頭領域

DON'Ts

- ☐ 喉頭乳頭腫では安易に気管切開術をしない．
- ☐ 特に進行癌症例にはチーム医療が必要である．患者背景を見落としてはならない．
- ☐ 再発や転移のチェックだけでなく，嚥下や発声のチェックも怠ってはならない．喉頭が残存しても嚥下ができなければ意味がない．

浜松医科大学耳鼻咽喉科・頭頸部外科　**峯田周幸**

E 気管・気管支・食道領域

1 気管・気管支疾患

> **DOs**
> - □ 長期の気管内挿管や気管切開のカニューレの刺激により、気管粘膜から肉芽が発生する.
> - □ 腕頭動脈からの気管内への出血の原因は、気管カニューレの先端が気管前壁にあたり、同部位の損傷による感染、肉芽の発生が原因で腕頭動脈と気管との瘻孔形成をきたす.

　気道系の疾患は診療に緊急を要することがあり、瞬時の判断を迫られることが多い.気管・気管支疾患は多岐にわたる.気管支炎や、慢性気管支炎、喘息など呼吸器科が主にかかわる疾患が多いが、上気道を扱う耳鼻咽喉科は、1つの気道として関連をもって診断・治療を行わなければならない.小児科、呼吸器科から依頼を受ける代表疾患を解説する.

1 先天性疾患

a 気管狭窄
　気管軟骨膜腰部の欠損のため、気管軟骨

> **Pitfall**
> 気管・気管支の先天異常は無症状のこともあり、たまたま撮った胸部 X 線で発見されることがある.

のみで完全にリング状になる状態で生下時から喘息を認める.

b 気管食道瘻
　気管・食道は前腸から発生し4〜6週での分離の過程で瘻孔が発生するといわれている.

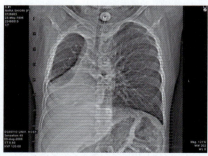

図2　右肺の完全欠損

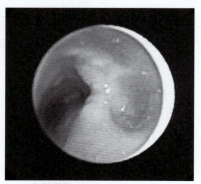

図1　気管憩室

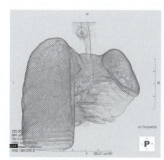

図3　残存肺の過膨脹

c 気管憩室

気管下方右壁側に好発し(図1), 気管支分岐異常との関連が示唆される.

d 気管気管支分岐異常

気管支の分岐異常は様々な形態を示す. 完全欠損では残存肺の過膨張を示す(図2, 3).

e 血管輪

重複大動脈により血管のリングが気管の周囲に形成され, 気管の狭窄をきたす.

2 後天性疾患

a 気管内肉芽

長期の気管内挿管や気管切開のカニューレの刺激により肉芽が発生することがある(図4). 早めの切除が必要だが, 切開孔の直上部に形成する場合と, 気管カニューレ先端部に形成される場合がある. 直上部肉芽に対しては気管切開孔の上部を切開して除去可能である. 先端部の肉芽に対しては長い気管カニューレを使用したり, ガーゼの厚さを調節して, 気管カニューレの先端が常時同じ部位を刺激しないように工夫する.

肉芽や瘢痕により気管が強度に狭窄した際は何らかの気管再建術が必要となる. 一期的再建が困難な際は気管軟骨と皮膚を広範囲に縫合し, Tチューブを挿入し, 肉芽の再発の予防や, 気管の狭窄を観察する必要がある(図5). また, 気管切開上方の広範な肉芽や狭窄に対し, 長期の気道管理の目的から気管切開孔形成の有効な方法の報告や, 近年気管壁の広範な欠損に対し, 再生医療の手法を応用した気管再建の良好な報告があり, 将来のスタンダードな治療法の可能性が高く注目したい.

b 腕頭動脈からの出血

気管前壁に接している動脈であり, 気管カニューレ先端部による慢性的な機械的刺激により出血が起こることがある. いったん生じてしまうと致命的であるので, 救命しえた症例を経験したので示す. 症例は23歳女性. 生下時の低酸素血症による脳性麻痺で長期の軽度誤嚥と強い側彎症を認めていた. 気管切開術施行したが誤嚥が続いていた. 気管切開から2年後, 気管孔より多量の出血あり, 内視鏡検査にて気管前壁の気管カニューレの先端から約1cm末梢に出血点, その周囲に拍動を認めた(図6). 検査終了数分後, 突然気管孔より大出血が

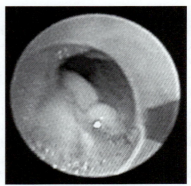

図4 気管チューブと気管内肉芽

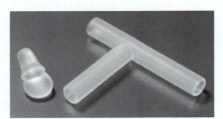

図5 シリコンTチューブ

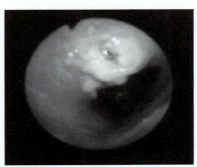

図6 腕頭動脈気管瘻

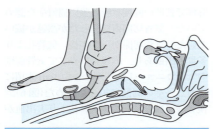

図7　腕頭動脈瘻の止血法

始まり，直ちに気管内に挿管チューブを挿入した．カフと前胸部の圧迫と挿管チューブの後方に人差し指を挿入し圧迫（図7），一時的に止血ができたので手術室へ移動し緊急手術とした．

胸骨縦切開で縦隔開放術を施行．穿孔は気管と腕頭動脈が接する位置より約1cmの部位に認めた．さらに腕頭動脈が気管と接する面を剝離すると，動脈側にも穿孔を認めた．これらの周囲は炎症性の癒着をきたしていた（図8）．

気管の瘻孔部位と腕頭動脈の穿孔部位は約1cmの距離があり，気管壁の炎症による穿孔が気管外側へ侵展し，腕頭動脈に達して穿孔をきたしたものと考えられた．

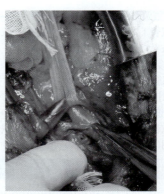

図8　腕頭動脈の穿孔

動脈壁の穿孔部位は心囊膜をパッチし閉鎖した．本例の出血の原因は，気管カニューレの先端から肉芽の位置までの距離が離れていたことや，母親が頻回に気管内を吸引していたことから，吸引チューブの刺激による肉芽と考えられた．このような気管内吸引が原因の肉芽の合併症予防には，気管内吸引は気管カニューレ内のみとし，喀痰が充分吸引できないなど無効時のみ気管内の深部吸引を行い，必要以上吸引圧を上げたり，暴力的な吸引操作を避けるなどの注意が必要である．

DON'Ts

- 図6のような気道前壁の肉芽を認めた際は安易に摘出すると大量出血の原因となる．必ず周囲の拍動などを確認する．

獨協医科大学耳鼻咽喉・頭頸部外科　**平林秀樹**

E 気管・気管支・食道領域

2 食道疾患

DOs

- 食道疾患は嚥下に伴った臨床症状が出現しやすい．
- 食道疾患によって下咽頭や喉頭に何らかの所見が現れる場合があるので，咽喉頭内視鏡を使って丁寧に観察しよう．
- 咽喉頭に異常所見を認めないのに，嚥下困難や嚥下痛が持続する患者には，スクリーニングとして上部消化管内視鏡を勧めよう．

1 食道疾患の症候

a 胸やけ
胸やけは，胸骨後方の燃えるような感覚で，胃酸が食道に逆流する胃食道逆流症に起因することが多く，食道内pHモニタによって酸の逆流現象が確認される．

b 嚥下痛
嚥下痛は嚥下時に起こる痛みあるいは不快感である．進行性の嚥下困難や体重減少は食道癌の存在を疑わせる．長期にわたって嚥下痛が持続する場合はアカラシアなどの運動障害疾患を考える．悪性腫瘍患者や化学療法中の患者，免疫不全状態にある患者，肝硬変や糖尿病の患者には，食道カンジダを疑う必要がある．

c 嚥下困難
食道由来の嚥下障害でも患者は頸部の閉塞感を訴えることがあるので注意する．固形物からはじまる通過障害が急速に起こり，急激な体重減少を伴う場合には食道癌を疑う．神経障害による嚥下障害の代表的なものとして，アカラシアがある．典型的なアカラシアでは固形物と液体両方の通過障害が初期から出現し次第に増悪する．

d 吐血
食道からの出血で特に頻度が高いのは食道静脈瘤破裂である．突然の大量出血では鮮血のことが多く，顔面蒼白，冷汗，頻脈，血圧低下などがみられる．生命の危険もあるため早急な止血処置が必要である．

2 検査と診断

a 内視鏡検査
食道粘膜癌の内視鏡診断の精度は飛躍的に向上しており，食道癌の内視鏡的粘膜切除術は外科手術と遜色のない良好な成績が得られている．食道粘膜は重層扁平上皮であり，正常部にはグリコーゲンが豊富に存在する．粘膜病変部はヨードに染色されない不染部となるため，食道内視鏡にはヨード染色が頻用される．食道癌の特徴として多発ヨード不染部の存在が挙げられる（図1）．

b 造影検査
食道造影検査は，胸やけ，嚥下障害，嚥下痛，食道違和感などに対する初回検査として行われる．運動機能異常や食道の通過をみる場合には，造影検査が必須である．

3 疾患各論

a 先天性食道閉鎖症
先天性食道閉鎖症は食道気管の発生異常で食道の先天的な閉塞・離断を特徴とする．

> ⚠️ **Pitfall**
>
> 耳鼻咽喉科医が行う嚥下造影検査でも，必ず食道内のバリウムの通過状態を確認すべきである．食道腫瘍やアカラシアが確認されることもある．

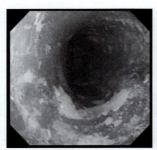 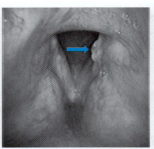 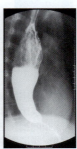

図1　ヨード染色による食道粘膜の不染部

図2　胃食道逆流による喉頭肉芽腫

図3　食道アカラシアの造影検査

大半が気管食道瘻を有している．胎児超音波検査で羊水過多と胃泡がないのが特徴である．診断がつき次第手術が必要となる．

b　胃食道逆流症

胃食道逆流症(gastroesophageal reflux disease：GERD)は，胃内容物が食道内に逆流して生じる症状または組織の損傷であり逆流性食道炎を含む広い概念である．定型的な症状は胸やけと逆流感であるが，非定型的な症状として慢性喉頭炎，喉頭肉芽腫，咽喉頭異常感などの咽喉頭症状，さらに喘息発作，慢性咳嗽，嚥下性肺炎といった呼吸器症状を呈することもある．耳鼻咽喉科医としては非定型的の症状に注意が必要である(図2)．治療としては，生活指導，プロトンポンプ阻害薬が有効であるが，再発の頻度も高い．

c　食道アカラシア

食道アカラシアは下部食道噴門部の弛緩不全による食物の通過障害や食道の異常拡張などがみられる機能的疾患である(図3)．診断には食道造影が必要で，食道の拡張，食物残渣・造影剤の停滞，胃泡の消失，異常収縮などがみられる．薬物治療や非観血的拡張術では再発が多く，外科的治療が必要となることもある．

d　食道腫瘍

食道の良性腫瘍は胃や大腸などほかの消化管と比較して頻度は少なく，悪性腫瘍では食道癌がもっとも多い．食道癌のリスクファクターは喫煙と飲酒が挙げられるが，これは咽頭癌や喉頭癌とも共通したものであるため，咽頭癌や喉頭癌の患者に食道癌の合併がみつかることも珍しくはない．頭頸部癌の治療を開始する前には，上部消化管の精査を必ず行う必要がある．

DON'Ts

- ☐ 食道疾患による症状が嚥下痛や嚥下困難を主訴に耳鼻咽喉科を受診する患者には，食道疾患がある可能性を忘れてはいけない．
- ☐ 咽喉頭に所見がないからといって，漫然と経過を観察し，食道癌の診断が遅れるようなことはあってはならない．

旭川医科大学耳鼻咽喉科・頭頸部外科　**片田彰博**

E　気管・気管支・食道領域

3　異物症

> **DOs**
> - 気道異物は呼吸状態が急激に変化し窒息の可能性もあるため，可及的速やかに対処する方がよい．
> - 食道異物は気道異物ほどの緊急性はないが，異物の部位，種類，大きさに応じて摘出方法を検討する必要がある．

1　気管・気管支異物

気道異物は呼吸障害，窒息，肺炎を引き起こす危険性があり，適切な初期対応が早急に要求される救急疾患である．乳幼児はピーナッツ，玩具の部品などが多く，高齢者では歯科異物の頻度が高い．

a　診断

気道異物の診断にはエピソードの聴取が非常に重要で，異物を飲み込んだときの状況に加えて，その異物の形状や大きさについても確認する．誤嚥したと思われる異物と同じものを実際にみることができれば摘出時に非常に役立つ情報となる．

気道異物の診断には胸部X線検査が不可欠である．X線非透過性の異物であれば，その位置と大きさが明らかになる（図1）．ピーナッツのようなX線透過性の異物の場合でも，吸気時と深呼気時の2枚のX線撮影によって吸気時に心縦隔が患側に，呼気時に健側に移動するホルツクネヒト徴候が確認されることもある（図2）．

b　摘出

問診および胸部X線検査により気道異物が疑われる症例には，速やかに全身麻酔を導入し，気管・気管支の観察を行うべきである．

軟性気管支鏡による摘出では，ラリンギアルマスクのチューブ内に軟性気管支鏡を挿入し，鉗子を用いて摘出操作を行う．軟性気管支鏡の鉗子では把持力が不十分な場合や異物が声帯を通過する際に声帯を損傷するリスクが高い場合には，硬性気管支鏡を用いた摘出に切り替えるべきである．

硬性気管支鏡による摘出は，全身麻酔下でのventilation bronchoscopyを用いた摘出となる．ventilation bronchoscopyによる異物摘出は，異物と気管支壁の間に開いた

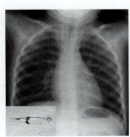

図1　小児が吸引した2本のまち針異物

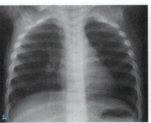
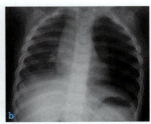

図2　ホルツクネヒト徴候
a．吸気時　b．呼気時
左気管支異物，カボチャの種

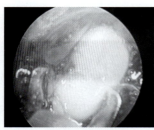 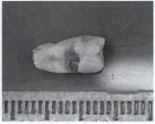

図3 ventilation bronchoscopy で摘出した歯牙異物

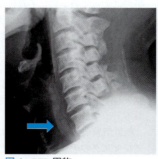 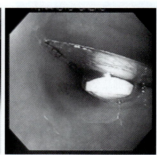

図4 PTP異物

鉗子の先端を滑らせるように進め，異物の中央を把持し気管支鏡とともに引き抜くようにして摘出する（図3）．

2 食道異物

食道異物は食道入口部に嵌頓している頻度が高い．小児では玩具や硬貨，成人では魚骨，義歯，PTP（press through package）が多い．食道異物のもっとも大きな問題は食物の通過障害であるが，水分やエネルギーの補給は経静脈的にも行えるため，食道異物摘出術では準備を整える時間的な余裕がある（図4）．

a 診断

嚥下時の痛みと食物の通過障害があれば食道異物を疑う．異物を誤飲したことが本人や家族から確認できれば診断は容易である．しかし，小児や老人では誤飲の経緯がはっきりしないことも少なくない．

硬貨や義歯，太い魚骨，PTP異物は，頸胸部X線検査で比較的容易に診断できる．CT検査は，X線透過性のものでも大部分が食道腔を占拠する異物として同定可能であること，食道穿孔が疑われる場合には食道周囲の炎症や膿瘍の有無が容易にわかること，X線検査では頸椎や喉頭の陰影に隠れた小さな魚骨でも比較的容易に同定できることなどの利点があり，極めて有用である（図5）．

b 摘出

食道内視鏡による摘出は，食道の中部から下部にある小さな魚骨や義歯，硬貨などの異物がよい適応である．処置に全身麻酔を必要としないことも大きな利点である．

小児例，異物が食道入口部にある場合，食道壁に深く刺さっている魚骨や食道粘膜

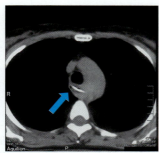
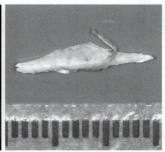

図5 魚骨異物

を傷つける大きなPTPなどは，全身麻酔下での食道硬性鏡による摘出が望ましい．魚骨異物では先端が粘膜に刺さっていることもあり，鉗子で確実に先端部を引き抜いてから摘出する．特殊な異物として，ボタン電池異物がある．ボタン電池は長時間同じ部位に留まると，粘膜の腐食が進み食道穿孔のリスクが非常に高くなるため，可及的速やかに摘出する必要がある．

粘膜の裂傷や食道穿孔の危険性がない場合には入院の必要はないが，食道周囲炎や縦隔炎のリスクについては十分に説明し，嚥下時の痛みや発熱が認められた場合には速やかに来院し，迅速な検査と治療を受ける必要があることを十分に認識させることが必要である．

 コツ

PTP異物を摘出する場合に食道粘膜に裂傷を生じる危険性がある．鉗子でPTPを硬性鏡の中に引き込んでから，硬性鏡ごと抜き出すように摘出する．

DON'Ts

- 気道異物の摘出は気道確保，麻酔，摘出操作を同時に行う必要があり，経験の少ない医師が1人で摘出術を行うことは非常に危険である．
- 食道異物は気道異物に比べると緊急性は高くはないが，ボタン電池の食道異物は短時間で食道穿孔を起こす可能性があり，可及的速やかに摘出する必要があることを忘れてはならない．

旭川医科大学耳鼻咽喉科・頭頸部外科　**片田彰博**

F 頭頸部領域

1 唾液腺疾患

> **DOs**
> - 腫瘍性病変か非腫瘍性病変かの鑑別診断を行う.
> - 腫瘍性病変では,良悪性,組織型の診断に努める.

　唾液腺疾患は概して唾液腺腫脹を伴うが,その原因は多岐にわたる.そのうち非腫瘍性疾患は表1のごとくであり,耳下腺と顎下腺のどちらに起こりやすいかはそれぞれの疾患によって異なる.

1 非腫瘍性疾患

a 急性化膿性唾液腺炎

　唾液は抗菌作用を有する免疫グロブリンやリソソームなどを含むため,唾液分泌低下の状態で発症しやすい.また多くは唾液腺管からの逆向性感染であるので,口腔内不衛生とも関係する.顎下腺炎の場合,唾石を伴うことも多い.主な起炎菌は黄色ブドウ球菌,A群連鎖球菌,嫌気性菌である.症状は同部位の疼痛,圧痛,皮膚の発赤,ステノン管やワルトン管開口部の発赤,浮腫,膿汁分泌,重症例では開口障害を伴うことがある.

　上記症状,所見のほか,血液検査でWBC, CRP上昇,血清アミラーゼ上昇を認める.CTでは唾液腺のびまん性腫脹を認めるが,膿瘍形成を示すこともある.穿刺吸引細胞診では多数の好中球を認める.

　細菌感染であるから感受性のある抗菌薬が有効である.一般には内服でよいが,重症例では点滴静注を行い,ステロイド投与もよい.膿瘍形成例では切開排膿を要することもあるが,顔面神経の走行に注意する必要がある.

b ウイルス性唾液腺炎(ムンプス,流行性耳下腺炎)

　唾液を介したムンプスウイルス(パラミクソRNAウイルス)の飛沫感染による.ムンプスウイルス以外のウイルス感染は,免疫不全の状態を除けばまれである.2〜14歳が80%を占め,5歳にピークを認める.2〜3週間の潜伏期を経て,発熱,耳下腺腫脹(80%は両側性,顎下腺腫脹も時にあり),疼痛を認める.このような症状が1〜2週間続いて多臓器(精巣,卵巣,膵臓,腎臓,内耳)にも炎症が波及することがある.約半数は不顕性感染であるが,唾液腺腫脹の6日前〜9日後まで感染性があるといわれている.腫脹が消失するまで登校は禁止しなければならない.

　同疾患の既往を聞くことが重要であるが,急性化膿性耳下腺炎や反復性耳下腺炎と区別がついていないことがある.予防接種の

表1　唾液腺腫脹をきたす非腫瘍性疾患

1. 炎症性疾患

    1) 急性炎症
        急性化膿性唾液腺炎(耳下腺>顎下腺)
        ウイルス性唾液腺炎(耳下腺>顎下腺)
    2) 慢性炎症
        慢性化膿性唾液腺炎(耳下腺>顎下腺)
        唾石症(顎下腺>>耳下腺)
        耳下腺結核(耳下腺)
        放線菌症(耳下腺>顎下腺)
        慢性反復性耳下腺炎(耳下腺)
        線維素性唾液管炎(耳下腺>顎下腺)

2. 自己免疫疾患・IgG4関連疾患・その他

    シェーグレン症候群(耳下腺>顎下腺)
    ミクリッツ病(耳下腺>顎下腺)
    キュットナー腫瘍(顎下腺)
    木村病(耳下腺>顎下腺)
    サルコイドーシス(耳下腺>顎下腺)
    唾液腺症(耳下腺=顎下腺)

有無も確かめる．上記症状から診断は比較的容易であるが，血液検査ではWBCやや減少，血清アミラーゼ上昇を認める．ムンプスIgM抗体が上昇していれば確実であるが，一般に結果まで時間がかかる．予防にはワクチン接種は有効であるが，発症後は対症療法になる．青年以降の感染では約30％が不妊になるが，女性には少ないとされている．ムンプス難聴は一般に高度感音難聴であり予後不良である．感染により永久免疫を獲得する．

c 唾石症

唾石症とは結石を生じて，唾液の排泄障害や唾液腺の炎症症状をきたす疾患である．顎下腺に好発し，管内，移行部，腺内の順に多い．唾石は複数存在することもある．無症状のものから急性化膿性顎下腺炎の症状を示すものまである．ワルトン管開口部の発赤や膿汁排出を認めることがある．

双手診にて唾石を触れれば診断は容易である．開口部からブジーを挿入し，唾石を確認するのもよい．単純X線で唾石を確認できることもあるが，骨との重なりや唾石が複数個存在する症例もあることから，単純CTを撮影するのが確実である（図1）．

無症状なら経過観察でもよい．小さい唾石なら自然排出することもある．炎症が強い症例，繰り返す症例は手術的摘出の適応である．管内唾石で口腔底前方にある唾石は，局所麻酔下に外来手術が可能である．移行部から腺内唾石は，全身麻酔下に外切開による顎下腺摘出術が行われる．炎症を繰り返している症例では，周囲と癒着していて摘出に難渋することがある．顔面動脈，顔面神経下顎縁枝，舌神経，舌下神経に注意する．

d シェーグレン症候群（Sjögren syndrome：SS）

涙腺，唾液腺をターゲットとした自己免疫疾患であり，時に他の自己免疫疾患（関節リウマチがもっとも多い）を合併する．口

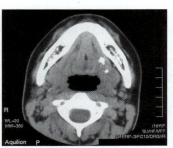

図1　唾石症単純CT

内乾燥，眼乾燥を主症状とする．性比では圧倒的に女性に多い．

厚生労働省特定疾患免疫疾患調査研究班の診断基準がある．それによると，①口唇腺組織にリンパ球浸潤を認める，②口腔検査（唾液腺造影，唾液分泌量検査）で異常を認める，③シルマー試験で異常を認める，④血清検査（SS-A抗体，SS-B抗体）で陽性を認める，これら4項目のうち2項目以上が陽性の場合SSと診断する．SS-A抗体は70％，SS-B抗体は30％で陽性を示すとされている．

主に対症治療になる．眼乾燥に対して，涙の補充として人工涙液や点眼薬を使用する．口腔乾燥に対して，セベメリン塩酸塩が有効であるが，消化器症状や発汗などの副作用を伴うことがある．唾液の補充として人工唾液が用いられる．また口内ケア，う歯の予防に努める．

e IgG4関連唾液腺疾患

近年，血清IgG4高値を示し組織中にIgG4陽性細胞浸潤を認める疾患群が提唱され，唾液腺疾患では，キュットナー腫瘍（慢性硬化性唾液腺炎）やミクリッツ病がこれにあたる．ミクリッツ病の診断基準として，①涙腺，耳下腺，顎下腺の持続性（3か月以上），対称性の2ペア以上の腫脹を認める，②血清IgG4＞135mg/dLを認める，③涙腺，耳下腺，顎下腺組織中に著明なIgG4陽性細胞浸潤を認める．この3項目のうち，①は必須で②または③を認める

ことを基準とする案が提唱されている．キュットナー腫瘍の診断基準は今のところないが，硬い腫瘍性の対称性顎下腺腫脹が特徴であり，血清 IgG4 高値，組織中 IgG4 陽性細胞浸潤を認めることが多い．このようにキュットナー腫瘍やミクリッツ病は IgG4 陽性細胞浸潤を認める線維化を主体とする病態と考えられ，IgG4 関連硬化病変と命名すべき疾患群に含まれる．従来ミクリッツ病はシェーグレン症候群の一部であるとされてきたが，今では IgG4 関連疾患としてシェーグレン症候群とは別の病態であると理解されている．一方キュットナー腫瘍は腫瘍を思わせる硬い対称性顎下腺腫脹が特徴であるが，ミクリッツ病との類似性について今野がいち早く提唱していた．今後両者が同一のものなのか類縁疾患であるのかの研究が待たれる．IgG4 関連疾患の代表である自己免疫性膵炎は約 40％ に涙腺，唾液腺腫脹が認められる．しかし，IgG4 関連疾患でも IgG4 高値を示さない例，血清 IgG4 値と組織中 IgG4 陽性細胞浸潤が乖離している例，キュットナー腫瘍と臨床像が異なる顎下腺腫脹症例で血清 IgG4 高値を認めることがあるなど今後この疾患概念の整理を必要としている．

2 腫瘍性疾患

耳下腺腫瘍の発生率は 10 万人に 2 人程度であり頻度は高くない．良性：悪性は約 8：1 である．WHO 分類（2005 年版）によれば良性腫瘍は 10 種類，悪性腫瘍は 23 種類に分類されている．顎下腺腫瘍は耳下腺腫瘍より頻度は低く唾液腺腫瘍全体の 5～10％ である．舌下腺腫瘍はさらに少ない．

a 耳下腺良性腫瘍

多形腺腫がもっとも多く，次いでワルチン腫瘍であり，両者で約 90％ を占める．第三の組織型は基底細胞腺腫で 3～4％ を占める．第 1 鰓弓由来の嚢胞は耳下腺内や周囲に発生するので，良性腫瘍との鑑別を要する．

症状は耳前部あるいは耳下部の無痛性腫瘤であることが多い．多形腺腫は弾性硬，ワルチン腫瘍は弾性軟である．ワルチン腫瘍は高齢男性に多く，好発部位は耳下腺下極である．一方多形腺腫はやや女性に多く，発生部位に特徴的なことはない．診断は超音波エコーと穿刺吸引細胞診（FNAC）である．FNAC の正診率は多形腺腫で 80～90％，ワルチン腫瘍で 70～80％ である．CT より MRI の方が腫瘍の描出が良好であり，多形腺腫は一般的には T1 強調で低信号，T2 強調で高信号を示す．ワルチン腫瘍では ^{99m}Tc 唾液腺シンチで約 80％ の症例で集積を認める．以上の診断で多形腺腫とワルチン腫瘍はほぼ術前診断可能であり，そうでない症例はまれな良性腫瘍や悪性腫瘍，特に低悪性腫瘍を考える必要がある．

多形腺腫は，大きさが緩徐であるが増大すること，悪性化の危険性があることから，基本的に発見した時点で手術適応である．ワルチン腫瘍は，組織学的に確定しているならば，経過観察でもよい．標準術式は葉部分切除術である．多形腺腫は再発の危険性から核出術は禁忌である．術後合併症で最も問題となるのは顔面神経麻痺である．良性腫瘍手術で神経の切除，すなわち永久顔面神経麻痺になることはまずないが，一時麻痺は浅葉手術で 15～20％，深葉手術で約 50％ に起こる．その多くは一部麻痺（下顎縁枝麻痺が多い）であり，回復までの期間は平均 2 か月程度である．

b 耳下腺悪性腫瘍

耳下腺癌の予後因子はステージおよび組

コツ

穿刺吸引細胞診（FNAC）は術前の組織型診断の唯一の方法である．21～22G 針を使用するため，細胞播種の危険性はほとんどないとされている．少なくとも，断然有益性の方が多く，唾液腺腫瘍に対しては必須の検査になっている．

織型（悪性度）である．23 ある組織型のうち，多いものは粘表皮癌，多形腺腫由来癌，腺様囊胞癌，腺房細胞癌，唾液導管癌であるが，この中には異なる悪性度を有する組織型がある．組織型からみれば，それぞれ異なった疾患であると認識した方がよい．

耳下腺癌は悪性徴候として，疼痛，癒着，顔面神経麻痺が知られている．特に疼痛は重要なサインであり，良性腫瘍では一般にない症状である．圧痛のことも自発痛のこともある．術前に組織型を決定することが望ましいが，FNAC の正診率は 30% 程度であり，術中迅速診断の正診率も必ずしも良好ではない．画像診断として，MRI，CT，US などがある．高悪性，中悪性，低悪性と分けた場合，高悪性の診断は FNAC，画像診断などから比較的わかりやすい．一方低悪性の診断は難しく，「良性」として手術を施行し，永久病理診断で低悪性と判明することもある．耳下腺癌の場合，まず悪性を疑うことが診断の第一歩である．

いずれの組織型であっても，手術が第一選択である．局所（耳下腺）の切除範囲を決定する要素としては，腫瘍の大きさ（T 分類）

Pitfall

腫瘍では唾液腺疾患の場合，疼痛は悪性の重要なサインである．良性腫瘍では一般に疼痛の訴えはない．炎症性疾患では当然疼痛の訴えは一般的であり，唾液腺腫瘍（腫脹）の診断として，悪性腫瘍と炎症の鑑別が問題となることがある．

と病理組織型（悪性度を含む）である．局所切除の要点は，顔面神経の取り扱いをどうするかに尽きる．術前顔面神経麻痺がある場合は，神経に癌が浸潤しているのだから，当然切除することになるが，神経麻痺がない場合，safety margin をとるために，顔面神経を切除するか否かが問題となる．腫瘍の大きさ，組織学的悪性度で判断することになる．頸部郭清術について，N＋症例では，耳下腺周囲も含めた全頸部郭清術を施行する．N0 の場合の予防的郭清については一定した見解がないが，耳下腺のリンパ流を考えるとレベル I～III に加えて，レベル V の上方を含むのが妥当である．放射線療法は，高悪性型や切除が不十分な症例に対して施行される．化学療法の有効性に対する確かなエビデンスは今のところない．

DON'Ts

- 多形腺腫に対する切開生検は禁忌である．また摘出術においても核出術は行ってはならない．
- 多形腺腫の再発は，多形腺腫由来癌のこともあり，たとえ癌がなくても多発性再発は「臨床的悪性」と考えられる．

大阪医科大学耳鼻咽喉科・頭頸部外科　河田　了

耳下腺低悪性癌

耳下腺低悪性癌は，実に厄介な疾患である．術前診断が難しく，良性として摘出術を行ってしまうことがあること，再発率が結構高いのだが，一般に再発までの時間が長く，長期にわたるフォローが必要なことが問題点である．短期的なフォローで再発がないから，良性腫瘍と同様な摘出術でよいとする論文をよく見かけるが，やや甘いような気がする．実際しばしば低悪性癌に分類されている腺房細胞癌の 10 年生存率 60～70% である．

F 頭頸部領域

2 甲状腺疾患

DOs

- 甲状腺疾患の頻度は高いので，何らかの甲状腺疾患があるものと考えて診察することが重要．
- 甲状腺機能亢進症はバセドウ病だけではなく，無痛性甲状腺炎，亜急性甲状腺炎，プランマー病の可能性も考慮する．
- びまん性腫大で甲状腺機能正常～低下であれば慢性甲状腺炎（橋本病）を考える．
- 甲状腺結節の診断には超音波と穿刺吸引細胞診が第一選択である．
- 甲状腺機能検査は TSH，FT_4，FT_3，慢性甲状腺炎は抗サイログロブリン抗体（TgAb）と抗甲状腺ペルオキシダーゼ抗体（TPOAb），バセドウ病は TSH 受容体抗体（TRAb）を測定する．

甲状腺疾患は頻度が高く，10人に1人は何らかの甲状腺疾患を有しているといわれている．甲状腺機能亢進症や低下症，甲状腺癌など治療が必要な甲状腺疾患は70～100人に1人で，潜在的甲状腺機能低下症を含めるとさらに増える．したがって，頸部を診察する場合には何らかの甲状腺疾患があるものと考えて診察することが重要である．甲状腺機能亢進症を見逃すと不整脈や心不全になり，甲状腺機能低下症を見逃すと認知症やうつ病と診断されてしまうことがあるので，耳鼻咽喉科医といえども最低限の内分泌の知識は必要である．

1 検査方法

a 触診

触診は甲状腺疾患の大多数をスクリーニングする重要な検査で，触診の熟達が甲状腺疾患を見逃さない重要なポイントになる．まず輪状軟骨を触知し，「何か」を触知するようならびまん性腫脹を疑う．男性の甲状腺は女性に比べて位置が低いので触診しにくいが，嚥下させることによってはじめてわかることも多い．触診で「びまん性腫脹」と「結節性腫脹」の判別を行う．

b 超音波（エコー）

超音波は甲状腺疾患が疑われるすべての初診患者に必要で，低侵襲性，簡便性，経済性だけでなく，質的な面においても CT や MRI より優れている．経験を積めば腫瘍の性状から良性と悪性の鑑別を行うことが可能である．できればカラードプラを用いた方がよい．

c 穿刺吸引細胞診

穿刺吸引細胞診は超音波とともに今や欠かすことのできない検査方法である．細胞診は必ずエコー下に行い，病変部位を的確に穿刺することが重要である．乳頭癌の診断は容易だが，濾胞癌の診断は困難である．慢性甲状腺炎ではリンパ球などの炎症細胞，未分化癌では大型で異形の多核巨細胞を認める．

d CT

超音波での判断が難しい気管浸潤や，縦隔進展例において有用である．腫瘍の立体的形状や周囲組織との位置関係を把握しやすいので，術前に頸部造影 CT を行う．また，進展度の高い癌では胸部 CT も追加する．

e MRI

MRI には石灰化病変を評価しにくい欠

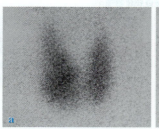 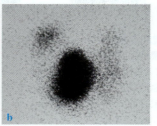

図1 シンチグラフィによる診断
a. バセドウ病のヨードシンチグラフィ
b. プランマー病のヨードシンチグラフィ

点があり，CT に比べて診断の有用性は低い．造影 CT ができない場合には MRI を選択する．

f シンチグラフィ（図1）

バセドウ病と無痛性甲状腺炎の鑑別に ^{123}I の摂取率を測定することは有用であるが，腫瘍診断の有用性は低い．甲状腺全摘後の遠隔転移の検索には ^{131}I シンチグラフィが用いられる．PET 検査は橋本病や腺腫様甲状腺腫でも集積するので注意が必要だが，^{131}I シンチグラフィで取り込みのない分化癌の再発，未分化癌や悪性リンパ腫の病状の把握には有用である．

2 鑑別診断（図2，表1）

a 甲状腺機能亢進

1) バセドウ病（TSH 低値，FT₄ 高値，FT₃ 高値，TRAb 陽性，放射線ヨード〔またはテクネシウム〕摂取率高値）

バセドウ病の診断には頻脈，体重減少，指先振戦，発汗の臨床症状が重要で，問診からバセドウ病を疑うことが重要である．そのほかにびまん性甲状腺腫大，眼球突出があればバセドウ病である確率は高い．バセドウ病とよく似た疾患に無痛性甲状腺炎があるので鑑別診断には注意が必要である．治療には抗甲状腺薬による内服治療，放射線ヨード治療，手術治療の３つがあるが，わが国では内服治療が第一選択である．内服治療で寛解しない場合に手術またはアイソトープ治療が選択される．アイソトープ治療は若年者，妊娠中や授乳中の患者には避けるべきであるが，手術後の再発例や重篤な合併症をもつ患者には有用である．

2) 亜急性甲状腺炎（TSH 低値，FT₄ 高値，CRP 高値，赤沈亢進）

ウイルスが原因とされているが，原因ウイルスは明らかではない．甲状腺の強い炎症とそれによる濾胞の破壊のため，甲状腺の強い痛みと発熱を認め，甲状腺機能亢進の症状を呈する．自然治癒するが，痛みや発熱が強い場合はステロイドの投与を行う．プレドニン 20〜30mg/ 日から開始し，その後，採血やエコーで評価を行いながら，2〜3 か月かけて減量，中止する．甲状腺の破壊が進みホルモンが枯渇すると一過性に甲状腺機能低下の症状を呈する．再発はまれである．

3) 無痛性甲状腺炎（TSH 低値，FT₄ 高値，TRAb 陰性，放射線ヨード摂取率低値）

亜急性甲状腺炎と同様，甲状腺組織が一過性に破壊されることによって甲状腺機能亢進を認めるが，甲状腺に痛みを生じないことが特徴である．原因は明らかではないが甲状腺に対する自己免疫反応が原因と考えられ，橋本病が基礎疾患と考えられている．無痛性甲状腺のもっとも重要な点は，バセドウ病と間違えて抗甲状腺薬で治療してはならないことである．甲状腺ホルモンの上昇は自然に回復するので，抗甲状腺薬

を投与する必要はない．経過観察が重要である．

b 甲状腺機能正常
1） 急性化膿性甲状腺炎
細菌感染による甲状腺の急性化膿性炎症で，下咽頭梨状窩瘻，すなわち梨状窩の先端から甲状腺に向かう先天性の内瘻からの感染が原因である．10歳以下に多く，左側に多い．穿刺吸引で膿汁が採取されることにより診断される．バリウムなどの造影剤を用いた咽頭食道透視で瘻孔があれば確定診断されるが，炎症が強い時期には瘻孔は証明できないことも多い．根治的には瘻管の摘出が必要であるが，ラリンゴマイクロ下での瘻管の化学的焼灼術も有用である．

c 甲状腺機能低下
1） 慢性甲状腺炎（橋本病）〈TSH 高値，FT₄ 低値，TRAb 陰性，TgAb または TPOAb 陽性，放射線ヨード摂取率低値〉
バセドウ病と同じ自己免疫疾患で，抗サイログロブリン抗体（TgAb）または抗甲状腺ペルオキシダーゼ抗体（TPOAb）のどちら

 Pitfall

ヨードを含む放射線造影剤，抗精神病薬，ステロイド，利尿薬などは甲状腺ホルモンに影響するので，甲状腺機能異常を認める場合は薬物のチェックも必要！

表1 甲状腺疾患の鑑別方法

疾患名	検査結果
バセドウ病	TRAb 陽性 ヨード摂取率高値
無痛性甲状腺炎	TRAb 陰性 ヨード摂取率低値
亜急性甲状腺炎	圧痛，発熱，赤沈亢進 TRAb 陰性
プランマー病	結節 ヨードシンチグラフィ陽性
橋本病	TgAb または TPOAb 陽性

TRAb：TSH 受容体抗体，TgAb：抗サイログロブリン抗体，TPOAb：抗甲状腺ペルオキシダーゼ抗体

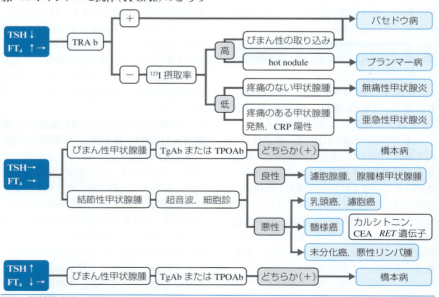

図2 甲状腺疾患の鑑別フローチャート

かが陽性であれば本症と診断される．びまん性の甲状腺腫大を認め，細胞診ではリンパ球を認める．甲状腺機能は正常，潜在的機能低下，低下の3群があり，低下の場合は甲状腺ホルモン剤の投与を考慮する．

3 甲状腺悪性腫瘍の取り扱い

甲状腺癌の発見動機により，オカルト癌，偶発癌，ラテント癌，臨床癌の4群に分けられる．

a 乳頭癌（図3）

甲状腺癌ではもっとも頻度が高く90％以上を占める．高率にリンパ節転移を認めるが遠隔転移は少ない．腫瘍内の微細石灰化（砂粒小体），スリガラス状の核と核内封入体および核溝が乳頭癌の特徴である．10年生存率は90％を超えているが，予後の悪い高リスク癌では甲状腺全摘後に放射性ヨード治療も考慮する．米国では低リスク癌でも甲状腺全摘後に放射線ヨード治療を行うことを推奨しているが，わが国では甲状腺を温存する甲状腺半葉切除や亜全摘が選択されることが多い．リスク分類としては年齢，遠隔転移，被膜外浸潤，腫瘍径を指標としたAMES分類が広く用いられている（表2）．

b 濾胞癌

被膜浸潤，脈管侵襲，あるいは甲状腺外への転移のいずれかを組織学的に確認することが必要であるため術前診断は困難である．濾胞癌を疑う所見としては，①腫瘍径の大きいもの，②超音波で血流の多いもの，③血清サイログロブリン値が1,000ng/mL以上があげられる．発育は緩徐だが，肺，骨などに血行性転移を起こしやすいので，予後は乳頭癌よりやや悪く10年生存率は80％前後である．

c 髄様癌

甲状腺傍濾胞細胞（C細胞）に由来する癌でカルシトニン，CEAが腫瘍マーカーとなる．2/3が散発性で，1/3が遺伝性であ

Pitfall

放射性ヨード検査前のヨード制限は一過性に極度の甲状腺機能低下症に陥るため患者の苦痛は大きかった．しかし，2009年に遺伝子組み換えヒトTSHが認可されたことによってこの問題は解決された．

表2　AMES分類（Age, Metastasis, Extent, Size）

高齢者（男性は40歳以上，女性は50歳以上），遠隔転移，腺外浸潤，腫瘍径5cm以上のいずれかが陽性であれば高リスク癌になる．

 コツ

多発性内分泌腫瘍症MEN2型の読み方はメンツーではなくエムイーエヌツゥーと読む．

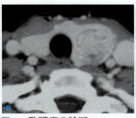 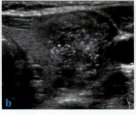 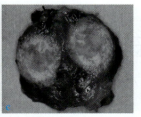

図3　乳頭癌の診断
a. 乳頭癌のCT像：腫瘍内に微細石灰化（砂粒小体）を認める．
b. 乳頭癌の超音波所見：内部エコーの不均一，辺縁エコーの不整，内部の微細石灰化を認める．
c. 乳頭癌の肉眼所見：腫瘍は硬く，割面は不均一でザラザラし，辺縁も不明瞭．肉眼でも乳頭癌と診断される．

る．遺伝性は多発性内分泌腫瘍症（multiple endocrine neoplasia：MEN）2型で髄様癌以外に副腎褐色細胞腫と副甲状腺機能亢進症を伴うものを MEN2A，副甲状腺機能亢進症の代わりに口唇や舌の粘膜神経腫とマルファン様体型を合併するものを MEN2B と分類する．遺伝性髄様癌の原因は *RET* 遺伝子の変異で，血液検査で発症前診断が可能である．

d 未分化癌

高齢者で男性にも多く，いかなる治療にも抵抗し余命は数か月である．一般的に分化癌からの未分化転化と考えられている．急速に増大し，圧痛や皮膚の発赤もみられる．白血球増加や赤沈亢進が特徴的である．しばしば悪性リンパ腫との鑑別が問題となり，穿刺吸引細胞診で判断できない場合には切開生検を行う．

e 悪性リンパ腫

高齢の女性に多く，慢性甲状腺炎を発生母地とするものが多い．慢性甲状腺炎で急速な増大を呈すれば本疾患を疑う．病理診断には必ず切開生検が必要である．ほとんどが非ホジキンリンパ腫である．LDH，可溶性 IL-2 レセプターが腫瘍マーカーとなる．抗 CD20 抗体を加えた CHOP 療法で適切に治療すれば未分化癌とは異なり予後は良好である．

4 甲状腺良性腫瘍の取り扱い

良性の甲状腺腫で手術適応となるのは，①濾胞癌の可能性が高いもの，②機能性結節性甲状腺腫（プランマー病），③縦隔に進展する腫甲状腺瘍，④美容上または圧迫症状のため患者が希望する場合が考えられる．嚢胞性の場合はアルコール注入療法（PEIT）も適応となる．

DON'Ts

- 無痛性甲状腺炎は安易に抗甲状腺薬で治療してはいけない．自然回復を待つのが基本である．
- 高齢者や，長期間続く甲状腺機能低下症の場合は，チラージン S® 25μg/ 日の少量から開始し，25μg ずつ増量する．急に投与量を上げると不整脈や心不全を引き起こす．
- 血中サイログロブリン（Tg）値は TgAb に影響されるので，同時に TgAb のチェックも必要！

近畿大学医学部奈良病院耳鼻咽喉科　**家根旦有**

✓ 身近な患者

ある日，久々に会った父親から「今日病院に行ったら，甲状腺機能低下症といわれ，甲状腺ホルモンの薬をもらった」といわれた．たしかに顔をみれば，まぶたは腫れ，顔全体がむくんでいる感じがする．そして頸部も明らかにびまん性に腫れている．聞けば，体全体が重く感じ，倦怠感もあったそうである．血液データをみれば，TSH は 100 μIU/mL を超え，FT_3，FT_4 もはるかに正常値を下回っていた．TgAb，TPOAb が陽性であったことから，もともと橋本病であったことが推察できる．身近にいながらまったく気がつかなかったことに少し恥ずかしい思いをした．しかし，息子が医者であることは担当医には伝えなかったということで，ほっと安堵した．

F 頭頸部領域

3 頸部腫瘤

> **DOs**
> - 頸部に腫瘤を形成する疾患は多岐にわたる．鑑別診断を考えて慎重に精査，治療を進めよう．
> - 画像診断が有用な場合が多い．細胞診などはあせらずに行おう．

　頸部に腫瘤を形成する疾患は多岐にわたるため，鑑別診断が重要である．ここでは頸部腫瘤を網羅的に解説し，診断と治療について述べる．頸部腫瘤で代表的な疾患である甲状腺腫瘍，唾液腺腫瘍についてはそれぞれ別に解説されているため，ここでは取り上げない．

1 頸部腫瘤の分類

　表1に頸部腫瘤の分類を示した．先天性，炎症性，腫瘍性，続発性（症候性）に分けられるが，頸部に腫瘤を形成する疾患は多岐にわたるため，鑑別診断が重要になる．解剖学的に頸部と連続はしているが副咽頭間隙は独立した特殊なスペースであり，別に述べる．

2 先天性腫瘤

　正中頸嚢胞と側頸嚢胞が代表的だが，これらは頸部に嚢胞を形成する先天性疾患である．先天性といっても高齢になってから発症する場合もある．正中頸嚢胞は thyroglossal duct cyst という英名のとおり，胎生期の甲状舌管の遺残組織が嚢胞を形成したもので，舌骨の高さ付近に形成されることが多い（図1）．症例によっては下降しなかった甲状腺が舌根に存在することがあるので注意を要する（図2）．側頸嚢胞は第2鰓溝が生後閉鎖しないで残った側頸瘻が中途で閉じて形成された嚢胞であり，胸鎖乳突筋前縁から内外頸動脈の間を通って中咽頭に至る経路上に発生する．このほか，皮様

表1　頸部の腫瘤性病変

1. **先天性 congenital**
　　正中頸嚢胞 thyroglossal duct cyst
　　側頸嚢胞 brachial cleft cyst
　　皮様嚢胞 dermoid cyst
　　血管腫 Hemangioma
　　嚢胞性リンパ管腫 cystic hygroma

2. **炎症性 inflammation**
　　膿瘍あるいは蜂窩織炎
　　　abscess or phlegmon
　　反応性リンパ節炎 reactive lymphadenitis

3. **腫瘍性 tumor**
　　a．良性 benign
　　　　粉瘤腫 atheroma
　　　　　＝類表皮嚢胞 epidermoid cyst
　　　　脂肪腫 lipoma
　　　　神経鞘腫 neurinoma（schwannoma）
　　　　神経線維腫 neurofibroma
　　　　頸動脈小体腫瘍 carotid body tumor
　　　　　（傍神経節腫 paraganglioma）
　　b．悪性 malignant
　　　　扁平上皮癌 squamous cell carcinoma
　　　　悪性リンパ腫 malignant lymphoma
　　　　腺癌 adenocarcinoma
　　　　肉腫（悪性黒色腫 malignant melanoma，
　　　　　脂肪肉腫 liposarcoma など）

4. **続発性（症候性）**
　　頸部動脈瘤 aneurysm
　　その他

＊甲状腺・唾液腺疾患を除く

嚢胞や嚢胞性リンパ管腫，血管腫などがあり，嚢胞性リンパ管腫，血管腫は小児例が多い．

　診断は触診所見，存在部位，画像診断などで行う．側頸瘻では透視や内視鏡所見で

咽頭の瘻孔の位置が判明する場合もある．
　治療は手術による摘出が基本であるが，最近では嚢胞疾患の第一選択として OK-432（ピシバニール®）の嚢胞内注入を推奨している文献もある．嚢胞性リンパ管腫などでは応用可能と思われる．

3 炎症性腫瘤

　急激な発症形態を示し，症状として疼痛，発熱などを伴うこと，臨床検査で白血球増多，好中球増多，核の左方移動，炎症反応の上昇などを示すことから他疾患と鑑別される．しかし，慢性に推移したり，結核のいわゆる cold abscess ではこれらの炎症所見に乏しいので，注意を要する．

　特殊な炎症，免疫疾患としてサルコイドーシスも頭に入れておく必要がある．詳しくは他項（第 5 章 F 5. 深頸部感染症 p345）に譲る．

4 腫瘍性

a 良性腫瘍
1） 粉瘤，脂肪腫

　外来でよくみかける良性疾患としては粉瘤や脂肪腫がある．粉瘤は表皮の角化物が貯留したもので，新生物ではなく，一種の貯留嚢胞であり，皮下に腫瘤を形成し，よくみると皮膚に閉鎖した開口部が確認できる．感染した場合は疼痛，発赤を伴い膿汁貯留，排泄を示す．治療は摘出だが，嚢胞壁の一部が残存すると再発をきたすことがある．感染を伴った場合は一時切開排膿のみで待機となることもある．脂肪腫は脂肪細胞が腫瘍化したもので，触診では脂肪と同程度のやわらかい腫瘤のことが多い．通常の腫瘤と異なり，球形や半球形になることはなく，周囲の組織の形状に合わせた形のことが多い．画像診断では MRI が有用である．美容上の問題があるとき以外，ほとんどの場合は経過観察可能であるが，まれに悪性のもの（脂肪肉腫）があるので，急

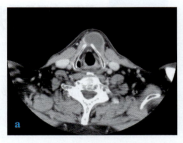

図 1　正中頸嚢胞症例（68 歳男性）造影 CT 所見
a. 軸位断　b. 矢状断

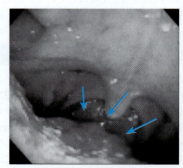

図 2　正中頸嚢胞症例の異所性甲状腺（16 歳女性）

 コツ

拍動性腫瘤の場合は，画像診断を優先する．穿刺吸引細胞診は禁忌の場合が多い．

激な増大傾向を示すようであれば摘出術の適応になる．

2) 神経鞘腫

神経鞘腫は紡錘状の独特の形態をして表面平滑で硬い腫瘤を形成し，可動性に乏しい．頸部は神経が多く走っているため，いずれの部位にも発生するが，臨床的に多く経験するのは鎖骨上窩と迷走神経，交感神経や舌下神経周囲である．穿刺吸引細胞診では細胞数が少ないため診断ができない場合が多い．MRI 画像で T1 低信号，T2 高信号の特徴的な所見が得られれば神経鞘腫の可能性が高い．

3) 頸動脈小体腫瘍

頸動脈小体腫瘍は頸動脈分岐部の圧受容体から発生する傍神経節腫で，頸動脈分岐部付近に拍動性腫瘤を触知する．非常に血流に富む腫瘍で，治療前の穿刺吸引細胞診は禁忌とされている．画像診断では頸動脈分岐部に，時として内外頸動脈を巻き込むような形で非常に hypervascular な腫瘍を認める(図3)．内部構造では MRI で salt & pepper sign とよばれる特徴的な所見が認められる．同部位には神経鞘腫も好発するので鑑別が必要であるが，MRI 所見などから区別される．治療は摘出術だが，易出血性であるため出血量を抑えるため術前に栄養動脈の塞栓術を施行するのが一般的である．同じ傍神経節腫で上方の副咽頭間隙に腫瘍が形成されると迷走神経傍神経節腫とよばれる．さらに上方の頭蓋底から側頭骨に形成されるグロムス腫瘍もある．これらが同一症例で多発する場合，あるいは家族性に発症する場合もあり，SDH など原因遺伝子が特定されている．頸部に発生する傍神経節腫は腹部に発生するそれ(褐色細胞腫)に比べ機能性のものはほとんどない．

b 悪性腫瘍

悪性腫瘍が疑われる頸部腫瘤の診断手順について述べる．

・**病歴の聴取**：悪性腫瘍の家族歴，喫煙・

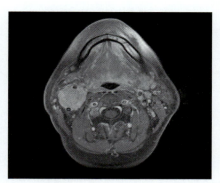

図3 右頸動脈小体腫瘍例(60 歳女性)MRI 所見(造影 T1)

飲酒などの頭頸部癌の危険因子についての聞き取りが必要である．現病歴では腫瘍の出現・自覚した時期，増大速度，疼痛の有無，発熱の有無などが重要であり，炎症性疾患とある程度の鑑別が可能である．

・**現症**：頸部については触診所見が重要である．腫瘤の位置，大きさ，形状，表面の性状，硬さ，可動性，圧痛の有無，波動の有無などを記載する．鼻腔・口腔，咽喉頭の所見も確認する．

・**画像所見**：外来で直ちに可能なのは超音波検査であり，動静脈との関係を含めた腫瘍の位置の確認，辺縁の性状，バックエコー，嚢胞成分の有無などを確認できる．また，あとで述べるように超音波ガイド下で穿刺吸引細胞診が可能である．超音波検査で嚢胞性病変は容易に判別できるが，頸部に嚢胞を形成する悪性疾患としては扁平上皮癌の転移，甲状腺乳頭癌の転移，悪性リンパ腫などが挙げられ，鑑別を要する．造影 CT を撮影することにより，腫瘍の性状は読み取ることができるが，MRI を撮影することにより鑑別診断が容易になる場合も多い．悪性が疑われる場合は FDG-PET が有用で，腫瘍の SUV 値をみることにより悪性腫瘍の可能性を推測できるばかりではなく，転移病変や多発病変も知ることができるため病期診断にも用いられる．

- **細胞診と組織診**：頸部腫瘍の組織型は多岐にわたるため，診断確定のためには細胞診と組織診が必要である．外来で主に用いられているのは穿刺吸引細胞診である．嚢胞性病変では内容液のみ吸引されて細胞成分がほとんど吸引されないことも多く，診断不能になる場合もある．また，間質系腫瘍の場合にはやはり細胞成分が少なく，診断が困難な場合も多い．このような場合は診断の遅れ，あるいは皮膚や皮下への播種をきたすため，穿刺吸引細胞診を繰り返さず，開放生検を行って病理組織診断を急ぐべきである．

1） 扁平上皮癌

頸部の転移性腫瘍としてもっとも頻度の高いのは扁平上皮癌の頸部リンパ節転移である．原発部位としては咽頭癌の頻度が高く，次いで舌癌などの口腔癌，喉頭癌，頸部食道癌なども考慮すべきである．上顎癌や外耳道など側頭骨の癌の転移の頻度は少ない．まれではあるが，胸腹部食道癌からの転移を認める場合もある．頸部腫瘍から細胞診などで扁平上皮癌が診断され原発巣が判明しない場合は，頭頸部領域の精査を行って原発巣を探す必要があるが，種々の精査を行っても判明しない際は原発不明癌として治療を開始しなければならない．極めてまれではあるが，側頸嚢胞から発生したと考えられる扁平上皮癌が見つかることもある．

治療は原発巣の治療方針に準じる．

2） 悪性リンパ腫（malignant lymphoma）

第5章F 4. リンパ節疾患（p342）を参照されたい．

3） 腺癌

頻度からいえば甲状腺の癌腫からの転移リンパ節がもっとも多い．次いで唾液腺癌からの転移だが，まれに鼻腔，咽頭に腺癌系腫瘍が発生することがある．また，他臓器からの転移を認めることもある．もっとも多いのは肺と消化器で，婦人科領域，泌尿器系の癌の転移もまれにみられる．これらは主に左鎖骨上窩，いわゆるウィルヒョウのリンパ節転移であるが，頸部の他の部位にも転移をきたす場合もある．治療は原疾患の治療方針に準じる．

4） 肉腫

肉腫としてもっとも頭頸部領域で頻度が高いのは悪性黒色腫である．時として原発病変が不明で頸部リンパ節の穿刺吸引細胞診あるいは開放生検，摘出術後に病理組織診断で悪性黒色腫と判明することもある．頭頸部では粘膜原発として鼻腔がもっとも多く，次いで口腔が多い．粘膜原発の悪性黒色腫は皮膚原発に比べて悪性度が高く，予後が不良とされている．治療は頸部については摘出術が基本だが，最近では原発巣の治療に重粒子線などの新しい照射方法が用いられ，効果を上げている．

その他の肉腫は比較的頻度が少ないが，頸部に多いものとしては脂肪肉腫，横紋筋肉種など軟部組織原発のものがあり，線維肉腫，悪性線維性組織球種（malignant fibrous histiocytoma：MFH），骨肉腫，軟骨肉腫などもまれにみられる．これらは基本的に摘出術（wide resection）の適応だが，整形外科との連携が必要な場合がある．

5 続発性（症候性）

レックリングハウゼン病など先天性疾患に続発して頸動脈あるいはその分枝に動脈瘤が形成されることがあり，咳嗽などを契機に急速に増大する頸部腫瘍として発症する．また，何ら基礎疾患のない例もあり，先天性の動脈瘤の存在を疑わせる症例もある．また，頸部手術の術後，特に放射線療法後の症例で頸動脈あるいはその分枝に仮性動脈瘤を形成する症例もあるので注意を要する．

6 副咽頭間隙腫瘍

咽頭の後側壁には粗な結合組織を含む副

咽頭間隙というスペースがあり，上方は頭蓋底に，下方は咽頭後部から上縦隔まで連続している．茎状突起との関係で茎突前間隙と茎突後間隙に分けられるが，茎突後間隙には内頸動静脈，IX，X，XI，XII の脳神経，交感神経が走っている．

表2に代表的な副咽頭間隙腫瘍の分類を示した．もっとも多いのは唾液腺腫瘍で耳下腺深葉から由来する多形腺腫であるが，耳下腺深葉とは独立してみえるものもある．唾液腺腫瘍は茎突前間隙に位置する．多形腺腫以外の組織型や悪性腫瘍も認められることがある．次いで頻度が高いのは神経原性腫瘍でほとんどが神経鞘腫だが，神経線維腫が認められることがある．また，まれではあるが悪性腫瘍の場合もある．茎突後間隙に存在し，種々の神経から発生するが，交感神経からの発生が多いとされている．時として腫瘍が上方に進展して頭蓋底から頭蓋内に入り込んでいる場合がある．このほか副咽頭間隙には転移性腫瘍も認めることがあり，その多くは咽頭癌からの扁平上皮癌の転移である．まれに甲状腺癌や，その他の癌腫も転移をきたすことがある．

症状は頸部腫瘤，疼痛，嚥下障害，咽頭腫瘤，嗄声などが多いが，全く無症状のこともある．診断は CT，MRI などを用いた画像診断，可能ならば頸部あるいは咽頭からの穿刺吸引細胞診，開放生検である．しかし，頸部や咽頭からは局所麻酔では到達できないことも多く，時に診断確定のためには根治的な摘出術を必要とする．転移性以外の副咽頭間隙腫瘍は摘出術の適応で，種々のアプローチが用いられている．

表2 副咽頭間隙腫瘍

1. 唾液腺腫瘍 salivary gland tumor
    多形腺腫 pleomorphic adenoma
2. 神経原性腫瘍 neurogenic tumor
    神経鞘腫 neurinoma
    神経線維腫 neurofibroma
3. 傍神経節腫 paraganglioma
    頸動脈小体腫瘍 carotid body tumor
    迷走神経傍神経節腫 vagal paraganglioma
4. 転移性腫瘍 metastatic tumor
    扁平上皮癌 squamous cell carcinoma
    その他

DON'Ts

- 常に悪性疾患の存在を頭の片隅に入れておく．炎症性腫瘤と考えて切開排膿を試みたら，扁平上皮癌の転移だったということもある．
- 予後に大きなかかわりをもつので悪性疾患には根治治療の前に病巣にはメスを可能な限り入れないのが原則．

岩手医科大学医学部頭頸部外科学科　**志賀清人**

✓ 重要な鑑別

炎症性疾患と腫瘍性疾患の鑑別は重要だが，非常に困難な症例にも遭遇する．特に最近では結核性の頸部腫瘤を経験するので，採血検査や培養など多角的に診断を進める必要がある．最終的には病理組織診断が決め手になることも多いので，迷わず生検を行うことを頭の中に入れておくべきである．

また，頸部の囊胞性腫瘤の鑑別も重要である．側頸囊胞だと思っていたら扁平上皮癌（特に中咽頭）や甲状腺癌の転移だったという経験は誰しもある．悪性腫瘍の中には囊胞を形成するものがあるので，細胞診などを活用して正確な診断を目指すべきである．

F 頭頸部領域

4 リンパ節疾患

DOs

- 細菌性リンパ節炎では，起炎菌に合った抗菌薬を使用する．
- 頸部リンパ節腫脹は，腫瘍性のことがある．抗菌薬に対して反応が乏しい場合は，特殊な炎症や，腫瘍性疾患を疑い穿刺吸引による細菌学的検査や細胞診，生検による組織診を行う．
- 転移性リンパ節は，頭頸部領域からの転移が多い．頭頸部の原発巣検索を確実に行う．

頭頸部領域は，病原体の最たる侵入門戸である鼻腔，口腔が存在する．したがって，病原体に対する防御機構としてリンパ組織が発達している．頸部リンパ節は鼻副鼻腔や口腔・咽頭・喉頭の所属リンパ節として，これらの臓器を原病巣とした炎症の波及や癌の転移として，腫大腫脹する．また，全身性にリンパ節が腫大する疾患や悪性リンパ腫の一症状として最初に発見されることも多い．頸部リンパ節腫大は，感染性のもの，腫瘍性のものに大別される．表1に主な疾患について鑑別点をまとめた．また，小児の頸部リンパ節腫脹は川崎病のことがある．小児の頸部リンパ節腫脹では川崎病も鑑別する必要がある．

感染性頸部リンパ節疾患

1 細菌性リンパ節炎

・**病態**：頭頸部領域の原病巣から細菌がリンパ流に沿って所属リンパ節に侵入し感染を起こしたものである．近年の性感染

表1 頸部リンパ節疾患の鑑別

疾患	細菌性リンパ節炎	ウイルス性リンパ節炎	結核性リンパ節炎	亜急性壊死性リンパ節炎	悪性リンパ腫	転移性リンパ節
圧痛など炎症反応	あり	あり	乏しい	あり	なし	なし
血液検査	好中球分画増加	好中球分画増加なし ウイルス抗体陽性	クオンティフェロン，T-SPOT 陽性	白血球減少	LDH 高値 可溶性 IL-2 レセプター高値	腫瘍マーカー高値
画像検査	膿瘍形成もみられることあり 扁平形状	非特異的リンパ節腫大 扁平形状	中心部壊死	壊死を伴うリンパ節腫大	リンパ節門部構造を保つ 球形形状	リンパ節門部構造を破壊 球形形状
穿刺吸引	膿汁が引けることあり	炎症細胞	結核菌塗抹検査，培養検査，PCR 検査陽性	炎症細胞	炎症細胞と判定されることあり	原発巣由来の癌細胞
生検	非特異的炎症	非特異的炎症	類上皮細胞の増生，乾酪壊死，ラングハンス型巨細胞の存在	壊死	免疫染色，フローサイトメトリー法にて細胞型を決定	原発巣の組織所見

症の増加によりクラミジアによるリンパ節炎もあり注意を要する.
- **症状**：オトガイ下，顎下，上内深頸，耳下部リンパ節などに多く，多発性に認められる．自発痛，圧痛，可動性のある比較的やわらかいリンパ節の腫脹が認められる．発熱や全身倦怠感といった全身症状も伴うことがある．細菌の侵入門戸である原発巣を認め，その部位の所属リンパ節の腫脹，疼痛があれば診断は容易である．血液検査では，好中球増加，CRP上昇など炎症所見を認める.
- **治療**：原病巣，リンパ節から起炎菌を同定し，起炎菌に合った抗菌薬投与を行う．一般的には，ペニシリン系，セフェム系などの広域スペクトラムの抗菌薬を選択するが，クラミジアによるリンパ節炎ではこれらは無効でテトラサイクリン系，マクロライド系，ニューキノロン系を選択する．予後は良好なことが多いが，リンパ節内に膿瘍を形成したり，穿破し深頸部膿瘍を形成したりすれば，外科的処置が必要となる.

2 ウイルス性リンパ節炎

- **病態**：ウイルスが侵入した局所の所属リンパ節で炎症を引き起こしたものである．所属リンパ節で増殖したウイルスは，他臓器へ血行性に散布される．よって，局所症状だけでなく，他臓器の症状も伴うことが多い.
- **治療**：対症療法が主体である．細菌感染が合併している場合は，抗菌薬の投与も有効であるが，EBウイルスによる伝染性単核球症では，ペニシリン系，セフェム系抗菌薬投与により皮疹を高率に生じることが知られており，投与は禁忌である.

3 結核性リンパ節炎

- **病態**：結核菌による頸部リンパ節の感染である．感染経路は初感染後，肺門リンパ節，縦隔リンパ節から血行性，リンパ行性に，もしくは咽頭，喉頭などの頭頸部管腔粘膜からリンパ行性に感染すると考えられている.
- **症状**：腫瘤は無痛性のことが多く，発赤，発熱，圧痛などの炎症症状は軽度のことが多い．炎症の周囲への波及により可動性は不良のことが多く，通常の化膿性リンパ節炎より硬い腫瘤として触知することが多い．そのため，悪性腫瘍との鑑別が問題となる.
- **診断**：ツベルクリン反応や，吸引細胞診や生検によりリンパ節から結核菌を同定すること，生検により結核性病変を証明することである．穿刺吸引による，結核菌培養，PCRも診断に有効である．しかし，診断に苦慮することもあり，結核菌に特異的なインターフェロンを証明するクオンティフェロンやT-SPOTも参考となる．これら検査結果を総合的に判断する必要がある.
- **治療**：肺結核に準じて行われることが多い．本疾患は，結核予防法に基づき保健所に届け出る必要がある.

4 亜急性壊死性リンパ節炎

- **病態**：1週間から1か月間にわたり持続する発熱，有痛性の頸部リンパ節腫脹と白血球減少，血小板減少を主徴とし，大部分が自然治癒する疾患である．病理組織学的にリンパ節傍皮質領域に特異的な凝固壊死を認める．本疾患の病因はウイルス感染が疑われているものの，現在のところ真の病因は不明である.
- **症状**：初発症状として咳嗽，咽頭痛などの感冒様症状に続いて，38℃以上の高熱が1週間から1か月続く．頸部リンパ節は圧痛を伴い，10～20mmに腫大し，多発性，時には単発性にみられ，可動性は良好である．多くは1～2か月で自然治癒する．血液検査では白血球減少をき

たす．リンパ節腫大が遷延する症例では確定診断のためリンパ節生検が必要となる．
- **治療**：対症療法が主体であるが，発熱が長期にわたる症例では悪性リンパ腫を否定したうえで，ステロイドの使用も考慮する．

腫瘍性頸部リンパ節疾患

1 頸部リンパ節原発悪性リンパ腫

- **病態**：頭頸部領域は悪性リンパ腫の好発部位であり，節外性リンパ腫の約30〜40％を占めている．症状は，頸部腫瘤が90％以上ともっとも多いが，発熱，体重減少，盗汗などの全身症状を30％程度にみる．
- **診断**：リンパ節は無痛性で弾性硬の多発性リンパ節腫大を触知する．後述する癌腫の頸部リンパ節転移よりもやや軟らかく，周囲との癒着が少ない．また，本疾患はリンパ節の門部構造を保ったまま腫大する．後述する転移性頸部リンパ節は門部構造を破壊しながら腫大するので，門部構造を保っているかどうかが超音波検査での鑑別点となる．確定診断は，生検による組織診断による．HE染色だけでなく，免疫染色，フローサイトメトリー法によって細胞型を決定する．頸部原発の悪性リンパ腫としてはdiffuse large B-cell lymphomaがもっとも多い．病期診断には肺，縦隔，腹部のCT，PET，消化管内視鏡および骨髄穿刺が必要である．病勢診断のパラメータとしては血清LDH値，血清可溶性IL2レセプターなどが有用である．また，関節リウマチ患者などのメトトレキサート（MTX）内服中にリンパ節腫大をきたすことがある．これは，MTX関連リンパ増殖性疾患とよばれ，悪性リンパ腫の組織像を呈する．MTXの休薬のみで寛解するため，オーバートリートメントにならないよう留意する必要がある．
- **治療**：組織型，病期によって異なるために，適切なものを選択する必要がある．

 Pitfall

悪性リンパ腫は穿刺吸引細胞診での診断は困難である．悪性リンパ腫が疑われる場合は，開放生検による組織診が必要となる．

2 転移性頸部リンパ節

- **病態**：頸部リンパ節に転移する癌の90％は頭頸部癌であり，時には原発巣不明のこともある．
- **診断**：穿刺吸引細胞診にて組織型を類推できる．診断がつかなく，疑わしい場合は開放生検が必要である．

 コツ

腫瘍性リンパ節腫大では，血液検査で炎症反応に乏しいことや，超音波検査でのリンパ節の形状（炎症性リンパ節では扁平なのに対して，転移性リンパ節では球形）が参考となる．

DON'Ts

☐ ステロイド投与により悪性リンパ腫がマスクされることもある．ステロイドの投与は慎重に決定する．

旭川医科大学耳鼻咽喉科・頭頸部外科　岸部　幹／原渕保明

F 頭頸部領域

5 深頸部感染症

DOs

- 深頸部感染症は，診断，外科的処置の遅れによって致命的となる．
- 膿瘍形成が疑われたならば，頸部外切開による排膿ドレナージが必要である．
- 経過中，呼吸苦が出現すればためらわず気管切開を施行する．
- 抗菌薬は，第一選択としてペニシリン系抗菌薬とクリンダマイシンを併用する．

深頸部感染症は耳鼻咽喉科領域においてもっとも重篤な感染症の1つであり，発症早期に適切な治療を怠ると，気道閉塞，縦隔炎，内頸静脈血栓症，などの致命的な合併症をきたす危険性がある．頭頸部領域の深部組織は多くの筋群が存在し，それらの筋膜の間は粗な結合織の間隙が多数存在する（図1）．これらの間隙は口腔，咽頭，食道などの諸臓器に隣接し，中に多数のリンパ節を含み神経，大血管などが走行する．隣接臓器やリンパ節からこの間隙に進展した感染症（深頸部感染症）はこの疎性結合織の間隙を通して容易に拡大し，蜂巣炎から膿瘍へと進展する．時として急速な経過をたどり，緊急気管切開や頸部外切開による排膿，ドレナージなどの外科的処置の遅れによって致命的となりうる．日常臨床で遭遇する機会は決してまれではない．また，その多くは咽頭の急性炎症やう歯などの日常的な疾患から発症する．したがって，耳鼻咽喉科医のみならず，一般内科医の日常診療や救急外来では必ず念頭におかなければならない疾患である．

1 深頸部感染症の原病巣と起炎菌

原病巣として，う歯などの歯原性と扁桃の感染が60％以上を占め，以下，咽頭，顎下腺，外傷の順に多い．起炎菌は化膿性レンサ球菌やブドウ球菌などの好気性菌のほかにガス産生を示すペプトストレプトコッカス，バクテロイデスなどの嫌気性菌も多い．最近ではメチシリン耐性ブドウ球菌も増加している．

2 症状

38℃以上の発熱，咽頭痛，嚥下痛（摂食困難）に加え，進行すると開口障害，嗄声が出現し，さらに，喘鳴，呼吸困難がみられた場合には窒息に至るので特に注意する．膿瘍を形成しても波動は触知せず，皮膚は板状に発赤・腫脹し，圧痛が著しく，ガス産生菌では念珠音が聞かれる．膿が縦隔へ進展すると縦隔洞炎となり，極めて致命率も高くなる．

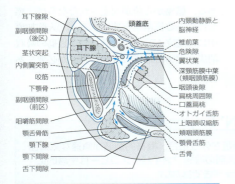

図1 深頸部の解剖模式図（軸位断）
矢印で示された炎症の波及経路をみてわかるとおり，多くの間隙は完全に独立しているのではなく互いに交通をもつ．

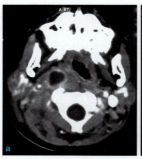 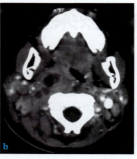

図2 扁桃周囲膿瘍から深頸部膿瘍の解剖模式図（軸位断）
a. 右扁桃周囲膿瘍が副咽頭間隙（前区）に波及した造影CT像．辺縁に造影効果を認める嚢胞様の低吸収域（膿瘍）を認める．
b. 同一患者の尾側スライスでは膿瘍はさらに副咽頭間隙（後区）に波及しているのが確認できる．

3 診断と治療

症状と所見から深頸部感染症を疑った場合は，入院管理の上，診断と治療は同時進行で進めていく．まず，①頸部の発赤を伴うびまん性腫脹と咽頭・扁桃やう歯などの原因病巣となりうる部位を注意深くチェックする．②喉頭ファイバースコープを用い気道狭窄の有無を確認することも重要である．気道狭窄の所見，症状があれば，ためらわず気管切開を施行すべきである．③造影CTは膿瘍形成の有無，部位，病変の広がりを診断するうえで，もっとも重要である．CT所見では，辺縁に造影効果を認める嚢胞様の低吸収域（膿瘍）と，時にその周囲に広がる浮腫による低吸収域やガス像を認める．典型的な造影CT像を図2に示した．④造影CTにて膿瘍が確認されたならば，頸部外切開による排膿ドレナージの適応となる．CTや術中所見でガス産生菌（嫌気性菌）を疑った場合には，開放創にする

 Pitfall

深頸部膿瘍の原因が咽頭・食道異物の場合がある．問診時に疼痛発症時期，食事歴等も注意深く聞き出し，咽頭・食道異物，特に魚骨の刺入嵌頓も念頭におく．

 Pitfall

未治療の糖尿病患者，コントロール不良の糖尿病患者がいることも念頭におく．

か，閉創するにしても太めのドレーンチューブを入れて緩い縫合をすることが重要である．⑤抗菌薬は，第一選択としてペニシリン系抗菌薬とクリンダマイシンの併用である．膿瘍から菌が同定されたならば，感受性のある抗菌薬を使用する．⑥入院加療中には適宜CT検査を施行し，膿瘍の吸収消失や膿瘍再形成の有無の確認が必要である．

DON'Ts

- [ ] 深頸部感染症に著明な喉頭蓋の発赤腫脹を伴う場合，機械的刺激が急速な気道閉塞を惹起する場合があるため，気道確保前の喉頭ファイバースコピーは愛護的に1度で済ませるよう心がけ，頻回に施行すべきではない．

旭川医科大学耳鼻咽喉科・頭頸部外科　**片山昭公／原渕保明**

G 外傷（側頭骨骨折，顎顔面外傷，気道外傷・熱傷）

1 側頭骨骨折

DOs

- 交通事故，スポーツ外傷や転落などの頭部外傷で起こる．
- 錐体稜に平行に骨折する縦骨折と錐体稜を横断する横骨折がある．縦骨折が多い．
- 横骨折は顔面神経麻痺が出やすい．即時型顔面神経麻痺は予後不良である．

　交通外傷，スポーツ外傷や転落などで，頭蓋骨に外力が加わったときに側頭骨骨折が起こる．側頭骨骨折は，頭蓋底骨折の20～30％に合併する．近年，交通外傷やスポーツ外傷の頻度が増し，側頭骨骨折も増加している．

　側頭骨骨折には縦骨折と横骨折があり，縦骨折の頻度が高く，次いで縦骨折と横骨折が混合したものが多い．症状は，難聴，めまい，悪心・嘔吐，顔面神経麻痺などである．身体的所見として，皮下溢血，耳介後部の内出血（Battle sign），耳出血，髄液漏などがみられる．治療は，脳損傷治療が優先され，生命危機が回避された時点で行う．
①側頭頭頂部あるいは耳後部から後頭部にかけて打撲すると，錐体稜に平行に外耳道から破裂孔に向かって亀裂が生じ，これを縦骨折という（図1a）．
②後頭部や乳突部を打撲すると錐体稜を横切って亀裂が生じ，横骨折となる．横骨折は，錐体稜を横切るため難聴，めまい，顔面神経麻痺などが出やすい（図1b）．

1 症状

・**耳出血**：外耳道からの出血で，外耳道損傷や鼓膜損傷で起こる．縦骨折で多い．頭部打撲により皮膚に大きなねじれを生じ，皮膚損傷から出血することもある．顕微鏡下に外耳道からの出血をきれいに清掃し，皮膚損傷の有無，外耳道骨部の骨折の有無，鼓膜穿孔，鼓室内の血液貯留などを観察し出血部位を確認する．

・**皮下溢血**：乳様突起後下部に現れる溢血．縦骨折のときに多く，受傷後2～3日して現れる．

・**髄液漏**：骨折によって硬膜が破裂すると，髄液漏が生じる．鼓室天蓋から鼓室へ流出し，鼓膜穿孔があれば外耳道へ流れ出る．鼓膜穿孔がない場合には，耳管経由で咽頭へ流れ出る．多くの場合，頭位を上げ安静を保ち脳圧上昇をきたさないようにすると2～3日で自然に止まる．

・**外リンパ瘻**：鼓室内側面（内耳面）の卵円窓膜・正円窓膜に亀裂が生じると，内耳か

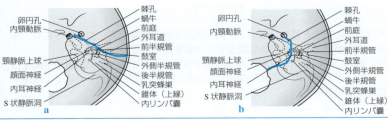

図1　側頭骨骨折
a．縦骨折　b．横骨折

ら鼓室へ外リンパの流出を認める．
- **顔面神経麻痺**：横骨折の約50％，縦骨折の約25％に顔面神経麻痺を認める．外傷性顔面神経麻痺には，即時性のものと遅発性のものがある．即時性(横骨折に多い)のものは，内耳道や顔面神経管が直接骨折し，顔面神経が離断あるいは顔面神経に骨片が刺さり受傷直後に麻痺を生じる．遅発性(縦骨折に多い)のものは，顔面神経周囲の出血や浮腫などにより神経が圧迫され，受傷後24時間以上経ってから出現する．
- **難聴**：伝音難聴，感音難聴，混合難聴を起こす．外耳の出血により外耳道が閉鎖されると，伝音難聴をきたす．また，鼓膜穿孔や鼓室内に血塊が貯留し伝音難聴となる．縦骨折の場合，骨折線が鼓室内に及び耳小骨の脱臼，離断，変位などにより伝音難聴をきたす．内耳に障害が及ぶと感音難聴(内耳性難聴)となる．横骨折で内耳道が骨折すると，蝸牛神経障害による後迷路性難聴(感音難聴)が起こる．また，鼓室内障害が加わり混合難聴となる．
- **平衡障害**：頭部外傷後には，何らかのめまい症状が30〜50％にみられる．頭部外傷受傷直後，体位変換時に誘発されるめまいは，内耳震盪による．頭部外傷後の平衡障害は，三半規管障害，前庭障害や中枢前庭障害によって起こる．三半規管に骨折が及ぶと回転性のめまいを起こす．

2 診断

病歴と画像診断，特に側頭骨ターゲットCTが有用である．

3 治療

頭部外傷による脳損傷の治療が優先される．骨折の修復は，基本的に行わない．骨折による症状は，時間とともに軽快するものが多い．髄液漏や出血は自然に停止するのを待つ．この間感染予防を行う．鼓室内出血は耳管経由で，自然に消退するのを待つが，1か月以上経っても血液が貯留しているときには鼓膜切開をし，排泄する．

外リンパ瘻は自然停止しない場合は，内耳窓閉鎖術を行う．即時型顔面神経麻痺は，手術可能であれば受傷早期に顔面神経減荷術を行い，神経が切断されていれば神経移植を行う．予後は不良である．遅発性顔面神経麻痺は，ステロイドで経過観察する．予後良好である．伝音難聴は，鼓室形成術の対象となる．めまいは時間とともに軽快する．

Pitfall

側頭骨骨折，頭蓋底骨折の一部であり，交通外傷などで頭部を打撲し救急搬送される．意識消失を起こしているものが多く，頭部CT撮影で発見される．耳出血は，受傷直後から認められる．意識回復後にめまい，難聴などに気づく．顔面神経麻痺は，意識消失のため気づくのが遅れることがある．横骨折の場合には，即時型顔面神経麻痺と考え顔面神経減荷術を早期に行う．

DON'Ts

- □ 側頭骨骨折の治療を優先しない！　即発性顔面神経麻痺や耳出血があっても，脳損傷，臓器損傷など生命予後に関連する治療を優先する．
- □ 耳栓で耳漏，耳出血などを耳内に閉じ込めない！　耳出血，耳漏は感染予防を行い，耳栓などで耳出血や耳漏を鼓室，外耳道に閉塞させない(閉じ込めると感染を引き起こしやすい)．

日本医科大学千葉北総病院耳鼻咽喉科　**馬場俊吉**

G 外傷（側頭骨骨折，顎顔面外傷，気道外傷・熱傷）

2 顎顔面外傷

DOs

- 軟部組織と硬組織，それぞれの適切な修復を考えよう．
- 観血的整復術固定術のゴールデンタイムは，一般的には受傷後2週間以内．
- 整容的観点とあわせて，機能障害の評価や画像診断に基づく整復・治療計画を立てよう．

1 定義

顎顔面外傷では，強い外力が加わることによって，顎顔面の軟部組織の損傷や骨折が起こる．つまり，①軟部組織損傷と②骨折などの硬組織損傷とがある．それぞれ機能的な修復のみならず，整容的見地からも考慮して修復をしなければならない．

骨折には，鼻骨骨折，眼窩壁骨折，頬骨骨折，上顎骨折，下顎骨折等がある．骨折では，解剖学的な骨と骨との癒合線が骨折線と重なることが多く，骨折の後周囲の筋肉の影響で変位をきたすことが多い．眼窩頬骨複合骨折は，三脚骨折（tripod fracture）（図1）ともよばれており，頬骨体部の回旋変位を起こしていることも多い．これらの骨折様式は，ナイトアンドノースの分類（表1）としてパターン化されている．また，上顎骨折の大まかなパターンを理解するには，ルフォーの分類（図2）が有名で便利である．

2 診断の進めかた

①意識レベルの確認（Japan coma scale：JCS）とともに，受傷時の日時，場所や受傷状況について，本人や同伴から話を聞く．

②基礎疾患，合併症，服薬状況に関する情報収集を行う．

③止血や創部の洗浄，デブリードマンを考慮する．

顎顔面外傷例では，受傷直後に医療機関を受診することが多いので，受診時，著明な顔面の腫脹や開放創およびそこからの出血など軟部組織損傷を認め，整容的にも変形，醜形がみられることが少なくない．

④眼球運動障害，複視，視力障害を評価する．

眼窩吹きぬけ骨折（blow out fracture）も含む眼窩壁骨折では，骨折に伴う外眼筋の障害や可動制限により，患側の眼球運動障害

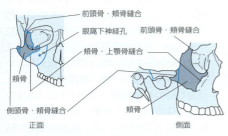

図1 上顎骨折の解剖図と三脚骨折

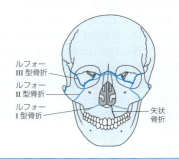

図2 上顎骨ルフォー骨折

表 1 ナイトアンドノースの頬骨骨折の分類

1. undisplaced （**group I**）

骨折線を認め同部位での段差を認めるものの変位はなく，醜形や機能障害もなく観血的整復術は必要なし．

2. displaced

simple

a) arch （**group II**）
   頬骨弓の骨折を認めるが，上顎洞壁や眼窩部の損傷は認めない．開口障害の原因となるが複視は認めない．
b) body
   depression without rotation （**group III**）
   もっとも高頻度に起こるパターンで頬骨体部が後方内側に陥没する．眼窩下縁に骨折による段差を明らかに認め，頬骨弓部にも内側への変位があるが，前頭骨 - 頬骨縫合部位での変位は軽微である．
   depression with medial rotation （**group IV**）
   頬骨体部が後方内側に陥没すると同時に正面から見たとき，左頬骨の場合「反時計回り」に，右頬骨の場合「時計回り」の回転性の変位を伴う．
   depression with lateral rotation （**group V**）
   頬骨体部が後方内側に陥没すると同時に正面から見たとき，左頬骨の場合「時計回り」に，右頬骨の場合「反時計回り」の回転性の変位を伴う．

complex （**group VI**）
   以上の骨折パターンに，それぞれの主骨折線と交差する追加的な骨折線を有する場合．しかし，これには粉砕骨折程度の場合を含まない．

（Knight JS, *et al*.：*Brit J Plast Surg* 13：325-329, 1961 より改変）

を認め複視がみられることが多い．頻度的にはまれであるが，眼球破裂や視束管骨折により視力障害，失明をきたすこともある．
⑤眼球突出や眼球陥凹の確認を行う．

眼窩内の腫脹や血腫による眼球突出，眼窩容積の拡大による眼球陥凹などの眼球位置の異常が起こる．
⑥開口障害や咬合不全の評価を行う．

頬骨骨折や上顎骨折，下顎骨折では，骨折とともに，直接加わった外力によるだけでなく，骨に付着した筋肉による牽引のため骨片の変位が起こり，顎の位置がずれて上・下顎全体または一部歯槽部の位置関係がずれて咬合不全を起こす．また，下顎の稼動制限や稼動時の痛みでは開口障害が起こる．
⑦知覚鈍麻や痺れの確認を行う．

上顎骨前壁の骨折や下顎骨体部の骨折で，骨折線がそれぞれ，眼窩下孔やオトガイ孔にかかっていると三叉神経の第2枝，第3枝の損傷により，患側の頬部，口唇周囲，オトガイ部に，知覚鈍麻や痺れ感を引き起こすことがある．

3 検査

受傷時期や受傷機転に関する問診，触診や前記症状をもとに骨折の有無や部位等を検討する．このとき，触診は重要で，凹凸，くぼみ，段差，圧痛などは，骨折部位を知るのに有用な情報となる．しかし，受傷直後の腫脹が強い時点では評価が難しいことも少なくない．特に硬組織損傷では，顔面（単純）X 線検査，頭部 CT や MRI などの画像診断による評価が欠かせない．顔面（単純）X 線検査では，後頭前頭法（PA 法），ウォータース法，軸位法，側位法，斜

位法などが一般的である．歯槽部や咬合については，デンタル法やパノラマ法も有用である．最近のCT撮影では，3次元再構築まで行うことも可能で，障害の部位や程度がさらにわかりやすく，患者や家族への説明に役立つことも多い（図3）．

4 治療

鼻骨骨折症例では，通常，受傷から2週間以内であれば，受診時に外来で速やかに非観血的にワルシャム鉗子やアッシェ鉗子を用いて鼻骨を，必要があれば鼻中隔とともに挙上し整復する．うまく整復できたときには，再度画像で評価するまでもなく，手ごたえや音，確認のための触診でわかることが多い．程度にもよるが陳旧例や反復例など瘢痕化の強い例では，観血的整復術を選択すべきである．特にスポーツ外傷時では同部位の再受傷の可能性もあり，整復後の固定は必要であることが多い．鼻腔内への軟膏ガーゼやメローセルの挿入，留置による下支えや，ネーザルスプリントが用いられる．軟膏ガーゼの留置期間は約1週間である．

眼窩壁骨折，頬骨骨折，上顎骨折，下顎骨折では，入院，手術室での観血的整復術の適応となることが多い．顎顔面骨の骨折に対する観血的整復術は，受傷後可及的早期に手術を施行するのがよい．一般にゴールデンタイムは受傷後2週間以内とされている．

眼窩吹きぬけ骨折など眼窩壁骨折では，眼球運動障害と複視は受傷後1週間程度の経過観察で改善傾向がみられることも多く，その時点で顔面の知覚異常，眼球陥凸，醜形などの症状も考慮して手術適応を決める．手術では，内側壁骨折の場合，鼻内視鏡下に骨片を除去し，眼球の可動性を牽引試験（traction test）にて回復を確認する．問題がなければ，シリコンロールを中鼻道から挿入し固定する．下壁骨折の場合，経上顎洞（前壁）的に，または鼻内視鏡下に骨片を除去したあとに，眼球の可動性をtraction testで回復を確認し，鼻内から上顎洞内にバルーンを挿入し膨らませて下壁を固定する．下壁骨折の場合のアプローチ法としては，下眼瞼縁切開や整容的な点を考慮して睫毛切開が行われる場合もある．シリコンロールやバルーンによる固定期間はわれわれは約2週間としている．

頬骨骨折では，眉毛外側切開（ディングマン法），下眼瞼縁切開，口腔前庭切開の3か所からのアプローチが一般的である．頬骨弓骨折では，口腔前庭切開とともに，側頭部の小切開からのアプローチ（ギリース〔Gillies〕のtemporal approach）も試みられる．このとき，U字起子を側頭筋下に頬骨弓下に挿入して骨折部を整復する方法も有名である．以上のようなアプローチでは，顔面神経損傷からの保護が重要である．変位を十分に整復したあと，ミニプレートで固定する．吸収性プレートが使われること

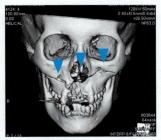

図3 上顎骨 ルフォーⅠ型骨折症例 3次元再構築CT画像
17歳 女性 バイク運転中交通事故
▼骨折線

 コツ

頬骨弓骨折では，整復時に若干戻しすぎ（over correction）くらいにしておく．整復後，側頭筋や咬筋の動きにより整復前の状態に戻り骨同士が癒合することを防止．

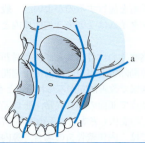

図4　顔面骨 buttress system
頬骨・上顎骨の梁構造と柱構造
a. 眼窩下縁―頬骨―頬骨弓．
b. 前頭骨鼻部―上顎骨前頭突起―梨状口縁．
c. 前頭骨頬骨突起―頬骨前頭突起―頬骨―上顎骨頬骨突起．
d. 蝶形骨翼状突起―口蓋骨垂直板―上顎骨歯槽突起．

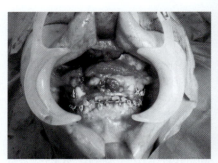

図5　上顎骨折整復時のアーチバーの装着

もある．

　上顎骨折の美容的，機能的形態の回復にとって重要なポイントはいわゆる buttress system（図4）の再建（buttress を丁寧につなぎ合わせること）である．下顎骨折では，下顎体部骨折，関節突起骨折，歯槽骨折によって，アプローチ法としては，口腔内切開，耳前切開，耳後切開，骨折部直上切開などが用いられる．固定にはチタンプレート，ミニプレートなどが用いられる．吸収性プレートは強度の点から本症例では不向きとされている．また，咬合の調整とアーチバー（図5）を用いた顎間固定も必要となる．

5　注意点

①破傷風トキソイドの注射：外傷の処置後，患者への説明後に原則的には行うことにしている．

②眼窩壁骨折では，画像検査で「眼窩吹き抜け所見」など，眼窩壁の所見に目がいってたとえば，上顎前壁の骨折線とそれによる三叉神経第2枝症状が出現していることを見落としていることがある．派手な所見のみに目を奪われずその周囲も確認する．

③固定期間中，鼻内のベスキチン，メローセル等1週間，動かさない．

6　患者・家族への説明

①外傷では，炎症性腫脹による機能障害が認められ，その評価には受傷後1週間頃が適切であるが，整復には早い方がよく，できれば受傷後2週間以内，遅くとも4週間以内が望ましい．

②整復後の機能障害の回復程度や回復の速さに個人差がある．痺れ等の知覚異常

☑ チタンプレートの抜去と吸収性プレートについて

顎顔面外傷後の整復固定では，チタンプレートがよく使われる．抜去は通常不要であるが，異物であるので感染などの問題が生じた場合抜去する．特に，小児の例では，顔面の成長を考慮して，2～3か月後に摘出をすべしとの意見もある．これに対し，poly lactic acid を主材料とする吸収性プレートでは，吸収の過程で特に炎症反応を生じることもなく優れているとされている．ただし，問題は強度である．この点でのチタンプレートの比較に関しては種々の報告があり，両者を組み合わせる方法を行った例も含めると，一概に優劣を断定することは難しい．現実には，各症例ごとの術者による判断に委ねられている．

は，後遺症として残ることも多い．
③いったん整復を十分に行えた例でも，半年から1年くらいで形状，機能ともにまた低下することがある．そのときの再手術は，瘢痕化の影響もあり必ずしも容易ではない．眼窩壁骨折での眼球陥没や下顎関節突起骨折，頬骨弓骨折の整復手術の前には特に説明しておく．
④外傷による顎顔面損傷は，頭部や頸部にも影響が及んでいることも少なくないので，そうした場合，脳神経外科，神経内科，整形外科などと連携して評価，治療をすることになる．

 Pitfall

喧嘩や事故によるものでは補償問題も絡んでくることがあるので，受診時の状況は正確に記録し，当事者の話を一方的に信じないことも重要．

 Pitfall

眼窩壁骨折による，複視はその程度や画像上の骨折所見と関係なく，1週間程度でかなり軽快，消失することがある．機能評価はこの頃がよい．

DON'Ts

- 外傷による機能評価は，受傷直後に断定しない．
- 整復固定をいったん終了したら，予定期間が終了するまで原則動かさない．

日本医科大学武蔵小杉病院耳鼻咽喉科　**松根彰志**

☑ 整復手術

私は，眼窩壁骨折での手術適応として，「受傷後1週間頃の眼球運動障害による複視，眼球陥没，三叉神経第2枝症状などの機能障害の残存」を重視している．その間，初診時の画像検査では予想できないほど，複視が改善した例もこれまで経験した．問題は，初診時から比較的軽微な複視が1週間後も変わらず継続している場合である．眼科でのヘスチャートの結果も必ずしもあてにならない．顕著な障害では，整復に踏み切ることは躊躇されず，行った結果は「改善以上」の結果が得られることが多い．軽微な障害が明らかにあり，しかも改善傾向がみられない場合が一番困る．そのようなとき，私はじっくりと患者と話し合うことにしている．その結果，整復を行うケースは半数ぐらいである．さらに，整復した直後から複視が明らかに改善する例はその半分ぐらいである．ただし，直後には改善がみられなくても次第によくなる例もある．これは果たして整復手術のおかげなのだろうか？　やはり，患者とよく話し合うしかない．

G 外傷（側頭骨骨折，顎顔面外傷，気道外傷・熱傷）

3 気道外傷・熱傷

DOs

- 気道外傷における治療のポイントは気道粘膜の修復，枠組みの整復，適宜ステントの留置を行うことの3点である．
- 気道外傷・熱傷に対する保存的治療ではステロイド・抗菌薬・消炎酵素の投与を行い，受傷後の粘膜浮腫による気道狭窄と感染の予防が大切である．

1 気道外傷・熱傷の分類

気道（喉頭・気管）外傷は，気道腔外より受傷する喉頭・気管外損傷と喉頭・気管腔内より受傷する喉頭・気管内損傷に大きく分けられる．喉頭・気管外損傷のうち臨床上で遭遇する疾患は開放性損傷，鈍的損傷があり，喉頭・気管内損傷では医原性損傷，化学熱傷，熱傷が挙げられる．そのうち，医原性損傷には気管内挿管，内視鏡検査，喉頭微細手術による粘膜損傷，声帯麻痺，披裂軟骨脱臼，肉芽腫形成などが含まれる．これらの気道外傷・熱傷のうち，日常の臨床で遭遇する頻度がもっとも高いのは鈍的喉頭損傷である．

2 気道外傷・熱傷の診断と治療

a 開放性損傷

自殺企図により鋭利な刃物で自傷し，受診するケースが多い．診断には頸部CT撮影が必須で，治療は気道粘膜の修復，枠組みの整復，適宜ステントの留置を行うことであるが，ステントの留置が必要な重症例はわが国ではまれである．鋭的切離面で，創部汚染がなければ，十分に創部を洗浄し，切離部分の一期縫合で創部の治癒が得られる．しかし，術後に閉創部に肉芽腫の増生がみられる症例が多いので，適宜，肉芽腫の切除が必要となってくる．

b 鈍的損傷

野球や剣道などのスポーツ中の事故，交通事故，転倒などの過失などが原因であることが多い．診断には頸部CT撮影が必須である．表1に筆者らが用いているわが国の事情に即した鈍的喉頭損傷に対する重症度分類と治療指針を示す．以下に表の詳細を解説する．

group 1：喉頭粘膜の浮腫，血腫を認める．治療は抗菌薬，ステロイド投与などの保存的治療を行う．

表1 鈍的喉頭損傷に対する重症度分類と治療指針

重症度	喉頭粘膜の浮腫，血腫	声帯運動障害	喉頭軟骨の骨折，露出，偏位	修復すべき喉頭粘膜の損傷	治療（気管切開とステント留置は適宜行う）
group 1	あり	なし	なし	なし	保存的治療
group 2	あり	あり	なし	なし	保存的治療
group 3	あり	有無を問わない	あり	なし	喉頭軟骨の観血的整復
group 4	あり	有無を問わない	あり	あり	喉頭軟骨の観血的整復と喉頭粘膜の修復

（梅野博仁，他：喉頭外傷新鮮例への対応．頭頸部外科 20：95-102，2010 より改変）

Pitfall

甲状軟骨正中部あるいはその付近の骨折では1mmの偏位でも音声に影響を与え，甲状軟骨板外側の不偏位骨折では甲状軟骨板の変形が音声に影響する．したがって，偏位がない骨折であっても，音声障害を認める症例では積極的な骨折の整復固定を行う．

 コツ

化学腐食剤服用の患者には，牛乳や生卵を内服させて酸やアルカリの中和を図る．

group 2：喉頭粘膜の浮腫，血腫に加え，声帯運動障害を伴う．治療は抗菌薬，ステロイド投与などの保存的治療を行う．

group 3：喉頭粘膜の浮腫，血腫に加え，喉頭軟骨の骨折，露出，偏位のいずれかを伴う．声帯運動障害の有無は問わない．治療は喉頭軟骨の観血的整復を行う．

group 4：喉頭粘膜の浮腫，血腫に加え，喉頭軟骨の骨折，露出，偏位のいずれかを伴い，修復すべき喉頭粘膜の損傷を認める．声帯運動障害の有無は問わない．治療は喉頭軟骨の観血的整復と喉頭粘膜の修復を行う．なお，いずれの症例でも気管切開とステント留置は適宜行う．

c 医原性損傷

医療行為が原因で生じる気道損傷では気管内挿管後の声帯麻痺がもっとも多いが，自然治癒する症例が多い．鑑別すべき病態は披裂軟骨脱臼である．挿管，内視鏡検査，喉頭微細手術が原因で生じる粘膜損傷や肉芽腫形成などもあるので，操作には細心の注意が必要である．

d 化学熱傷

化学腐食剤による気道損傷は酸の吸引事故による喉頭損傷より自殺企図によるアルカリ剤内服に伴う喉頭損傷が多い．アルカリによる化学熱傷の特徴は摂取後に刺激を感じずに障害がゆっくり進行することである．また，OH$^-$イオンやアルカリ金属イオンは深部組織にまで到達するので侵食は進行性の融解壊死となり，酸による凝固壊死と比べて重症化する傾向が高い．

e 熱傷

喉頭熱傷は火焔やガス爆発・高温水蒸気の吸引などによる気道熱傷として生じる場合と，加熱した飲食物の摂取による食道熱傷に付随して生じる場合がある．しかし，気道熱傷は下気道の障害や外表部熱傷の管理が必要となるため，急性期に耳鼻咽喉科医が治療チームの中心となることは少ない．喉頭熱傷の治療は気道の確保と抗菌薬，ステロイドの投与を行う．

DON'Ts

- □ 喉頭鈍的外傷患者の頸部CTで軟部組織に気腫を認める場合には喉頭粘膜の断裂と喉頭軟骨の骨折が存在する．そのため，手術は必ず局所麻酔で気管切開を行い，気管孔から挿管して全身麻酔を行う必要がある．最初から全身麻酔を行ってはならない．気腫を拡大させてしまう．
- □ 化学腐食剤の服用直後の患者に服用物を嘔吐させてはならない．嘔吐させると，さらに化学熱傷を悪化させてしまうことになる．

久留米大学医学部耳鼻咽喉科・頭頸部外科　**梅野博仁**

全身疾患と耳鼻咽喉科・頭頸部疾患

DOs

- 既往歴，家族歴などの問診を詳細に聞くこと．
- 他の領域で関連する症状への知識を深め，患者の訴える箇所以外にも目を配ること．
- 必要に応じ他科とも連携して精査を進めること．

1 耳疾患

耳鼻咽喉科医が実際の診察に従事する領域には，耳・鼻・口腔・咽喉頭・頸部・顔面・気管・食道と多くの分野がある．いずれの領域にも，全身疾患の一症状として現れるものがあり，その頻度も決して少なくない．忙しい日常の診療では，往々にして局所所見のみで判断しがちだが，常に関連する他の領域についても目を配って，問診・診察を行わねば，見逃してしまうことになる．特に 2012 年の診療改定では先天性難聴の遺伝子スクリーニングが保険適用にもなっており，全身症状を伴うような症候性難聴などに遭遇する機会が増えている．本項では耳鼻咽喉科でもよく遭遇する全身疾患の関連症状と，その主要疾患についてまとめる．

全身疾患の病気の一症状として耳に現れるものには難聴が最も多い．合併する症状と，その主要な疾患を表1に示す．合併する症状としては，眼症状，皮膚症状，腎症状が多い．疾患としては遺伝性のものや，自己免疫疾患であるものが特に多く，問診で合併症とともに家族歴・既往歴を聞き逃さないことが重要である．発症する年齢は様々だが，先天性・若年性の難聴の場合には全身疾患が隠れていることが少なくないので，特に注意して問診および全身にわたって検索をするべきである．

治療については，ステロイドが有効な疾患が多いが，マックルーウェルズ症候群では IL-1 receptor antagonist が必要など，ステロイド無効で他の治療法が必要な疾患もあり最終診断に至ることが治療上も重要となる症例が少なくない．また自己免疫疾患や慢性炎症疾患では数か月は回復の可能性が残っているなど，治癒の可能性もしばらくは残るため，診断がついたら少々時間がたっていても，投薬してみる価値がある．

a ミトコンドリア病

ミトコンドリア病は細胞内でのミトコンドリアの機能低下により十分なエネルギーを作り出せず，心臓，筋，脳などに障害を生じるような疾患である．症状としては筋力低下，易疲労性，筋萎縮，心筋症，外眼筋麻痺などが知られているが，耳鼻咽喉科領域では，小脳失調による平衡機能障害，感音難聴が認められる．

大部分はミトコンドリア DNA の異常によるもので，多数の部位の変異が報告されている．そのため孤発性の例などもあるが，通常母系遺伝を示す．*MTRNR1*(ribosomal RNA, mitochondorial, 12S)遺伝子の 1555AG 変異と *MTTL1*(transfer RNA, mitochondorial, leucine, 1) 遺伝子の 3243AG 変異が原因遺伝子の大部分を占める．1555AG 変異例では，後天性に両側高音障害型の難聴をきたし，進行することがある．またアミノ配糖体による難聴が生じやすいという特徴をもつ．3243AG 変異はMELAS(mitochondrial myopathy, encephalopathy, lactic acidosis

表1　難聴を合併する主要疾患

合併する症状	主な疾患
中枢・知的症状	ミトコンドリア病，ヌーナン（Noonan）症候群，CHARGE症候群，梅毒，結節性多発動脈炎
脳腫瘍	レックリングハウゼン（Von Recklinghausen）病，フォンヒッペルリンダウ（von Hippel-Lindau）病
眼症状	フォークト（Vogt）-小柳-原田病，アッシャー（User）症候群，コーガン（Cogan）症候群，ワールデンブルグ（Waardenburg）症候群，ベーチェット（Behçet）病，レックリングハウゼン病，フォンヒッペルリンダウ病，アルポート（Alport）症候群，DIDMOAD症候群，アルストレーム（Alström）症候群，ヌーナン症候群，梅毒，CHARGE症候群，ファン・デア・ヘーベ（van der Hoeve）症候群
骨・軟骨症状	再発性多発軟骨炎，フォンヒッペルリンダウ病，ファン・デア・ヘーベ症候群，ハンター（Hunter）症候群，パジェット（Paget）病，慢性関節リウマチ
血管病変	大動脈炎症候群，コーガン（Cogan）症候群，ウェゲナー（Wegener）症候群，結節性多発動脈炎
顔面症状	コケイン（Cockayne）症候群，ゴルドナー（Goldenhar）症候群，ヌーナン症候群，トレチャー・コリンズ（Treacher Collins）症候群
心疾患	ミトコンドリア病，ジェルベール・ランゲ・ニールセン（Jervell and Lange-Nielsen）症候群，ヌーナン症候群，CHARGE症候群
皮膚症状	ベーチェット病，フォンヒッペルリンダウ病，マックル・ウェルズ（Muckle-Wells）症候群，SLE，結節性多発動脈炎，色素性乾皮症
鼻症状	ウェゲナー肉芽腫
口腔症状	ベーチェット病，梅毒
泌尿器症状	腎不全，アルポート症候群，DIDMOAD症候群，アルストレーム症候群，branchio-oto-renal症候群，マックル・ウェルズ症候群，再発性多発軟骨炎
腫瘤・炎症病変	ヒスチオサイトーシスX，ウェゲナー肉芽腫，ペンドレッド（Pendred）症候群，梅毒，パジェット病
血液疾患	白血病，特発性血小板減少性紫斑病
糖尿病	DIDMOAD症候群，アルストレーム（Alström）症候群，ミトコンドリア病

and stroke-like episodes）の原因遺伝子で小児期から発症することが多い．糖尿病，肥大型心筋症，てんかん，脳卒中様症状を特徴とする．難聴はやはり後天性で，両側対称の両側高音障害型の難聴で進行すると水平型になっていく．確定診断は遺伝子検査にて行われるが，現在のところ保険適応はない．難聴について根本的な治療法はない．高度難聴になった症例については人工内耳手術が行われている．

b　フォークト-小柳-原田病

原田病は自己免疫疾患の一種で，メラニン色素をもつ細胞が標的となり，中枢神経・眼・聴器・皮膚などメラノサイトをもつ組織が障害される．白人には少なく，有色人種の女性に多いとされている．無菌性

髄膜炎などに似た頭痛，発熱などの初期症状からはじまり，ぶどう膜炎，難聴・めまい・耳鳴，白髪・脱毛などが主要な症状として起こる．特に眼科にかかる症例が多く，眼底が明るくみえる夕焼様眼底を特徴とする．近年の研究で，疾患感受性遺伝子と考えられる部位が発見されている．

内耳でもメラノサイト障害により感音難聴，耳鳴，めまいなどの症状を引き起こす．難聴は両側性で，高音障害型を示し，高度な症例では全周波数が低下する．しかしながら眼科が主科として治療されている症例が多く，聴力検査などが行われていない症例も少なくない．わが国の研究でも，自覚症状のない症例のうち半数で難聴を認めたという報告もあり，原田病と診断されていなくても，ぶどう膜炎等の所見がある患者については聴力検査を行うことが望ましい．

治療については初期にステロイドの大量投与を行い，数か月かけて徐々に減量を行う必要がある．この治療により眼については後遺症なく落ち着く症例が多く，聴力についても半数以上の症例で，改善傾向を示す．

c 大動脈炎症候群

大動脈炎症候群は高安病ともよばれ，アジア人によくみられる疾患で，特に若年女性に多い．何らかのウイルス等の感染を契機に発症し，機序ははっきりしないものの自己免疫が症状の持続に関与していると考えられることから，自己免疫疾患の1つと考えられている．この疾患では大動脈等大血管と，肺動脈や腕頭動脈，総頸動脈等の主要な分岐血管に炎症が起こり，血管狭窄や動脈瘤形成を起こし，重要な臓器等に障害を生じる．発熱，冷覚，めまい，失神，頭痛，倦怠感，しびれ感が主要症状である．

聴力障害は一般的な症状ではないものの，30例以上の報告があり，多くの症例が30～40歳代の女性で，両側高音障害型進行性難聴を呈する．病理検査結果とステロイド反応性の高さから聴覚障害は自己免疫による機序が関係していると考えられている．難聴増悪時にはステロイドのパルス療法が行われており，2/3の症例では治療に対する反応は良好である．

d 再発性多発軟骨炎

再発性多発軟骨炎は原因不明の自己免疫疾患で，全身の軟骨が炎症により障害される疾患である．耳介軟骨の炎症は半数近い症例が初期よりはじまり，全経過中のほとんどの症例で罹患する．また耳鼻咽喉科領域では鼻軟骨炎や気道の軟骨炎もよく認められる．両者は反復し，次第に耳介は萎縮，鼻は鞍鼻，気道については嗄声・呼吸困難といった症状が起こる．他の全身症状として，多発関節炎，結膜炎，角膜炎，虹彩炎，大動脈瘤，大動脈弁閉鎖不全症，糸球体腎炎などを起こす．

聴器症状としては46％の症例で難聴が認められ，6％の症例で前庭障害を認めたと報告されている．聴力型としては高音から悪化する症例が多い．程度や進行度合いは様々で，片側も両側性のこともあり，発作性・緩徐進行性どちらもあるなど一定しない．

診断基準としてはマックアダムらによって提唱された基準がある（表2）．この基準を拡張し，1症状＋病理診断，2部位以上の症状がステロイド等に反応でもよいとした．

治療は他の膠原病と同様に，ステロイドのパルス療法が行われる．聴力については多くの症例が不可逆的変化で，回復しない

表2 マックアダムらにより提唱された基準

1）	反復性耳介軟骨炎
2）	破壊のない多発関節炎
3）	鼻軟骨炎
4）	眼症状（結膜炎，角膜炎など）
5）	気道の軟骨炎
6）	蝸牛・前庭障害

＊上記のうち3つ以上

が，中等度難聴で早期ステロイド投与が有効であったという報告もある．生命予後は比較的不良で，28～50％の死亡率が報告されており，おおよそ30％程度の死亡率があると推測されている．

2 聴覚以外の症状と全身疾患

聴覚以外の領域でも表3のように，多くの全身疾患で耳鼻咽喉科領域の症状を起こすことがある．ミクリッツ病が近年IgG4関連疾患に含まれてくるなど全身疾患の一症状としてとらえられる疾患も増えてきている．聴覚と同様に遺伝性疾患や，自己免疫疾患の頻度が高いが，喉頭症状などでは中枢疾患との関連が多く認められる．一方，白血病，プランマー・ヴィンソン症候群，糖尿病など，全身疾患との関与さえきちんと疑われれば，採血等で容易に可能性を確認できるような疾患もあるので，他の領域の症状にも注意を払って見逃さないようにする必要がある．

a シェーグレン症候群
1) 病態・疫学
シェーグレン症候群は各種膠原病関連の抗体が検出されることから自己免疫疾患と考えられており，耳鼻咽喉科でも遭遇することは少なくない．中年女性に多く，他の膠原病の合併がない一次性シェーグレン症候群と，関節リウマチ(RA)や全身エリテマトーデス(SLE)などを合併する二次性シェーグレン症候群に分けられる．同様に唾液腺に症状を起こすミクリッツ病との関連が常に指摘されていたが，現在ではミクリッツ病はIgG4関連疾患とされ，本疾患とは異なるとされている．

2) 症状
慢性唾液腺炎による口腔乾燥および涙分泌低下による乾燥性角結膜炎を主徴とする．口腔乾燥による齲歯の増加や，気道乾燥による咳嗽など関連した症状も認められている．唾液腺・涙腺自体の腫脹も1/3の症例で認められ，急性発症のものと慢性的経過をたどる症例と両方が認められている．腺外症状としては関節痛，慢性甲状腺腫，間質性肺炎，原発性胆汁性肝硬変，胃炎，遠位尿細管アシドーシス，レイノー現象などがよく認められる症状である．

3) 診断
診断は1999年に厚労省の診断基準が改定され，表4のようになっている．うち各科で行える項目4の採血による抗体検査に加え，耳鼻咽喉科では1.A)と2にあたる検査が行われる．2.A)は耳下腺ステノン管よりリピオドール等の造影剤を注入し，apple tree appearanceで知られるような点状～顆粒状陰影をきたす像が典型的所見である．最重症例では腺内の管が破壊され，漏洩と貯留像をきたすようになり，典型的なapple tree appearanceとはみた目が異なることに注意が必要である．2.B)のガム試験は，ハッカを含まないガムを10分間かみ，その間に分泌された唾液をすべて容器に移して採取し，10mL以下で口腔内乾燥症と判断する．

4) 治療
治療については現在のところ根本的な治療法は存在しない．そのため対症療法を行う．唾液分泌低下による口腔内乾燥に対しては人工唾液の噴霧や麦門冬湯，アネトールトリチオン等が使用されていたが，近年，セビメリン塩酸塩水和物(サリグレン®等)，ピロカルピン塩酸塩(サラジェン®)などが保険適応となり高い有効性が認められているが，副作用の問題もあり，症状に応じて慎重に投与を行う必要がある．腺外症状の合併例にはステロイドや免疫抑制薬の投与が行われることもある．

b IgG4関連疾患
1) 病態・疫学
ミクリッツ病など様々な疾患名がついていた症例の中で近年IgG4高値，IgG4陽性形質細胞の組織浸潤・腫瘤形成を伴う例

表3 他領域の症状を起こす全身疾患

めまい疾患	末梢性	フォンヒッペルリンダウ病，糖尿病，再発性多発軟骨炎
	中枢性	神経ベーチェット病
	循環器疾患	不整脈，高血圧
	その他	偏頭痛
鼻疾患	腫瘍・壊死病変	ウェゲナー肉芽腫，再発性多発軟骨炎
	鼻出血	白血病，遺伝性出血性毛細血管拡張症，血友病，溶血性尿毒症症候群
	副鼻腔炎	カルタゲナー症候群
	嗅覚障害	カールマン症候群，アルツハイマー病
咽頭疾患	炎症・潰瘍病変	ベーチェット病，天疱瘡，潰瘍性大腸炎，プランマー・ヴィンソン症候群，多型滲出性紅斑，白血病
	真菌症	HIV，糖尿病
	口腔乾燥	シェーグレン症候群，糖尿病
喉頭疾患	嚥下障害	パーキンソン病，仮性球麻痺，重症筋無力症，ALS
	喉頭麻痺	シャイ・ドレーガー症候群，アミロイドーシス，仮性球麻痺，重症筋無力症
頸部	リンパ節腫脹	川崎病，白血病，サルコイドーシス
	腫瘍	多発内分泌腫瘍(MEN)，プランマー・ヴィンソン症候群

表4 シェーグレン症候群の診断基準

シェーグレン症候群の日本改訂診断基準(1999年)

1. 生検病理組織検査で次のいずれかの陽性所見を認めること
    A) 口唇腺組織で 4mm² あたり 1focus(導管周囲に 50 個以上のリンパ球浸潤)以上
    B) 涙腺組織で 4mm² あたり 1focus(導管周囲に 50 個以上のリンパ球浸潤)以上
2. 口腔検査で次のいずれかの陽性所見を認めること
    A) 唾液腺造影で Stage1(直径 1mm 未満の小点状陰影)以上の異常所見
    B) 唾液分泌量低下(ガム試験にて 10 分間 10mL 以下またはサクソンテストにて 2 分間 2g 以下)があり，かつ唾液腺シンチグラフィーにて機能低下の所見
3. 眼科検査で次のいずれかの陽性所見を認めること
    A) Schirmer 試験で 5mm/5 分以下で，かつローズベンガル試験(van Bijsterveld スコア)で 3 以上
    B) Schirmer 試験で 5 分間に 5mm 以下で，かつ蛍光色素試験で陽性
4. 血清検査で次のいずれかの陽性所見を認めること
    A) 抗 Ro/SS-A 抗体陽性
    B) 抗 La/SS-B 抗体陽性

[診断基準] 上の 4 項目のうち，いずれか 2 項目以上を満たせばシェーグレン症候群と診断する．

があることがわかり，現在ではIgG4関連疾患として一括して扱われるようになった．2011年の調査で，1～2万人の患者がいると推測されている．現在のところ原因・発病の機構については不明であり，遺伝・環境因子など様々な因子が関係していると考えられている．耳鼻咽喉科領域が初発症状のことも少なくなく，直接受診される例は少なくない．また内科等の他科より診察・唾液腺生検の依頼がある症例も増えており，耳鼻咽喉科では遭遇することが増えている疾患である．

2) 症状

全身型の場合と局所臓器型の場合がある．耳鼻咽喉科領域では唾液腺に発症する症例（ミクリッツ病，硬化性唾液腺炎）が多いが，鼻腔腫瘤形成など他の領域でも報告がある．他臓器の症状としては障害される臓器により様々な症状を起こす．自己免疫性膵炎，涙腺炎，自己免疫性下垂体炎，リーデル甲状腺炎，糖尿病，肥厚性硬膜炎，肺障害，後腹膜線維症など多岐にわたる．

3) 診断

全身症例の場合IgG4関連疾患包括診断基準によって行われる（表5a）．病理採取困難な場合等は各臓器別の診断基準が用いられることもある（唾液腺領域は表5b）．耳鼻科領域では唾液腺生検を依頼されることがあり，症状のある大唾液腺より採取することが多い．

4) 治療

病期により異なり，急性期ではステロイド投与が第一選択で，高用量を投与する．抵抗例では免疫抑制薬も使われることがある．慢性期では症状・検査データをみながらステロイドをゆっくり減量しつつ投与する．寛解期では投薬中止とすることもあるが，低用量のステロイド投与を行うことが多い．再燃時の治療法は確立していないがステロイド再導入などを行う．

c ウェゲナー肉芽腫

1) 病態・疫学

ウェゲナー肉芽腫は上気道・肺・腎臓の肉芽病変を主徴とする自己免疫疾患で，肉芽病変は前記に限らず全身の多臓器に及ぶ．

表5 IgG4関連疾患診断基準

a. IgG4関連疾患包括診断基準
1. 臨床的に単一または複数臓器に特徴的なびまん性あるいは限局性腫大，腫瘤，結節，肥厚性病変を認める．
2. 血液学的に高IgG4血症（135 mg/dL以上）を認める．
3. 病理組織学的に以下の2つを認める．
   ①組織所見：著明なリンパ球，形質細胞の浸潤と線維化を認める．
   ②IgG4陽性形質細胞浸潤：IgG4/IgG陽性細胞比40%以上，かつIgG4陽性形質細胞が10/HPFを超える．

確定診断群 1)＋2)＋3)，準確診群 1)＋3)，疑診群 1)＋2)
ただし，できる限り組織診断を加えて，各臓器の悪性腫瘍や類似疾患と鑑別することが重要．

b. IgG4関連涙腺・眼窩および唾液腺病変の診断基準
1. 涙腺，耳下腺，顎下腺の持続性（3か月以上），対象性に2ペア以上の腫張を認める．
2. 血清学的に高IgG4血症（135mg/dL以上）を認める．
3. 涙腺，唾液腺組織に著明なIgG4陽性形質細胞浸潤（強拡大5視野でIgG4陽性/IgG陽性細胞が50%以上）を認める．

1)＋2) or 3)でIgG4関連ミクリッツ病として診断．
サルコイドーシス，キャッスルマン病，ウェゲナー肉芽腫症，リンパ腫，癌の鑑別は必要

発症には PR3-ANCA（C-ANCA）が関与しており，微小血管，小動静脈が障害される血管炎症候群の1つである．罹患率は100万人当たり数人と推測され，性差ははっきりせず，中年期が多い．

2）症状

最も頻度が多い障害箇所は上気道であり，膿性鼻汁，鼻出血，鞍鼻，鼻痛など鼻症状を主訴に，はじめに耳鼻咽喉科を受診する症例が多い．鼻内をよく観察すると痂皮の付着，壊死組織や肉芽性病変が認められる．全身倦怠感・発熱，頭痛など他の全身症状を伴うことからこの疾患が疑われることが多い．病変はさらに耳管等から中耳に及び，滲出性中耳炎，耳漏，難聴などの聴覚障害を起こすことも多い．また血管炎等によって急性感音難聴を起こす症例もみられる．鼻症状ではなく聴覚症状が初発症状のこともある．

3）診断，治療

診断は上気道・肺・腎臓所見の有無，病理検査で壊死と血管炎があるかどうか，血液検査で C-ANCA 陽性，赤沈亢進などがみられるかなどから行われる．腎不全等に至ると予後が悪い．

治療にはステロイドの大量漸減投与とシクロホスファミドの併用で治療を行う．早期にステロイドの離脱を図るが，症状の再燃等でステロイドの長期投与が避けられない症例も少なくない．

d　ベーチェット病

1）病態・疫学

ベーチェット病は口腔内アフタ性潰瘍，外陰部潰瘍，皮膚症状，眼症状を主徴とする慢性炎症性疾患で，皮膚粘膜眼症候群の1つである．日本では北海道から北陸にかけて多く，男女での性差は少なく，青壮年期に多いといった特徴がある．

口腔内アフタ性潰瘍は初発症状のことも多く，日本の診断基準でもほぼ必発の症状である．通常のアフタ性潰瘍のように境界

 Pitfall

早期診断を行い，早めに治療を行う方が完全寛解の可能性も高い．鼻炎・副鼻腔炎様症状の場合，特に検査もせず長期に投薬が続けられているケースが多い．症状が長期持続する場合には，はっきりした肉芽等がみられなくても通常の炎症関係の検査に加えて C-ANCA・IgG4 を調べるなど全身疾患の検索も行うべきである．

明瞭の浅い潰瘍で，舌・口唇・頬粘膜などに好発し，多発したり消退・再燃を繰り返す．外陰部潰瘍もアフタ性潰瘍で，口腔内潰瘍ほどの反復は多くない．皮膚症状は結節性紅斑様皮疹，皮下の血栓性静脈炎，毛嚢炎様皮疹などがある．眼症状はぶどう膜炎が主体で，再発性前房蓄膿性虹彩炎は本疾患に特徴的とされている．

2）症状

耳鼻咽喉科領域の症状としてはほかに難聴・耳鳴・めまい・嚥下・構音障害といった症状が知られている．いずれも神経型ベーチェット病の症状とされている．神経ベーチェットは全体の5%ほどであるが，おおよそ半数程度の症例で難聴・耳鳴・めまいのような耳症状を伴う．難聴は両側性，左右対称の進行性感音難聴で，高音が障害される症例がほとんどである．機序ははっきりしていないが，障害部位としては蝸牛が障害されていると考えられている．

3）診断，治療

診断は臨床症状に基づいて行われるが，診断基準は複数あり，わが国では厚労省による診断基準が使われることが多い．主症状の口腔粘膜の再発性アフタ性潰瘍，皮膚症状，眼症状，外陰部潰瘍の4つすべてが経過中に出現したものを完全型，3つの主症状または2つの主症状＋2副症状がでたもの，または定型的眼症状と他の1主症状または2副症状がでたものを不全型とする．

全身的薬物療法としてはステロイドや免

疫抑制薬, 好中球機能抑制剤(コルヒチンなど)が使用され, 局所治療としてさらに軟膏などが追加して使用される(口内炎に対するステロイド含有軟膏など). 難聴に対してはシクロスポリン A が有効であったという報告もあるが, 現在わが国では神経ベーチェット病には症状悪化の危険があるため禁忌とされており, ステロイド等の治療を行う.

e 白血病

白血病は大きく分けて急性白血病と慢性白血病に分けられる. さらに細分化されているが, そこまではこの項では触れない.

急性白血病は致死性の疾患で, 血中に芽球の出現をみる. 正常造血の低下によって貧血を起こし, 立ちくらみ様のめまい感を訴えたり, 感染症, 出血傾向による鼻出血・口腔内出血などで耳鼻咽喉科医に受診し, その際の採血によって見つけられることもある. また白血病細胞の浸潤が歯肉等にみられ赤く腫脹をきたしていることもある. 白血病細胞の浸潤などが否定できないような口腔腫瘤の場合には, いきなり病理検査をすると, 出血傾向により止血に難渋することもあるため, 先に採血等で凝固能を確認のうえ行う必要がある.

慢性リンパ性白血病では成熟した小型 B リンパ球が増殖する疾患で, 頸部リンパ節の腫脹をきたすこともあり, 耳鼻咽喉科医にかかって発見されることもある. 感染・出血の反復や, 頸部リンパ節腫脹が持続するなど通常の経過と異なるような場合には疑って検査を行う必要がある.

> ## DON'Ts
> - ☐ ミトコンドリア病はエネルギー産生の障害であり, 激しい運動, 発熱などはエネルギー消費量が増え, 障害が進むため無理させずミトコンドリア機能の保持に努めるべき.
> - ☐ ベーチェット病による難聴は神経ベーチェットの一症状とされており, シクロスポリン A は, わが国では神経ベーチェット自体の悪化をきたす恐れがあるため, 禁忌されており, ステロイド等他薬剤での治療が必要である.
> - ☐ 持続するような腫脹・腫瘤など, 白血病の可能性が否定できない場合には, 必ず凝固能などを確認してから行うこと.

帝京大学医学部耳鼻咽喉科　**安井拓也**

第6章

基本的な手術治療

A 基本的な手術治療

1 鼓膜切開術・換気チューブ留置術

> **DOs**
> - 切開やチューブ留置の適応は拡大視下にしっかり鼓膜を観察して決めること.
> - 比較的安全な切開部位は鼓膜前下部. 後上部はリスクが高い.
> - チューブ留置の適応は鼓膜所見に加え, 経過や対側耳の状態などから総合的に判断する.

1 適応

a 鼓膜切開術

急性中耳炎(acute otitig media:AOM)の排膿を目的に行うことが多い. 減張により強い痛みは急速に消失するが, 切開がAOMの治癒に有効とするエビデンスは今のところ得られていない. わが国で作成された小児急性中耳炎ガイドラインでは, AOMの症状と所見をスコア化し, 重症例や中等症遷延例に鼓膜切開を勧めている. 成人でも内耳炎によるめまいや骨導閾値低下があれば, 障害性物質排除のために排膿するべきであろう.

滲出性中耳炎(otitis media with effusion:OME)に対する切開は長期予後を変えず, 当面の聴力改善や不快感除去が主目的となる. 漿液性貯留液なら侵襲の小さな穿刺でもよい. チューブ留置を躊躇する例, 好酸球性中耳炎や側頭骨転移疑いなどで細胞診を要する場合, 貯留液を伴う真珠腫の画像診断や耳小骨連鎖確認, 中耳腫瘍の診断や

> ⚠️ **Pitfall**
>
> 耳にばかり目がいくと中耳貯留液の原因を見逃す. 上咽頭癌を代表とする耳管周囲の腫瘍や側頭骨腫瘍は中耳への液貯留が初発症状となり得る. 成人の一側性病変は必ず口腔咽頭と頸部をチェックし, 場合によって側頭骨CTや造影MRIによる確認が必要である.

生検も切開の適応となる.

b 換気チューブ留置術

開窓を長く保ちたい場合に行い, OMEには極めて有効である. OMEの遷延は鼓膜の菲薄化や癒着を起こし, 聴力低下が言語発達に及ぼす影響も懸念される. ただしOMEは自然治癒傾向も強く, むやみな留置は慎むべきである. アメリカの関連学会が2016年に作成したガイドラインでは, 合併症のないOMEに最低3か月の経過観察を推奨し, 安易な外科的処置を諫めている. 対側聴力のよい一側性OMEは観察期間をさらに延長してもよいだろう.

内耳炎や乳様突起炎で一定期間排膿路を確保したい場合や, 急性中耳炎を半年に3回以上繰り返す症例もチューブ留置を考慮し得る. 耳管開放症, 鼻すすりによる鼓膜陥凹, 初期の癒着性中耳炎など中耳貯留液がない症例でもチューブ留置が有効なことがある.

チューブは径の小さな短期留置型と径が大きな長期留置型に大別され, 前者の自然脱落はおおむね半年以内, 後者は平均2年程度で, 脱落しないこともある. 穿孔残存率が異なるため, 疾患の予後などにより使い分ける.

2 手術方法とコツ

a 鼓膜切開術

鋭利な刃は痛みが少なく, ディスポーザブルの刃が便利である. 鼓膜麻酔液による

表面麻酔でよいが，イオントフォレーゼが使えれば外耳道まで麻酔され処置しやすい．肥厚鼓膜は麻酔時間を長くする．暴れる幼児はベッドに寝かせてタオルで四肢を巻くなど，頭部の固定が重要である．

安全な切開には鼓室解剖の知識が必須である（図1）．外耳道まで腫脹が及ぶ症例はオリエンテーションを誤りやすいので注意する．後上象限の鼓索神経とキヌタ-アブミ関節，症例により後下部に位置する頸静脈球（内頸静脈の続き）が最も注意すべき構造である．蝸牛窓は岬角後下方の蝸牛窓小窩内にあるが，岬角から突出する庇状の骨に覆われ損傷の危険は少ない．前下象限には内頸動脈があるが，通常は壁が厚く骨壁に覆われる．内側壁まで距離があるためこの中央付近を切開すると安全性が高い．

b 換気チューブ留置術

おとなしい子は4～5歳から局麻下に留置できるが，暴れる幼小児には全身麻酔が必要である．最も広い視野が確保できる適切なサイズの耳鏡を安定して保持することが大切である．耳鏡が大きすぎると挿入が不十分となり，かえって視野が狭まる．

グロメットなどの短期留置型チューブは径が小さくて固く，切開部にまっすぐ挿入することが多い．専用の鉗子が用意されているものもある．チューブを置く部位は前下象限でよい．長期留置型チューブは通常前下象限に留置するが，できるだけ長期に留置したければ前上象限への挿入を考慮する．わが国で頻用される高研BタイプDタイプ挿入のコツはチューブの持ち方にある．切開は放射状でも輪状でもよいが，前下方に傾く鼓膜と外耳道屈曲の位置関係を勘案し，フランジを滑り込ませやすい方向に切開する．鼓室側フランジ径よりやや短い切開とするが，手技を長引かせたくない幼小児は少し大きめに切るとよい．挿入直前に鼓室側フランジが鼓膜と平行に近くなるよう若干の角度をつけ（図2a），極小麦粒鉗子で鼓室側フランジに近いチューブ本体を浅くしっかりと把持すると，鉗子先端が鼓室内に深く入らず，フランジを切開口から滑り込ませるように挿入できる（図2b）．鼓室側フランジが完全に鼓室に入り，外耳道側フランジが切開口を越えないところでチューブを離すと挿入が完了する．外耳道側フランジ先端が切開口を越えるとチューブが鼓室に落下するので，位置が定まらな

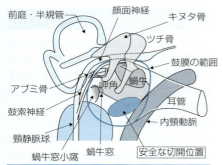

図1　右中耳の重要な構造

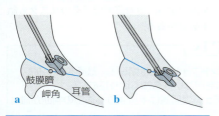

図2　右耳への換気チューブ留置

☑ **換気チューブ留置の誘惑**

新しく覚えた手技は早く経験を積んでうまくなりたいし，できることが数少ないと頻用したくなる．結果，貯留液は鼓膜切開，長引けばチューブ留置となりやすい．しかし，治療は所見に対してではなく，疾患をもつ患者に行うものである．一定の頻度で合併症を残す手術であり，数年から数十年先の耳の状態まで想像しながら適応を考えたい．

いうちに慌てて離してはいけない．自信がないうちは糸付きチューブを使うとよい．

3 合併症と対処法

鼓膜麻酔の合併症，手技による合併症，長期的合併症に分けることができる．

鼓索神経麻痺による舌のしびれは短期に消失するので心配無用である．蝸牛窓への高度癒着や穿孔の見逃しは内耳麻酔によるめまいの原因となる．一過性ではあるが，イオントフォレーゼでは強いめまいとなる．術前の鼓膜の評価が重要である．

後上象限鼓膜輪近くの鼓索神経を損傷すると味覚障害をきたすが，多くは一過性である．切開刀で耳小骨を突くと連鎖障害，内耳挫傷，外リンパ瘻を起こす危険がある．ツチ-キヌタ関節で緩衝されるツチ骨への外力より，後上象限でアブミ骨付近に力を加えた際の損傷が大きい．切開後にめまいがあれば切開部位を確認し，損傷の可能性があるときは眼振や聴力，瘻孔症状のチェックが必要である．外リンパ瘻を疑えば，直ちに内耳窓閉鎖術のできる上級医へ相談する．頸静脈球の損傷は多量の静脈性出血をきたすが，外耳道のパッキングで対処できる．

チューブを鼓室内に落としたら切開部から鼓室内を探ってはいけない．チューブが耳管内に移動すると直視不能となる．耳管は前下方に傾くため，坐位では重力で深部に移動しやすい．鼓室後方に向け重力が働く臥位にしてチューブが十分みえるまで切開を拡大してから鉗子で摘出する．切開口にベスキチン®などをあてるとチューブの再留置も可能である．

長期的合併症で最も問題となるのは穿孔の残存である．切開だけで穿孔が残る頻度は極めて低いが，チューブ留置後の穿孔は短期留置型で2%前後，長期留置型で10%前後との報告が多い．穿孔閉鎖後に鼓膜の菲薄化や陥凹，鼓膜炎が残ることもある．チューブ留置後に耳漏が反復・遷延する例ではMRSAや緑膿菌などが検出されることも多い．保存的治療に抵抗する場合はいったんチューブを抜去し，穿孔が閉鎖してから再留置を検討する．

4 手術説明の要点

鼓膜切開では手技を必要とする理由に加え，正しく手技を施行すれば合併症を起こす頻度は極めて低いものの，ごくまれに穿孔が残ること，耳漏がしばらく続く可能性があること，まれに大血管から出血することなどを説明する．チューブ留置はこれらに加え，望ましい留置期間，早期脱落もあること，穿孔が残る場合があること，そのときは将来的に手術加療を要することなどを説明する．全身麻酔ではそのリスクも話す必要がある．

DON'Ts

- ☐ 穿孔や蝸牛窓小窩への癒着があればイオントフォレーゼは禁忌！　鼓膜をよくみて．
- ☐ 後上部は危ない！　外耳道の形態上やむを得ないなら浅く切り込む．
- ☐ 「貯留液＝チューブ留置」ではない！　チューブ留置は手技よりも適応の判断が難しい．
- ☐ 成人の一側性OMEで上咽頭のチェックは基本！　上咽頭癌の初発症状の場合は，安易なチューブ留置が発見を遅らせる．

東京女子医科大学東医療センター耳鼻咽喉科　**須納瀬　弘**

A 基本的な手術治療

2 鼓室形成術・アブミ骨手術

DOs

- ☐ 聴覚は人とのつながりに重要．良聴耳手術は熟練した術者に任せ，アブミ骨手術は十分に経験を積んでから．
- ☐ 中耳手術に3次元解剖の知識は不可欠．思い込みを排し，解剖を確認しながら操作する．
- ☐ ドリルは構造と平行、または危ないものから離れる方向に動かす．

1 鼓室形成術

a 手術適応

聴覚は他者との関係を結ぶ会話に不可欠であり，難聴者は家族や友人とのコミュニケーションがとれず孤独になってゆく．聴覚の改善を希望すれば低侵襲の鼓室形成に年齢制限はない．炎症の反復による難聴の増悪予防，耳漏停止，進行性病変の除去，ウォータースポーツへの制限をなくすなども目的となり，慢性中耳炎，真珠腫性中耳炎の他に，外傷性鼓膜穿孔，耳小骨連鎖離断，中耳奇形，中耳腫瘍などが対象となる．広範な鼓室粘膜欠損や真珠腫遺残の可能性がある症例は段階手術とし，二期的に伝音再建を行う場合もある．

b 術式の分類

耳小骨再建の様式によって以下の術式が頻用される．

・**I型**：連続性のある耳小骨連鎖を残す．

> ⚠️ **Pitfall**
> 耳管機能検査で術後の癒着や滲出液貯留を完全には予測できないため，患者の希望があれば，鼓室形成には若干積極的な姿勢であってよい．しかし，カテーテル通気や逆通気が全く通らない高度の耳管狭窄例やパッチテストで明らかに耳管開放症状が出現する症例での聴力改善は困難である．

鼓膜再建のみの場合は鼓膜形成術と称されるが本項ではこれも含めて記載する．

・**III型**：アブミ骨上部構造上と鼓膜を連絡する．変法として上部構造と鼓膜の間に構造を挟むIII型コルメラ（IIIc）と，ツチ骨柄との間に挟むIII型インターポジション（IIIi）がある．

・**IV型**：原法はアブミ骨底板に鼓膜を接着するが，現在は伝音再建のため鼓膜との間（IVc）かツチ骨柄との間（IVi）に構造を挟むことが多い．

c 接着法のコツ

耳後部から採取した皮下組織で鼓膜をパッチして穿孔を閉鎖する．線維性鼓膜輪が全周に残存し，穿孔縁全周が明視できれば，大穿孔も閉鎖可能である．パッチテストで気骨導差がなくなる症例は非常によい適応となるが，鼓膜裏面から角化物が出る症例は除外する．

器械との接触で外耳道が腫脹すると視野が悪くなるため，穿孔縁は最も見にくい部分（通常は穿孔前～下縁）から新鮮化する．数か所で遊離縁を作り，隣り合う遊離縁移行部を鉗子で引っ張ると連続的に遊離しやすい（図1a）．5,000倍ボスミン綿などで確実に止血後，穿孔より大きな組織片をいったん耳管方向に押し込んで後縁を確認，後方に引きつつ内側壁上に展開，穿孔中央に移動させる（図1b）．鼓膜との接合は組織挙上でみにくくなる前方から行い（図1c），組

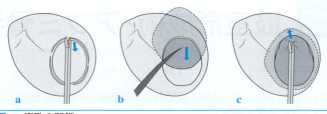

図1 穿孔の閉鎖
a. 穿孔縁除去 b. 皮下組織の展開 c. 皮下組織の引き上げ

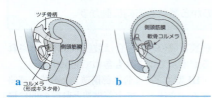

図2 連鎖再建
a. キヌタ骨コルメラによる IIIi 再建
b. 軟骨コルメラによる IIIc 再建

織片全体がドーム状に盛りあがったらフィブリン接着剤で固定する.

d 鼓室形成術のコツ

術式の詳細と選択は術者による違いが大きく,筆者の方法を記載する.慢性中耳炎や上鼓室までに限局する真珠腫は乳突削開を加えないことが多い.乳突削開を加える場合は,外耳道後壁を保存する canal wall up(CWU)と,後壁を削除して外耳道と乳突腔を単一腔とする canal wall down(CWD)の2法に大別される.前者は形態的・機能的な利点が多く,後者は手術の安全性や再発防止に有利である.病変の進行度などで CWU と CWD を使い分けている.

鼓室硬化症など上鼓室で耳小骨が固定されている症例や,キヌタ-アブミ関節が離断する症例,耳小骨内側に及ぶ真珠腫などでは,連鎖再建が必要になる.ツチ骨柄の保存が可能ならキヌタ骨を摘出(必要に応じてツチ骨頭も)し,可動化したアブミ骨とツチ骨柄の間に軟骨や形成キヌタ骨などを挟む IIIi とする(図2a).ツチ骨柄裏面から前方に角化上皮が進展するなどツチ骨柄摘出が必要な症例やツチ骨柄を欠く症例,ツチ骨柄と内側壁が近すぎてコルメラを間置できない症例では,鼓膜とアブミ骨頭の間に軟骨や形成耳小骨などを置いて IIIc とする(図2b).上鼓室外側壁に欠損があれば軟骨や骨パテで再建する.

乳突削開で注意すべき構造は,①耳小骨,②S状静脈洞,③中頭蓋窩硬膜,④顔面神経,⑤半規管,である.副損傷を避けるには3次元解剖を正確に把握し,十分な骨削除による視野の下に操作することが大切である.このときドリルを動かす方向は,耳小骨から離れる方向,骨内の重要な構造上では透見・同定しやすいよう構造に平行,とすると安全性が高い(図3a).顔面神経はしばしば病変と接しつつ骨中を走行し,同定できなければ大きな合併症を残す.リスクが高くなるサジ状突起(鼓膜張筋腱の出る隆起)の直上内側→アブミ骨の上外側→外側半規管下内側→第2膝部を形成して下降,顎二腹筋稜の前方でこれと直交,という経路を十分に把握する必要がある(図3b).

CWD は術後乳突腔障害を起こさない cavity 作成がポイントとなる.そのためには①上縁および後縁の角を落とし開口を拡げ,② sinodural angle を十分に開き,③ anterior buttress を削除して上鼓室前壁がみえるようにし,④顔面神経管隆起を可及的に低くすることが重要である(図3c).また,耳甲介腔軟骨を切除して外耳道入口部を拡大,cavity の大きさにあわせることは必須

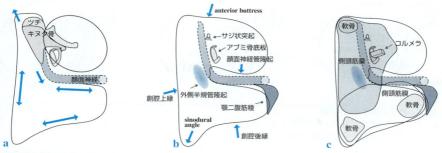

図3　乳突削開
a．乳突削開でのドリルの方向　b．CWDで削除すべき骨（➡）と顔面神経の目印（→）
c．CWD法部分充塡のポイント（IVc例）

である．cavityの深い部分は採取した耳甲介腔軟骨や骨パテなどで充塡する．乳様突起先端部やsinodural angle，耳管状陥凹などが対象となる．

2　アブミ骨手術

a　手術適応

伝音難聴の主因がアブミ骨底板の固着にあると，耳小骨連鎖再建では難聴は改善しない．アブミ骨の位置で内耳を開窓し，外リンパに直接音を入れる仕組みを作るのがアブミ骨手術である．耳硬化症の他，先天奇形や鼓室硬化症も対象となる．内耳炎は内耳機能廃絶の危険が高いため，鼓膜穿孔があれば段階手術とする．

b　手術方法

アブミ骨手術は底板の一部または全部を除去するstapedectomyと小孔をあけるstapedotomyに大別されるが，現在では成績が安定する後者が主流である．筆者は外耳道が狭い一部の症例を除き，外耳道内をU字型に切開して鼓室を開放している．骨性鼓膜輪後上部の骨を削除し，鼓索神経を愛護的に可動化して上方ないし下方に移動，アブミ骨上部構造と顔面神経，蝸牛窓小窩を明視下におく．

内耳開窓は底板が上部構造の支持を受けた状態で行うほうがよいが，最初から十分

> ⚠ **Pitfall**
>
> 鼓索神経は損傷されやすく，中途半端に損傷した場合のほうが切断するよりも患者の訴えは強いことが知られている．対側の鼓索神経が損傷されている可能性があれば必ず味覚検査を行い，機能低下が確認された場合には術式や手術適応を検討，場合によっては味覚を優先することも必要である．

に底板がみえる症例は限られる．上部構造の処理は，後脚切断→アブミ骨筋腱切断→前脚切断→キヌタ-アブミ関節離断，と進むが，後脚とアブミ骨筋腱を切断すると視野が得られることが多い（図4a）．底板とキヌタ骨長脚の距離を測定し，適切な長さのピストン（距離に0.5mm加える）を用意してから内耳開窓を底板後方1/3の位置に行う．開窓前に底板が損傷されると以降の操作が難しくなるため，アブミ骨手術用ドリルや手もみドリルでは，底板を押す力を最小限とする慎重な操作が要求される．力学的負荷を加えない点ではレーザーによる開窓のメリットが大きい．

上部構造除去後，開窓部とキヌタ骨長脚間にピストンを立てる．わが国で使われるピストンには，長脚にワイヤーを締めるタイプとプラスチックの環をはめこむタイプ

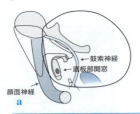 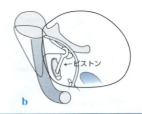 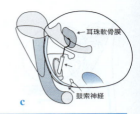

図4　アブミ骨手術の手順
a. アブミ骨底板の可視化と内耳開窓　b. 通常のアブミ骨手術でのピストン位置
c. ツチ骨柄を使ったアブミ骨手術

がある(図4b)．どちらもキヌタ骨長脚への固定時に力を加えすぎると，ツチ-キヌタ関節が脱臼するため注意が必要である．

キヌタ骨が脱臼した症例や，キヌタ骨長脚が融解した再手術例では，キヌタ骨摘出後にツチ骨柄から鼓膜を部分的に剝離し，ピストンをかける(図4c)．ピストンが斜めになるため，内耳開窓を若干大きくすることがコツである．ワイヤーと鼓膜の間に軟骨膜を挟んで術後の露出を防ぐ．

3　手術合併症と手術説明

手術の目的に加え，段階手術では第二期手術の時期，全身麻酔ではそのリスク説明が必要となる．手術による副損傷として，鼓索神経障害による舌同側前方の味覚障害，顔面神経損傷による顔面神経麻痺，内耳損傷による骨導低下と耳鳴，めまいがある．鼓室内側壁に操作を加える場合は経験を積んだ術者でも危険性はゼロではない．特にアブミ骨手術では一定の確率で内耳機能の廃絶が起こるため，十分に理解を得ておく必要がある．

術後数か月以内に明らかになる合併症として，穿孔閉鎖による中耳滲出液貯留や耳管開放症状の出現があり，チューブ留置を要することがある．長期的な合併症として，慢性中耳炎では鼓室内遺残上皮からの医原性真珠腫や耳管機能不良例で新たな真珠腫の形成があり，真珠腫症例は再形成および遺残性再発がある．特に真珠腫症例では最低でも5年以上の長期にわたる経過観察が必要である．鼓室硬化症は術後にいったん聴力が改善しても，長期にみると再固着による低下が起こりやすい．アブミ骨手術はキヌタ骨長脚の骨壊死のため術後数年を経過して聴力が低下することがある．

DON'Ts

- [ ] 唯一聴耳の手術は十分に熟練した術者のみが行う．
- [ ] 唯一聴耳へのアブミ骨手術は原則禁忌．
- [ ] 真珠腫は初回手術が最も重要と心得よ．はじめから無理せずに症例を選択すること．

東京女子医科大学東医療センター耳鼻咽喉科　**須納瀬　弘**

A 基本的な手術治療

3 Baha

DOs

- 定められた適応症例を治療対象としよう．
- 術前にテストロッドで良好な聞き取りを確認しよう．

1 適応

2014年9月の時点では以下のように定められている．

以下の3項目にすべて該当する症例が適応となる．

① 両側外耳道閉鎖症，両側耳硬化症，両側真珠腫または両側耳小骨奇形で，既存の手術による治療及び既存の骨導補聴器を使用しても改善がみられない．
② 一側の平均骨導聴力レベルが45dBHL（0.5,1,2,4kHz）以内．
③ 18歳以上．ただし，両側外耳道閉鎖症については，保護者の同意が得られた場合，15歳以上でも対象となる．

2 術前に注意すること

① 専用の手術機器と専用の使い捨て機器（Dermatomeの刃，ドリル等）と埋め込まれる骨導端子等を準備しておく．
② 通常の側頭骨CTより頭側を含めた撮影範囲で，埋め込み部の骨の厚さが，少なくとも3mm，可能ならば4mmあることを確認し，中頭蓋窩硬膜，S状静脈洞，乳突蜂巣の位置を確認しておく．
③ ケロイド体質の症例は，接合子周囲の皮膚反応が高度になる傾向があり，その旨を術前に対象症例に周知しておく．

3 手術方法とコツ

a 埋め込み部位の選定

骨導端子の埋め込み部は，通常外耳道口から後上方5〜5.5cmの部位で，サウンド

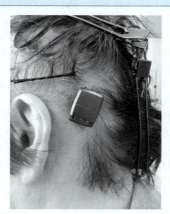

図1 サウンドプロセッサー
BP100装用時，術後3か月

プロセッサのインディケータが耳介の上縁に位置し，ハウリング予防のために，術後，サウンドプロセッサを装用した際に耳介に接しないようにする．実際にサウンドプロセッサBP100を装用した状態を図に示す（図1）．術前にテストロッドを用いて，患者がよく聞き取れることを確認しておく．

b 皮膚切開・皮弁挙上

Dermatome使用時：皮弁の中心が埋め込み部となるように2.4cm×3.2cmのサイズの有茎性皮弁をマークする．Dermatomeで皮弁を挙上する．挙上後，皮下組織を骨膜上で摘出し，骨膜を露出する．埋め込み部位の骨膜を直径5〜6mmの円形に摘出する．

線状切開：埋め込み部の前方5〜10mmで30〜35mmの線状皮膚切開を骨膜まで施行し，開創器を用いて術野を確保し，埋

め込み部の骨膜を直径5〜6mmの円形に切除する．

c　埋め込み穴の作成

ガイドドリルで，3mmの深さの穴を作成する．この穴は，骨導端子を骨表面と正確に直角に埋め込む基本となるので，直角となるように注意する．ドリル使用中は，室温の生理食塩水で，絶えず穴作成部位を冷却する．3mmの穴が作成されたら，蜂巣の露出がなく，穴の底に硬膜あるいはS状静脈洞の露出がないことを確認し，4mmの深さの穴を作成する．

d　カウンターシンク・ドリルによる皿穴作成

作成された3mmあるいは4mmの深さに合わせて，3mmあるいは4mmのカウンターシンク・ドリルにて，カウンターシンクを作成する．カウンターシンク・ドリルを上下しながら，穴の中をよく観察し，かつ，穴の底まで充分冷却するように注意する．

e　骨導端子の埋め込み

この操作以降，骨導端子は，手で触らず，専用のチタン製鑷子を用いる．ドリルの回転モードをDrillからTorqueに変更し，作成された穴に，正確に直角に挿入する．骨導端子が穴の底まで挿入された時点で，ドリルの回転は自然に停止する．フランジと骨表面の間にスペースがある際には，附属のシリンダー・レンチでさらに締める．穴に直角に埋め込まれてない際には，フランジと骨面の間に空間が生じるので，カウンターシンク・ドリルで削った際に生じる骨片を充填する．

f　皮弁周囲の皮下組織の減量

挙上した皮弁と周囲皮膚が段差なく滑らかに移行するように皮弁周囲の皮下組織を減量する．埋め込み部周囲の毛根を丹念に除去する．

g　デルマパンチで皮弁に穴を作成

皮弁を戻し，接合子のアウトライン上で，径4mmのデルマパンチにて穴を開け，接合子を皮弁の外に出す．この際に，デルマパンチの穴が小さいときには，穴に小切開を加える．

h　皮弁の縫合とヒーリングキャップの装着

皮弁にデルマパンチで作成した小孔に接合子部分を通して皮弁を戻し，周囲の皮膚と縫合する．プラスチック製のヒーリングキャップを接合子に装着し，これと皮弁との隙間に軟膏ガーゼを巻き付けるように挿入する．これにより，皮弁が骨膜上に適度に圧迫され，血腫を予防し皮弁の生着が促される．

4　合併症

a　手術に伴う主要な合併症は，埋め込み穴の作成の際に硬膜あるいはS状静脈洞の損傷によって生じる髄液漏と出血である．

b　術後の合併症としては，接合子周囲の皮膚の発赤，湿潤，肉芽形成，肥厚ならびに皮下への埋没であり，必要に応じて，ステロイド・抗菌薬軟膏の塗布，肉芽の処理を行う．

c　長期的な合併症としては，骨導端子の脱落がみられ，その頻度は，3〜7年の経

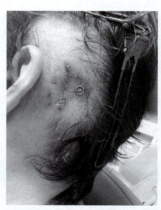

図2　骨導端子の埋め込まれた状態，術後2週

過で 15 〜 25% との報告がある．

5 手術説明の要点

手術操作に伴う合併症の頻度は低いが，埋め込まれた骨導端子が接合子を介して体外に露出している半埋め込み型人工機器である点を十分理解させることが必要である（図2）．特に，もっとも多い術後合併症である接合子周囲の皮膚の発赤，湿潤，肉芽形成，肥厚ならびに皮下への埋没を予防するために，患者自身に，接合子周囲の皮膚のケアを，日々実践してもらう．また，骨導端子の脱落防止のために，埋め込み部に，飲酒後の転倒による頭部強打などの外傷による外力が加わらないように注意する必要がある．

DON'Ts

- チタン製の骨導端子は，チタン製鑷子以外では触らない．
- 骨導端子を埋め込む穴の壁面を手術機器等で触らない．

茅ヶ崎中央病院耳鼻咽喉科　**喜多村　健**

✓ メス刃はためらわずに交換しよう

頸部郭清ではリンパ節転移が浸潤した重要組織から完全切離できるかで根治の可否が決まる．そのときに活躍するのはメスである．しかし使い捨てメス刃（10 番，15 番）は大量生産であり安価（1 枚 50 円程度）であるため，すぐに切れなくなる．1 側の頸部郭清中に最低 4 〜 5 枚は交換した方がよい．また最初から切れないものがたびたび混じっている．術中の刃のなまり具合や，最初から切れ味の悪い不良品がわかるようになるまでには熟練を要する．しかし，とにかくメス刃は安いので剝離が進まないときはどんどん交換しよう．

鬼塚哲郎（静岡県立静岡がんセンター頭頸部外科）

A 基本的な手術治療

4 人工内耳手術

DOs

- 小児の手術適応決定には聴覚所見や発達評価のほかに療育環境や家族の協力が必須である．
- 術前に画像診断から三次元的に手術解剖を把握し，危険部位に合わせて顕微鏡の位置を変えて視野をとる．
- 顔面神経麻痺の予防に神経モニタを用い，内耳障害予防に配慮して愛護的に電極挿入を行う．
- 人工内耳が異物であることを考慮して術後感染予防を行う．

1 人工内耳手術の適応と術側決定

a 手術適応

小児の人工内耳埋め込み術では，年齢は1歳以上（体重8kg以上）が原則で，両側とも裸耳での聴力検査で平均聴力レベルが90dB以上，6か月以上の最適な補聴器装用を行ったうえで装用下の平均聴力レベルが45dB以上，または6か月以上の最適な補聴器装用を行ったうえで装用下の最高語音明瞭度が50％未満の場合が適応となる（表1）．小児では，家族，療育施設の理解と協力が必要である．手術時期には例外があり，髄膜炎では蝸牛骨化の進行により電極挿入が困難になるので発症後早期に手術を行う．

成人の場合は両側とも平均90dB以上の高度難聴で，かつ補聴器の装用効果の少ない場合（補聴レベルでの言語弁別能が50％以下が目安）が適応となる．なお補聴器と人工内耳のhybrid型（EAS Hearing Implant System）では低音域に残聴のある高音急墜型感音難聴も適応になる．

b 術側の決定

左右それぞれの聴力・失聴期間・前庭機能，中耳炎の有無などを考慮して決定する．聴力や補聴効果に明らかな左右差があり，良聴耳で補聴器を有効に使用している場合は聴力の悪い側を術側とする．ただし補聴

 Pitfall

小児に人工内耳手術をしても，必ずしも言葉を聞き取り，話せるようになるわけではない．視覚と聴覚という2つのタスクを与えた場合，脳はより簡単な情報処理に依存しやすいので，人工内耳装用で良好な聴取反応が得られる場合は，聴覚口話を重視した訓練を，もっとも接触時間の長い家族を中心に，辛抱強く行う必要がある．

効果がよいほど，また失聴期間が短いほど人工内耳術後成績がよい傾向にあり，総合的判断が必要である．前庭機能に左右差がある場合は障害の重い側を術側とするが，前庭機能よりは聴覚所見を術側決定において優先する．内耳奇形や髄膜炎では画像所見（奇形の程度，蝸牛神経の状態，骨化の状況など）も考慮する．

2 手術方法

a 皮膚切開から顔面神経窩開放まで

皮膚切開は耳後切開とし，必要に応じて逆L字型や逆U字型に延長する．皮下の軟部組織の切開は皮膚切開とずらす．乳突洞は蜂巣の気胞化と含気のよいことが多く，乳突削開をはじめて行うのに適している．コツは，①道上棘（Henle's spine）のすぐ後

表1 小児人工内耳適応基準(2014)

本適応基準では，言語習得期前および言語習得期の聴覚障害児を対象とする．

I. 人工内耳適応条件

小児の人工内耳では，手術前から術後の療育に至るまで，家族および医療施設内外の専門職種との一貫した協力体制がとれていることを前提条件とする．

1. **医療機関における必要事項**
   A) 乳幼児の聴覚障害について熟知し，その聴力検査，補聴器適合について熟練していること．
   B) 地域における療育の状況，特にコミュニケーション指導法などについて把握していること．
   C) 言語発達全般および難聴との鑑別に必要な他疾患に関する知識を有していること．

2. **療育機関に関する必要事項**
   聴覚を主体として療育を行う機関との連携が確保されていること．

3. **家族からの支援**
   幼児期からの人工内耳の装用には長期にわたる支援が必要であり，継続的な家族の協力が見込まれること．

4. **適応に関する見解**
   IIに示す医学的条件を満たし，人工内耳実施の判断について当事者(家族および本人)，医師，療育担当者の意見が一致していること．

II. 医学的条件

1. **手術年齢**
   A) 適応年齢は原則1歳以上(体重8kg以上)とする．上記適応条件を満たしたうえで，症例によって適切な手術時期を決定する．
   B) 言語習得期以後の失聴例では，補聴器の効果が十分でない高度難聴であることが確認された後には，獲得した言語を保持し失わないために早期に人工内耳を検討することが望ましい．

2. **聴力，補聴効果と療育**
   A) 各種の聴力検査のうえ，以下のいずれかに該当する場合．
      i. 裸耳での聴力検査で平均聴力レベルが90dB以上．
      ii. 上記の条件が確認できない場合，6か月以上の最適な補聴器装用を行ったうえで，装用下の平均聴力レベルが45dBよりも改善しない場合．
      iii. 上記の条件が確認できない場合，6か月以上の最適な補聴器装用を行ったうえで，装用下の最高語音明瞭度が50%未満の場合．
   B) 音声を用いて様々な学習を行う小児に対する補聴の基本は両耳聴であり，両耳聴の実現のために人工内耳の両耳装用が有用な場合にはこれを否定しない．

3. **例外的適応条件**
   A) 手術年齢
      i. 髄膜炎後の蝸牛骨化の進行が想定される場合．
   B) 聴力，補聴効果と療育
      ii. 既知の，高度難聴をきたしうる難聴遺伝子変異を有しており，かつABR等の聴性誘発反応および 聴性行動反応検査にて音に対する反応が認められない場合．
      iii. 低音部に残聴があるが1kHz～2kHz以上が聴取不能であるように子音の構音獲得に困難が予想される場合．

4. **禁忌**
   中耳炎などの感染症の活動期

5. **慎重な適応判断が必要なもの**
   A) 画像診断で蝸牛に人工内耳が挿入できる部位が確認できない場合．
   B) 反復性の急性中耳炎が存在する場合．
   C) 制御困難な髄液の噴出が見込まれる場合など，高度な内耳奇形を伴う場合．
   D) 重複障害および中枢性聴覚障害では慎重な判断が求められ，人工内耳による聴覚補償が有効であるとする予測がなければならない．

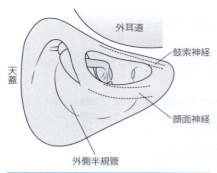

図1 乳突削開と顔面神経窩開放

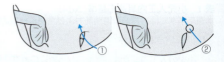

図2 蝸牛開窓
①蝸牛窓経由　②cochleostomy

> **コツ**
>
> 顔面神経窩の開放では天蓋のひさしを落として，上方から顔面神経水平部の位置を目視して確認するとよい．蝸牛窓から電極を容易に挿入するためには，顔面神経窩を下方に拡大し，下方向からの十分な視野を確保して操作しやすいスペースをつくるとよい．

> **コツ**
>
> 蝸牛窓開窓に自信がない場合，蝸牛窓窩に overhang する骨（lip）をバーで削り，蝸牛窓をできるだけ明視下に置くとよい．開窓鉤でスリット状に切開したとき，その隙間からの電極挿入が困難である場合は蝸牛窓膜開放部を拡大してもよい．

方から削開をはじめ，ある程度広く開放を進めること，②危険部位を直視できるように顕微鏡の位置を調整して削ることである．

顔面神経窩の開放にはキヌタ骨短脚の位置を確認する．上鼓室外側壁（Körner's septum）の手前までバーで削り，天蓋寄りからノミ・ツチや鋭匙を用いて septum を削除して上方から慎重に上鼓室を開放する．天蓋の外側の縁（ひさし）を落とすと，耳小骨の奥に顔面神経水平部が確認できる．顔面神経窩を削る場合は顔面神経の走行に注意し，神経モニタを使用する（モニタを過信しないこと）．顔面神経垂直部の走行をイメージしてその前方を上下方向に万遍なく削ると鼓索神経が細い血管を伴う白い索状物として浮き上がるので，この後方で顔面神経窩上方から中鼓室に入る．アブミ骨を確認し，後方は錐体隆起がみえるように拡大する．蝸牛窓窩を確認し，電極挿入操作ができるように顔面神経窩を特に下方に拡大する（図1）．蝸牛窓窩にステロイドを局所投与する．内耳奇形の場合はアブミ骨底板に骨欠損がないか確認し，欠損がある場合は前庭腔の充填や底板周囲を骨パテで固めることなど考慮する．

b 受信装置および電極固定の準備

側頭骨に受信装置を埋め込むベッドを作成し，そこから乳突洞までの溝を作成する．硬膜が露出した場合は硬膜とその上の側頭骨との間に剝離子を挿入し硬膜を保護して固定用の穴を作成すると安全である．

c 蝸牛開窓

round window reflex を確認する．蝸牛窓小窩に膜が張っている場合は除去する．蝸牛窓窩上縁のひさし（lip）をダイヤモンドバーで慎重に削り，蝸牛窓を直視する．内耳機能温存のためには蝸牛窓からのアプローチが勧められる．開窓鉤で蝸牛窓の正中またはやや前方を上下に切開する（外リンパを吸引しないように注意する）．

Cochleostomy をする場合は蝸牛窓窩のすぐ前方，蝸牛窓より下方のレベルを慎重にダイヤモンドバーで削る．バーが直接蝸牛内に入るような操作は禁忌であり，鼓室階内の骨膜を温存するように骨を薄くしていき，最後は針などを用いて開放する（図2）．髄膜炎などで蝸牛内に軟部組織や骨化があ

> **Pitfall**
>
> 蝸牛内で電極が折れ曲がったりすることがあり，また内耳奇形では半規管や内耳道に誤挿入されることもある．手術終了時に必ずX線撮影を行って電極の位置を確認し，必要があれば電極の入れ直しを行う．

る場合は drill out を行う．顔面神経窩からのみのアプローチでの操作が不可能な場合は外耳道皮膚と鼓膜を挙上し，外耳道側からの操作を加える．

d 電極挿入

蝸牛内への電極挿入はゆっくりと数分ほどの時間をかけて行う．無理に押し込まないことが重要である．ステロイドを蝸牛窓窩に垂らし，それに浸しながら電極を挿入する．挿入後は開窓部電極周囲に筋膜を軽く当て，外リンパ瘻を予防する．内耳奇形で gusher が生じた場合は頭部を挙上して噴出がおさまるのを待ち，電極挿入後に筋膜片を蝸牛内の電極周囲にパッキングしてフィブリン糊でシールする．common cavity では顔面神経窩の開放は不要で，囊状の外側半規管相当部に開窓し，内視鏡で見ながら電極を留置する．

電極は小骨片などで顔面神経窩に軽く押し当てて，またはクリップなどを用いて固定する．乳突洞の後下方にも電極を固定し，受信器はナイロン糸ですれないように固定する．蝸牛外電極は側頭筋の内側に留置する．

e 皮膚縫合と術後

皮膚縫合後（電極位置の変更がありうる場合は皮膚縫合前）に，電極抵抗や神経反応テレメトリーを測定し，X線検査で電極位置を確認する．血腫の予防にレストン粘着フォームパッドなどで創部を圧迫する．抗菌薬を感染予防に投与するが，特に小児では術前に鼻咽腔や口腔から細菌検査を行うことが勧められる．

術後1～2週間を経て体外部を装着し，各電極の閾値（T値）および快適閾値（C値）の設定（mapping）を行う．小児では，神経反応テレメトリーの測定値を参考に，行動学的観察に基づいて行う．

3 合併症

人工内耳埋め込み術は比較的安全な手術であるが，いくつかの合併症が生じうる．早期合併症としては，顔面神経麻痺，味覚障害，感音難聴の悪化・耳鳴，めまいなどがある．内耳の機械的損傷は残存聴力や前庭機能の悪化，ラセン神経節細胞の二次的障害などをきたすため，常に愛護的操作が求められる．EASでは低音域の聴力維持が重要であり，ステロイドの全身および局所投与が必須である．

創感染の多くは手術後1～2か月後に顕在化する．術前に鼻腔・上咽頭の細菌検査を行い，適切な抗菌薬を投与することと血腫の予防が重要である．受信器を覆う皮膚が壊死することがまれにあり，特に小児では皮膚が薄いため生じやすい．髄膜炎の予防にワクチン接種も勧められる．

DON'Ts

- 耳小骨をバーで削るなど内耳障害を悪化させる操作はしないこと．
- 電極を早く，乱暴に挿入したり，抜いたり入れたりしないこと．
- 電極留置後は電気メス（モノポーラ）を使用しないこと．

東京大学医学部耳鼻咽喉科　**山岨達也**

A 基本的な手術治療

5 鼻中隔矯正術・下鼻甲介切除術

DOs

- 鼻中隔矯正術は鼻中隔の彎曲や突起を矯正するのみでなく，鼻腔側壁の矯正（下鼻甲介手術・中鼻甲介蜂巣）を含めて考え，施行する必要がある．
- アレルギー性鼻炎が鼻閉の原因の場合，手術を行ってもアレルギーのコントロール（免疫療法，薬物療法）を引き続き行わないと再度粘膜が肥厚し鼻閉を生じる可能性がある．

鼻中隔矯正術

1 手術適応

　鼻中隔彎曲症は成人の約 80 ～ 90% にみられるが，無症状のものも少なくない．鼻閉などの症状を伴ったり，慢性副鼻腔炎やアレルギー性鼻炎の病態や症状を増悪させたりする場合，治療の対象となる．鼻中隔矯正術（septum reconstruction, septoplasty）は，鼻中隔の彎曲や突起を矯正するのみでなく，鼻腔側壁の矯正を含めて考え，施行する必要がある．手術計画の中には鼻中隔を正中矢状面に矯正したときの鼻腔全体を想定して，場合によっては鼻腔側壁も整復あるいは矯正する必要があることを考慮する．鼻腔形態の正常化のほかに，蝶形骨洞経由下垂体手術などの手術ルート確保を目的とする場合もある．

2 手術方法とコツ

a 手術法の選択

　鼻中隔彎曲の状況をみて手術法を選ぶ必要がある．もっとも頻度の高い彎曲のあり方としては鋤骨と鼻中隔軟骨との境界部に生ずる櫛（crista）や棘（spina）のほか，篩骨正中板と鼻中隔軟骨との移行部にみられる C 状，あるいは S 状彎曲がある（図 1）．彎曲の把握には鼻内内視鏡のほか CT（前額断，水平断）の読影が重要である．素因性

 Pitfall

鼻中隔矯正術は通常顔面頭蓋の発育が完成する 18 歳以降が適応年齢となる．成長期以前に鼻中隔軟骨が除去された場合，外鼻の発育が抑制される可能性がある．

の彎曲つまり鼻中隔それ自体の発育に伴う場合，ある程度の法則性に支配されており，これに対する手術としては Killian の粘膜下窓形切除術（図 2a）を基本操作テクニックとし，術後の flattering や穿孔を防止するために，軟骨を再挿入する高橋法（図 2b）が適応となる．前上部彎曲がなければ，単に櫛や棘を除去すればよく，このような場合は Wodak 法（図 2c）が用いられる．前上部彎曲がある場合でも，接合部と篩骨正中板を除去することにより鼻中隔軟骨は正中に戻ることも多く，図 2d, e のような保存的手術も可能であり筆者は好んで行っている．

　近年，好酸球性副鼻腔炎の有病率と手術件数が増加傾向にある．この病態は篩骨洞・嗅裂の多房性ポリープを特徴とし，嗅裂部位ポリープに対してマイクロデブリッダーの処置が有効である．好酸球性副鼻腔炎患者に対する鼻中隔矯正術は上・中鼻甲介部位（嗅裂部位）の鼻中隔粘膜は剥離せず骨を粘膜ごと骨折させ位置を矯正する（図 2e）．その後のマイクロデブリッダーでの嗅裂処置時に flattering を起こすことなくポリープ病変を切除可能となる．

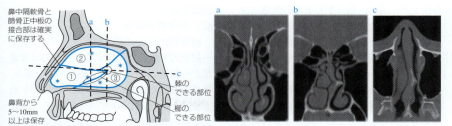

図1 鼻中隔の解剖，CTによる彎曲，粘膜肥厚の把握
①鼻中隔軟骨，②篩骨正中板，③鋤骨 ＊局所注射箇所
前額断CTにて左右の彎曲，櫛(a)や棘(b)，下鼻甲介の代償肥大の程度を把握する．
水平断CTにて彎曲の奥行と前彎の状態を把握する．

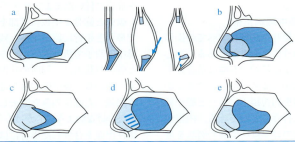

図2 鼻中隔矯正術の術式
a．粘膜下窓形切除術(Killian 1899)(左)，櫛(crista)に対する処置法(右) b．鼻中隔矯正術(高橋1954)
c．保存的手術法(Wodak 1925) d．前上彎曲に対する保存的手術法
e．好酸球性副鼻腔炎に対する保存的手術法(嗅裂部の粘膜は剥離せず骨を粘膜ごと矯正)

b　手術方法

1)　手術体位

　局所麻酔で行う場合は，半坐位あるいは坐位をとらせる．臥位をとらせる場合もある(全身麻酔)．いずれにしても術者の慣れた体位あるいはそれに続く手術にあわせた体位でよいが，視野との関係では，坐位では鼻中隔の前上方が，臥位では鼻中隔と鼻腔底との関係がやや見難くなることに注意が必要である．

2)　局所麻酔

　両側の鼻中隔粘膜と鼻腔側壁粘膜にはあらかじめ4%キシロカイン®と5,000倍アドレナリンを塗布しておく．表面麻酔が終わったら浸潤麻酔に移る．20万倍アドレナリン加1%キシロカイン®片側3〜5mLを3〜5か所に分け，カテラン針の付いた2mLの注射器を用い軟骨膜下に注射する．塗布麻酔が十分であれば，鼻入口部の皮膚粘膜移行部(切開部位)1か所のみでも手術可能である．

3)　粘膜切開と剥離

　鼻中隔軟骨の前下縁を剥離子で反対側に押して確認する．前下縁から1cmくらい離れた皮膚粘膜移行部に切開を加える．前部彎曲が強い場合は5〜6mmの部位で切開を行ってもよいが，術後性鞍鼻にならないような支柱としての軟骨の温存と形成を工夫する．粘膜切開は軟骨膜まで切れている必要がある．軟骨膜下の剥離は，軟骨面の白さを確認したうえで行う．剥離は両端剥離子(高橋研三)の直の方で上方(鼻背部)か

ら後上方に進め，後方から下方の剥離は反対側の曲がった方（ゴルフ型）にて行うが，櫛や棘が極端な場合は一度に剥離を行わず，先に反対側の剥離を行い，骨軟骨を除去しながら少しずつ進めると穿孔せずにすむ場合が多い．一側のみ完璧に軟骨膜を残して剥離できれば，櫛や棘の凸側が破れてしまっても気にしなくてよい．時間をかけるよりもある程度のスピードを保った手術を行うことを心がける．極端な櫛や棘はあらかじめ切開線を入れておいて剥離し，後に縫合してもよい．裂傷しても粘膜欠損はしないように注意する．

4) 内視鏡下鼻中隔矯正術

内視鏡保持が慣れた医師はすべての操作を内視鏡下に行うことも可能である．初心者は粘膜切開および最初の剥離は前鼻鏡下に行い，内視鏡が入るスペースができてからその後の剥離を内視鏡下に行うと櫛や棘の剥離も丁寧に行うことができる．内視鏡下鼻中隔矯正術のコツは切開部の剥離を最初に十分行っておかないと，切開下部粘膜が内視鏡により後方へ引き裂かれ，前下方の処置が難しくなることがある．また剥離の方向をいつもマクロで確認することが重要である．

5) 軟骨切開と反対側の粘膜剥離

すでについている浅い軟骨切創より 2～3mm くらい後方で軟骨面に斜めに切開を加える．軟骨は全層を切らずに 2/3 程度に止め剥離子の鈍な先端を利用して，軽くしごきながら他側の軟骨膜下に入る．軟骨膜の白さを確認したうえで，反対側と同様に剥離を行う．

6) 骨軟骨の除去

両側粘膜剥離が完了したら，バレンジャー回転刀で軟骨を切除する．回転刀は鼻底部から鋤骨に沿って軟骨と鋤骨の間を進み，軟骨後端近くまでいったら上方に方向を変え軟骨と篩骨正中板の間を切離する．鼻背部で前方の切開創に戻ると軟骨は遊離状態となり，鼻中隔鉗子で取り出せる．鼻背部は 5～10mm 以上は保存するようにする．保存的手術法（図2c～e）の場合は，鼻背部まで進めた回転刀を元のルートで戻り，軟骨を鼻背に付いたままフラップ状に温存する．

軟骨と篩骨正中板移行部をヤンゼン鉗子で鼻背と平行に鉗除する．残った正中板を鼻中隔鉗子で折り取る．櫛や棘の粘膜剥離と骨軟骨除去は，局所の状況に応じて少しずつ進める．鼻中隔の前下部の鋤骨はノミで出張った部位のみを除去し，切歯管動脈を傷つけないように心がける（図 2a 右）．動脈性出血を合併した場合には止血用ノミで確実に止血する．

7) 鼻中隔矯正と閉創

摘出したあるいはフラップ状に温存した軟骨が彎曲している場合，彎曲した軟骨の凹側面に彎曲している方向と垂直に軽くメスを入れ，凸側に曲げることにより軟骨を平坦に矯正する（図 3）．このとき切れ込みが深いと軟骨は離断してしまうのでその程度や切開線の方向を考える．保存法では鼻中隔内で同様の処置を行う．鼻中隔内の止血を確認したあと，鼻中隔を正中位に矯正し，鼻粘膜切開部を縫合する．両側鼻腔へのタンポン挿入は強く詰める必要はなく粘膜を軽く圧定する程度でよい．タンポンは挿入後 24～48 時間以内で抜去する．1.0mm 眼窩底用シリコン板を鼻中隔の両側に挿入し，ナイロン糸にてマットレス縫合し固定することによりノータンポン化することもできる．

コツ

注射針は切り口方向に切り口角度分だけ曲げると，軟骨膜下に注射しやすい．皮膚粘膜移行部（切開部位）の局所麻酔液が軟骨膜下に確実に入ることにより，切開時の出血は少なく剥離も容易になり，その後の手術操作を容易にする．

コツ

穿孔部に対しては，ポリグリコール酸編糸をマニセプス持針器にてマットレス縫合するとよい．

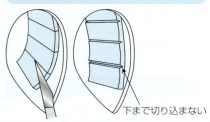

図3　彎曲した鼻中隔軟骨の矯正法

3　副損傷と合併症

鼻中隔彎曲症の副損傷には，鼻中隔穿孔，鞍鼻（鼻背部，鼻尖の低下）が挙げられる．穿孔を起こさないためには少なくとも片側（凹側）は，完全に粘膜および軟骨膜を温存し剝離する．鞍鼻の予防には鼻中隔軟骨のとりすぎに注意し，できるだけ保存的な手術法の選択が求められる．また鼻背部の軟骨と篩骨正中板の接合部は保存するよう心がける．

鼻中隔彎曲症の合併症には鼻中隔血腫が挙げられる．血腫は微熱の原因となる．タンポン抜去後も微熱が続き，鼻中隔の腫脹が認められた場合には，再開放を行い血腫の除去，止血，局所洗浄を行う．特に鼻背部の血腫は小さくても必ず除去する．放っておくと鞍鼻の危険を伴う．

4　手術説明の要点

鼻閉の改善を目的として行う手術であるが，鼻中隔矯正術単独では，鼻腔全体の形態整復にはならない．下鼻甲介手術をはじめ鼻腔側壁形成術を併用し，左右の鼻腔が均等な通気性を保つように手術を行う．まれに鼻中隔穿孔，鞍鼻，血腫が起こりうることを説明しておく．

下鼻甲介手術

1　手術適応

この手術の目的は，下鼻甲介に由来する鼻閉を改善することと鼻腔全体での形態改善の一部として行うことがある．下鼻甲介に対する手術法を表1にあげる．鼻閉の原因がアレルギー性鼻炎のように下鼻甲介の粘膜病変によるものか，鼻中隔彎曲症の代償性肥大のように粘膜の肥厚のみでなく下鼻甲介骨の変形を伴っているか，あるいはその両者かなど診断を正しく行ったうえで手術法を選択する必要がある．

鼻中隔彎曲がなく，アレルギー性鼻炎が原因であれば，日帰り（局麻）手術にて表1の①もしくは②を行う．アレルギーのコントロールは保存的治療（減感作療法，薬物療法）により十分行われたうえで手術適応を決める必要がある．くしゃみや水性鼻汁の分泌を抑える目的で後鼻神経切断術を併用することもある．鼻中隔彎曲症の代償性肥大および保存的治療に抵抗するアレルギー性鼻炎・肥厚性鼻炎に対しては，表1③下鼻甲介粘膜切除術を行ったうえで下鼻甲介骨を外側に骨折させ適正な位置に矯正する（図4）．下鼻甲介骨変形が強い場合は，表1④を部分的に組み合わせて行う場合もある．これらの手術は鼻腔整復術の一環として行われ，常に鼻のもつ生理を正常に戻すといった考えで行う．すなわち鼻閉をたどるということではなく両側の平等な通気性とともに適当な鼻の抵抗性がなければならない．下鼻甲介が大きく除去された状態，いわゆる"empty nose"は鼻腔の空間は確かに広いが，かえって鼻閉の自覚症状が強くなることはよく知られている．

2　手術方法のコツ

体位および表面麻酔は鼻中隔矯正術に準ずる．表面麻酔により収縮した粘膜を切除

表1 下鼻甲介に対する手術法

①レーザーあるいは超音波凝固切開メスによる粘膜表面の焼灼術あるいは凝固術
②高周波焼灼電源装置による粘膜下層凝固術
③下鼻甲介粘膜を部分的に切除する下鼻甲介粘膜切除術(上皮下粘膜切除術含む)
④下鼻甲介骨を粘膜下に切除する粘膜下下鼻甲介骨切除術

しやすくするように切除部位に20万倍アドレナリン加1%キシロカイン®を粘膜下に一側約2mL局注する.切除後の鼻腔形態を予測し,下鼻甲介剪刀を用いて内側面を垂直切除し,下面を水平切除する.いずれも下鼻甲介の前半部分を切除した時点で,一度剪刀を抜いて,切除方向が正しいことを確認する.後端の肥大は高橋式後端截除鉗子を用い,骨膜を傷つけないように切除する.全体的に流線型になるように全体の形を整える.鼻内副鼻腔手術と同時に行う場合は,これら切除にマイクロデブリッダーを用いて行ってもよい.マイクロデブリッダー(Inferior Turbinate Blades®, メドトロニック)を用いた上皮下粘膜切除術は上皮が残るメリットがあり有効である.

3 合併症

合併症として多いのは後出血であり,そのほとんどは下鼻甲介後端からである.同部位からの出血は明視下に,できるだけ内視鏡下に先の曲がったバイポーラにて焼灼止血する.

4 手術説明の要点

基本的に鼻中隔彎曲症に準ずる.アレルギー性鼻炎が原因の場合,手術を行ってもアレルギーのコントロール(免疫療法,薬物療法)を引き続き行わないと再度粘膜が肥厚し鼻閉を生じる可能性があることを術前に説明しておく.

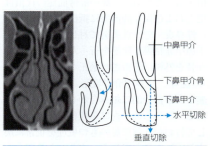

図4 甲介骨骨折による位置矯正と下鼻甲介粘膜切除術

> ⚠️ **Pitfall**
>
> 下鼻甲介後端は蝶口蓋動脈の外側後鼻枝が栄養動脈として入ってくる.骨膜に接して動脈層があるため,粘膜切除の際,この部位の下鼻甲介骨を傷つけないように注意する.

DON'Ts

- ☐ 成長期以前の鼻中隔矯正術は慎む.
- ☐ 鼻中隔彎曲症の強い症例にレーザー焼灼手術を単独で行わない.効果が不十分なだけではなく,術後の処置が難しいため癒着の原因となることがある.

松脇クリニック品川 **松脇由典**

A 基本的な手術治療

6 内視鏡下鼻内副鼻腔手術

DOs

- 鼻・副鼻腔の解剖や内視鏡器具の特性を理解しよう.
- 明視下で手術操作をしやすいように，術野の出血をできるだけ抑えよう.
- 術後治療の重要性を認識しよう.

1 基本概念

中鼻道自然口ルートを中心とした副鼻腔の自然口を開大して，各副鼻腔の換気と排泄をはかり，洞内呼吸粘膜の再上皮化を促し，生理的治癒させることを目的とする.同時に鼻中隔彎曲や鼻甲介偏位などの鼻腔形態異常を整復することである.手術は，各副鼻腔を可及的に単洞化し，粘膜病変が中等度以下では隔壁のみを鉗除し，できる限り粘膜は保存する.高度病変では，粘膜を鉗除するが粘膜下層を温存し骨壁が露出しないようにする.

2 適応

慢性副鼻腔炎，好酸球性副鼻腔炎，副鼻腔囊胞，副鼻腔真菌症では罹患洞を拡大開放する.適応拡大として鼻・副鼻腔ルートを用いて眼窩内側壁骨折，鼻・副鼻腔良性腫瘍，鼻性髄液漏の閉鎖，頭蓋底腫瘍(下垂体腫瘍，嗅神経芽細胞腫など)，涙囊鼻腔吻合術がある.

⚠ Pitfall

内視鏡的視野は明るく，明視下に病巣を処置できるが，鼻・副鼻腔の全体像を見失い，危険部位の認識の遅れや鼻・副鼻腔形態の整復がおろそかになる.手術途中に内視鏡を手前に引いて全体像を把握することが重要である.

3 術前の注意

副鼻腔炎の病態の評価は，CTと内視鏡鼻内所見がもっとも有効である.副鼻腔は解剖学的バリエーションが多彩なので，CTにて病変の部位や程度のみならず，局所の解剖学的バリエーションを認識する.通常，冠状断(coronal)，軸位断(axial)，矢状断(sagittal)の3方向で評価する.各副鼻腔の発育状態や危険部位の形態，骨壁の欠損の有無など，特に眼窩内側壁の形態や傾斜角，篩骨洞天蓋の高さ，頭蓋内側壁の形態，視神経や内頸動脈の副鼻腔内への隆起の程度を確認する.

鼻内視鏡にて鼻ポリープの発生部位や，各鼻道の所見を観察する.特に，中鼻道と嗅裂の所見が重要である.事前に鼻内局所麻酔したあとで，中鼻道からポリープ，膿汁が観察されれば，前篩骨洞，上顎洞，前頭洞病変が疑われ，嗅裂に病的所見がある場合には，後部篩骨洞，蝶形骨洞病変が疑われる.内視鏡下鼻内副鼻腔手術(endoscopic endonasal sinus surgery : ESS)の目的には鼻腔形態是正が重要であり，内視鏡にて鼻中隔彎曲の程度や中鼻甲介の偏位を認識する.

近年では，副鼻腔炎粘膜に好酸球浸潤の優位な好酸球性副鼻腔炎の増加が指摘されている.術前にCTにて両側性篩骨洞優位な陰影，血中好酸球数や鼻汁スメアにて好酸球増多や嗅覚障害や喘息のチェックが必要である.

最近では，高齢者のESSも増加している．この場合，抗凝固薬を内服していないか注意が必要である．通常，1週間前から内服を中止させなければならない．喘息合併例では，アスピリン喘息の場合もあり，鎮痛薬での喘息発症の既往など詳細な問診が必要である．

4 手術手技

a 手術直前

患者の体位は半坐位とする．麻酔は全身麻酔であっても局所麻酔を併用し，鼻・副鼻腔粘膜を収縮させ，患者の疼痛を軽減し，また鼻・副鼻腔全体像を把握する．10％塩酸コカインを浸した2～3本の綿棒を左右の鼻腔や各鼻道にまんべんなく塗布する．次に4％塩酸キシロカイン®とボスミン®のコメガーゼを嗅裂と中鼻道に挿入して10分程度待つ．そののちに浸潤麻酔を行う．鼻堤付近，中鼻甲介の基部，膜様部へ1％キシロカイン®Eを注射する．

局所麻酔下の手術では，術中セデーションとしてペンタジン®15mgとアタラックス®25あるいは50mgを生食下で点滴する．また上顎洞内粘膜処置の必要のある場合には，三叉神経第2枝の伝達麻酔を行うと疼痛や出血が少ない．

全身麻酔下の場合には，手術前に最高血圧を100mg以下に抑えてもらうと術中の出血が少ないので，麻酔医に依頼する．

b 器具

径4mmの硬性内視鏡の直視と斜視（30°あるいは70°）を用意する．70°内視鏡を使用することで，死角なく手術操作が行えるが，斜視視下に行う鉗子操作にはやや熟練を要する．鉗子類は，細型の従来のグリーンワールドを多用するが，種々に彎曲したものを用意しないと的確な手術操作ができない場合がある．最近では，マイクロデブリッターは必須の器具になっている．特に嗅裂病変，前頭洞入口部や上顎洞内の病的粘膜の処置に有効である．回転数があげると，粘膜をすべて除去し，容易に骨面を露出してしまうので注意が必要である．

c 手術手順

十分な麻酔のあと，鼻内を十分に観察し，個々の症例の鼻・副鼻腔の形態を把握し，術前にイメージした危険部位を頭に入れて手術を開始することが重要である．ポリープの発生部位が中鼻道からか，嗅裂・上鼻道からか，あるいは中鼻甲介自体なのかを確認する．また鼻甲介，特に中鼻甲介の有無および位置を確認する．もしポリープで鼻腔が充満している場合には，中鼻甲介の起始部や鼻堤を探し，おおよその形態を認識する．手術手順は前・後篩骨洞開放，嗅裂の処置，蝶形骨洞の開放，上顎洞膜様部を開放，前頭洞入口部の開放と鼻内タンポン挿入となる．

1）前・後篩骨洞の開放（図1a～e）

第1基板（鈎状突起），第2基板（篩骨胞）を截除鉗子で鉗除する（第1段階）．篩骨胞を開放すると第3基板を露出させる．次に第3基板（中鼻甲介基板）から最後部篩骨蜂巣までの開放（第2段階）し，前・後篩骨洞を単洞化する．第3基板（中鼻甲介基板）を鉗除すると後篩骨洞に入る．安全のために開放は下内側部を先の細い鉗子を用い穿破する．このとき，強く押しつけすぎて，鉗子の先で一気に頭蓋底まで到達しないよう注意する．穿通した穴を契機にして，上向き截除鉗子を用いて，上方，外側へ向けて鉗除していく．骨が硬いときには，スタンツェを用いることもある．外上方は眼窩へ，後下方は視神経管への危険部位として慎重に処置しなければならない．

第3基板の後方に第4基板（上鼻甲介基板）が位置する．この場合も，はじめ下内側壁を鉗除し甲介に沿って開放し，徐々に上方，外側に開放する．篩骨洞天蓋を確認後，上向き截除鉗子を用いて上方，外側を裏の空間を確認しながら，手前方向に向か

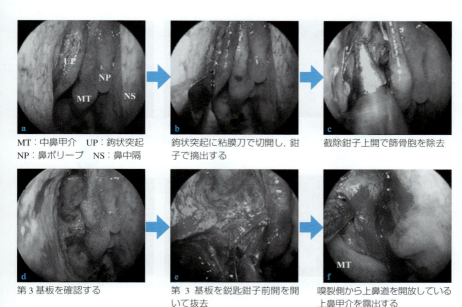

図1 前・後篩骨蜂巣の開放と嗅裂から上鼻道の処置（右側）

a: MT：中鼻甲介　UP：鉤状突起　NP：鼻ポリープ　NS：鼻中隔
b: 鉤状突起に粘膜刀で切開し，鉗子で摘出する
c: 截除鉗子上開で篩骨胞を除去
d: 第3基板を確認する
e: 第3基板を鋭匙鉗子前開を開いて抜去
f: 嗅裂側から上鼻道を開放している上鼻甲介を露出する

って，隔壁をできるだけ鉗除し平坦とする（第3段階）．発育のよい症例では，蝶形骨洞性篩骨洞を形成し，外側部には，視神経管隆起が出現する場合のあることを常に念頭におき，できるだけ截除鉗子を用いる．

2) 嗅裂部の処置（図1f）

ポリープの有無と発生部位，上鼻道の所見，蝶形骨洞自然口を含めた蝶篩陥凹の状態，嗅粘膜の状態を観察する．軽度病変では手術操作は加えない．ポリープあるいは浮腫状粘膜では，截除鉗子を用いて切除する．この過程は，マイクロデブリッターを用いると容易に截除できるが，鼻甲介側と鼻中隔の両粘膜を切除し，術後癒着の原因となるのでできるだけ避けるべきである．上鼻道が開放し，すでに開放されている後部篩骨洞を確認する．

3) 前頭洞入口部の開放（第4段階）（図2a）

70°内視鏡を用い，鼻堤の裏側の粘膜を弱彎の細型の截除鉗子を用いて鉗除し，彎曲した細型の吸引嘴管で吸引しながら，鼻前頭管を探す．弱彎の細型の截除鉗子や西端の鉗子を用い，後方の隔壁の骨や粘膜を可及的に処置する．発育のよい症例では，前篩骨動脈・神経が横行し，穿破すると激痛と動脈性の出血をきたす．出血した場合には，5,000倍ボスミンガーゼを挿入し，待つことで通常止血でき焼灼する．

4) 上顎洞膜様部の開放および洞内処置（第5段階）（図2b）

当初，0°内視鏡にて膜様部メスにて開放し，截除鉗子や彎曲したバックワードを用いて可及的に大きく開放する．膜様部後方にハラーセル（Heller cell）がある場合には同時に大きく開放し，篩骨洞と上顎洞移行部をなだらかにする．手前を大きく開放するために，彎曲したバックワード鉗子を用い，厚い骨にあたったら，そこで操作を中止する．さもないと鼻涙管の損傷をきたす．次に70°斜視鏡を用い，明視下に上顎洞を大きく開放する．上顎洞内の粘膜の状態を観察し，軽度病変では手術操作はせず，上顎

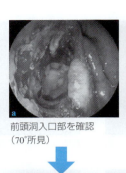 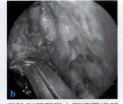 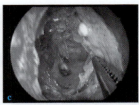

a. 前頭洞入口部を確認（70°所見）　b. 截除鉗子弱彎上開で膜様部の上方前部を鉗除（0°内視鏡）　c. 中鼻道，篩骨洞経由で蝶形骨洞前壁確認（0°所見）

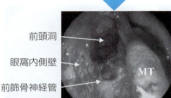 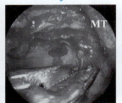 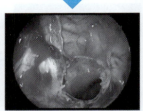

前頭洞　眼窩内側壁　前篩骨神経管

大きく開放された前頭洞　截除鉗子弱彎前開で膜様部の最後部を鉗除（70°所見）　開放された蝶形骨洞

図 2　前頭洞，上顎洞，蝶形骨洞の開放
a. 前頭洞開放　b. 上顎洞開放　c. 蝶形骨洞開放

洞内にポリープや貯留液が存在する場合には，強く彎曲した鉗子やマイクロデブリッターを用いて中鼻道経由で鉗除する．

上記のアプローチでは，上顎洞前壁および内側壁の処置をするのに限界があり，的確な処置の必要な腫瘍性病変では対応できなくなる．最近では下鼻甲介前端部より，鼻腔側壁粘膜を切開し，骨を大きく露出後削開して上顎洞内を拡大明視できる方法が報告されている（modified medial maxillectomy）（図3）．直視の内視鏡で上顎洞洞内側および前壁を操作しやすくなる．また鼻涙管を鼻腔側壁粘膜とともに剥離するので，損傷の可能性が少ない．

5）蝶形骨洞の開放（第6段階）（図2c）

術前に病的所見が疑われる場合に開放すべきである．発育のよいものでは，後部篩骨洞を十分に開放すると，その下方に蝶形骨洞の隆起を確認できる．自然口は温存し，なるべく篩骨洞側から内下方を穿破し漸次

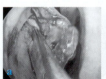 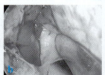

図 3　modified medial maxillectomy（右側）
右下鼻甲介前縁で鼻腔側壁に沿って縦切開し，側壁の骨を露出する（a）．骨を削開し，上顎洞内に到達する（b）．

外側上方に大きく開放すべきである．しかし，発育が小さく篩骨洞側から開放できない場合には，嗅裂部の自然口を中心に可及的に大きく開放する．発育の良好な蝶形骨洞では，視神経隆起あるいは内頸動脈隆起を観察できる．

6）鼻甲介の整復，タンポンガーゼ挿入（第7段階）

各副鼻腔処置が終了したあとに，中鼻甲介ヘラを用いて鼻甲介を垂直位に転位させる．術創腔および嗅裂にタンポンを挿入し，鼻腔形態全体を整復する．通常，抗菌薬を含ませたベスチキンガーゼ®を篩骨洞と嗅

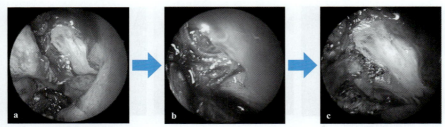

図4　左後鼻神経切断術
中鼻道下方の粘膜を剝離し(a)，蝶口蓋孔を確認する．神経と血管を確認し(b)，神経を切断し，しばしば同時に血管も凝固する(c)．

裂に挿入し，ステロイド軟膏を付着させ，1/4に切った凍コンニャクを鼻腔に数枚挿入する．最近では綿状のソープサン®を分割して上顎洞，前頭洞内に少々嵌入するように篩骨洞内に挿入し，嗅裂部に留置する．

5　術後管理

　術後3日間の抗菌薬，止血の点滴投与を行う．術後2日目に鼻内ガーゼ抜去し，鼻ネブライザーを朝，夕開始する．鼻・副鼻腔内の貯留した血液，痂皮を毎日処置する．鼻腔内の乾燥を防ぐために外鼻孔に綿球を挿入させる．術後4日目から抗菌薬，消炎薬の内服療法を開始する．またソープサン®を用いた場合には，吸引にて少しずつ抜去する．1週間以上留置すると感染の可能性がある．

　術後7日目以降に退院とし，約1週間後の外来予約とする．術後約1か月綿球を入れさせ鼻腔の乾燥を防ぐ．内服はマクロライド系抗菌薬(マクロライド療法)に変更する．喘息合併例など好酸球浸潤が強いと思われる症例では，同時にステロイド薬を追加する．

6　後鼻神経切断術

　後鼻神経はビディアン神経の末梢で，三叉神経第2枝の知覚線維と副交感神経線維を含んでいる．抗原が侵入すると肥満細胞からヒスタミンが放出され，後鼻神経終末に存在するヒスタミン受容体に結合し，神経刺激が中枢に伝わりくしゃみを，さらに遠心路として副交感神経線維，アセチルコリンの神経伝達物質によって鼻腺細胞が刺激され鼻汁分泌が起こる．後鼻神経切断術は，くしゃみ，鼻汁分泌の抑制を目的で行う．

　手術は蝶口蓋孔から出る蝶口蓋動脈と平行する細い神経の2-3の枝を確認して切断すればよい．上顎洞膜様部後方で，第3基板下方を目安にして局所麻酔する．彎曲したメスで粘膜を切開し，骨が露出するまで粘膜を十分に剝離する(図4a)．蝶口蓋孔のくぼみを確認し，血管と神経を確認する(図4b)．血管と神経を剝離し，すべての神経を切断する．しばしば，伴走する血管から出血し，視野を妨げるので，その場合には血管も同時にバイポーラで凝固させてしまう(図4c)．

7　経鼻頭蓋底手術

　鼻腔経由にて内視鏡下に前頭蓋底付近の病変を手術する経鼻頭蓋底手術が世界的なトピックとなっている．通常のESSを施行し，その鼻・副鼻腔ルートを経由して手術する．経鼻的に頭蓋底部に接した病変を観察することはESSに精通した耳鼻咽喉科医にはむずかしくない．しかし，手術では頭蓋底の解剖に精通し，頭蓋底再建の必要があり，その点，脳神経外科医の方がすぐれている．したがって，実際の手術では，耳

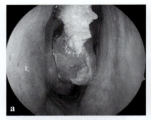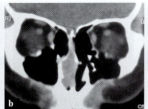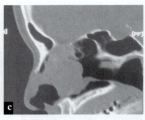

図5 嗅神経芽細胞腫
やや赤色の腫瘍(a).嗅裂で,嗅粘膜付近の頭蓋底に接した腫瘍を確認できる(b,c).右篩骨洞を開放して,マージンを確保して中鼻甲介,髄膜を切除する.頭蓋底欠損は10mmだったので,脂肪を十分に頭蓋内に挿入して鼻中隔粘膜で被覆した.

鼻咽喉科医が頭蓋底まで手術を行い,そののちに脳神経外科医と共同で施行する.

適応疾患として下垂体腫瘍,鼻性髄液漏,嗅神経芽細胞腫(図5)などの頭蓋底疾患で,下垂体腫瘍がその頻度でもっとも多い.手術の要点を以下に挙げる.

a 腫瘍の頭蓋底部に接した範囲,摘出後の再建方法を考慮して適応を考える

腫瘍の範囲が大きくなると経鼻的のみでは,腫瘍と接する脳実質の状態を把握できず,手術で脳損傷の可能性が高くなる.その場合にはcranial approachを併用する必要がある.また病変が正中から側方に位置するほど経鼻的では操作がむずかしくなる.再建材料には脂肪,粘膜,筋肉,軟骨,骨があり,小さい欠損では脂肪や粘膜を使用するが,大きくなると軟骨,骨を使用したり各材料を組み合わせる.また鼻中隔有茎皮弁も有用である.

b 十分なワーキングスペースを確保する

両手操作が必須であり,内視鏡,鉗子や吸引管を含めて3～5本挿入する必要がある.そのため,いかにワーキングスペースを保つかが重要である.内視鏡保持し左右の鼻腔から両手操作したり,助手に内視鏡や鉗子操作を行わせるなどある.

c 出血をいかにコントロールするか

従来のESS同様の出血対策とともに,その都度,吸引しながら的確に出血部位を確認してバイポーラで止血することが必要である.また内頸動脈出血などでは,動脈瘤などで使用する特殊なコイル器具の開発も進んでいる.

d 脳神経外科,形成外科との連携

多くの疾患は脳神経外科の紹介であり,手術中および後の合併症対応など,および再建方法や材料の相談などの必要性から,十分な連携が必要である.

DON'Ts

☐ 病的粘膜の手術操作は,鋭匙鉗子にて粘膜を引きちぎったり,骨を露出する粘膜処置はできるだけ避ける.術後に粘膜上皮化を抑制してしまう.截除鉗子やシェーバーにて粘膜表層のみ切除して粘膜下層を維持するように切除する.

獨協医科大学耳鼻咽喉・頭頸部外科 **春名眞一**

A 基本的な手術治療

7 口蓋扁桃摘出術・アデノイド切除術・咽頭形成術

> ## DOs
> - 口蓋扁桃摘出術・アデノイド切除術は耳鼻咽喉科医が最初に習得する手術だが，術後トラブルが少ないわけではなく決して安易に考えてはならない．
> - 咽頭形成術は睡眠時無呼吸症候群に対する治療の第一選択ではない．治療成績をあげ不要なトラブルを回避するためにもその適応を見極めることが重要である．

1 手術の適応

a 口蓋扁桃摘出術

成人に対する口蓋扁桃摘出術（扁摘）の適応は，慢性扁桃炎，反復性扁桃炎，扁桃病巣感染症，閉塞性睡眠時無呼吸症候群（OSAS）などの原因となるような高度扁桃肥大，扁桃周囲膿瘍，扁桃の腫瘍性疾患が疑われる場合などである．

反復性扁桃炎に対しては明確な適応基準はないが，急性扁桃炎を年に3〜4回以上反復する場合を目安とする．扁桃周囲膿瘍は，再発例や反復性扁桃炎の既往のある症例では待機扁摘の適応となる．急性期は穿刺・切開排膿を基本としている施設が多いが，設備と緊急手術のため熟練した麻酔科医を含めたマンパワーの備わった施設では即時扁摘も治療の選択肢となりうる．確実な排膿ができ，再発しないという利点がある．扁桃病巣感染症は，特に扁摘の有効性が高い代表的な疾患として，IgA腎症，掌蹠膿疱症，胸肋鎖骨過形成症が挙げらる．扁摘のエビデンスがあるのはIgA腎症である．口蓋扁桃に左右差がある場合，原発不明頸部リンパ節転移で扁桃の腫瘍性疾患が疑われる場合に適応となる．

小児の適応疾患も基本的には成人と同じで，通常3〜4歳以上を適応と考えている施設が多い．OSASなどの呼吸障害や嚥下障害の原因となっている場合は絶対的適応とされる．近年，周期性発熱，アフタ性口内炎，頸部リンパ節炎，咽頭炎を主症状とするPFAPA症候群も適応として挙げられている．

b アデノイド切除術

咽頭扁桃は4，5歳頃をピークに徐々に退縮していくため，本手術は小児に施行されることが多い．扁摘と同様，呼吸障害や嚥下障害の原因となっている場合は絶対的適応とされる．通常3歳以上を適応とするが，OSASの場合，顎顔面骨の発育に影響を及ぼすのでより低年齢でも適応とされる傾向がある．反復性中耳炎，難治性の滲出性中耳炎に対しチューブ留置を行う際にあわせて行うことも多い．

c 咽頭形成術

OSASに対する手術療法の1つに口蓋垂軟口蓋咽頭形成術（UPPP）がある．UPPPの成功率は多くの報告で50％前後であり，改善群でも長期的にみると無呼吸の再燃や増悪をきたす場合がある．UPPPの適応は様々な意見があり睡眠呼吸障害（いびきと睡眠時無呼吸症候群）診療の手引きではよい適応は扁桃肥大を伴い，軟口蓋の長さが45mm以上の場合，相対的適応は軟口蓋部に限局した気道閉塞例で軟口蓋長が40mm以上，呼吸障害が中等度以下の症例としている．

2 手術方法のコツ

a 口蓋扁桃摘出術

懸垂頭位にて開口器をかけ,術野を展開する.扁桃を観察後,麦粒鉗子などで扁桃を把持しながら20万倍希釈アドレナリンを口蓋弓と扁桃の移行部粘膜下に局注する.これは,膨疹をつくってあとの粘膜切開を容易にするための処置で,当院では鎌状の12番メスを用いて粘膜切開している.扁桃全周を最初に可能な限り切開しておけば,のちの剥離操作が容易となる.粘膜を切開したあとに上極で扁桃被膜を同定し,被膜をペアンや麦粒鉗子で牽引しながら剥離子やツッペルで被膜に沿って剥離する.電気メスやバイポーラーシザースで切離していくと出血も少なく時間の短縮になるが,慣れないうちは筋層を損傷しやすいので注意が必要である.

口蓋扁桃には,顔面動脈の扁桃枝を中心に顎動脈,舌動脈の三経路から分枝した動脈が扁桃の上中下部に流入する(図1).剥離の際には確実に止血を行う.特に成人の反復性扁桃炎症例では,下極付近の扁桃門から動脈性の術後出血を認めることがあり,深部結紮にて確実に止血をしておく(図2).

最近,マイクロデブリッターやコブレーター等による扁摘が行われるようになってきたが,まずは剥離子による扁摘に習熟することが基本である.

b アデノイド切除術

扁摘と同様に展開する.両側の鼻腔からネラトンチューブを挿入して軟口蓋を挙上すると,より良好な視野が得られる.間接鏡下にベックマン輪状刀や全身麻酔用の小川式アデノトームを用いてアデノイド切除を行う.ベックマン輪状刀は両側耳管隆起の間にちょうど収まる大きさのものを選択する(図3).小さすぎるとアデノイドが残

コツ

扁桃の牽引が強すぎると被膜が裂けることがある.いったん被膜が裂けるとその後の剥離が困難となるため,適度なテンションを心がける.

コツ

扁桃周囲膿瘍では瘢痕により被膜の同定が困難となるが,膿瘍によって扁桃の大部分が剥離された状態となっているため,ここを足がかりに扁桃を切除する.

Pitfall

電気メスやバイポーラーシザースを使用する際には,切除や止血操作に集中するあまり軟口蓋や口蓋垂等に無用な熱傷をつくってしまうことがある.常に愛護的操作を心がける.

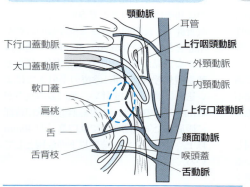

図1 扁桃栄養血管

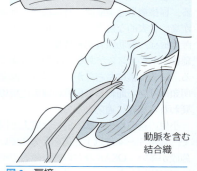

図2 扁摘

存するし，大きすぎると耳管隆起を傷つける恐れがある．鼻中隔後端に輪状刃をあて，咽頭の後壁側へ軽く押しつけるようにしながら尾側へ動かしアデノイドを切除する．小川式アデノトームの場合は，口蓋垂に注意しながら上咽頭へ挿入し，鼻中隔後端に押しつけ捕捉函にアデノイドを入れる．あとは移動刃を閉じればアデノイドが切除される．左右両端に組織が残りやすく，その場合ベックマン輪状刀で追加切除する．

最近では，内視鏡下にマイクロデブリッターやコブレーターを用いて切除を行うことも多く，従来法よりもやや時間がかかるもののより確実にアデノイドを切除することができる．

c 咽頭形成術

UPPP の原法では，軟口蓋とともに口蓋垂を切除するが，左右の創が連続すると創の瘢痕収縮が強く起こった場合に再狭窄をきたしてしまう可能性がある．そのため，口蓋垂を温存して瘢痕収縮時の再狭窄を予防する術式が考案された（図4）．まず型どおりに扁摘を行い，続いて前口蓋弓を硬口蓋後端から 2cm 以上離れた位置で一部切除する．そして後口蓋弓粘膜をフラップとして前方に引き出すように軟口蓋に縫合する．このとき，筋層と垂直に縫合したり，縫合糸を強く締めすぎると，術後の腫脹や嚥下時の動きによって筋層が切断されて縫合がはずれてしまうため，筋層に平行になるように横マットレスで術後の創腫脹を加味して締めすぎないように縫合する．

3 合併症

a 口蓋扁桃摘出術

もっとも注意すべき合併症として術後出血が挙げられる．術後 24 時間以内の早期術後出血と創部の白苔が脱落する術後 4〜7 日目の後期出血がある．早期出血は術中の止血に問題がある場合が多い．後期出血は，過度の咳払いやくしゃみ，安静が保てない等患者側の要因がはっきりしている場合が多く，おおむね 1% 前後の割合で起こりうる．自然止血することもあるが，出血点がはっきりわかれば圧迫止血や止血クリップによる止血を試みる．咽頭反射が強い場合や小児で協力が得られない場合，動脈性で出血量が多い場合は，全身麻酔下での止血術を考慮する．

その他の合併症として，術後創部感染，

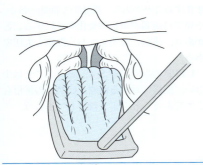

図3　アデノイド切除

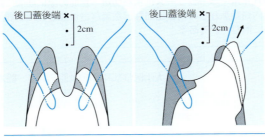

図4　UPPP

肺合併症，耳管機能障害，中耳炎，口腔粘膜や歯牙の損傷，顎関節脱臼，舌咽神経障害がある．肺合併症は扁桃肥大，OSASが高度な場合にみられ，術後集中治療室（ICU）での管理を検討する必要がある．耳管機能障害，中耳炎は術後の浮腫によるものである．そのほかは開口器によるもので，もともと歯牙が動揺しているような例では，歯牙が脱落し最悪，気道異物となる危険性がある．開口器をかける段階から，副損傷が起こらないよう慎重に操作する．開口器による舌の圧迫が強すぎたり長時間に及ぶと，術後に舌のしびれ，味覚障害をきたすことがある．ほとんどが一過性の症状ではあるが，過度に舌を圧迫しない，手術時間が長くなった場合には舌の圧迫をいったん解除するなどの配慮が必要である．

b　アデノイド切除術

重大な合併症はまれである．術後出血は術後24時間以内に生じることが多い，直接的な止血操作は困難であり，出血量が多い場合は後鼻腔バルーンによる止血を試みる．鼻咽腔閉鎖不全は術前に口蓋裂，粘膜下口蓋裂の有無を確認する必要がある．鼻咽腔狭窄，環軸（関節）亜脱臼も可能性がある．不完全切除の場合，アデノイドの再増殖が起こりうる．

c　咽頭形成術

UPPPは扁摘と同様の術後合併症が起こりうるが，大きな違いは容易に上気道閉塞をきたすことである．術直後は創部の浮腫が起こるため，無呼吸指数や動脈血酸素飽和度が術前よりも悪化することがある．呼吸困難から気管切開を要することもあり，術後の呼吸状態には十分注意する．またOSAS患者では虚血性心疾患や脳血管障害の危険性も高く，高度肥満例など症例によってはICUでの管理も検討する．その他，咽頭痛，嚥下障害（食物の鼻咽腔への逆流）が起こりうる．

4　手術説明の要点

扁摘は，術後1週間程度で退院することが多いと思われるが，退院後も1週間程度は術後出血のリスクがあること，術後出血の予防には安静を保つという患者側の協力も重要であることをよく説明する．

大きな口蓋扁桃とアデノイドを切除した場合に，共鳴腔の変化によって声の印象が変化することがある．職業的な問題のほか，小児では両親が声質の変化を気にすることがあり，事前に説明しておく配慮も大切である．

UPPPのみでOSASが治癒することは少ない．肥満に対する治療，CPAPの併用も必要であることをよく理解してもらう．

DON'Ts

☐ 電気メスやバイポーラーシザースによる切除・止血の際に筋層に深いダメージを与えると，内頸動脈からの術後出血など重篤な合併症をきたす要因となる．乱暴な操作は厳に慎むべきである．

大分大学医学部耳鼻咽喉科学講座　**鈴木正志／渡辺哲生**

A 基本的な手術治療

8 喉頭微細手術

> ## DOs
> - 上顎歯を支点にした，「てこ」の操作で喉頭展開を行わず，下顎・舌を前方へ牽引する．
> - よい視野の確保が成功の鍵．
> - 良性疾患に対する手術において，声帯粘膜の損傷は最小限にとどめる．
> - 加刀前に手術の流れをイメージしておき，それに沿って施術する．

1 手術の適応・目的

喉頭微細手術は，良・悪性腫瘍の診断・治療，発声時声門閉鎖不全の治療目的に行う声帯内注入術，が主たる適応となるが，それぞれにつき概説する．

a 良性疾患の治療

声帯ポリープ，声帯結節，ポリープ様声帯，声帯囊胞などの疾患が対象となる．ほとんどの場合，種々の喉頭の内視鏡検査，特に喉頭ストロボスコピーにより正確に術前診断が可能であるが，ヘビースモーカーで中高年の角化型ポリープの場合など，悪性腫瘍も念頭において施術することが必要である．悪性（の合併）が疑わしい場合や，呼吸苦を呈するポリープ様声帯などを除き，いずれも音声改善が目的である．4〜6割は保存的治療でも軽快するとの報告もあり，音声治療なども考慮に入れる．そのうえで，患者のもつ職業や環境，音声改善の必要性，特に声帯結節ではその再発率の高さも考慮に入れたうえで，患者と相談し，十分なインフォームド・コンセントを得て適応を決める．

b 腫瘍の診断

1) 悪性腫瘍

ヘビースモーカーの喉頭白色病変，隆起性病変では，悪性腫瘍を常に念頭におく必要がある．また，声帯の可動制限があるような場合も悪性疾患も想定することはいうまでもない．このような，悪性腫瘍ないし高度異形成など根治目的の治療を要する疾患が強く疑われる場合，検査・診断目的の喉頭微細手術の手術適応と考え，患者のインフォームド・コンセントを得て施術する．具体的な目的は，病理組織の確定，疾患の三次元的な進展範囲の確認，さらに結果が悪性の場合の術式選択の検討も含まれる．喉頭の早期癌では，しばしばCO_2レーザー手術などの経口的手術が施行されるが，最初の喉頭微細手術の時点で，喉頭展開が困難な場合，あるいは直達鏡下には腫瘍の全貌が明視下におけないような場合には，経口的な根治術の術式・適応も限られる．

2) 良性腫瘍

喉頭乳頭腫，アミロイドーシスなどの良性疾患が疑われる場合にも，病理組織や病変の三次元的な広がりの診断目的に，喉頭微細手術の適応となる．なお，喉頭の血管奇形の場合など，術前の内視鏡検査で診断が明確である場合，あえて出血が予想されるリスクを負っての病理組織学的検査は行わず，レーザーを用いた喉頭直達鏡下での一期的な治療の適応となる場合もある．

c 腫瘍の治療

1) 悪性腫瘍

悪性腫瘍では，一側声帯膜様部に限局し，境界明瞭で喉頭展開も容易なT1aの症例は，CO_2レーザー治療の典型的なよい適応の1つである．T2以上でも，内腔からレーザーあるいはhot instrumentsを用いて摘

出する術式も普及してきている．術後の誤嚥などの後遺症，呼吸機能，年齢などを考慮して慎重に適応を決める必要はあるが，喉頭悪性腫瘍に対する内腔からの切除の術式は現在複数存在し，適応も拡大しつつある．

2）良性腫瘍

良性腫瘍で代表的な喉頭乳頭腫，あるいはまれではあるが，喉頭アミロイドーシスも喉頭微細手術による治療の適応となる．乳頭腫は複数回の手術を必要とすることも多い疾患であるが，喉頭機能を温存しながら，できる限りの病変の除去を目指す．

d 声門閉鎖不全に対する声帯内注入術

片側反回神経麻痺をはじめとする発声時声門閉鎖不全に対する手術として，声帯内注入術は外切開を行わない低侵襲での手術が望ましい症例などが適応となる．目的は，声帯内方移動により，発声の効率を改善し，気息性嗄声を有響性とし，患者QOLを向上させることである．

 コツ

> counter pressureの利用により前方視野を確保する．視野がとれたと思ったら，いったん視野を緩め，声帯に不自然な緊張がかかっていないか確認する．

2 手術方法のコツ

的確な喉頭直達鏡の選択と，その安全な挿入から固定，顕微鏡での十分な視野の確保，が基本となる．麻酔のチューブが術操作に不利になることを極力避けるため，あらかじめ麻酔科医に依頼し，細経のチューブを用いた術中管理を行う．当院では，喉頭微細手術では6.0を標準的なサイズのチューブとして施術している．なお，レーザー使用時には，レーザー手術用の安全性の高い挿管チューブを用いる．喉頭鏡は，様々な大きさ，形態のものが市販されているが，われわれは，先端が喉頭の形態に合わせて三角で，比較的サイズも大きなもの（カールストルツ社，RUDERT前交連喉頭鏡）を第一選択としている．これは，良好な視野がとりやすく，両手操作にも都合がよいからである．挿入時の患者体位としては，頸部屈曲，下顎進展がよいとされ，喉頭鏡で口唇や歯牙を損傷しないように気をつけながら喉頭展開を進める．吸引管を準備し，口腔内の分泌物を除去しながら，経鼻頭的に挿入された気管内挿管チューブや喉頭蓋を目印に，喉頭鏡を進める．低温熱可塑性プラスチックを用いたマウスピースを作成し，上顎歯牙を保護するのもよい．

一般に展開された顕微鏡下の喉頭の視野は，仮声帯の奥に声帯全長が視認できるのが適正である．前方がみえにくい場合は，適宜助手あるいは術者が手で行うmanual counter pressureあるいはテープによるcounter pressureを輪状軟骨レベルにかけ，喉頭を背側に押し下げることで，視野を確保する．なお，必要十分な視野が得られればよいため，声帯に過度の緊張がかからぬように（過展開しないように）注意する．音声改善手術の場合は特に，できるだけ術中の声帯を自然な状態とするのがよく，視野がとれたと思ったときに，多少展開を緩めてみて必要十分な視野に調整するのもコツである．また，緩い展開で必要十分な視野の確保が可能で，頸部が不安定な場合は，下顎もテープでベッドに固定し，術中に頸部がずれないようにしっかりと固定することが大切である．顕微鏡の焦点距離は，35〜40cm程度に合わせて，術者の肘が伸びずに鉗子の出し入れができ，操作しやすい距離を保つ．なお，開口障害や頸部の放射線治療後で頸部伸展が困難な症例など，喉頭展開が通常の喉頭直達鏡では顕微鏡下に視野の確保が不可能な症例がまれに存在する．このような場合，彎曲型の咽喉頭直達鏡（佐藤式，永島医科器械）や彎曲鉗子（永島医科器械）を用い，内視鏡下に観察・操作を行う

ことで目的を達成する．

以下，疾患分類ごとに，器機の選択を含めて述べる．いずれの場合にも，術前に慎重に喉頭内視鏡検査を行い，手術の目的，そして術中の器具の選択から術操作の流れを事前にイメージしておくことが極めて重要である．行き当たりばったりの手術は，流れが悪く無駄な時間がかかる上に，よい結果が期待できるとはいい難い．

a 良性疾患の治療

まず，良性疾患の場合，過度の声帯遊離縁の粘膜切除は厳禁であることを忘れてはならない．良好な音声には，柔らかい声帯膜様部の左右対称な振動が重要であるため，良性疾患の治療で過度に粘膜を損傷し，目的と逆に音声が悪化する可能性があり，細心の注意を払う必要がある．病変の amputation を行う際に，粘膜損傷を最小限にとどめると同時に，前連合付近で，両側声帯の粘膜を損傷すると，横隔膜症（web）を生じ，音声の悪化を引き起こすため，前方の病変を取り扱う際には注意する．なお，良性が強く疑われる症例であっても，摘出病変は，病理組織学的検査を行い，悪性所見の有無を確認する．

典型的な境界明瞭な声帯ポリープの場合など，横開きの鋭匙鉗子を用いて病変を把持し，過剰切除に注意して病変を除去することが多い．鉗子は，可動部が内側になるように，右声帯病変には左開き，左声帯病変には右開きの鉗子を用いるのが一般的である．逆手での操作になる場合など，この限りでない．鉗子の刃の切れが悪い場合など，不用意な鉗子操作により周囲の粘膜が裂けることがあるため，しっかり鉗子を締め上げ，急激な操作は避けて，慎重に操作する．また，有茎性病変の場合など，病変を把持鉗子で把持し，上向きの剪刀を用いて切除する術式も行われる．この場合，病変を強く内方に牽引しすぎると過剰切除になることに注意が必要である．

微細な声帯結節の場合など，前述の横開きの鋭匙鉗子を用いてもよいが，メスを声帯遊離縁に平行な想定切除線に慎重に刺入し，病変を浮かせるように慎重にメスを操作し，鉗子や剪刀で切除してもよい．メスの操作に際しては，右利きの術者の場合，右手に持ったメスの左声帯への刺入が，遊離縁に対して斜めとなり，深く刺入せぬように注意を払う．

ポリープ様声帯あるいは広基性のポリープの場合，従来は，メスや鉗子で声帯上面外側を切開あるいは開窓し，内容を吸引（sucking），掴み出し（pinching）あるいは綿球などで粘膜をこすり上げて内容を除去する（squeezing）方法が一般的であった．最近では，これらの粘膜固有層浅層に病変の主座がある病変に対する術式で，粘膜上皮をフラップとして把持してめくった状態で操作し，病変を除去し，温存された粘膜上皮を戻す，というマイクロフラップ法がしばしば用いられる．ポリープ様声帯の患者は，ヘビースモーカーが多く，しばしば声帯白板症や声帯粘膜の異形を伴うため，切除した余剰粘膜の病理組織学的検査は重要である．

声帯嚢胞には，類上皮嚢胞と貯留嚢胞があるが，前者は嚢胞壁がしっかりしていて完全摘出できる場合が多い．嚢胞の手術に際しても，病変粘膜固有層浅層に存在することから，マイクロフラップ法が有用とされている．

なお，マイクロフラップ法は両手操作となるため，直達喉頭鏡が大きめのサイズのものの方が，操作しやすい．また，この術式を導入するのであれば，よく切れるメス，上向きの剪刀，そして，声帯粘膜を把持する繊細な鉗子は準備しておきたい．

b 腫瘍の診断

悪性度が軽度のものから順に記す．

声帯白板症の場合，膜様部遊離縁全体のストリッピングとなり，音声が明らかに悪化するような場合でなければ，肉眼的に全摘出することが多い．この場合，前述のマ

イクロフラップ手技，器具を用いると，境界をはっきり視認しながら病変を的確に切除することができる．粘膜上皮下に薬液の注入を行って切除する場合，病変が靱帯から浮いてこなければ，病変が浸潤している可能性を示唆する所見となる．なお，このような方法を行うに十分な手術器具がない場合や，ストロボスコピー所見あるいは顕微鏡下での肉眼所見で悪性度が低いことが予測される場合など，白色部分のうち一部の組織検査に留めざるをえない場合には，慎重に観察し，顕微鏡下にもっとも肥厚や不整が著しく，組織上高度の異型が肉眼的に疑わしい部分の検査を行う．

悪性が強く疑われる場合，腫瘍の確実な病理組織学的検査と同時に，深部を含め，腫瘍の進展範囲を調べるため，複数箇所の生検を行う．喉頭展開の良し悪しと腫瘍の広がりを多角的に診断することで，その後の根治治療として外科的治療を行うにしても，CO_2 レーザー手術の適否を含め，術式を選択する一助となる．病期の正確な診断は，保存的な放射線療法となった場合も，抗悪性腫瘍薬の併用の有無の判定を含め，必要とされる情報である．

なお，MALToma のような粘膜下腫瘍が疑われる病変では，深部の組織も病理組織診断に提出することが重要である．

良性腫瘍の中で，乳頭腫が疑われる場合，後述するように，組織検査時にも必要以上に健常粘膜や深部組織を損傷し，播種するあるいは術後の喉頭機能を障害することを防ぐように心がける．声門に隆起性病変がある場合，気管内挿管の操作により，挿管チューブ先端で腫瘍と健全な粘膜を損傷し，気管内に播種するようなことがないよう，事前に担当麻酔科医に情報を伝達しておく連携も重要である．

なお，腫瘍の生検に際しては，正確に診断できるだけの大きさと範囲の組織を挫滅させずそれぞれの生検箇所の組織をコンタミネーションさせずに確保する．いずれの場合にも，患者背景や内視鏡所見，術中の顕微鏡所見，触診所見から，疾患の種類とその後の治療を想定しながら操作することが求められる．

 コツ

腫瘍の生検時の喉頭微細手術の目的は，単に病理組織学的診断確定のためだけではない．喉頭展開の良悪，腫瘍の進展範囲を見極め，治療方針の選択に役立てる．

c　腫瘍の治療

喉頭微細手術での腫瘍の治療には，一般に，早期癌あるいは喉頭乳頭腫に代表される良性腫瘍の治療が含まれる．進行癌でも内腔から施術する試みもなされているが，ここでは，頻回に遭遇する早期声門癌と良性腫瘍に限って述べる．

CO_2 レーザーを用いた早期癌に対する治療，特に声門癌 T1a〜b に関しては，放射線療法と適応は重なるが，治療期間や長期的な後遺症，誘発癌などの点で優位性もある．わが国でも，フレキシブルなファイバーガイドで使用可能な機種も入手が可能となってきてはいるが，現状では顕微鏡にとりつけるマニピュレーターを用いた治療が一般的で，その場合，治療対象の腫瘍および周囲全体が顕微鏡下に十分に観察できることが必須条件である．レーザーで粘膜を焼灼すると，粘膜の収縮，変色により，焼灼範囲の同定が施術の途中からではわかりにくくなる．そこで，まず焼灼範囲をレーザーでマーキングしてからその範囲を切除あるいは蒸散するようにするとよい．切除・蒸散の深さは，術前診断で上皮内癌（CIS）であれば，靱帯までで十分であるが，軽度にせよ浸潤を伴う，あるいは浸潤の可能性あり，という病理診断が事前の喉頭微細手術での組織診断で下されていることをしばしば経験する．このような場合，靱帯裏面の深さ（声帯筋表面）まで切除（焼灼）す

ることとなる．また，T1bの場合，声帯横隔膜症による音声悪化を防ぐ目的で，一側ずつ二期的に施術してもよい．CISに限っていえば，前述のマイクロフラップ法でも切除可能な場合がある．

　良性腫瘍のうち，喉頭乳頭腫では，原因となっているヒトパピローマウイルスが，粘膜上皮内にのみ存在し，それ以上深部では増殖しないことを知っておく．腫瘍をcold instrumentsで切除後に，あるいは直接CO_2レーザーで焼灼する場合にも，声帯靱帯より深部まで焼灼する必要はない．最近では，喉頭用のデブリッダーによる施術も小児例を中心に広まりつつある．アミロイドーシスの場合も，喉頭病変はCO_2レーザーを利用して可及的に切除し，全身検索を行いながら，慎重な経過観察を行う．

d　声門閉鎖不全に対する声帯内注入術

　全身麻酔下で注入する物質としては，自家脂肪あるいはリン酸カルシウム骨ペーストといった素材が知られている．片側反回神経麻痺に対する治療としてなされる場合がほとんどであるが，声帯粘膜上皮下に安全に置換可能な注入物質が存在しない現時点では，注入物質が声帯粘膜上皮直下あるいは上皮内に注入されて患側声帯粘膜の柔軟性を損なうような結果を招かないことが重要である．したがって，注入は声帯筋内あるいはさらにその外側を狙い，声帯上面から4～5 mmの深さへの注入が適当とされている．また，注入時には，針先を軟性鏡などを併用して観察すると，より安全に施術が可能となる．喉頭展開が悪くとも，声帯に不自然な緊張をかけないため，無理に喉頭直達鏡で展開せず，顕微鏡での直視では喉頭全体を視野に入れぬまま，軟性鏡の視野でモニタリングしながら注入することで，安全・確実に施術でき，良好な結果が得られる．

3　合併症

　喉頭微細手術における合併症は，喉頭直達鏡挿入時の口唇，歯牙損傷，さらには術中に舌を圧排することによる術後の舌のしびれ・味覚障害がある．また，小さな瘢痕であっても，声帯遊離縁の障害は患者満足度の低い結果になる可能性があることから，声帯遊離縁の粘膜は，特に良性疾患においては，可能な限り温存する．

4　手術説明の要点

　合併症の項で述べた種々の注意点につき，術前に十分にインフォームド・コンセントを獲得しておく．

　特に悪性腫瘍の治療で，病変が両側声帯にまたがる場合，術後に声帯横隔膜症による音声障害を生じることがあるが，何を優先順位に考えるか，しっかり患者と相談し，切除・焼灼すべき病変をoncologicalに十分に処置すべきと考えられる．逆に乳頭腫のような疾患の場合，術後の瘢痕化や変形による喉頭機能の障害を引き起こすような過剰治療は禁物であり，喉頭機能の温存が優先される．手術が複数回必要とされる可能性もしっかり患者に説明してから手術に臨む．なお，特に音声改善手術の場合には，術後の創部が炎症期にある最低3日間は完全沈黙をさせるのが基本である．

DON'Ts

☐　良性疾患で声帯遊離縁粘膜の過剰切除は厳禁！

杏林大学医学部耳鼻咽喉科　**齋藤康一郎**

A 基本的な手術治療

9 音声再建手術

DOs

- 甲状軟骨形成術Ⅰ型，披裂軟骨内転術の適応決定には喉頭ストロボスコピーが重要である．
- 効果的，安全な手術の完遂には解剖学的位置関係を把握しておくことが必要である．
- 最初のうちは術中に内視鏡で声帯の位置を確認する．
- 合併症として喉頭浮腫による気道狭窄，異物反応について十分説明しておく．

1 音声再建手術の種類と適応

音声再建手術は，声門閉鎖不全による気息性嗄声に対する音声改善手術であり，甲状軟骨形成術Ⅰ型（一色法）と披裂軟骨内転術とがある．一側反回神経麻痺がもっともよい適応である．甲状軟骨形成術Ⅰ型は局所麻酔下に簡便かつ低侵襲で大きな効果が得られる．披裂軟骨内転術は後部声門間隙の大きな症例や声帯のレベル差がある症例に適応となるが，手技的には高度になり，ある程度の訓練が必要である．また術中甲状軟骨を捻転するため患者の苦痛は強く，全身麻酔下に行う術者もいる．術式の選択には喉頭ストロボスコピー検査が重要であり，後部声門間隙の大きさ，声帯位，レベル差，弓状変化（bowing）の程度，振動の大きさなどをチェックする．

Pitfall

声帯萎縮に対する甲状軟骨形成術Ⅰ型は，声門閉鎖不全を是正するので発声努力は楽になるが，萎縮した声帯粘膜は変化しないので声の質はあまり変わらないことに留意．患者にもそのように説明し，過大な期待は抱かせないようにする．

Pitfall

披裂軟骨内転術もできれば局所麻酔下に声を聞きながら調節する方がよい．全身麻酔下に行う場合は過内転に注意する．

2 手術方法

a 甲状軟骨形成術Ⅰ型

1) 皮膚切開

甲状軟骨中央よりやや低めで手術側寄りに5 cm 程度の横切開をおく．切開線は甲状軟骨の正中レベルでもよいが，術中披裂軟骨内転術を追加する必要が生じた場合に，少し低めにしておいた方が術野がとりやすい．

2) 前頸筋の処理

前頸筋は正中で剝離し，外側に牽引することで術野は得られるが，術野が狭い場合はこれをいったん切離してもよい．

3) 甲状軟骨板の開窓

甲状軟骨を露出したのち開窓を行う．甲状軟骨切痕と軟骨下縁との正中で，外側約5mmの部位より，約5×10 mmの長方形に窓枠を作成する（図1）．声帯は甲状軟骨下縁と外側の下切痕とを結ぶライン上にあるので，声帯レベルに正確に開窓しないと音声の改善は得られない．窓枠の開窓はメスで行ってもよいが，特に男性で化骨が強い場合はバーを用いる．歯科用のフィッシャーバーが便利である．開窓に際しては内軟骨膜を損傷すると出血するので注意を要する．出血をコントロールしないと術後声帯粘膜の充血や浮腫を招きやすい．

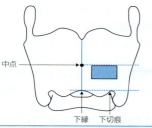

図1　甲状軟骨形成術I型の窓枠の設定

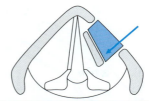

図2　甲状軟骨形成術I型における内方圧迫
シリコンブロックの場合

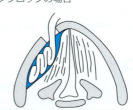

図3　甲状軟骨形成術I型
ゴアテックスを用いる場合

> **コツ**
> 軟骨の窓枠開窓の際に内軟骨膜を損傷しないようにするためには，軟骨の削開を浅めから少しずつ行い"皮一枚"残したところで止め，あとは止血ノミで窓枠を叩いてやるとよい．

> **Pitfall**
> 声帯のレベルを正確に把握することが重要．最初のうちは上目に入りやすく，喉頭室レベルで開窓すると内腔への損傷をきたしやすいので注意する．

> **コツ**
> 声帯の内方への圧迫はピンポイントで効果的に行うこと．むやみに押し込めばいいというものではない．圧迫しすぎるとむしろ声は拘扼的になり悪くなるので，その手前で調節する．前方はあまり圧迫しないのがコツ．

4）内方圧迫の調整

　開窓部軟骨を内方に圧迫し，声の変化を聴取する．最初のうちは経鼻ファイバースコープで声帯の位置を確認するとよい．前方を強く圧迫すると音声は悪化するので，後方をより強めに圧迫するのがコツである（図2）．固定にはシリコンブロックやゴアテックスを用いる．

5）閉創

　剥離した前頸筋は縫合し，ペンローズドレーンを挿入して閉創する．

6）ゴアテックスを用いた方法（図3）

　近年，世界的にシリコンよりもゴアテックスを用いる頻度が増えている．ゴアテックスを用いる場合は，現法と同様に甲状軟骨を開窓しゴアテックスを充填してもよいが，多くの施設では開窓範囲を小さく，前方5×5mm程度とし，開窓部位から後方にゴアテックスを少しずつ充填していく方法がとられる．この場合，内軟骨膜の温存は必ずしも必要でなく，むしろ切開してその深部（内軟骨膜と声帯筋の間）に充填するほうが調整がやりやすい場合がある．この方法は簡便かつ調整をしやすいのが利点である．

b　披裂軟骨内転術

1）皮膚切開

　I型と同様．

2）筋突起へのアプローチ

　本手術では披裂軟骨筋突起へのアプローチが最大のポイントである．前頸筋は上下に切離しておく．甲状咽頭筋を甲状軟骨外縁で十分に切離する．次に梨状窩粘膜を吻側後方へ翻転するが，これに先立って輪状

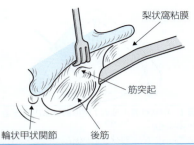

図4 披裂軟骨内転術(左側)における筋突起へのアプローチ

 コツ

筋突起へのアプローチ：輪状甲状関節を離断すること．梨状窩粘膜の剥離は愛護的に．剥離中の止血はバイポーラでこまめにすること．後筋を吻側に追うと筋突起を触れることができる．筋突起であれば鑷子でつまんでグラグラ揺れるので確認できる．

⚠️ **Pitfall**

筋突起の牽引が強すぎると声帯突起が前方に偏位し，声帯は弓なり(bowing)になるので注意．適宜調節して bowing が強いようなら甲状軟骨形成術I型の追加が必要となる．

甲状関節を離断しておくと術野が広くなってやりやすい．甲状軟骨外縁に3双鈎をかけて喉頭を内側に捻転し，梨状窩粘膜を愛護的に剥離する．ここで梨状窩粘膜を損傷すると術後重大な合併症をきたすので細心の注意を要する．梨状窩粘膜を翻転すると後輪状披裂筋が露出するので，これを吻側に追えば筋突起に到達する(図4)．

3) **筋突起の牽引**

筋突起に3-0ナイロン糸を貫通するようにかけ縫合する．牽引は外側輪状披裂筋の方向に沿って行い，声の変化を確認する．筋突起にかけてナイロン糸を甲状軟骨板の前方下方に通し固定する．糸が万が一切れる場合を想定し，2本かけておくとよい．

4) **閉創**

I型と同様．

3 術後管理と手術説明の要点

経口摂取は術日夕食からで通常問題ない．ペンローズドレーンは翌朝に抜去する．術後の声の安静(沈黙療法)については議論があるが，1週間を目安とすればよい．声帯粘膜の炎症の予防，固定材料の移動の回避が目的である．声が落ち着くのには1～3か月程度かかる．

4 合併症

基本的には安全な手術であるが，まれに合併症をきたすので留意しておく必要がある．もっとも重大な合併症は術後の喉頭浮腫による気道閉塞であるが，I型の単独手術で発生することはまれで，起こりやすいのは披裂軟骨内転術である．気管切開を要する気道閉塞の発生頻度は数％程度とされるが，術中の出血や剥離操作に伴う侵襲，手術時間などがかかわってくるので手技の向上は重要である．また，気管切開の可能性については十分説明しておく必要がある．

晩期合併症として，固定材料の排出が挙げられる．まれであるが留意は必要である．

DON'Ts

☐ 甲状軟骨形成術I型のとき，窓枠の削開の際，喉頭内腔への損傷をきたさないこと．
☐ 声帯の過度の内方圧迫，過内転はしない．

京都府立医科大学耳鼻咽喉科・頭頸部外科　平野　滋

A 基本的な手術治療

10 食道異物・気管支異物摘出術

DOs

- □ コイン異物などでは小学生でも聞き分けのよい子は，局麻下での摘出が可能であるが食道異物摘出は全身麻酔下が安全である．術中の迷走神経反射による徐脈，術後の喉頭けいれんには注意を要する．
- □ 軟性鏡での摘出は術者の経験や異物の種類による．機器の改良によって摘出可能な異物も多いが，鋭利な義歯等は硬性鏡による方が安全である．
- □ 気管・気管支異物は硬性または軟性気管支鏡を用いて摘出するのを常道とする．施行にあたっては，幼小児では喉頭浮腫をきたし，また呼吸困難のおそれのある場合はやむをえず気管切開を行うこと，摘出術後は約24時間は危険な状態にあることを，家族に説明しておく必要がある．

1 食道異物

a 適応

幼小児の食道異物はコインや玩具がほとんどであるが，成人の異物は時代とともに変化し，近年では高齢化に伴い義歯（図1），PTP（press through pack）異物（図2）が多い．

b 手術方法とコツ

1） 硬性鏡での摘出

コイン異物など表面が平滑な異物は，局麻下・直達鏡下で，ワニ口鉗子など把持力の強い鉗子を用いて摘出を行う．直達鏡の使い方は基本的には気管支と同様に肩枕にて頸部を伸展し，口唇と食道を一直線にするよう体位を整える．

魚骨や玩具で周囲が鋭利な異物では，全身麻酔下での処置が勧められる．また，異物を直達鏡内に導いて食道粘膜の損傷を予防しながら摘出する．義歯などはそのフックが食道粘膜に深く刺さり摘出に難渋する．特に異物を把持したあと引き抜く際が危険である．図3のごとく透明なチューブを開いて義歯を包む摘出方法もある．

2） 軟性鏡での摘出

術者の経験や異物の種類によってはファイバースコープでの摘出が試みられる．機器の改良によって摘出可能な異物も多くなっている．

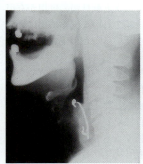
図1 食道異物：義歯

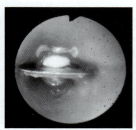
図2 食道異物：PTP異物

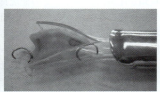
図3 義歯の摘出

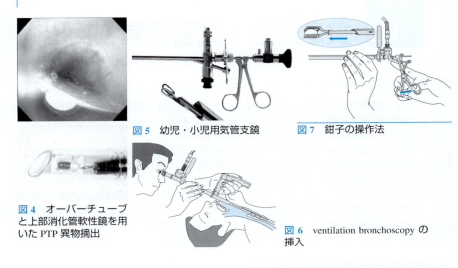

図4 オーバーチューブと上部消化管軟性鏡を用いたPTP異物摘出

図5 幼児・小児用気管支鏡

図6 ventilation bronchoscopyの挿入

図7 鉗子の操作法

　最近多いPTP異物は軟性鏡にオーバーチューブを装着し，その中にPTPを誘導することにより，粘膜損傷を防げ，安全に局麻下での摘出ができるようになった（図4）．PTPの径が7mmまで対応が可能である．また，バルーンを内視鏡の先端に装着し，食道入口部を拡張しながら異物を摘出する方法も有用である．

2 気管・気管支異物

a 適応

　気管支鏡下に最初に異物摘出に成功したのは，ドイツ人のグスタフ・キリアン（Gustav Killian）がミクリッツ・ローゼンハイム氏食道鏡を用い，コカイン塗布麻酔下に右気管支の豚の骨片を摘出したのが最初の報告である．

　気道異物は1〜3歳のピーナッツなどの豆類が圧倒的に多く，その他玩具の部品，果物の種などである．また，喉頭異物と同様に呼吸状態の把握が重要である．

b 手術方法とコツ

　気管・気管支異物は硬性または軟性気管支鏡を用いて摘出するのが常道である．

1) ventilation bronchoscopy（換気孔付き硬性気管支鏡）（図5）

　気道を確保しつつ，異物に適した鉗子を選択し，全身麻酔下に摘出するのがもっとも安全な方法である．

　仰臥位で肩枕を挿入し，口唇と気管が一直線になるよう体位を工夫する．静脈および吸入麻酔で十分に換気後，喉頭鏡（マッキントッシュでもよい）で喉頭を展開し，ventilation bronchoscopyを慎重に声門から気管内に挿入する（図6）．小児では，術後の声門下浮腫を誘発しやすいので，直達鏡使用は15分以内に済ませるよう心がけるべきである．直達鏡の使用時間軽減には，ラリンジャルマスクと軟性鏡の併用が有用で，観察は軟性鏡で行い，異物摘出は硬性鏡と異物鉗子を用いるなどの工夫が必要である．

　ピーナッツ等の豆異物は大変壊れやすいので慎重な操作が必要である．鉗子は有窓鉗子が有効である．鉗子にはそのジョイントにより，操作法が異なる．親指を支点にして中指で把持するものと，中指を支点にして親指で把持するものがあり（図7），術前に異物と同様のものを用意して仮想の摘

出術を試みるべきである．

2）軟性鏡

軟性鏡の改良，鉗子類の開発により，成人の局麻下での気管支異物摘出の可能性が広がっている．また，フォガティーカテーテルやバスケット鉗子にて球状異物の摘出が試みられるようになってきた．しかし，小児では気道確保の点から，細い気管内の操作には限界があり，硬性気管支鏡下の摘出が必要となる．歯科異物は多様であるが，歯科医と協力し，その形状を十分把握すれば，軟性鏡下の摘出も可能である．麻酔はラリンジャルマスク下の全身麻酔が有効である．

3 合併症

a 食道異物摘出術

内視鏡挿入の刺激による迷走神経反射により徐脈，術後の喉頭痙攣（喉頭刺激15分後に多い）．重篤例では食道穿孔による皮下気腫・縦隔気腫をきたす．また，異物の種類（魚骨，PTP，義歯，針など）は下部消化穿孔，大動脈穿孔，甲状腺に迷入し，術後の食道周囲膿瘍，縦隔洞炎，縦隔膿瘍などをきたす．ボタン型電池では通電による粘膜傷害がある．

b 気管・気管支異物摘出

直達鏡の刺激により喉頭痙攣，気管支痙攣，喉頭浮腫や声門下狭窄をきたす．呼吸困難のおそれのある場合はやむをえず気管切開を行う場合も起こりうる．摘出術後約24時間は危険な状態にあることを，家族に説明しておく．直達鏡使用は15分以内に済ませるよう心がけるべきである．ピーナッツの皮でも声門下に嵌頓して換気障害をきたし，危険な状態となった例がある．

4 手術説明の要点

食道にしろ気管にしろ，異物のために著しい機能（嚥下・呼吸）障害をきたす．異物摘出には異物に適した様々な機器を用いて行うが，異物の材質，形状によっては，摘出操作中に咽喉頭気道食道粘膜の損傷などを併発する危険があることを説明する．術後は禁飲食で経管栄養とし，同時に抗菌薬の投与を行う．

DON'Ts

- ☐ 食道穿孔が疑われる鋭利な食道異物でのバリウムによる造影検査は，縦隔炎を誘発する．
- ☐ 1歳以下の幼児での硬性気管支鏡使用は，限りなく短時間で行わないと術後の声門下浮腫の原因となる．

獨協医科大学耳鼻咽喉・頭頸部外科　**平林秀樹**

☑ ピーナッツはどれか？

小児の気管内異物はピーナッツがもっとも多いのは周知の事実であるが，ピーナッツといっても殻付き，皮付き，皮なしと様々である．皮付きのピーナッツが気管に誤嚥され，ピーナッツ本体は摘出したものの，皮が声門下に嵌頓したため換気障害をきたし，危険な状態を招くこともある．麻酔科医との連携のもと，気道異物摘出に際しては，摘出後直ちに硬性鏡を再挿入して気道の状態を確認すべきである．

A 基本的な手術治療

11 嚥下障害に対する手術

> **DOs**
> - 嚥下障害の手術には嚥下機能改善手術と誤嚥防止手術がある.
> - 手術治療の目的は経口摂取か下気道保護かを考える.
> - 頸部手術の一分野であり積極的に関わっていく.

1 嚥下障害の手術

嚥下障害の手術は，残存機能を最大限に活用し経口摂取を目指すために行う嚥下機能改善手術と発声機能を犠牲にして誤嚥による下気道のダメージを回避することを目的とした誤嚥防止手術とに大別できる（表1）．本稿ではそれぞれの代表的な術式である輪状咽頭筋切断術および喉頭気管分離術について記述する.

2 嚥下機能改善手術，特に輪状咽頭筋切断術

a 適応

嚥下機能改善手術は，咽頭期嚥下障害を対象とした外科的治療である．手術適応を考慮する際は口腔期障害を認めない，あるいは認めても軽度であることが前提条件となり，口腔期障害が高度な場合には輪状咽頭筋切断術はもちろん，他の嚥下機能改善手術についても効果は期待しがたい.

輪状咽頭筋切断術は，上部食道括約筋である輪状咽頭筋を切断し食道入口部を常時弛緩状態に保つ手術である．神経筋疾患症例を対象とした輪状咽頭筋切断術の適応として，一般的とされるものを表2に示した.

b 手術方法とコツ

頸部外切開による手術が広く行われてきたが，近年は内視鏡下の手技に関する報告が急増しており，その成績も良好とされる．本書のコンセプトから，本稿では現時点での標準的な術式である外切開による手術について記載する.

本術式単独で施行する場合，皮膚切開は襟状切開（甲状腺手術よりもやや吻側）とする．皮弁は広頸筋下で型どおりに挙上する．胸骨舌骨筋，胸骨甲状筋は切断し，舌骨下筋切断術を施行すると同時に喉頭の翻転を容易にする．筆者は舌骨下筋群を切断しているが，瘢痕癒着を避けるためにこれらを温存すべきとの意見もある．どちらが優れているかの結論は出ていないが，切断した方が術野における視野確保は良好である．続いて胸鎖乳突筋前縁から喉頭の側面にアプローチする．総頸動脈，内頸静脈は剥離せず外側で温存する．甲状軟骨に鉤を掛け

表1 嚥下障害の手術

嚥下機能改善手術	誤嚥防止手術
・輪状咽頭筋切断術 ・喉頭挙上術 ・舌骨下筋切断術 ・声帯内転術 ・咽頭弁形成術 　など	・喉頭全摘術 ・喉頭閉鎖術 ・喉頭気管分離術（広義） 　喉頭気管分離・気管食道吻合術 　喉頭気管分離術（狭義） 　など

表2 輪状咽頭筋切断術の適応

- 口腔機能は維持されており随意的に嚥下運動の開始が可能である.
- 舌，咽頭収縮筋による食塊駆出力が残存している.
- 嚥下造影検査において食道入口部で造影剤の停滞を認める.
- 原疾患の予後は比較的良好である.

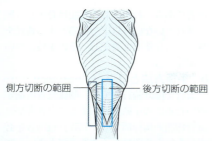

図1 下咽頭・頸部食道の背面図

側方切断の範囲／後方切断の範囲

て喉頭を翻転させる．この際，甲状軟骨尾側に鉤をかけると反回神経を圧迫するおそれがある．鉤をかける部位は甲状軟骨の上部に限る．輪状咽頭筋は正中縫線をもたない unpaired muscle であり，筋線維の一部は正中を越え対側まで伸びている．筋の切除法には側方切断（片側から，両側から）と後方切断がある（図1）．

食道入口部周囲の軟部組織を処理し，輪状咽頭筋を露出させる．甲状咽頭筋と輪状咽頭筋の境界は明確でなく，甲状咽頭筋尾側部も切除範囲に含める．経口的に食道内にカフ付き気管挿管用チューブを挿入し食道入口部でカフを加圧すると，適度な緊張がかかり手術操作が容易となる．筋層を確認したら一気に全層を切断するのではなく，鉗子や剝離子で少しずつ筋線維をすくい上げて切断する．悪性腫瘍の手術ではないことから，分割切除で支障はない．切断が進み粘膜が近づいてきたらより慎重に操作を進め，少しの索状物も残さないよう徹底的に切断する．カフの位置を吻尾方向に少し移動させ減圧，加圧を行うと索状物の残っている部位は伸展が不良であり，適宜切除の追加を行う．手術用顕微鏡や拡大鏡を使用すると索状物の確認はより安全かつ容易である．頸部食道筋層の一部も切除する．吻尾方向の切除範囲は50mm程度となる．切断部位から背側に筋線維を剝離したうえで5〜10mm程度幅を切除する．輪状咽頭筋周辺の結合組織，索状物も徹底的に処理することが望ましい．筋は単なる切断ではなく数mm以上の幅を切除し，再癒着を防止すると同時に萎縮，線維化の有無などについて組織学的な検討を行う．

 コツ

カフの加圧による内腔からの伸展は非常に有効である．

 コツ

筆者は拡大視にルーペ（焦点距離460mm，拡大率3倍）を用いている．安いものではないが，これから手術を続けていくうえで，いつでも使えるよう私物で持っておく価値はあると思う．

止血を確認し，持続吸引ドレーンを留置したうえで閉創する．手術侵襲からみた必要性は低いが，インフォメーションドレーンとして留置している．

c 合併症

反回神経麻痺，粘膜穿孔，術後出血に注意が必要である．

反回神経を術野で確認する必要はなく，操作をできる限り背側で行うことで麻痺を予防する．前述のように甲状軟骨に鉤をかける際，反回神経と距離のある吻側にかけることが肝要であり，この点を術者だけでなく，助手も十分認識しておく．術前に片側声帯麻痺を認める場合，麻痺側からの側方切断のみとして健側声帯麻痺を避けるという考え方もある．

筋線維や結合組織，索状物はできる限り切除し，食道入口部を十分に弛緩させるように心がけるが，徹底的な切除は時に粘膜穿孔を合併することがある．筋線維と粘膜下組織が癒着しているときや小血管からの出血に対して止血操作を繰り返したときに起こりやすい．穿孔を生じたとき，即座に気づけば小穿孔にとどめることができ対処は困難でない．穿孔周囲での切断操作は中

止し，さらに背側での筋切断とするか対側からより広い範囲での切断を行う．

本手術単独で施行する場合，気管切開は追加しない．したがって術後出血は喉頭浮腫から上気道閉塞をきたすおそれがあり，十分な注意が必要である．

d 手術説明の要点

上部食道括約機構が失活化されるため，食後の逆流には注意を要する．特に胃切後症例では慎重な対応が必要である．食後2時間は臥床しないように，術前から自己管理を意識してもらう．逆流が著しい例では本手術の適応自体が問題となる．

3 誤嚥防止手術，特に喉頭気管分離術

a 適応

保存的治療では対処困難な誤嚥に対する最終手段が誤嚥防止手術である．術式は喉頭全摘術と喉頭を温存する術式に大別できる．誤嚥防止手術の適応に関しても確立されたものはないが，施設間での方針に極端な差はなく，表3のようなものとなる．

「筋萎縮性側索硬化症診療ガイドライン2013」では，摂食嚥下障害の項に誤嚥防止手術についての記載が追加された．

広義に喉頭気管分離術と呼称される手術には，吻側気管断端の処理方法から，食道と吻側気管断端を吻合する喉頭気管分離・気管食道吻合術と盲端とする喉頭気管分離術（狭義）がある．本術式の考案者であるリンデマンは，前者を気管食道吻合術，後者を気管食道吻合術変法としており，原法は前者である．わが国での表記は必ずしも統一されていない．以下，盲端とする術式を喉頭気管分離術と表記し，その手技について記述する．

b 手術方法とコツ

気管切開既施行例では，吻側気管断端が短いためこの手術を選択することが多い．気管切開未施行例でも，気管食道吻合を必ずしも行う必要はなく本術式でもよい．吻側気管断端の処理は吻合よりも盲端形成の方が容易である．

局所麻酔でも施行可能とされるが，全身麻酔下に行う方が術者のストレスは少ない．

既気管切開例であっても経口挿管で術中管理を行う方がチューブに邪魔されず術野の展開が容易である．皮膚切開については気管切開孔を含んだ形でデザインする．縦切開，横切開どちらでもよい（図2）．気管切開孔の高さで気管軟骨を周囲から剝離する．慢性的な誤嚥が背景にあるため多くの症例で瘢痕癒着は高度であり，癒着解除に時間を要することが多い．左右から気管軟骨が剝離できれば続いて気管膜様部を食道前壁と剝離し，気管を全周性に周囲から遊離させる．適当なところで気管切開孔からの術野挿管に入れ替え，気管切開孔上縁にて気管を離断する．

盲端作成のために1～2気管軟骨を摘出する．この際，内軟骨膜を温存し，盲端吻合部の強度，血流を良好に保つ．気管切開孔周囲は肉芽形成や粘膜の挫滅などがみられることが多く，適宜切除する．盲端作成は左右から寄せて前後1線とすることが多く（図3），成書にもそのように記載されているが，前後を寄せて横1線にしてもよい．緊張のかからない吻合が重要である．吻合には吸収糸を使用する．2層に縫合して作成した盲端を，前頸筋や甲状腺を利用してさらに補強する．盲端と永久気管孔吻側，食道前壁の間に死腔が形成されやすいため，血流のよい組織で盲端を被覆すると同時に

表3 誤嚥防止手術の適応

- 誤嚥による嚥下性肺炎の反復がある，またはその危険性が高い．
- 嚥下機能の改善が期待できない．
- 構音機能や発声機能がすでに高度に障害されている．
- 発声機能の喪失を納得している．
- 手術による生命予後の改善が期待できる．

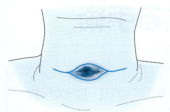

図2 皮膚切開

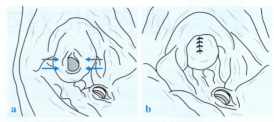

図3 盲端作成
気管断端を縦1線に縫合し盲端を作成する.
a. 左右から縫合　b. 縦1線で盲端を作成

死腔形成を予防する．復元可能であることが本術式の理論上の利点の1つであるが，復元手術の適応となる症例は極めてまれであり，確実な盲端作成がはるかに重要である．

永久気管孔についても尾側断端を適宜トリミングし，新鮮な粘膜と状態のよい皮膚とで縫合する．死腔を作らないよう，尾側気管の剥離は最小限とする．喉頭が温存されていることから喉頭全摘術に比べて気管孔吻側に組織が大きく残っており，術後，気管孔狭窄をきたしやすいため極力大きな気管孔を作成する．

c　合併症

盲端部の縫合不全が問題となる．報告によっては30%程度の頻度ともいわれる．周囲組織が温存されていることから，縫合不全をきたしても多くの場合は局所処置にて保存的に閉鎖が可能である．感染や気管皮膚瘻からの唾液流出による組織の挫滅が著しい場合には，喉頭全摘を必要とする場合がある．

d　手術説明の要点

本術式の利点は，解剖学的に喉頭が温存可能な点である．しかし，前述のように二期的な喉頭全摘が不可避となる可能性があり，本手術施行前には喉頭全摘についても理解と同意を得ておくべきである．

DON'Ts

- □ 喉頭の翻転操作の際，甲状軟骨尾側には鉤をかけない．
- □ 復元の可能性にこだわって盲端形成を軽視しない．

ばんば耳鼻咽喉科医院　馬場　均

☑ 嚥下障害の手術

嚥下障害に対する手術であるが，喉頭全摘術を完遂できる技術があれば術者としての条件はクリアできる．頭頸部癌の手術は，嚥下障害の手術についてもよいトレーニングとなる．読者諸氏の守備範囲の1つに嚥下障害の手術治療もぜひ加えていただきたい．他科からの依頼に対し自信をもって嚥下障害の手術治療を引き受ける耳鼻咽喉科・頭頸部外科医が増え，耳鼻咽喉科・頭頸部外科の専門性を確立したいものである．

A 基本的な手術治療

12 唾液腺に対する手術

DOs

- 唾液腺腫瘍は病理組織学的に多彩であり，また悪性度も異なるためそれぞれに対応した手術が必要である．
- そのためには術前診断が極めて重要である．
- 耳下腺良性腫瘍では，顔面神経を温存することが原則である．
- 顎下腺腫瘍では顔面神経下顎縁枝の処理が重要である．

1 手術適応

耳下腺良性腫瘍は病理組織学的に10種類に分類されているが，その90%程度が多形腺腫かワルチン腫瘍である．多形腺腫は，悪性化することがあること（多形腺腫由来癌），良性ではあるが緩徐に増大することから，手術適応である．腫瘍は小さいほうが顔面神経温存にはより有利であるから，診断が確定した時点で手術を勧める．一方ワルチン腫瘍は，穿刺吸引細胞診（FNAC）などで診断がついていれば，特に高齢者に多い組織型でもあるので経過観察でもよい．ワルチン腫瘍に対して手術をする利点としては，整容的な面と組織学的に確定できることである．悪性腫瘍は絶対的手術適応である．ただ悪性腫瘍は，病理組織学的に23種類に分類されており，それぞれの組織型で悪性度は著しく異なる．5年生存率が，90%以上のものから20%以下のものまであり，事実，耳下腺癌の予後規定因子はステージと組織学的悪性度である．したがって術前診断が極めて重要になる．しかし，悪性腫瘍に対するFNACの正診率は不良であり，画像診断，術中迅速診断を活用する必要がある．特に低悪性腫瘍の診断は時に困難であり，安易に良性腫瘍と診断して，術後診断で悪性がわかることがある．耳下腺腫瘍の場合圧倒的に良性が多いが，FNACをはじめとした術前検査で多形腺腫かワルチン腫瘍と確定診断されない症例では，悪性を疑ってみる必要がある．

顎下腺腫瘍も基本的には耳下腺腫瘍と変わりなく，手術適応についてもほぼ同様である．耳下腺腫瘍よりやや悪性腫瘍の割合が高いこと，良性腫瘍のほぼすべてが多形腺腫であること（ワルチン腫瘍は原則的には発生しない），炎症性疾患と鑑別を要することがあること，注意すべき神経は顔面神経の分枝である下顎縁枝であることが異なる点として挙げられる．

2 手術方法とコツ

唾液腺手術でもっとも頻度の高い耳下腺良性腫瘍手術について述べる．耳下腺は解剖学的に顔面神経がその内部に走行するため，手術にあたっては顔面神経の取り扱いが重要である．良性腫瘍に対する手術では，顔面神経を安全に確実に温存することが原則である．耳下腺内の神経を追うとき腺実質を切離することになる．耳下腺組織は血流が豊富なため，腺実質を切離する際，出血に悩まされることが少なくない．出血は手術操作に時間がかかることのみならず術野を汚して神経の確実な保護に不利な要素となる．その問題点を解決するために，電気メスを活用した手術術式を用いている．

a 手術の準備

電気メスを活用し，周囲の筋の収縮をみることが操作上のポイントになることから，

電気メスによる剥離は，組織に適度な緊張をかけることにより，はじけるように切離・剥離するのがコツである．一般に電気メスの剥離では「焦げる」ときは剥離層が間違っていると考えてよい．

神経本幹に電気メスで迫る操作で重要なことは，①開創器で切離したい部位に適度な緊張をもたせること，②電気メスは切るのではなく当てる感覚で用いること，③電気メスのメス先が見えていること（メス先が組織内に入ってはいけない），④助手に顔面の収縮度合いをよく観察させることである．この操作は同部の解剖に熟知するとともに，神経との距離と筋の収縮の度合いを習熟してから行う必要がある．

麻酔科に術中は筋弛緩剤を用いないように依頼しておく．術中に患者の顔面を確認する必要性から，患側の顔面が清潔なシーツで隠れないようにする．電気メスは混合モードで使用し，実際には凝固のボタンを押すことになる．通常35Wで使用している．電気メスの先はやや細く，やや鋭利なものを使用している．電気メスはあくまで凝固で用いるのではなく切離として用いており，メスによる鋭的剥離に近い使い方をしている．そのためには切離しようとする組織に適当な緊張をかけておくことが重要である．適当な緊張をかけることにより，電気メスの先を触れただけではじけるように切離することができる．焦げているときは，組織の緊張が足りないか，層が間違っていると考えてよい．顔面神経を追う操作では，耳下腺用剪刀（北村式剪刀と組織用剪刀の中間の大きさ）と村上式耳下腺セット（挙上鉤および神経保護ヘラ）を使用している．挙上鉤および神経保護ヘラは電気が通らないように非電導コーティングしてある．

b 皮膚切開からポインターの発見まで

原則としてまず本幹を見つけて末梢を追うことにしている．皮膚切開前に20万倍アドレナリンを皮下に局注して皮下からの出血を極力少なくするようにする．広頸筋下で剥離を進めるが，まず広頸筋の存在する下顎の下方からはじめる．耳前部の前方への剥離は層の目印がないため，下方の剥離層を目印にして正しい層で慎重に剥離していく．剥離が浅いと皮膚壊死の危険性があるし，深いと腺実質内に入って出血してしまう．皮膚切開に対応して，十分に皮膚

剥離をして広くきれいな術野を得ることが大切である．まず胸鎖乳突筋前縁を下方から剥離していく．途中で外頸静脈，大耳介神経がクロスするのでそれらを切離，結紮する．大耳介神経を温存することも可能であるが，その後の手術操作が若干煩わしい．上方では胸鎖乳突筋上に耳下腺が乗りかかるように存在するので，耳下腺を切り込まないように耳下腺と胸鎖乳突筋の間を確実に剥離することが肝要である．そのためには，耳下腺をアリス鉗子で助手に上方に牽引させて，耳下腺と胸鎖乳突筋の間の層を剥離していき耳下腺組織を前方に押しやる．ここでも耳下腺実質内に入ってしまうと出血に悩まされてその後の操作がやりにくい．さらに上方では開創器を用いるのが便利である．開創器をかけてそのちょうど谷の部分（やや白くみえる）を剥離するとよい．この時点でポインターを発見できる．軟骨膜を破らないように正しい層で剥離を進めていく．ここでも開創器をその都度かけ直して腺組織を前方に押しやり，組織に緊張をかけながら切離していくのがコツである．

c 顔面神経本幹の同定

ポインター付近を開創器で術野を確保し，さらに深部に剥離を進めていく．ポインターのすぐ下方を電気メスで剥離していくと，耳介の収縮がみられる．少なくともここまでは電気メスの使用は安全である．ポインター軟骨の三角形の先を露出したら，ポイ

ンター軟骨の先から約5mm下方，5mm深部に本幹が存在する．乳様突起や顎二腹筋後腹付着部も本幹発見の目安となる．すなわち，ポインター軟骨の先と乳様突起の間，顎二腹筋後腹付着部直上に本幹が位置する．顎二腹筋の同定は，耳下腺が後腹に乗るように存在しているので，耳下腺を剥離，挙上し筋付着部よりやや前方で筋を見つけて，筋付着部方向に追うのがよい．後腹付着部前方の表層には太い血管や温存すべき神経はない．開創器をうまくかけ組織に緊張をかけて，本幹と思われる部位の浅層を電気メスで軽く触れる．するとその部の耳下腺実質組織がはじけるように切離できる．まもなく茎乳突孔動脈を同定できるので，モスキート鉗子で摘んで結紮する．さらに開創器を上手にかけて組織に緊張をかけ，本幹が存在すると思われる浅層を電気メスで軽く触れると顔面筋の軽い収縮がみられる．こうなれば神経まであと数mm程度である．顔面収縮がみられた部位をモスキート鉗子で慎重に展開すると本幹が容易に見つかる．

電気メスの操作に自信のない場合は，耳介の収縮がみられた時点で，電気メスをおいて剪刀などで剥離していくのが安全である．この際，耳下腺実質内を切り込むわけであるから，ある程度の出血は免れない．その止血は5,000倍のアドレナリン付小ガーゼで対応して時間をかけた操作が必要である．本幹を見つけるためにモスキート鉗子などで，横方向（顔面神経走行と垂直方向）に強く開くことは避けた方がよい．神経が思っていた部位より浅い位置にあり，本幹を横方向に圧排してしまう危険性があるからである．したがって，目的周辺組織を浅い層から広く少しずつ剥離して面で深部に迫っていくのがコツで，本幹の位置するところだけを掘っていくのはよくない．

d　顔面神経の保護と耳下腺切除

顔面神経を末梢に追うことになるが，そ

 Pitfall

ポインターに沿って深部へは容易に剥離できるがそれは耳下腺被膜に沿った深葉方向であり，それを剥離してしまうと手術終了後本幹が宙に浮いた状態になりよくない．本幹同定後も神経の両側に腺や結合組織が残っていることが重要である．

の操作は以下の繰り返しである．

① 顔面神経の表層に沿って耳下腺用剪刀を滑り込ませる．「顔面神経に沿って」というのが重要であり，神経を怖がって神経から離れると出血に悩まされることがある．

② 耳下腺用剪刀を少し広げると，その間に顔面神経をみることができる．剪刀で広げたスペースに挙上鈎を入れて耳下腺組織を上方に持ち上げる．

③ 神経保護ヘラを用いて，顔面神経とともに耳下腺組織を下方に圧排する．

④ 挙上鈎と神経保護ヘラのちょうど中間付近の耳下腺組織を電気メスで切離する．

以上の操作の繰り返しによって，顔面神経を末梢に追っていくことができる．1回の操作で1～2cm進むことができる．腫瘍の位置によっても異なるが，一般には下顎縁枝から追うのがよい．もちろんある程度その枝を同定したなら他の枝も均等に追うようにしていく．

下顎縁枝はもっとも注意を要する枝である．一般に交通枝がないため麻痺しやすく，またさらに下方に枝分かれしていることもある．④の電気メスで切離する際，顔面筋が収縮するが，その収縮具合をよく観察して，電気メスをストップする位置を判断しなければならない．腫瘍が下極に存在する場合は，顔面神経の各枝をある程度同定したあと，切除したい耳下腺の上方のラインで，深部に存在する神経を保護しながら浅葉を垂直に電気メスで切離すると切除したい耳下腺組織が持ち上がり，その後の操作

第6章 基本的な手術治療

A 基本的な手術治療

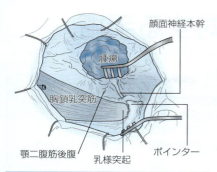

図1 顔面神経本幹同定時の術野

表1 耳下腺良性腫瘍の術後合併症

一時的顔面神経麻痺（浅葉15〜20%，深葉50%）
フライ症候群（1年後に約20%）
耳介の知覚低下（大耳介神経を犠牲にすれば必発，しかし改善が期待できる）
唾液漏（約2%）
術後出血（約1%）

カッコ内は頻度

がしやすくなる．耳下腺組織を電気メスで切離する際，出血することはほとんどない．たとえ小出血が起こったとしても，5,000倍のアドレナリン付小ガーゼを数分おくことで対応できる．もちろん肉眼で同定できる血管を見つけた場合には，神経との位置関係をよく確認したうえで結紮，切離するのがよい．そのためには，切離したい組織に適度な緊張がかかっていることと術野を血液で汚さないことである（図1）．

電気メスによる切離は極めて鋭的に操作することによって，肉眼で同定できる血管ではその直前で止まることのできる技術を習得することが大切である．④の操作では当然電流滑走により，顔面筋の収縮がみられる．ある程度の収縮は全く問題ないが，電気メスと神経の距離と顔面筋の収縮度合いは経験を積む必要がある．どこで切離をストップすべきかを判断しなければならないが，他の頸部手術で経験を積んでおくことが大切である．たとえば，顎下部の皮膚剥離を電気メスで施行した際，すぐ深部の層に下顎縁枝が存在するので，下口唇が収縮するが，電気メスと神経の距離を知るよい訓練となる．

3 合併症

表1に示した合併症がありうるが，そのうちもっとも重要なものは顔面神経麻痺である．一時麻痺は浅葉腫瘍では15〜20%，深葉腫瘍では約50%に起こる．その多くは一部麻痺であり，下顎縁枝の麻痺（下口唇麻痺）である．回復までの期間は浅葉手術で約2か月，深葉手術で約3か月である．

4 手術説明の要点

良性腫瘍手術でも，一定の頻度で術後顔面神経の一時麻痺が起こる．それは浅葉腫瘍と深葉腫瘍で頻度が異なる．

組織学的に多彩であり，術前診断と術後診断が異なることがありうる．術前診断が良性腫瘍で，術後診断が悪性腫瘍ということもある．術前診断として浅葉腫瘍と深葉腫瘍の鑑別が難しいことがある．浅葉と深葉では手術の難易度が異なる．悪性腫瘍では，各組織型で予後が著しく異なり，低悪性腫瘍では，長期間の経過観察が必要である．

DON'Ts

- 多形腺腫では核出術ではなく，必ず腺葉部分切除とすること．
- 術前組織診断をできるだけ施行したあと手術に臨むこと．

大阪医科大学耳鼻咽喉科・頭頸部外科　河田　了

A 基本的な手術治療

13 甲状腺に対する手術

DOs

- 甲状腺の手術は頸部伸展が重要．皮膚切開は病変の進展に応じて設定する．
- 甲状腺手術ではまず反回神経の確認が最重要！
- 甲状腺全摘では錐体葉を取り残さないように注意が必要．
- 副甲状腺はできるだけ血管付きで温存．血流が悪ければ副甲状腺を取り出して胸鎖乳突筋内に移植する．

甲状腺の手術には，良性腫瘍，悪性腫瘍，バセドウ病に対する手術があり，それぞれの目的に適した手術方法を選択する必要がある．手術方法によって難易度に大きな差があり，初心者にも可能な手術から，経験を要する難しい手術まで様々である．本項でははじめて甲状腺手術にチャレンジする若い医師を対象に，基本的な術式について解説する．

1 手術適応

良性でも3〜4cm以上の大きな腫瘍や増大傾向のある腫瘍，美容的に問題があり本人が希望する場合は手術適応となる（表1）．悪性では基本的には手術を行うが，1cm以下の腫瘍では経過観察する場合も多い．バセドウ病に対する手術治療は抗甲状腺薬による内科的治療やアイソトープ治療で治癒が難しい症例が適応となる．特に甲状腺腫が大きい場合には保存的治療で寛解するのは困難であり，手術はよい適応となる．それ以外にも，抗甲状腺薬に対して副作用のある場合，早期の寛解を希望する場合にも適応となる（表2）．

2 甲状腺切除範囲

良性腫瘍では片葉切除，バセドウ病では目的に応じて亜全摘もしくは全摘が選択される．

甲状腺分化癌では低リスク癌が片葉に存在する場合は葉峡切除を基本とする．腫瘍が両葉に存在する場合や，遠隔転移を認め術後放射線ヨード治療を予定する場合には甲状腺全摘を行う．甲状腺全摘の利点は血清サイログロブリン値を腫瘍マーカーとして利用でき，術後に遠隔転移が判明した場合すぐ放射性ヨード治療が行えることである．米国では放射性ヨード治療を前提とした甲状腺全摘が行われているが，わが国では葉峡切除や亜全摘が選択されることが多い．

表1 良性腫瘍の手術適応

大きい腫瘍
徐々に増大するもの
美容を損なうもの
気管・食道の圧迫症状があるもの
縦隔に進展するもの
機能性甲状腺結節
濾胞癌が疑われるもの

表2 バセドウ病の手術適応

抗甲状腺薬の副作用
大きな甲状腺腫
内服治療に抵抗性，長期化
早期の寛解
腫瘍の合併

リンパ節郭清は術前検査で明らかなリンパ節転移がなければ気管周囲郭清のみ行い，予防的郭清は行わない．

3 検査方法

良悪性の鑑別診断には超音波と穿刺吸引細胞診が第一選択であり，さらに造影CTで腫瘍の浸潤やリンパ節転移の評価を行う．シンチグラムの有用性は低いが，高リスク群ではPET検査が有用である．

4 手術方法とコツ

術者は執刀医と助手2名が理想的である．麻酔器は患者の尾側に移動し，頭側をフリーの状態にして執刀医が手術しやすい位置に自由に動けるようにする．

a 体位

甲状腺手術では患者の体位が重要で，手術の難易度は頸部伸展にかかっているといっても過言ではない．肩枕を入れるが，頭部が宙に浮くようでは「むち打ち症」様の症状を示すことがあるので注意が必要である．手術台は頭部をやや挙上することによって頭頸部の血圧を下げて出血量を少なくする．

b 手術器具

切開には10番または15番メスを用いる．電気メスは組織の切開には用いるが反回神経付近では予想外の神経損傷を引き起こすので使用しない．神経周囲の止血にはバイポーラーを用い，神経に極めて近いところはモスキート鉗子で丹念に結紮止血する．

c 皮膚切開法の選択（図1）

皮膚切開は襟状切開か，これを上方に切り上げたL字またはU字状切開でほとんどの症例に対応できる．下方への伸展がある場合は，胸骨方向にT字状に縦切開を追加すれば上縦隔の操作はやりやすい．皮膚切開の高さは伸展位では鎖骨上縁1.5～2横指でシワに合わせるように切開する．横の長さは腫瘍の両側縁から1～2cm，また

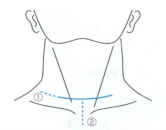

図1 襟状切開（コッヘル切開）
襟状切開を僧帽筋まで延長すると顎二腹筋の高さまで郭清ができる（①点線）．正中より下方に皮切を追加すると上縦隔の操作はやりやすくなる（②点線）．

は胸鎖乳突筋の中央付近を目安とする．頸部郭清を行う場合は切開を僧帽筋前縁まで延長すれば，顎下腺の下縁，顎二腹筋の高さまで郭清は可能である．

d 皮弁の挙上

術後の皮膚縫合がずれないように切開部位をマジックペン等でマークしておく．切開線に沿って1%アドレナリン添加キシロカイン®を皮下に局注し3分程度待ってから切開を加える．広頸筋の直下を電気メスまたはメスで剥離し，皮弁を挙上する．皮弁挙上の範囲は，頸部郭清を行わない場合は，上方は甲状腺上極で下方は胸骨上縁を目安とする．

e 前頸筋群の処理（図2）

胸骨舌骨筋を中央の白線で縦に切開し，良性であれば胸骨甲状筋と甲状腺との間を指や剥離子で鈍的に剥離する．悪性で浸潤があれば胸骨甲状筋を上方は甲状軟骨付着部，下方は甲状腺下極あたりで切断する．大きな腫瘍や気管前傍リンパ節に多数の転移を認める場合は，視野を確保するため胸骨舌骨筋も横断し，閉創時に再縫合する．

f 反回神経の確認（図3）

中甲状腺静脈を結紮すると甲状腺の自由度が増し，甲状腺を上内側に引っ張ることによって下甲状腺動脈と反回神経の交差付近の視野が広がり，反回神経はみつけやす

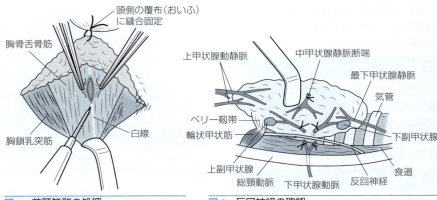

図2 前頸筋群の処理
正中の白線で前頸筋（胸骨舌骨筋・胸骨甲状筋）を縦に切開．必要であれば前頸筋を横切し，最後に再縫合する．

図3 反回神経の確認
中甲状腺静脈を結紮し甲状腺を翻転すると，下甲状腺動脈と反回神経が交差する付近の視野が広がり神経はみつけやすくなる．

⚠ Pitfall

右側で通常の位置に反回神経がみつからない場合は非反回神経である可能性も考慮．右鎖骨下動脈の起始異常がある場合は，右反回神経は輪状軟骨の高さで直接迷走神経から喉頭に入る．

 コツ

反回神経は総頸動脈より上の層から出てくることはないので，一気に総頸動脈のレベルまで剝離しても反回神経を傷つける心配はない．

 コツ

反回神経がみつからない場合は，無理して下甲状腺動脈との交差部で探すより，変位の少ない喉頭入口部付近のほうがみつけやすいこともある．反回神経を喉頭入口部付近でみつけるコツは上副甲状腺をみつけることで，上副甲状腺の1〜2cm以内にあると考えて探すと比較的容易にみつかる．

くなる．左側は気管と食道の溝（気管食道溝）を走行しているのでみつけやすいが，右側はやや外側を走行しているのでややみつけにくい．

g 上極の処理

甲状腺上極を下方に引っ張り出すと上甲状腺動静脈は明らかになり処理しやすくなる．甲状腺内側と甲状軟骨の間を剝離すると上喉頭神経外枝をみつけることができる．上甲状腺動静脈を甲状腺に近いところで結紮することによって上喉頭神経外枝の損傷は避けられる．上甲状腺動静脈は二重結紮するのが安全である．

h ベリー靱帯の処理

反回神経を下方でみつけた場合，喉頭入口部に向かって上方に進んでいくとベリー靱帯と遭遇する．ベリー靱帯の近くを反回神経が走行しているので，ベリー靱帯を切断するには注意を要する．ベリー靱帯の切断はメッチェンバウム剪刀かメスを用いて行うが，血管が豊富であるため止血は結紮によって確実に行う．

i ドレナージと皮膚縫合

ドレナージの位置は重要で，よく考えて効果的に吸引できる部位に挿入する．通常

は 3mm の吸引バッグ付ドレーンで十分だが，頸部郭清を行った場合は 4 〜 5 mm の太めのドレーンを用いる．皮膚の縫合は広頸筋と真皮の縫合は 4-0 バイクリルまたは PDS II を用い，皮膚は 5-0 ナイロンで緩めに縫合する．縫合部は鑷子で皮膚を盛り上げるように創部を整えることが傷の治りをきれいにするコツである．ドレーン抜去は 2 〜 3 日，抜糸は 4 〜 5 日で行う．抜糸後の創部はテープで 2 〜 3 週間固定しておく．

5 術後管理

甲状腺全摘後は，血清カルシウム値と intact-PTH のチェックを必ず行うが，副甲状腺が 1 〜 2 腺温存された可能性があれば静観する．テタニー症状が出ればカルチコール® 8 〜 10A / 日，活性型ビタミン D 1 〜 3 μg / 日，乳酸カルシウム 3g / 日の投与を考慮する．

6 合併症

術後出血，反回神経麻痺，副甲状腺機能低下が重要なチェックポイントである．ドレーンからの出血量および創部の血腫形成には十分注意を払う．一側の反回神経麻痺では呼吸困難にはならないが，両側では呼吸困難をきたし緊急気管切開が必要な場合もある．

7 手術説明の要点

甲状腺の手術説明のポイントは，反回神経麻痺の危険性についての説明であり，一側であれば嗄声と誤嚥をきたし，両側では呼吸困難をきたすことを十分説明しておく．術中に反回神経再建を行った場合は約半年で音声は回復し，もし一側の永久麻痺が残った場合でも声帯内注入術，甲状軟骨形成術，披裂軟骨内転術などによって音声の回復も可能であることを説明しておく．術後の副甲状腺機能低下症による指先や口周囲のしびれ・ピリピリ感，筋肉の痙攣などのテタニー症状が起こった場合はカルシウムの投与で治ることを説明し安心させておくことが必要である．

DON'Ts

- ☐ 術中の出血は反回神経を傷つける可能性があるため，まず止血が先決である．反回神経を確認するまで神経付近の索状物は切離しない．
- ☐ 反回神経の周囲では電気メスを使わず，バイポーラーで止血する．
- ☐ 術後の出血，呼吸困難は迅速に対応することが重要．

近畿大学医学部奈良病院耳鼻咽喉科　**家根旦有**

☑ 三大甲状腺専門病院

わが国には野口病院(大分)，隈病院(神戸)，伊藤病院(東京)という三大甲状腺専門病院がある．手術数はわれわれのような施設の 1 年分を 1 か月足らずでこなしており，どんな大病院でもかなわない．私が 30 年ほど前に見学に行った野口病院ではまだ多くの症例を局所麻酔で手術しており，その頃われわれにとって難しかったバセドウ病の亜全摘手術を，1 時間程度で患者と会話をしながら行っている光景をみたのは衝撃的であった．院長回診の時は患者全員がベッド上で正座して待ち受け，刺青を入れた強面の方も同じように「ありがとうございます！」とお礼をいっていたのが印象に残っている．甲状腺手術をマスターするには一度この三大病院を巡るのをお勧めする．

A 基本的な手術治療

14 上顎癌に対する手術

> **DOs**
> - 上顎癌手術の基本術式は上顎全摘術である．切除の拡大や縮小を考えていくのはこの術式を習得したうえで行うことが望ましい．
> - 翼状突起は顔面深部に位置し，上顎癌手術過程で細心の注意をもった切除が必要である．周囲組織に囲まれての操作は難解な部分があり，実際の手術に機会あるごとに立ち会い，正確な解剖学的知識を得ることが大切である．
> - 上顎全摘後に再建を併施すれば術後の整容面の変化，視機能低下をカバーできる部分がある．切除安全域を考えた腫瘍摘出とともに再建術式を十分に検討する必要がある．

1 手術適応

上顎には高頻度にみられる扁平上皮癌のほかに腺様嚢胞癌，粘表皮癌など様々な組織型の癌が生じ，それぞれ化学療法の感受性に差があるため治療法も単一ではないが，手術の術式自体は組織型の別なく同様と考えられる．術式は腫瘍の進展に応じて上顎部分切除（上顎洞粘膜掻爬を含む），上顎全摘術，上顎拡大全摘術，頭蓋底手術に分けられる．

a 上顎部分切除術

T1，T2で上顎の一部分に限局している腫瘍に用いられる切除様式である．これは硬口蓋・上顎洞側壁等の上顎骨を部分的に切除する方法で，上顎洞の内側または下方に限局した腫瘍が適応となることが多い．歯ぎん部切開でアプローチ可能であり，視機能および顔面形態が温存できるということが大きな利点である．硬口蓋癌や鼻腔癌に用いられる頻度が高いが，上顎癌でも術前治療としての化学放射線療法後の完全奏効（CR）に近い症例に対して生検を兼ねて適応されることがある．硬口蓋が切除されればプロテーゼを作成して構音・嚥下機能の保持を図る．

・**上顎粘膜掻爬術**：上顎洞外側・後壁への深い進展がみられない症例が主な適応となる．上顎洞の開洞を行い，洞内の腫瘍を含む粘膜を鋭匙などで丁寧に掻爬していく術式である．放射線治療と浅側頭動脈からの動注化学療法を併用して上顎洞の壊死腫瘍を掻爬していく三者併用療法として用いられてきた方法であり，十分な減量が可能な症例では良好な局所制御率が報告されている．

b 上顎全摘術

T3，T4aで腫瘍の周囲組織への軽微進展例に用いられる標準的な切除様式である．硬口蓋・眼窩底骨を含めて顔面切開下で腫瘍をen-bloc切除する方法であり，根治性が担保される反面，視機能・咬合機能・構音機能・顔面形態保持の観点で課題がある．

c 上顎拡大全摘術

T4a，T4bの一部で，眼窩内進展が高度で上顎全摘術では切除安全域が確保できない症例が適応である．これは上顎全摘術と同時に眼窩内容を合併切除する術式を指す．たとえば，①眼窩骨膜を越えて腫瘍進展がみられ，さらに眼窩内脂肪への進展が高度であり放射線や化学療法による術前治療によっても切除安全域を確保できない腫瘍，②眼窩尖端方向への骨膜内進展が強くみられる腫瘍である．最近では，セルジンガー

法による高用量超選択的動注化学療法の顕著な効果が報告されてきており，進行例に対して眼球温存をはじめとする機能温存に有用であることが期待される．また，顔面皮膚進展など上顎を大きく越えて進展した腫瘍の切除は規約での規定はないが，顔面皮膚広範切除，下顎区域切除，中咽頭広汎切除など周辺組織の拡大切除併施が必要となる場合は，眼球が温存されたとしても単なる上顎全摘術ではなく，拡大切除術式というべきものとなる．

d 頭蓋底手術

上顎癌からの頭蓋底進展例では前頭洞や篩骨洞原発腫瘍と異なり眼窩尖端から海綿静脈洞方向への進展や中頭蓋底進展例が多く，前頭蓋底切除での根治治療が困難であり手術適応となることは少ない．

2 手術方法とコツ

a 上顎部分切除術

腫瘍進展のない部位で頬粘膜切開を行い，上顎洞前壁骨面を露出削開し開洞する．洞内を観察し，腫瘍の粘膜・骨壁浸潤に留意しながら上顎洞前壁の切除を拡大，前頭突起方向まで進めて腫瘍を明視下に置きながら安全ラインで上顎を切除する．翼状突起の切除が必要ならば開洞した上顎洞の側壁から後壁に向かって骨を削開していく．後壁が除去されれば正面に翼状突起下方が視認できる（図1）のでノミやドリルで切断する．切除後は開放創となるが，顔面皮膚裏面の粘膜欠損部が広ければ分層植皮（split thickness skin graft：STSG）を行うと拘縮軽減になる．

b 上顎全摘術

上顎骨とそれに連続する頬骨，鼻骨，翼状突起，篩骨蜂巣と，これに付着する翼突筋や咬筋等の筋組織を含めて上顎洞をen-blocに全摘する術式で上顎癌の基本術式である．

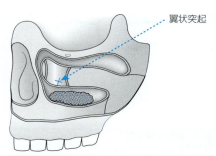

図1 上顎部分切除
上顎洞前壁～後壁の切除をすると翼状突起が明視下におけいる

1） 皮膚切開

Weber-Fergussonの皮切（図2，②）を基本とするが，進展範囲が狭く頬骨上顎隆起から後方の骨切りラインが及ばなければ図2①も可能である．顔面皮膚の切開は大きくするほど手術は容易になるが整容面では劣ることになるので「確実に骨切りを行える必要なライン」を個別的に選択する．

2） 顔面皮膚挙上から骨切除（図3）

上顎前頭突起，側方は眼窩外縁，咬筋切断ラインが明視下になるまで展開する．
①顔面皮膚を挙上し，腫瘍のない部分で上顎洞前壁と隣接する鼻骨，頬骨の骨面を露出する．
②露出された骨面から眼窩内に向かって骨膜を剥離し，鼻涙管を切断，眼窩底・外側の骨面・内側の紙様板を腫瘍の進展の有無をみながら剥離し，下眼窩裂を確認しておく．
③鼻骨を削開し前篩骨蜂巣を開放する．
④篩骨天蓋の骨面に沿って剥離子などを用いて篩骨蜂巣隔壁を下方へ削ぎ落とすようにしながら後方に進み，後部篩骨蜂巣の天蓋まで露出．
⑤眼窩内側壁（紙様板）を後方に向かって剪刀で切断し，篩骨蜂巣ごと下方に削ぎ落として内側の切除を終了する．
⑥頬骨と下眼窩裂を結ぶラインで，上顎洞の外側壁を頬骨から電動ノコギリで切離

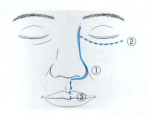

図2　顔面皮膚切開
腫瘍の進展に応じて①〜③までの皮切を選択する.

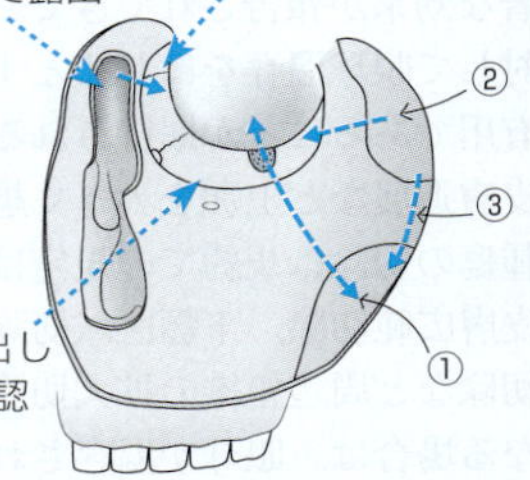

3）硬口蓋, 軟口蓋の切断

硬口蓋の粘膜を電気メスにて骨まで切離したのち, 電動ノコギリで口蓋から鼻腔底まで抜くように口蓋を切断し, 軟口蓋から硬口蓋縁に沿って粘膜切除を連続させる.

4）顎動脈結紮

出血のコントロールは上顎全摘術の重要なポイントである. 顎動脈を筋突起内側裏面の外側翼突筋上で同定, 結紮する.

5）翼状突起の確認と切断

上顎全摘術の中でもっともわかりにくいのが翼状突起基部の切断である. これについては, 顔面皮膚を大きく剝離し上顎と周辺の構造を明視下に置いて手術が行われるような症例の手術に参加し, 術中に触れさせてもらったりしながら翼状突起の位置の確認を経験していくことが有用である. 咬筋を明視下に置き, 腫瘍からの安全範囲を確保して咬筋を切離, 下顎骨筋突起の前方から上顎洞後壁の深部に位置する翼状突起基部を確認する. このとき硬口蓋の臼歯の後方で翼状突起の下端を確認し, それを目印に上方に向かって触診し翼状突起基部であることを確認するとよい. いよいよ切断する段階となればまず, 翼状突起基部を指先で触れそこにノミを当てる. 頭蓋底面に水平に, そして顔面の側面に垂直方向にノミを用いる. ノミが後方に向かないこと, 上方に向かないことを再度確認することは頭蓋内にノミを打ち込まない方策として重

図3　上顎全摘術
腫瘍の範囲に応じて①②③のように頰骨の切除が行われる.

要である（図4）.

6）軟部組織切断

すべての骨性接合が切断されると上顎は自由度を増すので, 剪刀で軟部組織を切離していく. 上顎神経をできるだけ深部で切断し, 篩骨紙様板・鼻腔側壁の中・下鼻甲介も合併切除, 外側・内側翼突筋の残りを切除し上咽頭粘膜を切断, 一塊切除する.

7）止血

翼突筋静脈叢由来の出血が多い. 摘出後, ガーゼで5分ほど強く圧迫止血し, さらに静脈叢出血の中心部にサージセルコットン®を挿入して圧迫止血することでコントロールしていく. 静脈叢や筋肉の深い部位の止血には電気メスやバイポーラ等の電気凝固止血は適さない.

この上顎全摘術がマスターできれば, 上顎拡大全摘手術も部分切除もピースバイピースに上顎を切除していく方法も容易である.

c　上顎拡大全摘術

上顎全摘術に加え, 眼窩内容を摘出する術式である. 眼窩骨膜を眼窩尖端に向かって剝離露出していき, 最深部で視神経, 眼動脈の周囲を全周に十分剝離し, 彎曲の強い鉗子で確実に把持し骨膜ごと視神経, 眼動脈を含めて二重結紮後切断, 眼窩内容を切除する.

翼状突起の切除は後方，上方に向かわない

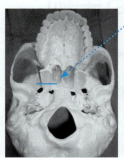
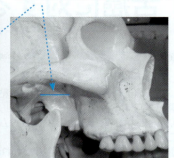

図4 翼状突起の切除

3 再建術について

　上顎全摘術では顔面皮膚の頰粘膜側に植皮のみが行われることがあるが，皮下脂肪が切除側に厚く付けられ，保存される顔面皮膚の皮下組織が薄くなってしまうと術後皮膚の瘢痕拘縮が起こるため強い顔面変形を生じ，眼球も陥凹するので再建が併施されることが多い．再建には腹直筋皮弁のようなボリュームのある組織が頻用され，眼球支持ならびに顔面陥凹部の充塡，鼻腔口蓋間閉鎖を行う（術後にプロテーゼ装着を想定している場合は口蓋をオープンにしておくことがある）．また，頰骨が広範囲に切除された場合には皮弁の萎縮によって強い頰骨部の陥凹を生じることがある．したがって，自家骨（肋軟骨）や肩甲骨皮弁を用いた硬性再建も行われるが，頰骨は下顎骨と異なり可動性のない骨であるため，チタニウムメッシュプレートを用いて再建材料の筋肉で包むようにして頰骨隆起の形状を作成する方法もある．

4 合併症

　術後1週間までは再建皮弁のトラブル（吻合血管の血栓，皮弁壊死）や死腔膿瘍，頭蓋底搔爬時の髄液漏が挙げられる．視神経障害は周辺の硬性組織を大きく切除するためにかえって生じにくい．晩発性合併症としては眼球運動障害による複視，眼位不均衡，眼瞼瘢痕拘縮，頰部瘢痕拘縮による開口障害，皮弁萎縮による顔面変形がみられる．

5 手術説明の要点

　上顎の切除による顔面の変形が避けられず眼球運動障害による複視，眼位不均衡が生じる可能性がある．また，皮弁での口蓋閉鎖を併施しない場合は飲食物の鼻腔への流入と開鼻声のため，プロテーゼの作製が必要となることを説明する．

DON'Ts

- □ 上顎洞後壁を抜けた腫瘍では，翼突筋が切除安全範囲となるため翼状突起を残した切除は行わない．
- □ 翼状突起の切断は頭蓋底，頸動脈等の重要臓器が近く，ノミを打つ方向を誤らない．

がん研究会有明病院頭頸科　**三谷浩樹／川端一嘉**

A 基本的な手術治療

15 舌癌に対する手術

DOs

- 舌癌に対しては手術が第一選択である．
- 切除に際して，再建材料との縫合部となる粘膜を愛護的に温存・操作することが唾液瘻を予防するうえで重要である．
- 残存組織の再建には，軟らかさとボリュームが組織の欠損に適合した皮弁を選択することが重要である．
- 術後は再建皮弁の綿密な観察と合併症が疑われる場合の迅速な対処が重要である．

1 手術適応

「頭頸部癌 診療ガイドライン」(2013年版)に示された口腔癌(舌癌)の治療法ではT4は手術治療のみであるが，T1～T3(ただしN0)においては手術治療と組織内照射治療の両者が提示されている．舌癌の治療戦略として何を選ぶべきかの基準として大切なのは，①根治性が高いこと，②治療後の機能障害が少ないこと，③晩発性障害の可能性が低いこと，④治療侵襲の少ないことである．その観点から，かつてはT1，T2程度の小さな病変では手術とともに組織内照射が選ばれており，両者とも同程度の高い制御率が得られ，治療後の形態や機能も治療前と同等に保たれていた．しかし，舌に線源針を直接刺入する低線量率組織内照射法では術者の被曝が避けられず，4～5日の刺入継続期間は隔離病棟管理が必要なため適応は減少の一途をたどっている．一方，アフターローディング法に代表される高線量率組織内照射法は低線量率法の欠点を補う優れた方法であるものの広く標準治療法として対応できるほど普及していない．

また，組織内照射自体，周辺組織への影響(舌の萎縮や線維化，僅少であるが下顎骨壊死等)や誘発癌発症の可能性を考える必要があり，近年における治療の第一選択は手術と考えられる．現在，T3，T4の進行腫瘍に対しても根治切除が積極的に行われるが，構音・咀嚼・嚥下機能の面では再建術の進歩により改善が得られている．一方，半側を超える切除が必要なケースでは切除範囲が大きくなればなるほど術後の構音・咀嚼・嚥下機能が損なわれるのも事実である．特に後期高齢者ではその影響が大きく，術後早期では経口食摂取まで何とか到達できても，さらなる加齢により中・長期的観察では誤嚥が進行するケースがある．したがって，リスクのある症例では肺炎が重症化・顕在化する前に先を見越して再度の嚥下・栄養指導やPEG併用も考慮する必要がある．また，そのほかの治療法として超選択的動注化学療法+放射線療法の有効性が報告されているが，いまだ十分なエビデンスは得られておらず実臨床においての適応を考えるとすれば，手術では喉頭機能を保持できないような著しい機能障害が予想されるケースを中心としたものかもしれない．

⚠ Pitfall

術後の機能障害は，同じ手術でも個人差がみられる．術前の嚥下機能の状況は術後機能に大きく影響する．PS0～1でADLが保持できているケースはよい手術適応であるが，後期高齢者，心肺機能障害，糖尿病，脳血管障害，頸部放射線療法の既往は術後機能障害が強く現れやすい要因であることを十分考慮する必要がある．

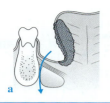 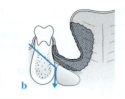 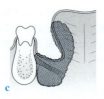

図1　下顎操作の基準
a. 口腔底が free ならば下顎は温存　b. 口腔底に深く浸潤したり歯肉に入るもので下顎の下方が free であれば図のような辺縁切除を選択　c. 下顎に広い範囲で密接するような腫瘍では区域切除の適応を考える．

2 手術方法

a 舌の切除

舌の切除術式は「腫瘍のサイズと切除安全域」で決まる．安全域の設定は白板症に類似した表在性病変と筋層浸潤の深いものとで異なり，表在病変では腫瘍から 5mm 前後，それ以外では深部断端を含めて少なくとも 10mm の切除安全域で切除が行われる．適応の目安としては，①舌部分切除術：T1 すべて・T2（深部進展 9mm 以内 and 長径 29mm 以内）・表在性 T3，②舌可動部半側切除術：T2（深部進展 10mm 以上 or 長径 30mm 以上），③舌可動部亜全摘術〜⑦舌全摘術：T3（非表在性），T4a が対象となる（表1）．

b 下顎の操作

下顎骨の操作は「保存，辺縁切除，区域切除」の3とおりである．骨浸潤があるケースではその程度により辺縁切除または区域切除を行う．ただし，下顎骨への浸潤がみられない場合でも，口腔底深部や歯肉への進展があるものでは辺縁切除が適応とされる（図1）．腫瘍が口腔底に進展なく，歯槽部粘膜に至らない場合は下顎の操作は行わない．

c pull through 法について

舌可動部半側切除術以上では，頸部郭清術とともに口腔底の組織を連続させて切除する pull through 法が適応とされる．半側切除術例では，頸部郭清で Level Ⅰ に郭清物を集め，下顎骨の内側骨面を口腔底粘膜面近くまで剥離露出していき粘膜下組織・

表1　舌の切除術式

1）舌部分切除：可動部半切に達しない切除
2）舌可動部半側切除
3）舌可動部亜全摘
4）舌可動部全摘
5）舌半側切除（舌根部を含めた半側切除）
6）舌亜全摘（舌根を含む）
7）舌全摘（舌根を含む全摘）

舌下腺のみでつながるように集約させる．次に口腔から下顎側の粘膜切開を行い頸部へ交通させ，腫瘍の範囲をみながら口腔底を前方・後方に切開し，舌尖から舌中隔に沿って後方に切開していくとやがて口腔からの操作が難しくなるポイントに達する．そこで口腔底・下顎内側面を後方に向かって十分に切離していったのち，舌を口腔底組織ごと下顎の下方へ引き出す（pull through）と舌の後方切開は頸部から直視下で可能となる．この手術で注意すべき点は，頸部郭清の操作であらかじめ舌下神経を剥離同定しておき，温存できる舌根に入る舌下神経の分枝を残し，術後の残存舌の可動性をできるだけ保つことである．

d 再建について

部分切除後は一期縫合するが，縫合すると可動性が著しく損なわれる場合は分層植皮，または創面が広い場合はすべてを縫合せずに部分的にフィブリン糊での PGA シート貼付が行われる．また，pull through 以上の切除後は皮弁による再建が行われる．再建材料は切除のボリュームと同程度の量

をカバーできる皮弁を選択し，残存舌の動きを妨げないことが重要である．舌半切以下の場合は前外側大腿皮弁や前腕皮弁のような厚みのない皮弁を選択し，亜全摘・全摘では腹直筋皮弁のようにボリュームのある皮弁が選択される．さらに縫合部瘻孔を防止することが重要であり，これには切除の時点で残すことのできる口腔の粘膜を愛護的に処理し，皮弁との縫合部を良好な状態に温存しておくことがポイントとなる．

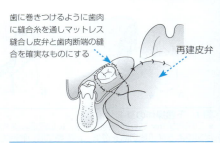

図2　歯肉と皮弁縫合のコツ

コツ

歯牙を温存した場合の残存歯肉と皮弁の縫合は，マットレス縫合（図2）を用いると粘膜と皮弁をしっかりと密着させておくことができ，縫合部の瘻孔予防となる．

3 合併症

術後1週間までは再建皮弁の血管吻合部血栓による閉塞（皮弁壊死）がもっとも注意すべき合併症である．したがって，口腔に用いた皮弁の色調，ピンプリックによる血流の確認で皮弁の状態に注意を払い，血流障害の疑われた場合は直ちに吻合血管の確認を行い，血栓を認めても皮弁壊死が回避できる状態であれば再吻合する．吻合部瘻孔は唾液瘻となり頸部皮下に膿瘍を形成し腫脹や発赤を生じる．発熱が先行することも多いので，創部を注意深く観察し，疑わしければ開創し瘻孔の有無を早期に判断する．瘻孔による皮下の感染は早期に開放することが重要であり，それが遅延すると創傷治癒は進まず，感染による皮弁壊死や吻合血管の閉塞にもつながる．

術後は構音・咀嚼・嚥下の機能低下が問題となる．舌部分切除・舌半切程度までの切除では日常生活に支障が出るような障害を生じることは少ないが，亜全摘以上に切除範囲が大きくなると，言語明瞭度の低下や食物摂取に制限が生じてくる．

4 手術説明の要点

術後合併症として吻合血管の閉塞があり，再手術を含めた早期の対応が必要となる．また，術後機能障害として舌半切までは日常生活に強い制限を受けることは少ないが，亜全摘以上の機能障害は切除範囲に比例して大きくなる．一般にPS2以上・術前に頻回の誤嚥・咽頭反射の高度低下・経口摂食や会話に対する意欲が乏しいケースでは，術後に重度の肺炎が予想されるので早期にPEG併用を考慮したり，初回治療時における喉頭温存の取り扱いを慎重に判断する必要がある．切除標本の病理学的検索でリンパ節転移の個数が複数，節外浸潤，切除安全域が不足している場合では，術後補助治療（単独あるいは化学放射線療法）や追加手術が必要となる場合があることを説明する．

DON'Ts

- ☐ 遊離皮弁の色調が悪化していることに気がついたら吻合血管の確認を躊躇しない．
- ☐ 皮下膿瘍や血腫が疑われるような頸部腫脹を認めたら確認を怠らない．

がん研究会有明病院頭頸科　**三谷浩樹／川端一嘉**

A 基本的な手術治療

16 中咽頭癌に対する手術

DOs

- 原発巣の位置や大きさに応じた適切なアプローチを選択しよう．
- 前壁癌も含めて T1-2 腫瘍に対しては経口的切除の方法が近年発達してきた．
- 進行癌では下顎骨や上顎骨の処理が重要になる．

1 手術適応

近年，中咽頭癌の約半数にヒトパピローマウイルス（human papillomavirus：HPV）陽性例がみられることが判明し，これらは放射線の感受性が高いため以前にも増して放射線療法が中心になることが多くなった．したがって手術の適応に関しては常に放射線療法との優劣が問題になる．側壁の T1〜2 であれば経口的切除が可能なことが多く，その場合は放射線療法より治療期間が短くすみ，術後の機能も良好なことが多い．一方，T3〜4a では十分な切除＋頸部郭清＋再建±術後治療が基本であり，切除では腫瘍の大きさに応じたアプローチの選択が重要である（図1）．

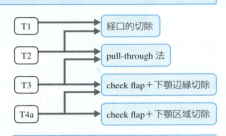

図1 中咽頭側壁癌の基本的なアプローチ
注：pull-through の切除でも欠損範囲が小さければ再建手術は不要

2 手術方法

a 側壁癌

T2 でも扁桃下極や舌扁桃溝に浸潤すると口内法での切除が難しくなり，pull-through 手術による切除が安全である．T3 以上の腫瘍で pull-through 手術で十分な術野が得られない場合は，迷わず下口唇正中切開を行い患側の cheek flap を挙上して術野を展開する方が安全である（図2）．その際は側壁の腫瘍は下顎と近くなることも多く下顎骨辺縁切除を原則とする．上顎骨や翼状突起を合併切除する場合でも cheek flap だけで対応できるが，上咽頭への十分な視野を確保するには下顎一時離断によるアプローチが推奨される．さらに翼突筋に

広範囲な浸潤があって高度な開口障害を認める場合などは下顎骨区域切除が推奨される．あらかじめ頸部からの深部処理が重要であり，顎二腹筋後腹や茎状筋群を切断して内頸動脈と咽頭収縮筋の間のスペースを十分展開する（図3）．外頸動脈を切断すると展開がより容易になる．舌咽神経は切断される．咽後リンパ節を郭清し，咽頭収縮筋を椎前部より十分剝離しておく．

 コツ

深部の剝離が頸部より十分になされれば，ガーゼや指を裏から挿入することで前方より安全な切除が可能になる．

 Pitfall

無理なアプローチに拘泥すると断端陽性になるリスクが増え，結局強力な術後治療を行うと機能障害は重くなる．

b 前壁癌

早期癌では近年のデバイスの進歩で経口

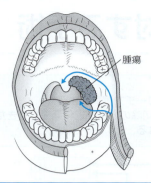

図2 cheek flap によるアプローチ

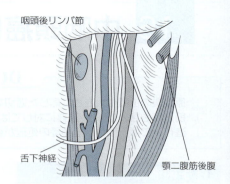

図3 咽頭収縮筋裏面の郭清

的切除も可能になったが，頸部からのアプローチも有用である．その際には可能な限り舌下神経を保存しながら舌動脈および顔面動脈を切断しておいたのちに側方もしくは舌骨上より咽頭腔に入る（図3）．欠損部は縫縮できればそれがもっとも機能がよい．T3以上の進行癌では口内と頸部の両方からのアプローチで切除したのち，腹直筋皮弁などで再建する．病変が正中を越える場合は両頸部郭清が基本である．切除範囲が大きくなると術後の嚥下機能の低下は必発であり，予後・年齢・全身状態などの条件で喉頭全摘が必要な場合がある．

c 上壁癌

早期癌では経口的切除が可能だが，進行癌で切除範囲が大きくなれば鼻咽腔閉鎖不全は必発であり，その際は局所皮弁や遊離皮弁で再建を行う．プロテーゼも有効なことがある．病変が正中を越える場合は両頸部郭清を考慮する．

d 後壁癌

近年内視鏡の技術進歩により後壁の表在癌が多く見つかるようになったが，ほぼすべての症例で経口的切除が可能である．進行癌に関しては，側方咽頭切開や下顎正中離断などによるアプローチが選択される．遊離空腸などによる再建を行う．両頸部郭清を基本とする．切除範囲が大きくなると喉頭全摘が考慮される．

3 手術後

再建術後の嚥下障害にはリハビリテーションが必須である．一般に口腔より中咽頭の方が嚥下訓練に時間がかかる．訓練中の発熱や軽度の肺炎は完全には不可避であり，重症度に応じて嚥下訓練を休止することになるが，その際もなるべく早期に訓練再開することが望ましい．ただし状態改善が見込めないときには，胃瘻造設も検討する．

DON'Ts

- ☐ 進行癌における深部断端の評価においては，視診・触診では限界があり，画像所見における評価を決して軽視してはならない．
- ☐ 術後照射は，断端や節外浸潤に加え年齢やHPVなど様々な因子を考慮して範囲と線量を決定すべきで，決して一律に行うべきではない．

国立がん研究センター中央病院頭頸部腫瘍科　**吉本世一**

A 基本的な手術治療

18 喉頭癌に対する手術

DOs

- 喉頭癌の治療は，常に，手術と放射線治療（化学放射線療法）のメリットとデメリットを，個々の患者に応じて比較検討する．
- 喉頭全摘出術は進行癌に対する標準治療であり，究極の切り札．もっとも根治性が高いが一度しか使えない．切り時をよく考える．
- 喉頭部分切除術の切除ラインは喉頭内の癌のないところ．進展範囲の正確な評価が不可欠．
- 喉頭部分切除術に3つのハードル：①予定どおりの手術完遂，②術後の創部治癒，③経口摂取．

1 喉頭癌に対する手術の種類

　喉頭癌に対する手術は，術前の音声機能廃絶を伴う喉頭全摘出術と機能温存をはかる喉頭部分切除術に大別される．喉頭部分切除術には，声帯原発の声門癌に対する垂直喉頭部分切除術と，主に喉頭蓋原発の声門上癌に対する水平喉頭部分切除術がある．それより切除範囲の広い喉頭亜全摘出術の代表的な術式に輪状軟骨上喉頭摘出術（supracricoid laryngectomy with cricohyoidoepiglottopexy：SCL-CHEP）がある．逆に切除範囲が小さければ，より低侵襲な術式として外切開を加えない内視鏡切除術や経口的切除術がある．主として切除を担当する診療科や使用する手術機器などの違いにより，内視鏡的粘膜剝離術（endoscopic submucosal dissection：ESD），内視鏡的咽喉頭手術（endoscopic laryngo-pharyngeal surgery：ELPS），経口腔的ビデオ喉頭鏡下手術（transoral videolaryngoscopic surgery：TOVS）などの術式がある．早期声門癌に対する喉頭微細手術については，第6章「8．喉頭微細手術」の項を参照にされたい．

喉頭全摘出術（喉摘）

1 喉頭全摘出術

a 手術適応

　進行癌（多くのT3，T4）に対する標準術式．また，根治照射後の再発例に対するsalvage surgery である．

b 手術方法

1）麻酔導入

　局所麻酔下の気管切開または経口挿管．

> ⚠️ **Pitfall**
>
> 既照射例の術前には甲状腺機能のチェックを忘れるな．

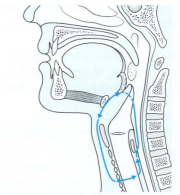

図1　喉頭全摘出術の摘出範囲

> ⚠️ **Pitfall**
>
> 咽頭縫合の際に縫合糸の間隔を密にしすぎない．阻血による縫合部壊死につながるため5〜10mm程度の間隔．

> ⚠️ **Pitfall**
>
> 喉頭部切では，過剰な切除による術後機能障害を避けることと局所再発のないように十分な安全域を含めた切除の両立が求められる．

高度声門下進展例やT4症例では気管孔周囲の再発予防のため，経口挿管が可能であれば気管切開は避ける．加齢による喉頭下垂例や高度肥満例も経口挿管が無難．

2） 皮膚切開〜喉頭全摘出

皮膚切開はT字切開かU字切開が一般的．癌が喉頭内に限局していれば，喉頭の枠組みを支える外喉頭筋・血管・神経を切離して喉頭全摘出（図1）．声門上癌では舌骨を含めて摘出．声門下進展例では患側甲状腺と気管傍郭清を行う．甲状腺温存側では上甲状腺動脈から分岐した末梢側の上喉頭動脈を結紮切離．喉頭外に進展したT4症例では進展範囲に応じた周囲組織の合併切除が必要．

3） 咽頭縫合〜術後

喉頭摘出後に生じた咽頭前壁の粘膜欠損部は吸収糸でT字型に縫合閉鎖．縫合部の粘膜面を内反させ粘膜下組織同士が面として接するように縫合する．粘膜全層に糸を通すGambee縫合がお勧め．咽頭収縮筋は合わせる程度に縫合しておく．

気管孔形成の際には，気管断端からの出血を確認し，断端が皮膚で覆われるように縫合する．

術翌日には気管カニューレは抜去する．術後数日はなるべく唾液の嚥下を行わないように指導する．術後1〜2週間の経鼻経管栄養（流動食）のあと，経口摂取を開始する．

c　主な合併症

1） 創部感染，咽頭皮膚瘻孔・唾液漏

多くは術後数日以内に起こる．38℃以上の発熱，前頸部の発赤・腫脹や熱感・圧痛などがみられれば，早急に切開・排膿を行う．小瘻孔であれば保存的処置のみで自然閉鎖が期待できるが，放射線治療後などの創傷治癒不良例では手術的な閉鎖を要する場合が多い．

2） 気管炎，気管孔狭窄

気管孔周囲粘膜に白苔，痂皮がみられる．炎症・血流障害が進行すると壊死に陥り乾燥した表面に痰が次々と付着するため，綿棒で軟膏を塗布して表面の乾燥を予防するなどこまめに気管孔の処置を行う．気管孔周囲の感染・壊死後の瘢痕治癒は気管孔狭窄の原因となる．

d　手術説明の要点

手術説明の要点を表1に挙げる．

喉頭部分切除術（部切）

1　垂直喉頭部分切除術（垂直部切）

代表的な術式：前側方喉頭切除術（frontolateral laryngectomy）．

表1　喉頭全摘出術の手術説明の要点

- 手術しなかった場合，近い将来に避けられない症状（呼吸困難・窒息や出血・疼痛など）
- 術前の声は失われるが，練習すれば代用音声により意思の疎通が可能となること
- 種々の代用音声（食道発声，人工喉頭，シャント発声等）について
- 気道と食道が独立した管となるために生じる術後の機能障害（気管呼吸者症候群）
- 永久気管呼吸による日常生活のハンディキャップ（入浴の制限，嗅覚障害，乾燥性気管炎等）

a 手術適応

早期(T1，T2)声門癌．根治照射後のsalvage surgery も適応．一側披裂軟骨合併切除までは適応であるが，輪状軟骨切除が必要な場合には遊離組織移植による再建を考慮する必要あり．高齢であることのみでは適応外とはならない．

b 手術方法

一期的に喉頭閉鎖を行う術式と，喉頭瘻孔を形成し二期的に喉頭閉鎖を行う術式がある．

1) 麻酔導入

経口挿管または気管切開．喉頭瘻孔を形成する場合，気管切開は不要である．

2) 皮膚切開～喉頭部分摘出

一期的に喉頭閉鎖を行う術式では再建声門のためにコの字型皮膚切開が，喉頭瘻孔を形成する術式ではS字状皮膚切開が一般的である．皮弁挙上後，甲状軟骨の切除範囲をデザインし(図2)，軟骨鉗子で内軟骨膜を損傷しないよう切離する．旁声門間隙(paraglottic space)を合併切除するため，患側では内軟骨膜下(甲状軟骨翼と内軟骨膜との間)で後方に向かって十分剝離を行う．

輪状甲状膜の横切開の高さは，T1では甲状軟骨下縁，T2では輪状軟骨上縁で行い，健側声門下(輪状甲状膜の切開部)から声門上部に向かって，メッツェンバウム剪刀などを用いて内軟骨膜～粘膜まで全層性に縦切開を行う．この際，声帯の長軸に対してできるだけ垂直になるように切離を行う(図3)．

喉頭内腔を明視下に置き，腫瘍の進展範囲に応じて5～10mm程度の安全域をつけて患側の切除を行う．患側仮声帯および声門下を内軟骨膜ごと全層性に後方に向かって切離し，声帯膜様部全長に病変があれば，披裂軟骨声帯突起ごと剪刀で後端の切除を行い摘出する．

3) 声門再建～術後

迅速病理検査で切除断端陰性を確認．頸

Pitfall

腫瘍が患側に限局している場合でも前連合に近接していれば，前連合腱が付着する正中部を確実に切除できるように，健側甲状軟骨の切離は正中ではなく約5mm程度健側で行う方が再発を防ぐ観点からは安全である．

コツ

健側声帯の長軸に対して垂直に切離するためには，剪刀を寝かせ気味に(剪刀を通常通り立てて用いると後方に不必要に過剰な切除が生じやすい)用いるとよい．

コツ

後端の切離や後方の皮弁縫着の際には挿管チューブを筋鉤等で健側に圧排しながら行うが，挿管チューブが邪魔になる場合には術野の喉頭から気管内挿管に変更し，適宜挿管チューブの抜去・挿入を繰り返しながら切離や縫合操作を行うとよい．

部皮弁先端部を欠損部後端に吸収糸で縫合し，声門上および声門下を後方から前方へ向かって順次縫着．傍喉頭間隙の欠損部に対して皮弁が薄くボリュームが小さい場合には，胸骨舌骨筋を有茎筋弁とし傍喉頭間隙を充填したあとに皮弁を縫着する．一期的に喉頭閉鎖を行う術式では，頸部皮弁の一部を脱上皮化し縫合閉鎖を行う．二期的に喉頭閉鎖を行う術式では，両側皮弁間の間隙として形成される喉頭瘻孔をそのまま残す．

術後，一期的に喉頭閉鎖を行う術式では気管孔に気管カニューレの留置が必要であるが，二期的閉鎖の場合には，皮弁の浮腫により喉頭瘻孔が狭くなり呼吸困難・去痰困難が生じなければ，気管カニューレは不要．術後数日はなるべく唾液の嚥下を行わないように指導．術後2週間前後の経鼻経管栄養(流動食)のあと，経口摂取が可能と

なる．二期閉鎖の場合，いったん退院後に創部が安定（喉頭瘻孔周囲の発赤・腫脹の軽減・消失）した3〜4か月後に，局所麻酔下にhinge flapを用いて喉頭瘻孔の閉鎖を行う．

c 主な合併症：創部感染，喉頭壊死

既照射例では再建声門組織の縫合不全や壊死が生じやすい．一期的に喉頭閉鎖を行う術式では，残存喉頭の炎症・感染から前頸部の皮下膿瘍が生じやすい．甲状軟骨の広汎な壊死が進行すると喉頭全摘を余儀なくされることになるため，二期閉鎖の場合には，喉頭瘻孔から皮弁縫合部周囲の壊死組織の除去等の処置を行う．

2 水平喉頭部分切除術（水平部切）

代表的な術式：声門上喉頭切除術（supraglottic laryngectomy）．

a 適応

主に喉頭蓋原発のT1，T2声門上癌および喉頭蓋前間隙（preepiglottic space）浸潤のみによるT3症例．声門部進展例は適応外である．術後の誤嚥の点から，切除範囲が両側披裂喉頭蓋ひだの2/3以上を要する場合や高齢者・心肺機能不良例も適応外となる．

b 手術方法

1) **麻酔導入**

局所麻酔下の気管切開または経口挿管による全身麻酔導入後に気管切開．

2) **皮膚切開〜喉頭部分摘出**

舌骨〜甲状軟骨上縁レベルで横切開が一般的である．甲状軟骨の切除範囲をデザインし（図4），軟骨鉗子で内軟骨膜を損傷しないよう切離する．甲状舌骨膜側方の上喉頭神経内枝を少なくとも一側は温存する．喉頭蓋前間隙を合併切除するため舌骨下縁で甲状舌骨膜を切離し，健側喉頭蓋谷で咽頭に入ったあと，外側咽頭喉頭蓋ひだから披裂喉頭蓋ひだを切離し喉頭内腔に入る．
腫瘍が健側仮声帯に及んでいなければ，披裂喉頭蓋ひだからepiglottic line（喉頭蓋軟骨外側線）に沿って仮声帯前方を喉頭室までメッツェンバウム剪刀などを用いて切離する（図5）．腫瘍の全貌を明視下に置いたあと，5〜10mm程度の安全域をつけて患側披裂喉頭蓋ひだから喉頭室まで仮声帯の切離を行い，最後に喉頭室前方を声帯上面に沿って切離し摘出する．

3) **披裂喉頭蓋ひだ形成〜術後**

迅速病理検査で切除断端陰性を確認する．披裂喉頭蓋ひだ断端の梨状陥凹側粘膜を喉頭側に3針程度前方に向かって縫合し披裂

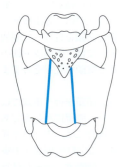

図2 前側方喉頭切除術での甲状軟骨切除線（患側：右）

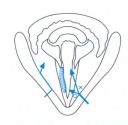

図3 前側方喉頭切除術の摘出範囲（患側：右）
健側：左での喉頭内腔に入る角度に要注意

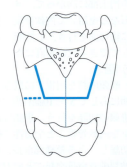

図4 声門上喉頭切除術での甲状軟骨切除線（患側：右）

喉頭蓋ひだを形成する．外側の咽頭粘膜を縫合し，舌骨と残存甲状軟骨を3-0 ナイロン糸3 針程度で固定して咽喉頭の閉鎖を行う．最初に尾側に翻転してあった外軟骨膜・舌骨下筋群を舌骨周囲組織に縫合する．最後に，気管と皮膚を縫合し気管孔を形成する．

術後数日はなるべく唾液の嚥下を行わないように指導し，咽頭・喉頭から気管へのたれ込み防止のためカフつき気管カニューレを留置する．披裂部の浮腫が軽快し声門間隙が十分になれば，カフなしカニューレに栓をして痰の喀出練習や直接嚥下練習を行う．カニューレを抜去し，経口摂取が可能になるまでに3～4週間を要する．

c 合併症

1) 縫合部不全，創部感染
既照射例では創傷治癒不良のため舌根と喉頭の縫合部に壊死が生じやすい．進行すれば創部離開や甲状軟骨炎が生じ，膿性滲出液の喉頭内への流入は重篤な肺炎を引き起こす．

2) 誤嚥
誤嚥のリスクは水平部切の宿命である．VF 検査(ビデオ嚥下透視検査)で嚥下状態を評価しながら，種々の嚥下練習を行う．ほとんどの場合，術後3か月以内には経口摂取可能となるが，高度の誤嚥性肺炎を反復する場合には，喉頭全摘が必要になることもある．

d 喉頭部分切除術の手術説明の要点
手術説明の要点を表2 に挙げる．

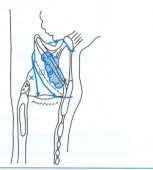

図5 声門上喉頭切除術の摘出範囲(患側：右)
健側：左での喉頭内腔に入る角度に要注意

表2 喉頭部分切除術の手術説明の要点

- 後遺症として，垂直部切では嗄声が不可避である，水平部切では誤嚥のリスクがある
- 喉摘になる3 つのリスクがある
    - ①術中に，腫瘍の進展範囲が術前の予想より大きいことが確認された場合
    - ②術後，創傷治癒不良により広汎な軟骨壊死が進行し制御できない場合
    - ③嚥下練習を行っても，高度の誤嚥性肺炎を繰り返し，経口摂取ができない場合
- 切除範囲や創傷治癒の状態により，喉頭瘻孔や気管孔が閉鎖できない可能性がある

DON'Ts
- □ 喉頭全摘出術の説明に「声は出なくなる」で終わらない．
- □ 「"手術前"の声は出なくなる」が，「練習すればまた話ができる」ことを説明し，ポジティブに前向きな気持ちになれるようもっていく．

大阪府立成人病センター耳鼻咽喉科　**藤井　隆**

A 基本的な手術治療

19 頸部郭清術

> ## DOs
> - 術前CTやエコーでリンパ節の位置を十分把握しておこう．
> - テンションのある術野をつくって，層（レイヤー）を確認しながら進めよう．
> - 常に術野の展開，固定，細かいテンションづくりの3つを意識しよう．
> - 術後機能にもっとも影響する副神経僧帽筋枝は可能であれば温存しよう．

1 手術適応

頭頸部癌患者の約40％が初診時の段階で頸部リンパ節転移を有している．放射線感受性の高い上咽頭癌を除くと，頭頸部癌の頸部リンパ節転移は頸部郭清術が治療の第一選択であり，頸部郭清術は頭頸部外科医の必修技術である．

頸部郭清術の多くは，頸部リンパ節転移の切除として行われる治療的頸部郭清術（therapeutic neck dissection）であるが，N0症例でも転移が潜在している可能性がある症例には予防的頸部郭清術（elective neck dissection）が行われることも多い．また近年では化学放射線治療後に頸部郭清術を行う機会も増加している．

a 切除の限界

転移リンパ節の周囲には原発巣から流れてきた目にみえない微小なほかの転移が存在する可能性がある．そのため頸部郭清術では転移リンパ節だけをくりぬくのではなく，その周囲の脂肪組織も含めて一定領域のリンパ節群と浸潤のある周囲の非リンパ組織をまとめて切除する．しかし内頸動脈などの重要な非リンパ組織に浸潤が及んだ場合は切除しても予後不良なこと，切除による重篤な合併症のリスクがあることから一般的には適応外とされる．そのほか，腕神経叢や頭蓋底への浸潤も適応外である．

日常臨床では内頸動脈，総頸動脈からの剝離が可能であるかどうかがもっとも問題になる．CTまたはMRIでの評価に加えて，触診などの臨床所見とあわせて総合的に判断する．画像診断で内頸動脈や総頸動脈周囲に腫瘍陰影があっても触診で可動性があり，痛みなどの訴えがなければ剝離可能なことも多い．日頃から転移リンパ節の触診による可動性，痛みなどの訴えと術中の癒着の状態を照らし合わせることが重要である．

2 手術方法とコツ

a 頸部郭清の分類と術式

頸部郭清術の歴史は1906年にクライル（Crile）による根治的頸部郭清術にはじまる．この術式はときに現在も行われ，全頸部のリンパ節群を内頸静脈，胸鎖乳突筋，副神経とともに一塊に切除する術式である．ただし特に副神経を切除することによりshoulder syndromeとよばれる上肢の運動障害や肩から頸部の変形が後遺症となり，QOLを損なうことが問題である．その後，症例によっては郭清領域を狭くしたり，浸潤のない非リンパ組織を保存しても頸部再発率に差がないことが判明し，近年では根治性を損なわないかぎり，非リンパ組織を保存しつつ必要な領域の頸部郭清術が行われるようになっている．

1）頸部リンパ節の分類

代表的なものに「頭頸部癌取扱い規約」（日本頭頸部癌学会編）とMemorial Sloan Kettering Cancer Center（MSKCC）のレベル分類がある（表1）．

表1 頸部リンパ節の分類

頭頸部癌取扱い規約	MSKCC の分類
オトガイ下リンパ節 顎下リンパ節	レベル I
上内深頸リンパ節	レベル II
中内深頸リンパ節	レベル III
下内深頸リンパ節 鎖骨上窩リンパ節	レベル IV
副神経リンパ節	レベル V
前頸部リンパ節	レベル VI

2）術式

- 根治的頸部郭清術(radical neck dissection)：すべての領域のリンパ節群を，内頸静脈，胸鎖乳突筋，副神経，顎下腺とともに切除する．
- 頸部郭清術変法(modified radical neck dissection)：内頸静脈，胸鎖乳突筋，副神経のいずれか1つでも保存された頸部郭清の総称．
- 選択的頸部郭清術(selective neck dissection)：領域を限定して行う頸部郭清術の総称．以下に頻用される選択的頸部郭清術を挙げる．
- 肩甲舌骨筋上郭清術(supraomohyoid neck dissection)：肩甲舌骨筋よりも上のレベル I，II，III の郭清．この領域に転移をきたしやすい舌癌などに適応される．
- 側頸郭清術(lateral neck dissection)：レベル II，III，IV の郭清．この領域に転移をきたしやすい喉頭癌や咽頭癌で適応される．

3 手技の基本

　頸部郭清術の基本概念は，脂肪組織に包まれた一定領域のリンパ節群を，その周囲の保存する非リンパ組織（筋肉，血管，神経）から剥離して一塊切除することである．基本となる手技のコツは，切除する組織に緊張をかけ，剥離するレイヤーを確認しながら鋭的または鈍的に剥離することである．そのためには，展開，固定，術者による細かいテンションづくりという，3ステップがポイントとなる．この3ステップを反復しながら手術を進めていく．

a　ステップ1——展開

　術野の展開の多くは助手によって行われる．術野に被さる胸鎖乳突筋を筋鉤でよけたり，切除すべき脂肪組織のたるみを牽引させて，術者が剥離や切離する場づくりをする．不十分な展開で術者は手術を進めてはいけない．助手に指示を出して，よい術野展開ができるかかが術者の技量を表わすといってもよい．

　上級者が助手の場合は展開がよいため手術の流れがよい．逆に初心者が助手の場合は展開が悪く手術が進まなくなりがちである．うまい展開づくりを手術メンバー全員で意識して行うとよい．

b　ステップ2——固定

　展開されて一定のテンションが生じた組織は固定されていなければならない．緩めてしまっては，テンションが失われてしまう．また固定された切除組織は，術者が剥離すると当然ながら組織が緩むため，テンションをつくり直すように固定をし直す必要がある．すなわち固定は刻々と変化させる必要がある．組織を持ち直せばよいのであるが，それでは折角見つけたレイヤーが隠れたり，動作が断続的になってしまう．そこで助手は切除組織全体をゆっくりと動

> ⚠ **Pitfall**
>
> **過度にレベル分類にとらわれない！**
> 頸部郭清術は定まった領域を郭清することが原則だが，境界は脂肪組織の引き具合により変わるため実際は曖昧である．重要なことは術前画像をよくみることで，郭清野の境界に転移が疑わしい腫大したリンパ節があれば取り残さないようにすることである．癌はレベル分類に準じて転移するわけではない．触診で触れないような小リンパ節転移の場合は術前にエコーでマーキングしておくと安心できる．

かすようにして常に一定のテンションが生じるようにする（動く固定）と，術者は継続的にレイヤーを捉えながら剥離を行うことができる．

c　ステップ3——術者による細かいテンションづくり

展開，固定された組織には，一定のテンションが生じている．ここでさらに術者の摂子や手などによる細かいテンション作りを行い，そこにメスや剪刀などの刃物で切離や剥離したり，剥離子などで鈍的に剥離する．展開，固定，術者による細かいテンション作りの3ステップを意識して行うことはあらゆる手術に共通であり，剥離すべきレイヤーを捜し当てることができる．展開，固定がよくない状態で剥離を行うと，切除すべき組織と残す組織の境界が不明瞭となり，出血が多く，手術が遅々として進まなくなる．逆によい展開で切除する組織が固定されつつよいテンションがつくられているときは，術者の剥離操作は心地よく簡単そうに進んでいく．初級術者の多くは，左手（右利きの場合）によるテンションづくりがおろそかになる．その大きな理由は，利き手にメス，剪刀などの刃物をもっているので意識が利き手にとられ，左手で組織に緊張をかけることがおろそかになることによる．習熟しないうちは刃物をもつ手よりも，反対の手に意識の最低70%をもつように心がけ，いかに組織にテンションをかけるかを常に考えるとよい．また手術中，剥離がうまくいかず難渋するときも，左手（右利きの場合）に意識をもってテンションのかけ方を工夫するとうまく局面が打開できることが多い．最後に頼るのは自分の左手と考えて，日頃から左手の工夫を怠らないことである．

4　頸部郭清での重要なレイヤー

よい層から外れなければ出血が少なく，心地よく剥離を進められる．術中，特に同定が大切なレイヤーをあげる．

- **深頸筋膜**：下内深頸部で内頸静脈外側を確認露出し内頸静脈を筋鉤などで軽く内側によけると脂肪組織とリンパ管が現れる．これらを結紮切離するとその深部に頸横動脈が現れ，その直下に深頸筋膜が存在する．横隔神経は深頸筋膜下に透見される．
- **内頸静脈上縁**：顎下腺下縁を剥離するとその深部に顎二腹筋後腹が現れる．これを剥離して筋鉤で頭側によけると内頸静

摂子を上手くなれ
術者の摂子の使い方は，メスの使い方よりも重要である．薄い脂肪組織のみであれば，摂子でひっぱるだけでも剥離できる．上級者の摂子の使い方をよくみて習熟する必要がある．摂子使いが下手だとメスは生きてこない．

よい場面は短い
深部の術野では，助手は術野がみえず，よい展開，固定は数秒しか維持できないことも多い．よい場面は短いと思って剥離を行うことが助手への気配りとなる．

鋭的剥離
メスの使い方は，ナイフや包丁のように刃先を押し当てて切るのではなく，緊張させた組織に鋭利な刃物でふれて，薄い組織だけをはじけさせるように切る手法である．刃を押し当てないので表層の組織のみが切れ，安全に繊細に切除を進めることが可能である．その重要なコツは，メス刃をゆっくりと組織をなでるように動かすことである．メス刃は速く動かすと深部まで切れるが，ゆっくり動かすと表層しか切れない．初級者はメス刃をどうしても速く動かす傾向にあるため深部の組織まで切れてしまう．コールドメスは，特に内頸動静脈周囲や神経周囲の微細な郭清，腫瘍と癒着した組織の剥離などに適している．

脈上縁表面の脂肪織が現れるのでこれを注意深く剥離すると内頸静脈上縁と副神経の本幹を確認できる．内頸静脈上縁近くには前方や後方に向かう大変細い枝があり，これを損傷すると思わぬ出血をみることがあるので確実に結紮しておく．

5 合併症

a 術後出血（血腫）

止血されていた血管が術後に出血し創内に血液がたまり血腫となる．多くは術後6時間以内に起こる．①ドレーン排液が濃い血性となり量が増す，②創が膨隆する，③創部の痛みや圧迫感を訴える，④創部皮膚が内出血様に青黒く変化する，⑤血圧が上昇するなどで発覚する．喉頭の循環障害をきたすため急激な喉頭浮腫をきたし，対応が遅れると挿管困難，窒息に至る．直ちに再開創し，凝血塊を除去し，止血する．頸部郭清術後の術後最低6時間は十数分で来院できるようにしておくべきである．

b 喉頭浮腫

一側の頸部郭清術でも術後は軽度の披裂腫脹をきたす．特に両側の頸部郭清術や化学放射線治療後の頸部郭清術では，喉頭浮腫に留意し，喉頭観察ステロイドの使用を検討する．

c リンパ漏

鎖骨上窩から静脈角周囲には太いリンパ管（図1）があり，その結紮が不適当であると，術後，創部からリンパ液の漏出が持続

 コツ

指標
層を探すための術野の指標となる構造物を覚えておくと心強い．深頸筋膜を探すには頸横動脈，内頸静脈上縁を探すには顎二腹筋後腹が重要である．また内頸静脈上縁の外側には環椎横突起が触知されるが，日頃から内頸静脈と環椎横突起の位置を確認しておくとよい．環椎横突起より外側には危険なものはないのでよい指標となる．

 コツ

患者の体格と胸鎖乳突筋
保存的頸部郭清術では可能な限り非リンパ組織を保存するが，頸部リンパ節転移の状態，患者の体格（脂肪組織量や胸鎖乳突筋の発達具合），助手の人数などによりその難度は影響を受ける．郭清が行いづらいときは，胸鎖乳突筋の胸骨付着部を切る，胸鎖乳突筋の前方1/3程度を切除するなどするとよい．最終的には頸動脈をカバーできる程度に胸鎖乳突筋が残っていればよい．胸鎖乳突筋切除によって，困るような運動機能障害はきたさない．

 コツ

各種のエネルギーデバイスは，血管やリンパ管の処理に有用である．幅広く脆弱な組織の処理では結紮よりも優れることもある．ただしこれもテンションのかけ方でシーリング効果が異なってくるので習熟が必要である．

する．特に左頸部で胸管から漏出すると，保存的な処置では軽快せず，再開創して外科的処置を要することもある．術中にリンパ管を損傷する原因は，薄膜の透明な管であり白い周囲組織と区別のつきにくいこと，極めて脆いため損傷しやすいことによる．静脈角付近では，血管がない組織でも大きめに拾って結紮しておくこと，特に左頸部では胸管の走行を熟知しておくこと，術野が水っぽい場合はリンパ漏があるので徹底して探して縫合結紮することなどが重要で

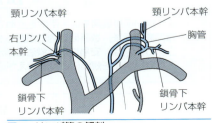

図1　リンパ管の解剖

ある.リンパ漏をきたした場合,通常は鎖骨上窩の圧迫などの保存的処置で軽快することが多いが,貯留量が多い場合は,貯留液を穿刺排液後,抗菌薬の一種であるミノサイクリンで内部の線維化を促し止める方法もある.

d 僧帽筋麻痺

副神経を切除した場合のみならず,保存した場合でも,術中の牽引操作や電気メスの滑走電流などにより一過性の僧帽筋麻痺をきたしている場合が多い.術後,上肢外転障害や肩甲骨の下垂がある場合は僧帽筋麻痺をきたしている.その場合は肩周囲関節の癒着による関節障害を予防するために肩関節の可動域訓練が有用である.

e 顔面神経下顎縁枝麻痺

顎下リンパ節郭清や耳下腺下極の処理により生じることがある.

f 嚥下障害

頸部転移の浸潤により迷走神経,上喉頭神経内枝,舌下神経などが切除された場合に起こりうる.特に上喉頭神経内枝はレベルIIの郭清では要注意である.

g 創の瘢痕拘縮

頭頸部手術後の創の締めつけられた感じやこわばり感は瘢痕拘縮によるものであるが,退院直後よりも術後数か月がむしろ症状が強くなるため不安を訴える患者は多い.特に最初の数か月はその程度が強く現れることを患者に説明し,1年程度経過すれば,創部が軟化しこわばりやひきつれが改善することを説明し安心させる.

6 手術説明の要点

合併症の説明をしておくとともに,放射線療法や化学療法などの追加治療の可能性がある旨も説明しておく.

Pitfall

胸鎖乳突筋を保存する場合はそれに入る副神経も保存する.胸鎖乳突筋のみの保存では胸鎖乳突筋の筋萎縮により斜頸をきたすことがある.

Pitfall

頸神経を切除したときは切除断端は結紮しておく.頸部や前胸部皮膚に知覚過敏をきたすこともあり,着衣やショルダーバッグなどによって痛みを生じ厄介となる.

コツ

副神経僧帽筋枝は術後機能に大きくかかわるため可能な限り保存をした方がよい.やむを得ず切除した場合は大耳介神経や頸神経などを移植して神経再建をしておくと shoulder syndrome の症状は大幅に軽減される.

コツ

術後出血(血腫)の原因となりやすい血管は浅頸動脈,後頭動脈,上甲状腺動脈,内頸静脈などの細い枝が多い.これらの周囲では細い枝でも結紮しておく.

DON'Ts

- よくない術野展開では,手術を進めてはいけない.
- 頸部郭清術後,数時間以内に息苦しさ,圧迫感,血圧上昇などの報告が看護師からあった際は,安易に対症療法の指示のみで済ませないこと.血腫や喉頭浮腫などを疑い創部を観察にいく心構えが必要である.

静岡県立静岡がんセンター頭頸部外科　**鬼塚哲郎**

A 基本的な手術治療

20 頭蓋底手術

DOs

- 頭蓋底手術は多くの科との共同手術となることが多く，各科と十分な意思疎通を図るようにしよう．
- 手術にあたり，できるだけ多くの画像情報を得ておこう．特に頭蓋底骨欠損の状況把握には冠状断 CT が不可欠である．
- 脳浮腫，髄液漏，頭蓋内血腫，髄膜炎など通常の頭頸部手術と異なる術後合併症に対して基本的な診断・治療法を把握しておこう．

1 頭蓋底手術の概念

頭蓋内外の境界を構成する頭蓋底骨組織に浸潤，あるいは頭蓋内外にまたがる主として腫瘍性病変に対する手術であり，頭蓋内外の一方からのアプローチ，あるいは頭蓋内外両方からの複合アプローチにて手術が行われる．解剖学的に，頭蓋底は前頭蓋底，中頭蓋底，側頭骨（後頭蓋底）の 3 領域に分けられ（図1），それぞれ特有の腫瘍が存在し，異なった手術法が要求される．

2 主な対象疾患

1) 前頭蓋底：鼻・副鼻腔腫瘍，眼窩腫瘍，嗅神経芽細胞腫など．

2) 中頭蓋底：様々な肉腫，脊索腫，三叉神経鞘腫，鼻咽腔血管線維腫，顎関節腫瘍など．

3) 側頭骨：外耳・中耳癌，グロムス腫瘍，頸静脈孔神経腫瘍など．

3 手術適応外となる条件

a 前・中頭蓋底悪性腫瘍

① 海綿静脈洞への浸潤がある．
② 頸動脈管への浸潤がある．
③ 蝶形骨洞内への浸潤がある．
④ 脳硬膜浸潤があり合併切除すれば硬膜再建が困難となる場合．
⑤ 脳実質への高度な浸潤．
⑥ 80 歳以上の高齢者：術後の重篤な合併症が高頻度に生じるとともに，意識レベルの回復が遅れる．

b 側頭骨悪性腫瘍

① 頸動脈管への浸潤がある．

表1 前頭蓋底手術の適応条件

1) 海綿静脈洞への浸潤がない
2) 頸動脈管への浸潤がない
3) 蝶形骨洞内への浸潤がない
4) 脳硬膜浸潤があっても，合併切除後に硬膜再建が可能であること
5) 脳実質への浸潤は軽度
6) 80 歳未満：80 歳以上の高齢者では術後の合併症が高率に生じるとともに，意識レベルの回復が遅れる

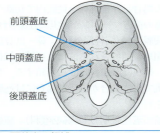

図1 頭蓋底の領域
前頭蓋底
中頭蓋底
後頭蓋底

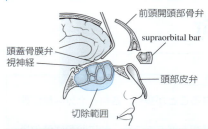

図2 前頭蓋底手術

② 優位側S状静脈洞の合併切除が必要な場合.
③ 脳硬膜浸潤があり合併切除すれば硬膜再建が困難となる場合.
④ 脳実質への高度な浸潤.
⑤ 80歳以上の高齢者:術後の重篤な合併症が高頻度に生じるとともに,意識レベルの回復が遅れる.

4 手術方法とコツ

a 術前の準備

① 十分な画像情報の収集:CT,MRIは軸位断だけでなく必ず冠状断,矢状断の3方向のスライスを撮る.さらにCTの3D再構築像,3D立体モデル作成も有用.
② 血流に富む腫瘍では血管造影さらに塞栓術も行っておく.
③ 手術に参加するすべての診療科と綿密な打合せを行い,手術術式について共通認識をもつように努め手術手順および分担範囲について明確にしておく.

b 手術方法とコツ(図2)

頭蓋底手術は部位・対象疾患によって異なる.そこで,もっとも一般的な鼻・副鼻腔悪性腫瘍に対する前頭蓋底手術を筆者が行っている手順に従って解説する(括弧内は担当する診療科である).

1) 腰椎ドレーン挿入(脳神経外科):術中,髄液を排出し硬膜内容積を減少させ術野を広く展開するとともに,術後数日間留置して髄液圧を調整し髄液瘻を予防する.

2) 頭部3点ピン固定(脳神経外科):脳神経外科のみでなく耳鼻咽喉科および形成外科の手術がそれぞれ円滑に行えるような頭位を決め頭部を固定する.

3) 皮膚切開(脳神経外科,耳鼻咽喉科):頭蓋内外の双方向からアプローチする場合,通常は頭部冠状切開に加え顔面の皮膚切開を追加する.

4) 頭部の有茎弁作成(形成外科,耳鼻咽喉科):術後頭蓋底を閉鎖するために,あらかじめ頭蓋骨膜弁,帽状腱膜弁などを作成しておく.再建に遊離皮弁を用いる場合は不要である.

5) 開頭(脳神経外科,耳鼻咽喉科):前頭開頭を行うとともに,supraorbital barを一時的に外し,前頭蓋底を広く展開する.骨切りの際,眼窩内容を損傷しないこと,腫瘍に切り込まないようにすることが重要である.

6) 前頭蓋底展開(脳神経外科):まず両側の嗅神経を切断する.頭蓋内に腫瘍が進展している場合には,十分な安全域をとって硬膜ないしは脳実質を切離するが,腫瘍を露出しないように注意する.眼窩内容合併切除の場合は,視神経を硬膜内で切断すると腫瘍の後方マージンが確実に確保される.

7) 硬膜閉鎖(脳神経外科):鼻・副鼻腔の汚染領域が開放される前に,硬膜内操作を終了し硬膜はwater-tightに閉鎖する.欠損が広汎で1次縫合が困難な場合には筋膜パッチを行う.

8) 前頭蓋底骨切り(耳鼻咽喉科):腫瘍の進展範囲を確かめながら,頭蓋底から鼻・

 コツ

頭蓋内から頭蓋底の骨切りを行う際に,鼻内視鏡を挿入し鼻腔から頭蓋底を徹照すると,鼻・副鼻腔の位置関係がより明確にわかる.

副鼻腔および眼窩に向けて骨切りラインを設定して，正確に骨切りを行う．鼻内視鏡を蝶形骨洞に挿入すると，蝶形骨洞内の内視鏡の光が頭蓋底に徹照され，後方の骨切りラインを正確に設定できる．

9) **鼻・副鼻腔腫瘍摘出(耳鼻咽喉科)**：頭蓋底骨の切離が終わったあと，顔面に皮膚切開を加え通常の鼻・副鼻腔悪性腫瘍の手術手順に従って操作を行い，腫瘍を一塊切除する．腫瘍の進展範囲によっては顔面に皮膚切開を加えず，鼻内視鏡補助下に腫瘍の下縁，後縁の切離を行い一塊として頭蓋底から腫瘍を摘出することも可能となる．

10) **頭蓋底閉鎖(耳鼻咽喉科，形成外科)**：通常，頭蓋骨膜弁や帽状腱膜弁により頭蓋底を閉鎖する．眼窩内容摘出あるいは上顎全摘術などにより広汎な欠損が生じた場合や照射の既往がある場合は血流豊富でボリュームのある遊離組織移植にて頭蓋底を充填閉鎖する．

11) **ドレーン挿入(耳鼻咽喉科，脳神経外科，形成外科)**：血液や硬膜縫合部から漏出した髄液の貯留を防ぐために頭蓋内外にドレーンを複数挿入するが，陰圧はかけず自然流出にまかせる．ただし硬膜外貯留液の硬膜内への逆流を防ぐため，排液バッグの水面の高さは腰椎ドレーンの排液バッグの水面の高さより約5〜10cm低くしておく．

12) **閉頭(脳神経外科)**：広汎な頭蓋底骨欠損により，頭蓋内腔の容積は術前より大きくなっていることが多く，十分に硬膜を持ち上げテンティングを行い頭蓋内硬膜外の死腔を減少させる．

c 術後管理

通常の頭頸部手術と異なる術後管理についてのみ解説する．

1) **抜管**：通常，術翌日に頭部CT検査を行い，頭蓋内血腫の有無を確認したうえで抜管する．口腔内の手術操作が加わらない限り気管切開は不要である．

2) **頭部，顔面ドレナージ**：術後ドレーンが複数挿入されているが，それぞれ1日排液量が10mL以下になれば順次抜去する．

3) **腰椎ドレナージ**：1日髄液排液量が250mL前後になるように，排液バッグの水面の高さを調節する．通常最初は外耳道孔より10cmの高さに置く．その後，排液バッグの水面の高さを徐々に下げ外耳道孔の高さで1日排液量が250mLとなれば，ドレーン抜去を行う．

4) **ベッド上安静**：腰椎ドレーン挿入中は，頭部を挙上できないため仰臥位のままとする．その間，誤嚥防止のため高カロリー輸液あるいは経管栄養を行う．ドレーン抜去後は坐位可能であるが，低髄液圧状態にあり頭部を急に挙上させると頭痛が生じるため，徐々に頭部を挙上していく．

> **Pitfall**
> 脳ヘルニア予防に行われる頭蓋底の骨性再建はほとんどの場合不要であり，かえって術後の合併症を増やす．

5 合併症

通常の頭頸部外科手術と異なる合併症について解説する．

1) **出血**：硬膜内血腫，硬膜外血腫などが生じる可能性があり，術翌日には頭部CT検査を行う．

2) **脳浮腫**：意識レベルの推移を観察し，異常があれば画像検査を行う．

3) **髄液漏**：髄液貯留による頭皮下腫脹の有無，鼻腔内視鏡検査などによりチェックする．出現した場合には頭部をやや挙上した仰臥位にて安静とし，腰椎ドレナージにより髄液を排液して自然閉鎖を待つ．時に再手術が必要となる．

4) **髄膜炎**：髄液漏が続く場合や，皮弁壊死の際には注意が必要である．

術後1週間目頃の熱発，髄膜刺激症状の出現，白血球数やCRPの再上昇の際には

髄膜炎を疑い髄液検査を行う．感受性があり髄液移行のよい抗菌薬に切り替える．

5) 皮弁壊死：頭蓋骨膜弁および帽状腱膜弁は血流が不安定なため，時に先端に壊死が生じることがある．膿性鼻汁の出現や鼻内の異臭を絶えずチェックし，可能であれば鼻腔内視鏡検査を行う．

6) 意識レベルの低下：上記のような合併症に伴う意識レベル低下以外に，侵襲を伴う手術操作や長期臥床による意識レベルの低下があり，鑑別を要する．特に高齢者では意識レベルの回復が遅い．

7) 擤鼻や排便時の息みなどにより鼻・副鼻腔の術創から顔面・頭蓋内に気腫を生じることがある．擤鼻や息みをしないよう，術前に説明しておく．

6 手術説明の要点

①頭蓋底手術はリスクが高く，15年前の世界的な統計では頭蓋底悪性腫瘍における手術関連死が5％近くにのぼっていた．したがって，頭蓋底手術は他の治療手段がない場合の最終的な治療であることを十分に認識してもらう．

②術後様々な重篤な合併症が予測される．さらに術後長期安静臥床が必要な場合がありそれが苦痛となることがある．

③前頭蓋底手術の場合，嗅覚消失は必須である．

DON'Ts

- 悪性腫瘍は分割切除をしない．
- 髄液ドレーンに陰圧負荷をかけ硬膜外貯留液を硬膜内に引き込まない．
- 頭蓋底閉鎖に生体材料以外の異物を用いない．

亀田総合病院頭頸部外科　**岸本誠司**

✓重要ポイント

近年，内視鏡による頭蓋底手術にも盛んに行われるようになってきたが，突発的な合併症の出現や完全切除が不能と判断した場合，直ちに外切開による頭蓋底手術に切り替えられるよう準備をしておくことが大切である．

A 基本的な手術治療

21 手術支援機器

DOs

- 支援機器は必須ではないが，高度な手術をよりストレスなく，安全に，早く行うためには非常に有用である．
- 各々の支援機器の特性をよく理解し，適切に適応を決め，有効に利用しよう．

機能手術を多数手がける耳鼻咽喉科・頭頸部外科は QOL と直結する手術が多く，近年ますます高度な手術をより低侵襲に行うことが根本的な命題として求められる場面も多い．手術支援機器は必須のものではないが，手術をよりストレスなく，安全に，早く行うためには非常に有用である．手術支援機器は導入時に大きなコストが生じるものも多く，すべての手術施設で導入できるものではないが，一部保険適用になっているものもあり，使用頻度，扱う症例数や重症度に応じて導入を考慮するとよい．

ここでは現時点で広く取り入れられており，かつ保険適用になっている，①ナビゲーション，②マイクロデブリッダー，③その他のものについて取り上げる．

1 ナビゲーション

a 適応

耳鼻咽喉科・頭頸部領域の手術は，眼窩，頭蓋底など危険部位が隣接し，また重要な神経，血管が走行するなど解剖学的に複雑で，個人差が存在する．また機能保存を考え，できるだけ低侵襲手術が望ましい．このようなこともあり，耳鼻咽喉科領域は全科の中でもっともナビゲーション手術が進んでいる領域である．機器の導入も 2015 年に行われた全国アンケート調査では回答のあった主要医療機関 163 施設中 83％にあたる 136 施設で導入されている．3 方向 CT あるいは MRI にて術中にどの部位をさわっているのかをリアルタイムに表示するシステムである．位置の特定には反射球とカメラを用いた光学式と，磁場発生装置を用いた磁場式が主流である（図1）．画像情報と患者情報を一致させるレジストレーションの方法も機種によって種々あるが，最近の機種では，レジストレーションを含め，多くの機種でセットアップの時間が短縮されている．

領域的には鼻科手術で使用されていることがもっとも多い．耳科領域では深部での精度の問題，頭頸部領域ではボリュームシフトの問題があり，限定的な使用になっている．鼻・副鼻腔領域は骨に囲まれており非常によい適応である．

特によい適応としては前頭洞病変，多発性嚢胞，好酸球性副鼻腔炎（出血が多くかつ病変が高度であり，内視鏡下鼻内副鼻腔

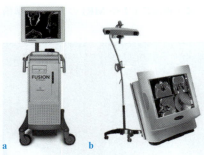

図1　ナビゲーションシステム
a．磁場式（Medtronic 社　Fusion）
b．光学式（BrainLAB 社　Kolibri ENT）
現在はこの 2 種類の方式が多く使用されている．光学式には反射球を認識するための双眼のカメラがついている機種が多い．

手術〔endoscopic endonasal sinus surgery：ESS〕IV型が必要なため）鼻・副鼻腔腫瘍，頭蓋底腫瘍などが挙げられる．

臨床上の必要性もさることながら，教育目的での使用も大変有用性が高い．

b　手術方法とコツ

数種類の機種が国内で使用が可能であり各々に価格差や特徴が異なる．光学式では通常のナビゲーションプローブ以外に任意の機器をレジストレーションすることによって種々の機器が使用できるが，やや煩雑であり，内視鏡との干渉で特に前頭洞操作をする際に，プローブの反射球がナビゲーションのカメラから隠されてしまうとナビゲーションが中断されることがある．この際にはナビゲーションのカメラ位置の変更などを行うといい．また磁場式は任意の機器は使用できないものの多彩なプローブがあり，かつplug-inですぐに使用できること，内視鏡との干渉がないことなどから現時点では実際の使用にあたってはもっとも使い勝手がよい．先端を曲げて使用できるプローブ（図2）が存在することと，マイクロデブリッダーも plug-in ですぐに使用できることなどが特筆される．磁場式では大きな金属の機器と一緒にプローブを握り組むと影響を受ける場合がある．

まず術前にCTやMRIのデータを準備し，レジストレーションを行う．解剖学的指標で内視鏡上も画像上もはっきりした構造で，位置が正しく表示されているかを確認する．レジストレーションがうまくいかない場合，術前CT撮影時と患者の現状の顔面などの形状に差がある可能性（CTに頭部固定用ベルトが写り込んでいる，テープや覆布の加減で顔面皮膚形状が変形している，等）を考える．術中に確認したい部位に応じて，場合によっては弯曲したプローブなどに持ち替えて位置を確認する．直で正しく位置が示されていても弯曲の大きなものではずれる場合があるので注意して確認を行い，十分に正しい位置を表示していることを確かめたうえで，目的部位の探索を行うとよい．使用中にズレが生じることも念頭においておく必要がある．術中に時々鼻尖や眼球，甲介基部など数種の解剖学的指標で位置の確認を行い，ズレが疑われる際には煩しがらずに，再レジストレーションをやり直す必要がある．

また嚢胞や腫瘍に関しては切除が進むにつれて術前画像と位置がずれるものが存在し，留意が必要である．たとえば下垂体腺腫の手術の場合，手術の進行に伴って正常下垂体が下垂してきて腫瘍との位置関係が変化することがある．ボリュームシフトとよばれるこれらの現象に対する先進的な試みとして，術中に再度CTやMRIを撮像しなおし，再度レジストレーションを行い，アップデートした情報をもとに手術を進める試みも行われているが，手術室全体の設備に対する莫大な投資や，手術再開までの時間的な損失の問題などまだ解決すべき問題が多い．

c　合併症

基本的に合併症を起こさないようにするために使用する支援機器であるが，ナビゲーション使用下においても残念ながら副損傷はゼロにはならない．筆者はナビゲーションの位置のズレによる頭蓋底損傷の経験

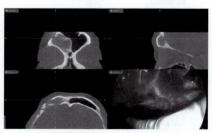

図2　マリアブルサクションによるナビゲーション
磁場式ナビゲーションのプローブの1つ，マリアブルサクション（Medtronic社）．先端を曲げることができるので前頭洞の深部や下垂体内のナビゲーションや簡易的なキュレット操作も可能である．

がある．頭蓋底に沿って存在する蜂巣がある場合，ナビゲーションがズレていると判断を誤り髄液漏を起こす場合がある（図3）．術中に意識して位置のズレを確認するクセをつけること，またナビゲーションを盲信せずに，特に危険部位とわかっている場合，ズレているとどのような副損傷を起こしうるか意識して次の操作を進めるとよい．たとえばメスで切開して穿破するのとマイクロデブリッダーで切除するのでは損傷が起こった際のダメージに大きな違いがあり，修復の可能性も大きく差が出る．

d 手術説明の要点

特に事前に使用に関するインフォームド・コンセントが必須であるわけではないが，使用を患者に告げることで安心感につながるメリットがあるかもしれない．

2 マイクロデブリッダー

a 適応

鼻科領域の手術を大きく推し進めた技術革新は第一には内視鏡の導入であるが，2番目にはパワードインスルトゥルメントの導入であろう．マイクロデブリッダー（図4）は吸引しながら吸い込まれた軟部組織を切除除去する装置でもっとも高頻度に導入されている支援機器の1つである．出血の多い症例でも切除を手早く進めることができ，非常に有用である．またバーとしても多彩な種類があり，前頭洞単洞化手術など必須の手術もある．

適応としては幅広く，すべての型のESSに適応され，ほかに良性腫瘍や下鼻甲介粘膜内手術にも使用できる．

非常に多彩な角度や太さのブレードが存在し，正面にある篩骨洞 蝶形骨洞だけでなく，前頭洞や上顎洞にも適応できる．また下鼻甲介粘膜下で使用する turbinate blade も存在し，アレルギー性鼻炎に対する internal turbinate surgery の手術機器としても手術が可能である．最近では副鼻腔の薄い隔壁を切除できるものや，高周波凝固と切除を同時に行えるものもできている．

バーに関しても多彩で，直で骨性嚢胞壁や厚い隔壁をしたり，弯曲のバーで frontal beak や前頭洞中隔を削除したりすることができる．鼻骨骨折変形治癒や外斜鼻の形成にも有用なセプトプラスティーバーなども存在する．術中に多彩なブレードを使い分けられることも魅力の1つであるが，保険でカバーされるものは1本のみでディスポーザブル使用のものに関しては保険点数でも完全にカバーはしきれていないのが現状であり，多数のブレードを使用すると病院からの出費分が増えるので使用に際しては適応をよく考慮して使用されたい．

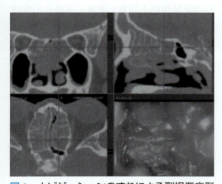

図3 ナビゲーションのずれによる副損傷症例
ナビゲーションは篩骨天蓋まで5mm程度距離があることを示している．しかし実際には操作部位は天蓋であり髄液漏が生じた．このように術中に誤差が生じることがあるので留意する必要がある．

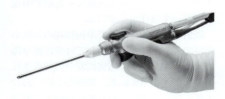

図4 マイクロデブリッダー
Medtronic社 M5．先端をシェバーとバーに変えることができる．先端部分の内筒の歯が反転しながら吸引された組織を切除する．

b 手術方法とコツ

大変有用な支援機器であるが同時に医療事故も多く,安全な操作方法を身につける必要がある.吸引された組織が内部で切除される構造になっているのでそれを十分に意識した使用方法が望ましい.特に眼窩内側板における副損傷は報告が多く,常に紙様板に押しつけて操作しないように意識をすることが必要である.以下にマイクロデブリッダーを使用するにあたってのコツを示す.

① 切除対象に押しつけずに吸われたものを切除する.
② 常に先端を明視下に置いて切除する.
③ 鼻腔内に挿入してすぐに切除を始めず,十分に切除組織を確認したうえで切除を行う.
④ 切除だけではなく,吸引管,剝離子としても使用することで効率よく手術を進める.
⑤ ポリープ病変などは下から切除すると良好な視野が確保しやすい.

バーとして使用する際のコツは1か所をピンポイントで深く削るのではなく,面で削るように意識をする.囊胞壁を解放する際も面で削って壁を薄くするように心がけ穿破をすると安全である.また隔壁を切除する際にも隔壁に対して垂直にバーを当てると先端がはじかれ周辺部に予期せぬダメージを与えることがある.隔壁の側面にバーの先端の赤道面を当てて削るとよい.マイクロデブリッダーと同様常々先端を明視下に置いて操作を心がける.

吸引切除を行えるので手術時間の短縮が期待できるが,使用に際しては常に雑な操作にならず,基本に忠実に安全に使用されることが強く望まれる.副鼻腔手術における鉗子操作と同様,盲目的に穿破するのではなく,隔壁を意識して十分に観察し,安全が確認されている骨壁を切除を行っていく.安全かつ正確にパワードインストゥルメントを使用できることは現代の副鼻腔内視鏡外科医に求められている命題と考える.

c 合併症

マイクロデブリッダーの使用による合併症にはマイナーなものからメジャーなものまで種々存在する.手術の効率は大幅に上がるが,医療事故の報告も少なくない.メジャーな合併症としては,特に眼窩内容物の吸引切除による眼窩合併症の報告が多い.眼窩内側板には紙様板とよばれる薄い構造があり,押し当てて使用すると簡単に眼窩損傷を起こすことになる.デブリッダーによる内眼筋の断裂は筋肉の切除断端の縫合が困難なことも少なくなく,避けなくてはならない.瞬間的な切除でも陰圧がかかっているので重篤な副損傷につながることもあり,基本操作に忠実に手術を行うことが重要である.眼窩損傷回避の留意点は根本的に通常の鉗子操作の手術と同様であるが,最大の違いは陰圧がかかって持続的切除が行われていることであり,瞬間的な操作でも重篤な副損傷をきたす可能性があることに留意して操作を行う必要がある.

マイナーな合併症としてはバーを使用した際に軸が高温になることがあり,外鼻孔の熱傷をきたすことがある.彎曲バーの長時間連続使用を回避したり,外鼻孔の保護をあらかじめ行っておくことで回避できる.

d 手術説明の要点

他の鉗子類と同様に,特に事前に使用に関するインフォームド・コンセントが必須であるわけではない.

2 その他

そのほかにも保険収載がある耳鼻科領域の周辺機器が存在する.

神経刺激モニター NIM レスポンスシステムは,術中に微弱な電気刺激によって顔面神経や反回神経を刺激することで顔面や声帯の動きをモニターし,音情報として術者に返すシステムである.電極を神経支配

筋に刺入し，筋電図と音（筋の収縮を変換）で認識・感知する．神経プローブでの刺激のみでなく，手術操作による神経への物理的刺激によっても音を発するため，神経損傷回避に役立つ．表面電極付挿管チューブを用いれば，同様に声帯筋の筋活動を捉えることができる．耳下腺腫瘍や甲状腺腫瘍によい適応である．

　超音波凝固切断装置(図5)は，鉗子型になった装置の先端部分によって動脈などをシールして凝固切断する装置で頸部郭清の血管処理にかかる時間を大幅に短縮できる．剝離操作に連続して凝固，切断が行え手術の流れを止めることなく，術者にストレスをかけずに安全に手術を進めることができる．頸部郭清術など連続した血管処理を要する手術で有用である．

　医療機器は日進月歩であり，新しい機器にも精通することが望まれる．ただし，安全にかつ有効に手術を進めることのできるツールを選び，それを適正な適応を判断し，安全な方法で活用することが重要である．

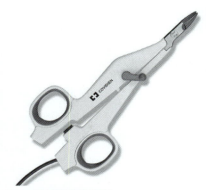

図5　超音波凝固切断器
数機種超音波凝固装置が発売されている．写真はLigaSure Curved, Small Jaw（Medtronic 社）．剝離，凝固，シールが連続して行える．

こういった支援機器の登場で手術そのものが飛躍的に進化することもある．術者としてはメス1本からこういった大型支援機器に至るまで手術道具にこだわりをもち精通したい．

関西医科大学総合医療センター耳鼻咽喉科・頭頸部外科　**朝子幹也**

第7章 臨床に役立つ基礎知識

1 聴覚障害
1) 小児

> **DOs**
> - ☐ 聴取能の改善と言語発達を推進することによって，就学や就労状況の改善を目指す．
> - ☐ 個別ニーズを把握したうえで，指導内容と難易度の選択を行い，言語発達を指標に全体的な底上げを目指す．
> - ☐ 音声以外のコミュニケーションと重複障害の診断も忘れずに．

1 個別ニーズの把握

小児難聴に対する聴覚を主としたリハビリテーションを考える場合，しばしば，「ハビリテーション」という用語が用いられる．これは，リハビリテーションという表現に「失われた機能を回復する」という意味が包含されるのに対して，小児難聴では，「いまだ確立されていない能力を1から積み上げる」という側面があるためである．

小児期に発生する難聴が与える最も大きなインパクトは音声処理能力の低下と，それに起因するコミュニケーションと学習に与える問題である．したがって小児難聴に対する聴覚を主としたハビリテーションの機能的ゴールは聴取能の改善と言語発達を推進することによって活動制限を軽減することであり，社会的ゴールは就学や就労状況の改善をすることによって参加制約を軽減することである．

小児での個別ハビリテーションでは，第一にそれぞれの個別ニーズの把握が必要である．

① **年齢**：現時点での暦年齢，難聴発生時の年齢，難聴発見時の年齢．
② **聴力**：現時点での難聴の程度，聴力型，進行の有無．
③ **補聴方法**：補聴を開始した年齢，現時点までのデバイスの変遷．
④ **コミュニケーションモード**：聴覚口話，手話，キュードスピーチ，指文字．それぞれの使用頻度．
⑤ **発達の評価**：運動発達，知的発達，言語発達，対人関係の発達等のそれぞれの発達段階．
⑥ **環境因子**：家族の教育への関与，現在までの教育歴．
⑦ **家庭環境**：家族構成，協力の程度，児に期待する状況等．

実際の(リ)ハビリテーションには，こうした個別ニーズを把握したうえで，①必要な指導内容の優先順位をつけ，②適切な難易度を選択したうえで，以下に示す介入・指導が実施される．

2 ハビリテーションの実際

a 補聴と装用指導

難聴発見直後の聴覚医学的介入は補聴器装用による活動制限の軽減が目標とされることが多い．特に小児期の難聴には原則は両耳・イヤーレベルでの装用で，耳介の成長にあわせてイヤーモールドの再作成を繰り返す必要がある．落下防止用のストラップを使用し，また小部品や電池の誤飲を防ぐよう指導する．

また，就学期の補聴器装用には周辺機器の使用も有用である．地元の小学校に就学した場合など，教室での2.4GHzデジタル無線通信等の無線通信システムの使用が必要となる場合がある．多くの場合，学校の行事や指導の中で，具体的にどのような状況で使用

するか(例:ホームルームの時間での使用)について教育現場と対話しながら設定を行う.また電池交換なども当初は保護者に対して指導するが,いずれかの段階で本人も機器の操作のプロセスに参加するよう促す.

b 人工内耳

補聴器での装用効果が十分でない場合には人工内耳の適応となる(適応基準については6章4.人工内耳手術を参照).幼児期の人工内耳のマッピングでは,電極の刺激に対して明瞭な反応が得られにくく,かつ集中が途切れやすい.通常は1回に4～5本の電極について神経反応テレメトリー等を参考に,聴性行動を確認しながら少しずつ進めていく.人工内耳術後に聞き取りや構音の状態が改善しても,就学後には日本語言語発達やコミュニケーションで問題を残す場合も少なからず存在する.このため就学前後にアラジン(assessment of language development for Japanese children:ALADJIN)などの特異的な言語発達評価を実施することが必要である.

c 音の聴取を促す活動

このプロセスはハビリテーションのもっとも初期に必要とされる.検出(自身や周辺からの音や韻律に気がつく),同定(どこから,どのような種類の音が聞こえるか),弁別(音の違いを区別し,音の大小を聞き分ける.音韻の弁別を行う),意味(信号音や言語音の違いを理解してその意味を理解する)などの観点から指導を行う.現実には対象者は乳幼児となることが多く,様々なゲームや,手遊び歌などの形で子どもたちが自然に楽しめる活動の中にこうした要素をちりばめていく.

d 環境調整

適切な音環境で聞き取ることは環境調整の基本であり,具体的には,①教室内の椅子や机の脚の防音,②騒音源の除去,③カーテン等を使った反響の制御等の具体的な事項について指導を行う.また,視覚的情報の用い方として,口型や顔の表情を読み取りやすい位置や照明についても説明する.環境情報の中には,背景となる文脈の理解も必要なことが多く,学校でのレジュメの使用や,ノートテイクでの対応を依頼する.障害者差別解消法では公的機関に参加制限や活動制限を取り除くための合理的配慮が義務づけられている.

e 発話(構音)の改善

初期には自然な発話を促し,遊びや生活の中でその意味を誘導できるようにする.構音の状態は補聴状況やマップを再考するための貴重な情報でもある.構音の獲得時期を過ぎても不自然な印象が目立つ場合には直接的な構音指導の対象となる場合もある.構音の状態の評価項目と指導のポイントには,個々の音節の適切な構音だけではなく,プロソディー,声質,話速の調整,息継ぎ,ラウドネスの調整,リズムの調整等が含まれる.

f 言語発達をターゲットにした指導

音声言語を中心とした指導の場合,日本語の理解(受容)と産生(表出)の両面についての指導が必要である.就学前の初期の段階では自然なコミュニケーション場面を用いた指導が中心となるが,就学以後にも残る日本語言語発達の遅れに対しては,言語学的な分析に基づいた指導が必要である.言語的な評価のためにはしばしば下記に示すようなドメイン別の評価(ALADJIN等)と介入が実施されることが多い.

- **語彙**:語彙そのものの拡充,語彙ネットワークの拡大,意味の推測と語彙の学習方略.
- **統語**:構文,語尾変化,活用などの日本語統語構造の理解と使用.
- **談話**:適切な接合により,複数の文を組み合わせて文意を構成すること.
- **語用**:コミュニケーションの流れの中で日本語を適切に用いる能力.

g コミュニケーションの指導

コミュニケーションの基本は,社会生活

A リハビリテーションの基礎知識

の中で一方が発信した情報を他方が受信して成立するが，それには単に情報の伝達だけでなく，情動的な共感や，相手の行動の制御なども含まれる．難聴児童ではこうしたコミュニケーションのための対人的な技術の発達が遅れることがあり，コミュニケーションに対する直接的な指導が必要なことも多い．コミュニケーション指導には，①アサーティブ技術：自分と相手の状況を適切に理解したうえでの自己主張技術，②ターンティキング：順番とタイミングを計ってコミュニケーションをすること，③コミュニケーション修復：コミュニケーションが失敗したときに元に戻す技術，などの項目がある．

h　保護者指導

特に難聴診断早期には重要な項目であり，①難聴・難聴者についての知識：聴覚について，聴覚障害児の特性や陥りやすい問題点についての知識を説明すること，②補聴器について：補聴デバイスや周辺機器の種類や使い方について説明すること，③福祉制度について：手当・年金の制度や，補装具交付の手続き等について，等を指導する．指導には保護者の心情に寄り添い，障害の受容過程がスムーズに進むような配慮が欠かせない．

3　その他の問題について

a　重複障害の存在

指導のプロセスで，重複障害の存在に気がつくことがある．学習障害はもっとも頻度の高い合併障害で，適切な診断と介入のためには認知機能の deep test が必要になる．文字の読み書きは，聴覚障害児が日本語を獲得するうえで重要な役割を果たすため，発達性ディスレクシアの合併には特に注意が必要である．自閉症スペクトラム障害が合併する場合，感覚過敏のためにデバイスの装用が困難になったり，コミュニケーション指導が困難になるなどする．主な対策は環境調整であり，視覚的に手順を明記したり，セーフゾーンを設定するなどが必要になる．環境調整は注意欠陥/多動障害の場合でも重要で，周辺の撹乱因子を除去した環境で，テンポよく指導を進める必要があるが，投薬によるコントロールが有効な場合も多い．視覚聴覚二重障害の場合，頻度が高いアッシャー症候群では，指導期間中に視覚症状が出現する場合があるため夜盲や視野狭窄などの症状の出現に注意が必要である．2つの障害のバランスによって対策は様々に異なり，補助員によるリスピークや指点字，触手話などのコミュニケーション指導を行う．

b　病院以外で実施されることが多い指導

近年，手話言語の社会的地位も確立されてきており，手話通訳等の社会的資源の活用も広く行われるようになってきた．難聴児に対する教育的介入は病院のみで実施されるものではなく，聴覚以外の様々なコミュニケーションモードを用いた指導が行われることも多い．病院で行われるハビリテーションを扱う本稿では詳述を避けるが，その重要性を理解することは必須である．

手話言語は，音声言語とは異なる言語体系をもつ自然言語の1つである．音声言語が聴覚-音声モダリティを用いるのに対し，視覚-手指モダリティを用いるのが手話言語である．また，手話言語の特徴としては，①空間的な配置が統語表現で重要な役割を果たし，②写像性を元に形成された手話単語の語彙と日本語の語彙とは必ずしも1対1に対応しない等の特徴があり，日本手話と日本語とは，常に一致するとは限らない．逆に日本語の語順に一致する形で手話表現を用いる場合を日本語対応手話（手指日本語）とし，この両者を区別するアプローチもある．手話言語の獲得のためには，豊富な手話の言語環境が必要であるため，環境調整は重要である．手話を第一言語とし，第二言語として日本語を獲得するというバ

イリンガルアプローチという手法もある．トータルコミュニケーションとは，効果的なコミュニケーションを確保するために，聴覚，手指，口形など，使用できる様々な手段（メディア）を同時に，相互補完的に用いることによって，個々の児によって異なる最適なコミュニケーションの方法をとることをいう．キュードスピーチ（キューサイン）とは，読話中心で理解することが困難な子音を視覚化するために顔面近くで8種類の手形を用いて子音を表現し，口型の情報を補完する手法である．指文字は，五十音のかな文字をそれぞれに対応した指の形で表し，追加する動きによって拗音，促音，濁音および長音など表現する．日本語対応手話で助詞を表現したり，固有名詞や新規語彙を表現したりする場合に使われる．キュードスピーチ（キューサイン）や指文字は日本語書記言語につながりやすいという利点をもつ．

DON'Ts

- ☐ 聴取能の改善だけがハビリテーションの目標ではない．言語発達やひいてはコミュニケーションや学習での活用を通じて社会で使える力の獲得を．
- ☐ 多様な障害の合併に注意を．

新倉敷耳鼻咽喉科クリニック　**福島邦博**

☑ **ALADJIN：Assessment package for language development in Japanese hearing-impaired children**

平成19年度から実施された感覚器障害戦略研究・聴覚分野「聴覚障害児の療育等により言語能力等の発達を確保する手法の研究」（研究リーダー：福島邦博）の成果の一部として，学童期の聴覚障害児の言語発達を多様な因子から検討するための検査パッケージとしてまとめられている．ALADJINでは質問-応答関係検査（TQAID），教研式標準学力検査（CRT-Ⅱ），絵画語い検査（PVT-R），標準抽象語理解力検査（SCTAW），語流暢性検査（WFT），失語症構文検査（STA），読み書きスクリーニング検査（STRAW），広汎性発達障害日本自閉症協会評定尺度（PARS），レーヴン色彩マトリックス検査（RCPM）から構成されており，主に語彙・統語・語用の評価を中心に行うことができる．ALADJINの実施により，言語ドメインごとの客観的評価および問題点の抽出，さらには指導プログラムの立案や指導効果の判定を行うことができる．この検査の聴児データは全国18都県の年長児～小学6年生までの計301名から，また難聴児は全国638名のデータからその得点分布が検討されている．実際の学年別得点データの分布は，pdfデータとしてネット経由で入手することが可能で，実施団体であるテクノエイド協会のホームページからダウンロードして使用することができる．http://www.techno-aids.or.jp/

聴覚障害児語彙発達は，多くの場合，典型発達児（聴児）に比し語彙発達評価のスコアが低く，おおむね2学年程度の遅れがあることが明らかとなった．しかし典型発達児の平均値とほぼ同程度のスコアを示す群もみられ，聴覚障害児の語彙の発達は個人差が非常に大きい．構文の発達では，聴覚障害群は早期に獲得されるべき構文（正語順文・授受構文の授文）の獲得では明白な遅れはみられなかったが，就学以降に獲得される後期獲得構文（授受構文の受文・逆順文・受身文・関係節文）では著しい遅れがみられた．TQAIDの得点分布はおおむね3群（上位群，中間群，下位群）に分かれ，上位群（約40%）は聴児（典型発達児）とほぼ同等である一方で，下位群（約20%弱）はRCPM低得点，PARS高得点などさまざまな問題を合併していると考えられる例が多く含まれていた．中間群（約40%強）は聴覚障害児の平均的グループを形成し，比較的良好なコミュニケーション能力のために言語発達の遅れは過小評価されがちであるが，それでも明らかに残る理解言語の遅れがみられた．

A　リハビリテーションの基礎知識

1 聴覚障害
2）成人

> **DOs**
> - 補装具の装用では，聞こえの程度に合わせた適切な調整をしよう．聞き取りに必要な音を耳から入れて，脳を順応させることがリハビリテーションの基本である．
> - 難聴発症に伴う心理的サポートや他者とのかかわり合い方などの支援をしよう．

1 聴覚障害のリハビリテーション

　成人聴覚障害のリハビリテーションには適切な補聴をして聴覚を活用する医学的なリハビリテーションと，十分に聞こえないことによるコミュニケーション障害を軽減するための社会的リハビリテーションが含まれる．前者には補聴器や人工中耳，人工内耳などによる聴覚補聴と，その調節や装用指導が含まれる．一方社会的リハビリテーションには聞こえづらいことを周囲の者にどのように理解してもらい，また，どのような働きかけ方が有効なのか，理解を深めることなどが含まれる．

2 補聴器の装用

a 補聴器の適応

　補聴器適応の決定は，まず純音聴力検査により難聴の程度を調べることからはじまる．一般に平均聴力レベルで35〜40dB以上の難聴で補聴器の適応となるが，社会的な必要性は各々異なるので状況に応じて判断する．語音明瞭度の低下を伴うときは，思うように言葉が聞き取れないこともある．加齢性変化など後迷路性難聴の合併がある場合は，過度の期待をしないよう説明することも大事である．片耳装用の際は語音明瞭度が良好な耳に使用する方が効果は期待される．しっかりと調整することで補聴効果が期待できるが，両耳装用をする場合，音の広がりや方向感などがさらに改善する可能性がある．

b 補聴器のタイプ

　補聴器はマイクで集めた音を増幅して出力するという音声増幅機能を基本原理とするが，入力レベルによって音声増幅の程度を調整するデジタルノンリニア方式のものが主流となっている．形としては耳掛け型や耳穴型が多くなっているが，従来からある箱形補聴器も操作のしやすさなどのメリットがある．耳栓については，オーダーメイドで耳型を採取して作成することができる．イヤーモールドとよばれ，出力された音が漏れ出ることを防いだり，耳栓自体の脱落を予防したりできる．耳穴型は小型化が進んでおり，中には外耳道骨部付近まで挿入する超小型タイプの物も登場している．また，装用時の圧迫感軽減のために，細く小さめの耳栓を使用する open fitting とよばれる物など様々なタイプがある．聴力レベルや操作性などに応じて選択する．

c 補聴器のフィッティング

　補聴器により耳への音入力を増幅し，装用した状態での聴覚閾値（装用閾値）が日常音声会話範囲に入ることを目標として機器設定することを補聴器フィッティングとよぶ．補聴器を装用していない状態（裸耳）での聴力閾値をもとに，周波数帯域ごとの増幅値を決定していく．裸耳の閾値と装用閾値の差を利得とよび，利得を決めることがフィッティングの第一歩である．会話領域（500〜2,000Hzの音域）でおおよそ20〜

50dB(HL)の装用閾値を目指すが，実際は周囲の雑音も増幅してしまい，うるさく感じることが多いので，不快になりすぎない範囲で利得を設定する．また，入力が無制限に大きくならないように最大出力音圧レベルを設定する．最近のデジタル補聴器では雑音抑制機能やハウリング防止機能など（耳栓から漏れた音が再度補聴器に入力されると，増幅を繰り返し，ハウリングをきたす〔ピーという大きな音〕）が搭載されている．

周波数帯域ごとの出力レベルを決定するためのフィッティング理論には様々なものがあるが，各補聴器にはこれらの理論を応用した専用プログラムが作成されている．実際には補聴器はインターフェイスを介してこれらのプログラムを搭載したコンピュータに接続され，聴力レベルなどを入力のうえ調整を行っている．

一方，装用の指導としては着脱の仕方，スイッチやボリューム，電池交換など基本操作の指導，耳栓，イヤーモールドの着脱，ハウリングへの対応などを行う．実際に装用した状態で聞き取りの具合や装用感などを1～2週間ごとに評価し，調整を加えていく．会話に十分な音を入力し，中枢（脳）を順応させていく過程で，数週間を要する．

d 補聴器効果の評価

装用を開始したのちには，定期的に装用閾値測定と言葉の聞き取り検査を行う．強大音がうるさくないか（最大出力音圧レベル），周波数各の入出力レベルに問題ないか（周波数レスポンス）をチェックする．装用に馴れて安定した時期になったあとも定期的に機器のチェックや聞こえの状態をチェックしよう．

聞き取りは，装用下での語音明瞭度が，非装用下での最高語音明瞭度に達することが目標である．また，自己評価としてアンケートなどを実施するのもよい．

 コツ

聴力障害の程度によっては障害者自立支援法に基づく補装具費支給制度により自立支援法対応補聴器の交付（一部補助）を受けられることがある．

 コツ

補聴器適合判定医，補聴器相談医，言語聴覚士と補聴器適合検査，さらに認定補聴器技能者資格制度と「補聴器適合に関する診療情報提供書」（2014）については日本耳鼻咽喉科学会ホームページなどを参照されたい．

3 人工内耳の装用

a 人工内耳の適応

90～100dB以上の重度難聴やろうの場合，補聴器装用閾値は50～60dB程度にとどまることが多い．両側90dB以上の難聴で補聴器装用効果が乏しい場合人工内耳の適応になる．手術後は30～40dBの人工内耳装用閾値が十分可能であるが，これは中等度難聴の人が補聴器を使用した際の状況に近い．ただし高度難聴であった期間（失聴期間）が長いケースなどでは人工内耳装用効果の限界につき術前の説明が重要である．また，人工内耳を介した音は以前の聞こえ方とは質的に異なることもあり，以前の聞こえとの違いにならしていく訓練が必要になる．

近年では，高音域は聞こえないが，低音域に聴力が残っているタイプの難聴（高音急墜型難聴）を対象に人工内耳と補聴器の一体型である残存聴力活用型人工内耳が保険適用となった．低音部は従来の補聴器のように音響刺激を加え，高音部は人工内耳と同様に直接聴覚神経を電気刺激することで双方の周波数帯をカバーする仕組みになっている．

残存聴力活用型人工内耳　EAS（electric

acoustic stimulation)の適応は,
1) 純音による左右気導聴力閾値が,
　125Hz, 250Hz, 500Hz の聴力閾値が 65dB 以下
　2,000Hz の聴力閾値が 80dB 以上
　4,000Hz, 8,000Hz の聴力閾値が 85dB 以上
を満たす場合(ただし上記の周波数のうち,1 か所で 10dB 以内の範囲で外れる場合も対象となる).
2) 補聴器装用下において静寂下での語音弁別能が 65dbB SPL で 60% 未満.
3) 適応年齢は生後 12 か月以上.
4) 手術により残存聴力が悪化する可能性を十分理解し受容している.
と,なっている(図1).

b 人工内耳の調整

人工内耳手術後はじめて電極を電気的信号により刺激することを「音入れ」とよび,通常手術後約 2 週間で行うことが多い.人工内耳ではマイクから入力された音声情報をスピーチプロセッサが処理し,埋め込んだ電極にその情報を伝え,電極から生体へ刺激が送られる.その音声情報処理にかかわるプログラムを設定する作業をマッピングとよび,できあがったプログラムをマップとよんでいる.人工内耳手術後のリハビリテーションは,まずこのマッピングを行うことから始まる.

音響信号を電気信号に変換する方法を音声コード化法とよぶが,人工内耳の機種によって異なる.代表的なものとして SPEAK 法,CIS 法,ACE 法,SAS 法などがある.人工内耳をプログラム用のコンピュータに接続して,コード化法を選択の上,刺激モードや刺激量,電極間のバランスなどの調整をする.はじめは入力が過大にならないように電極ごとの刺激量を調節していく.音感覚を検出できる最小のレベル(最小可聴閾値)と不快にはならない程度の最大刺激レベル(最大快適レベル)を設定する(コクレア社製人工内耳ではそれぞれ T レベル,C レベルとよんでいる).装用者の感覚にもとづき音量や音質の微調整をし,日常生活において装用開始する.マップは複数作成し使用することもできるので各人に合ったマップの選択が可能である.

一方,残存聴力活用型人工内耳(electric acoustic stimulation:EAS)では低音部は音響刺激を,高音部には電気刺激をいれて,それぞれ調整をする.この技術を可能としたのは,蝸牛の残存機能を障害しないように開発された細く柔軟性のある電極と,それを最小限の侵襲で挿入する低侵襲手術(soft surgery)である.

c 装用後の評価

マップが設定されたら,実際装用下でどの程度の閾値が出ているか測定する.また,聞こえの状態の評価として単音節,単語,文の聞き取りなどを評価する./a,i,u,m,s,sh/の6つの音(Ling6音)はその周波数,音圧が会話領域内に分散しており,聞き取りを確認するのに有効である.失聴期間が短い例では音入れ直後から良好な聞き取りを示すことも多い.一方失聴期間が長い場合で

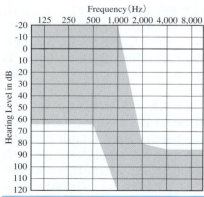

図1 残存聴力活用型人工内耳の適応となる聴力像(灰色部分)
(新医療機器使用要件等基準策定事業(残存聴力活用型人工内耳)報告書.日本耳鼻咽喉科学会,2014)

は音の検知はできても内容的な理解が困難なケースもある．人工内耳のリハビリテーションでは，難聴をきたす前に中枢（脳）で認識（記憶）していた音像と，人工内耳を介した入力刺激を結びつけていく必要がある．一般に術後6か月程度で聞き取りが安定することが多い．また，口元の形（口形）をみながら音声情報に視覚情報を加えていくことも多い．

聴取訓練は，はじめに音の検出（音の存在に気づく，単語の長さの違いなどの認識など）を達成したら，音の弁別（母音や子音の弁別，単語や文の識別），内容理解（長文内容の理解，読みあげた言葉や文などの聞き取り）と，順次進めていく．日常生活で音刺激を受けること自体がリハビリテーションになるが，さらに周りとの接し方，話し手と聞き手の環境づくりなどコミュニケーション方法の指導などを行う．

4 社会的リハビリテーション

後天的に聞こえが低下する成人難聴では，障害の発生による心理的影響が大きく，障害自体の受容や理解に時間を要することがある．適切な補聴をしながら心理的サポートを行い，難聴に伴うコミュニケーション障害への対応方法などを身につけていけるよう支援する．

補聴器，人工内耳装用者の多くは話者の口の形や身振り，手振り，ジェスチャーなどを補助手段として使うことが多い．また，騒音下での聞き取りが困難な傾向があるから，話者は装用者に対して顔，特に口元をみせて，できるだけ静かなところでゆっくりと，はっきりと，大きめの声で話しをするのがよい．難聴は外観からはわからないため，人との対話に際して，自分が聞こえづらいことを相手に伝え，聞こえやすい話し方を促すような働きかけができるとよい．また，難聴による不自由さのあまり会話自体を億劫に感じたり，人との関わりを遠ざけたりすることもある．むしろ難聴であることを周囲に知らせ，外向きの態度を形成していくような支援が望ましい．

そのほか，補助機器の活用を勧めるのも有益である．FM補聴システムは話者がFM送信機を使用し，補装具と通信させるため，周囲の雑音抑制などに効果があり，学校の教室内や会議などで活用される．また，磁気ループシステムでは音声信号を磁気ループの導線にのせ，補装具で受信するもので，劇場，会議室など広い場所に設置することで多人数が同時に利用可能である．

また，聴覚以外の活用手段として家庭内では振動や視覚（光）を使って玄関のチャイムや電話の着信を知らせる機器などもあり，必要に応じて活用してもらう方法もある．

ところで，同じ障害をもつ人たちには共通した悩みや心情をもつことも多い．全日本ろうあ連盟，全日本難聴者・中途失聴者団体連合会，人工内耳友の会などがあるので，このような情報提供をすることも重要である．

A リハビリテーションの基礎知識

DON'Ts

- ☐ 安価な集音器が市販されているが周波数ごとの調整がないなど，補聴器とは異なるものである．耳鼻咽喉科医としては聴力にしっかり適合した補聴装用を勧めたい．
- ☐ 補聴器，人工内耳の定期チェックを忘れない．機器の不具合には気づかずにいることもある．

東京医科大学茨城医療センター耳鼻咽喉科　**西山信宏**

A リハビリテーションの基礎知識

2 平衡障害

DOs

- [ ] リハビリテーションは，急性前庭障害発症後のできるだけ早期よりはじめる．
- [ ] 良性発作性頭位めまい症に対しては，エプリー法をはじめとする理学療法が極めて有効である．

1 平衡障害と前庭代償

前庭神経炎や内耳炎などによる一側の急性前庭障害の直後には，著明な健側向きの自発眼振や障害側への頭部および頸部の変位，障害側への転倒などの体平衡障害が出現する．しかし，これらの激しい症状は，前庭機能の回復がなくても時間経過とともに軽快していく．この現象は前庭代償とよばれ，小脳・脳幹を中心とする中枢神経系の可塑性に基づいて達成される．

前庭代償の過程は，内耳障害直後に生じる急性期前庭代償とその後数か月かけて徐々に生じる慢性期前庭代償に大別される．急性期前庭代償は，前庭障害から1週間程度の期間に生じる．この期間には自発眼振の消失やめまい感の消失，静的な状態における体平衡障害の回復などが生じる．この過程には，前庭神経核や小脳の可塑的変化が深く関与している．前庭代償慢性期は，その後数か月間にわたって生じる．この期間には，体動時におけるめまい感や体平衡障害が徐々に回復する．

多くの場合，前庭代償が完成すると体動時のめまい感も消失するが，前庭動眼反射の利得の左右差は残存していることから，前庭代償の完成による機能回復には限界があることが知られている．

2 平衡障害に対するリハビリテーション

末梢前庭障害後のめまい症状や体平衡障害の改善には，積極的に身体を動かすことが有効である．これは，体平衡に関与する前庭系・眼運動系・深部知覚系の3つの入力系に有効な刺激を与えることによって，前庭代償において重要な役割を果たす小脳・脳幹の可塑的変化を促し，めまい症状や動的状態における平衡障害の改善を図るものである．

具体的には，以下のような訓練を行う．
① **眼球運動系**：指標を上下・左右に移動させる訓練を行い，視線を変えたときのめまいの改善を図る（図1a）．
② **前庭系**：固定した指標をみながら，頭を上下左右に動かし，頭を動かしたときのめまいの改善を図る（図1b）．
③ **体平衡**：開眼・閉眼の状態で直立して，バランスをとる訓練や，継ぎ足歩行や片足立ちでバランスをとる訓練を行い，静的・動的状態における体平衡の改善を図る．

いずれの訓練も簡単なものからはじめ，徐々に難しい課題に移行していくようにする．めまいリハビリテーションの効果は，前庭障害出現後，より早期に開始する方が高い効果が得られる．患者の様子をみながら，できるだけ早期にリハビリテーションを開始する．

コツ

めまい発症直後の患者は，めまいに対する恐怖感が極めて強く，リハビリを嫌がることが多い．疾患の病態やリハビリテーションの意義を説明し，恐怖感を取り除いてから徐々にはじめていく．

第7章　臨床に役立つ基礎知識

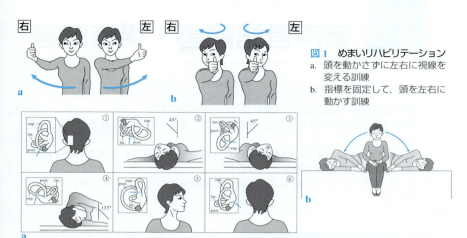

図1　めまいリハビリテーション
a. 頭を動かさずに左右に視線を変える訓練
b. 指標を固定して，頭を左右に動かす訓練

図2　良性発作性頭位めまい症のリハビリテーション
a. 左後半規管の良性発作性頭位めまい症に対するエプリー法（sup. 前半規管　lat. 外側半規管　post. 後半規管）　b. ブラント-ダロフ法

3　良性発作性頭位めまい症に対する理学療法

　良性発作性頭位めまい症は，耳石器より剝奪した耳石の粒（結石）が半規管に迷入することによって生じると考えられている．結石が半規管のカナル内に浮遊し，身体を動かすたびにカナル内を移動して半規管を刺激し，めまいを引き起こす状態をカナル結石症，結石が半規官膨大部のクプラに付着して，身体を動かすたびにクプラが大きく動いてめまいを生じる状態をクプラ結石症とよぶ．良性発作性頭位めまい症では，後半規管のカナル結石症の頻度がもっとも高い．本疾患に対する治療として，エプリー法がある．これは，頭部を後半規管に沿ってゆっくり動かすことによって，カナル内の結石を耳石器に戻す方法である（図2a）．本法を有効に行うには，頭位変換眼振検査による患側を決定する必要がある．

　また，カナル結石症，クプラ結石症のいずれのタイプに対しても有効な理学療法としてブラント-ダロフ法がある（図2b）．これは，頭部を激しく動かすことによって，半規管内の結石を動かして，耳石器内に戻るのを期待する方法である．1セットとして5往復程度を1日に2〜3セット行う．

> **DON'Ts**
>
> ☐ 良性発作性頭位めまい症の診断および患側の決定には，頭位変換眼振検査が必須である．他疾患を除外し，診断を確定させてから理学療法を行うこと．
> ☐ 良性発作性頭位めまい症の理学療法の際にも，強いめまい感を伴う．疾患の内容や理学療法によってめまいが生じることをあらかじめ説明してから行うこと．

東京大学医学部耳鼻咽喉科　**岩﨑真一**

A リハビリテーションの基礎知識

3 音声言語障害・構音障害

DOs

- 疾患を治癒させることと，リハビリテーション・ハビリテーションのゴールを目指すことは一致しないことを意識して，現実的なゴール設定と修正を常に行う．
- 患者の負担を減らすという視点から，外科的処置を適応する検討や社会資源活用のための診断書作成などにかかわる．
- リハビリテーションスタッフへの適切な助言を含めた診療方針の明示が求められる．

1 疾患概念

音声言語障害・構音障害には様々な病態が含まれるが，患者が困ることは自分の思いどおりにコミュニケーションがとれないことに集約される．人の話を聞いて，それに対して何かを感じたり，何かの意見を言いたくても，それを表現することができない．自分の思いどおりに相手に意志を伝えることができない状態が続くと，もどかしくイライラする．病状としては軽症で，家族や医師が大したことはないと評価していたとしても，患者本人には重篤感があり，その行き違いから思わぬトラブルに発展する可能性があることをまず理解しておく必要がある．

2 リハビリテーションのニーズとゴール

音声言語障害・構音障害の原因となった疾患を特定し，それを治癒させることがリハビリテーションのゴールではない．患者本人からのニーズに対して現実的に達成可能なゴールを設定すること，そのゴールに到達するための方略を考えることが医師には求められる．

たとえば，喉頭摘出後の患者において声帯を機能的に復活させることは不可能である．食道発声を獲得するためのリハビリテーションをする，あるいは気管食道シャント（TEシャント）によって代用音声を得る，ということは病気を治癒させているわけではない．しかし，それらをうまく誘導できて発語することが再びできるようになる．それがリハビリテーションのゴールとなる．

3 耳鼻咽喉科医に求められること

耳鼻咽喉科医には3つのことが求められる．

① 障害の軽減につながる処置や手術ができるかどうかを判断し，できるのであればそれを行う．
② 病態を理解し，言語聴覚士などのリハビリテーションスタッフに的確な指示を出し，リハビリテーションの実施に必要な情報を提供する．言語聴覚士はリハビリテーション計画書と指示箋がなければ，言語聴覚療法を実施することはできないことから，これらの書類の作成を求められることがある．リハビリテーション計画書と指示箋をリハビリテーション医が書くこともあるが，リハビリテーション医に「なぜしゃべることができないのか」についての助言は必要となる．

また，リハビリテーション中にその効果の判定と設定していたゴールの修正を

するために，改めて評価を求められることも多い．どのような情報をリハビリテーションスタッフや患者本人に提供すればよいのかを考え，そのための検査を実施し，結果を説明することが求められる．
③行政書類の作成医師の仕事である．身体障害者手帳申請にかかる診断書や補装具費支給意見書などの行政書類の作成は指定された医師にしか許されていない．たとえば，身体障害者手帳を申請するための診断書の作成において耳鼻咽喉科医の作成が許されるのは聴覚障害，平衡機能障害，音声言語障害，摂食嚥下障害である．これらの診断書は原則としてほかの診療科の医師が作成することはできない．

その中でも音声言語障害の等級判定には数値化された障害状況の判定基準がなく，曖昧で難しいという意見も多い．しかし，身障手帳の交付要件を満たしている身体障害者が該当する障害者手帳を所持しないということは，本来受給されるべき行政サービスを受けることができないことを意味している．判断が難しいという理由で診断書等の作成を躊躇することは許されない．

音声言語障害による身体障害者手帳の等級を判定する基準としては，「家族ともまったくコミュニケーションがとれない」場合が3級相当であり，「家族の通訳があればなんとか日常生活をするうえで最低限のコミュニケーションがとれる」場合が4級相当となる．この場合の「家族とのコミュニケーション」は音声言語によるコミュニケーション手段だけを指しており，筆談や手話によってのみコミュニケーションがとれている場合には「コミュニケーションがとれていない」として扱う．

4 音声言語障害・構音障害の病態

音声言語障害・構音障害をきたす代表的な病態を表1に示した．表のうち，鑑別を要する疾患については音声言語障害として身体障害者手帳の申請はできない．

耳鼻咽喉科医は「聞く」と「話す」について日常診療上問題にすることが多く，その取り扱いにも慣れているが，言語活動は「聞く」「話す」に加えて「読む」「書く」「計算をする」「推論をする」から構成されている．そのいずれかが障害されても言語障害とい

表1 音声言語障害の病態

障害部位	生理学的機能	病態	特徴のある病態	鑑別を要する疾患
耳	聞く	難聴		詐聴
脳	理解する	失語症 言語発達障害	語聾 聴覚情報処理障害	機能性難聴 注意欠如・多動性障害
	考える		ゲルストマン症候群	認知症
	話そうとする		発語失行症 麻痺性構音障害	知的障害 自閉症スペクトラム障害
		嗄声	ワレンベルグ症候群	
喉頭	発声する	失声・嗄声	痙攣性発声障害 無喉頭	機能性失声症
舌・軟口蓋	発語する	構音障害	口蓋裂 頭頸部腫瘍術後	

うべきである．しかし「聞く」「話す」の能力がある程度保持されていると，耳鼻咽喉科医には言語障害として認識しづらくなる．

言語障害として認識されづらい代表的な疾患がゲルストマン症候群である．ゲルストマン症候群は「字が読めるのに書けない」「計算ができない」に加えて「左右がわからない」「どの指が動いているのかが実感できない」の四徴がそろったときの症候名である．下頭頂小葉を中心とした領域の脳の障害として理解されており，多くは脳卒中後にみられるが，発達障害として発現し重篤な学習障害へと進展していくこともある．

「字が書けない」「計算ができない」は社会生活を送るうえで多大な支障をきたし，当人にとっては重篤な症状となるが，ゲルストマン症候群単独で「聞く」「話す」能力が低下し，会話が成立しづらくなるまでのことにはまずならない（構音障害はありうる）．障害者（児）として周囲に理解されることはほとんどなく，本人の重篤感と周囲の理解が乖離するもっとも典型的な疾患である．

身体障害者手帳の適応も難しいが，リハビリテーション・ハビリテーションは必要である．耳鼻咽喉科医がゲルストマン症候群に直接かかわることは少ないとしても，言語障害の部分症状として理解し，社会生活を送るうえで支障を生じやすいことは考慮すべきである．

5 検査

a 聴覚検査

リハビリテーションの立場で聴覚検査を評価するときには，純音聴力検査に加えて語音聴力検査の解釈が問題になる．この2つの検査を組み合わせることによって「聞こえていても言葉としては聴きとれていない」状態を適正に評価することが重要となる．

聴覚情報処理障害では静寂時の語音了解度は影響を受けにくいが，雑音を負荷すると語音了解度が低下することが特徴となる．スピーカによる音場語音聴力検査ができる施設は限られているが，可能であれば雑音負荷の有無によって語音了解度がどのように変化するのは確認しておきたい．

機能性難聴では純音聴力検査が難聴であることを示しても語音聴力検査結果が良好になることが特徴であるが，そこに雑音を負荷するとやはり語音了解度が低下することが多い．そのような症例は，職場や学校では言葉が聞きとれないことを訴える．診察場面での医学的な評価以上に困難を感じていることを理解し，対策を講じる必要がある．

b 内視鏡検査

通常の形態を評価する内視鏡検査に加えて，発声や発語の負荷（例，「かずちゃんはパパと動物園に行きました」「白いシロクマしっぽも白い」など）を加えながら観察することが重要である．観察ポイントは上咽頭と中咽頭，喉頭にあり，上咽頭では鼻咽腔閉鎖ができているかどうかが問題となる．中咽頭では舌根の動きを観察する必要があるが，喉頭破裂音などの異常構音における舌根や喉頭の動きは特徴的であり，症例を経験することによって診断精度を上げることができる．

内視鏡検査の所見は診断のみならず，リハビリテーションの効果判定にも用いられる．鼻咽腔閉鎖のためのトレーニングや音声治療においては，発語や発声時の咽頭や喉頭の所見を患者本人にみせてフィードバックすることにより，トレーニングを効率よく行うこともできる．

c 音響分析（構音検査）・音声機能検査

構音や音声の状態を記録しておくことは治療やリハビリテーションの効果を判定するうえで重要なことである．発声・発語時の録音や録画は診療上貴重なデータとなる．さらに発話時の声量のゆらぎや声の高さのゆらぎ，発声時の呼気流率を測定し記録に

残すことができればよいが，それぞれのパラメータを算出するためには専門機器を必要とするため，一般的に普及しているとはいいがたい．

これに対して，日本音声言語医学会などが編集した構音検査語表を用いた聴覚印象による構音パターンの評価は少し練習すれば，効率よくすべての構音について評価することができるようになり有用である．選択されている語は幼児にも適応できるように考慮されている．

音声の評価は聴覚印象によって嗄声の程度を評価するGRBAS（グルバス）尺度と，最大発声持続時間であるMPTが日常診療ではよく用いられる．いずれも評価者の主観が検査結果に反映されるので，データの再現性には課題があるが，同一評価者が条件をそろえて同一被験者を評価することで，治療やリハビリテーションの効果判定に用いることが可能となる．

d 知能検査や失語症検査などの高次脳機能検査

高次脳機能を評価する検査バッテリーには様々なものがあり，目的に合わせて検査を選択する必要がある．特に幼児や学童に適応する場合には適応年齢に考慮する必要がある．たとえば知能検査であるWISC-IVの適応年齢は額面上5歳2か月以上であるが，語彙年齢が5歳に達していない場合には検査そのものが成立しないことも多い．

検査結果の解釈においても注意が必要である．高次脳機能としての言語活動は脳の多くの機能を総動員して実行されている．たとえば，失語症を評価する標準失語症検査（SLTA）は「聞く」「話す」「読む」「書く」「計算する」を個別に評価することができるが，典型的な運動性失語症であっても「話す」「書く」だけの評価点が下がるわけではない．必ず「聞く」「読む」にも影響がでることを考慮したうえで，その検査結果が正しく病態を反映しているかを検証する必要がある．

このことは発達途上の小児であっても同様である．WISC-IVは「聞いてからしゃべる」を評価する言語理解とワーキングメモリ，「見てから操作する」を評価する知覚推理と処理速度の4つに分類したうえで群指数によりその成績が示される．末梢性の障害である内耳性難聴が言語発達に影響を与えているのであれば，言語理解とワーキングメモリが知覚推理と処理速度から乖離して低くなるが，脳機能の問題で言語発達が遅れているのであれば，そのような特徴はなくなる．

6 リハビリテーションの実際と留意点

耳鼻咽喉科関連のリハビリテーションを実行するのは言語聴覚士であることが多い．その言語聴覚士が求める情報をいかに的確に提供できるかを，耳鼻咽喉科医はまず考えるべきである．

また，患者や家族への説明の際に，病院内や社会での立場から考えると医師には言えても言語聴覚士には言いづらいことは多々ある．特に家族が期待しているほどのゴールが設定できないとき，あるいは設定していたゴールにたどりつかなかったときの説明は医師が責任をもってするべきである．

a 音声治療

音声治療は音声言語障害のリハビリテーションの中で，もっとも医師の役割が大きい分野になる．

音声治療では声の衛生管理と発声様式のトレーニングの2つが大きな柱となる．発声様式のトレーニングは言語聴覚士にまかせるとしても，声の衛生管理については医師による指導が欠かせない．節煙や禁煙，発声制限などは患者本人の生活習慣を変えるようなことを要求することから，医師が根拠を示しながら説明した方が納得は得られやすい．

また，音声治療の最中に内視鏡の画像を

患者本人にみせて,その治療効果を患者本人に確認する,あるいは発声様式のトレーニングによって声帯が意図したとおりの動きになっているかどうかを言語聴覚士と一緒に確認することは,患者本人のやる気を引き出し,リハビリテーションの効率を上げるうえで重要となる.

b 構音障害

「発音がおかしくなる」病態は実に様々である.病態を切り分けるための大まかな指針を図1に示す.いくつかの病態が併発することも多いことから,リハビリテーションをするうえで正確な診断をすることが困難であることも多々経験する.それでも「なぜ発音が悪くなったのか」「どうすれば少しでも軽減できるのか」を考察したうえで,言語聴覚士に言語聴覚療法を依頼することは患者の負担軽減にもつながる.

c 言語障害

言語機能は「聞く」「話す」「読む」「書く」「計算する」「推論をする」から構成されている.脳卒中などの理由で高次脳機能の一部が弱り,失語症を呈した場合,「読む」が「聞く」と一緒になって落ちることが多い.一方,「書く」は「話す」を巻き込むときと「計算をする」を巻き込むときがある.これらは原則論であり,前述のとおり,言語機能はお互いに密接な関係をもちながら,1つの機能が低下すれば言語機能全般の機能が低下する.また,構音障害も併発することが多く,構音障害の特徴から言語障害の特性を把握することも重要である.

d 小児の言語発達障害と発達障害

小児特有の問題として,成長のたびに評価を繰り返し,ゴールを何度も変更する必要がある点が成人とは大きく異なる.たとえば,3歳の子どもが平仮名を読めなくて

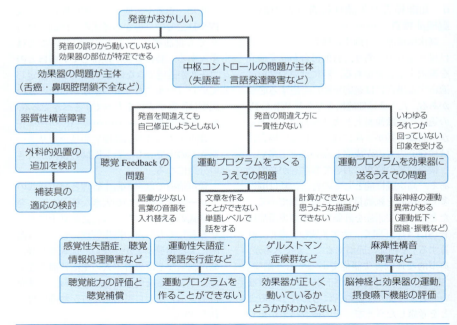

図1 「発音が悪い」場合の病態分類指針

も大きな問題はないが，8歳の子どもが平仮名を読めなければ大問題である．では，8歳の時点で平仮名が読めない子を見つければよいのかというとそうではなく，理想的には4歳ぐらいに文字を読むための基礎的能力を構音パターンなどから評価し，必要に応じてトレーニングをすることが推奨されている．

言語発達の状況から将来発生するかもしれない言語障害を予想し，それぞれに対処することが繰り返し要求され，医師にも言語聴覚士にもそれなりの知識と経験が必要となる．もちろん予想どおりに発達しないのが子どもの常である．ある言語障害の発生を予想したにもかかわらず，実際には何の問題も発生しないことはよくある．

言語発達障害があるのであれば必要な対応であっても，本当に必要だったのかどうかは発達したあとでわかる．過度に保護者の悩みを増やすことはあってはならないが，「言語障害のない子どもであっても決して無駄にはならないこと（タイミングをはかりながら発音させましょう，お絵かきをしましょう，なぞなぞをしましょう，など）」をトレーニング内容に含め，子どもの成長を見守ることが必要となる．

昨今，自閉症スペクトラム障害（ASD）や注意欠如・多動性障害（ADHD）などの発達障害と診断される子が増えている．これらの発達障害と言語発達障害はむしろ高率に併存している．言語発達障害だと診断したからASDではない，あるいはADHDだから言語発達障害はない，ということではない．したがって，これらの発達障害の中から言語発達障害の部分をきちんと切り出して，適切な言語聴覚療法に結びつけることができるかどうかも重要な課題となっている．

県立広島病院小児感覚器科　**益田　慎**

A リハビリテーションの基礎知識

4 嚥下障害

DOs

- [ ] 患者の身体・精神状態を把握し，口腔から咽頭・喉頭の運動と感覚を確認する．
- [ ] 可能であれば訓練の前に嚥下内視鏡検査や嚥下造影検査による機能評価を依頼する．
- [ ] 食材を用いない基礎訓練と，用いる摂食訓練を，患者の状況により組み合わせる．

嚥下障害の診療において，治療法の選択や治療の目標となる到達点の設定は，各々の患者の障害の内容・程度や生活背景にあわせて計画される．治療は患者の摂食状況や機能の評価に始まり，全身状態の改善や原疾患の治療に引き続き，摂食嚥下リハビリテーションが主たる治療法になる．本稿では，初診時の評価，嚥下機能評価に関して述べたあとに，嚥下リハビリテーションの代表的な訓練法を紹介する．

1 初診時の評価

嚥下障害の患者が来院した際には，摂食状況や誤嚥の有無に関する問診を行うとともに，患者の精神的状況と身体的状況を把握することが重要である．摂食障害による脱水や低栄養がある場合，補液や経管栄養による補正を行う．特に高齢者では，全身状態が改善することで摂食嚥下が問題なく回復する例がある．誤嚥による肺炎を併発している場合には，その治療を優先させる．全身状態の評価と改善を行いながら，リハビリテーション治療の適応を検討する．

治療の適応を考えるうえで，精神機能と身体機能の評価が重要である．

a 精神機能の評価

安全で十分な経口摂取には，食事に対する意欲があり，食物を適切に認識することが前提となる．Japan Coma Scale（JCS）ないし Glasgow Coma Scale（GCS）による意識レベルの評価や，長谷川式簡易知能評価スケールや mini-mental state examination（MMSE）による認知機能の評価を行う．

b 運動機能の評価

肢体の運動機能と呼吸機能の両者の評価が重要である．肢体の運動機能として，摂食嚥下に必要な姿勢の安定性や上肢の可動性，および移動能力を観察する．頸部の後屈や不安定性は円滑な嚥下運動の障害になる．一方，呼吸機能の低下は誤嚥物の喀出力低下の原因となり，肺炎の発症や嚥下障害の増悪につながる．随意的な咳嗽を指示し，喀出力が十分かどうかを観察する．

嚥下障害患者は高齢者に多く，必ずしも患者自身の高い理解度を必要とはしないが，治療に対する意欲ならびに家族の理解と支援が必要である．特に治療後の生活支援は重要な要素であり，病院において実施できたリハビリや摂食が家庭や療養型施設においても継続できるように，患者を取り巻く環境を整備する必要がある．

2 嚥下機能評価

嚥下機能検査はリハビリテーション治療の開始前に様々な手技の適応を考えるために必要であるとともに，治療中や治療後の嚥下の状態を評価してトレーニング法を変更していくうえで重要である．ここでは在宅や施設でも可能な簡易検査と，医療施設や往診で行われる嚥下内視鏡検査（fiberoptic endoscopic evaluation of swallowing：VE），病院で行われる嚥下造影検査（videofluorographic examination of swallow：VF）に関して述べる．

a 嚥下機能のための簡易検査

簡易検査は，ベッドサイドや日常生活現場において可能であり，摂食嚥下機能のスクリーニングと経過観察を簡単に実施するうえで有用である．

1) 反復唾液飲みテスト（repetitive saliva swallowing test：RSST）

口腔内を少し湿らせたあとに空嚥下を指示し，30秒間に何回の嚥下ができるかを教える．2回以下を異常と判定する．随意的な嚥下の繰り返し能力をみる安全なスクリーニングテストである．ただし，RSSTが3回以上でも必ずしも嚥下機能が正常というわけではないことに留意する．

2) 水飲みテスト

いくつかの方法が報告されている．3mL水飲みテストでは，冷水3mLを口腔前庭に注ぎ嚥下を促し，嚥下運動，呼吸状態，むせの有無に関して評価を行う．

3) 食物テスト

少量の食物を嚥下させて，嚥下状態や誤嚥の有無を判定する．プリンなどを用いる．

4) 血中酸素飽和度モニター

実際の食事場面や，水・食物などを嚥下させた際の血中酸素飽和度の変化をみる．2％以上の低下を有意とする報告が多い．

b 嚥下内視鏡検査（VE）

経鼻的に軟性内視鏡を用いて実施する嚥下機能検査であり，咽頭・喉頭の器質的および機能的異常の有無を観察する．さらに，検査食を嚥下した際に観察される早期咽頭流入，嚥下反射惹起のタイミング，咽頭残留，喉頭流入，誤嚥などを指標に嚥下機能を評価する．録画記録ができる内視鏡システムが望ましく，ベッドサイドなど往診での検査には携帯用の内視鏡が有用である．吸引チャンネルを有する処置用の内視鏡は，下咽頭に貯留している唾液の吸引や誤嚥した検査食の吸引が可能であり，誤嚥のリスクの高い患者の検査に適している．

検査食には通常，市販されている食紅（青，緑など）を水で希釈した着色水を用いる．1回嚥下量は3mL程度を目安とし，誤嚥のリスクの高い患者では1mLから開始する．嚥下訓練開始食として用いるゼリーなども準備しやすい検査食である．

検査実施前に，検査の目的，方法，誤嚥の可能性を説明して，患者および家族の同意を得ておく．検査中の誤嚥に備えて吸引設備を準備する．

上咽頭，中咽頭，下咽頭，喉頭の順に，嚥下を行わない状態での観察と，空嚥下や嚥下食を嚥下させた状態での観察を行う．兵頭らは以下の4つの主要観察項目を挙げている．①咽頭の唾液貯留の程度，②喉頭の防御反射の状態，③嚥下反射惹起のタイミング，④嚥下後の咽頭クリアランスの状態，である．このうち，喉頭の感覚と関連する②と③の項目は，特にリハビリテーションの適応に重要な意義をもつ．すなわち，喉頭の感覚が乏しい症例では，誤嚥のリスクが高いとともに訓練中の誤嚥の有無が判断しにくいことから，摂食訓練の適応が困難で，基礎訓練のみの適応となる．

c 嚥下造影検査（VF）

嚥下造影検査は，造影剤または造影剤を含む食物を嚥下させて，造影剤の動きや口腔・咽喉頭・頸部の動きに関してX線透視を用いて検査する．嚥下の口腔期，咽頭期，食道期の状態を詳細に評価できる．嚥下リハビリテーションの手技や適応を決定するときに大いに参考になる．

検査ではX線透視装置と録画装置を必要とする．検査時の誤嚥に対して吸引器材の準備も重要である．検査前に嚥下造影検査の内容，方法，検査中の誤嚥のリスクについて説明を行い，同意書を取得する．坐位ないしリクライニング姿勢で，患者に3～5mL程度の造影剤の嚥下を促し，透視像を動画記録しつつ観察する．造影剤には消化

管造影検査用の硫酸バリウムを用いるが，誤嚥の明らかな症例には非イオン性の血管造影剤を用いる．造影剤を混ぜたゼリー，お粥などを用いて，実際の食物形態に対する嚥下状態の検査も行われる．

嚥下造影検査は，X線透視装置が必要でベッドサイドや往診で行えないこと，重度嚥下障害の患者では誤嚥による呼吸障害や肺炎のリスクを伴うこと，X線被曝を伴うこと，といった問題点がある．一方，嚥下物の口腔から食道に至る移動状態や誤嚥に関して，間断のない情報が得られる．これらの問題点と診断・治療上の有用性を考慮して検査を進める必要がある．

3 嚥下リハビリテーションの手技

摂食嚥下の訓練法は，食材を用いない基礎訓練(間接訓練)と，実際の食材を用いる摂食訓練(直接訓練)に大きく分けられる．基礎訓練は食材の誤嚥や窒息のリスクがないことから治療早期から行われ，重度の嚥下障害患者に対しても適応となる．しかし，基礎訓練のみでは実際の摂食が可能にならないため，誤嚥のリスクが減少している場合，また誤嚥物の喀出が可能な患者を対象に摂食訓練が開始される．摂食訓練が行えるようになっても，基礎訓練は併行して継続する．主たる訓練法を表1に示し，その代表的なものを以下に紹介する．

a 基礎訓練

1) 嚥下体操

全身や頸部のリラクゼーションや覚醒を促す．摂食訓練の前の準備体操としても行われる．
[実際の方法]
次のような運動を，患者の状態に応じて組み合わせて行う．
・口すぼめ深呼吸
・首の回旋運動
・肩の上下運動
・両手を頭上で組んで，体幹(胸郭)を左右に動かす

表1 嚥下リハビリテーションの訓練法

		嚥下体操
I	基礎訓練	頸部可動域を増加する訓練／開口と咀嚼，口唇，舌，頬の運動訓練／舌前方保持嚥下訓練／チューブ嚥下訓練／頭部挙上訓練／嚥下おでこ体操／食道入口部のバルーン拡張法，バルーン訓練法／呼吸リハビリテーション，ブローイング，ハフィング／プッシング訓練／アイスマッサージ／メンデルソン手技
II	摂食訓練	嚥下の意識化／頸部回旋嚥下／交互嚥下／食品の調整／一口量の調整／体幹の角度調整／頭部屈曲位・頸部屈曲位による嚥下

・頬を膨らます，へこます
・舌を前後に出す，左右に動かす
・強く息を吸い込む
・口をすぼめて深呼吸する
・パ，タ，カ，と繰り返す発音訓練

わかりやすい施行法のシートやポスターを作り，在宅や施設において常に行えるようにするとよい．集団で実施すると意欲が上がり効果的である．頸椎症の患者には頸部の回旋運動を控えるなど，個々に配慮したメニューの組み合わせが必要である．

2) 頸部の可動域を増す訓練

脳血管障害や神経筋疾患の患者および高齢者に対し，頸部のリラクゼーションや拘縮予防を目的に行われる．
[実際の方法]
・臥位や坐位など体幹が安定した姿勢で，頸部の前後屈，回旋，側屈を行う
・患者自身が行うことを基本とする
・可動範囲が小さい場合には，患者の痛みのない範囲で，介助者が徒手で助力する

・マッサージや温熱療法を追加するとよい

3） 開口訓練，口唇・舌・頬の訓練

開口時に強く作用する舌骨上筋は，嚥下咽頭期の喉頭挙上や，それによる下咽頭や食道入口部の開大に役立つ筋群であり，訓練によりその作用の向上を目指す．

口腔組織の拘縮や感覚低下を予防し，準備期や口腔期の機能の回復をはかる．

[実際の方法]
- 体幹・頸部の安定した姿勢で，最大限の開口を促す
- あごの下の筋肉（舌骨上筋群）に力が入ることを意識し，10秒程度の開口を行う
- 10秒の開口，10秒の休憩を5回反復し，これを1日に2回行う
- マッサージや温タオルなどで顔面，頬のリラクゼーションを行う
- 手指を用いて，他動的に口唇や頬をゆっくり動かす
- 舌の左右，前後への運動，頬をふくらます，口唇の閉鎖運動を加える

これらの一連の動作を口唇や口腔内が乾燥している状態で行うと粘膜損傷や痛みを伴うことがあり，十分に湿潤にして行う．

4） 舌前方保持嚥下訓練

咽頭期の嚥下圧を生成するために必要な，舌根部と咽頭後壁の接触を強くして，咽頭収縮を促す訓練．舌運動の訓練にもなりうる．嚥下圧が不十分で咽頭クリアランスの不良な患者，すなわち摂食時に咽頭残渣の多い患者や嚥下咽頭期に舌根部と咽頭壁の接触が不十分な患者に適応する．

[実際の方法]
- 挺舌した状態（舌を前方に出して軽く上下切歯で保持した状態）で空嚥下を行う
- 6回程度を1セットとして，1日3セット実施する
- 徐々に挺舌の状態を強めながら行う

5） 頭部挙上訓練（シャキア・エキササイズ）

舌骨上筋など喉頭挙上にかかわる筋の筋力強化を行い，喉頭の前上方運動を改善して喉頭侵入の減少と食道入口部の開大をはかる．咽頭残留を少なくする効果がある．球麻痺，一般高齢者などで，喉頭の前方や上方への運動が低下しており，食道入口部の開大不全のある患者が適応になる．

[実際の方法]
- 頭部挙上位の保持：仰臥位をとり，肩を床につけたまま頭部をつま先が見えるまで高く上げる．「1分間頭部を挙上したのち，1分間休む」を3回繰り返す．
- 反復頭部挙上運動：仰臥位，肩をつけたままで頭部の上げ下げを30回連続して反復する．

1日3回，6週間行う．

疾病のある患者や高齢者では，上記の原法では負担が大きいため，最大で可能な持続時間や反復回数の50%を目標に行うことが勧められる．

6） 嚥下おでこ体操

頭部挙上訓練は，床に肩を着けた仰臥位のとりにくい患者に行い難く，実施する際のスペースもとることから，藤島らは坐位で簡便に行える舌骨上筋群の訓練法として嚥下おでこ体操を提唱している．

[実際の方法]
- 額に片手をあてて抵抗を加えつつ，臍をのぞきこむようにして強く下を向く
- 持続訓練：ゆっくり5つを数えながら持続して行う
- 反復訓練：1から5まで数を唱えながら，それに合わせて下を向くように力を入れる

即時効果も期待できることから各食事前に行う．頸椎症や高血圧の既往がある患者には負荷を大きくしないように特に注意が必要である．

7） ブローイング訓練

口をすぼめて吹く動作を行うことにより，鼻咽腔閉鎖の強化を促す訓練．鼻咽頭閉鎖不全があり食物の上咽頭・鼻腔への逆流がみられる患者によい適応となる．

[実際の方法]
- カップやペットボトルなどに水を入れ、ストローを用いて長くブクブク泡立たせるように吹くことを促す
- 水量や容器により抵抗を変化させて行う
- 机の上に紙をおいて吹き飛ばす、風車を回す、などゲーム感覚で行う工夫もよい

器具を用いる種々の呼吸訓練によっても同様の効果が得られることがある.

8) プッシング法

上肢に力を入れる運動により、反射的に息こらえが起こることを利用し、声門閉鎖強化や軟口蓋挙上の改善を目的に行う. 机や壁を押して行うが、両手を前でつないで外側に引っ張るプリング動作でも代用できる. 脳血管障害、気管内挿管後、悪性腫瘍による反回神経麻痺など、声門閉鎖不全のある症例などに適応となる. 気息性嗄声の患者に対する音声訓練としても行われる.

[実際の方法]
- 壁や机を押す、肩からこぶしを振り下ろす、などのプッシング動作を練習する
- 動作とともに強い発声を加える
- 音声がよくなるにつれて、徐々に上肢に力を入れる動作を減らす
- 声を出さずに息止めを行う方法もある

実際に声門閉鎖が増強するかどうか、内視鏡観察で確認することもよい. 高血圧や不整脈など循環器合併症がある患者には適応を慎重に検討する.

b 摂食訓練

1) 嚥下の意識化

日常の食事では無意識に行っている嚥下動作を意識して行うことにより、誤嚥や咽頭残留を減少させる. 仮性球麻痺、認知症や高齢者で嚥下のタイミングが不良な患者に行う.

[実際の方法]
- 静かで食事に集中できる環境を整備する
- 「〜しながら」の食事を避ける
- かみましょう、はい、のみましょう、といった声がけをして嚥下を意識させる

重度の嚥下障害で、顕著な誤嚥がある場合や、咽頭から食道への送り込みが不能な患者には行わない.

2) 頸部回旋嚥下

頸部を回旋すると、頸部を向けた側の下咽頭梨状窩は狭くなる. 30〜45度回旋すると、その側の下咽頭梨状窩には液体がほとんど通過しなくなる. また、対側の内圧(静止圧)は低下する. このことを利用して嚥下物を対側に誘導することにより、咽頭残留や誤嚥の減少をはかる. 反回神経麻痺や咽喉頭の変形(頭頸部腫瘍などによる)により誤嚥や通過障害ある患者に行われることが多い.

[実際の方法]
- 咽頭機能の不良な側(麻痺側、狭窄側)に頸部を回旋したのち、嚥下する
- 自力で無理のない範囲の回旋とする
- 事前に嚥下造影検査や嚥下内視鏡検査により有効性を確認することが望ましい

リクライニングや頭部屈曲など、他の姿勢調節とともに行われることが多い. 頸椎疾患のある患者には、疼痛・しびれ・めまいなどに注意して行う.

3) 交互嚥下

異なる性状の嚥下物(食塊と水分、ばらついた食物とゼリー、など)を交互に嚥下することにより口腔や咽頭の残留物を除去する方法. 嚥下後に食物残渣の認められる患者に適応となる.

[実際の方法]
- 残留の目立つ食物と、ゼリーやトロミ水分など残留の少ない嚥下物を交互に嚥下する

食事の最後に嚥下するものは、水(お茶)ないしトロミ水分が好ましい.

4) 食品の調整、一口量の調整

嚥下障害の病状と患者の嗜好にあわせて、食品の物性や形態を調節する. 準備期における食塊形成の障害を代償し、また口腔・咽頭期における食塊の移動を改善して、誤嚥や口腔・咽頭残留を少なくする.

一般的に粘性・付着性が少なく，凝集性（まとまりがよく，ばらけにくい）のよい食材の調整が望まれるが，各人の嚥下障害の状態によって食べやすい・飲みやすい食材の特徴は異なってくる．嚥下造影検査や嚥下内視鏡検査により各食材の嚥下の状況を確認することが望ましい．

5）体幹の角度調整

坐位姿勢での嚥下では誤嚥や咽頭残留が目立つ患者に，床面に対する体幹の角度を調整する．食塊を送りやすくする，誤嚥を軽減ないし防止する，および適切な腹圧を保ち逆流を防止することを目的とする．

[実際の方法]
- 床面に対する体幹の角度を，リクライニングさせて30°，60°などにして摂食訓練を行う

重度の嚥下障害ほど水平に近いリクライニングを要することが多いが，必ずしも安全な姿勢ではない．各患者によって至適な体幹角度があるので，嚥下造影検査により確認して訓練時の体幹角度を設定することが望ましい．

6）頭部屈曲位，頸部屈曲位による嚥下（顎引き嚥下）

誤嚥の軽減と防止を目的にする．誤嚥の目立つ患者，嚥下時の頸部緊張の高い患者，リクライニングで摂食する必要のある患者で行う．頭部前屈（頸椎上部）と頸部前屈（頸椎全体）では，後者が自然な嚥下姿勢に近く，有利と考えられている．

[実際の方法]
- へそをのぞくように指示して，頸部全体を緩やかに前屈するよう促す
- リクライニング体位では，枕の高さを調整して，頸部の伸展（枕の高すぎ）や，過剰な顎引き（枕の低すぎ）にならないように注意する

この方法も，患者ごとに嚥下に適した位置が異なるため，嚥下透視検査により誤嚥がなく食塊の通過のよい頸部前屈位を確認していくことが望ましい．

おわりに

嚥下障害治療の第一選択はリハビリテーションであり，加えて口腔内の衛生や義歯などにより食べやすい口を作る口腔ケアが重要である．嚥下反射の惹起性を高める薬物療法も注目されている．これらの保存的治療によって改善が乏しい場合，嚥下機能改善手術や誤嚥防止手術といった外科的治療も検討の対象となる．各患者の病状や社会背景を考慮して，かかりつけ医を中心として適切な治療法を選択できるように，多くのメディカルスタッフが治療に関する知識を共有することが望ましい．

DON'Ts

- ☐ 飲水や摂食でむせないからといって，誤嚥がないと判断してはならない．喉頭や気管の感覚が乏しいと，誤嚥してもむせや喀出ができなくなる．
- ☐ 喉頭の感覚の乏しい患者に，摂食訓練をすすめてはならない．誤嚥性肺炎や窒息のリスクが高い．

東北大学医学部耳鼻咽喉・頭頸部外科　**香取幸夫**

A　リハビリテーションの基礎知識

5 頭頸部癌

DOs

- ①病態を整理すること，②社会的な背景を知ること，③心理状態を把握すること，④機能予後の予測から，ゴール設定をしよう．
- 上記ベースに不可欠なことは，やはり癌治療の一環であるため，その患者の癌そのものの状態と生命予後の予測である．それが欠けていては障害の病態も心理状態も的確に解釈することはできないことを常に意識しよう．

1 基本的な考え方

a 定義

癌のリハビリテーションガイドライン（2013）において，癌のリハビリテーションは癌患者の生活機能と生活の質（QOL）の改善を目的とする医療ケアであり，癌とその治療による制限を受けた中で患者に最大限の身体的，社会的，心理的，職業的活動を実現させることと定義されている．

b 機能予後の予測

手術後の障害の原因は基本的には切除した構造が担当していた機能の喪失である．放射線治療の障害も照射野内の組織障害であるから，同様に計画的な障害である．したがって，リハビリテーションは治療開始前から準備可能であり，開始できることがある．また，治療開始前の患者への説明は生命予後と治療法のみでなく，癌による，あるいは治療に関連した障害やそのリハビリテーションについても丁寧に言及することが求められる．

c ゴールの設定

手術直後の障害の多くは術後の創治癒の過程で改善するし，残存機能を活かした訓練計画も立てやすいので，"訓練"に力点がおかれることが多いが，たとえば舌亜全摘出術においてはほとんど経口摂取可能となるが，術前と同等の機能まで回復することは望めない．喉頭全摘出後の音声再建は十分な会話機能を実現するが，自在には歌えない．適切なゴールの設定が必要である．

d 評価法・検査法

介入にあたっては適切な評価を行いながらリハビリテーションを行うことが推奨されるが，肝心なことは"何を評価したいか"を明確にすることである．全身機能・日常生活動作評価については ECOG performance status（PS）あるいは Karnofsky performance status（KPS）がよく使用される．QOL 測定尺度としては EORTC QLQ-C30, H&N35 や SF-36V2 などが用いられる．

頭頸部に特化した機能障害の評価としては対象とする機能により様々な提案がされている．頸部郭清術後の副神経麻痺による肩関節機能障害に関しては客観的に肩外転可動域を測定（図1）することができる．自覚的な障度や痛みも含めて頸部郭清術後機能質問票（「頭頸部癌診療ガイドライン」）が有用である．

音声障害については VHI（voice handicap index）日本語版，会話機能としては簡便な廣瀬の分類（「頭頸部癌取り扱い規約」）が用いられることが多い．摂食/嚥下障害については他覚的評価としては嚥下造影検査や嚥下内視鏡検査が推奨され，簡便法としては MTF スコア（「頭頸部癌診療ガイドライン」）も使用される．

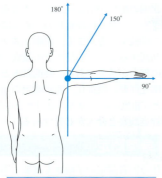

図1　上肢挙上テスト

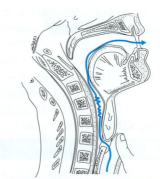

図2　喉頭全摘後のシャント発声の概念図

2　無喉頭（喉頭癌，下咽頭癌）

喉頭癌や下咽頭癌治療では喉頭摘出を余儀なくされる場合がある．無喉頭による障害は音声機能のみではなく，鼻呼吸の喪失による呼吸器障害や嗅覚障害も大切である．

a　音声障害

食道発声は代用音声の獲得法としては歴史があり，患者会も各地で活発に活動を継続している．一定期間の訓練を要するが，患者会は単に音声のみでなく，様々な障害への対応や癌そのものの情報交換の場となっており，cancer survivor としての交流に大きな役割を果たしている．

電気式人工喉頭は円筒状の器具が発生するブザー音を頸部皮膚から口腔/咽頭内に伝導/共鳴させ，原音を得る方法である．簡便に習得できるが，皮膚が硬い場合や頸部皮膚再建後などでは使用困難なことがある．平板な声になるが，最近は抑揚やゆらぎを工夫して自然な音声に近づける工夫がされている．

音声の質はシャント発声法がもっとも優れる（図2）．肺からの呼気を利用するため，最大発声持続時間も長く，より自然な会話が可能となる．術式の工夫による天津法などのほか，気管食道瘻に人工の逆流防止弁を装着するボイスプロステーシスの使用が推奨されている．近年は長期留置型の Provox® Vega が主に用いられている．挿入/交換が容易となり，気管孔管理も含めてシステム化されており使用しやすい．ただし，医療機関での管理の継続が必要である．

b　鼻呼吸の喪失

鼻呼吸により吸気は適切に加温・加湿，防塵されるが，その機能喪失を代償する必要がある．気管孔にかけたエプロンガーゼは人工鼻としての機能は不十分で，適宜，吸入による加湿が推奨される．人工鼻機能を高めたフィルターも市販されている．

嗅覚の再獲得も可能である．NAIM（Nasal Airflow-Inducing Maneuver）法は口腔内に陰圧を作ることで嗅裂まで空気を導くものである．あくびを口を開けずに行う要領で行う．

3　上肢の機能訓練（頸部郭清）

頸部郭清術の術式の変遷の中で副神経温存，胸鎖乳突筋温存は重要なキーである．近年の副神経温存術式でも副神経障害は一定頻度で起こっており，不全麻痺であっても肩関節の挙上および頸部回旋の制限，痛みや不快感を生じる．僧帽筋麻痺の程度をまず把握することが重要で，肩の下垂，肩甲骨の下垂，肩甲骨内側縁の脊柱からの離開などの有無を視診で確認し，上肢自動外

転運動の評価を行う．副神経温存術式であっても麻痺が生じている期間の訓練が重要であるとされる．適切なリハビリテーションにより早期に，良好な回復がえられることが実証され，「がんのリハビリテーションガイドライン」においても「頭頸部癌診療ガイドライン」においても頸部郭清術後の上肢機能訓練が推奨されている．

4 嚥下障害

口腔癌・咽頭癌の手術後嚥下障害は切除範囲を確認し，嚥下造影検査や嚥下内視鏡検査により病態を把握する．術後の瘢痕や浮腫などによる運動制限であればその後の経時変化や訓練により機能回復が期待できる．嚥下関連の各臓器の可動域訓練や筋力回復を目指す間接訓練をまず行う．誤嚥リスクが軽減したら，段階的に食材の形状を工夫しながら直接訓練を進める．

化学放射線治療による嚥下障害は急性期障害として不可避であり，胃瘻などによる栄養状態の維持が治療完遂のために重視される．一方，嚥下機能維持のためには経口摂取を継続する方がよく，誤嚥リスクを適切に判断すること，口腔ケアの徹底，疼痛軽減の努力が重要である．晩期障害として嚥下関連筋群の線維化，咽頭喉頭の知覚鈍麻などが重度の嚥下障害の原因となるため，長期経過観察と介入が必要である．

5 身障認定

身体障害者認定の手続きも重要である．医療費の助成や税法上の減免，自治体により公共交通機関の運賃割引などの援助を受けられる．音声・言語障害については口腔癌などによる高度の構音障害によって意思疎通が困難であると判断されれば身体障害者4級(音声・言語障害)，喉頭摘出により完全に音声を喪失した場合は3級となる．

嚥下障害が高度で経管栄養以外では栄養摂取できなければ，3級(咀嚼機能の喪失)の申請が可能である．

 コツ

リハビリテーションはチームアプローチのよさがもっとも活きるところである．上肢機能訓練においては理学療法士・作業療法士と，嚥下障害や音声障害では言語聴覚士と，そして管理栄養士や看護師らとの積極的な情報交換と連携が効果をあげることが実証されている．

 Pitfall

副神経不全麻痺に対して癒着性関節包炎の予防を目的として患者に自主トレーニングをすすめがちであるが，無理な自動運動による周囲筋の誤った代償により痛みを助長することがある．理学療法士らによる適切なリハビリテーションが重要である．

DON'Ts

☐ 手術や放射線治療などの急性期治療とリハビリテーションを切り離してはならない．転院などを要する場合には詳細な治療内容の報告や機能予後の予測，説明内容も含めて情報交換を行う．

名古屋大学医学部耳鼻咽喉科　**藤本保志**

B 悪性腫瘍治療に必要な基礎知識

1 放射線治療

DOs

- 根治的方針の放射線治療ではIMRT（強度変調放射線療法）の適応が勧められる．通常分割（週5回）で66-70Gy（6〜7週間）を処方する．特に扁平上皮癌では提示された治療スケジュールの遵守が最も大切．
- 放射線治療に伴う有害反応の頻度と程度は，治療方針と治療計画を理解することで，その症状，部位，発生時期に関してある程度は予想可能である．放射線腫瘍医に治療方針を確認しよう！　治療前後の喫煙や飲酒はこれらの症状を悪化させるので，禁煙，禁酒の生活指導を徹底することが特に重要．
- 化学療法との併用（同時，連続）では放射線治療のスケジュールが遵守できる薬剤，投与方法，投与量を選択することが重要．
- 口腔粘膜が照射野に含まれる場合は，う歯の有無を確認し，口腔ケアを徹底する．抜歯が必要な場合は，歯肉上皮が被覆してから放射線治療を開始する．放射線治療後の抜歯は下顎・上顎骨髄炎を併発することがありできる限り回避しなければならない．

1 放射線治療の種類と放射線治療計画

a 種類

　放射線治療には様々な種類の線源・照射法・照射技術がありそれぞれ特徴や適応が異なるが，IMRT（強度変調放射線療法）が，根治的治療の中心となる（図1）．近年注目集めている粒子線治療（陽子線，炭素イオン線）は，荷電粒子を用いた主に扁平上皮癌以外の頭頸部癌に有効な根治的がん放射線治療の1つである．そのような多種類の放射線治療を耳鼻科医・頭頸部外科医としてどのように効率よく理解するには以下の事項に留意する必要がある．

　まず通常分割照射とは根治線量を毎日週5回で分割して照射する手法であり，一般に用いられ，いずれの放射線治療もその空間的な（体内での）線量分布と個々の線源の線量率でその放射線治療の効果や有害反応（副作用）が決まることをまず理解する．線量分布とは腫瘍に対しての処方線量を照射した際にその腫瘍と周囲の臓器に対してど

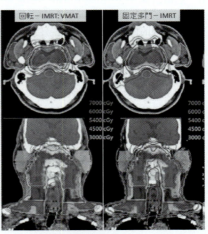

図1　上咽頭癌症例におけるIMRTの線量分布図
左側は回転照射でのIMRT，右図は固定多門照射でのIMRT．

れくらいの線量が照射されるかであり，治療計画装置を用いてCT画像上にコンピュータ内で図式化していくことが一般的である（図2）．

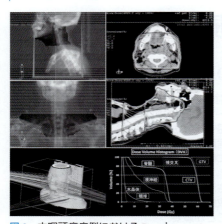

図2 中咽頭癌症例における Beam's eye view (BEV)
（左上・同中），線量分布図（右上・同中），Dose volume histogram（DVH）（右下）[* GTV=gross tumor volume, CTV=clinical target volume]

b 治療計画

放射線治療計画では放射線腫瘍医，医学物理士が標的体積（target volume）に対してより高い線量が照射され，正常組織（Organ at Risk：OAR）への線量をより低くし，治療効果比を高くする方法を慎重に考える（図3）．耳鼻科医・頭頸部外科医は，少なくとも提示された放射線治療計画図，照射範囲や予想される有害反応を理解しておく必要がある．特に病巣（原発巣，領域リンパ節），予防的照射を必要とする領域，高線量を回避すべき臓器・領域（脊髄，再建腸管など）の外科的な情報に関して，カンファレンスなどを通じて放射線腫瘍医と治療計画以前によく相談し共同で治療に取り組む姿勢が大切である．トモテラピーとは強度変調放射線治療（IMRT）を簡便にできる装置のことであり，画像誘導放射線治療（IGRT）とは，治療時における患者や腫瘍の位置精度高めるため，CTやX線での位置照合を含めた照射技術であり，サイバーナイフとはロボットアームを用いた定位的X線治療のことである．

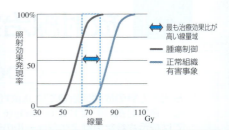

図3 放射線療法による腫瘍制御と正常組織有害事象の関係

粒子線治療はブラックピークとよばれる体内線量分布の特性を生かしてビーム方向の腫瘍より深部の線量を限りなくゼロにすることが可能であり，より有利な線量分布が達成できるため，1回の照射線量を増加させ治療効果比を上げることも可能である．

線量率とは単位時間当たりにどれだけの放射線が照射されるかを意味するが，そのほとんどが線源や装置に依存する．X線治療と電子線治療の双方が照射可能である外部放射線治療装置（リニアック）では線量率はそれぞれの装置の性能に依存する．小線源治療（Brachytherapy）で用いられるイリジウムは高線量率であるが，ヨード131やAuグレインは一般に低〜中線量率である．

2 放射線治療の方針，適応となる疾患

a 治療方針

放射線治療は，頭頸部領域のすべての悪性腫瘍に適応があるが，根治治療として積極的に用いられるのは上咽頭癌，中咽頭癌，早期の声門癌，T1-T3の下咽頭癌，上顎癌，鼻・副鼻腔癌，切除不能癌，原発不明癌等がある．これらの部位で報告されている最新の治療成績は，国内外を問わず手術治療に比べ遜色がない．放射線治療は治癒を目指す根治的方針，術後照射等の手術と組み合わせて治癒を目指す準根治的な方針，症状の緩和を目的とした緩和的方針があり，その方針に応じて照射野の広さや総線量，1回線量がそれぞれ異なる．根治的な線量

は腫瘍の組織型によって異なるが，具体的には扁平上皮癌の場合は根治的：66-70Gy，準根治的：50-60Gy，緩和的30-40Gyが目安である．進行癌では化学療法が同時併用されることが多いが，その場合でも根治線量は変えずに治療を行うので，化学療法の薬剤の選択，投与量は特に重要である．唾液腺癌に多い腺癌等の扁平上皮癌以外の組織型の癌においては，放射線感受性は扁平上皮癌より劣るものの正常組織の耐容線量の問題から同様の線量を処方することが一般的である．悪性リンパ腫では根治的線量はその組織型に相応して異なるが，もっとも頻度の多いDiffuse large B cell lymphoma (DLBCL)では36-45Gyであり，扁平上皮癌の約3分の2の線量で根治が得られることが多い．

b 治療の適応

放射線治療の適応に関しては一般に，①治療の対象となる部位を特定できる，また腫瘍や由来臓器が大きく動かない，②腫瘍の放射線感受性が正常組織の感受性より高いという2つの条件を満たすことが必要となる．①に関しては頭頸部癌では，咽頭，喉頭などの由来臓器や領域リンパ節が比較的限局した範囲に収まり，嚥下や呼吸はあるもののその可動範囲は少ないので，遠隔転移がなければ放射線治療のよい適応となることが多い．②に関しては扁平上皮癌，未分化癌はよい適応といえるが，腺癌や腺様嚢胞癌では放射線感受性がやや低いため相対的適応となり，一般的には外科的治療を上回る効果が期待できない．粒子線治療は悪性黒色腫や肉腫など，これまで放射線治療の効果が不十分であった腫瘍に対して有効な結果を示し，一部の疾患では保険適応が認められ，その治療の対象は広がりつつあるが，頭頸部領域の悪性腫瘍に対しての本治療法と化学療法の併用の意義や安全性は確立されておらず，現時点では粒子線治療単独での方針が一般的である．外科治療と放射線治療の併用では術後照射が一般的であり，原発巣の切除断端陽性の場合や，リンパ節転移の節外浸潤が陽性であった場合，領域リンパ節転移が多数（3個以上）の場合に局所制御を向上させる目的で適応される．

3 放射線治療前，治療中，治療後の患者管理について

放射線治療の履歴がないかを問診する．また，放射線治療前には口腔内をよく観察したうえで，う歯の有無を確認する．放射線治療中にはそれぞれの照射部位，照射時期に応じて様々な程度の有害反応が出現することに注意する（表1）．治療中の患者管理とはこの有害反応の管理と言っても過言ではなく，耳鼻科医・頭頸部外科医は放射線治療を中断なく完遂するために，どのような放射線治療の有害反応がいつ出現するかを化学療法等の併用療法の有無もあわせて判断し，全身状態の管理に全力を尽くす必要がある．

a 放射線治療の急性期有害反応

1) 口腔・咽頭粘膜炎：もっとも重要な有害反応であり，化学療法同時併用でより増強される．疼痛が強くなると嚥下時痛，経口摂取不良をきたすので治療前～治療後にかけての栄養管理や，食前のオピオイド投与を中心とした疼痛管理が重要である．

2) 皮膚炎：治療期間中は，放射線が照射された部分の皮膚に発赤や疼痛が生じ，治療直後には色素沈着が軽度残存するが，数か月でほぼ消失する．清潔と保湿を保つことが重要である．水疱ができたり，破れても絆創膏やテープを貼ってはいけない．

3) 唾液分泌障害：大唾液腺，小唾液腺が照射野に含まれる場合に生じる．唾液腺に高線量が照射されると唾液分泌障害は非可逆的となる．IMRTでは可能な範囲での唾液腺の線量を抑える努力がなされるので，程度が軽い場合が多い．長期間にわたり唾

液が出ない状態が続くと持続性の口腔咽頭の乾燥を生じ，う歯の原因ともなり，また乾燥が強い場合は食事の飲み込みが困難になる場合もある．また便秘の原因になることもあるので，水分の経口摂取をより多くするように生活指導することが重要である．

4) 味覚障害：舌(味蕾)が照射野に含まれる場合に生じる．線量にもよるが一般に数か月～1年後にはほぼ回復する．まれに味覚低下が持続することがある．

b 放射線治療の晩期有害反応

腫瘍に近接する正常組織に耐容線量以上の線量が照射された場合(表2)に，視力障害，脳神経障害，開口障害，摂食時の鼻逆流，甲状腺機能低下などが生じうる．脳の側頭葉が照射野に含まれ，60Gy以上の線量が照射されているとまれに脳壊死が生じることもある．これらの出現時期は治療終了後6か月から数年後のことが多く，疑われた場合には照射野と線量を放射線腫瘍医に確認することや，性急な判断をしないことが重要である．晩期有害反応は臓器の耐容線量を超えた場合に発生するので，食道癌，脳腫瘍，悪性リンパ腫などの他疾患であっても放射線治療履歴は非常に重要である．膠原病を有する患者では急性期，晩期有害反応とも高頻度に，また程度が強く症状が出やすいので，照射野や線量は最小限に抑える努力が必要である．放射線性骨髄炎・骨壊死とは，口腔乾燥やう歯が悪化すると上顎の骨や下顎の骨に感染を起こし，骨髄炎や骨壊死が発生することである．骨壊死で疼痛制御が困難な場合には骨切除を必要とする場合もあるので，できる限り回避すべき有害反応の1つである．また，眼球，視神経，脳・脳神経，脊髄の晩期有害反応は不可逆的であり，QOLに直結する重篤な有害反応なので，IMRTを駆使したり，治療計画を慎重に検討することで，できる限り回避・低減できる照射範囲や線量を選択する．

 Pitfall

扁平上皮癌の放射線"単独"治療期間中の治療休止は治療効果を低下させるので特に注意が必要である．急性期有害反応がさらに増強しないために食事や粘膜炎対策を徹底すること．また，治療期間中に大型連休が重なる場合は，治療開始時期，治療方針を含めて放射線腫瘍医とよく協議すべきである．

 Pitfall

放射線療法に伴う有害反応では清潔，保湿を徹底することは重要だが，イソジン®などの強い殺菌・消毒作用をもつ薬剤は疼痛を伴うので使用してはいけない．アズノール®などの低刺激で保湿効果のある薬剤を用いる．

表1 頭頸部の放射線療法に伴う急性期有害反応

部位	線量	反応
脳	10-20Gy	頭蓋内圧亢進症状(脳浮腫)，嘔気，嘔吐
頭皮	20Gy 40-50Gy	頭皮に発赤，熱感，脱毛 乾性落屑性皮膚炎
口腔，咽頭	20Gy頃出現	口腔内乾燥と味覚異常，粘膜炎による疼痛
粘膜	30-40Gyで顕著	偽粘膜反応，紅斑，浮腫，疼痛による摂食，嚥下困難感
喉頭	20Gy頃出現 30-40Gyで顕著	喉頭浮腫，嗄声，偽粘膜反応
上咽頭	20Gy頃出現	咽頭・口内粘膜炎による疼痛
鼻・副鼻腔	30-40Gyで顕著	鼻腔乾燥感，鼻涙管閉塞症状(流涙，目やに)
耳	50Gy	耳鳴，耳閉感，耳痛，中耳炎症状

第 7 章　臨床に役立つ基礎知識

表 2　通常分割照射における頭頸部正常組織の耐容線量

		TD 5/5 (5年間で5%に副作用を生ずる線量)			TD 50/5 (5年間で50%に副作用を生ずる線量)			判定基準
	体積	1/3	2/3	3/3	1/3	2/3	3/3	
骨	顎関節	65Gy	60Gy		77Gy	72Gy		著明な開口障害
	皮膚	10cm² —	30cm² 50Gy	100cm²	10cm² —	30cm²	100cm² 65Gy	毛細血管拡張
		70Gy	60Gy	55Gy	—		70Gy	壊死, 潰瘍
脳・神経	脳	60Gy	50Gy	45Gy	75Gy	65Gy	60Gy	壊死, 梗塞
	脳幹	60Gy	53Gy	50Gy			65Gy	壊死, 梗塞
	視神経	50Gy	体積効果なし		—		65Gy	失明
	視交差	50Gy	体積効果なし		65Gy	体積効果なし		失明
	脊髄	5cm 50Gy	10cm	20cm 47Gy	5cm 70Gy	10cm	20cm —	脊髄炎, 壊死
	腕神経叢	62Gy	61Gy	60Gy	77Gy	76Gy	75Gy	臨床的に明らかな神経損傷
	水晶体	10Gy	体積効果なし				18Gy	手術を要する白内障
	網膜	45Gy	体積効果なし				65Gy	失明
頭頸部	中耳・外耳		30Gy 55Gy	30Gy* 55Gy*		40Gy 65Gy	40Gy* 65Gy*	急性漿液性耳炎, 慢性漿液性耳炎,
	耳下腺	—	32Gy*		—	46Gy*		口内乾燥症 TD100/5は50Gy
	喉頭	79Gy* —	70Gy* 45Gy	45Gy*	90Gy* —	80Gy* 80Gy*		軟骨壊死 喉頭浮腫
胸部	肺	45Gy	30Gy	17.5Gy	65Gy	40Gy	24.5Gy	肺炎
	心臓	60Gy	45Gy	40Gy	70Gy	55Gy	50Gy	心外膜炎
	食道	60Gy	58Gy	55Gy	72Gy	70Gy	68Gy	臨床的な狭窄, 穿孔

*：50%以下の体積では明らかな変化は認めない
(日本放射線腫瘍学会編. 放射線治療計画ガイドライン・2016 金原出版, 390～391, 2016より一部抜粋)

4　放射線治療が適用される代表的な疾患

1) **喉頭癌**：声門癌・声門上癌ともT1N0, T2N0 症例は放射線治療で根治を目指すことができる疾患であり, 治療後の声質に関しては外科的切除より放射線治療がすぐれている. 1回 2Gy の通常分割では 66-70Gy が一般的だが, 局所制御率の向上を目指して多分割照射(1日2回照射する照射法)や1回線量を増加させ, 治療期間を短くする方法も取り入れられる. T3 症例では化学放射線療法を用いて喉頭温存を目指す治療方針が広がりつつあるが, T4 症例では腫瘍が著明に縮小した場合に甲状軟骨壊死が起こるリスクが高いので, 手術可能症例では放

射線治療は適応とはならない．

2) **上咽頭癌**：上咽頭癌では放射線治療が根治治療として広く適応される．化学放射線療法の成績が放射線単独療法よりすぐれるとされ，病期がII-IVb期では積極的に化学療法を併用する．転移を有するIVc期では局所・領域に対する放射線治療の意義は限定的となる．

3) **中・下咽頭癌**：中咽頭癌では病期がI-IVb期に対して放射線治療が根治治療として広く適応される．III期以上では放射線単独療法よりも化学放射線療法が一般的である．局所制御と喉頭温存がその主たる目的である．パピローマウイルス感染に関連した中咽頭癌では放射線治療の感受性がきわめて良好であり，よりよい適応となる．

4) **上顎癌**：化学放射線療法，もしくはさらに手術を加えた三者併用療法が適応される．放射線治療の目的は眼球や頬部の形態，機能の温存であり，超選択的動注化学療法が併用されることもある．

5) **悪性リンパ腫**：わが国で頻度の高い非ホジキンリンパ腫では，I-II期は根治的放射線治療の適応である．Diffuse large B cell lymphoma (DLBCL)では化学療法の連続法での併用が原則的であり，(R-)CHOP療法3コースと放射線治療36-45Gyの線量で根治が得られる．Mucosa associated lymphoid tissue (MALT)リンパ腫では放射線単独療法30-36Gyで極めて良好な局所制御が得られる．ホジキンリンパ腫では化学療法後にinvolved fieldとよばれる領域に対する照射野に対して36-40Gyを照射する．悪性リンパ腫に対しては腫瘍の増殖が急速な場合を除き，急性期・晩期の双方の有害反応を減少させる目的で，1回線量1.5-1.8Gyを用いることが一般的である．

6) **比較的まれな疾患**：鼻腔・副鼻腔癌，歯肉癌，頬粘膜癌，甲状腺未分化癌，原発不明頸部リンパ節転移，外耳道癌，血管肉腫は放射線感受性が高い疾患とされ，根治照射もしくは術後照射が適応される．耳下腺癌では組織型にもよるが，術後照射が一般的である．甲状腺乳頭癌は一般に放射線感受性が不良であるので根治照射は適応とならない．通常分割照射で術後照射を行うことがあるが，ヨード取り込みを有する症例では多発肺転移，局所残存病変へのヨード治療が適応される．嗅神経芽細胞腫に対しては術後もしくは手術が困難な症例に対して放射線治療が適応される．

DON'Ts

- □ 放射線治療の履歴の確認は絶対に怠るな！　同一・近傍部位への再照射では前治療の年月が経過していても各臓器，各器官の耐容線量は総合的に考える必要があり，もし照射野が一部でも重なった場合には，重篤な合併症の原因となる．
- □ 治療方針の変更はできる限り回避すべきである．どうしても必要な場合でも必ず放射線腫瘍医と協議のうえで．放射線治療の効果はゆっくり出ることもあり，治療中の性急な判断は患者の不利益につながることがある．有害反応の診断，対処法にも照射野や照射線量の確認が不可欠である．
- □ 頭頸部癌の症例では放射線治療前の上部内視鏡検査は必須！　頭頸部領域以外の同時多発癌の可能性を絶えず考えること．
- □ 活動性の膠原病は放射線治療の相対的禁忌である．そのため，膠原病の治療年月や治療内容を放射線腫瘍医に正しく伝達することが必須である．

神戸大学医学部附属病院放射線腫瘍科　**佐々木良平**

2 がん薬物療法

DOs

- がん薬物療法の意義や目的を十分理解し，それを患者にわかるように説明し，納得してもらって同意を得たうえで治療を開始しよう．
- エビデンスレベルの高い治療を選択し，集学的治療チームの体制で提供できるようにしよう．
- 頭頸部癌治療の各臓器・各場面にあった目的を理解して薬物療法を行っていこう．
- 治療への患者や家族の参加を促し，コミュニケーションを密にして信頼関係を結ぶことで最小限の苦痛で乗りきろう．

1 がん治療と薬物療法の基本

a 頭頸部癌における治療内容と説明，治療方針の決定の基本

がんに対する治療方針の決定においては，がん自体の複雑さ，治療手段の侵襲性，治療技術の高度化と個人・施設間差，根拠の不確実性の存在，患者の希望などを加味して考え evidenced-based medicine（EBM）によって行うようになっている（図1）．さらに頭頸部癌においては，治療後の機能・美容面，家庭・社会面など，治療後の生活状態を含む問題もあるため，他のがん腫と比較して余生をどう過ごしてもらうかについて踏み込んだ配慮が必要になる．全人的な対応が要求されるということを意味しているため，最良の治療を提供していくためには，多職種参加の cancer board で討論し，多職種協働による集学的治療チーム（multi-disciplinary team）の体制（図2）で実施していくことが推奨されている．患者・家族への説明においては，提案する cancer board で決まった治療内容のほかに，その患者特有の病状や背景に関する内容の説明が必要となる．患者に家族とともに考えてもらい，希望を聞き，受容と納得の得られる余裕を与えること，またほかの方法の有無についてセカンドオピニオンの利用も提案して，患者・家族も最良と思えた治療方針としていくことが重要であるし，またそのような体制を整備することが，がんの診療の質（quality indicator）評価の面からも必要とされている．

b がん薬物療法と説明

がん治療においては，外科治療，放射線療法，薬物療法が治療の三本柱である．薬物療法は，他の2つの治療法が局所療法であるのに対して，全身療法になるため，どのがん腫においてもより進行した病期において用いられている．がん薬物療法の目的としては，治癒，延命，がん由来の症状の緩和，機能・形態温存があり，抗がん薬に対する感受性の違いや原発臓器の特徴をふまえ各がん腫独自の利用法が設定されている．それらをまとめ，目的を達成するための最良の医療を，どこであっても，誰であっても，均一に提供できるようにと作成されているのが各臓器別ガイドラインやガイダンスであり，頭頸部癌においては「頭頸部癌診療ガイドライン」と「頭頸部がん薬物療法ガイダンス」がある．これらで推奨されている薬物療法は，Key Drug であるシスプラチン（CDDP）やフルオロウラシル（5-FU）の投与量はいずれも最高量で，これ

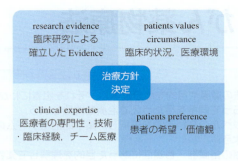

図1 Evidence に基づいた意思決定のためのモデル

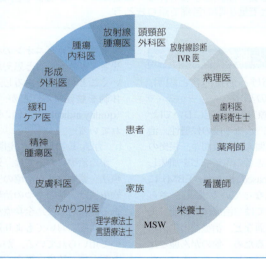

図2 頭頸部がん患者と家族を支える多職種協働のチーム医療

らにドセタキセル(TXT)を加えた3剤併用では強い血液毒性が出現する．また，分子標的薬であるセツキシマブ(Cmab)はやはり高用量の CDDP + 5-FU との併用であり，他がん腫にはない放射線療法(radiation therapy：RT)との併用もある．これらすべての evidence が import のもので domestic なものではなく，日本人のデータからの解釈は限られている．

　一般的ながん薬物療法における説明においては，投与薬剤名，投与スケジュール，予想される副作用(内容・出現時期・出現頻度・対処方法等)，後遺症，重篤な状態となる危険性，生活上の注意，医療者との連携等を挙げ，定型的な文書を施設独自に作成し，個々の薬剤については製薬企業作成のパンフレットも利用して行われていることが多い．同じ化学療法レジメンであっても，目的が異なる場合には，投与の量・間隔・継続の判断等の相違を反映させた形での説明文書の作成が必要になる．個別の説明項目としては，薬物療法の目的，選択の理由，薬物療法を含む治療全体の流れ，治療終了後の状態と予想される生活等があ

表1　頭頸部癌薬物療法における代表的なレジメン

治療法	薬剤・用量・用法		放射線療法
化学放射線療法	CDDP 100 mg/m² ⇒ tri-weekly		根治照射
	CDDP 40 mg/m² ⇒ weekly		70 Gy
	CDDP 20 mg/m²/日 1〜4 ⇒ tri-weekly		
	Cmab 400 mg/m²（初回）→ 250 mg/m² ⇒ Weekly		術後照射 60〜66 Gy
導入化学療法	CDDP 20 mg/m²/日 1〜4 5-FU 1,000 mg/m²/日 1〜4	⇒ tri-weekly	
	TXT 75 mg/m² CDDP 75 mg/m² 5-FU 750 mg/m²/日 1〜5	⇒ tri-weekly	−
緩和的化学療法	CDDP 100 mg/m² or CBDCA AUC 5 5-FU 1,000 mg/m²/日 1〜4 　⇒ tri-weekly Cmab 400 mg/m²（初回）→ 250mg/m² 　⇒ weekly		

り，これは別途作成が必要である．どちらも，署名してもらい，患者保管用と病院保管用の2部を作成するようにする．

c　がん薬物療法の実施の基本と頭頸部癌における特殊性

がん薬物療法の expert に要求されることは，対象となるがん腫の治療目的にかなった有効な治療法を選択し，安全に苦痛を最小限にして後遺症を残さないことである．前者に対してはこれまで述べてきたように，Evidence → ガイドライン・ガイダンス→ cancer board → 説明 → 同意の流れで処方に至る．後者においては，化学療法中の管理になるため，①原病に由来する症状への対処（＝対症療法），②出現する，予想される薬物有害反応に対する対処（＝支持療法），③随伴症への対処（＝随伴症治療）が必要になる．この場面での担当医は，わが国の現状では耳鼻咽喉科・頭頸部外科医が主体で，腫瘍内科の参加はまだ多くはないであろう．腫瘍内科の協力が得られたとしても，①の内容は専門ではないため，分担と連携をうまく行う必要がある．また，生活習慣が発症に大きく関与しており，様々な随伴症を有する場合も多いため当該診療科だけでなくかかりつけ医との連携や，口腔内の治療開始前評価は重要である．

d　薬物療法開始前評価と適応判断

全身状態の評価としては，Eastern Cooperative Oncology Group（ECOG）の performance status（PS）や Karnofsky performance status（KPS）が用いられていることが多く，薬物療法の適応は ECOG PS 0〜1，KPS ≧ 60 である．検査データとしては，好中球数 > 1,500 /mm³，血小板数 > 10 × 10⁴/mm³，Hb > 9.0 g/dL，T-Bil < 2.0 mg/dL，AST & ALT < 100 IU/L，SCr < 1.2 mg/dL，CCr > 60 mL/min，ECG：正常または治療不要な異常など設定されている．ほかに，重篤な呼吸器・循環器・代謝・内分泌・感染症に関する内容，挙児希望，治療に関する理解度・認知度がある．これらはすべて臨床試験での適格・除外条件であり，Evidence はこのような対象で行われてきた結果であること，これを外れた場合に同じような結果が導き出され

るかどうかはわかっていないことを認識しておくことが重要である．個別リスクが近似していて管理可能であれば標準治療を推奨する傾向にはなるだろうが，管理が困難〜不可能と判断されれば事情を説明し，行わない，行えないことを納得してもらう必要性が出てくる．

2 頭頸部癌における薬物療法

a 局所進行頭頸部癌に対する治療

初診の時点で Stage II/IV が約 60% 以上を占める頭頸部癌では，集学的治療での対応になることは多い．薬物療法は治療の主体である外科療法や放射線療法を補助する形で，様々な意図をもって活用されており，放射線療法と同時に行う化学放射線療法，単独で行う化学療法とがある．病状からの適応判断としては切除可能性があり，手術手技的な状態としては，原発巣や転移リンパ節が頸動脈や頭蓋底・頸椎〜椎前筋へ浸潤している場合がある．一方で，切除可能であっても嚥下障害，構音障害等の機能障害出現が見込まれる場合や，N2c や N3 のリンパ節転移を有する場合は予後が極めて不良で，手術にても根治性が低いと考えられる場合も手術適応がないと判断されうる．さらに，手術による高度障害が予想されるためそれを患者が拒否した場合も，手術適応がないという判断になる．加えて，治療実施施設における技術力によって適応のレベルが異なり，施設間において治療方針に差が生じてはいる．

1） 化学放射線療法

頭頸部癌治療の歴史の当初から放射線療法は有効な手段として存在していたが，その限界もみえ，治療成績向上のために化学療法をどのように利用するかが検討されていた．同時併用，異時投与等の臨床試験が盛んに行われたが明確な結果が出てこない状況の中，化学療法をどの時期に行うかのメタアナリシスが行われ，両者を同時に行う化学放射線療法がもっとも放射線療法の効果を向上させる手段であることが報告され，標準治療として確固とした位置にある．

放射線療法と併用されている薬剤の差がメタアナリシスで解析されており，Pt 単剤，Pt+5-FU が他の薬剤と比較して放射線療法への上乗せ効果が優れていたが，この 2 つの上乗せ効果に差がなく，また Pt+5-FU が Pt 単剤を上回る比較試験もないため，CDDP を用いる CRT が世界標準となっている（表1）．投与量は $100\ mg/m^2$ を 3 週ごとであり，これを完遂できる割合は多くはない．しかし，この投与量での Evidence であるため，遵守しての実施になる．どの程度を目標にするかについては，RTOG-0129 試験において，2 回以上の投与で生存期間の延長が認められ，3 回投与とは差がないことから，Σ CDDP が $200\ mg/m^2$ を超えることが望ましいと考えられている．

分子標的治療薬である cetuximab（Cmab）の RT への上乗せ効果が検討され，Cmab-RT（表1）と RT の比較試験が行われ，Cmab-RT が有意に良好であることが報告されている．CDDP と比較して全身への負担が少ないとされているが，EGFR 阻害薬に特徴的な皮膚症状が問題にはなる．CDDP が投与できない場合に，CDDP に代わるものとして期待され，市販後使用されているが，高度の粘膜炎・皮膚炎，間質性肺炎など，海外やわが国の治験では認められなかった毒性の報告が散見されている．有効性については，CDDP 併用化学放射線療法との直接比較はないため優劣はつけがたいが，十分ではないとする報告も出てきている．さらに，CDDP-RT への Cmab の上乗せ効果を検討した RTOG-0522 では，追加した有効性は示されていない．

放射線療法の強度を上げる RTOG-0129 試験は，CDDP の投与法は固定し，放射線療法を 70 Gy/35 fx/7 weeks の standard fractionation と 72 Gy/42 fx/6 weeks の concomitant boost の比較を行ったところ，治療成績に差を認めず，放射線療法の強度増強は治療成績向上には結びつかないとの判断となっている．逆に，放射線治療期間が長くなって治療強度が低下してしまうと，治療成績も下がってしまうため，治療中の管理は非常に重要である．

① **切除可能例に対する化学放射線療法**

中咽頭・下咽頭・喉頭癌においては，切除可能な場合でも，機能・形態温存を目的として化学放射線療法は選択される治療として推奨されている．喉頭全摘が必要な喉頭癌を対象に温存を目指した RTOG-9101 試験では，CDDP 併用化学放射線療法（CRT），CDDP＋5-FU（PF）の導入療法後反応に応じて手術か放射線療法単独（IC），放射線療法単独（RT）の3群による比較試験が行われ，2年喉頭温存率がそれぞれ88％：75％：70％ と報告され，喉頭温存にはCRTが標準とされた．その後の解析で，5年生存割合は救済手術可能であったため3群で同じであるも，CRT群の喉頭温存が機能温存になっていないこと，他因死の多さなどが問題となっている．導入化学療法も後述するようにTXTを加えたTXT＋CDDP＋5-FU（TPF）（表1）が用いられ，喉頭温存率の向上も認められているため，機能も含めた新たなEvidenceの登場が期待される．

② **切除不能例に対する化学放射線療法**

切除不能例における代表的な試験として intergroup 0126 があり，RT，CRT，PF-RT 後手術か放射線療法の3群による比較試験が行われ，生存期間中央値がそれぞれ12.6 mo：19.1 mo，13.8 mo と報告され，CRT の優位性が示された一方，この対象においては導入療法の反応によるその後の治療法選択の戦略（chemoselection）は否定された．メタアナリシスにおいてもCRTが有意性を示しており，標準治療となっている．

初回治療が手術のみで，その後の領域再発で切除不能な場合には，Evidenceには乏しいが，化学放射線療法の実施が勧められている．

③ **再発高危険群に対する術後補助化学放射線療法**

切除可能であっても stage III/IV の頭頸部癌の予後は悪く，死因の多くは局所再発であり，術後放射線療法が行われても大きな改善は得られていなかった．特に，顕微鏡的断端陽性，リンパ節外浸潤，2個以上のリンパ節転移，3cm以上のリンパ節転移，神経周囲浸潤，level 4/5 領域へのリンパ節転移，血管塞栓像などが再発リスク因子として考えられ，これらを有する症例を対象に，RT と CRT（表1）の比較試験が欧米双方で行われた．どちらも化学放射線療法の有意性が示されており，標準治療となっている．この2つの試験では採用した再発リスクに違いがあったため，より有効性を享受できる症例を明確にするため統合解析を行い，顕微鏡的断端陽性とリンパ節外浸潤陽性の2つを major risk として，どちらか1つ以上ある場合には化学放射線療法の適応がある．ほかは minor risk として，これらが複数あった場合には化学放射線療法が考慮されている．

初回治療が手術のみで，その後の領域再発で再手術を行った場合に，同じようなリスク因子が認められた場合には，Evidenceには乏しいが，補助療法として化学放射線療法の実施が勧められている．

2) 導入化学療法

導入化学療法（induction chemotherapy：ICT）は根治治療である外科療法や放射線療法に先んじて行う化学療法を意味している．術前化学療法（neo-adjuvant chemotherapy）は，手術を前提としたものであるため，同義ではない．頭頸部癌治療における ICT の目的は，①切除可能例を対象とした臓器機能温存，②切除不能例を対象とした生命予後の改善になる．

① 切除可能例に対する導入化学療法

前述のように，喉頭癌・下咽頭癌で，化学放射線療法とともに標準治療と見なされている．化学療法に対する反応はその後の放射線感受性を予測するものとして認識され，根治性と温存期待度を判断し治療方針を決める手段としての利用から chemoselection とも表現される．高い奏効率が要求され，従来の PF よりも TPF に期待がかかり，それを検証するための試験として GORTEC 2001-01 が行われた．奏効率，3年喉頭温存割合は，TPF と PF それぞれ，82.8%：60.8%，70.3%：57.5% と有意に TPF が良好であり，現在導入化学療法レジメンの主流となっている．導入化学療法後の放射線療法としては，RT 単独，CRT，Cmab-RT があるが，まだどれがよいのかについては結論が出ていない．TREMPLIN 試験では TPF 後に，Cmab-RT と CDDP-RT の比較を行っているが，治療成績に差はなかった．CRT と IC-TPF のこの設定における比較試験はなく，RTOG-9101 試験の CRT 群で温存喉頭の非機能性や晩期障害などの問題がある中で，毒性の強い TPF を加える形の戦略（IC-TPF → CDDP-RT）は生存を担保しておかなければならないこの集団では推奨されない．DeLOS II 試験は TPF と TPF + Cmab（TPFE）の比較試験であるが，毒性のため 5-FU を除いた TPE と TP の比較となってしまっている．TPE としても TPF と比較して血液毒性は軽減できているわけではなく，Evidence も乏しいため，臨床研究以外で用いるべきではない．

② 切除不能例に対する導入化学療法

切除不能例に対する標準治療として化学放射線療法があるが，これによって CR が得られても再発してくることが多いため，生存期間延長につなげる手段として導入化学療法がこの集団に対して検討されてきた．TAX323 試験，TAX324 試験は，この集団を対象としてはいるが，TPF と PF の比較であり，CRT との比較ではない．しかし，TPF が PF よりも有意に生存期間の延長が得られたことから，TPF がここでも標準化学療法レジメンと見なされた．その後，CRT と IC-TPF の比較試験である DeCIDE 試験，PARADIGM 試験，NCT00261703 試験が報告されているが，いずれも IC-TPF の優越性は示せておらず，現状では CRT が標準であると認識しておくべきである．

3） 緩和的化学療法

転移・再発頭頸部癌における薬物療法では，治癒はほぼ不可能であり，目的は症状緩和，QOL の改善・維持，延命になる．NCCN のガイドラインでは，全身状態によって，多剤併用療法〜単剤〜緩和ケアと考えていくことが示されている．毒性の強い TPF はこの集団においては推奨されない．PF ＋ Cmab（**表 1**），PF，PTX ＋ Cmab，TXT ＋ Cmab，PTX，TXT，S-1 などが行われているが，ぞれぞれの毒性と患者の状態を考慮し，多方面における merit と demerit を絶えず評価しながら継続を判断していくことが必要になる．近いうちに免疫チェックポイント阻害薬も使用できるであろうが，使用にはさらに多科多職種の関与が必要である．

b 頭頸部癌の薬物療法における副作用対策

1） 血液毒性

もっとも問題になるのは，導入化学療法で行われる TPF の際の好中球減少である．発熱性好中球減少（FN）を併発する危険性も高いため，予防的抗菌薬が通常行われているし，G-CSF の一次予防投与も考慮されるレジメンである．FN の問題は，致死的になる危険性，入院による QOL や ADL の低下，治療強度の低下による効果減弱などがあり，わずかな有意差を台無しにしてしまう危険性があるため，注意が必要である．

2) 非血液毒性

悪心・嘔吐：CDDPは高度催吐リスクの薬剤であり，制吐療法としてはデキサメサゾン，$5HT_3$受容体拮抗薬，NK_1受容体拮抗薬の3剤併用を用いて対処する．

口腔粘膜炎：5-FUの持続点滴終了前後の出現が多く，感染の合併，経口摂取困難にも及ぶため，口内の清潔保持・保湿，鎮痛薬，抗菌薬・抗真菌薬，栄養補給などの処置が必要である．

下痢：止痢剤の投与，脱水・電解質補正，栄養状態の改善などのほか，好中球減少時の感染経路にもなりうるため培養も必要である．

腎障害：CDDPによるもので，投与中の輸液はもちろんであるが，初診の時点で体重減少をきたして脱水気味になっていることも多いため，治療開始前からある程度輸液を行っておくことも重要である．腎障害が認められた場合にはCDDPの減量を行い，状況によってはカルボプラチン（CBDCA）に変更し腎機能（CCr）から投与量決定（calvert's Formula）を行うことも考慮する．

電解質異常：Na，Mgの異常をきたしてくることがあるため，定期的なモニターを行い適切に補正する．

皮膚障害：Cmabによる痤そう様皮疹，皮膚乾燥，爪囲炎などがあり，開始当初から予防的な抗菌薬の内服，保湿剤の塗布により重篤化を防ぐ．全身に及ぶため，外用薬の塗布には家人の協力が必須である．

間質性肺炎：Cmab-RTでは肺が照射野に含まれていなくても発生してくるため注意が必要であり，開始前に必ず肺のCTによる評価を行い，間質影の確認と適応の検討を行う．発症した場合には，呼吸器科と連携して対処を行う．

神経毒性：Pt，taxaneにより発生してくるが，いずれも蓄積性である．処置の有効性も限定的であるため，重篤化する前に休薬・中止としていく．

DON'Ts

- ☐ 原疾患に由来する症状，副作用等の自己管理が困難な背景をもつ場合は安易に化学療法の適応とすべきではない．
- ☐ 画一でない個別な対応が要求されていることを忘れてはならない．

自治医科大学附属病院腫瘍センター臨床腫瘍科　**藤井博文**

B 悪性腫瘍治療に必要な基礎知識

3 分子標的薬

DOs

- 分子標的薬に特徴的な有害反応を理解しよう
- 抗 EGFR 抗体の使用前には必ず胸部 CT をチェックしよう．

1 分子標的薬とは

癌細胞の分化や増殖にかかわる分子や，癌細胞に特異的な細胞特性を規定する分子を標的とし，癌細胞の分化や増殖を特異的に阻害する薬剤のことである．

頭頸部癌や甲状腺癌に関連する標的分子には上皮成長因子受容体 (epidermal growth factor receptor：EGF-R) や血管内皮成長因子受容体 (vascular endothelial growth factor receptor：VEGF-R) などが挙げられるが，代表的な標的分子を表1に示す．

分子標的薬は，抗体薬と低分子化合物に大別される．抗体薬の作用機序は，受容体やそのリガンドに結合することで細胞内シグナル伝達を阻害し腫瘍細胞の増殖を抑制する場合と，ADCC (antibody dependent cellular cytotoxicity) 活性による抗腫瘍効果を発揮する場合とがある．ADCC 活性とは，標的とする腫瘍細胞に結合した抗体薬の Fc 部分を NK 細胞などの免疫細胞が認識し腫瘍細胞を攻撃する作用のことである．また低分子化合物の多くはチロシンキナーゼ阻害薬に分類されるが，受容体の細胞内ドメインなどに存在するチロシンキナーゼの活性化を阻害することで細胞内シグナル

表1 代表的な標的分子

主な標的分子	剤形	代表的分子標的薬	代表的適応症
EGFR	抗体薬	セツキシマブ（アービタックス®）	大腸癌，頭頸部癌
	チロシンキナーゼ阻害薬	ゲフィチニブ（イレッサ®）	非小細胞肺癌
HER2	抗体薬	トラスツズマブ（ハーセプチン®）	乳癌，胃癌
VEGF	抗体薬	ベバシズマブ（アバスチン®）	大腸癌，非小細胞肺癌，乳癌，卵巣癌，子宮頸癌，悪性神経膠腫
VEGF-R	チロシンキナーゼ阻害薬	ソラフェニブ（ネクサバール®）	甲状腺癌，腎細胞癌，肝細胞癌
		レンバチニブ（レンビマ®）	甲状腺癌
		バンデタニブ（カプレルサ®）	甲状腺髄様癌
BRAF	チロシンキナーゼ阻害薬	ベムラフェニブ（ゼルボラフ®）	悪性黒色腫
CD20	抗体薬	リツキシマブ（リツキサン®）	B 細胞性非ホジキンリンパ腫

伝達を阻止し抗腫瘍効果を発揮する．一般的に分子標的薬は静細胞的に作用し，殺細胞性抗がん薬に比べると有害反応は少ない．その一方で標的分子を阻害することで生じる特徴的な有害反応（後述）も出現するため適切な管理が必要である．

2 頭頸部癌における分子標的薬

a セツキシマブ（アービタックス®）

1) 局所進行頭頸部扁平上皮癌
Stage III/IV の局所進行頭頸部扁平上皮癌に対して，セツキシマブ併用放射線治療（図1）は，放射線治療単独よりも有意に生存期間を延長させ治癒率を向上させる．

2) 転移再発頭頸部扁平上皮癌
治癒困難な転移再発頭頸部扁平上皮癌に対する緩和的な化学療法として，シスプラチン（カルボプラチン）＋フルオロウラシル＋セツキシマブ療法（表2）は，シスプラチン（カルボプラチン）＋フルオロウラシル療法よりも有意に生存期間を延長させることが証明されている．

3) セツキシマブに特徴的な有害反応
① 皮膚障害
抗 EGFR 抗体であるセツシキマブ投与による皮膚障害はほぼ必発である．一方で，皮疹の程度と治療効果が相関することが知られており，皮膚障害をコントロールして治療を継続することが重要．

- 痤瘡様皮疹：治療開始後 1〜2 週目で出現する．好発部位は顔面と前胸部，背部など．
- 皮膚乾燥・亀裂：治療開始後 3 週目くらいから出現する．皮膚乾燥には搔痒感を伴うこともあり，皮膚亀裂には痛みを伴う．
- 爪囲炎：治療開始後 4 週目くらいから出現する．これも痛みを伴うため早めの対応が必要．

上記のような皮膚症状に対する処方例を示す（表3）．

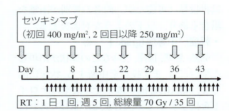

図1 セツキシマブ併用放射線療法

表2 シスプラチン（カルボプラチン）＋フルオロウラシル＋セツキシマブ療法

レジメン	抗癌薬	1日投与量	投与法, 時間	投与日	投与間隔
シスプラチン + 5-FU + セツキシマブ					3 週
	セツキシマブ	400 mg/m²	点静 120 分	dL（初回）	
		250 mg/m²	点静 60 分	dL（2 回目以降），8, 15	
	シスプラチン	100 mg/m²	点静 120 分	dL	
	5-FU	1,000 mg/m²	持静 24 時間	dL〜4	
カルボプラチン + 5-FU + セツキシマブ					3 週
	セツキシマブ	400 mg/m²	点静 120 分	dL（初回）	
		250 mg/m²	点静 60 分	dL（2 回目以降），8, 15	
	カルボプラチン	AUC 5	点静 120 分	dL	
	5-FU	1,000 mg/m²	持静 24 時間	dL〜4	

（点静：点滴静注，持静：持続静注）

表3 抗EGFR抗体薬による皮膚障害に対する処方例

皮膚症状	使用薬剤		備考
皮膚乾燥	ヘパリン類似物質：ヒルドイドソフト®		保湿．予防的に使用．
	尿素配合薬：ウレパール®		保湿．予防的に使用．創があるとしみることがある．
	抗ヒスタミン薬：アレロック®など		皮膚乾燥に伴う痒みに．
ざ瘡様皮疹	ステロイド軟膏		出現部位により強度を変える．
		Medium: ロコイド®，アルメタ®など	顔面を含めて使用可能．軽症向き．
		Very strong: マイザー®など	原則的に顔面以外．皮疹が強い場合．
	ミノマイシン®		皮疹が出現すれば早めに使用．予防的使用も効果的
爪囲炎	ステロイド軟膏		腫脹部，肉芽部に使用．
		Strongest: デルモベート®など	

② infusion reaction

セツキシマブ投与に際しては，抗ヒスタミン薬やステロイドの予防的前投薬を要する．infusion reaction は初回に生じることがもっとも多く，感作によって生じる1型アレルギーとは異なる．このため理論的には再投与は可能だが，両者の鑑別が困難な場合もあり，以下のような対応をとる．

・**軽症～中等症（grade 1～2）**

発熱，悪寒，掻痒，皮疹などの症状が出現した場合には，まず投与を中断する．状況に応じて，NSAIDs，抗ヒスタミン薬やステロイドを投与する．これらに反応が良好であれば慎重に再開もしくは再投与可能．改善しない場合や再燃する場合には投与を中止する．

・**重症（grade 3以上）**

呼吸困難や血圧低下，意識障害などのアナフィラキシー様症状を伴うような場合には，直ちに投与中止する．速やかにエピネフリン 0.01 mg/kg（成人最大 0.5 mg）筋肉注射を行い，適切な処置（酸素投与，静脈確保など）を行う．再投与は行わない．

③ 薬剤性肺障害（薬剤性間質性肺炎）

発熱や乾性咳嗽，労作時呼吸困難，fine crackle などの症状が出現した場合には，薬剤性肺障害を疑い，呼吸器専門医に速やかに相談すべきである．

また，頭頸部癌患者では重喫煙者で肺気腫を合併しているなど，治療前から肺機能が低下していることも多い．このためセツキシマブ投与前には必ず胸部 CT を行い，リスクが高いと判断される場合には投与を避けるべきである．

④ 低マグネシウム血症

食欲不振，倦怠感，嗜眠，錯乱，振戦，筋線維束性痙攣，運動失調，眼振，テタニー，QT 延長などをきたすことがあるため，定期的に血清マグネシウムを測定することが重要である．症状の有無にもよるが，Mg ≦ 1 mg/dL を目安に補正する．（処方例：硫酸マグネシウム液（1A, 20 mEq/20 mL）+ 生理食塩水 100 mL 点滴静注）

b 血管新生阻害薬：ソラフェニブ（ネクサバール®），レンバチニブ（レンビマ®），バンデタニブ（カプレルサ®）

1） 甲状腺癌

甲状腺癌には，90％以上を占める甲状腺分化型癌（differentiated thyroid carcinoma：DTC）として分類される乳頭癌（papillary thyroid carcinoma：PTC）と濾胞癌（follicular thyroid carcinoma：FTC），それぞれ 1～2％ 程度と頻度は低いが 30％程度が家族性である髄様癌（medullary thyroid carcinoma：MTC）と非常に予後不良な未分化癌（anaplastic thyroid carcinoma: ATC）に大別される．

もっとも頻度の高い DTC の予後は一般的に良好であり，外科的治療と放射性ヨウ素治療が治療の主役である．放射性ヨウ素治療に抵抗性になると予後は不良であり，これらに対して主に VEGF-R に作用する

血管新生阻害薬のソラフェニブ(ネクサバール®),レンバチニブ(レンビマ®)の有効性が示されている．これらの血管新生阻害薬を使用する際には，VEGF-R を阻害することで時に生じる重篤な有害反応(表4)に注意するとともに，ほかの標的も阻害することで生じる各薬剤に特徴的な有害反応を理解する必要がある．手足症候群に対する処方例を示す(表5)．

MTC に対してはいずれの薬剤も有効であるが，バンデタニブ(カプレルサ®)は海外のランダム化比較試験において有効性が示されておりエビデンスレベルはもっとも高い．

もっとも予後不良な ATC に対しては明らかな有効性を示した薬剤は存在しないが，レンバチニブ(レンビマ®)は一定の効果を示しており注目されている．

① **ソラフェニブ(ネクサバール®)**:1回 400 mg,1日2回内服
 VEGF-R 以外にも RET,RAF,PDGF-β を阻害することでその効果を発揮する．手足症候群，皮疹，下痢，高血圧などが特徴的な有害反応．

② **レンバチニブ(レンビマ®)**:1回 24 mg,1日1回内服
 VEGF-R 以外にも FGFR,RET,KIT,PDGF-α を阻害することでその効果を発揮する．高血圧，蛋白尿，手足症候群などが特徴的な有害反応．

③ **バンデタニブ(カプレルサ®)**:1回 300 mg,1日1回内服
 VEGF-R 以外にも EGFR や RET を阻害することでその効果を発揮する．皮疹，下痢，高血圧，間質性肺炎，QT 間隔延長などが特徴的な有害反応．

表4 血管新生阻害薬において注意すべき重篤な有害反応

・高血圧クリーゼ	・出血
・ネフローゼ	・血栓症
・可逆性白質脳症	・劇症肝炎
・消化管穿孔	・薬剤性間質性肺炎

表5 手足症候群に対する処方例

目的		処方例
皮膚の保湿, ベースのスキンケア	尿素配合薬	ケラチナミンコーワクリーム 20%® ウレパール®
	ヘパリン類似物質	ヒルドイドソフト®
皮膚の発赤・疼痛の緩和	ステロイド軟膏・クリーム	Very strong：マイザー®, リンデロン® Strongest：デルモベート®
痛み・かゆみの軽減	NSAIDs	ロキソニン®
	抗ヒスタミン薬	アレロック®

DON'Ts

☐ 間質性肺炎合併例では抗 EGFR 抗体を使用しないこと．
☐ 重度の infusion reaction を生じた場合には，抗 EGFR 抗体は再投与しないこと．

神戸大学医学部附属病院腫瘍・血液内科　**清田尚臣**

4 緩和医療

> **DOs**
> - 緩和医療は全人的な個別性の高い苦痛を伴う．自分で抱え込まずチームアプローチで対応しよう．
> - 苦痛や辛さを和らげること，患者の気がかりに気づくこと，様々な場面で提供できる体制をつくることを常に考えよう．
> - オピオイドは三大副作用を理解して，躊躇せずに投与しよう．

1 緩和医療とは

WHO（2002年）は緩和医療を，「生命を脅かす病に関連する問題に直面している患者と家族の痛み，その他の身体的，心理社会的，スピリチュアルな問題を早期に同定し適切に評価し対応することを通して，苦痛を予防し緩和することにより，患者と家族のQOLを改善する取り組みである」としている．そして緩和医療は，終末期患者の看取りのケアのみならず，癌の初期段階からあらゆる病期の患者とその家族を対象として行われる．緩和医療について大切なことは苦痛や辛さを和らげること，患者の気がかりに気づくこと，様々な場面で提供できる体制があることである．そのためにはチームアプローチを行う必要がある．それにより多様な問題に多職種で対応でき，知識，技術のマンネリ化を防ぐことができる．話しやすいメンバーには患者の思いが表出されやすい．またケアの行き詰まりによる疲弊から医療者自身を守ることにもなる．ここでは癌性疼痛，および頭頸部癌にしばしばみられる症状対策，病状説明のポイントなどについて述べる．

2 癌性疼痛

a 痛みの種類と評価

痛みには内臓痛，体性痛，神経障害性疼痛がある．頭頸部癌では感覚神経や神経叢への浸潤による神経障害性疼痛が多く，難治性で鎮痛補助薬を必要とすることも多い．また体性痛は骨転移などの局在がはっきりした鋭いズキッとした痛みで突出痛に対するレスキューが重要となる．痛みの強さを聞くには，numerical rating scale（NRS）を用い，無痛を0，これ以上考えられない痛みを10とした10段階評価を行う．

b 鎮痛薬の使い方

五原則として経口的に（by mouth），時刻を決めて規則正しく（by the clock），除痛ラダーに沿って（by the ladder），患者ごとの個別の量で（for the individual），そのうえで細かい配慮を（with attention to detail）とされる．痛みが徐々に増強する場合はWHO三段階除痛ラダーを用いて，第1段階（非オピオイド鎮痛薬±鎮痛補助薬），第2段階（弱オピオイド±非オピオイド鎮痛薬±鎮痛補助薬），第3段階（強オピオイド±非オピオイド鎮痛薬±鎮痛補助薬）と，継続的な評価を繰り返しながら上がっていく．代表的な薬剤として，非オピオイド鎮痛薬ではアセトアミノフェンやNSAIDs，弱オピオイドではコデイン，トラマドール，少量のオキシコドン，強オピオイドではモルヒネ，オキシコドン，フェンタニルなどがある．鎮痛補助薬には，抗けいれん薬（プレガバリン，クロナゼパムなど），抗うつ

薬(デュロキセチン，アミトリプチリンなど)，NMDA受容体拮抗薬(ケタミンなど)，抗不整脈薬(リドカイン，メキシレチンなど)がある．痛みが放置されていた場合や強い痛みが急激に生じた場合では，三段階にとらわれずに適切な段階を即時に選択して強い痛みに効く薬を早速使用し始める．がん疼痛治療のアルゴリズムは第1段階を経てからのオピオイドの導入，残存，増強した痛みの治療，そして持続痛，突出痛に対する鎮痛となる(図1)．

c オピオイド

1) 代表的なオピオイド

コデイン，トラマドール，モルヒネ，オキシコドン，フェンタニル，タペンタドール，メサドンなどがある．これらは薬種によって内服，注射，坐薬，経皮吸収薬などの投与経路に応じたものがある．頭頸部癌は終末期になると次第に経口摂取が不可能となるケースが多く，内服から経皮吸収薬や注射薬に変更になったり，その後胃瘻が造設され内服薬に戻したりするので，投与経路と量の変更(オピオイドスイッチング)が必要となる(図2)．経口投与での開始量はモルヒネ水20〜30mg/日，オキシコドン10〜20mg/日である．痛みの増強や突出痛に備えて頓用で追加する薬剤が必要となる．1回量の目安は内服，坐薬は1日量の1/6量，持続注射では1時間量を早送りする．

2) オピオイドの副作用

オピオイド導入時には，悪心・嘔吐，便秘，眠気の三大副作用対策を行うことが重要である．

・**悪心・嘔吐**：オピオイド投与初期や増量時にみられる．出現頻度は30%程度で継続使用により1〜2週間で耐性を生じるが，いったん出現すると継続投与が困難になることが多く予防対策が大切である．制吐薬をオピオイドと同時に開始し，1〜2週間で漸減・中止可能となる．プロクロルペラジン(ノバミン®)，メトクロプラミド(プリンペラン®)などが用いられる．

・**便秘**：ほとんどの患者に生じるためオピオイド開始時にあらかじめ緩下剤を併用する．耐性が生じないためオピオイド使用中は継続的な対策が必要である．

・**眠気**：オピオイド開始時や増量時は眠気を生じる時があるが，耐性を生じ自然に2〜3日で消失することが多い．

コツ

オピオイド導入するにあたり，患者の誤解がある場合は，説明が必要である．麻薬中毒になる率は適切な使用では0.2%以下であり，混乱や幻覚をきたすのは5%以下，麻薬の使用量と予後には相関がないことなどである．

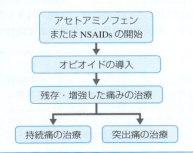

図1 癌疼痛治療のアルゴリズム

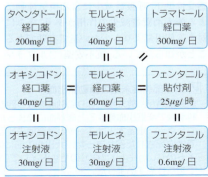

図2 オピオイド鎮痛力価換算比

Pitfall

緩和医療においても腎機能評価は重要である．トラマドール，モルヒネ，プレガバリン，デュロキセチンなどはクレアチニンクリアランスに応じて減量が必要である．

 コツ

癌性疼痛で中等量のオピオイドが使用されている状況でオピオイドの種類を変更したり，使い慣れていない鎮痛補助薬を使用するときは，緩和医療の専門家へのコンサルテーションをためらわずに行った方がよい．

コツ

骨転移の痛みには，放射線治療やビスホスホネート薬の適応がないか，他科との検討を早めに行う．

3 頭頸部癌に多い症状

a 気道閉塞，呼吸困難

頭頸部癌では気道狭窄,肺転移,肺炎による呼吸困難をきたしやすい．気管切開を行っても，気管分岐部方向への腫瘍進展や肺疾患が悪化した場合は呼吸苦を物理的に治療することは不可能である．このような呼吸苦に対してはモルヒネが有効である．モルヒネには呼吸中枢における呼吸困難感の感受性低下，呼吸数減少による換気運動による酸素消費量減少の作用があり,痛みに対する使用量よりも少ない量で有効であることが知られている．抗不安薬(アルプラゾラム，ロラゼパムなど)をモルヒネに追加することも有効である．またさらに呼吸困難感が重篤になり，ほかに有効な方法がない場合はミダゾラムなどの静脈麻酔による鎮静(セデーション)により意識レベルを落とすことによって苦痛を感じさせないようにする方法も行われる．通常，意識が混濁した状態の呼吸苦の重篤な患者に行われることが多く,家族の承諾を得ることが必要である．

b 腫瘍自潰

終末期の頭頸部癌は，顔面，頸部の皮膚に増大，自潰することにより，腫瘍からの滲出液，出血，悪臭をきたし，特にそのガーゼ交換は患者のみならず家族，医療従事者の悩みの種となる．特に腫瘍からのじわじわとした出血や，大量の滲出液には難渋し，患者や家族のQOLを損なう．難渋するときには，自潰腫瘍をモーズ軟膏で化学的に蛋白凝固する方法は出血や滲出液がコントロールされ有用である．モーズ軟膏は塩化亜鉛が主成分である．

c 動脈性出血

頭頸部癌の終末期では口腔，咽頭または頸部から，頸動脈またはその分枝の動脈破綻による出血をきたすことがある．通常は少量の出血を繰り返したあとに大出血をきたすことが多い．多くは出血死または気道への血液の流入により窒息死に至る．予防として，可能な症例では頸動脈結紮や血管内塞栓術などが検討されることもあるが適応は限られる．CTなどで頸動脈周辺に腫瘍が浸潤している場合は，入院，外来を問わず，動脈性出血により急死する可能性を

☑ 頭頸部癌終末期の頸動脈出血

頭頸部癌が，終末期になり頸動脈を取り囲むと，頸動脈出血のリスクが高くなる．頭頸部外科病棟で突然出血死すると床が血に染まった悲惨な状況に研修医や新人ナースは言葉を失ってしまう．患者本人はスーッと意識消失するので楽ではないかと思うが，自宅や旅館の温泉で出血死された例もあった．大出血の前には予兆のような小出血があること，便秘(オピオイドのせいかもしれない)のためトイレでいきんだり，風呂場で血圧が変動したりする状況で起こりやすいようだ．

家族に説明しておいた方がよい．

d 欠神発作

進行した頭頸部癌の頸部リンパ節転移が頸動脈周囲や頭蓋底浸潤をきたし，その刺激が迷走神経求心枝を介して脳幹血管運動中枢に伝わる反応により血圧低下をきたす．それにより突然一過性の意識消失をきたし，眼球上転，徐脈，末梢冷感がみられる．しかし十数秒で意識や循環状態は正常化し，そのまま寝たきりになったり，死亡することはまれである．一度，欠神発作を起こすと頻繁に発作をきたすようになるが，いずれ腫瘍浸潤が進行し迷走神経が麻痺に至ると欠神発作はきたさなくなる．頸部痛を伴う頸部リンパ節転移でみられることが多い．予防としてアトロピン，ステロイド，抗てんかん薬などを投与することもあるが有効性は不明であり，むしろ転倒した際に頭部外傷などを起こさないような看護や患者指導をしておく．

4 終末期における患者，家族への病状説明のポイント

a 悪い知らせを伝えるコミュニケーション

がんの再発・進行，積極的抗がん治療の中止などの悪い知らせの伝え方にはコミュニケーション技術が必要である．そのためには支持的な環境設定（十分な時間，落ち着いた環境，面談を電話などで中断しない，家族の同席）をしたうえで，患者の気がかりを聞いたり気持ちを和らげる言葉をかけたあとに，わかりやすく悪い知らせを伝えることになる．また今後のことについて話し合い，面談の要点をまとめる．このコミュニケーション技術はわが国の癌対策推進計画の中で行われている緩和ケア研修会で習得しておく必要がある．

b 患者と家族への説明

病状理解が十分あり，説明希望の強い患者では，余命を含めたありのままの厳しい病状をすべて説明することもある．しかし実臨床では患者に対しては，患者の知りたい内容に応じた病状説明が行われることが多い．よって家族へは，それとは別に予測される余命も含めた病状説明を行う機会を設ける必要がある．

家族は一見，よく病状を理解しているようにみえても，実は患者の死の受け入れができていないこともある．また説明内容の楽観的な部分だけを記憶に残す傾向もあり，医師側の意図した説明内容が伝わっていないこともある．説明時に，説明内容を箇条書きにして文書として家族に手渡しておくと誤解によるトラブルを避けることができる．また緩和医療を行うほかのチームメンバーにも説明した内容が理解されやすい．

頭頸部癌は終末期医療が長引く患者も多いが，出血，窒息などの急変もありうる．家族への説明では予測される余命に加えて，急変，急死の可能性もあることを説明しておく．医師が患者および家族と検討を行い，がん終末期に心肺停止した場合，心臓マッサージや人工呼吸などの蘇生（resuscitate）を行わないことを終末期の治療方針とすることは一般的となっている．この際には，DNAR（do not attempt resuscitation）の確認をしたことをカルテに記載しておく．

DON'Ts

- コミュニケーション技術なく，悪い知らせを伝えることはすべきではない．解剖を知らない外科医がメスをもつのと同じである．

静岡県立静岡がんセンター頭頸部外科　**鬼塚哲郎**

感染症の基礎知識

> ## DOs
>
> - [ ] 感染症の治療にあたっては，感染巣における病因微生物を想定することが非常に重要である．
> - [ ] 耳鼻咽喉・頭頸部外科領域感染症で，どのような起炎菌が多いのかという知識を基にして，エンピリカルに投与すべき抗菌薬を決める必要がある．こうした知識もなく最初から抗菌スペクトラムの広い薬剤を投与することは避けるべきである．
> - [ ] 抗菌薬の投与量は副作用を恐れるために投与量が少なめ（under dose）になりがちである．効果が十分に得られない場合は，使用した抗菌薬のスペクトラムでカバーできないためなのか，under dose で組織内濃度が十分に上がらないためなのか，スペクトラムが外れたためなのか判断ができない．基本的に抗菌薬は投与量が多め（over dose）の方が望ましい．

　耳鼻咽喉・頭頸部領域の感染症は，その解剖学的な関係から，耳，鼻副鼻腔，口腔・咽頭領域に分けられる．わが国では，感染症発生の早期から抗菌薬を使用することから，その多くは難なく治癒する一方，むやみに抗菌スペクトラムの広い薬剤を投与することより薬剤耐性菌が席捲し治療に難渋するケースや，不適切な抗菌薬の選択により深頸部膿瘍などの生死にかかわる病態へ発展してしまうケースもまれではない．

　2016 年 4 月政府は，WHO が 2015 年 5 月に採択した「薬剤耐性に関する国際行動計画」を踏まえた薬剤耐性対策アクションプランを発表した（表 1）．2020 年までに取り組むべき目標と対策を示しており，その中でも抗菌薬使用量を 2013 年水準水準の 3 分の 2 に削減することを大きな目標として打ち出している．抗菌薬使用頻度の多い耳鼻咽喉科・頭頸部外科医にとっては抗菌薬の適正使用をより一層心がけなくてはいけない．

　本項では，耳鼻咽喉・頭頸部外科領域の代表的な市中感染症について述べる．

　耳鼻咽喉・頭頸部領域の感染症の進展仕

表 1　薬剤耐性アクションプランの目標（医療分野）

① 2020 年の人口 1,000 人あたりの 1 日抗菌薬使用量を 2013 年水準から 33% 減少させる．
② 2020 年の経口セファロスポリン系薬，フルオロキノロン系薬，マクロライド系薬の人口 1,000 人あたりの 1 日使用量を 2013 年の水準から 50% 削減する．
③ 2020 年人口 1,000 人あたりの 1 日静注抗菌薬使用量を 2013 年の水準から 20% 削減する．
④ 2020 年の肺炎球菌のペニシリン耐性率を 15% 以下に低下させる．
⑤ 2020 年の黄色ブドウ球菌のメチシリン耐性率を 20% 以下に低下させる．
⑥ 2020 年の大腸菌のフルオロキノロン耐性率を 25% 以下に低下させる．
⑦ 2020 年の緑膿菌のカルバペネム耐性率を 10% 以下に低下させる．
⑧ 2020 年の大腸菌および肺炎桿菌のカルバペネム耐性率（0.1 ～ 0.2%）を維持する．

方は，大きく分けると，①感染部から直接近接した部位に拡がっていくタイプ（副鼻腔炎，眼窩蜂窩織炎等），②筋膜と筋膜に挟まれた間隙に沿って拡がっていくタイプ（咽後膿瘍，口腔底膿瘍等），③管腔を介して拡がっていくタイプ（上咽頭から耳管を介する中耳炎）がある．これらの感染部位に存在する細菌が，抗生剤の治療のターゲットとなる．注意しないといけないのは，この領域は常在菌として嫌気性菌があり，常に感染に関与する可能性がある点である．

1 急性中耳炎

小児急性中耳炎については，2009年から肺炎球菌ワクチン接種が可能となり，また新規の抗菌薬の登場により臨床像が変化してきている．それを踏まえて2013年に「小児急性中耳炎診療ガイドライン第3版」が公開されているので参考にしていただきたい．急性中耳炎の起炎菌として肺炎球菌，インフルエンザ菌，Moraxella catarrhalis を標的にした治療になる．注意しないといけないのは，二大起炎菌の菌肺炎球菌とインフルエンザ菌である．肺炎球菌は，①ペニシリン感受性肺炎球菌（PSSP），②ペニシリン耐性肺炎球菌（PRSP）の問題，インフルエンザ菌では，①ペニシリナーゼを産生しないタイプ，②産生するタイプ，③βラクタマーゼ非産生アンピシリン耐性（BLNAR）の存在である．PRSP は，ペニシリン耐性という言葉が誤解を招きやすいが，ペニシリンが全く効かないのではなく，ペニシリンに対してMICが上がった肺炎球菌と理解すべきである．したがってPSSP と PRSP の両者をカバーするためには高用量のアモキシシリン（AMPC）を中心とした投与が標準となってくる．マクロライド系抗菌薬は，高度に肺炎球菌に対して耐性が獲得されており，第一選択にならない．インフルエンザ菌については，ペニシリナーゼを産生しない BLNAR 以外では，肺炎球菌と同様に高用量のアモキシシリン（AMPC）を中心とした投与が中心となってくる．一方ペニシリナーゼ産生，あるいは BLNAR では，セフジトレン・ピボキシル（CDTR-PI）の投与を考慮すべきであろう．近年小児急性中耳炎の難治化が叫ばれている．危険因子として，①集団保育，②両側罹患，③2歳未満，④副鼻腔炎併発が指摘されている．危険因子をもつ患児には，細菌量を減少させるためにも早期の鼓膜切開を考慮する必要がある．その場合，得られた膿の細菌培養検査を必ず行い起炎菌の確認が必要である．小児急性中耳炎の治療に際しては，強い抗菌力をもつ経口カルバペネム系薬である TBPM-PI やニューキノロン系薬である TFLX の使用は，他の経口抗菌薬による治療効果が期待できない症例に対して使用するべきである．

2 慢性中耳炎

鼓膜穿孔を伴う慢性中耳炎は，急性中耳炎とは異なり中耳粘膜が鼓膜穿孔を介して常に外界にさらされている状態である．多くの患者では耳管機能の低下を伴う．起炎菌として黄色ブドウ球菌，緑膿菌，真菌などが多い．また罹患期間の長い例ではメチシリン耐性黄色ブドウ球菌（MRSA）が検出される頻度が高くなる．もっとも根治的な治療は，手術による穿孔閉鎖である．日常臨床では，オフロキサシン点耳薬が頻用される傾向があるが，グラム陽性菌に対する抗菌力が低く，第一選択として推奨されない．また起炎菌が MRSA の場合は治療に難渋するが，乳様突起炎を伴わないような状況ではバンコマイシン等の使用は控えるべきである．頻回の鼓室内洗浄や耳漏の吸引等の局所処置で対応するしかない．また真菌感染の場合，点滴静注用の抗真菌薬を点耳薬として使用する施設もみられるが，抗真菌薬の内耳毒性の問題があり避けるべきである．発熱や痛みを伴い大量の耳漏が

認める場合は，抗真菌薬の内服や点滴静注も考える必要がある．ただし各抗真菌薬の感受性スペクトラムを十分に理解したうえで使い分けする必要がある．

3 急性副鼻腔炎

急性副鼻腔炎は，基本的にはウイルス性上気道炎に伴う副鼻腔の炎症で，二次的に細菌性の感染症を起こす．原因微生物は，ライノウイルスなどのウイルス，肺炎球菌やインフルエンザ菌が多い．ウイルス性と細菌性の鑑別が問題となる．細菌性は，膿性鼻汁，頰部痛，頭痛，上気道炎が改善したあとの鼻症状の増悪などがみられ，またウイルス性が7〜10日前後で改善するのに対して，細菌性は10日以上続く場合が多いとされる(10 days-mark)．細菌性の急性副鼻腔炎と診断して抗菌薬を処方する場合が多いが，抗菌薬投与が，症状の改善や重篤な合併症の予防に有効なのかどうかは議論のあるところである．抗菌薬使用による薬剤耐性の可能性を考えると，症状が軽微な軽症例の患者では鼻処置や副鼻腔洗浄に加え抗ヒスタミン剤，粘液溶解剤，NSAIDsの投与を行い慎重に経過をみていくという方法もあると思われる．一方重症例(持続する高熱，眼周囲の発赤・腫脹，眼球運動障害，頰部や歯の強い疼痛，意識障害等)を認める場合は，迷わず抗菌薬の投与を開始し，効果が思わしくない場合は手術も考慮する．

抗菌薬の選択は，起炎菌が急性中耳炎と同様であることから，前項の急性中耳炎の治療と同様の抗菌薬を選択すべきである．

4 慢性副鼻腔炎

慢性副鼻腔炎は，急性副鼻腔炎の反復や再発，アレルギー性鼻炎に伴って発症する．病態の中心となるのは，炎症性の鼻・副鼻腔粘膜肥厚や繊毛機能障害による副鼻腔の換気不全とそれに伴う清浄能力低下であり，細菌感染は二次的な問題である．慢性副鼻腔炎に対しては一般にマクロライド療法が行われるが，その詳細は，日本鼻科学会編「副鼻腔炎診療の手引き」を参考にされたい．注意しなければならないのは，しばしば頻用されるマクロライドは，ひとたび1種類のマクロライドへの耐性が生じれば，ほかのマクロライドにも交叉耐性になることである．また一側性副鼻腔(特に上顎洞)炎では，歯性上顎洞炎や真菌性副鼻腔炎の可能性も常に念頭に入れる必要がある．

5 急性咽頭炎・扁桃炎

急性咽頭炎・扁桃炎は，ウイルス感染でも細菌感染でも起こりうる．原因微生物は表2に示した．多くの場合はウイルス感染であり，抗菌薬の投与を必要とせず，対症的治療で十分である．ウイルス感染を示唆する所見として，鼻炎様症状・結膜炎・咳症状の存在，口腔・咽頭の潰瘍，疱疹・丘疹の形成，皮疹の合併などがある．扁桃にみられる膿栓は，ウイルス感染でも生じるので注意をしたい．起炎菌で問題となるのは，A群β溶血性連鎖球菌による咽頭炎・扁桃炎である．日常臨床ではよく遭遇する

表2 急性咽頭炎の原因微生物

ウイルス	ライノウイルス，アデノウイルス，インフルエンザウイルス，パラインフルエンザウイルス，エンテロウイルス，コクサッキーウイルス，EBV，CMV，コロナウイルス，HSV，HIV
細菌	連鎖球菌(A群β，C群β)，ジフテリア菌，好気性菌・嫌気性菌混合感染，淋菌，髄膜炎菌，肺炎マイコプラズマ，クラミジア・ニューモニエ，エンテロコリチカ菌
真菌	カンジダ

疾患であり，外来での溶連菌迅速検査により早期診断も可能となっている．A群β溶血性連鎖球菌による急性咽頭炎・扁桃炎では抗菌薬の投与が必要となるが，その目的は，①リウマチ熱の予防，②扁桃周囲膿瘍，咽後膿瘍，頸部リンパ節炎等の合併症の予防，③症状を軽減し病悩期間を短縮する，④患者周囲への感染性の低下である．抗菌薬の選択は，従来ペニシリン系が第一選択とされてきたが，近年セフェム系抗菌薬の方が除菌率も高く有効性高いという報告もあり議論がわかれている．投与期間はペニシリン系薬剤では10日間，セフェム系抗菌薬は5日間が推奨されている．

急性咽頭炎・扁桃炎の合併症である扁桃周囲炎，扁桃周囲膿瘍の起炎菌は，A群β溶血性連鎖球菌や嫌気性菌が多い．膿瘍形成に至った場合は穿刺ないしは切開による排膿のうえで抗菌薬投与が必要になる．抗菌薬はペニシリン系薬剤が第一選択となるが，嫌気性菌の混合感染の可能性を疑う場合は，嫌気性菌に感受性のあるリンコマイシンやクリンダマイシンを併用する．抗菌薬と共に上気道浮腫予防目的でステロイドを投与する場合も多いが，その効果については明確なエビデンスはない．切開排膿を行った場合は，切開部が早期に閉鎖してドレナージ効果が不十分にならないように創部に込めガーゼを挿入し，膿の排泄が止まったらガーゼを抜去する．

A群β溶血性連鎖球菌による急性咽頭炎・扁桃炎との鑑別で問題となるのはEpstein-Barr virus (EBV) や Cytomegalovirus (CMV) による伝染性単核球症がある．EBVは通常幼少時に不顕性感染を起こしているが，学童期以降に感染すると咽頭炎・扁桃炎症状を呈し，典型例では扁桃に著明な白苔や膿栓の付着を認める．A群β溶血性連鎖球菌による急性咽頭炎・扁桃炎に比べ，扁桃の膿栓の程度が高度なことや，リンパ節腫脹が上頸部だけではなく，副神経領域も含めて頸部全体，時には腋窩までみられることから鑑別できる．また血液検査で，肝機能障害，末梢血中の異型リンパ球の出現を認める．脾腫も出現し左上腹部の疼痛を訴えることもある．脾腫が高度の場合は外傷に伴う脾破裂のよる腹腔内出血の可能性もあるので注意を要する．他合併症としては，脳炎，肺炎，心筋炎，溶血性貧血，血小板減少症，T/NKリンパ増殖性疾患等がある．治療は基本的にself-limittingな疾患であるために対症的に治療する場合が多い．急性咽頭炎・扁桃炎症状が高度な場合は，A群β溶血性連鎖球菌感染との鑑別が難しく，両者が合併する場合もある．その場合は抗菌薬を投与するが，伝染性単核球症患者はペニシリン系薬剤（特にアンピシリン）や第一世代セフェム来抗菌薬（セファトリジン等）で皮疹を生じるので使用は控え，第二世代以降のセフェム系抗生薬を考慮する．ステロイドの投与については意見がわかれるところであるが，扁桃の腫脹や咽頭浮腫の高度場合や溶血性貧血や血小板減少症を伴う場合は短期間に限って使用を考慮する．

6 深頸部感染症

頸部の構造は非常に複雑であり，かつ重要な臓器が集中している部位である．筋，血管，神経，骨などの周囲は線維性結合織である筋膜によって取り囲まれており，その筋膜間に構成される疎性結合組織を間隙とよぶ．深頸部感染症は，頸部の間隙内に生じた感染症であり，リンパ節炎，蜂巣炎，膿瘍がある．一般的にはリンパ節炎→蜂巣炎→膿瘍へと進行していく．頭頸部の間隙は表3に示した．どの間隙に炎症が起こってもひとたび筋膜の境界が破綻してしまうと，隣接する間隙に容易に炎症が波及していく．したがって実際の臨床では，複数の間隙にわたる感染がほとんどである．特に問題となるのは，気道閉塞，縦隔進展，頭

表3　頭頸部の間隙

- 表層間隙
- 頬筋間隙
- 咽頭粘膜間隙
- 咀嚼筋間隙
- 耳下腺間隙
- 副(傍)咽頭間隙
- 顎下間隙
- 舌下間隙
- 前頸間隙
- 内臓間隙
- 頸動脈間隙
- 咽頭後間隙
- 危険間隙
- 椎前間隙
- 後頸間隙
- 胸骨上間隙

蓋底進展，大血管破綻，敗血症への進展であり，これらは適切な処置を行わないと致死的となる．

　深頸部感染症のリスクファクターは，糖尿病，免疫不全，栄養不良状態などが知られている．治療にあたっては，これらリスクファクターの管理も重要となる．深頸部感染症の患者に対してまず把握すべきことは，この感染症の最大の合併症である気道狭窄，気道閉塞の評価である．画像検査を急ぐよりもまずは喉頭ファイバーによる上気道の観察を行う．気道の狭窄や閉塞の可能性がある場合は気道確保を優先する．画像検査は，造影CTが必須である．特に頸動脈周囲，縦隔，頭蓋底への炎症の波及の評価は必ず必要である．縦隔に炎症が波及している可能性がある場合は，縦隔ドレナージの必要性の有無について胸部外科医にコンサルトする．また敗血症合併の可能性もあるため，入院時採血にプロカルシトニンと血液細菌培養(動脈血でも静脈血でも可，必ず2セット)を加える．切開排膿が必要な場合は手術室での処置となるが，緊急で気道確保が必要な症例では，躊躇なく輪状甲状膜穿刺・切開や気管切開を行い気道を確保する．深頸部感染症の治療は，切開排膿ドレナージと適切な抗菌薬の投与が二本柱である．膿瘍形成を認める場合は，病巣部への抗菌薬の移行は不良であり，切開排膿ドレナージを躊躇すべきではない．特に大血管や縦隔に進展している場合は致死的になりうる．縦隔のドレナージが必要な場合は，胸部外科医に応援を依頼する．また頸部や縦隔内の大血管の破綻が憂慮される場合は，血管外科医や脳神経外科医にスタンバイしてもらう．切開排膿は，整容的なことよりも一番短い距離で確実に膿瘍腔に達することができる皮膚切開を選択する．膿瘍腔の大きさや体積によっては複数の皮膚切開を必要とすることも多い．排膿を認めたら必ず細菌培養検査を行う．嫌気性菌の混合感染が多いので嫌気ポーターを使って必ず嫌気性菌の培養も必要である．排膿が認められたら用手的に膿瘍腔を広げたあとに，大量の生理食塩水で膿瘍腔を洗浄する．洗浄水に膿が出てこなくなるまで何回も洗浄するのがよい．洗浄後，膿瘍腔の大きさや方向に合わせてペンローズドレインを複数本挿入し，頸部の皮膚に縫合固定する．その上に厚めのガーゼを当てておく．重要なのは，仮に気管内挿管が可能であった症例でも，術後の気道浮腫に伴う気道狭窄は必発であり必ず気管切開を行うことである．

　また術中に術後栄養の手段として，経鼻経管栄養チューブの挿入，挿入が困難な場合は中心静脈栄養用のルートを確保する．術翌日から，最低1日2回程度，創部に挿入したペンローズドレインから500～1,000 mLの生理食塩水を用いて膿瘍腔を洗浄する．ドレーンの抜去のタイミングについては明確な指針はない．洗浄液の性状，血液検査，熱型，CT所見などを参考にして判断するしかない．ドレナージ後の皮膚

が炎症に伴う線維性変化で瘢痕化している場合は，自然閉鎖を待つよりは整容面も考慮して縫合閉鎖を行う．

起炎菌の多くは，口腔内の菌群の連鎖球菌，嫌気性菌である．複数菌の感染が多く，培養で平均5種類の菌種が同定され，その2/3が嫌気性菌であるという報告もある．あと糖尿病患者では，Klebsiella pneumoniae，免疫不全の患者でのグラム陰性桿菌である緑膿菌や黄色ブドウ球菌の感染もある．抗菌薬は想定される原因微生物を念頭に入れて選択する．アンピシリン・スルバクタム，ピペラシリン・タゾバクタム，セフメタゾール，クリンダマイシンが使用される場合が多い．欧米では，ペニシリンGとメトロニダゾールの併用が推奨されているが，わが国では静注用メトロニダゾールの使用ができないために，この組合せでの治療は不可能である．抗菌薬の投与期間については諸家により意見が異なるが，最低2週間は必要となる．合併症の状態や治癒の状態によってはさらに長期間の投与が必要になる場合も多い．

Pitfall

深頸部膿瘍の膿瘍腔の開放は用手的に行うが，頸動脈の近くでは特に慎重に行う．十分な排膿を行う目的で，頸動脈周辺を無理に用手的剥離しないことが肝要である．感染により思った以上に動脈壁は損傷を受けており，突然破綻して大出血をきたしてショック状態になった例を筆者は経験している．

DON'Ts

- [ ] 深頸部膿瘍症例では切開・排膿ドレナージが原則であり，切開・排膿ドレナージを躊躇して抗菌薬投与のみの保存的治療に時間を費やすべきではない．
- [ ] 抗菌薬の効果が十分に上がらないときは再度の細菌培養検査を躊躇してはいけない．

山形県立中央病院頭頸部耳鼻咽喉科　**小池修治**

D 遺伝学の基礎知識

1 遺伝様式の判定

DOs

- 患者から聴取した詳細な家族歴をもとに，正しい記号を用いて家系図を作成する．
- 遺伝様式の推定には，罹患者の親が罹患しているかどうか，罹患者の性別の差の有無などがポイントとなる．
- 常染色体劣性遺伝の診断において，近親婚の有無を聴取することが重要である．

1 遺伝病

近年の単一遺伝子疾患（メンデル遺伝病）に対する分子遺伝学的研究により，原因遺伝子の同定に基づく病態解明が可能となった．一方，糖尿病，癌，メタボリック症候群などは多数の遺伝的要因と環境要因により発症し，多因子疾患と呼ばれる．実際には単一遺伝子疾患から多因子疾患までの間には，浸透率の違いにより連続的に様々な疾患が存在し，多くの疾患が何らかの遺伝的制御を受けていると考えられている．

2 家族歴聴取と家系図の作成

単一遺伝子疾患の診療で重要なことは，患者から詳細な家族歴を聴取することである．家族歴聴取にあたり，通常の診療以上に聴取内容が周囲に伝わらないように配慮する必要がある．また，患者側が父方と母方のどちらに原因があるかを確信していたとしても，父方と母方双方から家族構成員の情報を集める必要がある．このことは，片方の親の親族の責任を少しでも軽減させ

⚠ **Pitfall**

同胞の少ない家系では，常染色体劣性遺伝性疾患が孤発に生じうることに留意する．

るために重要である．さらに，明らかな家族性が認められても単一遺伝子疾患とはいえない場合があるため，病歴聴取の段階で遺伝に関する断定的な発言は避けるべきである．近親婚の有無の聴取は，特に常染色体劣性遺伝の診断において重要となる．

家系図は，正しい記号を用いて作成する（図1）．記号の下には，名前，生年月日（年齢），関連のある症状，死亡年齢や死因などの情報を必要に応じて記載する．配偶者，同胞，いとこなどの同世代は，家系図において同一の水平線上に記載するのが原則である．また，同胞は年齢順に左から記載していく．

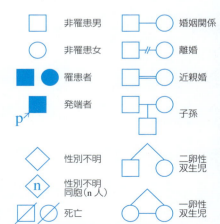

図1 家系図に用いられる記号

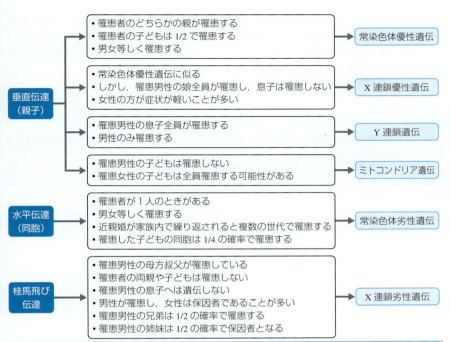

図2 遺伝形式

3 遺伝様式の解釈

　家系図を作成したあとは，どの遺伝形式にもっとも当てはまるかを考える(図2)．遺伝形式を考えるうえで原則となる方法は3つある．最初に，罹患者の親のどちらかが罹患しているかどうかを家系図から確認する．親のどちらかが罹患していれば優性遺伝，罹患していなければ劣性遺伝が考えられる．次に，罹患者が男女とも偏りなく認められるか否かを確認する．性別に関係なく罹患していれば常染色体遺伝が考えられるが，男性もしくは女性に偏って罹患していればX連鎖性もしくはY連鎖性の性染色体遺伝が考えられる．最後に，父親と母親のどちらか一方から息子と娘のどちらか一方に引き継がれるかどうかを確認する．X染色体は父親から息子には引き継がれないので，父親と息子が罹患している場合にはX連鎖性は否定できる．

　遺伝様式を解釈するうえで弊害となりうるのは，必ずしも家系が大きくはなく罹患者数も少ないため，単一遺伝性疾患かどうかの鑑別が困難であることや，いくつもの遺伝形式が考えられることなどが挙げられる．また，患者からの病歴聴取のみでは，家族構成員の罹患に関する情報が正確ではない場合がある．たとえば，遺伝性難聴を例にとると，受診した患者以外の聴力が病歴聴取上正常であっても，実際に聴力検査を行うと難聴が認められることがある．逆に，高齢者の家族構成員に難聴があるという情報が得られても，老人性難聴である可能性もある．さらに，疾患により浸透度が100%ではないことがあるため，遺伝子変異をもっていても症状が認められない場合

がある．たとえば，ミトコンドリア遺伝子変異は浸透率が必ずしも高くないことがあり，本来であれば母系遺伝を示すものが，発症様式として常染色体劣性遺伝形式を示すことや孤発に生じることがある．一方，次世代シークエンサーを用いた網羅的解析が行われるようになり，同一家系内で1つの表現型を引き起こす2つの原因遺伝子が同定されることもある．

> **DON'Ts**
> - 片方の親の家族に偏って家族歴を聴取するな！ 父方と母方双方から家族構成員の情報を集める必要がある．
> - 明らかな家族歴があっても，遺伝に関する断定的な発言はするな！

信州大学医学部人工聴覚器学講座　**野口佳裕**

✅ ヒト遺伝子に関する研究の思い出

私が遺伝性難聴の研究に携わったのは，今から約20年前のことである．当時所属していた耳鼻咽喉科学教室に，新たにPCR装置と自動シークエンサーが設置された．ところが，誰も使い方がわからなかった．最初に，遺伝関連の基礎教室にお願いし，分子生物学の基本手技を丁寧に教えていただいた．しかし，血液中のリンパ球を培養液で増殖させるためDNA抽出までに2週間程度を要し，臨床との両立は困難と判断した．次に，懇意にしていた神経内科の先生にお願いした．PCRと電気泳動まではできるようになったが，自動シークエンサーの種類が異なるため塩基配列の解析がどうしてもできなかった．最後に，自動シークエンサーのメーカーが主催する有料セミナーに参加して塩基配列の解析ができるようになったが，ここまでに1年近くが経過していた．そして，このような基本的なことができないのは私だけだと思っていた．数年後，遺伝性難聴研究で有名なアメリカの耳鼻咽喉科教授に思い切って「I didn't know what to do」と話したら，「そういうものなんだよ」と深く共感されたことを覚えている．

2 遺伝学的検査

DOs

- 遺伝子検査(遺伝子関連検査)は，病原体遺伝子検査，体細胞遺伝子検査，遺伝学的検査に分類される．
- 遺伝学的検査では，日本医学会による「医療における遺伝学的検査・診断に関するガイドライン」に沿った医療が求められる．

1 遺伝子検査の分類

日本医学会による「医療における遺伝学的検査・診断に関するガイドライン」(2011年2月)では，遺伝子検査(遺伝子関連検査)を①病原体遺伝子検査，②ヒト体細胞遺伝子検査，③ヒト遺伝学的検査に分類している．病原体遺伝子検査は，外来性の病原体の核酸を検出・解析するものであり，ヒト乳頭腫ウイルスのタイピングや結核菌の検出が含まれる．ヒト体細胞遺伝子検査は，癌細胞特有の遺伝子の構造異常などを検出する遺伝子検査や遺伝子発現解析などを行うものであり，頭頸部癌組織における癌抑制遺伝子 *TP53*(p53遺伝子)の解析などが相当する．ヒト遺伝学的検査は，ゲノムおよびミトコンドリア内の原則的に生涯変化しない生殖細胞系列からの遺伝学的情報を明らかにするものである．

2 遺伝学的検査と医療倫理

遺伝学的検査では，遺伝情報がもつ「生涯変化しない」，「血縁者間で共有される可能性がある」などの特性を考慮し日本医学会のガイドラインに沿った倫理的な診療が求められる．実際に行われる遺伝学的検査としては，すでに発症した患者の診断を目的とした検査のほか，保因者検査，発症前検査，多因子疾患における易罹患性検査，薬物等の効果・副作用・代謝に関する検査，出生前検査，先天性代謝異常症に関する新生児マススクリーニングなどが含まれる．ガイドライン上，すでに発症している患者の遺伝学的検査結果は，原則として他の臨床検査の結果と同様に診療録に記載する必要がある．しかし，すべての医療情報と同様に守秘義務の対象であり，患者の了解なく血縁者を含む第三者に開示すべきではない．

 Pitfall

先天性難聴では，発症前検査は慎重に行い保因者検査は原則として行わない．

3 遺伝学的検査と倫理委員会への申請，インフォームド・コンセント

研究として遺伝学的検査が行われる場合には，文部科学省・厚生労働省・経済産業省による「ヒトゲノム・遺伝子解析研究に関する倫理指針」(ゲノム指針)に従い，各施設での倫理委員会の承認が必要となる．すでに特定の遺伝子変異により発症することが確立している遺伝性疾患において確定診断目的に遺伝学的検査を行う場合，倫理委員会による承認の有無に関する規定はない．したがって，施設ごとに倫理委員会への確認を要する．保険適用がなされた遺伝学的検査では倫理委員会への申請は不要であるが，残りの検体(DNAなど)をさらに研究に用いる場合には申請が必要となる．

患者へのインフォームド・コンセントは

保険診療として行われる検査でも必要であり，書面による同意を得ることが原則である．また，日本医学会によるガイドラインなどに遵守することが明記されており，参考として事前に説明すべき内容が挙げられている（表1）．未成年者では，親権者の代諾のほか理解度に応じた説明を行い本人の了解（インフォームド・アセント）を得ることが望ましいとされている．

表1　遺伝学的検査実施時に考慮される説明事項の例

1）疾患名：遺伝学的検査の目的となる疾患名・病態名
2）疫学的事項：有病率，罹患率，性比，人種差など
3）病態生理：既知もしくは推測される分子遺伝学的発症機序，不明であればその旨の説明
4）疾患説明：症状，発症年齢，合併症，生命予後などの正確な自然歴
5）治療法：治療法・予防法・早期診断治療法（サーベイランス法）の有無，効果，限界，副作用など
6）遺伝学的事項： ・遺伝形式：確定もしくは推定される遺伝形式 ・浸透率，新規突然変異率，性腺モザイク等により生じる確率 ・再発（確）率：同胞ならびに子の再発（確）率（理論的確率と経験的確率） ・遺伝学的影響：血縁者が罹患する可能性，もしくは非発症保因者である可能性の有無
7）遺伝学的検査： ・遺伝学的検査の目的（発症者における遺伝学検査の意義），検査の対象となる遺伝子の名称や性質など ・遺伝学的検査の方法：検体の採取法，遺伝子解析技術など ・遺伝学的検査により診断が確定する確率：検査精度や検査法による検出率の差など ・遺伝学的検査によりさらに詳しくわかること：遺伝型と表現型の関係 ・遺伝学的検査結果の開示法：結果開示の方法やその対象者 ・発症者の遺伝学検査の情報に基づいた血縁者の非発症保因者診断，発症前診断，出生前診断の可能性，その概要と意義
8）社会資源に関する情報：医療費補助制度，社会福祉制度，患者支援団体情報など
9）遺伝カウンセリングの提供について
10）遺伝情報の特性： ・遺伝学的情報が血縁者間で一部共有されていること ・発症者の確定診断の目的で行われる遺伝学的検査においても得られた個人の遺伝学的情報が血縁者のために有用である可能性があるときは，積極的に血縁者への開示を考慮すべきであること
11）被検者の権利： ・検査を受けること，受けないこと，あるいは検査の中断を申し出ることについては自由であり，結果の開示を拒否することも可能であること ・検査拒否，中断の申し出，結果の開示拒否を行っても，以後の医療に不利益を受けないこと ・検査前後に被検者が取りうる選択肢が提示され，選択肢ごとのメリット・デメリットが平易に説明されること

（日本医学会「医療における遺伝学的検査・診断に関するガイドライン」より）

4 先天性難聴の遺伝学的検査

　わが国では，2012年に「先天性難聴」の遺伝学的検査が保険収載され，2013年に日本聴覚医学会から「難聴遺伝子診断に関する提言」がなされた．また，2014年に小児人工内耳適応基準が改定され，「既知の高度難聴をきたしうる難聴遺伝子変異を有する」ことが例外的適応条件に含まれるようになった．さらに，2015年には若年発症型両側性感音難聴が指定難病となったが，本疾患の診断には特定の難聴遺伝子に変異を認めることが必要である．このように，難聴遺伝子診断の重要性は増している．

　「遺伝性難聴診療の手引き　2016年版」(日本聴覚医学会編)は，適切な難聴および遺伝カウンセリングと新しい難聴医療が全国的に標準化されることを目的に作成されたものである．したがって，手引きの内容を十分に理解したうえで先天性難聴の遺伝学的検査を行う必要がある．2015年8月以降，保険診療としての検査は主に次世代シークエンサーが用いられ，19遺伝子154変異を対象に行われている．対象となる遺伝子や変異は難聴を起こすことが明らかとなれば増やすことが可能である．したがって，今後も研究による遺伝学的検査を行い，検出された塩基配列の変化の病的意義を検討していく必要がある．

> **DON'Ts**
> - ☐ 保険適用のある遺伝学的検査を含め，原則として患者へのインフォームド・コンセントと同意が必要である．
> - ☐ 先天性難聴の遺伝学的検査では，現在の遺伝学的検査ですべてがわかるわけではないことを患者・家族へ説明する必要がある．

信州大学医学部人工聴覚器学講座　　**野口佳裕**

D 遺伝学の基礎知識

3 遺伝カウンセリング

DOs

- [ ] 遺伝カウンセリングは，疾患に関する情報提供のみならず患者および家族等の自律的選択が可能となるような心理的社会的支援を行う．
- [ ] すべての医師が，遺伝カウンセリングの基礎的な知識・技能を習得することが望まれる．

1 遺伝カウンセリングとは

日本医学会による「医療における遺伝学的検査・診断に関するガイドライン」(2011年2月)では，遺伝カウンセリングを「疾患の遺伝学的関与について，その医学的影響，心理学的影響および家族への影響を人々が理解し，それに適応していくことを助けるプロセス」と定義している．すなわち，遺伝カウンセリングでは，該当する遺伝性疾患に関する適切な情報提供のみならず，患者とその家族が十分情報を得たうえでの自律的選択（インフォームド・チョイス）が可能となるような心理的支援と社会的支援が必要となる．遺伝医療がすでに定着している今日において，遺伝カウンセリングに関する基礎的な知識・技能はすべての医師が習得すべきものである．

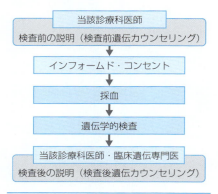

図1 遺伝カウンセリングの流れ

2 検査前遺伝カウンセリング

遺伝カウンセリングは遺伝医療を推進するための基盤となる診療行為であるが，その流れを図1に示した．検査前遺伝カウンセリングは，遺伝学的検査実施時の患者への説明（具体的な説明事項の例は前項「2 遺伝学的検査」の表1参照）をさす．結果が得られたあとの状況や検査結果が血縁者に影響を与える可能性があること等についても説明し，それらを十分に理解したうえで検査を受けるか受けないかを自律的に意思決定できるように支援する必要がある．原則として当該診療科医師が行うが，必要に応じて専門家による遺伝カウンセリング

表1 遺伝性難聴に対する遺伝カウンセリングの主な内容

1) **難聴に関する確認**：発症時期，程度，種類（感音・伝音難聴）など
2) **難聴の家族歴や他の合併症の確認**
3) **難聴について**：原因，遺伝性難聴の頻度，聴力検査結果の見方など
4) **難聴の支援について**：特別支援学級，身体障害者・指定難病認定など
5) **遺伝に関する一般的事項について**：遺伝形式，再発率，保因者など
6) **遺伝子検査結果について**：原因遺伝子と変異，原因遺伝子に基づく病態や予後，治療（人工内耳など）の有効性など
7) **血縁者における難聴の再発率について**

が受けられるように配慮する．ただし，保因者検査，発症前検査，出生前検査を目的とした遺伝学的検査は，適切な検査前遺伝カウンセリングの後に実施する必要がある．

 Pitfall

人工妊娠中絶を視野に入れた出生前診断が考慮されるのは，当該疾患が重篤な場合（一定以上の知的障害が必発，小児期に生命にかかわる合併症を有する場合）のみである．

3 検査後遺伝カウンセリング

検査後遺伝カウンセリングは，当該疾患の経験豊富な医師（耳鼻咽喉科・頭頸部外科医）と遺伝カウンセリングに習熟した者（臨床遺伝専門医，認定遺伝カウンセラー）が協力し，チーム医療として実施することが望ましい．

日本医学会のガイドラインでは，各医学会分科会が疾患（群），診療科ごとのガイドラインやマニュアル等の作成を推奨している．耳鼻咽喉科・頭頸部外科領域では「遺伝性難聴診療の手引き 2016年版」（日本聴覚医学会編）が作成されており，主な説明内容を表1に示した．ポイントとして，以下が挙げられる．

①常染色体劣性遺伝形式の難聴遺伝子（具体的には $GJB2$）に変異をもつ保因者の頻度は1/30～50人程度と多く，非常にありふれたものであること
②責任論にならないよう，自分や親を責めないように配慮すること
③スクリーニング検査で原因がわからない場合，遺伝子変異が原因ではないとは説明しないこと
④数年後に原因遺伝子変異が判明する場合があることを説明すること

次子の難聴再発率については，劣性遺伝で1/4，優性遺伝で1/2である．次世代の再発率は，$GJB2$ 変異（保因者頻度1/50人として）で1/100程度，$SLC26A4$ 変異（保因者頻度1/100～200人）で1/200～400である．ミトコンドリア性遺伝では，女性であれば再発率はほぼ100%（ただし，浸透率は必ずしも高くない），男性では0%となる．遺伝性難聴のほとんどは補聴器や人工内耳等で対応可能であるため，前向きなカウンセリングが望まれる．

成人期発症の遺伝性疾患では，現在健康な血縁者が将来発症するか否か（発症前診断）がカウンセリング内容の重要なポイントとなる．家族性腫瘍（多発性内分泌腫瘍症2型など）では，早期検診による早期発見が治療に有用なことがあるため積極的に進める方がよいとされている．一方，遺伝性神経変性疾患の多くは，現時点で治療法や予防法が確立されていない．この場合には，遺伝カウンセリングを必要により複数回行い，遺伝学的検査による確定診断を知ること，知らないこと，今は知らないことなどの選択を血縁者が十分に納得のうえ決定できるように支援する．

遺伝カウンセリングの記載内容がプライバシー等を損なうおそれがある場合には，通常の診療録とは切り離して記載・保存するなどの慎重な対応が必要となる．

DON'Ts

☐ 遺伝カウンセリングでは，責任論にならないよう配慮する．

信州大学医学部人工聴覚器学講座　**野口佳裕**

第8章

知っておくべき知識と制度

A 知っておくべき知識と制度

1 法律全般

1 近代的医療制度の出発点

a 日本の近代的医療制度

日本の近代的医療制度は,明治政府成立とともにはじまる.政府は,明治7(1874)年,文部省達(たっし)「医制」を発布し,医療(衛生)制度全般の法律的枠組みを明らかにした.1871年成立したドイツ帝国(連邦国家)の制度を参考にしたといわれるが,どの構成国の制度を模範にしたかは不明である.医制は,医師の資格・業務に関する規定を中心に,産婆,鍼治,灸治業務,(医)薬品業務にも言及している.これを受けて,表1のような法律(規則)が制定された.

医療関係諸法規は昭和17(1942)年,戦争目的遂行のため「国民医療法」として一つの法体系にまとめられた.同法は明治以来の伝統を発展させて,医師による「道府県医師会」,道府県医師会による「日本医師会」の設立及び医師の医師会強制加入を命じた.

表1

医制	
1883(明治16)年	医師免許規則
1889(明治22)年	薬品営業並薬品取扱規則
1899(明治32)年	産婆規則
1911(明治44)年	按摩術営業規則・鍼術灸術営業取締規則
1915(大正4)年	看護婦規則
医師,歯科医師について(明治憲法に基づく)	
1906(明治39)年	医師法,歯科医師法
医薬品関係業務について	
1914(大正3)年	売薬法
1925(大正14)年	薬剤師法
1943(昭和18)年	薬事法

b 戦後

1945年8月の敗戦を契機に,連合国軍最高司令部は,公衆衛生局長CFサムス大佐を中心に日本医療制度の大幅改造に着手した.国民医療法を廃止し,昭和23(1948)年,医療施設の規制を目的とする「医療法」,医療の担い手である,医師,歯科医師,保健婦・助産婦・看護婦の免許・試験制度,業務内容を定める「医師法」,「歯科医師法」,「保健婦助産婦看護婦法」が制定された.これより先,連合国軍は国民医療法の中核である「日本医療団」及び全医師会を,戦争に協力した非民主的組織と認定し,政府に解散を命じた.1947年10月31日政府は「医師会,歯科医師会および日本医療団の解散に関する法律」を制定公布し,これらの団体を解散させた.そのうえで医師会についてはサムスの強力な指導のもとに,アメリカの任意加入型医師会に変質させた.ドイツ,フランスなど欧州主要国の医師会,日本の弁護士会が強制加入制度を維持しているのと対照的である.

c 1948年以後の変遷

1) 医師法,歯科医師法および医療提供施設に関する医療法

このようにして,1940年代後半を境に,日本の医療関係法規は医師法,歯科医師法など医療関係者の身分に関係する法律と,医療提供施設に関する医療法という二本柱を中心に運営されてきた.このうち前者に関しては,その後の急速な科学技術の発展に伴い,様々な新しい医療専門職が登場している.医師の周辺に登場している医療関連職種を,医師の補助者(para medical)とみるか協同者(co medical)とみるかという問題があるが,関連職種の専門職化が進めば進むほど,両者の関係は前者から後者へと移行して行くものと思われる.

2）健康保険法

他方，大正11年成立の「健康保険法」は，長い間冬眠状態にあったが，昭和30年代にはじまる経済成長の中で，昭和36年に国民皆保険制度が実現された．以後高度成長の恩恵を受けて社会保険制度は，一挙に日本医療を支える最重要な柱にまで成長し，日本医療の大黒柱の役割を果たすに至った．現代日本の医療は，健康保険法関係法規の知識なしに日常診療に携わることは困難であるといっても過言ではない．それ自体法律ではないが，健康保険法に基づき定められた「保険医療機関及び保険医療養担当規則」（通称「療担規則」）は，日常診療に携わる医師にとってもっとも重要な規則の1つである．

2 医師法について

a 昭和23年医師法

医師・医師になる者にとって，もっとも基本的な法律は，昭和23年制定の「医師法」である．同法は制定以来，現在までに二十数回改正を繰り返してきたが，基本的骨格は変わらない．過去の大きな改正として，昭和43（1968）年のインターン制度廃止と臨床研修制度創設，平成12（2000）年の臨床研修必修化（実施は平成16〔2004〕年4月から），平成18（2008）年の行政処分を受けた医師の再教育研修制度創設などがある．

現行法は第1章「総則」，第2章「免許」，第3章「試験」，第3章の2「臨床研修」，第4章「業務」，第5章「医師試験委員」，第5章の2「雑則」，第6章「罰則」の全6章からなる．本稿では第2章「免許」と第4章「業務」を中心に解説する．

b 免許

法律学上「免許」とは，国がすべての国民に対して，業として行うことを禁止した事項を，国が定めた一定の資格要件を具備した者に対して，特別に禁止を解除して禁止事項を業として行うことを認める制度だといわれる．他人に外力を加え，時には傷害さえ加える医療行為は，まさにこの制度の好対象である．医師国家試験に合格して厚生労働大臣から（医師）免許を取得し（第2条），医籍（第5条）に登録され（第6条第1項），医師免許証の交付を受けて（同2項），はじめて業としての医療行為が許される（ただし臨床研修制度導入により，**診療に従事しようとする医師**は，2年以上〜臨床研修を受けなければならず〔16条の2〕，修了者は医籍に登録，臨床研修修了登録証を交付される〔16条の4〕と定めている）．したがって，医師国家試験合格が最初に通過を要する重要な資格要件である．しかし，第3条で「未成年者，成年被後見人又は被保佐人には，免許を与えない」（絶対的欠格事由）とし，第4条で「一．心身の障害により医師の業務を適正に行うことができない者として厚生労働省令で定めるもの　二．麻薬，大麻又はあへんの中毒者　三．罰金以上の刑に処せられた者　四．前号に該当する者を除くほか，医事に関し犯罪又は不正の行為のあった者」には，免許を与えないことがある．（相対的欠格事由）と定めている（注1）．

（注1）「成年被後見人」とは「精神上の障害により事理を弁識する能力を欠く常況にある者」で，家庭裁判所で「後見開始の審判を受けた者」（民法第7条，第8条参照），「被保佐人」とは「精神上の障害により事理を弁識する能力が著しく不十分である者」で，家庭裁判所で「保佐開始の審判を受けた者」である（民法第11条第12条参照）．

第3章の2「臨床研修」は，医師免許を取得した医師に，さらに2年以上の臨床研修義務を課すため新設された．16条の2は「**診療に従事しようとする医師**は，2年以上〜大学に付属する病院〜において，臨床研修を受けなければならない」と定め，16条の4で「厚生労働大臣は〜臨床研修を修了した者について，その申請により，臨床研修を修了した旨を医籍に登録する」（1項），

「厚生労働大臣は，前項の登録をしたときは，臨床研修修了登録証を交付する」(2項)と定める．現行医療法は臨床研修等修了医師には**届出**による**診療所開設**を認める(医療法第8条)が，免許を取得しただけの医師の場合は許可の対象(医療法第7条1項)として扱いを峻別している．

c 免許の停止・取消

免許を取得した医師に，後日，第3条に該当する状態が発生したとき厚生労働大臣は「その免許を取り消す」義務があり(医師法第7条第1項)，第4条各号に該当する事実が発生した場合，「医師としての品位を損するような行為のあったときは」，厚生労働大臣は，医道審議会の意見を聴いたうえで，「1. 戒告　2. 3年以内の医業の停止　3. 免許の取消し」処分をすることができる(第7条第2項，第4項参照)．1990年代後半から，医療事故を起こした医師が業務上過失致死傷罪で起訴され有罪判決を受けたあとに，医師免許の取消・業務停止処分を受ける例が急増しており，平成12年の法改正の際，第7条中に処分に関する詳細な手続規定が設けられた．

d 免許更新制度の必要

日本の医師免許制度は，いったん免許を取得すると重大な事件でも起こさないかぎり，生涯医師であることができる仕組みである．科学技術の進展の激しい現代において，このような制度の妥当性が問題にされ，欧米先進国では，卒後研修義務，免許更新制度導入が現実のものとなっている．

e 免許停止・取消と再教育制度

平成18年の法改正で，戒告，医業停止の処分を受けた医師または免許を取消されて再免許を受けようとする者に，厚生労働大臣が「医師としての倫理の保持」，「医師として具有すべき知識及び技能に関する研修〜(再教育研修)」を命令できる制度を導入した．

f 医師による医療業務独占

第17条は「医師でなければ，医業をなしてはならない」第18条は「医師でなければ，医師又はこれに紛らわしい名称を用いてはならない」と規定する．非医師の医業実施を禁止し，医師の医療業務独占を認めた条文である．

g 診療応諾義務

第19条第1項は「診療に従事する医師は，診察治療の求めがあった場合には，正当な事由がなければ，これを拒んではならない」と定めている．医師に医業独占を認めたのと裏腹の関係にある．伝統的に「応招義務」の規定と表示するが，「応諾義務」のほうがわかりやすくはないか．この規定が問題になるのは，通常の診療が終了したあとの夜間あるいは休日，患者の求める診療内容が医師の専門外の場合あるいは患者が常習的に診療費を払わない場合など，一般的でない診療の求めである場合が少なくない．通常の時間帯の日常診療の場合に，医師に応諾義務があるのは当然としても，夜間・休日などの診療の問題は，当該地域の救急医療体制の問題として国・地方公共団体が主体となり解決することが相当である(畔柳・児玉・樋口(編)：医療の法律相談，有斐閣．設問13の解説参照)．

h 診断書等交付義務

19条第2項は「診察若しくは検案をし，又は出産に立ち会った医師は，診断書若しくは検案書又は出生証明書若しくは死産証書の交付の求めがあった場合には，正当の事由がなければ，これを拒んではならない」と定める．医師は人間の懐胎から出生そして死亡に至る過程に医療専門職としてかかわる．出生証明書，死亡診断書は国にとって最も重要な戸籍制度とも直接関係するので，その発行を医師の恣意に任せず，医師の基本的な法律上の義務としたものである．これらの文書は，真実に合致し正確であることを要し，医師が公務所に提出すべき診断書，検案書，死亡証書に虚偽記載をしたときは，刑法第160条「虚偽診断書等作成

罪」により3年以下の禁錮または30万円以下の罰金刑に処される．公務員である医師が同様の罪を犯したときは，刑法第156条により1年以上10年以下の懲役刑に処され，刑が著しく過重されている．

i 無診察治療，無診察診断書など交付の禁止

第20条前段は自ら診察をしないで治療し(無診察治療)，診断書・処方せんを交付することを，後段は自ら出産に立ち会わないで出生証明書，死産証書を交付すること及び自ら検案しないで(死体)検案書を交付することをそれぞれ禁止し，違反に対しては50万円以下の罰金が課される(33条の2 1号)．

j 異状死体の届出義務

第21条は「医師は，死体又は妊娠4月以上の死産児を検案して異状があると認めたときは，24時間以内に所轄警察署に届け出なければならない」と定め，違反に対して50万円以下の罰金刑がある(33条の2)．

なお，平成27年10月の医療事故調査制度の開始に伴い，医療界の一部に医療事故調査制度上の報告を行った場合，本条による届出は一切不要であるかのような意見があるが誤りである．問題を抜本的に解決するためには，21条の条文を改めるしかないと考える(注2)．念のために述べておけば，このような事案に直面した者は，軽々に死亡診断書を書くべきではない．虚偽診断書作成罪等に問われるおそれが大だからである．
(注2)ここでの問題は医療事故に関連した死亡による死体が，本条に該当するか否かである．裁判所も，警察も本条を広く解釈しており，医療事故関連死も当然含まれると考えている．このような状況に直面した医師は，自らあるいは同僚，上司，友人などを通じて所轄警察へ連絡しあるいは届けることが相当である．

k 診療録作成・保存義務

24条第1項は「医師は，診察をしたときは，遅滞なく診療に関する事項を診療録に記載しなければならない」と定め，第2項は「前項の診療録であって，病院又は診療所に勤務する医師のした診療に関するものは，その病院又は診療所の管理者において，その他の診療に関するものは，その医師において，5年間これを保存しなければならない」と定める．医師法施行規則23条は「診療録の記載事項」として「一．診療を受けた者の住所，氏名，性別及び年齢 二．病名及び主要症状 三．治療方法(処方及び処置) 四．診療の年月日」の記載を命じている(なお，保険診療の診療録については，「保険医療機関及び保険医療養担当規則」22条で記載様式を定めている．保険点数算定の根拠に関する記載部分を除けば，本条とほぼ共通である)．本条違反に対しては50万円以下の罰金刑がある(33条の2)．

しかし，上記は最低限，求められる記載事項であり，大学病院のような教育機関病院で作られる診療(記)録は，診療録，処方箋，各種指示記録，手術記録，看護記録，検査所見記録，X線写真等様々な資料・記録類をまとめて一体化した記録として保存される例が少なくない(医療法21条1項9号は，病院が備えておくべき記録の1つとして「診療に関する諸記録」をあげ，諸記録の詳細を，施行規則20条10号，同21条の5 2号，同22条の3 2号で定めているので参照)．

l いわゆるカルテ開示について

病院・診療所などの医療施設で，医師法24条により作成・保存される「診療録」を中心に作成・保存される「診療に関する諸記録」類を，日本では一括してカルテとよぶ習わしがあり，患者・家族がこれらの診療諸記録類にアクセスできるかどうか，すなわちこれら諸記録を閲覧し，複写を求める権利があるか否かが問題になっていた．

この点につきかつては，洋の東西を問わず，診療諸記録は作成者である医師のもの，

あるいは使用者の医療施設経営者に所有権があると考え，患者はこれらの記録にアクセスする権利はないと思われていた．20世紀後半欧米で，診療情報は誰のものかという議論が起こり，これにプライバシー保護の考え方が結びつき，診療諸記録中に含まれる診療情報は，医療関係者のものであるのと同時に患者のものでもあることが承認された．欧米先進国の判例，法律，学説などで，プライバシー保護の一環として，患者の情報源へのアクセス（記録類の閲覧・謄写など）を認めるのが一般的となった（畔柳ら前掲〔2-g〕書設問68の解説参照）．

日本医師会は平成11年4月「診療情報の提供に関する指針」という実践的なガイドラインを制定．翌12年1月からカルテ開示へと踏み切り，これを受けて他の医療関連団体も次々とガイドラインを策定した．平成15年9月12日厚生労働省は「診療情報の提供等に関する指針」を定め，各都道府県知事に通知している．

3 医療法について

a 医療法の変遷

昭和23(1948)年7月制定の「医療法」は，医師など医療関係者が医療提供を行う場所である「医療施設」の人的物的内容および地域内配置等を規律する法律である．制定当初は，第1章「総則」第2章「病院，診療所及び助産所」第3章「公的医療機関」第4章「医業，歯科医業，又は助産婦の業務等の広告」第5章「罰則」の計45条から構成されていたが，現在までに，主要な改正を6回，小改正を含めれば60回以上の改正を繰り返して今日に至っている（表2）．

b 現在の条文構成

最近では，平成26年6月「地域における医療及び介護の総合的な確保を推進するための関係法律の整備等に関する法律」の成立により，病床機能報告制度，地域医療構想の策定，臨床研究中核病院，医療事故調査制度等を内容とするいわゆる「第六次改正」が実施され，現在に至っている．平成28年1月8日現在，医療法の構成は表3のとおりである．

本項は，第1章と第4章を中心に解説し，その後で第2章，3章に簡単にふれ，それ以外の章の説明は省略する．

c 総則—医療提供の理念

医療法1条は，本法制定の目的を，「①**医療を受ける者による医療に関する適切な選択を支援するために必要な事項**，②**医療の安全を確保するために必要な事項**，③病院，診療所及び助産所の開設及び管理に関し必要な事項並びに，④これらの施設の整備並びに医療提供施設相互間の機能の分担及び業務の連携を推進するために必要な事項を定めること等により，医療を受ける者の利益の保護及び良質かつ適切な医療を効率的に提供する体制の確保を図り，もって国民の健康の保持に寄与すること」であると述べている．①が2章，②が3章，③が4章，④が第5章にそれぞれ対応する．

1条の2は，**医療提供の理念として，**①医療は，生命の尊重と個人の尊厳の保持を旨とし，医師等医療の担い手と医療を受ける者すなわち患者との信頼関係に基づき，患者の心身の状況に応じて行われるものであり，疾病の予防のための措置，リハビリテーション等を含む，良質かつ適切なものでなければならない（1項）とし，②医療は，国民自らの健康の保持増進のための努力を基礎として，医療を受ける者の意向を十分に尊重して，医療を提供する施設，医療を受ける者の居宅等において，医療施設の機能に応じ効率的に福祉サービス等関連するサービスとの有機的な連携を図りつつ提供されなければならないとする（同2項）．

これを受けて1条の3は，国・地方公共団体のなすべき責務を，1条の4は，医師，歯科医師，薬剤師，看護師，その他の**医療の担い手**の責務（1条の4）について定めて

第8章 知っておくべき知識と制度

表2　医療法の主な改正

昭和23年	医療法制定	
昭和25年	最初の改正	最初の大改正．「医療法人」の新設で，民間病院経営の経済的な困難を解決するため事業主体に法人格取得の道を拓いた．
昭和60年	「第1次医療法改正」	一人医師医療法人設立を認める反面，「医療計画」を新設し，救急医療，災害時医療，僻地医療充足を念頭において，都道府県を中核とした医療施設の適正配置に着手．
平成4年	「第2次医療法改正」	総則中に患者などの医療を受ける者と医師などの医療提供者との関係を定めた理念規定を新設．医療施設機能の体系化として「特定機能病院」，「療養型病床群」，「老人保健施設」等の規定を新設．
平成9年	「第3次医療法改正」	「地域医療支援病院」の規定の新設．
平成12年	「第4次医療法改正」	病床区分として「療養病床」と「一般病床」の区分の新設．
平成18年	「第5次医療法改正」	患者等に対する医療情報の提供を制度化と「社会医療法人」の新設．
平成26年	「第6次医療法改正」	「病床機能報告制度」の創設． 「地域医療構想」の策定． 「医療事故調査制度」の創設．

表3　現行医療法の構成

第1章「総則」
第2章「医療に関する選択の支援等」
　第1節「医療に関する情報の提供等」
　第2節「医業，歯科医業又は助産師の業務等の広告」
第3章「医療の安全の確保」
　第1節　「医療の安全の確保のための措置」
　第2節　「医療事故調査・支援センター」
第4章「病院，診療所及び助産所」
　第1節「開設等」，第2節「管理」
　第3節「監督」，第4節「雑則」
第5章「医療提供体制の確保」
　第1節「基本方針」，第2節「医療計画」
　第3節「地域における病床の機能の分化及び連携の推進」
　第4節「医療従事者の確保等に関する施策等」，第5節「公的医療機関」
第6章「医療法人」
　第1節「通則」，第2節「設立」，第3節「管理」
　第4節「社会医療法人債」，第5節「解散及び合併」，第6節「監督」
第7章「雑則」
第8章「罰則」

いる．同条2項で，医師等「医療の担い手は，医療を提供するに当たり，適切な説明を行い，医療を受ける者の理解を得るよう努めなければならない」と述べて，医療提供者に患者に対して説明と理解（同意）を得るための，および3項で，医師・歯科医師は医療施設相互間の機能分担・業務連携に資するため，患者を他の医療施設に紹介し，診療・調剤情報を提供するなど必要な措置を講ずる各努力義務があると定めたことが注目される．インフォームド・コンセント理論採用の一歩ともいえるからである．

d　総則—医療提供施設の定義

1条の5は「病院」と「診療所」，1条の6は「介護老人保健施設」，2条は「助産所」，5条は患者の自宅（往診）等，医療等を提供する場所・施設につき定義している（以下病院・診療所に限定して説明する）．

1）病院とは

「『病院』とは，医師又は歯科医師が，公衆又は特定多数人のため医業又は歯科医業を行う場所であって，20人以上の患者を入院させるための施設を有するものをい」い，

「傷病者が，科学的でかつ適正な診療を受けることができる便宜を与えることを主たる目的として組織され，かつ，運営されるものでなければならない」とする．

昭和23年制定時の医療法は，病院の中で，一定規模以上で特別の施設を有するものを特に「**総合病院**」とよんだ．現行法はこれに替えて「**地域医療支援病院**」，「**特定機能病院**」さらに平成26年の第六次改正によって創設された「**臨床研究中核病院**」が加わり，現在はこの3つとそれ以外の一般「**病院**」(後述)の4種類が存在する．①「**地域医療支援病院**」とは，国，都道府県，市町村，社会医療法人等が開設する病院であって，紹介患者に対する医療提供，設備の共同利用，救急医療の実施，地域の医療従事者の研修の実施，原則として200床以上等の要件をみたすもので都道府県知事の承認を得たものである(4条，16条の2，22条)．②「**特定機能病院**」は，高度の医療を提供する能力，高度の医療技術の開発及び評価を行う能力，高度の医療に関する研修を行わせる能力等を有する病院」で厚生労働大臣の承認を得たものである(4条の2，16条の3，22条の2)．また③「**臨床研究中核病院**」とは，臨床研究の実施の中核的な役割を担うことに関する諸要件に該当し厚生労働大臣の承認を得た病院である(4条の3，16条の4，22条の3)．

2) 診療所とは

これに対して「『**診療所**』とは，医師又は歯科医師が，公衆又は特定多数人のため医業又は歯科医業を行う場所であって，患者を入院させるための施設を有しないもの又は19人以下の患者を入院させるための施設を有するものをいう．」と定義している．

e 「病院」の施設基準について ………

「病院」の施設基準に関して，21条以下に法定人員および施設の基準等が定められ，さらに施行規則第3章各条に詳細な構造設備や施設に関する基準の定めがある．21条は一般の病院が具備すべき最低基準であり，22条で「地域支援病院」，22条の2で「特定機能病院」，22条の3で「臨床研究中核病院」について加重された施設具備要件が付加されている．

f 医療施設等の開設・変更と許可，届出 ………

第4章「病院，診療所及び助産所」7条1項は，病院を開設しようとするとき，医師(臨床研修等修了医師)以外の者が診療所を開設しようとするときは，開設地の都道府県知事(診療所の場合は地域によっては保健所を設置する市，特別区の長等)の「許可を受けなければならない」と定め，2項で前項の手続きによって開設された病院，診療所等が，病床数など厚労省令で定める事項を変更するときも，都道府県知事等の**許可**が必要である(同2項)旨定めている．

これらとは対照的に医師・歯科医師(厳密には臨床研修等修了医師・歯科医師)が診療所を開設するときは，**届出制**で，開設後10日以内に診療所所在地の都道府県知事に届けなければならない(8条)とされる．なお，病院・診療所等を休止するとき，廃止するときは，都道府県知事への届出で足りる(8条の2，9条)．

g 医療施設開設者―公的医療機関と営利目的の開設 ………

病院，診療所など医療施設の開設者には，国・地方自治体を含めて公益性のある団体はもちろん自然人である個人，民間団体である民法上の法人，場合によっては会社等がなることが考えられる．

しかし法6条は「国の開設する病院，診療所及び助産所に関しては，この法律の規定の適用について，政令で特別の定めをすることができる」として，施行令1条，3条，4条の5において読替規定などを置いている．また都道府県，市町村その他厚生労働大臣の定める者の開設する施設についても「公的医療機関」(31条以下)という概

念を設けて,民間の場合とは異なる扱いをしている(厚生労働大臣の定めたものとしては,市町村の組合,国民健康保険団体連合会,普通国民健康保険組合,日本赤十字社,恩賜財団済生会,厚生医療農業協同組合連合会,社会福祉法人北海道社会事業協会である.したがって,これに本文にあげた都道府県,市町村立の施設が加わる).

自然人の中で医師以外の営利目的の個人,あるいは株式会社等の営利法人が**営利目的**で開設者になることは望ましいことではない.7条6項は「営利を目的として,病院,診療所又は助産所を開設しようとする者に対しては,第4項の規定にかかわらず,第1項の許可を与えないことができる」と定めているのはその趣旨である.

h 医療施設管理者は医師が原則

医業を行う病院・診療所の開設者は,医師に管理させなければならず(10条),開設者が病院,診療所等の管理者となることができる者である場合,すなわち医師である場合は,都道府県知事の許可を得て他の医師に管理させることができるが,原則として自ら管理しなければならない(12条).病院等の管理者には当該施設に勤務する医師,薬剤師その他の従業者を監督する義務(15条)等,様々な義務が課されている(13条:診療所における診療体制の確保等,14条の2:院内掲示義務,15条の2業務委託の際の適正業者選択,16条:医師の宿直等).

i 医療施設の監督者

病院・診療所等の施設の業務を監督するのは都道府県知事で,施設の人員の増員・業務の停止命令(23条の2),施設の使用制限命令等(24条),報告の徴収立入検査(25条),医療監視員(26条)使用許可(27条),管理者の変更命令(28条),開設許可の取消等(29条)の手段を通じて監督の実をあげることが期待されている.

j 医療に関する選択の支援等について

第2章では医療に関する患者の選択を支援する施策として,「医療に関する情報の提供」と「医業等の広告」の二つの事柄について定めている.

1) 医療に関する情報の提供

第1節では病院等の管理者に,医療を受ける者すなわち患者が病院等を選択するのに必要な情報についての書面の作成・閲覧提供義務(6条の3),患者が入院した場合に患者・家族に主担当医,入院原因となった傷病名・症状,入院中に行われる検査・手術・投薬その他の治療に関する計画等を記載した書面の作成交付の努力義務(6条の4 1項),退院後の療養に必要な保健医療サービス等に関する事項を記載した書面の作成・交付努力義務(同3項)を課している.

2) 医業等の広告

第2節は広告を事実上全面的に禁止していた旧法の規定を,患者に対する情報提供にあたる部分にかぎり緩和して,広告可能な12項目を列挙する他,厚生労働大臣がこれらに準拠して定める事項も広告できるとしている(6条の5 1項参照).しかし,たとえば,8号の「個人情報の適正な取扱いをするための措置,」10号の「診療録その他の診療に関する諸記録に係る情報の提供〜に関する事項」等,大半の項目が規制当局の定めた政策遂行に関係し,患者が求める情報の広告解禁といえるかは疑問である.

k 広告できる診療科名

6条の5 1項2号は「診療科名」の広告を認める一方,科名を限定している.施行令3条の2 1,2項は,医業(歯科を除く)は**表4**の診療科名を広告できるとする.(これらのほか広告に関しては,平成19年3月30日厚生労働省医政局長通知「医業若しくは歯科医業又は病院若しくは診療所に関して広告し得る事項等及び広告適正化のための指導等に関する指針(医療広告ガイドライン)について」,および平成19年6月18日医政局総務課長通知「広告が可能な医師等の専門性に関する資格名等につい

て」等の通知，指針も参照のこと）．

l 医療の安全確保について

医療の安全確保については，平成18年第5次改正で新設の第3章に規定されている．

まず6条の9は，国・都道府県等に医療の安全に関する情報提供，研修実施，意識の啓発その他医療の安全に関する措置を講ずることおよび6条の13はこのための「医療安全支援センター」を設けるべき努力義務を課している．他方病院等の管理者がとるべき医療安全のための措置としては，6条の12において「医療の安全を確保するための指針の策定，従業者に対する研修の実施その他当該病院等における医療の安全を確保するための措置を講じなければならない」とし，これを受けた施行規則1条の11では，管理者に様々な具体的措置を義務付けている．さらに特定機能病院に対しては規則9条の23で，事故報告書の作成と別に専従の医師，薬剤師及び看護師を配置した医療安全管理部門の設置，高難度新規医療技術の提供の適否等決定部門の設置，監査委員会の設置，入院患者の全死亡例を院内の医療安全管理部門に報告すること等を負担させている．このように最近の医療施策においては，法律本体でなく施行規則や，健康保険制度上のサンクションなどによって医療従事者に負担を強いる施策がとられるが，問題である．

m 医療事故調査制度について

第3章のうち，前項でふれた部分以外のほとんどは，平成27年10月から開始された，いわゆる"医療事故調査制度"に関する規定である．同制度では，提供した医療に起因して患者が死亡し，その死亡を予期していなかった場合，当該医療機関の管理者は，これを"医療事故"として，第三者機関である"医療事故調査・支援センター"に報告し，事故の原因等に関する院内事故調査を行うことが求められている．院内調査は医師会をはじめとする医療事故調査等支援団体の支援，助言を受けながら実施し，調査の結果は患者の遺族に説明するとともに，支援センターに報告しなくてはならない．詳細については，施行規則のほか，制度開始に先立って示された通知（平成27年5月8日医政発0508第1号）および制度の見直しの際に発出された通知（平成28年6月24日医政発0624第3号，医政総発0624第1号）等に示されているので，臨床に携わるすべての医師はこれらを一読のうえ，制度の概要を理解しておく必要がある．

表4

イ．内科
ロ．外科
ハ．内科又は外科と次に定める事項とを〜組み合わせた名称〜
　(1) 頭頸部，胸部，腹部〜以下略〜
　(2) 略
　(3) 整形，形成，美容，心療，薬物療法〜以下略〜
　(4) 略
ニ．イからハまでに掲げる診療科名のほか，次に掲げるもの
　(1) 精神科，アレルギー科，リウマチ科，小児科，皮膚科，泌尿器科，産婦人科（産科又は婦人科），眼科，耳鼻いんこう科，リハビリテーション科，放射線科（放射線診断科又は放射線治療科），病理診断科，臨床検査科又は救急科
　(2) 略

兼子・岩松法律事務所　**畔柳達雄**
〔改訂第2版補筆〕日本医師会医事法・医療安全課　**伊澤　純**

A 知っておくべき知識と制度

2 医療過誤・医療事故調査制度

医療事故やトラブルはできるだけ起こさないようにするのが望ましいのであるが，皆無にすることは不可能であり，いざ起こってしまった場合に，どのような姿勢でこれらに対応していくかがもっとも問題となる．医療事故は医療行為中に起こったすべての事故を指すが，本項では，患者さんに対して起こった医療事故のみにフォーカスを当てる．医療者側からの患者さん・ご家族側への詳細な説明が，紛争を防いだり，小さくすることが多い．検査を含めあらゆる医療行為をはじめる前の十分なインフォームド・コンセントが重要であるが，医療事故やトラブルが起こった場合のそれは，さらに大切となる．逆に，この患者さん・ご家族への説明が不十分であると，医事紛争が勃発し，より大きなものへと進展させてしまうこととなりかねない．居丈高な開き直りが患者さん側の怒りをかってしまったり，その場しのぎの適当な謝罪がかえって患者さん側の気持ちを逆撫ですることもある．よってわれわれ医療者側は日頃から，危機管理の一環として，医療事故やトラブルが生じた場合の的確な対応につき熟慮しておかなければならない．ここでは，医療事故，医療過誤，医事紛争の違いを明確にし，特に医療過誤につき詳細を述べ，さらに平成27年10月1日より発足した医療事故調査制度につきその詳細と最近報告された医療事故調査制度の現況につき述べる．

1 医療過誤について

まず医療事故，医療過誤，医事紛争の違いにつき述べる．すなわち医療事故とは，医療行為により予期しなかった有害事象が発生したことを示す．患者さんに対する事柄から，われわれ自身による針刺し事故等もすべて含まれる．すでに述べたように，以下の本稿では患者さんに対して発生した医療事故のみについて述べる．医療過誤とは医療事故の原因が医療者側の診療上の注意義務違反等により発生した患者さんに対する有害な事象であり，一定の医療水準の下では予見が可能で，より慎重にすれば避けることが可能であったものをいう．すなわち医療過誤は明らかにわれわれ医療者側に責任のある慎重にすれば避けることができた医療事故なのである．そして医事紛争とは，発生した医療事故が医療過誤あるいは医療過誤と誤認され，患者さん側と医療者側との間の人間関係がこじれることをいう．

2 医療事故あるいは医療過誤の現状

最高裁統計によると近年全科を含めた医療事故裁判件数はやや減少傾向にあり，最近では医療側勝訴の判例が75％以上と増加傾向にある．耳鼻咽喉科のみでみると，期間中に新たに発生した医療事故は平成2年度の31件から平成17年度の99件まで徐々に増加し，平成17年度以降は減少に転じ，平成25年度までは60件代後半で推移しており，平成26年度は57件であったが，平成27年度は再び66件であった．さらに耳鼻咽喉科における平成27年度の医療行為別の医療事故件数では，全体でみると例年と同様に手術に伴う医療事故が38件と最多で，処置によるものが19件，診断が14件，と続いている．手術操作により紛争に至った18件の詳細をみると，鼻科関連が11件，耳科関連が2件，頭頸部関連2件，その他合計が3件となっており，特に鼻科関連11件のうちの8件が内視鏡下副鼻腔手術操作に伴う事故であり，そのうち5件が眼窩内側壁からの眼窩内容

物の損傷であり，2件が上方への頭蓋底損傷，ほかの1件が鼻涙管損傷であった．内視鏡下副鼻腔手術における眼窩内容物の損傷の事例は近年極めて多く，鼻腔立体解剖の熟知と内視鏡手術操作の十分なトレーニングの後に術者として手術を施行することを強く勧めたい．また耳科関連では2件で，鼓室形成術時の顔面神経損傷と中耳炎術後の耳内ガーゼ遺残がそれぞれ1件ずつであった．

3 医療事故発生時の対応

不幸にも医療事故あるいはトラブルが発生してしまった場合に，もっとも大切なことは大至急当事者が何を行ったのかを正確に把握することである．次に医療者側の窓口を1つにすることである．説明する側の方針が統一されていないと，説明が支離滅裂となり，事態をより悪化させる可能性がある．説明される患者さん側も混乱しているので，相手方のキーパーソンを把握しておくことが強く望まれ，説明する際の適切な面談室やタイミングも考えておく必要がある．

事態を説明するとき，もっとも大事なのは，患者さん側が何がどのように納得できないのかを確実に把握することである．医療事故やトラブルには明らかに医療者側に非があるいわゆる「医療過誤」から，ごく普通の経過をたどったにもかかわらず患者さん側からクレームがつく，いわゆる「医療過誤と誤認されているもの」まで実に様々である．患者さん側が医療者側に説明を求めるのは，何らかの理由で納得できないからであり，患者さん側の意向を知るには，まずしっかりと話を聞くことである．それにより，医療者側が応えられることと，応えられないことがはっきりしてくる．応じるべきでないこと，応じられないことは，その旨をはっきり伝えるべきである．

また，説明をする場合には，患者さん側が理解できないような専門用語は決して使わず，丁寧さを欠いたりすることのないように注意し，真摯な態度に終始するべきである．

4 医療事故調査制度について

すでに述べたように，医療事故調査制度は平成27年10月1日発足したが，本制度は厚生労働省令第6条の10において，「病院，診療所又は助産所（以下この章において「病院等」という）の管理者は，医療事故（当該病院等に勤務する医療従事者が提供した医療に起因し，又は起因すると疑われる死亡又は死産であって，当該管理者が当該死亡又は死産を予期しなかったものとして厚生労働省令で定めるものをいう．以下この章において同じ）が発生した場合には，厚生労働省令で定めるところにより，遅滞なく，当該医療事故の日時，場所及び状況その他厚生労働省令で定める事項を第6条の15第1項の医療事故調査・支援センターに報告しなければならない」と定めている．

すなわち医療従事者が提供した医療に起因し，又は起因すると疑われる死亡又は死産において，管理者が発生した当該死亡又は死産を予期しなかったものと判断した場合にのみ本医療事故調査制度の対象として，第一にご遺族に対し，早急に説明をし，その原因を明らかにするために各施設内において医療事故調査を行うとともに，遅滞なく医療事故調査・支援センターに報告しなければならないのである．

本制度の目的は個人の責任を追及するためのものではなく，あくまで医療事故の原因を明らかにして再発することを防止するために行うものであり，本制度は最終版ではなく，交付後2年以内に見直しをするとの規定が設けられており，医師法21条とは別のものである．さらにご遺体の病理解剖については，その詳細は未定の部分もあ

るが運用で改善していくこととされている．

医療事故調査制度に示されている医療事故調査・支援センターは，医療事故の発生報告を受け，まずその事実を承知するのみで，何もアクションは行わない．その後に医療機関またはご遺族から依頼があった場合のみ調査を開始する．支援団体へ業務委託することもある．調査が終了したらご遺族および医療機関へ結果を報告する．事例を分析，整理して再発防止の啓発をする組織と位置付けられている．

医療事故調査等支援団体とは，改正医療法第6条の十一に，2.「病院等の管理者は，**医学医術に関する学術団体その他の厚生労働大臣が定める団体**(法人でない団体にあっては，代表者又は管理人の定めのあるものに限る．次項及び第6条の22において「医療事故調査等支援団体」という)**に対し，医療事故調査を行うために必要な支援を求めるものとする**」と規定されており，さらに，3.「**医療事故調査等支援団体**は，前項の規定により**支援を求められたときは医療事故調査に必要な支援を行うものとする**」とされている．また参考として，参議院厚生労働委員会付帯決議において，「院内事故調査及び医療事故調査・支援センターの調査に大きな役割を果たす**医療事故調査等支援団体については，地域間における事故調査の内容及び質の格差が生じないようにする観点からも，中立性・専門性が確保される仕組みの検討を行うこと．**また，事故調査が中立性，透明性及び公正性を確保しつつ，迅速かつ適正に行われるよう努めること」として追記がなされている．医療事故調査等支援団体は現在各都道府県医師会，各学会，各病院等多くが挙がっているのでいずれに依頼してもよい．初期対応は都道府県医師会が中心として対応し，初動の調査は大学・基幹病院等へ依頼する．院内事故調査は調査委員として外部委員数名を入れ開催する．支援団体は至適外部委員を推薦し参加させる．大切なことは医療提供者と患者さん・ご遺族・国民との信頼関係を保ち，医療の質を向上させ，医療界の真摯な姿勢を示すことである．このように医療事故調査等支援団体には，医療事故調査・支援センターと共に医療機関からの相談に応じられる体制を整え，院内事故調査における，調査手法・報告書作成・院内事故調査委員会の設置や運営等に関する助言を与え，解剖・死亡時画像診断や院内調査に必要な専門家の派遣等の技術的支援も行うことが求められている．

ちなみにわれわれ日本耳鼻咽喉科学会では，医療事故調査等支援団体として参画しており，全国各地域8ブロック別に，耳科，鼻科，口腔咽頭科，頭頸部科の各領域を含めそれぞれ9名および統括責任者，事務担当を含め合計で74名の委員を擁して対応している．

平成28年10月11日現在，一般社団法人日本医療安全調査機構から，Press Releaseとして医療事故調査制度の現状報告（平成27年10月から平成28年9月まで）が行われている．それによると，医療事故報告受付件数は累計388件であり，これまで各月20〜30件であったものが3月は48件と著増し，4月以降は30件以上が報告されている．診療科別でみると，外科が69件，内科が56件，消化器科と整形外科が34件と多くを占めており，耳鼻咽喉科はその他79件の中に含まれ詳細は不明である．相談件数は開始した2015年10月が250件と最多でその後9月までの一年間に累計1,820件であり，最近3か月は139件，154件，146件と横ばいである．医療事故調査報告(院内調査結果)件数は，累計で161件であった．医療事故調査・支援センターへのセンター調査の依頼件数は累計で16件であった．以上，医療事故調査制度が発足して1年が過ぎ，当初予測より日本医療安全調査機構がかかわっている件数

は少ないようであるが，今後の動向を見守りたい．詳細については日本医療安全調査機構より出される Press Release を参照いただきたい．

おわりに

すでに述べたように，近年鼻科関連医療事故のうちの多くが内視鏡下副鼻腔手術に伴うものであり，特にそのうち眼窩内側壁からの眼窩内容の損傷が多く，手術施行時に十分注意する必要があり，鼻腔立体解剖の習熟と内視鏡手術操作の十分なトレーニングが必要である．医療事故やトラブルが生じないように，日頃から対策を講じておくことが大切であるが，不幸にも生じてしまった場合は，原因究明をしっかり行い，十分な予防対策を講じ，職員の士気が落ちないように配慮することが重要である．単に医療トラブルの対処にとどまらず，これをいかに患者へのサービス改善に結びつけるかを検討することも大切である．

また医療事故は予防がもっとも大切であり，それには，①主訴以外の症状がないかどうかの確認や症状がどの程度で，いつからはじまったかなどの**丁寧な問診**を行う．②やり過ぎると「検査漬け」と批判される側面があったり，保険診療上は査定されるおそれもあり，患者から要求されて実施したのでは遅すぎることもあるので，**必要十分な検査**を躊躇なく行う．③病状に対し十分な説明を行い，患者に完全に理解していただき，初診時に診断した疾患および鑑別すべきほかの疾患について，今後の治療方針（処置や手術の内容を含む）あるいは予後について確実に説明するなど**インフォームド・コンセントの徹底**が極めて大切である．④そしてそれらを必ずカルテにすべて記載しておくことである．

最後に医療の質が問われる現在では，医療トラブルへの対処がいかに重要であるかを自覚し，必要なインフラや体制をしっかり確保しておくべきであることを提言し，筆を擱きたい．

文献

1) 医療事故に関するアンケート調査結果．一般社団法人日本耳鼻咽喉科学会　社会医療部医事問題委員会（平成 28 年 1 月）部外秘
2) 医事紛争とその問題点 XXXI．一般社団法人日本耳鼻咽喉科学会　社会医療部医事問題委員会 編　平成 28 年 1 月
3) 医療事故調査・支援センター．Press Release 医療事故調査制度の現況報告（9 月）平成 28 年 10 月 11 日

ヨナハ総合病院　**鈴木賢二**

3 医療事故とその予防

> **DOs**
> - ☐ 正確な医学知識，医療技術を身につける．
> - ☐ 患者との信頼関係を損なわないよう接遇態度に気をつける．
> - ☐ 患者にわかりやすい言葉で説明する．
> - ☐ 上司への報告・連絡・相談(ホウレンソウ)を忘れない．

近年，医療技術の発達と診療行為の複雑化により医療事故の危険性は高くなっている．また，患者の医療に対する期待度が高くなり，インターネットをはじめとする情報通信の発達により一般人の医学知識が高くなってきていることから，医療に対する社会の目がますます厳しくなってきている．医療事故は患者にとって不幸であることはもちろんだが，医療者にとっても不幸なことである．医療事故を皆無にすることはできないが，われわれは事故の発生を可能な限り少なくするように努力しなければならない．

本稿では，研修医が知っておくべきことを念頭において，病院における医療事故防止制度について概説するとともに，具体的な医療事故防止対策について述べる．

1 医療事故とインシデント

診療過程で起こる人身事故を「医療事故」といい，被害者が医療従事者である場合も含む．このうち過失によって起こった医療事故を「医療過誤」とよぶが，法的に問われる過失には，①結果予見義務違反と，②結果回避義務違反の2つがある．医療事故が起こった場合に，あるいは事故がなくても患者，家族や遺族が病院や医療関係者にクレームをつけたり，損害賠償を求めて「医事紛争」になることがある．このうち裁判となる場合を「医療訴訟」という．

幸い患者に被害を与えることはなかった(事故にはならなかった)が，診療過程で過失があった場合，すなわち診療中に「ヒヤリ」としたり，「ハッ」としたケースを「インシデント」という．具体的には，①患者には実施されなかったが，仮に実施された場合には何らかの傷害が予測された場合や，②実施されたが，結果的に患者に傷害はなく，その後の経過観察も不要であった場合などである．しかし，手術などでは正しく施行されていても一定の確率で合併症として傷害が起こることもあり，日常診療の場面では，医療事故とインシデントを明確に区別できないこともある．そこで，現在では一般的に診療行為が被害者に与えた影響度によって**表1**のように分類し，レベル3b以上を「医療事故」として扱うことが多い．

医療事故に関する，あるアンケート調査(平成2～21年)によれば，耳鼻咽喉科において紛争になった医療事故が年平均36.8件，紛争にならなかった医療事故が年平均24.7件，合計61.6件報告されている．毎年，耳鼻咽喉科医1,000人中約6人が医療事故に遭遇し，3.6人が医事紛争に巻き込まれていることになる．

2 医療事故の原因とリスクマネージメント

医療事故の原因には「過誤」と「不可避な要因」がある．過誤は，「ヒューマンファクター(人為的ミス)」によるものと「組織の欠陥」によるものに分類される．すなわち，事故の原因は，①人為的ミス，②組織の欠陥，③不可抗力に分けることができる．

表1 インシデント影響度分類

レベル	傷害の継続性	傷害の程度	傷害の内容
レベル5	死亡		死亡（原疾患の自然経過によるものを除く）
レベル4b	永続的	中等度〜高度	永続的な障害や後遺症が残り，有意な機能障害や美容上の問題を伴う
レベル4a	永続的	軽度〜中等度	永続的な障害や後遺症が残ったが，有意な機能障害や美容上の問題は伴わない
レベル3b	一過性	高度	濃厚な処置や治療を要した（バイタルサインの高度変化，人工呼吸器の装着，手術，入院日数の延長，外来患者の入院，骨折など）
レベル3a	一過性	中等度	簡単な処置や治療を要した（消毒，湿布，皮膚の縫合，鎮痛剤の投与など）
レベル2	一過性	軽度	処置や治療は行わなかった（患者観察の強化，バイタルサインの軽度変化，安全確認のための検査などの必要性は生じた）
レベル1	なし		患者への実害はなかった（何らかの影響を与えた可能性は否定できない）
レベル0	—		エラーや医薬品・医療用具の不具合が見られたが，患者には実施されなかった
その他			

（国立大学附属病院会議常置委員会医療安全管理体制担当校：国立大学附属病院における医療上の事故等の公表に関する指針改訂版．2012）

リスクマネージメントとは，「リスクを組織的にマネージメントし，ハザード（危害の発生源・発生原因）と損失を回避もしくは，その低減をはかるプロセス」であるが，医療事故防止対策は病院リスクマネージメントの主要な部分を占める．病院リスクマネージメントは「人は必ずミスを犯すもの（to error is human）」であることを基本理念としてシステムの検討を行うべきものである（表2）．

このために現在ではほとんどの研修病院において，「医療安全管理部」や「医療事故防止対策委員会」などが設置されており，各部署に「リスクマネージャー」（一般には科長や部署の長が兼任）が任命され，医療安全管理部には「グランドリスクマネージャー」（看護師であることが多い）などが任命されている．

表2 病院リスクマネージメントのシステムの検討

①院内報告体制の整備
②医療事故防止対策の整備
③医療機器・薬剤の整備
④各種マニュアルの整備
⑤正しい診療記録，看護記録作成の励行
⑥手術同意書など医療事故防止対策に関連する各種書類の整備
⑦クリニカルパスなど医療の標準化の整備
⑧研修会など医療事故に関する啓蒙・教育活動　など

医療事故防止対策は様々な情報をもとに検討される．医療事故報告書や事故の調査結果も重要であるが，事故と比較して圧倒的に件数の多いインシデントの報告は事故防止対策を検討する際に重要な資料となる．より多くの情報を分析すれば，より有効な事故防止対策が整備できるわけであるから，職員としてはインシデントを隠すことなく，積極的にインシデント報告を提出するようにしなければならない．このため，報告者にはペナルティを課さないのが原則となっている．

個人レベルでの事故防止対策も重要であり，①医療人としての自覚，責任感をもち，②学習や研修によって正確な医学知識，医療技術を身につけるように努力しなければならない．また，③注意力や判断力を保つために適切な休養をとることも重要である．

3 医療事故防止の基本姿勢

a 患者最優先主義

医療が有する潜在的危険性に対する認識をもち，「患者一人ひとりが尊い存在である」という認識に基づいて診療にあたるべきである．言葉使いに気を遣い，患者の話をよく聞くなど適切な接遇態度も重要である．

b インフォームド・コンセント

医療行為を行う場合は患者に対して十分な情報を提供し，理解できるように説明しなければならない．医師には「説明義務」（医療法第1条の4第2項）があり，患者の同意を得てはじめて診療行為を行うことができる．このために手術同意書や検査同意書などがあるが，これ以外にも治療方針の説明などについても説明内容と承諾・同意の有無を含めてカルテに記載しなければならない．

手術を行う場合，インフォームド・コンセントは必須である．①手術の必要性と受けない場合に予測される転帰，②予定の手術手技，③予測される結果，④合併症などについて患者と家族が理解できるように説明したうえで，同意書に署名してもらわなければならない．

c 診療録の記載と管理

診療録の記載は医師法上の義務であり（医師法第24条第1項），診療録は5年間保存しなければならない（同条第2項）．正確なわかりやすい記載を心がけることにより医療の質が向上するとともに，事故の予防にもつながる．問題指向型医療記録方式（problem oriented medical record：POMR）に従って，S（subjective：病歴，症状），O（objective：所見），A（assessment：情報の評価），P（plan：検査・治療の方針）（SOAP）に分けて，他人が読みやすい字で記載しなければならない．指示についても同様である．薬物アレルギーや禁忌薬剤については漏らさず記載しなければならない．記載後は速やかに元の保管場所に戻すことも重要である．

事故が起こった際は，診療録の保全に努め，決して診療録を改ざんしてはならない．誤記を訂正する際には修正液で消すようなことはせず，二重線を用いて訂正する．

d 医療チームの連携

看護師や薬剤師などメディカルスタッフ部門とのコミュニケーション（報告・連絡・相談）をよくすることは，過誤発生のリスクを下げる．

e 安全管理と環境の整備

「医療安全管理部」など病院側は，様々な情報をもとに，より効率的で安全なシステム（薬品・医療機器などに関する安全管理，作業環境やマニュアルの整備など）を構築しなければならない．また，医療事故防止に関係する研修会を企画し，実行しなければならない．

4 事故発生時の対応

a 患者や家族・遺族への対応

事故が発生したら何よりも患者の安全や救命を最優先して処置にあたり，原因を排除して患者を安全な状態に戻すことに努め

るべきである．当事者は気が動転していることも多いので，できるだけ多くの職員の応援を要請するとともに，速やかに家族に連絡して職員の対応や努力を家族に示すべきである．

家族への説明に際しては，防御的態度は慎み，相手の心情を思いやる態度で事実に基づいて誠意をもって説明する．また，患者死亡の場合には積極的に剖検を要請すべきである．剖検結果は事故原因の究明にも，裁判の資料としても重要である．

折衝の窓口は一本に絞り，関係者や現場職員に周知徹底するが，面会の際には複数の職員があたるべきである．電話での説明や回答は避け，患者側の要求に対しては軽率に応じることなく，慎重に対処する．応答の内容を，相手の了承を得て記録しておくことも重要である．

b 報告

できるだけ早く上司や所属長に報告し，対策について指示を待つ．事故の内容について後日「医療事故報告書」として書面で報告することになっている病院がほとんどであろうが，傷害の程度によっては，前述のように医療事故としては扱わないこともあり，施設によってはまず「インシデント報告書」や「医療経過報告書」などとして報告させ，医療安全管理部などで傷害の程度を判断して，レベル 3b 以上と判断された場合に改めて「医療事故報告書」の提出を求められるという制度になっている施設もあるようである．

c 医療事故賠償責任保険

医事紛争に伴う賠償金の支払いをカバーする保険である．医事紛争は病院を対象に引き起こされ，勤務医個人を相手取って訴えが起こされるケースはまれである．しかし，医師個人の責任が重大であると病院側が判断した場合，相応の償還を求められることもありうる．病院からの「求償」分（賠償額の 2 割が限度額とされる）を担保するために，勤務医師賠償責任保険があるのであるから，研修を開始する前にこの保険に加入しておかなければならない．日本医師会の A2 会員（A1 会員は開業医）になれば年会費に保険料も含まれており自動的に保険に加入することになるが，民間の勤務医師賠償責任保険もあり，日本耳鼻咽喉科学会（医事問題委員会）もその取り扱い窓口になっている．ただし，日本耳鼻咽喉科学会に入会しても自動的に保険に加入するわけではないので，別途申し込まなければならない．

5 医療事故の種類と要因

医療事故はすべての診療過程で起こりうるが（表 3 左列），輸血，点滴・注射，与薬の間違いや患者取り違えなどは重大な事故につながりやすいので特に注意が必要である．

事故の要因を表 3 右列に挙げる．

医療事故の内容には，輸血，点滴・注射や患者取り違え，指示，針刺し事故など診療科に共通のものもあるが，診断，処置や

表3 医療事故の種類と要因

種類	要因
輸血，点滴・注射，与薬，診断，処置，手術，麻酔，出産，検査，指示，診療録，機械操作，患者取り違え，針刺し事故，病棟管理（転倒，食事取り違え，入浴，排泄，抑制，移送など），感染対策	確認不足，観察不足，知識不足，技術不足，注意力不足，説明不足，連携不足，マニュアル遵守不足，思い込み，無意識，物忘れ，疲労，職場内の人間関係，うっかりミス，作業中断によるミス，多様な作業手順によるミス，類似呼称（商品名）によるミス，形態類似によるミス，読みにくい指示，機器の構造上の問題，システムの不備

手術に関連するものなど耳鼻咽喉科特有のものもある．前述のアンケート調査によると，医療事故の内訳は，耳鼻咽喉科全体では手術(36%)，処置(23%)，診断(14%)，薬剤(9%)の順に多いが，診療所と病院でそれぞれ頻度は異なる．診療所では処置(37%)，診断(25%)，薬剤(11%)の順であるが，病院では手術(62%)，インフォームド・コンセント(11%)，診断(8%)の順となっている．

医療事故の内容は多岐にわたり，すべてを解説して対策を述べることは紙面の関係からできないので，詳細については各研修病院の「医療事故防止対策マニュアル」など各種マニュアルを参照してほしい．また，総論的なことについては文献1～3，耳鼻咽喉科特有の医療事故については文献4，5や日耳鼻医事問題委員会から昭和62年以来毎年発刊されている「医事紛争とその問題点」が参考になる．以下，代表的な事故の内容について注意点と対策を述べる．

6 事故の内容と対策

a 輸血

ABO型不適合輸血の場合，死亡率は約18%といわれる．要因は検体や輸血バッグ・患者の取り違えと交差試験判定の間違いであるが，現在では研修医が交差試験を行うことはないので，患者と輸血バッグの照合を2人で行うことと実施記録を確実に残すことが重要となる．実施にあたっては，副作用を早期に発見するため開始後15分間は緩徐に(1mL/分)輸血し，十分に患者を観察することが重要である．

b 点滴・注射

薬剤の取り違え，患者の取り違え，投与量の間違い，重複投与，配合変化，異物混入，点滴ルートの間違い，点滴漏れ，空気混入などの要因がある．対策としては，患者のリストバンドや薬品名の点呼，ルートの確認，点滴部位の十分な固定，患者の観察などが重要である．

経管栄養や消毒薬を点滴ルートにつなげば重大事故となりうるので，経管栄養などにはカラーシリンジを使用して区別している施設や血管用点滴セットと接続できないような経管栄養用のシリンジが採用されている施設も多い．

アナフィラキシーショックは抗菌薬やヨード造影剤に多い．ペニシリンショックは

表4 アナフィラキシーショックを起こしやすい薬剤

抗菌薬・抗ウイルス薬	ペニシリン系薬，セファロスポリン系薬剤，ニューキノロン系薬，ホスホマイシンナトリウム，リン酸オセルタミビル
鎮痛・解熱薬	ジクロフェナクナトリウム，ロキソプロフェンナトリウム
抗悪性腫瘍薬	パクリタキセル，ネダプラチン，オキサリプラチン
造影剤	ヨード造影剤
アレルギー性疾患治療用アレルゲン	
生物由来製品	インフリキシマブ，ワクチン類，異種血清
酵素製剤	塩化リゾチーム，L-アスパラギナーゼ
ポリオキシエチレンヒマシ油等添加薬剤	メナテトレノン(VK_2)注，シクロスポリン注，パクリタキセル
その他	メシル酸ナファモスタット，塩化リゾチーム(卵)，タンニン酸アルブミン，乳酸菌製剤，経腸栄養剤，漢方薬

(重篤副作用疾患対策マニュアル：アナフィラキシー，厚生労働省，2008年3月より抜粋)

0.004〜0.015％の頻度で起こるといわれるが，危険性の予知には問診が重要である．アナフィラキシーショックを起こしやすい薬剤を表4に挙げた．かつては皮内テストなどの予知試験が行われたが，少量投与でも重篤なショックが起こりうることが知られるようになり，現在では行われない．造影剤については，ほとんどの施設で副作用について十分説明して検査同意書をもらうようになっている．

c 与薬

名前の似ている薬の取り違えと与薬量の間違い，併用禁忌薬の処方などがある．手書きの処方箋の場合，読み違いが起こらないような字で書かなければならない．オーダリング入力の場合，似た名前の薬を間違わないように頭の3文字程度を打たなければ薬品名が表示されないようになっていることが多い．また，コンピュータ入力の場合，単位を間違いやすいので注意が必要である．

医療事故防止対策マニュアルなどに間違いやすい薬のリストなどが記載されているであろう．前もってこれらに目を通しておく必要がある．

d 手術

術者たる者は手術手技に習熟するよう常に研鑽を積まなければならないことは論を俟たない．術側の取り違えは大問題となりうるので，術側や手術部位に目印を付けて患者を手術室に搬入している施設もある．

前述のように病院の耳鼻咽喉科における医事紛争の62％，インフォームド・コンセントを含めると医事紛争の約73％は手術関連である．病院における手術関連の医事紛争の内訳は，鼻科手術（50％），頸部手術（20％），口腔咽頭手術（14％），喉頭手術（11％），耳科手術（5％）となっている．

副鼻腔手術に内視鏡が導入された当初は，事故の軽減につながると期待されたが，視神経損傷と頭蓋底損傷こそ減少したものの，紙様板損傷や内直筋損傷が増加しており，事故件数自体は減少していない．内視鏡下副鼻腔手術の合併症の3/4は，紙様板損傷と内直筋損傷で占められているので，この部分の手術操作には十分注意が必要である．ナビゲーターの導入は解決策の1つであろうが，高価な器械であり，耳鼻咽喉科が常時使わせてもらえる施設は限られているであろう．

e 患者取り違え

バーコード付きのリストバンドを患者に着けてもらっている施設が多いが，患者自身に名前を名乗ってもらうようにするのがもっとも確実である．

f 針刺し事故

医療従事者が被害者となるケースが多く，B型およびC型肝炎，梅毒，AIDSなどの感染症が問題となるが，特にB型肝炎（HB）は感染率が高い．HBeAg陽性の血液が針などによって接種された場合，22〜31％でHBが発症するといわれる．HBsAg陽性の血液を誤って接種した場合，自身がHBsAgもanti-HBsももっていないことを確認したうえで，高HBsヒト免疫グロブリン（HBIG）を投与する．労災適用のこともあるので，事故の概要を届け出ておくことも必要である．

針刺し事故の防止には，抜き取った針のキャップを再度はめる「リキャップ」を禁止することが最も重要であるが，臨床現場ではリキャップせざるを得ない場面もある．この場合には，キャップを手で持たずテーブルの端に置き，それを針先ですくうようにしてキャップを捉え，注射筒を垂直に立てて，針のほとんどを覆う位置までキャップを滑り落としてから手でしっかりとリキャップするとよい（Greenの方法）．採血については，針を血管から抜くと同時に針にカバーが掛かるような構造になっているものもある．

術中の縫合針やメスによる損傷にも注意しなければならない．看護師に器具を返すときが最も危険なので，持針器やメスを返

すときには手渡しにせず，器械台に置くようにするとよい．

■おわりに

医療事故の防止対策は多岐にわたるので，限られた紙面では語り尽くせるものではない．実際の診療場面では「医療事故防止対策マニュアル」などに従って診療を行うことが大切であるが，医事紛争予防策の根本は，患者最優先の医療を心がけることであり，そのためには正確な医学知識と医療技術の研鑽，患者との信頼関係を損なわないようにする接遇態度，患者へのわかりやすい説明に努めることが重要である．また，上司への報告・連絡・相談（ホウレンソウ）も重要であり，インシデント報告は積極的に提出するよう努めるべきである．

参考文献

1) 東京警察病院医療事故防止委員会編：医療事故防止のためのガイドライン．篠原出版，1994
2) 東京大学医学部附属病院臨床研修委員会編：事故と対策．臨床研修マニュアル，編集代表：武藤徹一郎，矢崎義雄，加我君孝．金原出版，76-86，1995
3) 押田茂實，他：実例に学ぶ医療事故．医学書院，2000
4) 日本耳鼻咽喉科学会第13回専門医講習会テキスト，1999
5) 青柳　優：JOHNS　22：265-269，2006

DON'Ts

- 診療記録の改竄（改ざん）をしない．
- 事故やインシデントの隠蔽をしない．

大町病院耳鼻咽喉科　**青柳　優**

4 医療保険制度，公費負担制度

DOs

- [ ] 保険診療を行うのには遵守すべき多くのルールが存在する．
- [ ] 保険診療を補う形で公費負担制度が存在する．

日本の医療保険制度は世界に冠たるもので，すぐれた長所を多く備えている．この制度を維持運営するためには，当然のことながら多額の予算が必要であり，多くの規制が存在する．医師になったからといって好き勝手に医療行為が行えるわけではない．本稿では，日本の医療保険制度について解説し，医師として遵守すべきルールについてふれる．

1 医療保険制度の概要

日本国憲法第25条(生存権)に，「すべて国民は，健康で文化的な最低限度の生活を営む権利を有し，国は，すべての生活部面について，社会福祉，社会保障及び公衆衛生の向上及び増進に努めなければならない」旨が定められている．この生存権に基づき，社会保険，公的扶助，社会福祉，公衆衛生，老人保健の5種の社会保障制度が整備されている．

この中でいう，社会保険には，①医療保険，②年金保険，③雇用保険，④災害補償保険，⑤介護保険が含まれる．

わが国の医療保障制度は，これらの社会保障制度の中から国民の医療にかかわる部分を抽出して構成されている．

この保障制度の中の医療保険制度は国民の生活に重大な支障を及ぼす疾病，負傷などについて必要な保険給付を行うことにより，被保険者(本人)および被扶養者(家族)の生活の安定に寄与することを目的としている．

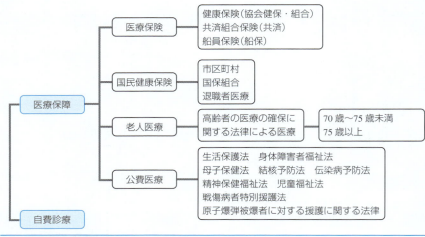

図1　医療保険の種類

わが国の医療保険制度の特徴は3つある．まず，①国民皆保険制度であること，②フリーアクセスであること，すなわち患者がどこの医療機関でも保険診療が受けられること，そして③現物給付である（医療のサービスが提供される）ことが挙げられる．

国民皆保険制度により，国民は生活保護受給者を除き被用者保険（職域保険）または国民健康保険のいずれかに加入が義務づけられている．主要な医療保険について図1に示す．

2 保険診療の仕組みと保険医

保険診療とは，健康保険法等に基づく，保険者と保険医療機関との間の公法上の契約である．診療報酬が支払われる条件として，①保険医が，②保険医療機関において，③健康保険法，医師法，医療法，薬事法等の各種関係法令の規定を遵守し，④「保険医療機関及び保険医療養担当規則」（療担規則）の規定を遵守し，⑤医学的に妥当適切な診療を行い，⑥「診療報酬点数表」に定められたとおりに請求を行うことである．したがって，これらの規則を守らなければ，報酬は支払われない．

保険診療の仕組みを図2に示す．たとえば某私立大学に勤めているAさんが鼻出血でB病院（保険医療機関）を受診したとする．B病院で行われた医療行為の代金の30％をAさんはB病院の窓口で支払う．残りの70％をB病院はAさんの所属する保険組合（この場合は私学共済組合）へ請求する．しかし，全国には2,000に近い保険組合があり，医療機関がそれぞれの患者の保険組合を探して請求業務を行うことは不可能といえる．そこで，健康保険の種類により，社会保険診療報酬支払基金または国保連合といった審査決済業務機関へ医療行為の代金の明細書（診療報酬明細―通称レセプト）を送付する．審査決済業務機関では，レセプトの内容が妥当適切であるか審査を行い，レセプトを保険者（Aさんの場合は私学共済組合）へ送り，70％の代金を受け取り，これを医療機関に支払う．この審査過程で妥当適切でないと判断された項目については（たとえば，鼻出血の病名で診療が行われたのに，膝のX線検査が行われていたなど），途中の審査業務で減点がなされる（いわゆる査定される）．

a 保険医と療養担当規則

1) 保険医登録

医師が保険診療を行うためには，保険医

Pitfall

行われた診療行為のすべてが，保険診療で認められるわけではないが，レセプトからは診療行為の妥当性がわかりにくい場合は，症状詳記とよばれる添付文書を作成してレセプトとともに提出する．

☑ **査定と返戻**

審査決済機関に提出された診療報酬明細（レセプト）は審査をされたうえで保険者へ送られる．審査においては，レセプトの病名と診療行為の整合性，診療行為が必要限度を超えていないかがチェックされる．適正でないと判断された部分について減点されることを査定という．レセプトからは診療の必要性，妥当性について理解の困難な部分は症状詳記を付けることで補うことになる．審査でレセプト内容に疑義があれば，返戻という形で医療機関に差し戻される．この場合返戻に対しての詳記をつけて再提出する．症状詳記を書く際には審査機関の審査員（医師）のみならず，医師ではない保険者の事務担当者が納得できる内容を心がけることが大切である．適正な保険診療を行うことはもちろん大切だが，適切なレセプトを作成して初めて医療機関の収入が保証される．

登録を受けなければならない．登録申請は，「保険医登録申請書」を医療機関の所在地の地方社会保険事務局長に提出する．保険医登録されると登録の記号および番号が記載された「保険医登録票」が交付され，法律に準拠した診療を行うことが求められる．

2) 保険医療機関及び保険医療養担当規則(療養担当規則)

保険診療上，最低限守るべき具体的な診療内容については，「療養担当規則」に規定されている．療養担当規則は運転免許をもったドライバーが車を運転するときに，守るべき道路交通法にあたり，「飲酒運転は禁止」とか「信号を守れ」などの様々な規則が定められている．

b 保険診療の禁止事項と注意点

1) 保険診療の禁止事項

①無診察治療等の禁止(医師法第20条)，診察なしの投薬などは違法．
②混合診療の禁止(療養担当規則第5条)

保険診療を行いながら，あわせて保険で認められていない手術・検査・薬剤等にかかる費用を患者から徴収してはいけない．患者から費用の負担を求めることができるのは，一部負担金，入院時食事療養標準負担額および特別療養環境料(室料差額)，高度先進医療などの特定療養費に限定される．

> ⚠ **Pitfall**
>
> とかく過剰診療に陥りやすいが，必要限度の診療行為が保険診療では求められる．患者へのサービスと思っても順序，段階を踏んだ診療を心がけたい．そして診療行為，内容はカルテに必ず記載すること．

③特殊療法，研究的診療等の禁止(療養担当規則第18条，20条)
④健康診断の禁止(療養担当規則第12条，20条)

健康診断は，療養の給付の対象として行ってはならない．健康保険は病気の人が対象，スクリーニングは自費で行う．

⑤濃厚(過剰)診療の禁止(療養担当規則第20条)
⑥特定の保険薬局への患者誘導の禁止(療養担当規則第19条の3)
⑦自己診療の禁止

2) 保険診療の注意点

診療報酬請求の根拠は，診療録にある(医師法第23条，24条，療養担当規則第22条)．

カルテには主病名，併発，並存病名を記載のうえ，日々の診療を記載する．特に算件要件(保険診療で定められた事項につい

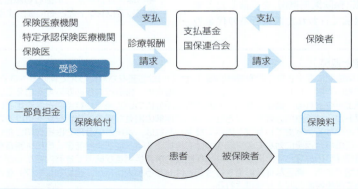

図2　医療保険の仕組み

ては，必ず記載する．治療方針，検査結果，医師としてなぜこの治療を選択したか，患者および家族にいつ何をどのように説明したか，必ず文字として記録にとどめることが重要．カルテを記載したら必ず判読できるサインをする．忙しさ等のため，おろそかにしやすいが，カルテの記載はとても大事である．

3 介護保険

介護保険は，老齢人口と高齢者の医療費の増加を背景に2000年4月から創設された制度で，医療保険が疾病保険であるのに対して要介護状態を対象とした保険制度である．被保険者は40歳以上で，財源は被保険者の納付金と国，地方自治体の公費の折半である．疾病そのものは介護保険の対象とはならないが，疾病により日常生活が困難になった状態は介護保険の対象となる．もちろん確固たる疾病が存在しなくても，加齢等により介護保険のみの対象となる場合もある．

4 公費負担制度

医療保障の中には，医療保険，国民健康保険のほかに，公費負担制度が存在する．これは様々な法律に定められているもので，公衆衛生関係では結核予防法，精神保健福祉法，伝染病予防法などで，社会福祉関係では生活保護法（医療扶助），児童福祉法（育成医療），身体障害者福祉法により定められている．いわゆる通常の保険診療ではまかなえない，またまかなうことが不適当とされる医療に対して公費が支給されるもので，国民医療費の約5%を占める．

公費負担は，都道府県，政令市に患者もしくは保護者が申請をして給付を受ける場合と，医療機関が請求を行う場合があり，医療保険でまかなう部分以外のほとんど，またはすべてを公費負担とするもので，患者の状態と各法令の定めるところにより異なる．

DON'Ts

☐ 保険診療は一定のルールの下で行われる．どんなによいと思っても，認可されていない診療行為は保険診療として行ってはならない．保険医としての自覚を常にもって診療すること．

東京慈恵会医科大学医療保険指導室　**鳥海弥寿雄**

☑ **障害程度等級：3級と4級の分岐点**
3級（喪失）では，家庭内で，肉親・家族の間で音声言語による日常生活のコミュニケーションが困難な状況である．言い換えると，日常的な単語でもわからない，あるいは言えないレベルである．4級（著しい障害）は，家庭ではできるが，家庭周辺で家族以外の者と簡単なコミュニケーションができない状況である．言い換えると，日常的な質問や話（文章レベル）がわからない，あるいは言えないレベルである．失語症スクリーニング検査は，3級と4級を分ける目安となる（p541）．　　　　　將積日出夫（富山大学医学部耳鼻咽喉科）

A 知っておくべき知識と制度

5 医薬品副作用被害救済制度

DOs

- 医薬品を適正に使用したにもかかわらず発生した副作用による重篤な健康被害が対象.
- 医療費，医療手当，障害年金，遺族年金などが給付される.
- 制度の対象とならない医薬品や，請求の一部に期限があることに注意.

1 医薬品副作用被害救済制度とは

医薬品は有効性と安全性のバランスのうえに成り立っているものであり，使用にあたって万全の注意を払ってもなお副作用の発生を防止できない場合がある．このため，健康被害者を迅速に救済することを目的として，昭和55年に法律（現：独立行政法人医薬品医療機器総合機構法）に基づき本制度は創設された．病院・診療所で処方された医薬品，薬局などで購入した医薬品または再生医療等製品（医薬品等）を適正に使用したにもかかわらず発生した，副作用による入院治療が必要な程度の重篤な疾病や日常生活が著しく制限される程度の障害等の健康被害に対し，各種の副作用救済給付が行われる．

昭和55年5月1日以降（再生医療等製品については，平成26年11月25日以降）に使用した医薬品により発生した副作用による健康被害が救済の対象となるが，一部の抗悪性腫瘍剤，免疫抑制剤など制度の対象外となる医薬品もある．

制度の仕組みと請求の流れは図1に示したとおりであり，救済給付の請求は，健康被害者本人もしくは遺族等が（独）医薬品医療機器総合機構（以下PMDA）に対して直接行う．

2 救済給付の対象とならない場合

次の場合には医薬品副作用被害救済制度の給付対象にはならないので注意が必要である．

・法定予防接種を受けたことによるものである場合（予防接種健康被害救済制度がある）．なお，任意に予防接種を受けた

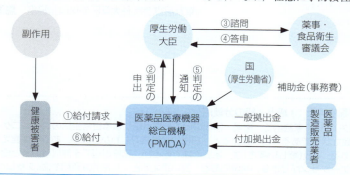

図1　制度の仕組みと請求の流れ
＊救済給付の決定に不服があるときには，厚生労働大臣に対し，審査申し立てをすることができる．
（（独）医薬品医療機器総合機構HP〈https://www.pmda.go.jp/relief-services/adr-sufferers/0001.html〉より改変）

ことによる場合には対象となる．
- 製造販売業者など，ほかに損害賠償の責任を有する者が明らかな場合．
- 救命のためやむを得ず通常の使用量を超えて使用したことによる健康被害で，その発生があらかじめ認識されていたなどの場合．
- 入院を要する程度の医療を受けていない場合などや，請求期限が経過した場合（表1）．
- 不適正な目的や方法などで医薬品を使用した場合．
- 対象除外医薬品による健康被害の場合．

3 給付の種類と請求時に必要な書類

給付の種類としては，医療費（保険医療費の自己負担分の補填），医療手当，障害年金，障害児養育年金，遺族年金，遺族一時金，葬祭料，の7種類があり（表1），医薬品製造販売業者などからの拠出金によって賄われている．

請求する場合には，請求書に加えて，副作用の治療を行った医師の診断書，投薬証明書，医療機関を受診したことを証明する受診証明書等が必要となる．これらの請求に必要な用紙はPMDAのホームページ（https://www.pmda.go.jp/kenkouhigai/fukusayo_dl/index.html）からダウンロードするか，PMDAへ問い合わせることによって無料で送付される．請求区分に応じて使用する用紙が異なるため事前にPMDAの「救済制度相談窓口」に相談するとよい．

Pitfall

対象除外医薬品とは，①癌その他の特殊疾病に使用されることが目的とされている医薬品であって厚生労働大臣の指定するもの（抗悪性腫瘍剤，免疫抑制剤などのうち指定されているもの）．②人体に直接使用されないものや，薬理作用のないものなど副作用被害発現の可能性が考えられない医薬品（殺虫剤，体外診断薬など）．
PMDA HP：https://www.pmda.go.jp/relief-services/adr-sufferers/0044.html

表1 救済給付の種類と給付額（平成28年4月1日現在）

	給付の種類		給付額	
疾病（入院を必要とする程度）について医療を受けた場合	医療費		健康保険等による給付の額を除いた自己負担分	
（請求期限：医療費については，医療費の支給の対象となる費用の支払が行われたときから5年以内．医療手当については，請求に係る医療が行われた日の属する月の翌月の初日から5年以内）	医療手当	入院の場合	1か月のうち8日以上	月額：36,300円
			1か月のうち8日未満	月額：34,300円
		通院の場合	1か月のうち3日以上	月額：36,300円
			1か月のうち3日未満	月額：34,300円
		入院と通院がある場合		月額：36,300円
一定程度障害（日常生活が著しく制限される程度以上のもの）の場合	障害年金（18歳以上）	1級の場合	年額：2,756,400円（月額：229,700円）	
		2級の場合	年額：2,205,600円（月額：183,800円）	
（請求期限：なし）	障害児養育年金	1級の場合	年額：861,600円（月額：71,800円）	
		2級の場合	年額：690,000円（月額：57,500円）	
死亡した場合	遺族年金		年額：2,410,800円（月額200,900円）年金の支払は10年間．ただし，死亡した本人が障害年金を受けたことがある場合，その期間が7年に満たないときは10年からその期間を控除した期間，7年以上のときは3年間．	
（請求期限：死亡のときから5年以内．ただし，医療費，医療手当，障害年金または障害児養育年金の支給の決定があった場合には，その死亡のときから2年以内）	遺族一時金			7,232,400円
	葬祭料			206,000円

4 診断書の記載方法について

支給の可否にかかわる医学・薬学的判定は，厚生労働大臣が薬事・食品衛生審議会の意見を聴いて行うが，その際，診断書等が重要な資料となる．このため診断書には因果関係，原因医薬品や医療給付期間の特定等医学薬学的評価に必要となる事項を，記載要領も参考に記載する．記載例（記載要領）などもPMDAのホームページ上で公

＜救済制度相談窓口＞
（独）医薬品医療機器総合機構　健康被害救済部
電話番号：0120-149-931（フリーダイヤル）
受付時間：［月〜金］午前9：00〜午後5：00
（祝日・年末年始を除く）
E-メール：kyufu@pmda.go.jp
HP：https://www.pmda.go.jp/relief-services/adr-sufferers/0020.html

---

障害年金等を請求する場合に使用する診断書の例．別に，医療費・医療手当用等の様式もある．

医薬品を特定し，使用状況を明らかにする必要があるので，販売名，剤形，規格単位等もれなく記入する．また，副作用の原因として疑われた医薬品だけでなく，同時期に使用された医薬品についてももれなく記載する．

そのほか，副作用発症前後の臨床経過および治療内容，平衡機能障害の程度等についても，記載する欄があるので，記載要領を参考に記入する．記載要領の頁には，赤字で注意書きが書き込まれているので，よく読んで記入する．

図2　障害年金・障害児養育年金診断書（聴力・平衡機能障害用）記載要領

第8章 知っておくべき知識と制度

開されている．(https://www.pmda.go.jp/relief-services/adr-sufferers/0004.html)

聴力・平衡機能障害用の障害年金・障害児養育年金診断書を例に，記載に関する具体的注意点について図2に示す．

5 本制度における副作用による健康被害の実績ほか

耳鼻咽喉科・頭頸部外科領域の副作用による健康被害の支給例としては，アミノグリコシド系抗菌剤，バンコマイシンなどが原因とされた感音難聴や平衡機能障害などが挙げられる．また，日常の診療で使用される主な医薬品(解熱鎮痛消炎剤，抗菌剤，抗てんかん剤等)においては，重症薬疹，薬

Pitfall
資料が不足している場合には，PMDAから医療機関に直接，追加補足資料を依頼する場合があるのでご協力願いたい．

医薬品使用との因果関係を明らかにするため，聴力の経時変化がわかるような資料が必要となる．直近の検査と医薬品の使用前の検査のほかにも，聴力に関する検査が実施されていたらもれなく結果を提出する．検査結果報告書等のコピーの添付でもかまわない．

図2 つづき

物性肝障害，ショック・アナフィラキシー等の支給実績がある．そのほか，過去の支給実績については PMDA のホームページ上で閲覧できる（https://www.pmda.go.jp/relief-services/adr-sufferers/0043.html）．

添付文書に注意喚起されているように，たとえばアミノグリコシド系抗菌剤，バンコマイシンなどを使用する際には，めまい・耳鳴・難聴などについて十分に注意して，副作用の重篤化を防ぐことが必要である．種々の副作用の概要，早期発見・早期対応等については「重篤副作用疾患別対応マニュアル」に記載されており，PMDA のホームページ（https://www.pmda.go.jp/safety/info-services/drugs/adr-info/manuals-for-hc-pro/0001.html）からも閲覧可能である．

それにもかかわらず不幸にして回避し得なかった副作用により重篤な健康被害を受けた患者を迅速に救済するためには本制度を活用する．

 Pitfall

本制度は医療関係者の協力があって，はじめて成り立つ制度である．診断書の記載や患者への制度の紹介について是非積極的なご協力をお願いしたい．

DON'Ts

- 不適正な目的や方法などで医薬品を使用した場合，救済給付の対象とならない．
- 入院を要する程度の医療を受けていない場合などや，請求期限が経過した場合，救済給付の対象とならない．

（独）医薬品医療機器総合機構健康被害救済部　見田　活

☑ 生物由来製品感染等被害救済制度

生物由来製品（血液製剤，細胞組織利用医薬品，ブタ心臓弁など）を適正に使用したにもかかわらず，その製品を介した感染などにより入院が必要な程度の重篤な健康被害を受けた方に対して救済給付を行う公的な制度である．この制度では感染後の発症を予防するための治療や二次感染者なども救済の対象となる場合がある．
平成 16 年 4 月 1 日以降に使用した生物由来製品を介した感染などによる健康被害が対象である．

A 知っておくべき知識と制度

6 障害者認定

DOs

- 障害者認定には障害者の立場に立った意識をもつ.
- 障害者認定は可能な限り家族・身近な関係者の同伴にて診療しよう.
- 診療は1回のみでなく2回以上診療し,障害の状態を確認するようにしよう.

1 基本的な考え方

障害者を認定するには,耳鼻咽喉科医として障害者関係の法律を熟知しておく必要がある.最近は障害者サービスとして難病も含まれるようになった.障害者対策と難病対策の相違についても知っておく必要がある.

2 身体障害者福祉法と障害者総合支援法

身体障害者・児の認定については身体障害者福祉法(昭和24年制定,以下「身障法」とする)および小児に関しては児童福祉法(昭和22年制定)に定められている.耳鼻咽喉科関連の身体障害としては聴覚障害,平衡機能障害,音声・言語機能又はそしゃく(嚥下)機能障害の3種があげられる.

障害者に対する様々なサービスは,以前は身障法,知的障害者福祉法そして精神保健および精神障害福祉に関する法律とバラバラの法体制下にあったが,サービスを一本化し内容の見直しを行い,平成18年4月に障害者自立支援法が制定された.その後難病に対するサービスも組み入れられ,平成25年4月に障害者総合支援法(以下「総合支援法」)として施行された.

3 身体障害者手帳と身体障害者福祉法第15条指定医

身体に障害のある者は,身体障害者の認定と身体障害者手帳の交付を申請すること

ができる.この申請には身障法第15条の指定医(以下「15条指定医」)の「身体障害者診断書・意見書」を添付する必要がある.身体障害者に認定されると,総合支援法により様々なサービスを受けることができ,後述の補装具費の給付や日常生活用具の利用,自立支援医療の利用などがこれにあたる.

15条指定医となる条件としては「その障害により指定された診療科」を標榜し,かつ「その診断に関する相当の学識経験を有する医師」とされている.

4 身体障害者の認定

a 聴覚障害

聴覚障害は**表1**に示すように,2～6級までである.聴覚閾値は4分法による平均聴力レベルを算出し,該当等級に認定する.また語音明瞭度による認定は両耳の最高語音明瞭度が50%以下の場合に認定され4級に該当する.

聴覚障害に認定されていないものが初めて2級を申請するには,他覚的聴覚検査法の結果の添付が必要である.

平均聴力レベル(4分法)の算出にも重度

Pitfall

新生児聴覚スクリーニングにより,早期に高度難聴が発見されるようになった.乳幼児の認定は0歳でも可能であるが,考えられる最下位の等級にて認定し,再認定が必要である.

表1 障害程度等級表(聴覚障害,平衡機能障害,音声言語・そしゃく(嚥下)障害)

等級	聴覚障害	平衡機能障害	音声・言語・そしゃく(嚥下)機能障害
2級	両耳の聴力レベルがそれぞれ100 dB以上のもの(両耳全聾)		
3級	両耳の聴力レベルが90 dB以上のもの(耳介に接しなければ大声を理解し得ないもの)	平衡機能の極めて著しい障害	音声・言語機能またはそしゃく(嚥下)機能の喪失
4級	1. 両耳の聴力レベルが80 dB以上のもの(耳介に接しなければ話声語を理解し得ないもの) 2. 両耳による普通話声の最良の語音明瞭度が50%以下のもの		音声・言語機能またはそしゃく(嚥下)機能の著しい障害
5級		平衡機能の著しい障害	
6級	1. 両耳の聴力レベルが70 dB以上のもの(40 cmの距離で発声された会話語を理解し得ないもの) 2. 1側耳の聴力レベルが90 dB以上,他側耳の聴力レベルが50 dB以上のもの		

難聴では注意が必要である.100dBを超える聴力の場合はたとえ110dBであっても120dBであっても,実測値ではなく105dBとして計算しなくてはならない.

b 平衡機能障害

平衡機能障害は表1に示すように「極めて著しい障害」(3級)と「著しい障害」(5級)に分けられる.

「平衡機能の極めて著しい障害」とは四肢体幹に器質的異常がなく,他覚的に平衡機能障害を認め,閉眼にて起立不能,または開眼で直線を歩行中10m以内に転倒もしくは著しくよろめいて歩行を中断せざるを得ない状態が該当する.「平衡機能の著しい障害」は,閉眼にて直線を歩行中10m以内に転倒もしくは著しくよろめいて歩行を中断せざるを得ない状態をいう.

平衡機能障害の具体例としては,末梢迷路機能の廃絶や小脳出血などによる中枢性平衡失調などがこれに該当する.

c 音声・言語機能およびそしゃく(嚥下)機能障害

音声・言語機能およびそしゃく(嚥下)機能障害は表1に示すように「喪失」(3級)と「著しい障害」(4級)に分けられる.同一発症による音声・言語機能障害とそしゃく(嚥下)機能障害の重複障害認定はできない.ただ時期が異なり原因部位が異なる場合には認定が可能である.

1) 音声・言語機能障害

「音声・言語機能の喪失」とは,音声を全く発することができないか,発声しても言語機能を喪失した状態をいう.これは家庭内での日常生活活動が著しく障害される状態を指し,具体的には家庭において,家族または肉親との簡単な会話が音声・言語をもってはできない状態をいう.「音声・言語機能の著しい障害」とは,音声または言語機能の障害のため,音声,言語のみを用いて家庭周辺にて意思を疎通することが困難なものをいう.具体的には家族または肉親との簡単な会話は可能であるが,家庭周辺において他人とは簡単な日常会話がほとんどできない状態をいう.これらの音声言語障害の具体的な内容を表2に示した.

また対象となる疾患には,無喉頭・喉頭

表2 音声・言語機能障害の具体的内容

		理解面	表出面
(3級)	音声・言語の喪失	・本人や家族の名前がわからない． ・住所がわからない． ・日付，時間がわからない． ・部屋の中の物品をいわれてもわからない． ・日常生活動作に関する指示がわからない．	・本人，家族の名前がいえないか，通じない． ・住所がいえない(通じない)． ・欲しいものを要求できない(通じない)． ・日常生活動作に関する訴えができないか通じない(窓を開けて……)． ・身体的訴えができない(通じない)．
(4級)	音声・言語の著しい障害	・問診の質問が理解できない． ・治療上の指示が理解できない． ・訪問者の要件がわからない． ・電話での話がわからない． ・尋ねた道順がわからない． ・おつかいができない．	・病歴，病状が説明できない． ・治療上のことについて，質問ができない． ・訪問者に用件を質問できないか通じない． ・知り合いに電話をかけて用件が伝えられない． ・行き先がいえない． ・道順を尋ねられない． ・買い物を言葉でできないか通じない．

部外傷や発声筋麻痺，ろうあ・舌摘出や切除・失語症・運動障害性(麻痺性)構音障害などがある．

2) そしゃく(嚥下)機能障害

「そしゃく(嚥下)機能の喪失」とは，経口的に飲食物を摂取できず経管栄養以外に方法がない状態をいう．「そしゃく(嚥下)機能の著しい障害」とは，経口摂取のみでは栄養摂取が不十分で経管栄養の併用が必要か，あるいは摂取できる食物の内容，摂取方法に著しい制限がある状態をいう．また口唇・口蓋裂等の後遺症による著しい咬合異常があり，歯科矯正治療等を必要とする状態もこの中に入る．

対象となる疾患としては，脳血管障害，重症筋無力症，唇顎口蓋裂，舌欠損などが該当する．

d 重複する障害の認定

耳鼻咽喉科領域の障害認定では，聴覚障害と音声言語障害など重複する障害の認定を行うことができる．この場合には各々の障害等級により指数を合算し，その合計指数より上位等級に認定する．この指数と合計指数による等級認定について表3に示した．

Pitfall

歯科治療を要する著しい咬合異常に対する認定には歯科医師による診断書・意見書が必要となる．この診断書を確認のうえ，身体障害者診断書・意見書を書く必要がある．

5 補装具費の支給

身体障害者についての種々の補装具とその費用の支給に関しては，総合支援法に規定されている．その種類は義肢，装具など11種類があり，耳鼻咽喉科関連では補聴器が唯一の補装具である．補装具費の支給を希望する身体障害者は市町村の福祉事務所に申請すれば補装具を手に入れることができるが，それには医師の補装具費支給意見書が必要である．補聴器費の支給の仕組みを図1に示した．

補装具支給意見書を記載できる医師は，①身障法第15条指定医または指定自立支援医療機関の医師であって所属医学会において認定されている専門医または，②国立障害者リハビリテーションセンター学院において実施している補装具関係の適合判定

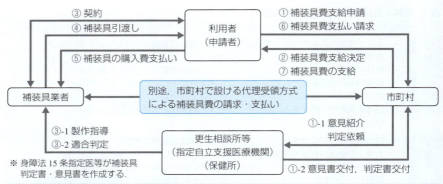

図1 補装具費支給の仕組み

表3 重複する障害の等級認定

障害等級	各等級の指数	合計指数	認定等級
1級	18	18以上	1級
2級	11	11〜17	2級
3級	7	7〜10	3級
4級	4	4〜6	4級
5級	2	2〜3	5級
6級	1	1	6級
7級	0.5	―	―

重複する障害の指数を合計し，合計指数により等級を認定する．たとえば聴覚障害2級(指数11)と言語障害3級(指数7)を重複した場合，合計指数18で1級に該当する．

医師研修会を修了している医師とされている(補装具費支給事務取扱指針，平成27年3月より)．

6 その他の障害者サービス

重度身体障害者に対するサービスの1つとして，総合支援法による日常生活用具の給付ないしは貸与がある．その実施主体は市町村(特別区を含む)であり，必要とする身体障害者は住居地の市町村の福祉事務所に申し込む．自治体により対応する種目が異なるため，詳しくは自治体に問い合わせる必要がある．耳鼻咽喉科関連の日常生活用具としては，「聴覚障害者用屋内信号装置」「聴覚障害者用通信装置」「文字放送デコーダー」「人工喉頭」「重度障害者用意志伝達装置」「携帯用会話補助装置」などがある．

医療(主として手術)のサービスとして更生医療ないしは育成医療があり，医療費の補助が受けられる．耳鼻咽喉科領域においては人工内耳手術，外耳道閉鎖症手術などが該当し，指定医療機関の医師の診断書が必要となる．

DON'Ts

- 詐病に注意をし，医学的な視点から虚偽を抱くような認定はしないこと．
- 知的障害や認知症による言語障害を身体障害者としては認定すべきでない．これらの障害は別の障害として扱われている．

臨床福祉専門学校臨床敬心クリニック　**田内 光**

A 知っておくべき知識と制度

7 指定難病医療費助成制度

DOs

- 指定難病は,発病の機構が明らかでない,治療方法が確立していない,希少な疾病,長期の療養を必要とするもの,客観的な診断基準(またはそれに準ずるもの)が確立していることの要件を満たすものである.
- 第2次実施分で耳鼻咽喉科領域からはアッシャー症候群,若年発症型両側性感音難聴,遅発性内リンパ水腫,好酸球性副鼻腔炎の4疾患が指定難病となった.
- 診断書を作成する際は,診断基準を満たしていること,重症度分類を明確にすることが求められる.

1 これまでの難病対策

日本での公的な難病対策は1972年10月に厚生省が発表した難病対策要綱が初めてである.この要綱では難病対策として取り上げる疾病は,スモン病,ベーチェット病,重症筋無力症,全身性エリテマトーデス,サルコイドーシス,再生不良性貧血,多発性硬化症,難治性肝炎の8疾患であり,その中の前4疾患が医療費助成の対象とされた.

1996年には,希少性,原因不明,効果的な治療法が未確立,生活面への長期の支障(長期療養を要する),の要件を満たすものを難病とした.その結果,364疾患が指定されたが,これはあくまでも"難病対策における研究事業の対象として指定されている疾患"の数であり,福祉サービスなどの障害施策の対象となった疾患はそのうちの130疾患である.さらに"特定疾患治療研究事業"として医療費助成の対象となった疾患数は56疾患とかなり限定されたものであった.なお,がん,脳卒中,心臓病,進行性筋ジストロフィー,重症心身障害,精神病等のように,すでに他の事業で研究が組織的に行われているものは原則として対象から除かれている.

2 新しい指定難病制度

近年の医療社会,経済社会情勢の著しい変化から,新制度の成立が強く求められ,2014年に「難病の患者に対する医療等に関する法律(難病医療法)」が国会で可決された.その結果,対象となる疾患をこれまでの56疾患から約300疾患へと拡大するための審議を行う厚生労働省指定難病検討委員会が設立された.指定難病の要件は,①発病の機構が明らかでない,②治療方法が確立していない,③希少な疾病,④長期の療養を必要とするもの,である."希少な疾病であること"に関しては,「患者数が本邦において一定の人数に達しないこと」が条件づけられた.一定の人数としては人口の0.1%程度以下であること.しかし当分の間は0.15%未満を目安とすることとした.さらに"客観的な診断基準(又はそれに準ずるもの)が確立していること"が付け加えられた.

第一次実施分はこれまでの56疾患が再検討され,スモン病,劇症肝炎,重症急性膵炎が除外された.新たに57疾患が加わり結果として計110疾患が指定された.平成27年1月1日からこれら110疾患に対する医療費助成が開始されている.この認

定により，対象患者はこれまでの約78万人から約120万人となった．これら110疾患の詳細は厚生労働省のホームページを参照されたい（http://www.mhlw.go.jp/stf/seisakunitsuite/bunya/0000079293.html）．

第2次実施分は，これまで難治性疾患克服研究事業において研究されてきた疾病および小児慢性特定疾病の対象疾病について，さらに関係研究班や関係学会に情報を求め，指定難病の要件に関する情報が得られた615疾病を検討の対象とした．前述の指定難病の各要件を満たすと判断した疾病について類似疾病の再整理を行い，さらに196疾病を指定難病とし，第2次実地分として平成27年7月1日から医療費助成の対象となっている．これら疾患の詳細は厚労省ホームページを参照されたい（http://www.mhlw.go.jp/stf/seisakunitsuite/bunya/0000085261.html）．

2016年7月現在，第3次実施分の指定難病が検討されており，徐々に指定難病疾患は加わる予定である．

3 指定難病対象患者への医療費助成と申請

指定難病に認定された患者は，指定医療機関での難病に対する治療費のほか，薬局での保険調剤，訪問看護，介護保険の医療系サービス等にかかった費用についても助成の対象となる．対象となる費用とならない費用に関して表1に示した．保険診療による自己負担額は3割から2割となる．しかし所得に応じた自己負担限度額が設定されており，外来費用のみならず入院費用も適応となり，それを超える負担はないため患者にとっては非常にメリットの多い難病対策法といえる．

指定難病の医療費助成を受けるためには「医療受給証」が必要である．このためには難病指定医が作成した診断書と必要書類を保健所等の各都道府県の窓口に申請をする．提出された書類は，各都道府県に設置された審議会において審査され，認定されれば「医療受給証」が交付される．ただしこの受給証の有効期間は1年間で，1年ごとに更新の申請をする必要がある．

4 難病指定医の要件

新たな難病医療費助成制度では，前述したごとく各都道府県の知事の定める難病指定医の作成した診断書が必要である．医師が難病指定医の資格を得るためには，以下の①，②の両者の要件を満たしたうえで，③または④のどちらかを満たすことが必要

表1 医療費助成の対象となる費用

対象となる費用	・指定医療機関で難病の治療（保険診療）にかかった窓口での自己負担額 ・薬局（指定医療機関）での保険調剤の自己負担額 ・訪問看護ステーション（指定医療機関）を利用したときの利用者負担額 ・介護保険の医療系サービス※を利用したときの利用者負担額 ※訪問看護のほか，訪問リハビリテーション，居宅療養管理指導，介護療養施設サービスなどのサービス
対象とならない費用	・認定された難病以外の病気やケガの医療費 ・指定医療機関以外の医療機関で受けた医療・介護サービスの費用 ・入院時の食費，差額ベッド代 ・臨床調査個人票などの文書料 ・保険外診療でかかった費用 ・はり，灸，マッサージなどの費用　等

である.
① 診断または治療に5年以上従事した経験を有すること
② 診断書を作成するのに必要な知識と技能を有すること
③ 学会が認定する専門医の資格を有すること
④ 指定難病の診断および治療に従事した経験があり,今後知事が行う研修を平成29年3月31日までに受ける医師であること

上記の要件を満たした医師は所定の申請書類を各地方自治体の当該課に提出し,審査のうえ指定が決定される.ただし,専門医資格による指定医の有効期間は指定を受けた日から5年間である.

5 診断基準及び重症度分類の適応における留意事項

(厚生労働省HP 平成27年7月1日施行の指定難病(新規・更新)の"指定難病概要,診断基準等"より一部転用)

1) 病名診断に用いる臨床症状,検査所見等に関して,診断基準上に特段の規定がない場合には,いずれの時期のものを用いても差し支えない(ただし,当該疾病の経過を示す臨床症状等であって,確認可能なものに限る).
2) 治療開始後における重症度分類については,適切な医学的管理の下で治療が行われている状態で,直近6か月間でもっとも悪い状態を医師が判断することとする.
3) なお,症状の程度が上記の重症度分類等で一定以上に該当しない者であるが,高額な医療を継続することが必要な者については,医療費助成の対象とする(申請月以前の12か月以内に指定難病に係る医療費総額が33,330円を超える月数が3か月以上ある軽症高額該当者).

6 耳鼻咽喉科領域の指定難病

第1次実施分110疾患では,耳鼻咽喉科領域からの疾患は含まれなかった.第2次実施分ではアッシャー症候群,若年発症型両側性感音難聴,遅発性内リンパ水腫,好酸球性副鼻腔炎の4疾患が要件を満たすと判定され,指定難病となった.また鰓耳腎症候群は小児科・泌尿器分野の研究班からの情報提供であったが,耳鼻咽喉科とも非常に関連の深い疾患であるため,耳鼻咽喉科領域疾患としては5疾患が指定難病となったこととなった.

そのほかにも全306疾患の中で耳鼻咽喉科に関連する疾患として,ミトコンドリア病,神経線維腫症,顕微鏡的多発血管炎,多発血管炎性肉芽腫症,好酸球性多発血管炎性肉芽腫症,シェーグレン症候群,再発性多発軟骨炎,チャージ症候群,オスラー病,ベーチェット病,IgG4関連疾患などが含まれている.このように耳鼻咽喉科医師が診断書作成等に関与する疾患が多数あるため,この指定難病をよく理解する必要がある.診断書作成に関しては,診断基準を満たしていること,重症度分類を明確にすることが求められる.指定難病指定の対象は重症度によって厳しく規定されることを念頭におく必要がある.

東京北医療センター耳鼻咽喉科 **飯野ゆき子**

A 知っておくべき知識と制度

8 先進医療

DOs

- 先進医療，治験などの「評価療養」，ベッド差額などの「選定療養」に関しては，保険外併用療法として実施可能である．

1 保険外併用療法の取り扱いについて

わが国においては，保険診療と保険外診療の併用（いわゆる混合診療）は原則として禁止されており，特定の場合を除きすべて自由診療として整理される（すなわち健康保険の効かない診療とみなされる）．

その理由として，1)保険診療により一定の自己負担額において必要な医療が提供されるにもかかわらず，患者に対して保険外の負担を求めることが一般化し，患者負担が増加するおそれがあること，また2)安全性，有効性等が確認されていない医療が保険診療とあわせ実施されてしまうことで，患者に不利益が生じることを避ける必要があるためである．

現在，保険診療と保険外診療との併用（保険外併用療法）に関しては，国民の安全性を確保し，患者負担の増大を防止するといった観点も踏まえつつ，国民の選択肢を拡げ，利便性を向上するという必要があることより，健康保険法の一部を改正する法律（平成18年法律第83号）の中で，従来の特定療養費制度の見直しが行われ，「評価療養」と「選定療養」とに再編成された．

「評価療養」は保険導入のための評価を行う医療技術であり，下記の5種類に分類される．
①先進医療
②医薬品，医療機器，再生医療等製品の治験にかかわる診療
③薬事法承認後で保険収載前の医薬品，医療機器，再生医療等製品の使用
④薬価基準収載医薬品の適応外使用（用法・用量・効能・効果の一部変更の承認申請がなされたもの）
⑤保険適用医療機器，再生医療等製品の適応外使用（使用目的・効能・効果等の一部変更の承認申請がなされたもの）

一方，「選定療養」は保険導入を前提としないものであり，特別の療養環境（差額ベッド）や歯科の金合金等，時間外診療，大病院の初診，180日以上の入院，制限回数を超える医療行為などが該当する．

「評価療養」および「選定療養」に関しては，療養全体にかかる費用のうち基礎的部分については保険給付をし，特別料金部分については全額自己負担となっている（図1）．

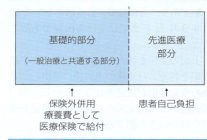

図1　保険外併用療法
基礎的部分は一般診療と共通する医療技術（保険診療内）であり健康保険が適用され，患者は一部負担金の負担となる．先進医療部分は全額患者自己負担となる．たとえば手術を伴う先進医療では，手術料や医療材料費は先進医療部分となるが，手術に伴う検査，麻酔，術後の入院などに関しては保険診療とみなされる．

2 先進医療制度の概要

　先進医療は前項の「評価療養」の1つであり，保険診療の対象に至らない先進的な医療技術，未承認・適応外使用の医薬品・医療機器を用いた医療技術を承認する制度であり，保険導入を行うための評価を行う医療として位置づけられている．

　具体的には，安全性，有効性等を確保するために，対象となる医療技術ごとに審査を行い，実施医療機関や実施医の要件を設定し，要件に適合する保険医療機関を承認することで保険診療との併用を認める制度である．従来は厚生労働省医政局研究開発振興課の管轄する高度医療評価制度と保健局の管轄する先進医療制度の2種類に分類されていたが，「新成長戦略」（平成22年6月18日閣議決定），「規制・制度改革に係る対処方針」（平成22年6月18日閣議決定），中央社会保険医療協議会での議論等を踏まえ，平成24年10月より，一本化され先進医療会議において審査等を行う制度となっている．

　新しい先進医療制度では，実施する医療技術の内容により「先進医療A」と「先進医療B」の2種類に分類されており，審査のプロセス等も異なる（図2）．

　「先進医療A」は比較的安全性が担保されている医療技術を実施するための制度であり，下記の2種類が該当する．先進医療会議において保険外併用療法としての実施の技術的妥当性（有効性，安全性，技術的成熟度），社会的妥当性（倫理性，普及性，費用対効果）に関して審査が行われる．
①未承認等の医薬品・医療機器の使用または医薬品・医療機器の適応外使用を伴わない医療技術
②未承認等の体外診断薬・検査薬の使用または体外診断薬・検査薬の適応外使用を伴う医療技術あって，当該検査薬等の使用による人体への影響が極めて小さいもの

　一方，「先進医療B」は未承認の医薬品・医療機器を用いる医療技術や，適応外使用を伴う医療技術を実施するための制度であることより，先進医療専門家会議に先立ち，先進医療技術審査部会により技術的妥当性（有効性，安全性，技術的成熟度），試験実施計画書の内容の適切性に関する審査が行われたあとに，先進医療会議において保険外併用療法としての実施の技術的妥当性，社会的妥当性に関して審査が行われる．
①未承認，適応外の医薬品，医療機器の使用を伴う医療技術
②未承認，適応外の医薬品，医療機器の使用を伴わない医療技術であって，当該医療技術の安全性，有効性等に鑑み，実施環境，技術の効果等について特に重点的な観察・評価を要するものと判断されるもの

3 先進医療の実施と事後評価

　先進医療は保険導入のための評価を行う医療技術であることより，各医療機関は研究実施計画（プロトコル）に従い，インフォームド・コンセント，同意の取得，先進医療の実施，データマネージメント，モニタリング，監査を行うことが必要である．また，毎年1回の年次報告を行うとともに，試験期間の終了時または症例登録の終了時に総括報告書を作成し，診療報酬改定時における保険導入の可否に関して検討を行うための報告が義務づけられている．

　先進医療会議では保険点数改定にあわせて，定期報告および総括報告をもとに，技術的妥当性（有効性，安全性，技術的成熟度）の評価を行うとともに，社会的妥当性，保険収載の必要性に加え，先進医療の実施状況およびその有効性を踏まえて，先進医療としての継続の可否に関して検討を行う．先進医療会議において，保険収載が妥当と判断された医療技術に関しては，中央社会保険医療協議会において保険収載の可否が審査される．一方，技術的成熟度や実施数

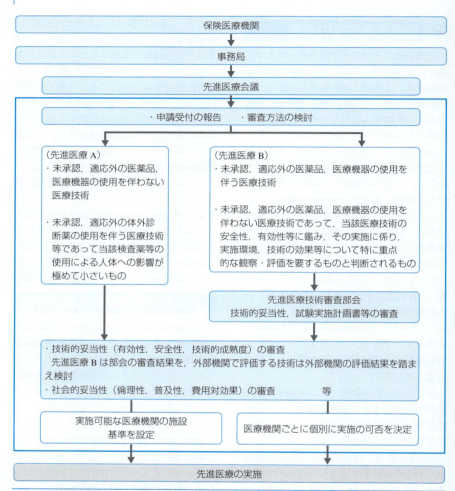

図2 先進医療制度における審査の流れ
先進医療は医療技術の内容により「先進医療A」と「先進医療B」の2種類に分類される.「先進医療A」は未承認の医薬品・医療機器を用いない技術あるいは未承認の体外診断薬・検査薬を用いる技術で侵襲性の低い医療技術であり,ある程度安全性が担保されていると考えられることより,先進医療会議にて審査が行われる.一方,「先進医療B」は未承認の医薬品・医療機器の使用を伴う医療技術であることより,先進医療技術審査部会により技術的妥当性,試験実施計画書の内容の適切性に関する審査が行われたのちに,先進医療会議において保険外併用療法としての審査が行われる.

第8章　知っておくべき知識と制度

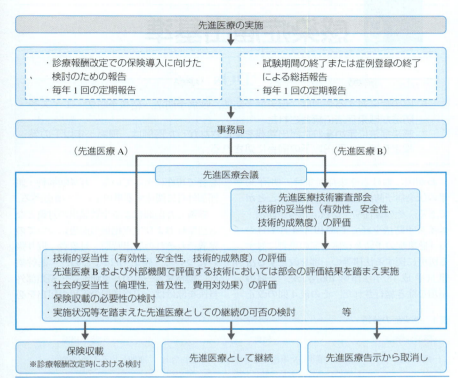

図3　先進医療実施後の評価
先進医療は保険導入のための評価を行う医療技術であることより，定期報告および総括報告が義務づけられている．先進医療会議では医療技術の内容，保険収載の必要性，定期報告および総括報告の実績数や有効性を踏まえて，保険収載の妥当性，先進医療としての継続の可否に関して検討を行う．

が不十分であると判断された場合には先進医療として継続し，より多数例での評価を行うこととなる．また，実施数が非常に少ないなど社会的な必要性が低いと判断される場合には先進医療告示からの取り消しとなる場合もある（図3）．

DON'Ts

- [ ] 保険外併用療法として認められている「評価療養」，「選定療養」以外の診療（自由診療）と保険診療の混合診療は行ってはならない．

信州大学医学部耳鼻咽喉科　**西尾信哉**

A 知っておくべき知識と制度

9 感染症届出基準

> **DOs**
> - ☐ 感染症に対する法律は，伝染病予防法，性病予防法，結核予防法，エイズ予防法が感染症法に統合された．
> - ☐ 感染症法に定められた届出義務を果たさなかった医師は，最高1年以下の懲役または100万円以下の罰金に処される．

わが国における感染症対策は，明治30年の伝染病予防法にルーツを求めることができる．その後性病予防法，結核予防法，エイズ予防法を経て平成19年4月1日から「感染症の予防及び感染症の患者に対する医療に関する法律等の一部を改正する法律」（平成18年法律第106号）が，一部の事項を除き施行された．その後4回の改正を経て現在に至っている．耳鼻咽喉科・頭頸部外科に関連する事項をいくつか述べる．

診断した医師による全数届出の対象となる感染症および定点把握の疾患についての定義それぞれの届出時期，対象者，取り扱いについて，表1，2にまとめた．基幹病院に勤務する一部の耳鼻咽喉科・頭頸部外科医を除けば，定点把握の疾患の届出を必

表1 感染症の分類

感染症類型	特徴	対応・措置
一類感染症	感染力，罹患した場合の重篤性等に基づく総合的な観点からからみた危険性が極めて高い感染症	原則として入院（隔離）
二類感染症	感染力，罹患した場合の重篤性等に基づく総合的な観点からみた危険性が高い感染症	必要に応じて入院（隔離）食品製造業等特定業務への就業制限
三類感染症	感染力，罹患した場合の重篤性等に基づく総合的な観点からみた危険性は高くないが，特定の職業への就業によって感染症の集団発生を起こし得る感染症	食品製造業等特定業務への就業制限
四類感染症	動物またはその死体，飲食物，衣類，寝具その他の物件を介して人に感染し，国民の健康に影響を与えるおそれのある感染症	動物の輸入禁止，輸入検疫
五類感染症	国が感染症発生動向調査を行い，その結果等に基づいて必要な情報を国民や医療関係者等に提供・公開していくことによって，発生・拡大を防止すべき感染症	発生動向の収集把握と情報の提供
新型インフルエンザ等感染症	新型インフルエンザおよび再興型インフルエンザ	必要に応じて入院（隔離）食品製造業等特定業務への就業制限

要とすることはほとんどない．届出に必要な具体的な手続きや届出書類は，厚生労働省ホームページ（http://www.mhlw.go.jp/bunya/kenkou/kekkaku-kansenshou.html）や国立感染症研究所感染症情報センター（http://www.nih.go.jp/niid/ja/from-idsc.html）あるいは各県の感染症情報センターにアクセスすれば入手できる．

感染症法に基づく医師および獣医師の届出については「感染症の予防及び感染症の患者に対する医療に関する法律」（以下，感染症法）の，第5条，第12条第1項，第14条第2項に規定されている．注意すべき点としては

①届出疾患は，診断時だけではではなく，死体検案時に，その感染症で死亡した場合（感染により死亡したと疑われた場合）も届出を必要とすること．

②罰則が規定されており，感染患者の個人情報の保護義務や届出義務に違反した者は，最高1年以下の懲役又は100万円以下の罰金に処されること．

耳鼻咽喉科・頭頸部外科医が，直接届出にかかわる疾患は多くない．その中で届出が必要な疾患は，2類感染症である結核，ジフテリア，5類感染症である後天性免疫不全症候群（HIV），梅毒，風しん，麻しん，新型インフルエンザ等感染症あたりと思われる．そのなかで最近発症のないジフテリア，小児科を初診する場合の多い風しん，麻しん，また今後届出基準の変更の可能性がある新型インフルエンザ等感染症を

表2 すべての医師が，すべての患者の発生について届出を行う感染症（平成28年2月〜）

類型	疾患名	届出方法
1	エボラ出血熱，クリミア・コンゴ出血熱，痘そう，ペスト，マールブルグ熱，ラッサ熱	ただちに届出
2	急性灰白髄炎，結核，ジフテリア，重症急性呼吸器症候群（病原体がコロナウイルス属SARSコロナウイルスであるものに限る），中東呼吸器症候群（病原体がベータコロナウイルス属MERSコロナウイルスであるものに限る．），鳥インフルエンザ（H5N1，H7N9）	ただちに届出
3	コレラ，細菌性赤痢，腸管出血性大腸菌感染症，腸チフス，パラチフス	ただちに届出
4	E型肝炎，ウエストナイル熱，A型肝炎，エキノコックス症，黄熱，オウム病，オムスク出血熱回帰熱，キャサヌル森林病，Q熱，狂犬病，コクシオイデス症，サル痘，ジカウイルス感染症重症，熱性血小板減少症候群症候性出血熱，西部馬脳炎，ダニ媒介脳炎，炭疽，チクングニア熱，つつが虫病，デング熱，東部ウマ脳炎，鳥インフルエンザ（H5N1，H7N9を除く），ニパウイルス感染症，日本紅斑熱，日本脳炎，ハンタウイルス肺症候群，Bウイルス病，鼻疽，ブルセラ症，ベネズエラウマ脳炎，ヘンドラウイルス感染症，発しんチフス，ボツリヌス症，マラリア，野兎病，ライム病，リッサウイルス感染症，リフトバレー熱，類鼻疽，レジオネラ症，レプトスピラ症，ロッキー山紅斑熱	ただちに届出
5（一部）	アメーバ赤痢，ウイルス肝炎（E型，A型を除く），カルバペネム耐性腸内細菌科細菌感染症急性脳炎，クリプトスポリジウム症，クロイツフェルト・ヤコブ病，劇症型溶血性連鎖球菌感染症，後天性免疫不全症候群，ジアルジア症，侵襲性インフルエンザ菌感染症，侵襲性髄膜炎菌感染症，侵襲性肺炎球菌感染症，水痘（入院例），先天性風疹症候群，梅毒，播種性クリプトコッカス症，破傷風，バンコマイシン耐性黄色ブドウ球菌感染症，風しん，麻しん，薬剤耐性アシネトバクター感染症	侵襲性髄膜炎菌感染症及び麻しんは直ちに届出その他の感染症は7日以内に（風しんはできるだけ早く）届出

表3 結核の検査方法

検査方法	検査材料
・塗抹検査による病原体の検出 ・分離・同定による病原体の検出 ・核酸増幅法による病原体遺伝子の検出	喀痰，胃液，咽頭・喉頭ぬぐい液，気管支肺胞洗浄液，胸水，膿汁・分泌液，尿，便，脳脊髄液，組織材料
・病理検査における特異的所見の確認	病理組織
・ツベルクリン反応検査（発赤，硬結，水疱，壊死の有無）	皮膚所見
・リンパ球の菌特異蛋白刺激による放出インターフェロンγ試験（QFT等）	血液
・画像検査における所見の確認	胸部X線画像，CT等検査画像

除いた3疾患についての届出基準について述べる．

1 結核

結核の感染は，主に気道を介した飛沫核感染による．もっとも一般的な侵入門戸である肺の病変として発症する（肺結核）が，肺外臓器にも起こりうる．肺外罹患臓器として多いのは胸膜，リンパ節，脊椎・その他の骨・関節，腎・尿路生殖器，中枢神経系，喉頭等であり，全身に播種した場合に粟粒結核となる．耳鼻咽喉科・頭頸部外科で問題となるのは頸部リンパ節結核と喉頭結核である．通常は肺病変を併発している場合が多く胸部単純X線写真や胸部CTを撮影しておけば予測がつく場合が多いが，肺外病変のみが出現した場合の診断は困難を極める．また近年医療機関や介護施設における結核集団感染事例の報告が相次いでおり，われわれ医療従事者の感染も問題になっている（厚生労働省より「結核院内感染対策の手引き」（平成26年版）が公開されており参考にされたい）．

届出基準の概要は，表1を参考にされたい．届出にあたっての必要な検査は表3に示すとおりであるが，喀痰結核菌検査は，喀痰を採取して必ず「抗酸菌染色」と培養検査を依頼する．1日だけの採取では陽性率が低いので，3日間行う．できれば早朝の痰が望ましい．

QuantiFERON（QFT）とは，感染を受けた人あるいは疑いある人の血液を用いて結核菌に特異的な蛋白抗原（EAST-6およびCFP-10）を作用させ，その後24時間に血液中の抗原特異細胞から放出されるインターフェロンγを測定する方法である．結核菌の感染を受けた人ではインターフェロンγは大量に放出されるが，BCG接種を受けたのみの人ではほとんど放出されない．BCG既接種者の結核感染を正確に診断でき，接触者検診等において効率的に感染の有無が判定できる検査である．

頸部リンパ節結核の場合，穿刺細胞診での診断は困難である．リンパ節結核を疑う場合は，できる限りリンパ節生検を行い，摘出リンパ節を，PCR用，培養用（塗抹用のスタンプも），病理診断用にそれぞれ分割して提出する．また病理医へは結核の可能性を伝え状況に応じて抗酸菌染色を行ってもらうように依頼する．喉頭結核の場合は，喉頭癌との鑑別が問題となるが，多くの場合は生検での病理診断が中心となる．

2 後天性免疫不全症候群

ヒト免疫不全ウイルス（human immuno-deficiency virus：HIV）の感染によって免疫不全が生じ，無症候性の時期（無治療で約10年）を経て，生体が高度の免疫不全症に

陥り，日和見感染症や悪性腫瘍が生じてくる．

後天性免疫不全症候群についてわれわれがかかわるのは，①口腔・咽頭の真菌症，②頸部リンパ節腫脹として（HIV 合併結核，悪性リンパ腫），③カポジ（Kaposi）肉腫（口腔，咽頭）の場合である．ただカポジ肉腫は，末期に出現する病変であり，初診で受診する機会は少ない．近年日本の HIV 感染者，AIDS 患者は増加傾向にあり，男性の同性間性的接触によるものだけではなく，男女とも異性間性的接触によるものも増加傾向にあることから，今後耳鼻咽喉科医も患者を診察する機会が出てくると思われる．

なかでも注意が必要となるのは急性 HIV 感染症である．HIV に初感染した症例の 40～60％で，2～6 週間後に発熱，リンパ節腫脹，咽頭痛，多発関節痛といったインフルエンザ様症状あるいは伝染性単核球症様症候を呈することから耳鼻咽喉科医を受診する可能性がある．症状が非特異的なためか，見逃がす可能性があり注意が必要である．HIV 感染初期に診断する臨床的意義は非常に大きく，①感染初期に診断することで，適切な時期に抗 HIV 療法を導入でき，②他者への感染伝播を防止できることからも，われわれ耳鼻咽喉科医も常に念頭におく必要がある．診断の手がかりとなる症状を表 4 に示す．

届出に必要な要件（「サーベイランスのための HIV 感染症/AIDS 診断基準」（厚生労働省エイズ動向委員会，2007）より）を表 5 に抜粋する．

3 梅毒

梅毒トレポネーマ（Treponema pallidum）の感染によって生じる性感染症である．耳鼻咽喉科・頭頸部外科がかかわるのは，口腔や咽頭の梅毒である．特に oral sex からの感染により，咽頭痛や咽頭の異和感を主訴に受診機会に見つかるケースが増えている．また梅毒は，HIV 患者においてもっとも頻度の高い性感染症のひとつである．

表 4 急性 HIV 感染症の臨床所見と症状

症　状	頻　度
発熱	96%
リンパ節腫脹	74%
咽頭痛	70%
皮疹＊	70%
筋肉痛	54%
下痢	32%
頭痛	32%
悪心／嘔吐	27%
肝脾腫	14%
体重減少	13%
口腔内白苔	12%
神経学的症状＊＊	12%

（Ann Intern Med 137：381，2002）
＊顔面や体幹，四肢，手掌，足底に生じる紅斑丘疹性皮疹．粘膜潰瘍を呈することも
＊＊無菌性髄膜炎，髄膜脳炎，末梢神経障害，顔面神経麻痺，Guillain-Barre 症候群

表 5 HIV 感染症/AIDS 診断基準

❶ HIV 感染症の診断（無症候期）
HIV の抗体スクリーニング検査法（酵素抗体法〈ELISA〉，粒子凝集法〔PA〕，免疫クロマトグラフィー法〔IC〕等）の結果が陽性であって，以下のいずれかが陽性の場合に HIV 感染症と診断する．
(1) 抗体確認検査（Western Blot 法，蛍光抗体法（IFA）等
(2) HIV 抗原検査，ウイルス分離及び核酸診断法（PCR 等）等の病原体に関する検査（以下「HIV 病原検査」という．）

❷ AIDS の診断
①の基準を満たし，表 6 に示す指標疾患（indicator disease）の 1 つ以上が明らかに認められる場合に AIDS と診断する．ただし，①の基準を満たし，表 6 の指標疾患以外の何らかの症状を認める場合には，その他とする．

表6 HIV指標疾患（indicator disease）

A. 真菌症	1. カンジダ症（食道，気管，気管支，肺など） 2. クリプトコッカス症（肺以外） 3. コクシジオイデス症 4. ヒストプラズマ症 5. ニューモシスチス肺炎
B. 原虫症	6. トキソプラズマ脳症（生後1か月以後） 7. クリプトスポリジウム症（1か月以上続く下痢を伴ったもの） 8. イソスポラ症（1か月以上続く下痢を伴ったもの）
C. 細菌感染症	9. 化膿性細菌感染症 10. サルモネラ血症（再発を繰り返すもので，チフス菌によるものを除く） 11. 活動性結核（肺結核または肺外結核） 12. 非結核性抗酸菌症
D. ウイルス感染症	13. サイトメガロウイルス感染症 14. 単純ヘルペスウイルス感染症 15. 進行性多巣性白質脳症
E. 腫瘍	16. カポジ肉腫 17. 原発性脳リンパ腫 18. 非ホジキンリンパ腫 19. 浸潤性子宮頸癌
F. その他	20. 反復性肺炎 21. リンパ性間質性肺炎／肺リンパ過形成 22. HIV脳症（認知症，または亜急性脳炎） 23. HIV消耗性症候群（全身衰弱，またはスリム病）

表7 梅毒の診断確定のための検査

検査方法	検査材料
パーカーインク法による病原体の検出	発疹（初期硬結，硬性下疳，扁平コンジローマ，粘膜疹）
以下の①と②の両方に該当する場合 ① カルジオリピンを抗原とする以下のいずれかの検査で陽性 　RPRカードテスト，凝集法，ガラス板法 ② T. pallidum を抗原とする以下のいずれかの検査で陽性 　TPHA法，FTA-ABS法	血清

HIV感染者における梅毒はより進行が早く，非典型的な経過もたどりうる．たとえば神経梅毒は感染後どの病期においても発症する可能性があり，早期神経梅毒（脳神経炎，髄膜炎，意識障害，耳もしくは眼梅毒など）は感染後数週間から数年で発症しうるとされる．性的活動性のあるHIV患者の梅毒感染は非常に多いため，米国CDCのガイドラインは少なくとも年1度の梅毒スクリーニングを推奨している．梅毒の早期発見，早期治療は重症化を予防するとともに感染予防にもつながり，きわめて重要である．

具体的な届出基準の概要は表1を参考にされたい．届出に必要な検査を表7に示した．

山形県立中央病院頭頸部耳鼻咽喉科　**小池修治**

第9章 書類の書き方

A 書類の書き方

1 診療録の書き方と留意点

> **DOs**
> - ☐ 診療内容は，必ず診療録（カルテ）に記載しよう．
> - ☐ 診療録に記載しなければ，診療したことにならない．これは，論文にしなければ研究したことにならないのと同じ．
> - ☐ カンファランスを行ったら，その内容も必ず診療録に記載しよう．

1 診療録（カルテ）とは

診療録とは，医療に関してその診療経過等を記録したものである．英語では，medical record という．日本で一般に用いられている「カルテ」はドイツ語の Karte（英語の card）からきている．これは，明治時代の日本が主にドイツから医学を学んだことによる．

医師法第 24 条に，「医師は，診療をしたときは，遅滞なく診療に関する事項を診療録に記載しなければならない」と述べられている．

カルテの書き方について学部で時間枠を

表1 カルテの書式と記載内容（表紙と初診時）

1. カルテ表紙

   診療を受けた者の住所・氏名・年齢・性別
   保険基本情報
   リスク情報（アレルギー歴，感染リスク）
   病名，病名転帰

2. 初診時カルテ記載事項

   主訴（chief complaint：CC）
   　耳痛・発熱といった，患者が来院するきっかけとなった主な訴えであり，診療はここからはじまる．
   現病歴（present history）
   既往歴（past history）
   　過去に患者がかかった病気．現在の病状の把握や，治療の際の方針に大きく影響する．
   家族歴（family history）
   　親族や同居者の病気・健康状態．遺伝性疾患や感染症等で家族歴が重要となるだけではなく，患者の背景を知り適切な治療方針を立てるうえでの参考になる．
   社会歴（social history）
   　出身地・職業・日常の生活状況・趣味．これらから診断が絞られることは珍しくない．
   嗜好
   　喫煙・飲酒等
   アレルギー
   　花粉等のほか，アレルギーを起こす薬剤について
   感染症
   現症・身体所見
   　視診・触診などによる所見，精神状態等
   検査
   　聴力検査，前庭検査，画像検査等各種の結果や予約の状況

とって講義しているところは少ない．しかし，カルテの書き方は，よい診療を行ううえで極めて重要である．カルテは，医師や看護師，言語聴覚士などのほか，大学病院では医学部学生も閲覧，記載する．カルテは医療スタッフがよい診療を行うためにあるが，患者が希望すれば当然閲覧できるものである．米国では，カルテは患者のためという考えが一般的にあり，別の病院や医院に紹介する場合，カルテそのものを添付することが多い．

2 カルテの書式と記載内容

一般的に，カルテに記載される内容は表1，2のようなものである（表1は表紙と初診時，表2はその後の経過）．不必要な項目については適宜記載されないこともあるが，システマティックに患者の状況を知って適切な医療を行うため，これら項目はすべて重要である．

表2　カルテの書式と記載内容（経過）

経時的な患者記録．時系列に沿って記述する
各種所見：患者の身体所見，容体，経過，検査データ
各種評価：身体所見・診察所見評価，検査データの評価 患者の現状・病状評価に関する記録 治療効果
診断経過記録：鑑別診断
指導記録：治療・教育的指導（慢性疾患指導，疾患についての指導） 検査・治療等についてインフォームド・コンセントの内容 また，これらに対する患者との応答の記録等
治療関連記録：治療方針などの治療に関する記録
投薬・検査指示・治療指示（項目・時間・内容）等
指示簿（入院時），手術記録，情報提供用紙（紹介状・返事）　等

3 カルテの記載方法

標準的な書式として認められているものはないが，特に電子カルテでは，SOAP方式が多く用いられている．SOAPは，表3のように，4項目に分類して診療録を管理する手法である．

例としてメニエール病患者を挙げる．
S：めまい発作は相変わらず．月に1回程度起こっている．耳鳴が大きくなると発作が起こりやすい．
O：フレンツェル眼鏡下で眼振なし．頭位眼振，頭位変換眼振もなし．
A：保存的治療では限界か．
P：内服継続．発作がおさまらなければゲンタマイシン療法．

SOAP方式での記載は，問題ごとにどのように対応していくかを明らかにする点においてすぐれている（表4）．

 Pitfall

紙カルテでは，訂正が必要なときは二本線を用いて行い，新たに上部に記載すること．修正液は使用不可．患者とトラブルになったとき，あとで故意に修正したのではないかと疑われることもある．

表3　SOAPの記載方法

S	subjective data	主観的情報	主訴，患者の訴え等の主観的情報 患者の言ったこと（なるべくそのまま）
O	objective data	客観的情報	身体所見，検査所見等の客観的情報
A	assessment	評価	S情報，O情報をもとにした評価・分析
P	plan	計画	実際の検査や治療の計画

表4 問題指向型カルテ

- チーム医療の重要性が注目されている中で，そのたたき台となるべきカルテは記録として機能する必要があり，その方法論の1つが問題指向(型)医療記録(problem oriented medical record：POMRまたは problem oriented system：POS)である．特に入院後の治療・看護計画を立てるうえで有益な方法であり，採用している病院が多い．この方法ではまず問題点を列挙し，それぞれの問題について記録内容を SOAP 方式で記載する．
- 問題を列挙した一覧を problem list という．問題点ごとに，「収集した情報」と「そこからの判断」を明確に区別することからはじめる．そして客観的に得た情報と聴取した情報も区別したうえで，その中から問題点を抽出し，それぞれの問題点について評価と対処を記録していくというものである．
- 実際にこれら四者を明確に区別できない場合も多く，厳密にこのルールに従うことは不可能なこともあるが，これを意識して記載することでカルテの機能性を向上させることが期待される．具体的に下の二者が項目としてあげられる．
  T(treatment)：P で決めた治療方針をもとにした治療内容．
  E(effect)：治療後の検査結果や症状の緩和，病気の消失など．

4 カルテの重要性

書いて記録に残ったもののみが信頼される．Publish or Perish といわれているように，研究に関しては論文化しなければ研究したことにならないように，診療記録を残さなければ診療したことにならない．診療は，患者の満足度がもっとも重要で，診療と診療記録の関係は，研究と論文との関係とは異なるが，診療記録がなければ診療を公式に行ったことにはならない．医療裁判で，裁判官が頼りとするものは，カルテと論文である．現状把握や治療方針につきカンファランスを行えば，その内容も忘れずにカルテに記載する．

予期せぬ呼吸困難で，気道確保のため対応したときなど，カルテ記載の暇はない．このような場合は，その対応が終わったとき，どのように対応したか「時間経過」を含めてカルテに記載する．「時間経過」が医療裁判で問題となる事例がある．裁判官がもっとも信用するのは，診療録と関連文献であり，いずれも文字になったもので，それ以外あとに述べることは，あまり信用されないことが多い．本稿での DOs や DON'Ts の内容は，よい診療をするためのものであるが，医療裁判に対する注意点でもある．

5 紙カルテと電子カルテ

最近，電子カルテが導入される病院，診療所が増えてきている．それぞれに長所，短所がある．表5 に紙カルテと電子カルテの比較を示す．電子カルテでは，医師記録が，SOAP ごとの記載を様式としてはじめから求めているものが多い．

☑ **PHR (Personal Health Record)**
個人が自らの健康，疾患に関する情報を，自己管理の下に集約・累積した記録のこと．PHR をクラウドコンピューティングを使って保存，蓄積すれば，複数の医療機関でデータを共有化したり，紹介状作成時にも十分なデータを便利に送付できる．紹介状としての電子カルテの内容をほかの診療機関へ直接データで送付すること(表6)が，個人情報や診療機関のシステム上の問題から今後進まなくても，PHR を用いて電子媒体データのやりとりをすることが広まっていく可能性がある．

手書き電子カルテというものが市販されている．特殊なペンを用いて書くとそれがパソコンの文字に変換される．電子カルテであるが紙カルテのよさを残したカルテといえる．電子カルテからキーボードを用いて入力すると，慣れた人でない限り，手書きより時間がかかる．26 文字で表現する英語に比べてはるかに文字数が多く，漢字変

表5　紙カルテと電子カルテの比較

	紙カルテ	電子カルテ
入力	手書き：比較的容易，図も入れやすい．	キーボード：一般的には，手書きより時間がかかる．お絵描きソフト，スキャナー取り込みなどで図の挿入もできるが，ハードルが高い． 外来，病棟，医局どこからでも入力可能．
閲覧性	ページをめくることで比較的容易．ただし，カルテが1つしかないため複数のスタッフが同時にみることはできない．	クリックしてみていくため，みたいところに達するのに時間がかかることがある．ただし，たとえば，オージオグラム，手術記録，投薬内容だけを表示する機能を使えば，むしろ早いときもある． 最近は，ほとんどなくなったがシステムダウンすると閲覧できない．
保存性	紙のボリューム，X 線フィルムが増えていくと場所の確保に困難が生じる．	スペースに問題がないため，10 年後，20 年後，30 年後も閲覧できる．ただし，保存システムの問題があり，現時点でこれが保証されているわけではない．
経済性	よい．	高価． 医事会計システムの省力化，発生源入力による保険業務の自動化により総合的には有利になると期待されている．

表6　電子カルテの近未来

■多数の病院あるいは診療施設での共有化

　従来，電子カルテシステムは，データの互換性の問題から，多数の診療施設に蓄積されたデータを統合的に分析することは困難だった．システムの新しい構築によりデータを統合的に分析できることが可能になりつつある．

■紹介状としての電子カルテ内容の電子媒体送付

　現在，電子カルテを用いていても，他院への紹介状としては，電子カルテの内容を抜粋して紙に印刷して患者さんに渡すことが一般的である．将来，電子カルテの内容そのものを電子媒体として送付できるようになれば，より多くの診療情報を短時間で送付できることになる．

☑ **臨床論文のデータとしてのカルテ**

筆者が，耳鼻咽喉科医になったばかりの頃，「耳鼻咽喉科医として 43 年」という演題名で発表された先生がいらっしゃった．当時，私は 43 年とはすごいなと思ったが，今の私は，それに近づいてきた．年月は着実に過ぎていくものだと思う（太陽は急がず休まず）．思い出の患者さんもいる．しかし，思い出は人がいなくなれば消えていくもの．後世まで残すとしたら論文化である．そういう意味で症例報告など「こまめな」論文化が大事である．症例報告や臨床例をまとめた論文もカルテ（MRI や CT など画像記録も含む）がもとになる．論文では，時に生データが求められることがある．実験データは個人が保管することが多いが，臨床論文のデータのかなりの部分はカルテなので，データの長期保管が保証されている．

換も必要な日本語では，時間がかかるという点が，電子カルテでのもっとも大きな欠点となっている．しかし，電子カルテは近未来的に表6のような可能性をもっている．電子カルテの普及は，要するに使いやすさと価格の問題によるところが大きい．

6 注意点

病院の目安箱(患者からの苦情など)には，しばしば，「今日の先生，コンピューターばかりみていて私をちっとも見てくれなかった」という投書が入る．電子カルテでも，患者との会話・対応が診療の基本である．

7 カルテの法的側面

医師法施行規則第23条に，診療録(カルテ)の記載事項として，
- 一 診療を受けた者の住所，氏名，性別及び年齢
- 二 病名及び主要症状
- 三 治療方法(処方及び処置)
- 四 診療の年月日

が挙げられている．

カルテは，医療訴訟において一番大事な証拠資料である．裁判所は，記録されているもののみを信ずるといってよい．記録されていないがこのような診療を行った，あるいは患者さんにこのような説明をしたとあとで述べても信頼されないと考えなければならない．逆に記載された事項は，改ざんが疑われない限り，実際に存在したと認められる．

医師法第24条に「医師は，診療をしたときは，遅滞なく診療に関する事項を診療録に記載しなければならない．2 前項の診療録であって，病院又は診療所に勤務する医師のした診療に関するものは，その病院又は診療所の管理者において，その他の診療に関するものは，その医師において，五年間これを保存しなければならない」と記載されている．保存期間は，最低5年間であるが，医療事故損害賠償の民法に基づく場合の時効は10年である．民法では不法行為時より時効まで20年とされる記載も別にあり，作成したカルテは法的保存期間が経過してもできるだけ保存すべきである．

DON'Ts

- ☐ 電子カルテを用いた診療では，コンピューター画面を見る時間が増えるが，患者さんの目を見て話す時間がなくなってはいけない．
- ☐ 緊急対応でカルテに記載する余裕がないときがある(たとえば，術後，オペ室から帰った患者に突然の呼吸困難が起こったときなど)．この場合も，緊急対応が終わったら，カルテ記載を忘れてはいけない．

一宮医療療育センター　**中島　務**

A 書類の書き方

2 診断書・意見書の書き方と記載例

DOs

- 耳鼻咽喉科医が書く診断書には，一般診断書，身体障害者診断書，死亡診断書などがある．
- 診断書を作成・発行した場合には，法的責任を負うことになるため，慎重に事実のみを正確に記載すべきである．
- 身体障害者診断書や死亡診断書は作成上の要項に従い要点のみを簡潔に記載することがポイントである．
- 患者から診断書作成の要求があった場合には，正当な理由なくこれを拒否することができない．
- 患者自身や提出先が何を証明してほしいかを考慮したり，患者に予想外の不利益を生じないような配慮をすることも必要である．

1 診断書，証明書とは

診断書や証明書は，医師が法的責任をもって医療情報を提示した公文書である．患者は診断書や証明書により社会生活上の変更が発生する可能性がある．そのため以下のような法律による罰則が設けられている．まず，「医師が公務所に提出すべき診断書，検案書又は死亡証書に虚偽の記載をしたときは，3年以下の禁錮又は30万円以下の罰金に処する」と，刑法第160条（虚偽診断書等作成）に記されている．ただしこの罰則は，故意ではなく誤診して記載内容が正しくない場合には適用されない．次に，医師は患者の診断書交付の求めがあったときは正当な理由なくしてこれを拒むことはできない旨，医師法第19条第2項に記されている．正当な理由がなく拒んだ場合には5千円以下の罰金に処される（医師法第33条）．正当な理由とは，①正確に診断できなかった場合，②悪用される懸念がある場合，③本人の委任状をもたないもしくは本人の意向を確認できない第三者からの要求などが挙げられる．

診断書の申請は，患者本人，配偶者，親権者に限られ，第三者からの要求の場合，交付を拒否できる．診断書は有料であり，自己負担である．診断書・証明書の記載に関しては，要点のみを簡潔に記載するが，患者自身や提出先が何を証明してほしいかも考慮すべきである．なお，診断書を作成した場合，カルテにその記載を行い，診断書のコピーを保存する．

✓ スケールアウトの問題

等級は，純音オージオメータ検査の会話音域の平均聴力レベル（4分法）で認定する．周波数500Hz，1,000Hz，2,000Hzの聴力レベルをa，b，cとしたとき，$(a + 2 \times b + c)/4$ で求める．いずれかの周波数で100dBが聴取できない場合（スケールアウト），当該部分の聴力レベルを105dBとして計算する．平成12年のJIS規格改定で20dBまで測定可能となったオージオメータで聴力レベルが105〜120dBまで測定できても，等級判定の場合は，すべて105dBとして計算する．

2 診断書の種類

診断書には，①一般診断書（疾病診断書，健康診断書，入院・退院証明書），②出生証明書，③難病（特定疾患）診断書，④身体障害診断書・意見書，⑤生活保護者の医療要否意見書，⑥死亡診断書（死体検案書）がある．このうち，耳鼻咽喉科・頭頸部外科で記載することが多い，一般診断書，身体障害者診断書・意見書，死亡診断書の書き方について概説する．また育成医療意見書についても概説する．

3 診断書の書き方

a 一般診断書

一般診断書のうち，疾病診断書は患者の勤務先，学校などに提出される場合が多い．医師が診療の結果に基づいて，患者名，住所，診断名，診療・療養見込み期間などを記載する．場合によっては，勤務制限なども記載する．なお，文書の書式は法律で定められておらず，各医療機関で定められた書式になっている（表1）．

入院・手術証明書（診断書）は，保険会社などに提出されることが多い．患者名，カルテ番号，入院・手術の原因となった傷病名，治療期間・入院期間，発症から初診までの経過，初診時の所見および症状の経過，手術名・手術日など定められた書式に沿って記載する（表2）．

b 身体障害者診断書

身体障害者福祉法第15条1項により，身体に障害のあるものは，都道府県知事の

コツ

語音明瞭度検査は50語の単音節語音表（57語表）を用いて，左右別々に行う．左右の語音明瞭度に違いがある場合には，語音明瞭度の高い方の値で認定するのが一般的である．

表1 一般診断書の記載例

例　氏名：○○一郎
　　生年月日：昭和○○年1月1日
　　年齢：60歳
　　カルテ番号：×××－＊＊＊＊
　　住所：富山県△△市○○町○－○
　　診断：急性扁桃炎
　　付記：上記疾患のため，今後1週間の入
　　　　　院加療が必要と思われる．
　　○△県○○市○△町○－○
　　○△病院耳鼻咽喉科
　　　　電話番号　076×○△○○△×
　　○△　太郎　　（署名あるいは印）

表2 入院・手術証明書（診断書）の記載例

○○保険会社御中
1. 氏名：○□二郎（カルテ番号 123456）
　　性別：男　生年月日：昭和○○年1月2日
2. 傷病名
　ア．入院・手術の原因となった傷病名：急
　　　性扁桃炎
　　　傷病発生年月日：平成○△年5月5日
　　　患者申告
　イ．アの原因：不明
　　　傷病発生年月日：不明
3. 治療期間　初診　平成○△年5月10日〜
　平成○△年5月15日　終診
　ア．入院期間　平成○△年5月10日〜
　　　平成○△年5月15日
4. 前医または紹介医：無
5. 既往歴：無
6. 発症（受傷）から初診までの経過，初診時の所見および症状の経過：平成○△年5月3日より咽頭痛があり，摂食困難となったため，5月10日初診．初診時，体温38℃，両側口蓋扁桃は発赤，膿栓付着を認めた．入院のうえ，補液ならびに抗菌薬の点滴を行い，症状が改善したため，5月15日退院．
7. 今回の傷病に関して実施した手術：無
上記のとおり証明します．
　　　　所在地　○△県○○市○△町○－○
病院または診療所の名称
　　　　○△病院耳鼻咽喉科
　　　　医師名　○△太郎

第9章 書類の書き方

A 書類の書き方

言語障害の診断書作成の要項

① 障害名は音声機能障害もしくは言語機能障害と記載する．（　）の中には，音声機能障害では無喉頭や発声筋麻痺など，言語機能障害では失語症，運動障害性構音障害などと記載する．

② 障害の原因となった病名，症状名を記載する．たとえば，喉頭腫瘍，脳血管障害，唇顎口蓋裂などである．

③ 発症日が明確であれば記載する．

④ 経過は，症状固定までの経過を簡単に記載する．初診あるいはリハビリテーション開始日，途中経過の月日などの記録などを行う．現症は，コミュニケーション能力の程度を端的に裏付ける検査所見や観察結果を簡単に記載する．具体的には，音声機能障害では，喉頭所見，声の状態などを記載する．言語機能障害では，構音器官の運動機能と形態，構音の状態，言語理解力（日常的な単語や文の理解の可否），言語表出力（日常的な単語や文の表出の可否），失語症スクリーニング検査，標準失語症検査結果などを適宜，記載する．「障害固定又は障害確定(推定)年月日」は必ず記載する．症状固定の判断は，脳血管障害に伴う失語症の場合には一般に発症後6か月以上を経過してから行う．喉頭摘出術では手術直後でよい．なお，食道発声ができても，それは生理学的に損傷が治っているわけではないので診断書を出してもよい．

⑤ 日常生活の困難度について記載する．たとえば，難聴の原因について診断名を記載する．将来の再認定の要否は必ず記載する．将来，たとえば，「〜があるので生活が不自由である」と書く．

⑥ 重複障害の有無を参考とするため，複合障害のある場合にはここに記載する．

⑦ 該当すると思われる障害程度等級(p542)を参考として記載する．なお，障害等級は都道府県知事が当該意見を参考とし，現症欄等の記載内容によって決定するものである．

図1　身体障害者診断書・意見書（言語障害）記載例

定める医師の診断書を添えて，その居住地の都道府県知事に身体障害者手帳の交付を申請することができる．身体障害者手帳の交付を受けたものは，交付を受けた等級に従い医療費の助成，税金の控除，年金・手当の支給などの福祉措置を受けることができる．平成28年5月現在，身体障害者福祉法第15条指定医師の診療科に耳鼻咽喉科が規定されているのは，聴覚，平衡障害，音声言語そしゃく障害である．言語障害用の身体障害者診断書・意見書の記載例と作成上の要項は図1のとおりである．聴覚障害，平衡機能障害，音声言語・そしゃく(嚥下)障害の等級表は別項(p542)を参照．

c 死亡診断書

医師法第19条第2項（応招義務等）により，医師は死亡診断書・死体検案書の交付の求めがあったときは，これに対する正当な理由がない限り，これを拒んではならな

Pitfall

I欄には死亡の原因となった傷病名を記入すべきであり，心停止，呼吸停止と書くべきではない．死因の選択の際に第10回修正国際疾病分類(International Classification of Diseases：ICD-10)を参考にするとよい．

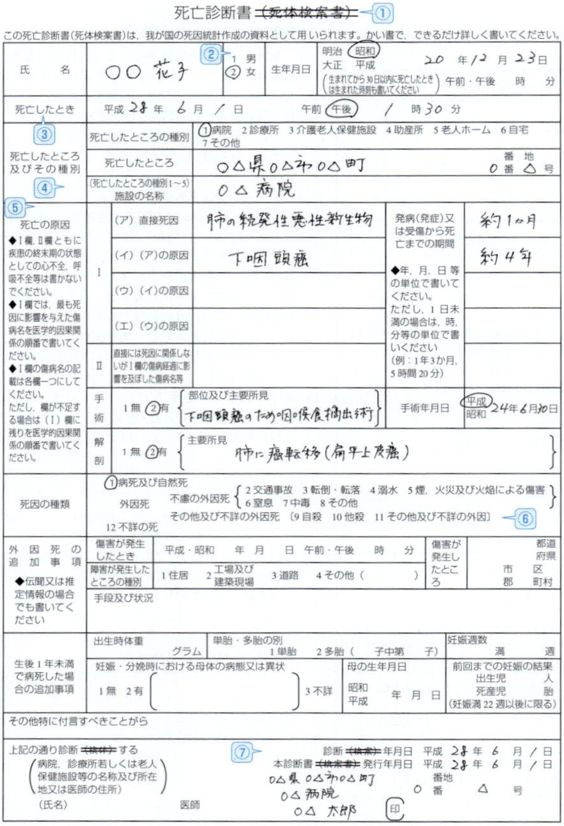

死亡診断書 ~~(死体検案書)~~ ①

この死亡診断書(死体検案書)は，我が国の死因統計作成の資料として用いられます．かい書で，できるだけ詳しく書いてください．

氏名：○○ 花子　② 1 男 (2) 女　生年月日：明治 (昭和) 大正 平成 20年12月23日 (生まれてから30日以内に死亡したときは生まれた時刻も書いてください) 午前・午後 時 分

死亡したとき：平成28年6月1日 午前 (午後) 1時30分 ③

死亡したところ及びその種別 ④
死亡したところの種別：(1)病院 2 診療所 3 介護老人保健施設 4 助産所 5 老人ホーム 6 自宅 7 その他
死亡したところ：○△県○△市○△町 0番地 △号
(死亡したところの種別1～5)施設の名称：○△病院

⑤ 死亡の原因
◆I欄，II欄ともに疾患の終末期の状態としての心不全，呼吸不全等は書かないでください．
◆I欄では，最も死因に影響を与えた傷病名を医学的因果関係の順番で書いてください．
◆I欄の傷病名の記載は各欄一つにしてください．ただし，欄が不足する場合は（I）欄に残りを医学的因果関係の順番で書いてください．
I (ア)直接死因：肺の続発性悪性新生物　発病(発症)又は受傷から死亡までの期間：約1か月
(イ)(ア)の原因：下咽頭癌　約4年
(ウ)(イ)の原因
(エ)(ウ)の原因
II 直接には死因に関係しないがI欄の傷病経過に影響を及ぼした傷病名等
◆年，月，日等の単位で書いてください．ただし，1日未満の場合は，時，分等の単位で書いてください（例：1年3か月，5時間20分）
手術：1 無 (2)有　部位及び主要所見：下咽頭癌のため咽喉食摘出術　手術年月日：(平成) 昭和 24年6月30日
解剖：1 無 (2)有　主要所見：肺に癌転移(扁平上皮癌)

死因の種類：(1)病死及び自然死　外因死　不慮の外因死 {2 交通事故 3 転倒・転落 4 溺水 5 煙，火災及び火焔による傷害 6 窒息 7 中毒 8 その他}　その他及び不詳の外因死〔9 自殺 10 他殺 11 その他及び不詳の外因〕 12 不詳の死 ⑥

外因死の追加事項 ◆伝聞又は推定情報の場合でも書いてください
傷害が発生したとき：平成・昭和 年 月 日 午前・午後 時 分　傷害が発生したところ：都道府県 市 区 郡 町村
傷害が発生したところの種別：1 住居 2 工場及び建築現場 3 道路 4 その他( )
手段及び状況

生後1年未満で病死した場合の追加事項
出生時体重 グラム　単胎・多胎の別 1 単胎 2 多胎(子中第 子)　妊娠週数 満 週
妊娠・分娩時における母体の病態又は異状 1 無 2 有 ( ) 3 不詳　母の生年月日 昭和 平成 年 月 日　前回までの妊娠の結果 出生児 人 死産児 胎 (妊娠満22週以後に限る)

その他特に付言すべきことがら

上記の通り診断~~(検案)~~する ⑦
診断~~(検案)~~年月日 平成28年6月1日
本診断書~~(検案書)~~発行年月日 平成28年6月1日
(病院，診療所若しくは老人保健施設等の名称及び所在地又は医師の住所) ○△県○△市○△町 0番地 △号 ○△病院
(氏名) 医師 ○△ 太郎 印

症例：65歳　女性
約4年前に咽頭違和感にて病院受診．下咽頭癌と診断され，術前化学療法後に咽喉食摘出術を施行された．術後，放射線照射を行い，経過良好であった．5か月前から呼吸苦が出現，胸部CTにて多発性肺転移巣が疑われた．再入院となり加療するも死亡した．病理解剖にて癌の肺転移が認められた．

■診断書作成の要項

① 死亡診断書(死体検案書)と書かれているうち不必要な方を二重の横線で消す．押印の必要はない．
② 男性は1，女性は2の数字を○で囲む．
③ 昼の12時は午後，夜の12時は午前の文字を○で囲み0時と記載する．
④ 死亡したところの種別は該当する数字を○で囲む．
⑤ 死亡の原因I欄には，死亡に直接的に関連のある傷病名群を記載する．死亡の原因II欄には，I欄の死因傷病名とは直接の因果関係はないが，I欄の傷病経過に悪影響を及ぼしたと考えられる傷病名等を記載する．
死亡の原因I欄では，各傷病の発病の型(例：急性アルコール中毒)，病因(例：破傷風〈病原体名〉)，部位(例：上顎癌)，性状(例：扁平上皮癌)をできるだけ記載する．
手術では，I・II欄の傷病名に関係のある手術があれば2の数字を○で囲み，術式や所見を記載する．解剖では，病理(法医)解剖が行われていれば2の数字を○で囲み，その所見を簡単に記載する．
⑥ 死因の種類は大きく，病死および自然死，外因死，不慮の死に分類され，外因死はさらに10種類に分類されている．該当する数字を○で囲む．病気が原因で死亡した場合は，数字の1に○で囲む．
⑦ タイトルと同様に診断(検案)，本診断書(検案書)のうち不要な方を二重の横線で消す．
医師の欄には，ゴム印などで記名し押印するか，署名する．署名の場合は押印の必要はない．

図2　死亡診断書記載例

いと定められている．死亡診断書・死体検案書は，人間の死亡を医学的・法律的に厳粛に証明するものである．死亡に関する事項は，社会的，医学的に正しく真実を記載すること，わが国の死因統計の作成に資する記載内容であることなどを念頭において作成する必要がある．死亡診断書の記入例と作成上の要項は図2のとおりである．

d 自立支援医療(育成医療)意見書(図3)

平成17年に障害者自立支援法が成立し，翌年，育成医療は自立支援医療(育成医療)として児童福祉法から障害者自立支援法に含まれることになった．対象は18歳未満の児童で，身体に障害があるか，または現存する疾患が医療を行わないとき将来障害を残すと認められる場合で，手術などによって改善が見込まれる場合とされている．

対象疾患・障害を表3に示した．聴覚，音声など耳鼻咽喉科に関係のある疾患が多い．耳科分野では外耳・中耳奇形，中耳炎，人工内耳埋め込みなど，音声・言語・そしゃく分野では唇顎口蓋裂が主である．医療費助成が受けられるのは，都道府県で定められた育成医療機関で，手続きは治療開始前に市町村の保健所に申請する．東京都では各区市立町村の育成医療担当部署が

第9章 書類の書き方

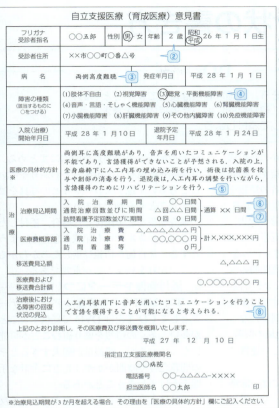

図3 自立支援医療(育成医療)意見書記載例

表3 対象疾患・障害

1. 肢体不自由
2. 視覚障害
3. 聴覚・平衡機能障害
4. 音声・言語・そしゃく機能障害
5. 心臓機能障害
6. 腎臓機能障害
7. 小腸機能障害
8. 肝臓機能障害
9. その他の先天性内臓障害
10. 免疫機能障害

表4 必要書類

1. 自立支援医療(育成医療)支給認定申請書
2. 自立支援医療(育成医療)意見書：医師が記入する
3. 世帯調書
4. 住民税(非)課税証明書
5. 健康保険証の写し

担当している．原則として治療費の1割が自己負担となる．必要書類を表4に示した．

富山大学医学部耳鼻咽喉科　**將積日出夫**

A 書類の書き方

3 紹介状の書き方

DOs

- ☐ 紹介の返信はすぐに出そう．詳細な報告は後日でよいこともある．
- ☐ 紹介元の意図を読もう．紹介目的に沿った返信内容を考えよう．
- ☐ 画像や検査情報は整理して添付しよう．

　一般に紹介状とは，患者をほかの医療機関に紹介する際に添える書類を指す．紹介先で医療を受けるのに必要な患者の情報を記載したものを「診療情報提供書」とよぶ．一方，紹介を受けた側が患者受診の報告，診察，検査の結果や予定などを返事として報告するものが「診療結果報告書」である．これら文書でのやりとりは医療機関間の医療連携の第一歩である．大学病院などでは，紹介状（診療情報提供書）を持参せずに来院した患者は特定療養費を支払う制度になっている．このように，紹介状は地域の医院，診療所同士，また，高次の病院との連携に欠かせないものである．

　研修する診療所，病院によっては，診療依頼することが多い場合もある一方，返信を記載することが多い医療機関もある．いずれの場合でもどのような注意点をもとに文書を作成すべきかを考えたい．

1 診療情報提供書の実際

a 記載の実際（図1） ……………………
①紹介医を特定しない場合は"御担当医""外来担当医"などとする．
②当方の所属，所在地，連絡先を明記する．研修中は指導医の名前を連名にするとよい．
③主訴（診断名），既往歴，家族歴，アレルギーなどは要点を簡潔に記載する．
④挨拶は簡潔にし，経過，所見，処方を順に記載する．なぜ依頼，紹介に至ったのか，その理由についてふれるとよい．当方での経過や検査結果の要点を簡潔にまとめる．耳鼻咽喉頭所見は図示するとわかりやすいことも多い．電子スコープなどの写真を添付することも有効であろう．

　検査結果などを添付した場合，添付した旨を当方のカルテにも記載を忘れないようにする．後日何を情報提供したのかわかるように記録を残すことが重要である．

b 添付画像やデータについて ……………
　CTやMRIなどの画像はデジタルデータとしてCDまたはDVDで提供することが多い．多くの情報を盛り組むことが可能になっているが，情報量が膨大すぎるとその閲覧だけで時間がかかり先方に余計な手間をかけてしまうことがある．

　手軽に大量の情報を伝えやすくなった反面，情報の取捨選択，整理ができないとかえってわかりづらいことになるので注意する．

2 診療結果報告書の実際

　紹介状に対する返信ではどのような点に気をつけたらよいであろうか．まずは患者が受診した時点で，来院したことを知らせる一報を送る．時折，紹介状を渡しても実は受診していないこともある．はじめに受診の報告をしておき，詳細については後日でもよい．

　また紹介目的に応じて先方が知りたい内容は異なる．自分が紹介する立場であったら，どのような報告がほしいかと想像し，返信するとよい．

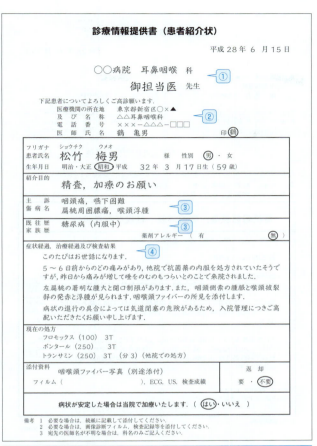

図1 診療情報提供書

a 記載の実際（図2）

① 紹介患者が受診をしたことを伝える．時折紹介先と異なる病院を受診するケースもあるので注意する．状態の評価を記載する．

② 検査結果などある場合は結果を報告する．結果に基づいた判断，対処につき記載する．

③ また，合併症や新たにわかった所見などあれば記載し，報告する．

b 大学病院への紹介の実態

では実際にはどのようなときにほかの医療機関を紹介するのであろうか．

ある大学病院での実際の状況をみてみよう．診療情報提供書のおよそ75％は無床の診療施設からの紹介であった．大半は耳鼻咽喉科からの紹介であるが，内科や外科，整形外科，皮膚科，歯科など，他科からのものもみられる．次に，有床の病院からの紹介が15％，大学病院や癌専門病院など専門性の高い施設，企業内の診療所が1％ずつであった．他に保健所や保健センター，健診センター，訪問看護ステーション，補聴器販売店などからの紹介も散見される．

ご 紹 介 患 者 報 告 書

平成 28 年 6 月 15 日

東京都新宿区○×▲
　△△耳鼻咽喉科
　　鶴　亀男　先生御待史

TEL：×××-△△△-□□□
FAX：×××-□□□-△△△

〒000-0000
東京都新宿区□□□
○○大学医療センター
　TEL：xxx-xxxx
　FAX：xxx-xxxx
　E-mail：renkei@○○med.ac.jp

科名　耳鼻咽喉科　医師　招福　太郎　印

先日，ご紹介いただきました下記の患者様につき当科での診断および治療経過をご報告申し上げます．

患者氏名　松竹　梅男　様　性別　男
生年月日　昭和 32 年 03 月 17 日　生（59 才）　　[ID：99999999]

診断：

扁桃周囲膿瘍，喉頭浮腫　軽度肝機能障害

治療経過等：（入院・退院・引き続き通院・他科紹介　　　科）

お世話になっております．

当科受診されました．ご指摘のように左扁桃中心に炎症所見強く，開口障害，著明な痛みを訴えます．左咽頭側索および喉頭披裂部の腫脹浮腫もみられます．──①

頚部造影 CT 撮影を行いましたが左の扁桃周囲膿瘍形成が疑われました．──②
このため膿瘍切開し排膿を認めました．同日緊急入院とし，加療を続けることと致しました．

また血液検査にて　WBC 8,900/μL，CRP 7.02mg/dL　と炎症反応高値のほか　AST 82U/L，ALT 75U/L　と軽度の上昇を認めます．──③
他院で内服処方あったとのことですが，経過によっては肝機能評価を消化器科とも連携します．

まずはご報告申し上げます．
ご紹介誠にありがとうございました．

紹介医療機関様用

文書 ID [000000]

図 2　ご紹介患者報告書

紹介となる疾患は多彩で，耳鼻咽喉科・頭頚部外科領域全般にわたる．

そこで，紹介されたケースをみてみるといくつかのタイプに分類される．そのタイプごとに診療結果報告書に記載するポイントが何かを考えてみる．

1）緊急疾患の紹介

急を要する状態は，受け入れ側としても優先度が高く，状況によっては救急搬送が必要になることもあるケースである．例として，鼻出血症，急性喉頭蓋炎（喉頭浮腫），アナフィラキシー（キシロカイン® など薬剤アレルギー，各種ショック，減感作療法の副作用としてのアレルギー反応など），副鼻腔疾患に伴う眼症状（緊急手術を要することもある）などが挙げられる．

このような場合搬送中に容態が変化することもあり，無事に紹介先に到着したという情報だけでも貴重な報告である．まず受診の報告をしておき，後日どのような処置をとって，どのような転帰をたどったかを報告する．取り急ぎ電話で報告することもある．また，刻一刻と状態が変化する場合は受診時点での記録（電子スコープ写真な

ど)を残しておくことも重要である．

2) **ある程度病態の把握ができており，より高度の治療（点滴管理，入院管理，手術依頼など）を期待して紹介するケース**

例として腫瘍性病変(良性，悪性)，重症急性扁桃炎，扁桃周囲膿瘍，難治性口内炎，深頸部膿瘍，丹毒，突発性難聴，めまい症(発作期)，除去が困難な異物，そのほか病状が重症なケースや難治性の疾患などが挙げられる．

これらのケースではどのような治療計画を立てたのかを具体的に報告するとよい．たとえば入院して点滴治療した場合，治療に使用した薬剤の種類や量，検査結果の推移なども報告すると丁寧である．退院後の通院加療を前医に依頼するときにも大切な内容となる．また手術のケースであれば予定日時，術中所見や，経過の報告を行う．

3) **精密検査を必要とするケース**

例として腫瘍性病変，リンパ節腫脹の精査，原因不明の症状，などが挙げられる．

大半の診療所の検査設備は限られており，設備を必要とする検査については専門性の高い施設に紹介することになる．合併疾患，既往症なども考慮し他科疾患も含めた紹介もある．

これらのケースでは，初診の時点で考えうる鑑別疾患や病態を述べ，それに基づいた検査の予定などを報告する．他科に依頼した場合はその旨も報告するとよい．検査の結果や進捗状況については後日報告する．

4) **時間外や休日の診察依頼**

紹介元では時間外の対応に限界があり，夜間休日時間帯に紹介状を持参させるケースも散見される．外傷，出血，異物なども多い．

これらのケースでは受け入れ側でも当直対応になってしまうことが多い．行える検査も限られることがあり，先に受診した旨を一報しておき，一般診療が再開したあとに詳しく返信することもある．

5) **健康診断での指摘，保健所や保健センター，訪問看護センターなどからの紹介**

学校健診での疾病指摘，その他公的機関からの相談，紹介などもある．介護にかかわる施設や他科からの紹介では，たとえば嚥下機能の評価やリハビリテーションなどについて相談されるケースもある．継続的な状態の把握のためには適宜連絡を取り合い，情報交換を行う．

6) **他科からの紹介，他科疾患の紹介，新生児聴覚スクリーニングでの紹介，補聴器販売店からの依頼など**

他科の医師が耳鼻咽喉科疾患を疑って紹介してくるケースもある．この場合は先方の専門が異なるのでわかりやすい説明，返事を心がける．略語などは他科では通用しないと思って記載する．逆に耳鼻咽喉科医が他科領域の疾患について(該当する他科ではなく)耳鼻咽喉科に紹介してくることもある．これは適当な科への紹介も含めた依頼であるが，一見，耳鼻咽喉科・頭頸部外科領域とは関連がないように思われても，あとになって判明することもあるので注意する．このほか，新生児聴覚スクリーニング後の精密聴力検査機関では，産婦人科や小児科から紹介されてくる．さらに補聴器販売店から耳疾患についての相談がくるよ

☑ **紹介状の落し物**

持参した紹介状を，病院に到着して，エレベーターで落としてしまったという患者がいた．よりによってエレベーターの扉の下の細い隙間にするりと落ちてしまったとのこと．回収不能であったが，どこで落し物するかわからないものである．落とした紹介状を他人に拾われることもあるかもしれない．紹介状を渡すときには忘れ物，落し物に注意するよう，一言添えてみよう．

うなケースもある．いずれも先方の専門性を勘案して報告する．

7) 情報照会（紹介前の状況，検査結果，他科での合併症の状態）

セカンドオピニオンや，転医した場合には情報提供を行うことがある．検査の結果など経時的にわかりやすくまとめるようにする．

c 院内紹介と返事の書き方

病院内で他科へ依頼，返信をする場合は院内の対診用紙を使用する．この場合，検査のデータや処方内容などはカルテで確認ができるのでその記載は必要最低限とし，わかりやすく記載する．

おわりに

従来，診療情報提供書は手書きの複写式のものが多かったが，最近ではコンピューターによる入力が主流になってきている．しかし，書式，形式が変わっても記載のポイントは変わることはない．紹介状も返事も，文書の向こう側にいる者との会話手段として変わらないものである．

Pitfall

診療情報提供書を手書き記載する場合は相手に読めるように書く．乱筆で読めない，達筆すぎて読めない，では意味をなさない．また，病院では医療連携室が対応することもある．あらかじめ連携室に連絡しておくと紹介がスムーズにいくことも多い．

DON'Ts

- 緊急時などにやむを得ずファクシミリ送信する場合，個人情報管理を忘れない．
- 略語をあまり使用しない．特に他診療科では同じ略語でも意味が異なることもある．

東京医科大学茨城医療センター耳鼻咽喉科　**西山信宏**

A 書類の書き方

4 処方箋の書き方

> **DOs**
> - 処方箋には医薬品特定のための商品名または一般名,剤形,規格単位を記載し,その用法,用量を日本語で記載する.
> - 後発医薬品への変更を認めない欄にチェックと署名がなければ,後発医薬品への変更可能とみなされる.
> - 今後内服の分量は1日量ではなく1回量を記載するようになるが,移行期は両者を併記するなど注意する必要がある.

1 処方箋の概要

処方箋は公的文書であり,医師法や規則,通知により内容が規定されている.しかし,処方箋の書き方には医師や医療機関の間で統一された基準がなく,多様な記載がされてきた.このためアクシデントやインシデントがあとをたたず,何度も注意喚起されていた.厚生労働省は平成22年1月,「内服処方せん記載方法の在り方に関する報告書」(以下,報告書と略す)を作成した.本稿では現在主に行われている処方箋の記載方法にも言及しながら,この報告書に基づいた記載方法についても説明する.

2 処方箋を書くときの一般的注意事項

処方箋には,①患者の氏名,②生年月日,③薬名,④分量,⑤用法,⑥用量,⑦発行の年月日,⑧使用期間および⑨病院もしくは診療所の名称および所在地または医師の住所を記載し,⑩記名押印または署名しなければならないことが医師法施行規則により規定されている.院外処方箋であればさらに保険医療養担当規則により,⑪保険者番号,⑫被保険者証手帳の記号・番号が必要になる.さらに麻薬処方箋の場合は,⑬麻薬施用者の免許番号および,⑭患者住所の記載が必要になる.実際に医師が記入する必要があるのは③〜⑥であることが多い.

処方箋の様式も規定されている.記載にあたっては表1の注意事項を知っておく必要がある.

これらの注意事項に沿って記載した処方箋の記載例を表2に呈示する.

処方箋の記載誤りやわかりにくい表記による読み間違いは医療事故につながる.現状では処方箋の記載方法は特に手書きの処方箋では医療機関や医師によって異なるため,今後統一した記載方法となるように標準化がすすめられる.処方箋は医師によって発行され,主に薬剤師が処方し,服用にあたっては看護師や介護士なども関与するため,自分以外のコメディカルにもわかるように記載しなければならない.記載内容が不明瞭な場合や医学的に疑問がある場合は,疑義照会として,薬剤師から問い合わせがくる.その医療機関で定められた手順に従って速やかに訂正や連絡を行う.

 コツ

近年,後発医薬品も増え,まったく知らない製剤名にでくわすこともある.慎重投与や併用禁忌薬もあったりするので,疑問がある場合には手元の医薬品集で調べるか薬剤師と相談する.

表1 処方箋記載の注意事項

1. 手書きの場合は，自分以外の人が読めるように正確な文字を日本語の楷書体で記載する．電子カルテやオーダリングシステムによる処方箋は日本語による記載になっている．
2. 手書きの処方箋を訂正する場合は2本線で消して正しい文字を記し，訂正印を押すか，署名する．
3. 処方欄に余白がある場合は「以下余白」と記載するか斜線を引く．
4. 処方箋の使用期間は通常交付日を含めて4日以内である．
5. 「薬名」は製剤名（商品名）または，一般名に剤形および含量を付加した記載を行う．
6. 「分量」は現時点では内服薬については1日量が記載されることが多い．しかし今後は「報告書」に従い，最小単位である1回量が記載されることが多くなると思われる．移行期には双方を併記するなど注意が必要である．なお今後電子カルテなどでは1回量と1日量が同時に確認できることが要求される．頓用の場合は1回分量を記載する．
7. 外用薬は投与総量を記載する．その際，点耳薬や湿布などを「1本」や「1パック」と記載せず，それぞれ「5mL」や「7枚」と記載する．
8. 散剤や液剤の場合，「分量」は原薬量（力価）ではなく，製剤量（総量）で記載する．添付文書上の常用量を超える場合には投与量の文末に注意標「！」をつける．たとえば小児急性中耳炎に対して常用量をこえてアモキシシリンを投与する場合などである．
9. 向精神薬や麻薬の場合，投与日数が14日，30日または90日などの上限がある薬剤がある．
10. 「用法・用量」における服用日数については，実際の投与日数を記載する．ステロイドなどを隔日に投与する場合は注意する．
11. 後発医薬品の使用を推進するために，後発医薬品への変更を認めないチェックと署名がなければ，後発医薬品への変更可能とみなされる．

表2 処方箋の記載例

これまでの記載方法	報告書が求める記載方法
フロモックス（100） 3錠 ムコダイン（500） 3錠 　分3　毎食後　7日分	フロモックス錠100mg　1回1錠 ムコダイン錠500mg　1回1錠 　1日3回　朝昼夕食後　7日分
プレドニン（5mg） 7錠（4-2-1） 　分3　毎食後　4日分	プレドニン錠5mg　1回4錠　1日1回　朝食後　4日分 プレドニン錠5mg　1回2錠　1日1回　昼食後　4日分 プレドニン錠5mg　1回1錠　1日1回　夕食後　4日分
フロモックス細粒　180mg ムコダインDS　　600mg 　分3　毎食後　4日分	フロモックス細粒　100mg/g　1回0.6g ムコダインDS 50%　1回0.4g 　1日3回　朝夕食後 4日分

高知大学医学部耳鼻咽喉科　**小林泰輔**

☑ 処方箋の略語

従来，わが国では歴史的背景からドイツ式の略号を用いた記載が多く用いられてきた．たとえば投与回数は分3であれば3×，毎食後であれば3×n.d.E.（単に3×nと記載される場合もある），就寝前分1であれば1×v.d.S.というふうに記載される．今後このような記載方法は避けるべきであり，またなくなるであろう．しかし今なお出先の病院などで手書きの処方箋に出くわすこともあり，また手書きの診療録にも同様に記載されていることが多いため，知識としては知っておいた方がよい．

5 入院時診療計画書，説明書・同意書の書き方

> **DOs**
> - 入院時診療計画書は特別な場合をのぞき，入院後遅滞なく説明，交付する．
> - すべての侵襲がある検査や手術に際しては，説明書・同意書が必要である．
> - 説明書や同意書では合併症やリスクを羅列するだけでなく，治療の有効率や合併症の発生率を説明する．
> - 同意書はそれ自体が診療の法的根拠となるものであるが，患者によりよく理解してもらうための手段でもある．

1 入院時診療計画書

患者が入院すると入院時診療計画書の内容を説明し交付しなければならない．この計画書は入院後7日以内に作成すると決められているが，緊急手術などで時間的余裕がない場合をのぞき，入院日に交付することが望ましい．医師のみでなく，看護師，薬剤師や栄養士などのコメディカルとともに作成することが前提となっている．様式は定められており，病名，症状，診療日程，予想される入院期間，看護やリハビリテーションの計画を記載し，主治医が署名するようになっている．DPC対象病院においては，診断群分類名も必要になるが，病名はがん未告知の患者に対しては必ずしも明示する必要はない．総合的な機能評価は通常，看護師が記入する．図1に入院時診療計画書の1例（鼓室形成術）を呈示する．患者が小児の場合や意識障害などで説明内容が理解できない場合は，家族に説明し交付する．

2 説明書・同意書

医療行為を行うためにはインフォームド・コンセントが必要である．特にリスクを伴う検査やすべての手術に先だっては，必ずインフォームド・コンセントを行い，説明内容を文書化し，同意を得る．これによりはじめて患者と医師が治療契約を交わしたことになり，検査や手術にとりかかることができる．さもないと，たとえ医学的に正しい治療であっても違法行為となりうる．また重要な治療方針を決めた（たとえば，頭頸部癌の治療方針を決めるインフォームド・コンセントを行った）場合には，診療録に記載することはもちろん，文書にして患者に交付することが望ましい．診療録にも同意書にも記載がなければ法的には説明していなかったものとみなされてもやむを得ない．特別な理由がない限り，患者本人以外にも家族が同席し，説明を聞くべきである．また医療者側も執刀医，主治医や担当看護師が同席する．

同意書は医学用語でなく平易な文章で書くことが望ましいが，スペースに限りもあるので，口頭でわかりやすく説明することが重要である．

医師が治療（検査）を行う際の説明義務には以下のことが必要である．

コツ

入院時にはまだ診断がついていない場合がある．その場合，「病名」は疑い病名でもよいが，たとえば頸部腫瘤，めまい症など症状や状態で代用することもやむを得ない．

入院診療計画書

患者ID	269-9960	病棟(病室)	第2病棟2408号室
患者氏名	○○ ○○ 様	主治医以外の担当者名	(看 護 師) ○○ ○○ (管理栄養士) ○○ ○○

診療計画内容

病 名 注1)	右慢性中耳炎 診断群分類区分：慢性化膿性中耳炎・中耳真珠腫　手術あり　鼓室形成術
症 状	難聴、耳漏
他に考え得る病名	真珠腫性中耳炎
治療計画・内容等	下記手術を予定
検査内容及び日程	側頭骨CT(平成28年5月27日)
手術内容及び日程	右鼓室形成術(平成28年5月28日)
推定される入院期間 注2)	平成28年5月27日～1週間
特別な栄養管理の必要性	有　　(無)　(どちらかに○)
その他(看護、リハビリテーション等の計画)	環境の変化に配慮し、不安なく手術が受けられるようにつとめます。術後、疼痛や吐き気の予防につとめるとともに、異常の早期発見と対処ができるようにしますので、症状や不安があればすぐにお伝え下さい。
総合的な機能評価	【総合的な機能評価】 移動(歩行)の程度　：問題なし 身の回りの管理　　：問題なし 普段の活動　　　　：問題なし 不安・ふさぎ込み　：問題なし

注1)　病名等は、現時点で考えられるものであり、今後検査等を進めていくにしたがって、変わり得るものです。
注2)　入院期間については、現時点で予想されるものです。

以上につき、患者(家族等)に説明を行いました。

　　　　平成28年5月27日

　　　　　　　(主治医氏名)　○○　○○　　㊞

私は、上記の説明を受けました。内容を理解した上で、入院診療計画書に同意します。
　平成　　年　　月　　日

　　　　　　患 者 氏 名 _____

　　　　　　家族または保証人 _____
　　　　　　続柄(　　　　)

図1　入院診療計画書の書き方

①患者の症状とその原因，病名
②その治療を行う，理由，有効性，その医学的根拠，改善の見込み
③治療の内容
④治療の合併症や危険性とその発生頻度
⑤ほかの診断，治療方法の有無とその内容（治療しなかった場合の自然経過）

　これらを常にすべて記載する必要はなく，疾患特性や緊急性の有無によりどこまで記載するか異なってくる．たとえば頭頸部癌の場合は必ずほかの治療法に言及する必要があるし，慢性副鼻腔炎の手術では合併症や症状の改善率は説明すべきであろう．クリニカルパスに則った手術ならば，あらかじめ説明書を印刷しておいて，それに沿って説明するのが効率的である．

　説明書の中で治療のリスクや合併症を羅列するだけでは，いたずらに患者やその家族に不安を与えるだけになる．さらに同意書に合併症を記載したからといって，法的に免責となるわけではない．合併症の起こる理由や，頻度を説明して，患者がそれを理解しておくことが重要である．合併症の起こる頻度はできれば当該医療機関における頻度が望ましいが，必ずしも頻度が出せない合併症もあり，その場合一般的な頻度でもよいし，「これまでに当院では年間〇例くらいこの手術をしているが，これまでに1例もこの合併症は経験していない」でもよい．さらに合併症をきたした場合の，処置や予想される経過についても説明する．説明書・同意書は単に法的に必要なために書くのではなく，患者によりよく理解してもらうための手段でもある．説明書や同意書は医師が患者およびその家族に説明し，これに対して質問がないことを確認する．質問があればその内容と応答および患者や家族の反応を診療録に記録する．日付を記入し，双方が署名・押印し，コピーを患者に渡す．

　輸血する可能性やフィブリン糊を使用する可能性があれば，輸血同意書や特定生物由来製剤使用同意書も忘れず説明して，同意をもらっておく．同意が得られない場合は早めに執刀医と相談しておく必要がある．これらの同意書は医療機関により定められた形式が用意されていることが多い．

高知大学医学部耳鼻咽喉科　**小林泰輔**

☑ **患者や家族への説明**
最初は正確な説明をしようと思うあまり，医学用語を多用しがちである．手術や検査の説明を理解するには医学的な基礎知識が必要なことが多いため医師の説明した内容を患者が意外に理解していないことがある．医学用語を用いずに平易な言葉で説明することが重要であるが，それでも患者が理解しているかどうか疑わしいときは，逆に患者に質問してみるとよい．いずれにしても患者や家族が説明書をよく理解して，治療にとりかかることが重要である．

6 英文紹介状とその返事の書き方

DOs

- □ 紹介状は professional letter であり，手紙の規定どおりに書く必要がある.
- □ 返事は直ちに出し，感謝の言葉を忘れない.

紹介状とその返事は医師間の communication であり，円滑な医療を提供するには大切な役割を果たす．手紙のほかに E-メール，FAX があるが，米国の医師はプライバシー保護と医療訴訟を考慮して E-メールを積極的に利用しない．また，E-メールは spam filter で処理され相手に届かないことがよくある．Fax は署名などの必要なときには便利であるが，最初の communication の手段には E-メールも FAX も使用しない．手紙がもっとも適切であり，さらにほぼ確実に受理される．書状は legal document としてカルテにファイルされること，書いた医師の裁量を相手が判断する材料ともなるので一定の基準と形式をふむ professional letter を書く必要がある．ここでは紹介状，そして返事の sample letter を示してその書き方を述べる．留学やポスドクを得るとき，臨床研修のポストに応募する際に交わされる手紙も同様の形式で書く．

手紙の components を以下に示す(図 1).

ABC ENT Clinic ①
1-1-1, Jibika-cho, Chiyoda-ku, Tokyo 100-1111
Phone (81)3-1234-5678
Fax (81)31234-5679

May 27, 2016 ②

Anthony B Smith, MD ③
Director, DC ENT Associate, PC
3820 Seventh Street, SW
Washington, DC20007-2111

Dear Dr. Smith: ④

I am referring to you a patient of mine, Mrs. Suzuki, 48 years old, for suspected Meniere' s ⑤ Disease. Mrs. Suzuki had a sudden onset of vertigo associated with violent nausea on March 10, 2016. The episode lasted for a couple of hours. The patient had resolution of symptoms and was typically free of symptoms when visiting my office. The patient has no history of thyroid disease or diabetes.

An audiometric examination demonstrated a low frequency hearing loss in the left ear.
No nystagmus was observed in the clinical examinations. Other tests including electronystagmography (ENG), audiometry and blood serology are enclosed.

Any assistance that you could provide Mrs. Suzuki will certainly be appreciated.

Sincerely, ⑥

SIGNATURE ⑦

Taro Jibika, MD

Enclosure: three ⑧

図 1　手紙の components

1 手紙の構成

a letterhead (①)

医療機関の名前，住所，電話番号と FAX を始めのページの頭に記すものである．大学病院や大きな病院では各々が英語式の名称をもち，これを印刷して書簡用紙になっていればそれを使用する．そうでないときは図 1 のように letterhead をつける．

本文が長くなり，2 ページ以上になるとき，2 ページ以降では letterhead は使用せず，底の部分に医療機関の名前のみ記した用紙とする．

b date(②)

日付のうちの月は省略せず綴る．米国では日付をたとえば May 27, 2016 と書く．日付のあとにコンマが入るが，欧州では 27 May 2016 と書き，コンマを入れない．日付は letterhead の一番下から 2 行あけて 3 番目の行に入れる．

c inside address (③)

宛先の医師の名前，部署，地位，医療機関の名前と住所である．

医師の名前のあとに称号をつける．たとえば MD，MD,PhD などである．その下に部署や地位がわかればつける．たとえば Professor, Chairperson, Director, Department of Otolaryngology などである．address は 1 から 10 までは番号で書かず spelling する．たとえば 3820 Seventh Street のようにし，7th Street とはしない．11 以上の street number は数字で書く．これは英語で書く論文のときも同じである．address には東西南北の記載がよくあるが，一方向のみのときは East のように spelling する．2994 Park Avenue East と書き East の前にコンマは入らない．また南西，北東などのように合体したものでは SW や NE となり，前にコンマをつける．たとえば 11660 Lincoln Avenue, SW などである．最後に City と Zip Code を入れる．

inside address は date の下 3 行か 4 行あけて 4 行か 5 行目から入る．

d salutation（④）

inside address の最下行から 2 行あけて 3 行目に入れる．名前の後にコロンをつける．Dear Dr. Smith: の形式が一般的だが，筆者が宛先の人をよく知っている場合は first name を使用して差し支えない．たとえば Dear Anthony, と書くがこの場合は Anthony の終わりにコンマをつける．コロンではない．相手の名前が不明のときに使用する "To Whom It May Concern" は一般的な対象を意味する古風な言い方であり使用されなくなりつつある．

e body of the letter（⑤）

Dear Dr. の 1 行あけて 2 行目から始まる．主文であるが一般に文章は長くないほうが読みやすい．患者の状態を詳細に報告する場合で文章が長くなる際は 2 ページ目以降に書くかまたは "Enclosure" と文末に記し，データや資料を同封する．

f complimentary closing（⑥）

文章の終わりにつける言葉で日本語の敬具にあたるものである．一般的な言葉は "Sincerely" と "Cordially" で終わりにコンマを入れる．主文の終わりから 1 行あけて 2 行目に入れる．

g signature line（⑦）

筆者の名前は "Sincerely" から 3 行あけて 4 行目に書く．名前の上に自分のサインをする．本文が短い場合は 5 行あけて 6 行目に書き，文章が長くなったときは 2 行あけて 3 行目にする．筆者の full name と称号，MD，PhD などを入れる．その下に地位，部署なども入れる．

h enclosure notation（⑨）

Signature Line の下から 2 行目に記すことで，さらなる information が同封されていることを示す．詳細な報告やデータなどを示す際に "Enclosure" と文末に記し，それらが何ページか，またはいくつあるかを示すことも忘れないでおく．たとえば Enclosure：one または Enclosures：three のように書く．

2 手紙を書く style

Extreme Block Format：もっとも頻繁に採用されているフォーマットですべての文章が左マージンで始まり，文章の字下がり（indentation）はしない．以上のことから手紙を英文で書くときはこれらの基準をコンピュータに setting しておいて常に決まった形で書くようにすることが望ましい．

3 返事の受け取りについて

E メールは便利だが，個人情報の守秘という観点から医師間の患者に関する communication には普及していない．これを利用するには米国では患者さんからの承諾が必要だからである．

紹介状の文頭と文末によく使用される文例を示す．

I am referring to you a patient of mine, [name of patient] for [disease/disorder] for

[number] [months/years].
I have been treating [name of patient] for [disease/disorder] for [number] [months/years].

　文末の表現によく使用される文は以下のようである．
Your help would be greatly appreciated.
Any assistance that you will provide [name of patient] would be certainly appreciated.
　返事を催促する文．
I look forward to hearing from you (soon).
I will be waiting to hear from you.
これらは文末の"Sincerely"または"Cordially"の前に書く．

```
                    ABC ENT Clinic
          1-1-1, Jibika-cho, Chiyoda-ku, Tokyo 100-1111
                  Phone (81)3-1234-5678
                   Fax (81)31234-5679


May 27, 2016


Anthony B Smith, MD
Director, DC ENT Associate, PC
3820 Seventh Street, SW
Washington, DC20007-2111


Dear Dr. Smith:

Thank you for referring your patient, Mr. Jones, to me.
I conducted a thorough investigation including immunological assessment,
imaging studies and nasal endoscopy.
The CT imaging showed massive bilateral polyposis involving all paranasal
sinuses.
As your patient is in good health, I propose to proceed with the endoscopic si-
nus surgery.
I have discussed the problem, explaining the procedure to Mr. Jones, and ar-
ranged for it to take place in July 28, 2016.

I will send you a full report by the second week of August.
Thank you for your referral. If you have any questions, please call me at (81)
3 1234 5678.

Sincerely,

SIGNATURE

Taro Jibika, MD
```

図2　紹介状に対する返事

　次に返事のsampleを示す（図2）．手紙のcomponents, styleとも前例の紹介状と同様に書く．返事は患者のassessmentがまだできていない状態で十分なinformationがなくてもよいから直ぐに送ることが大切である．紹介を受けたことを早速返答することで，その後の対応が非常にスムーズに行われる．欧米の医療制度は専門医と一般医がはっきりと分かれており，専門医は他科の医師からの紹介によって医業が成り立っている．そのため，返事は丁寧に書き，相手方の医師に感謝の意を表現したものになる．

　返事の文頭と文末に次のような表現がよく使用される．
Thank you for referring [name of patient].
[He/She] was seen in my office on [date].

　そして文末には次のような表現がよく使用される．
I wish to thank you for giving me the opportunity to see [name of patient].
I want you to know how much your referrals are appreciated.

4　紹介医の検索

　アメリカの場合ではもっとも有益なのは米国耳鼻咽喉科―頭頸部外科学会が出版している専門医のDirectoryである．現在はwww.entnet.orgにアクセスし，地域別，専門別，名前別に医師を調べることができる．またカナダも含まれている．また米国以外でも米国の耳鼻咽喉科学会の会員に登録している現役の医師，専門医の資格を得ている者が国別に載っているので，全世界の耳鼻科医を検索できるので参考になると思う．

伊佐沼クリニック耳鼻咽喉科　**時田信博**

A 書類の書き方

7 身体障害者診断書・意見書の書き方

DOs

- 最初に書類を審査するのは行政官であり，医学的な難しい表現，外国語表記は避けよう．
- 聴覚障害および言語障害は同一意見書に記入する．関係ない障害の項は書かないようにしよう．
- 障害確定時期，将来再認定の要否などは書き落としやすい．必要事項は書き忘れのないよう注意しよう．

1 基本的な考え方

身体障害者診断書・意見書(以下「身障診断書」)は障害認定に必要な事項のみを簡潔に，過不足なく記入する必要がある．最初の審査は医学関係者ではないので，医学的な難しい用語は使用しないで，できるだけわかりやすく簡潔に書く必要がある．

身障診断書の書式を図1〜5に示した．これらの書式と対比しながら説明する．

2 総括表(図1)

総括表は，全障害の共通書式であり図1に示した．ここでは総括表の書き方を述べる．

a 「障害名(部位を明記)」の項(①)

聴覚障害では「聴覚障害」とし，語音明瞭度を用いた診断には「聴覚障害(語音明瞭度著障)」と付加記載する．また聴覚障害および言語障害の重複障害の場合には「聴覚障害および言語障害」と記載する．

平衡機能障害では「中枢性平衡障害」「小脳性平衡障害」など部位別に記載するのが望ましい．

音声・言語機能障害では音声機能障害(無喉頭，発声筋麻痺など)あるいは言語機能障害(失語症，運動障害性〈麻痺性〉構音障害など)と記載する．

そしゃく(嚥下)障害では，「そしゃく・嚥下機能障害」または「咬合異常によるそしゃく障害」と記載する．

b 「原因となった疾病・外傷名」の項(②)

障害をきたすに至った病名，症状名をわかれば記載する．原因不明の場合には「原因不明」と記載する．聴覚障害の場合は，「先天性風疹症候群」「SM難聴」「慢性化膿性

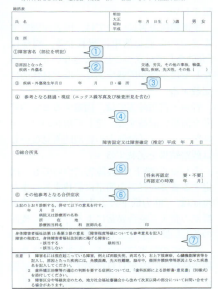

図1 身障診断書様式1

中耳炎」などであり，平衡障害の場合は「小脳出血」など，音声・言語機能障害では「喉頭癌」「脳血管障害」「唇顎口蓋裂」など，そしゃく（嚥下）機能障害では「脳血管障害」「舌切除」などと記載する．

c 「疾病・外傷発生年月日」の項（③）

発症日が明確であれば記載する．不明の場合には，その疾病で最初に医療機関を受診した年月日を記載してもよい．明白でない場合は〇〇年頃と記載する．

d 「参考となる経過・現症（エックス線写真及び検査所見を含む）」の項（④）

後欄の状況および所見欄では表現できない障害の具体的状況，検査所見など記載すべきである．途中経過の参考となる月日なども記載するとよい．

聴覚障害では「聾学校への通学の有無はどうか」「補聴器装用の有無，および時期はいつか」など，障害を裏付ける具体的状況を記載する．十分な聴力検査のできない幼少児においては，聴性脳幹反応，蝸電図などの他覚的聴覚検査の結果も記載するのが望ましい．

平衡機能障害については，障害が固定するまでの経過を簡単に記載する．現症は「介助なしでは立つことができない」「歩行器なしでは歩行が困難である」など具体的に記載する．

音声・言語障害では，固定するまでの経過を簡単に記載する．そして現在のコミュニケーション活動能力の客観的所見ないしは観察結果を記載する．

そしゃく（嚥下）機能障害についても，固定するまでの経過を簡単に記載する．また現症は，「筋力低下によるそしゃく・嚥下機能の喪失」「咬合異常によるそしゃく機能の著しい障害」などと記載する．

すべての障害について，障害固定または障害確定（推定）年月日は必ず記入する必要がある．はっきりしない場合は，〇〇年〇月頃ないしは〇〇年頃と記載する．

e 「総合所見」の項（⑤）

総合的な障害の所見を記載する．「参考となる経過，現症および障害の状況及び所見」でその状況が十分把握できる場合は記入の必要はない．

将来再認定の要否は必ず記載する．治療により障害程度に変化が予測されるもの，また幼少児の診断は有期判定とし，「将来再認定」の必要性を「要」とし，その時期も記載する．特にそしゃく機能障害にて歯科治療を行う場合には，3年を目途に再認定要とする．

f 「その他参考となる合併症状」の項（⑥）

重複障害のある場合はここに記載する．たとえば「脳性麻痺による肢体不自由」「網膜色素変性症による視覚障害」などと記載する．重複障害の有無の参考とする欄である．

> ⚠ **Pitfall**
> 医学的な合併症すなわち「高血圧」「糖尿病」など書きやすいが，この欄は合併障害の有無を書く欄である．

g 身体障害者福祉法第15条第3項の意見（⑦）

「該当する」に〇をつけ障害程度等級を参考として記載する．重複障害の場合は合計指数により認定される等級を記載する．「該当しない」は取り消しの場合に〇をつける．

3 聴覚・平衡・音声・言語又はそしゃく機能障害の状態及び所見

［はじめに］の欄には該当障害項目に✓を入れる．

a 「聴覚障害」の状態及び所見の項（図2 ⑧）

両耳の平均聴力レベルを記載する．幼児聴力検査で両耳聴による聴力を測定した場合は，その旨を記載する．伝音難聴・感音難聴・混合難聴のいずれかに〇をつける．

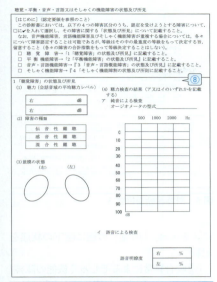

図2　身障診断書様式2

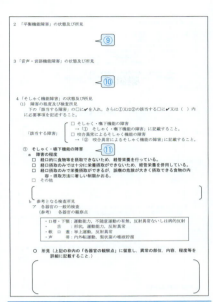

図3　身障診断書様式3

鼓膜の状況の記載は，混濁，石灰化，穿孔などあればその形状も含め具体的に記載する．聴力図には気導域値のみでなく骨導域値も記載する．語音による検査の場合，レシーバーによる両側の最高語音明瞭度を測定し記載する．

b 「平衡機能障害」の状態及び所見の項（図3⑨）

該当する等級に沿った状況，所見を具体的に記載する．たとえば「閉眼にて起立不能である」「閉眼で直線を歩行中10m以内著しくよろめき歩行を中断する」などである．眼振などの平衡機能検査結果も記載するのが望ましい．

 Pitfall

語音明瞭度の測定は，日本聴覚医学会制定の単音節語表を用いて左右の明瞭度検査を行い，最高語音明瞭度のよい方の値をもって判定する．

c 「音声・言語機能障害」の状態及び所見の項（図3⑩）

日常生活における不自由度を記載する．たとえば「家庭内にては音声言語にてコミュニケーションがとれるが，家庭周辺においてコミュニケーションは難しく，筆談を必要とする」などと記載する．また「参考となる経過・現症」に書ききれない検査所見などを記載する．

d 「そしゃく機能障害」の状態及び所見の項

1）　障害の程度および検査所見（図3）

該当する障害にて「そしゃく・嚥下機能の障害」または「咬合異常によるそしゃく機能の障害」のいずれかに✓を入れる．

「①そしゃく・嚥下機能の障害」では（⑪），「a障害の程度」で経管栄養の状態に✓を入れる．その他にチェックした場合には，下に具体的に記載する．

「b参考となる検査所見」では「ア　各器官の一般的検査」の所見欄に〈参考〉の欄を

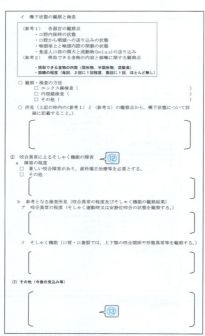

イ　嚥下状態の観察と検査

〈参考１〉　各器官の観察点
・口腔内保持の状態
・口腔から咽頭への送り込みの状態
・喉頭挙上と喉頭内腔の閉鎖の状態
・食道人口部の開大と流動物(bolus)の送り込み
〈参考２〉　摂取できる食物の内容と誤嚥に関する観察点
・摂取できる食物の内容（固形物，半固形物，流動食）
・誤嚥の程度（毎回，２回に１回程度，数回に１回，ほとんど無し）

○ 観察・検査の方法
□ エックス線検査（　　　　　　　　　　　　）
□ 内視鏡検査（　　　　　　　　　　　　）
□ その他（　　　　　　　　　　　　）

○ 所見（上記の枠内の〈参考１〉と〈参考２〉の観察点から，嚥下状態について詳細に記載すること。）

② 咬合異常によるそしゃく機能の障害　⑫
a　障害の程度
□　著しい咬合障害があり，歯科矯正治療等を必要とする。
□　その他

b　参考となる検査所見（咬合異常の程度及びそしゃく機能の観察結果）
ア　咬合異常の程度（そしゃく運動時又は安静位咬合の状態を観察する。）

イ　そしゃく機能（口唇・口蓋裂では，上下顎の咬合関係や形態異常等を観察する。）

(2) その他（今後の見込み等）

⑬

図 4　身障診断書様式 4

(3) 障害程度の等級　⑭
（下の該当する障害程度の等級の項目の□に✔を入れること
①「そしゃく機能の喪失」（３級）とは，経管栄養以外に方法のないそしゃく・嚥下機能の障害をいう。
具体的な例は次のとおりである。
□　重症筋無力症等の神経・筋疾患によるもの
□　延髄機能障害（仮性球麻痺，血管障害を含む）及び末梢神経障害によるもの
□　外傷，腫瘍切除等による顎（顎関節を含む），口腔（舌，口唇，口蓋，頬，そしゃく筋等），咽頭，喉頭の欠損等によるもの
②「そしゃく機能の著しい障害」（４級）とは，著ししそしゃく・嚥下機能または，咬合異常によるそしゃく機能の著しい障害をいう。
具体的な例は次のとおりである。
□　重症筋無力症等の神経・筋疾患によるもの
□　延髄機能障害（仮性球麻痺，血管障害を含む）及び末梢神経障害によるもの
□　外傷・腫瘍切除等による顎（顎関節を含む），口腔（舌，口唇，口蓋，頬，そしゃく筋等），咽頭，喉頭の欠損等によるもの
ロ　口唇・口蓋裂等の先天異常の後遺症による咬合異常によるもの

［記人士の注意］
(1) 聴力障害の認定にあたっては，JIS 規格によるオージオメータで測定すること。
dB 値は，周波数 500，1000，2000H において測定した値をそれぞれａ，ｂ，ｃとした場合，$\frac{a+2b+c}{4}$ の算式により算定し，ａ，ｂ，ｃのうちいずれか１又は２において 100dB の音~~が聴取できない~~場合は，当該 dB 値を 105dB として当該算式を計上し，聴力レベルを算定すること。
(2) 歯科矯正治療等の適応の判断を要する症例については，「歯科医師による診断書・意見書」（別様式）の提出を求めるものとすること。
(3) 小腸機能障害を併せもつ場合については，必要とされる栄養摂取の方法等が，どちらの障害によるものであるか等について詳細に診断し，該当する障害について認定することが必要である。

図 5　身障診断書様式 5

参照し，異常の部位，内容，程度などを記載する.「イ　嚥下状態の観察と検査」(**図 4**)については，食塊ないしは流動物(bolus)の搬送の状態を観察する．また，その観察をX 線検査あるいは内視鏡検査で行うことが理想的であるが，食事(水分)を摂取する場面を観察してもよい.「観察・検査の方法」に✓を入れ，「所見」の欄に嚥下の状態を記載する.

「②咬合異常によるそしゃく機能の障害」では(⑫)，「a 障害の程度」では該当項目に✓を入れ，その他の場合にチェックした場合にはその内容を記載する.「b 参考となる検査所見」では咬合異常の程度(そしゃく運動時又は安静位咬合の状態)とそしゃく機能(そしゃくの 3 作用である食物の粉砕，切断および混合の状態)の所見を記載する.

2)　その他(⑬)

歯科矯正治療の必要性など，今後の見込みを記入する.

3)　障害程度の等級(⑭)

該当する障害程度の具体例項目の□に✓を入れる.

DON'Ts

- □ 身障診断書・意見書はただ 1 回の診療・検査では書かないこと．詐病にだまされないことが肝要である.
- □ 聴覚障害の場合，平均聴力レベルの計算間違いをしないこと．等級判定の間違いなどに通じ，聴力図との所見の不一致などが生じる.

臨床福祉専門学校臨床敬心クリニック　**田内　光**

第10章

主要な薬剤の使い方

A 処方のコツ

1 抗菌薬

DOs

- 上気道の急性感染症（急性中耳炎，急性鼻副鼻腔炎，急性扁桃炎，扁桃周囲炎・膿瘍，急性咽喉頭炎）では重症度に応じて，抗菌薬の種類，量を選択し，軽症では少なくとも3日間は，抗菌薬は使用せず，対症療法で治療する．
- 上気道の急性感染症においては，初期にはウイルス感染が多い．
- 耳鼻咽喉科領域においては，主要起炎菌である肺炎球菌，インフルエンザ菌の耐性化が進んでおり，できれば治療前に細菌検査を実施し，起炎菌の種類，薬剤感受性を確認しておく．
- 第一選択抗菌薬は，ペニシリン系薬剤であるアモキシシリンやペニシリン系合剤であるクラブラン酸／アモキシシリンが推奨される．
- 第二選択抗菌薬は，ペニシリン系合剤，セフェム系薬，マクロライド系薬，ニューキノロン系薬等を薬剤感受性，重症度に応じて選択する．
- ピボキシル基を有する抗菌薬の連用は，患者によっては低カルニチン血症を惹起し，低血糖発作を引き起こす可能性があるので，十分に問診し，連用は避ける．
- 急性鼻副鼻腔炎，扁桃周囲炎・膿瘍では嫌気性菌の関与も念頭におき治療薬を選択する．

主要急性感染症での抗菌薬の使い方

1 急性中耳炎

a 病因

急性中耳炎は経耳管的感染を受けやすい幼小児に多く，耳痛，耳閉感などを初期症状として，鼓膜は発赤腫脹し中耳腔に膿汁を貯留する．進行すると鼓膜は穿孔し耳漏をみる．

ウイルスによる急性中耳炎ではその原因としてインフルエンザウイルス，アデノウイルス，RSウイルスなどが挙げられる．

細菌感染を主体とする急性中耳炎の検出菌は急性鼻副鼻腔炎のそれと類似しており，肺炎球菌，インフルエンザ菌，カタラーリス菌が主な起炎菌と考えられる．肺炎球菌およびインフルエンザ菌はそれぞれ全検出菌の30％前後を占め，検出率はいずれも非穿孔例や幼小児で高い．最近急増し市中感染菌として問題となっているペニシリン耐性肺炎球菌（PRSP）あるいはペニシリン低感受性肺炎球菌（PISP）は，特に幼小児の急性中耳炎で検出率が高く，特に最近問題になっているβラクタマーゼ非産生アンピシリン耐性インフルエンザ菌（BLNAR）は増加傾向にある．また高いβラクタマーゼ産生能から間接病原菌として注目されているカタラーリス菌も検出され，そのうちβラクタマーゼ産生株は95％前後を占めている．

b 抗菌薬の使い方

明らかにウイルスによる急性中耳炎あるいは軽症の急性化膿性中耳炎の場合は，本人あるいは親権者に十分説明して局所の冷罨と解熱鎮痛薬の頓用のみで3日間経過観察することも耐性菌の減少と不要な抗菌薬使用を避けるため，重要な治療法である．

1) 抗菌薬の選択

細菌感染による急性中耳炎では，必要に応じ鼓膜切開も併用して，菌検出の動向，βラクタマーゼ産生の有無，薬剤感受性等を勘案し抗菌薬を選択する．第一選択薬と

してペニシリン系のアモキシシリン(AMPC)あるいはセフェム系のセフジトレンピボキシル(CDTR-PI)，セフポドキシムプロキセチル(CPDX-PR)などが挙げられる．また PRSP，PISP あるいは BLNAR では多くのペニシリン系薬やセフェム系薬に耐性であるので，現時点では CDTR-PI の高容量(常用量の 50％増)やクラブラン酸／アモキシシリン(CVA/AMPC：1：14)投与で対応し，それでも除菌できない場合に限り，もっとも新しいテビペネムピボキシル(TBPM-PI)や小児用トスフロキサシン(TFLX)で確実に除菌する．成人でも明らかに耐性菌の場合は TFLX，ガレノキサシン(GRNX)等のニューキノロン系薬も活用される．また幼小児に多い乳様突起炎や錐体炎，頭蓋内合併症など重症例にはアンピシリン(ABPC)，ピペラシリン(PIPC)，セフトリアキソン(CTRX)，フロモキセフ(FMOX)，パニペネム・ベタミプロン(PAPM-BP)，メロペネム(MEPM)などの注射剤を用い強力に治療を行う．

2) 局所抗菌化学療法

　また局所抗菌化学療法は，患部に直接高濃度に薬剤を投与することで速やかな薬剤投与効果と全身投与に付随する副作用の回避ができると考えられ，漫然とした長期間使用を避け，内耳毒性等の副作用をもつ薬剤を避ければ極めて安全な治療法であり有用性も高く，急性中耳炎でも鼓膜に穿孔があれば，抗菌点耳薬の局所投与が推奨される．点耳薬には耳毒性の認められる抗菌薬を用いているものもあり，それらの使用は避けるべきである．

　一方セフメノキシム(CMX)，ホスホマイシン(FOM)，オフロキサシン(OFLX)，ロメフロキサシン(LFLX)の点耳薬はいずれも耳毒性がなく，抗菌範囲も十分でその有用性も高く，特に経口薬では小児に用いられない OFLX，LFLX も点耳薬では使用可能である．

3) 滲出性中耳炎

　その成因として耳管機能不全，アデノイド，小児鼻副鼻腔炎などが挙げられるが，急性中耳炎に対する不適切な治療も考えられ，その治療には鼓膜切開・排液，チュービング等の外科的処置が一般的であり，治癒判定には耳鼻咽喉科専門医による中耳腔，鼓膜の正常化の確認が不可欠である．

2 急性副鼻腔炎

a 病因

　副鼻腔には上顎洞，篩骨洞，蝶形骨洞，前頭洞がありそれぞれ左右一対ずつ存在している．その病態から急性と慢性(急性増悪症を含む)に大別されている．

　急性副鼻腔炎は膿性鼻汁，後鼻漏，鼻閉などが主たる臨床症状であり，頰部痛，前頭部痛，頭重感，嗅覚障害，歯痛などを愁訴とすることもある．診断は罹病期間が1か月以内と短いこと，鼻粘膜の発赤腫脹，膿汁を認め，一般的には鼻茸は認めず，診断はこれらから X 線，CT も含めて総合的になされる．

　一般的には先行するウイルス感染に続いて発症するであろう急性副鼻腔炎では，肺炎球菌，インフルエンザ菌，カタラーリス菌などが起炎菌として重要であると考えられ，黄色ブドウ球菌あるいは特に歯因性のものでは嫌気性菌類にも注意が必要である．また臨床でしばしば検出されるコアグラーゼ陰性ブドウ球菌(coagulase-negative staphylococcus：CNS)，常在溶連菌群，コリネバクテリア群などはその菌量の検討より起炎菌としての意義は少ないことが判明している．さらに MRSA，あるいはβラクタマーゼ高産生の黄色ブドウ球菌，インフルエンザ菌，カタラーリス菌そして最近急増し問題となっている PISP，PRSP，BLNAR などを検出したときは，特に抗菌薬選択に注意を要する．

b　抗菌薬の使い方

　急性副鼻腔炎も急性中耳炎とまったく同様で明らかにウイルスによるものあるいは細菌性のものでも軽症の場合は，本人あるいは親権者に十分説明して局所の安静と解熱鎮痛薬の頓用のみでできれば5日間ほど経過観察する．

1）　抗菌薬の選択

　中耳炎と同様にウイルス性あるいは軽症の副鼻腔炎では抗菌薬は使用せずに対症療法で寛解を待つが，中等症以上の副鼻腔炎では，前述の菌検出の動向，βラクタマーゼ産生の有無，薬剤感受性等を勘案し抗菌薬を選択する．ペニシリン系のCVA/AMPCあるいはセフェム系のCDTR-PI，セフカペン（CFPN-PI）などが第一選択薬となり，クリンダマイシン（CLDM）あるいは成人ではニューキノロン系薬なども活用できる．

　PISP，PRSP，BLNARは，多くのセフェム，マクロライドには耐性がみられるため使用は控え，AMPC/CVA，CDTR-PI，TBPM-PI（小児），TFLX，GRNX（成人のみ）等で確実に除菌する．乳幼児の上顎骨炎，眼窩内合併症，頭蓋内合併症などのように重篤なもの，あるいは症状の強いものには必要ならば切開排膿等の外科処置も行い，ABPC，PIPC，CTRX，MEPMなどの注射剤にて強力に治療を行う．MRSA検出例では，院内感染源とならぬよう注意し，他者への伝播を防ぐことを第一に考え対応する．

　また急性・慢性いずれにおいても，これら抗菌薬の使用とともに，炎症の早期鎮静のために上顎洞穿刺・洗浄，洞内薬剤注入，プレッツ置換法，ネブライザー療法などの局所療法も積極的に行う．

2）　ネブライザー療法

　特に抗菌薬鼻ネブライザー療法は疼痛なしに複数の洞に同時に薬剤を到達させることができ，安全かつ簡便で有用な治療法といえ，耳鼻咽喉科領域においては歴史的にも以前より安定な薬剤であるアミノグリコシド系抗菌薬を中心に汎用されている．現在上市されているネブライザー用薬剤はセフメノキシム（CMX）1剤のみであるが，今後の選択肢の広がりを期待したい．鼻ネブライザー療法においては，連続使用により，少数ではあるがMIC上昇，耐性菌・真菌への菌交代もみられるため漫然と長期にわたり連用することは慎むべきであり，その効果判定には耳鼻咽喉科の専門的知識・判断が必要で，その意味からも鼻ネブライザーあるいは上気道のネブライザー療法は耳鼻咽喉科専門医の監督指導のもとに行われるべきである．鼻ネブライザー療法の詳細については，金原出版より平成28年5月に日本耳鼻咽喉科学会の推薦を得て，日本耳鼻咽喉科感染症・エアロゾル学会編の「急性鼻副鼻腔炎に対するネブライザー療法の手引き」が出版されたので参考にしていただきたい．

3　急性扁桃炎

a　病因

　小児期にもっとも多い疾患であり，悪寒，発熱，咽頭痛，嚥下痛を主訴とする．ウイルスを原因とすることが多いが，細菌が起炎菌となることもある．急性扁桃炎を絶えず繰り返すものを習慣性扁桃炎（習慣性アンギーナ）とよぶ．病巣感染症として掌蹠膿疱症，リウマチ熱，亜急性細菌性心内膜炎，腎炎などの二次疾患を併発することもある．急性扁桃炎ではジフテリアや伝染性単核球症あるいは血液疾患に合併する扁桃炎との鑑別が必要である．伝染性単核球症はEBウイルス感染によるもので，急性扁桃炎に多発性頸部リンパ節腫脹，肝機能障害等を伴うことが多い．

　急性扁桃炎ではA群β溶連菌，黄色ブドウ球菌，肺炎球菌，レンサ球菌群等のグラム陽性菌感染が主体となりインフルエンザ菌，カタラーリス菌，肺炎桿菌などのグラム陰性菌も起炎菌として検出される．

b 抗菌薬の使い方

ウイルス性あるいは軽症の急性扁桃炎では解熱消炎鎮痛薬等による対症療法にて寛解を待つが，明らかに細菌感染症で中等症以上の場合は，第一選択薬としてペニシリン系の AMPC，AMPC/CVA，SBTPC あるいはセフェム系のセフテラム（CFTM-PI），CDTR-PI，CFPN-PI などが挙げられる．第二選択薬としては感受性が合致すればアジスロマイシン（AZM），CLDM，ミノサイクリン（MINO）も有用であり，成人ではレボフロキサシン（LVFX），TFLX，GRNX 等のニューキノロン系薬なども有用性は高いといえる．通常は経口剤の常用量で十分であるが，疼痛が強く炎症高度のものには注射剤として PIPC，CTRX，MEPM などを用いる．EB ウイルスを起炎微生物とする伝染性単核球症では通常の抗菌薬は無効であり，特にペニシリン薬は皮疹を生ずることがあり禁忌である．また扁桃炎を繰り返すもの，扁桃病巣感染症，高度の扁桃肥大などに対しては，扁桃摘出術を選択する．

4 扁桃周囲炎・扁桃周囲膿瘍

a 病因

急性扁桃炎がさらに進み炎症が周囲に波及すると，咽頭痛，嚥下痛が著明となり重篤な扁桃周囲炎，扁桃周囲膿瘍となる．これらはほとんどが成人であり，その原因は扁桃機能の年齢的退行に関連している．放置すると，さらに深頸部膿瘍，縦隔膿瘍などに発展し致命的となることもあるので，試験穿刺にて膿瘍形成を確認し，穿刺吸引・切開排膿を行い早期治癒をはかる．

扁桃周囲膿瘍では特に嫌気性菌検出のために注意が必要であり，正しく検査された場合は嫌気性菌の分離頻度は高くなり，好気性菌では A 群 β 溶連菌，黄色ブドウ球菌，インフルエンザ菌等が，嫌気性菌ではプレボッテラ属，フゾバクテリウム属，ペプトストレプトコッカス属，バクテロイデス属などが主な起炎菌と考えられ，嫌気性菌が半数以上を占めている．

b 抗菌薬の使い方

嫌気性菌の検出率が高く，β ラクタマーゼ産生菌の関与も考えられるので，それらを念頭におき治療を開始する．扁桃周囲炎・膿瘍では症状も強く，重篤であるので一般的には注射剤による強力な治療を行う．早期治癒をはかり嫌気状態緩和のため穿刺吸引や切開排膿を施行する．PIPC，CTRX，TAZ/PIPC，MEPM 等の注射剤を重症度に応じて投与量を考えていくべき

☑ 抗ウイルス薬・抗真菌薬の使い方

ウイルスは感染した（人の）細胞内に侵入して増殖する．抗ウイルス薬の開発は抗菌薬に比べ非常に難しいとされてきたが，近年抗ウイルス薬の開発が徐々に進んでおり，ヘルペスウイルス，サイトメガロウイルス，ヒトパピローマウイルス，インフルエンザウイルス，ヒト免疫不全ウイルス，B 型肝炎ウイルス，C 型肝炎ウイルス等に対する抗ウイルス薬が開発されている．ウイルス感染症には軽症（いわゆる風邪症候群）から重症（脳炎やエイズ）まであるが，軽症では抗ウイルス薬は不要であり，対症療法を選択するがライ症候群を念頭におきアスピリンは使用せず，アセトアミノフェンなどを用いる．その他の症例では，それぞれの疾患につき至適使用時期・使用法・使用量に則り治療を行う．

抗真菌薬は真菌の生育を阻害するもので，細胞膜阻害作用のポリエン系薬，エルゴステロール生合成阻害のアゾール系薬，細胞壁合成阻害のキャンディン系薬，DNA 合成阻害のピリミジン系薬などがある．表在性の真菌症は軟膏・クリーム等で対応できるが，深在性真菌症は難治性感染症であり，患者背景による各真菌種別に対する至適薬剤を選択使用する．各薬剤は正しい用法・用量による適正使用を心がける．

であり，嫌気性菌の関与が強く疑われる場合には感受性の豊かなメトロニダゾール（MNZ）の使用も考慮する．

5 咽喉頭炎

a 病因

扁桃炎，扁桃周囲炎，扁桃周囲膿瘍以外の咽喉頭感染症としては急性咽喉頭炎，慢性咽喉頭炎，幼小児に好発する咽後膿瘍，あるいは急性喉頭炎の重症型である急性喉頭蓋炎などが挙げられる．喉頭およびその周囲の炎症は，喉頭が気道のうちもっとも狭い部位であるため，時として致命的なこともあり，その診断・治療は迅速かつ確実でなければならない．

症状は咽喉頭違和感という軽度のものから，嗄声，発赤，腫脹，自発痛，嚥下痛，呼吸困難まで様々である．幼小児の咽後膿瘍は最近では減少傾向にあり比較的まれな疾患となってきたが，頸動脈走行異常など血管系疾患を鑑別したあとに，穿刺吸引・切開排膿等の処置は呼吸困難に注意し，窒息させないよう懸垂頭位にて十分注意して行うべきである．急性喉頭蓋炎・喉頭蜂巣炎などは糖尿病等の基礎疾患が存在することもあり，腫脹が進むと気道狭窄，呼吸困難，窒息等が生じ，不幸な転帰をとることもあるので十分な注意が必要である．これらはウイルス感染で初発することもあるが，一般には細菌感染が主体となり急性扁桃炎とほぼ同様の原因菌による感染症である．起炎菌としてA群β溶連菌，黄色ブドウ球菌，肺炎球菌，インフルエンザ菌，カタラーリス菌，肺炎桿菌などが重要視され，特に急性喉頭蓋炎では嫌気性菌の関与も知られている．

b 抗菌薬の使い方

ウイルス性あるいは軽症の咽喉頭炎では対症療法にて寛解を待つが，中等症以上ではCVA/AMPC，SBTPC，CDTR-PI，TFLXあるいは成人ではGRNXやシタフロキサシン（STFX）などを用い，重症のものあるいは特に咽後膿瘍，急性喉頭蓋炎，喉頭蜂巣炎等では窒息の危険もあることから，嫌気性菌の関与を念頭におきつつ強力にPIPC，フロモキセフ（FMOX），PAPM-BP，MEPM，CLDMなどの注射剤を用いる．さらにこれらの疾患に対し，発赤・腫脹・疼痛等の炎症症状の緩和を目的として補助療法的に，先に述べた鼻ネブライザー療法と同様に，抗菌薬，ステロイドあるいはそれらに極少量のアドレナリンを追加して咽喉頭ネブライザー療法が行われる．また幼小児にみられる仮性クループ（声門下喉頭炎）では，アドレナリン，抗菌薬，ステロイドの喉頭ネブライザー療法が奏効する．アドレナリン，ステロイドの使用にあたってはこれらが禁忌となる基礎疾患についての十分な問診が必要である．必要ならば，ときを俟たずして喉頭軟骨膜炎，仮性クループに対する緊急気管切開等の外科的処置を施行しなければならない．

DON'Ts

- ウイルス性疾患に抗菌薬を用いるな！
- 細菌性であっても軽症では抗菌薬を使用せず3〜5日間は対症療法で経過観察を行う！
- 難治性，反復性疾患では菌検索を怠るな！　絶えず耐性菌の存在を念頭に！
- 扁桃周囲膿瘍,咽後膿瘍,喉頭蓋軟骨膜炎では窒息の危険を忘れるな！　嫌気性菌の関与を忘れるな！　ピボキシル基を有する抗菌薬の連用は低カルニチン血症の危険あり！

ヨナハ総合病院　鈴木賢二

A 処方のコツ

2 ステロイド

DOs

- ☐ 作用時間，抗炎症作用，電解質貯留作用をふまえて薬剤を選択する．
- ☐ 重篤な副作用の発症を避けるため，漫然と長期間使用しない．

ステロイドは多彩かつ強力な薬理作用を有し，多くの耳鼻咽喉科疾患の治療に用いられる．しかし，副作用も多い薬剤であり，その使用には十分な注意が必要である．本薬剤の基本的な使い方と適応そして留意点を解説する．

1 ステロイドの分類と薬理作用

一般臨床で薬剤として用いられるステロイドは，副腎皮質から分泌されるコルチゾールの分子構造を修飾して糖質コルチコイド作用を強め，代謝を遅くするために鉱質コルチコイド作用を減少させた合成ステロイド薬である．本薬剤はその作用時間によって短時間型，中間型，長時間型に分類されるが，個体差があるので注意する（表1）．また，処方する際には作用時間のほか，抗炎症力価，電解質貯留作用，生物活性半減期などを参考にする．たとえば，プレドニゾロンが無効なときや重症例ではより抗炎症作用が強い薬剤を選択し，大量投与を行うときは副作用の1つである浮腫を防ぐため，電解質貯留作用が少ない薬剤を使用する．

2 適応と使用法

耳鼻咽喉科領域におけるステロイドの適応症は突発性難聴や顔面神経麻痺，メニエール病などの聴器・前庭疾患，アレルギー性鼻炎や好酸球性副鼻腔炎を代表とする鼻副鼻腔疾患，そして咽喉頭の急性炎症性疾患など多岐にわたる．したがって，治療する疾患の病態や解剖学的特徴によって，経口薬や注射薬の全身投与，鼻噴霧薬や点耳薬，塗布薬の局所投与を行う．

経口薬はもっとも一般的で，様々な耳鼻咽喉科疾患の特に外来治療で用いられる．その投与方法は，まず十分量を投与し，その後の症状の経過に伴って減量する漸減法が行われる．長期投与後の減量はリバウンド現象や離脱症状が起こることがあるので少量ずつゆっくり減量する．こうした有害

表1 ステロイドの分類と薬理作用

作用時間	薬剤名	抗炎症力価	電解質貯留作用	血中半減期	生物活性半減期
短時間型	ヒドロコルチゾン	1	1	1.5	8〜12
	コルチゾン	0.8	0.8	1.5	8〜12
中間型	プレドニゾロン	4	0.8	2.75	18〜36
	メチルプレドニゾロン	5	0.5	3	18〜36
	トリアムシノロン	5	0	4.2	24〜48
長時間型	パラメタゾン	10	0	5	36〜54
	ベタメタゾン	25〜30	0	5	36〜54
	デキサメタゾン	25〜30	0	5	36〜54

事象を防ぎ薬剤の効果を上げるため，内因性ステロイドの日内リズムに合わせて朝多く，夕に少なくする．耳鼻咽喉科領域ではプレドニゾロンやベタメタゾンがよく用いられ，各薬剤は1錠が健常成人のコルチゾール1日分泌量の20mgと等力価になるように製造されており，1日30〜60mgから開始する．ベタメタゾンと第1世代抗ヒスタミン薬の合剤（セレスタミン®）は作用が強力で速効性もあり，好酸球性副鼻腔炎の術後によく用いられる．また，花粉症の鼻閉が強い重症例に対して，1日2〜3錠を4〜7日間投与し治療を開始することがある．

注射薬は突発性難聴や顔面神経麻痺，メニエール病などの神経耳科学的疾患，扁桃周囲炎や急性喉頭蓋炎，喉頭浮腫など急性炎症性疾患，さらにアナフィラキシーショックにも用いられ，静脈内注射や点滴静注による大量投与が行われる．通常，短時間作用型のヒドロコルチゾンやメチルプレドニゾロンが用いられ単回あるいは2〜3日間のパルス療法や漸減療法が行われる．また最近，トリアムシノロン筋注用製剤の好酸球性中耳炎に対する有効性が報告されている．

局所投与としてもっとも一般的なのはアレルギー性鼻炎に対する鼻噴霧用ステロイド薬で，プロピオン酸フルチカゾン，モメタゾンフランカルボン酸エステル，フルチカゾンフランカルボン酸エステルは，1日1回の鼻噴霧で効果があり，体内への吸収が少ないため安全性も高い．リン酸ベタメタゾン点耳薬および点鼻薬は肉芽性中耳炎や嗅覚障害に対して用いられる．外耳の炎症や湿疹，鼻前庭炎にはベタメタゾン吉草酸ナトリウム軟膏が有効である．

その他，アレルギー性鼻炎や急性喉頭蓋炎，喉頭浮腫に対する吸入療法として，作用時間が長いデキサメタゾンやベタメタゾンを生理食塩水で希釈したものが使用される．

3 使用上の注意点

ステロイドの副作用は薬剤の種類，投与方法，投与量，投与期間によって異なるが，重篤な副作用として糖尿病や消化性潰瘍がある．糖尿病はステロイドによる肝臓での糖新生の促進および末梢での抗インスリン作用によって発症する．しかし，糖尿病を発症しても，インスリン治療に対する反応が良好でケトーシスを起こすことは少ない．消化性潰瘍はステロイドが胃酸分泌を促進する一方で粘液産生を低下させることで発症するが，自覚症状に乏しく注意が必要である．また，重症感染症にステロイドを用いることがあるが，強力な消炎鎮痛作用と同時に感染症の増悪作用があるため慎重に投与する．

 Pitfall

消化性潰瘍発症の予防として制酸剤を投与することがあるが，そのため経口ステロイドの吸収率が低下する．リファンピシンやエリスロマイシンなど肝薬物代謝酵素を誘導あるいは阻害する薬剤の併用もステロイドの血中濃度に影響を及ぼす．

DON'Ts

- [ ] トリアムシノロン筋注用製剤がスギ花粉症治療に用いられることがある．保険適用ではあるが重篤な副作用があり，禁忌と考えるべきである．

鹿児島大学医学部耳鼻咽喉科・頭頸部外科　**黒野祐一**

A 処方のコツ

3 抗アレルギー薬

DOs

- 好発時期(通年性と季節性),病型(くしゃみ・鼻漏型と鼻閉型),重症度に応じて薬剤を選択する.
- 花粉症の重症例には初期療法を行う.

アレルギー性鼻炎の治療薬は,本疾患を発症抗原によって通年性と季節性に,鼻症状をくしゃみ・鼻漏型と鼻閉型に,そして重症度を分類することで,比較的容易に選択することができる.その薬剤にはケミカルメディエーター遊離抑制薬,ケミカルメディエーター受容体拮抗薬,Th2サイトカイン阻害薬,ステロイドなどがあり,これらを総称して抗アレルギー薬あるいはアレルギー性鼻炎治療薬とよぶ.本稿ではそれぞれの薬剤の特徴を解説し,病態と病型に応じた薬剤の選択方法を解説する.

1 抗アレルギー薬の種類と特徴

a ケミカルメディエーター遊離抑制薬

ヒスタミンやロイコトリエンなどの遊離を抑制する薬剤で,点眼,鼻噴霧用,経口用の多種多様な製剤が市販されている.臨床効果はマイルドで,即効性に乏しく,十分な効果が認められるには1〜2週間の連用が必要である.しかし副作用が非常に少ないため長期投与や維持療法に適している.

b ケミカルメディエーター受容体拮抗薬

1) 抗ヒスタミン薬

第1世代と第2世代があり,前者は即効性にすぐれる.しかし,鼻閉に無効で眠気や口渇など中枢鎮静作用や抗コリン作用が強い.第2世代抗ヒスタミン薬は第1世代と比較して即効性が若干劣るものの鼻閉にも有効で,効果の持続が長く,鎮静作用が少ない.

2) 抗ロイコトリエン薬(抗LTs薬)

鼻粘膜容積血管の拡張および鼻粘膜血管透過性亢進による鼻粘膜腫脹を抑制し,即時相ならびに遅発相の鼻閉を改善する.また,鼻汁分泌過多や鼻粘膜への好酸球浸潤を抑制することで,くしゃみや水様性鼻漏にも効果がある.効果発現は遅く,十分な効果を得るまでに約1週間かかる.

3) 抗プロスタグランジンD_2,トロンボキサンA_2薬(抗PGD_2,TXA_2薬)

鼻粘膜血管透過性を抑制し鼻閉に有効である.また,好酸球に存在する受容体を介してその鼻粘膜への遊走を抑制し,くしゃみや水様性鼻漏も改善する.効果発現は1〜2週間で認められ,長期連用で改善率が上昇する.

c Th2サイトカイン阻害薬

Th2細胞からのIL-4およびIL-5の産生抑制やIgE抗体産生抑制作用を有し,くしゃみ,水様性鼻漏そして鼻閉に効果がある.単剤での効果は弱いが,他の薬剤との併用で増強効果が得られる.

d ステロイド

アレルギー性鼻炎治療薬の中で最も強力で,すべての鼻症状に等しく奏効する.鼻噴霧用,経口用,注射用があるが,アレルギー性鼻炎には主として鼻噴霧用が用いられ安全性も高い.経口用ステロイドは鼻噴霧用ステロイドで制御できない症例に対して短期間に限って使用する.注射用ステロイドは重篤な副作用がありアレルギー性鼻

炎の治療には推奨できない．

2 病型による薬剤の選択

a　くしゃみ・鼻漏型
　第2世代抗ヒスタミン薬が第一選択となる．重症例では鼻噴霧用ステロイドと併用する．遊離抑制薬やTh2サイトカイン阻害薬は軽症例や維持療法に用いる．

b　鼻閉型
　抗LTs薬，抗PGD_2・TXA_2薬，もしくは鼻噴霧用ステロイドを投与する．重症例ではこれらの内服薬と鼻噴霧用ステロイドを併用する．第2世代抗ヒスタミン薬と血管収縮薬の配合剤も有効である．

3 治療の実際

a　通年性アレルギー性鼻炎
　重症度と病型を考慮し，各種治療薬の特徴と照らし合わせて薬剤を選択する．たとえば中等症のくしゃみ・鼻漏型には第2世代抗ヒスタミン薬が第一選択となり，必要に応じてほかの薬剤を併用する．そして，症状が改善すれば遊離抑制薬へ変更するなどステップダウンする．

b　季節性アレルギー性鼻炎
　通年性と同様に行うが，最重症例では第2世代抗ヒスタミン薬，抗LTs薬，鼻噴霧用ステロイドの三者あるいは第2世代抗ヒスタミン薬，血管収縮薬配合剤と鼻噴霧用ステロイドを併用する．また，例年症状が強い症例に対してはシーズンの前あるいは早期から初期療法を行う．そして，シーズンに入ったら，重症度と病型に応じて薬剤を追加あるいは変更する．

> **⚠ Pitfall**
>
> 病型の診断に注意が必要である．アレルギー性鼻炎でまったく鼻閉のないくしゃみ・鼻漏型，同様にくしゃみや鼻漏のない鼻閉型はない．症状が強い方，日常生活の支障度が高い方で診断し，すべて十全型として漫然と複数の薬剤を併用しないようにする．

DON'Ts

- [ ] 第1世代抗ヒスタミン薬は抗コリン作用があるため，喘息，緑内障，前立腺肥大には禁忌である．

鹿児島大学医学部耳鼻咽喉科・頭頸部外科　**黒野祐一**

☑ 初期療法のポイント
初期療法は例年強い花粉症症状を訴える症例が適応となり，治療の開始時期は使用する薬剤によって異なる．鼻アレルギー診療ガイドライン（2016年版）では，第2世代抗ヒスタミン薬，抗ロイコトリエン薬，鼻噴霧用ステロイド薬は，花粉飛散開始予測日あるいは症状が少しでも現れた時点で開始するとしている．そのほかの抗PGD_2・TXA_2薬やTh2サイトカイン阻害薬などは効果の発現が遅いため，飛散開始予測日の約1週間前をめどに治療をはじめる．なお，初期療法は症状がないか軽微なときの治療なので，症状が強くなったらその年に予測される花粉飛散量，患者の病型や重症度，そして職業や社会的背景も参考にして早めに本格飛散期の治療に切り替える．この治療法の有効性についてはすでに多くの研究がなされ，飛散後投与と比較してシーズン中の症状が有意に軽減され，QOLも改善されることが実証されている．

A 処方のコツ

4 抗腫瘍薬

DOs

- 頭頸部癌化学療法ではCDDPを中心に5-FU, ドセタキセル, セツキシマブを使用.
- CDDPの腎機能障害に注意し投与前にCcrを確認, 施行では水分負荷を確実に行う.
- FP療法, TPF療法, セツキシマブ併用療法などエビデンスをふまえて施行する.

頭頸部癌化学療法に使用される抗腫瘍薬はシスプラチン(CDDP)を代表とするプラチナ製剤, フルオロウラシル製剤, そしてタキサンがある. そして分子標的治療薬としてセツキシマブも使用される. 様々な臨床試験でそれらを用いる方法が研究されており, 実臨床ではそれらのデータを参考にして安全に留意し, かつ効果的に使用することが必要となる.

1 白金製剤

頭頸部癌化学療法の中心は白金製剤であり, 頭頸部癌に使用されるのはCDDP, カルボプラチン, ネダプラチンである. その中でもっとも多く用いられるのはCDDPであり, シスプラチンを含む多剤併用療法や放射線療法との併用療法が行われる. CDDPは, 5-FUとの併用療法や放射線療法との併用では$100mg/m^2$を標準的用量として単回投与を行い3週間の休薬期間をおく. 腎機能が低下している場合や患者の状態によっては80%から60%に減量する. CDDPの腎機能障害を軽減するために水分負荷を行うが, 単回投与の場合は投与前12時間に2,000mL, 投与当日に4,000mL, 投与翌日は2,000mLの水分負荷を行うのが標準とされている. また, CDDPは悪心, 嘔吐症状が強いため5-HT3受容体拮抗制吐薬などの制吐薬の投与を行う. 腎機能が低下している患者の場合は, カルボプラチンまたはネダプラチンを使用する. カルボプラチンの投与量は$300～400mg/m^2$であるが腎機能によって副作用が異なるので, 設定は薬物動態のAUCを指標にした計算式によって算出する. AUCは単回投与の場合は5～6としてカルバートの式：投与量 = AUC×(25+クレアチニンクリアランス：Ccr)を用いて計算する. プラチナ製剤のネダプラチンも腎機能障害が少ない. ネダプラチンは$80～100mg/m^2$で点滴投与し4週間の休薬期間をおく. カルボプラチン, ネダプラチンともに腎機能障害は少ないので水分負荷は投与当日に1,000mL程度でよい. しかし, 血液毒性が強く投与2～3週間で汎血球減少を生じることが多く特に血小板減少に注意を要する.

2 フルオロウラシル

フルオロウラシル(5-FU)は, ほとんどの場合CDDPとの併用療法で使用される. 5-FUは, 時間依存性の薬剤であるため持続点滴投与が原則である. 注意すべき副作用としては血液毒性, 口内炎, 下痢, 肝機能障害などがある. まれに白質脳症が報告されているので歩行時のふらつき, 四肢末端のしびれ感, 舌のもつれなどに気をつけなくてはならない. 5-FUのプロドラッグであるテガフールとウラシルとの合剤であるUFT®, またテガフールとギメラシル, オタラシルカルシウムとの合剤であるTS-1®

は，双方とも経口の一抗がん剤として使用される．UFT® は 300〜600mg（300mg/m^2）を1日量として2〜3回で分割経口投与する．腸溶顆粒である UFT-E® 顆粒もあり，こちらは1日2回の分割投与を行う．TS-1® は体表面積に応じて 1.25m^2 以下では 80mg/日，1.25〜1.5 m^2 で 100mg/日，1.5 m^2 以上で 120mg/日を原則として1日2回分割投与する．こちらも TS-1® 顆粒があり，水に溶けやすいため胃瘻からの投与に便利である．これらの薬剤は経口投与であるため投与が容易であり，一次治療のあとの補助化学療法や CDDP との併用で用いられる．補助化学療法の場合，1〜2年を目安として投与する．UFT® は連日投与し，TS-1® は2週間投与1週間休薬，または4週間投与し2週間休薬とする．副作用としては，血液毒性，食欲不振，下痢，皮膚の色素沈着などがある．軽度なものも含めて副作用発現率は 87〜95％ と非常に高率であり，特に TS-1® は UFT® と比較して効果も高いが副作用も強く注意が必要である．

これらの経口抗がん剤は，TS-1® が切除不能頭頸癌に対して CDDP と併用して放射線治療を行う臨床研究（JCOG0706 試験）が行われ優れた成績を収めたが，第Ⅲ相比較試験はなく，標準治療とはなっていない．再発転移に対する経口抗がん剤療法は，ほかに標準治療がない場合に用いられるが患者のインフォームド・コンセントが重要であり，施行する場合は効果と副作用に十分注意しなくてはならない．

3 ドセタキセル

タキサン系薬剤としてはパクリタキセルとドセタキセル（DOC）が頭頸部で使用される．DOC は，単剤では 60mg/m^2 で3〜4週間の間隔をおいて点滴投与する．導入化学療法として CDDP と 5-FU 併用療法に加えて3剤併用療法（TPF）として使用される．導入化学療法の臨床試験で FP 療法と比較して優位性が証明されている．副作用は骨髄抑制であり主に好中球減少が起こる．脱毛も 80％ の症例に発現し投与回数が増えると高度の脱毛となる．悪心，嘔吐症状は比較的軽度である．

4 セツキシマブ

分子標的薬として頭頸部扁平上皮癌に対して使用される．単独治療での使用は認められておらず，放射線治療との併用または再発転移に対して，CDDP ＋ 5-FU に併用して用いられる．投与量は，初回は 400mg/m^2 として，2回目以降からは 250mg/m^2 で毎週1回投与する．投与は，点滴投与として 10mg/分以下の速度で初回投与時は2時間，2回目以降は1時間で投与する．インフュージョンリアクションを予防するために投与前 15 分でデキサメタゾン 6.6mg，クロルフェニラミンマレイン酸塩 5mg を点滴投与する．副作用としては，皮膚症状がもっとも多く，各種軟膏やマクロライド系抗菌薬を投与する．皮疹が強い場合は効果も高いとのデータがあるので皮疹を十分コントロールして投与を続けることが必要である．重篤な副作用としては頻度が少ないが，インフュージョンリアクションや間質性肺炎が挙げられる．肺線維症の既往がある場合は注意が必要である．

5 多剤併用療法

進行した頭頸部癌に対してはこれまでに述べた薬剤を使用して多剤併用療法を施行することが多く，その代表的なレジメンについて述べる．

a　CDDP ＋ 5-FU（FP 療法）

FP 療法は欧米で様々な臨床試験が行われ頭頸部癌に対して標準的なレジメンと考えられている．また，FP 療法による導入化学療法を施行する喉頭温存治療の臨床試験も行われ，切除可能な喉頭癌症例に対し

てFP療法を3コース行い効果が得られた場合には，そのあとに化学放射線治療を行って喉頭全摘を回避する試験の結果，66%に喉頭が温存され生存率に関しては喉頭全摘を行った場合と同等であることが示されている．このように，導入化学療法でFP療法が奏効した場合は機能温存治療が可能であると考えられている．

わが国で一般的に施行されているレジメンは，CDDP 80～100mg/m^{2}を1日目に投与し，5-FUは1日700～1,000mg/m^{2}で第1日目から5日間持続点滴投与する．導入化学療法としての効果は奏効率が60～75%との報告が多く，完全奏効率（complete response：CR）は15～20%である．副作用は腎機能障害がもっとも問題となる．投与前にCcrが60mL/分以上であることを確認する．投与に際してはCDDPの腎毒性軽減のためCDDP単独投与と同様に水分負荷を行う．またCDDPによる悪心，嘔吐症状に対して制吐薬としてセロトニン受容体拮抗薬とNK-1受容体拮抗薬を投与する．

b　DOC＋CDDP＋5-FU(TPF療法)

FP療法にDOCを併用した3剤併用療法である．本療法は導入化学療法として標準的なレジメンとして施行されている．欧米において相次いでFPとTPFの比較試験が行われ，TPFがFPと比較して効果と生存期間延長において優っていることが報告された．しかしわが国においては大規模な臨床試験はなく欧米での標準用量に対する安全性は確立されていない．投与スケジュールは，DOCとCDDPはおのおの60～75mg/m^{2}で1日目に点滴投与し，5-FUは600～750mg/m^2/日で第1日目から5日間持続投与とする．TPFは優れた効果を示すが，副作用はFP療法と比較して強い．特に骨髄抑制が問題で多くの場合grade3以上の白血球減少が起こる．したがってG-CSF投与を行う場合が多いが，投与にあたってはG-CSFの有害事象も考慮し日本癌治療学会の「G-CSF適正使用ガイドライン」(http://www.jsco-cpg.jp/guideline/30.html)を参考に安全に投与することが必要である．また，血液毒性以外の副作用として，脱毛は必発であり粘膜炎も発生する．重篤な下痢の発生も経験することがあり，それらの予防的対処や発生したときの内科的治療に関しては十分な準備が必要である．TPFを行ったあとの後続治療にも注意が必要であり，遊離皮弁による再建術を含む拡大手術の施行に関しては副作用からの回復を待って施行すべきである．

> ⚠ **Pitfall**
> 導入化学療法を行う場合は目的を明確にして3コースを目標に効果を判定する．副作用で後続の治療に影響がないように注意する．

c　CDDP＋5-FU＋セツキシマブ療法

再発・転移に対する標準的治療として施行されている．CDDP 80～100mg/m^2 day 1, 5-FU 800～1,000mg/m^2 day1～4，で3週ごとに最大6コース施行する．セツキシマブは初回400mg/m^2, 2回目以降250mg/m^{2}として病状進行または毒性による中止まで毎週継続投与する．CDDPの代わりにカルボプラチンをAUC=5で用いることもある．CDDPの副作用として腎機能障害，悪心嘔吐，末梢神経障害，聴力障害，5-FUの副作用として粘膜炎，下痢，セツキシマブの副作用として皮疹，電解質異常では低マグネシウムに注意が必要である（図1）．

6　化学放射線療法の場合

化学療法と放射線療法を同時に併用する化学放射線療法（concurrent chemoradiotherapy：CCRT）は高いエビデンスが証明され，わが国でも多くの症例に施行されている．欧米においてCCRTに関する様々な無作為化比較試験が行われ，それらに対す

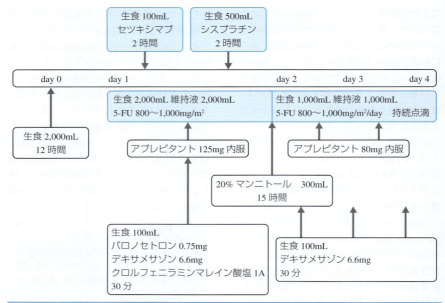

図1 FP＋セツキシマブ療法の実際

るメタアナリシスでは放射線療法に化学療法を追加することにより5年生存率の向上が証明されている．併用する薬剤は，CDDP単剤併用が世界標準とされているが，近年ではセツキシマブ併用も多く行われている．一方，わが国ではFP療法と放射線療法の併用も多くの施設で行われている．

 Pitfall

CDDP併用CCRTでCDDP100mg/m^2で標準治療として3回投与できる場合は開始時に腎機能が正常であっても50%程度である．腎機能低下では必ず減量する．

a　CDDPを併用するCCRT

放射線療法と併用する薬剤はCDDPが中心である．腎機能低下や，導入化学療法の後のCCRTではカルボプラチンも使用される．上咽頭癌に対するCCRTはCDDP併用CCRTとFP療法の追加化学療法が標準治療となっている．

CDDP併用は80～100mg/m^2で3週間に1回投与が一般的である．FP療法でCCRTを行う場合はCDDP 70mg/m^2を1日目に投与し，5-FUは1日700mg/m^2で第1日目から5日間持続点滴投与する．術後にCCRTを行う場合は，切除断端が陽性の場合やリンパ節転移に節外浸潤がみられる症例である．その場合CDDP分割投与も行われる．CDDPは40mg/m^2で毎週1回投与し放射線治療が終了するまで6～7回施行される．その場合でも，水分不可は1日2,000mLをめどに施行される．

b　セツキシマブを併用するCCRT

放射線治療とセツキシマブを併用する場合，まず放射線治療開始1週間前に400mg/m^2で初回投与を行う．そのあと，放射線治療を連日施行して，セツキシマブは毎週1回250mg/m^2で点滴投与する．外来でも施行可能であるが，設備と人員の整った外来化学療法室で行い，インフュージョンリアクションに注意することが必要である．

7 抗甲状腺癌薬

甲状腺癌に対する分子標的薬としてソラフェニブとレンバチニブがある．ソラフェニブの適応は根治切除不能な分化型甲状腺癌である．原則として放射性ヨウ素治療を行った症例で腫瘍残存または再発転移症例に用いられる．1回400mgを1日2回経口投与する．副作用としては手足症候群が10%以上に発症する．剥脱性皮膚炎が10%以下で発症し中毒性表皮壊死融解症（TEN）も報告されている．レンバチニブの適応は根治切除不能な甲状腺癌となっており，分化癌のみならず未分化癌にも適応が認められている．1日1回24mgを経口投与する．副作用として高血圧が68%に起こり高血圧クリーゼも報告されている．手足症候群も約30%と報告されている．重篤な副作用として腫瘍出血があり局所進行癌の場合特に注意が必要である．血圧上昇などに従って減量基準が定めてられている．レンバチニブは国際第III相試験で有意な生存延長を示し国内の試験で甲状腺未分化癌に対して27%の部分奏効を示している．しかし両薬剤とも頭頸部癌領域での薬物治療としては経験の少ない副作用が高頻度に発症することと投与継続が必要なことから投与は必ずしも容易ではない．甲状腺癌は進行癌や再発転移癌であっても患者のQOLが保たれている場合は多いので，投与すべきかどうかは慎重に検討すべきである．

8 これからの分子標的薬

今後頭頸部癌に適応となる分子標的薬としてもっとも有望なのはPD-1阻害薬ニボルマブである．すでにプラチナ製剤不応再発転移癌に対してランダム化比較試験で有意な生存延長が示され近いうちに保健承認される見込みである．他の分子標的薬と同様に副作用も強く，適応と副作用を十分見極めて臨床導入すべきである．

DON'Ts

- ☐ Ccrが40mL/分以下の場合はCDDP使用不可．
- ☐ 肺線維症が明らかな場合，セツキシマブは使用しない．
- ☐ 再発・転移に対するTPF療法はエビデンスなし．
- ☐ 手術まで待機的化学療法や，初回治療でとりあえずの経口抗がん剤投与は行わない．

永寿総合病院耳鼻咽喉科・頭頸部腫瘍センター　**藤井正人**

☑ **最近の頭頸部癌薬物療法**

頭頸部癌の治療は少しずつ進歩を続けているが，最近になってとても大きな変化がみられている．1970年代からCDDPが導入されTS-1，ドセタキセルと続き制吐剤の開発やG-CSFの登場で大変進歩しているがこの間30年以上かかっている．最近では分子標的薬が登場してセツキシマブを皮切りに大きな波が押し寄せている．副作用や医療費の問題があり，しっかりと足下を見据えて治療を考える時代になると考えられる．

A 処方のコツ

5 漢方薬

> **DOs**
> - 患者とのコミュニケーションをよくするための手段としても漢方薬を処方してみよう．
> - 西洋薬と併用，あるいは代替の形で漢方薬を診療に取り入れて，診療の幅を拡げよう．
> - 「証」をとるところまでいければ好ましいが，まずは代表的な薬剤から処方してみて，その効果をみて少しずつ処方パターンを増やそう．

1 漢方薬を用いる利点

実地臨床においては，2012年段階で89％の医師が漢方薬を処方しており，この数字は年々増加している．こうした趨勢から耳鼻咽喉科医の日常診療における漢方薬の役割も高まってきた．漢方薬を用いだすと，西洋薬のみの処方時と比べ，考え方の枠が拡がる以外にも以下のような様々な利点があることに気づく．①患者とのコミュニケーションがよくなる，②（特に高齢患者の場合には）多種薬剤服用から解放させられる，③もともとの訴えの改善のみならず，体調がよくなることで喜ばれる．

a 患者とのコミュニケーションがよくなる

一般に，患者が医師に対して抱く不満のもっとも多い原因は，医師が患者と話さない，患者のいうことを聞いてくれない，説明をしてくれないというコミュニケーションの問題である．薬を処方して効果が芳しくないと，当然患者には不満がでるが，漢方薬の場合はマイルドに効くという通念があるせいか，すぐ効果が現れなくても患者は許してくれる．少しでも有効ならもう少し続けて，効果が上がるのを待ちましょうといえるし，訴える症状については変化がなくても，体の別の部分で調子がよくなってくれば，またそれが継続の理由になる．さらに効果が全くみられないときでも，体質が合っていなかったようだから，違った薬に変更してみようかと提案すれば，それなりに納得してもらえて，他処方への変更にも抵抗がない．このように，診察のたびに漢方薬の効果を端緒として，コミュニケーションが成り立っていき，患者と一緒に様々な面から薬の効き目を検討することで，良好な医師患者関係が築かれる．

b 多種薬剤からの解放が可能

高齢化社会を迎え，医療も専門分化の傾向が強まり，高齢者は各専門医を訪れ，その専門医ごとに処方を受けることが多くなっている．加齢とともに多くの疾患を抱えるため，服用する薬剤数も多くなりがちで，10種以上の服用も少なくないのが実情である．投薬数が増えるほど有害作用の発現率も増えることも証明されている．耳鼻咽喉科領域では特に薬剤性味覚障害や口腔咽頭乾燥症などが生じやすい．漢方薬はもともと多種生薬を複合したものであり，選択を適正にできれば服薬数の減少に貢献できる．

c 患者の体調がよくなり喜ばれる

漢方医学には，健康状態の範囲であるが病気に著しく近い心身の状態である「未病」という概念がある．たとえば，手足の冷え，体の疲れ，胃腸の不調があるが，検査をしても異常な結果がでないような状態である．この場合，西洋薬で対処しようと思っても

適切なものが思い浮かばないが，漢方では「補剤」とよばれる免疫能を高める様々な薬が候補となる．未病に対する効果により何となく体調がよくなったと感じさせられることは漢方薬の長所である．

漢方薬は症状と1対1対応ではない．たとえば，葛根湯は感冒の第一選択薬であるが，肩こりを代表として実に多くの症状に有効である．したがって，投薬の目標とは異なる症状についても思いがけない改善があり，患者に感謝されることも多い．

2 注意点

漢方薬にも有害事象はある．その主なものは甘草に起因する偽アルドステロン症と，麻黄による交感神経刺激症状である．また，まれだが間質性肺炎も考慮しておかねばならない．単剤処方ではこうした副作用はでにくいが，構成成分に同じものがある薬剤の併用の場合が問題となる．

漢方薬は一般に作用がマイルドで効果発現まで長時間を要すると思われているが，即効性のものも少なくない．その典型例は芍薬甘草湯である．こむら返りが起こった際に同薬を服用すると5分以内に効果が現れる．持続する吃逆の場合にも同様の時間で効果を現す．麻黄剤も同様に短時間で奏功する．こうした短時間作用薬の長期使用は好ましくない．

3 具体的にどう用いるか？

漢方薬を用いた治療法には日本漢方もあれば，中医学もあり，さらにはその流派もある．処方は経験に裏づけられたものであり，本来なら漢方の専門家に師事して，基礎からきちんと診療体系を教わるのが好ましいが，そうした条件が皆に得られるわけではない．一般医師としては，まず代表的な薬剤から処方してみてその効果をみるのがいい．1つ1つを手探りのかたちで覚えていき，その間口を拡げていけばよい．ときどき劇的な効果を目の当たりにすることがあるので，それをステップに次の段階に進んでいこう．あわせて，「証」の概念など漢方に特有な診療システムを勉強していけばよい．

耳鼻咽喉科領域では，どういうときに漢方薬が使われるのであろうか．西洋薬では対処しにくい疾患，病態だから使う場合，西洋薬とほぼ同等の効果がある場合，西洋薬で副作用が生じた際に代替薬として望まれる場合，効果のある西洋薬はあってもそれが保険適用になっていない場合，西洋薬の補助薬として用いる場合などが漢方薬の出番であるが，それに該当するであろう病態を表1に示した．また，耳鼻咽喉科領域疾患に対する漢方薬として，初心者向けに第一選択薬と第二選択薬を表2に示した．実際には個々の患者にあったものを選択すべきであろうが，まず手がかりとして利用されたい．

表1 漢方薬の出番

1	西洋薬では対処しにくい疾患，病態 耳鳴，慢性めまい，舌痛症，咽喉頭異常感症，外耳道湿疹反復例，反復性感染症，老人性鼻漏，老人性嗄声
2	西洋薬とほぼ同等の効果がある場合 感冒，インフルエンザ，急性低音障害型感音難聴，メニエール病，急性めまい
3	西洋薬で副作用が生じた際に代替薬として望まれる場合
4	西洋薬で効果はあるが保険適用がない場合 口腔乾燥症
5	西洋薬の補助薬として用いる場合 アレルギー性鼻炎，ステロイド依存性難聴

表2 耳鼻咽喉科領域疾患に対する漢方薬——第一選択薬と第二選択薬

疾患・病態	第一選択薬	第二選択薬
滲出性中耳炎	柴苓湯	五苓散
めまい	苓桂朮甘湯	柴苓湯
耳鳴	牛車腎気丸	釣藤散
外耳道湿疹	消風散	治頭瘡一方
インフルエンザ	麻黄湯	柴胡桂枝湯
アレルギー性鼻炎	小青竜湯	越婢加朮湯
慢性副鼻腔炎	葛根湯加川芎辛夷	辛夷清肺湯
嗅覚障害	当帰芍薬散	人参養栄湯
咽頭痛	桔梗湯	小柴胡湯加桔梗石膏
口腔咽頭乾燥症	麦門冬湯	白虎加人参湯
咽喉頭異常感症	半夏厚朴湯	柴胡加竜骨牡蛎湯
嚥下障害（誤嚥性肺炎）	半夏厚朴湯	補中益気湯
咽喉頭逆流症（LPRD）	六君子湯	半夏厚朴湯
かぜ症候群後遷延性咳嗽	麦門冬湯	麻杏甘石湯

4 漢方薬のエビデンス

　耳鼻咽喉科領域で，二重盲験ランダム化比較試験が行われているのは2論文にすぎない．このうち，アレルギー性鼻炎に対する小青竜湯はエビデンスが明らかになっているが，慢性耳鳴に対する半夏厚朴湯については，プラセボ群との間に有意差は認められていない．しかし，ランダム化比較試験については多数の論文があり，それらをまとめた漢方治療エビデンスレポート2013と漢方治療エビデンスレポート Appendix 2014が日本東洋医学会のHPに掲載されている．

DON'Ts

- 芍薬甘草等や麻黄剤など速効性の漢方薬の長期使用はするな．
- 漢方薬でも有害事象は起こる．薬剤の構成成分を検討せずに多剤併用はするな．

石橋総合病院　**市村恵一**

B 注意すべき薬剤管理

1 検査・周術期

DOs

- 抗凝固療法，抗血小板療法を受けている患者は非常に多いため，処置・手術が必要なケースでは必ず内服薬のチェックを忘れないようにしよう．
- 院内ガイドラインを参考に，または処方医と連絡をとり，抗凝固薬や抗血小板薬の休薬，代替療法について方針を決定しよう．
- ヨード系造影剤の禁忌事項を把握して問診をしよう．

1 抗凝固薬, 抗血小板薬の休薬

a はじめに

　心臓血管・脳血管疾患の増加，糖尿病の増加に応じて，抗凝固療法，抗血小板療法を長期間にわたって受けている患者は増加の一途をたどっている．したがって，こうした患者が日常様々な観血処置を受ける機会も増加しており，処置を安全に行うためには，適切な方法により抗血小板薬，抗凝固薬の減量・中止が行われる必要がある．しかしその一方で，血栓症に対して正しく行われていた抗血小板・抗凝固療法が不用意に中断されてしまい，代替療法が行われなかったために血栓症が発症し，しばしば非常に重篤な転帰をとることもある．

　これらの患者において，処置・手術を安全に行うためには，抗血小板・抗凝固療法を受けている原疾患について正しく理解するとともに，これらの薬剤を処方している主治医と密接な連絡をとる必要がある．

b 抗凝固療法の現状

　過去半世紀あまり，経口抗凝固薬のチャンピオンはワルファリンであった．ワルファリンは効果発現・中止後の効果減弱が遅く，予防効果に優れる反面，治療域と副作用域が近接しているため，プロトロンビン時間(PT-INR)によるモニタリングが不可欠で，なおかつ食事や併用薬剤の影響を受けやすいなど，非常に使いづらい薬剤である．近年，この経口抗凝固薬に半世紀ぶりの新薬ラッシュが訪れた．選択的なトロンビン，FXaの直接阻害薬である新規経口抗凝固薬(New Oral Anticoagulants：NOACs)の登場により，ワルファリンの使用量は減少傾向にあり，NOACs内服患者の増加に伴い，抗血栓療法中の患者の処置・手術を行う際のマネージメントに注意する必要が生じている．

c ワルファリン

　ワルファリンは治療域が狭く(有効かつ安全な範囲が狭い)，食事やほかの薬剤などに影響されるため，定期的にその効果をチェックする必要がある．ワルファリン療法における治療域の設定は，血液凝固能を低下させて血栓形成を十分に防ぐとともに，出血を起こさない範囲の血液凝固能レベルとして，経験的に決められてきたものである．現在では，PT-INRで血液凝固能を評価するのが世界的には標準である．

　一般に，ワルファリンの休薬により血栓性・塞栓性疾患発症のリスクは上昇し，一説では休薬100回につき約1回の割合で血栓塞栓症が発症するとされる．しかも，多くの場合，一度発症すれば病態は重篤で予後不良である場合が多い．特に抗凝固療法が選択される機械的弁置換症例では，抗血栓療法を施行しなかった場合の血栓塞栓症の発症率が高いことに留意する必要がある．主治医は，処置開始前にワルファリン処方

表1 新規経口抗凝固薬の特徴（2013年時点）

	Dabigatran	Rivaroxaban	Edoxaban	Apixaban
商品名	プラザキサ	イグザレルト	リクシアナ	エリキュース
Target	FIIa(DTI)	Fxa	Fxa	Fxa
Prodrug	Yes	No	No	No
Dosing	Twice daily	Once daily	Once daily	Twice daily
凝固能モニタリング	要求なし	要求なし	要求なし	要求なし
Pharmacological effect	TT, APTT, PT	PT, APTT	PT, APTT	PT, APTT
半減期（時間）	12～17	5～9	9～11	9～14

医より抗凝固療法を行っている基礎疾患の情報を入手することが基本である．

d 新規経口抗凝固薬（NOACs）

ワルファリンの欠点を補うべく，近年，直接活性化凝固因子を抑制する新たな経口抗凝固薬が出現している．これらの新規経口抗凝固薬は，食物制限や血液凝固モニタリング検査の必要がないとされる．確かに，トロンビン時間（TT），活性化部分トロンボプラスチン時間（APTT），PTの延長作用はそれぞれの薬剤で認められるものの，出血有害事象との関連は見いだされなかった．またワルファリンと異なり，NOACsは服用時間によって薬効を現す凝固時間が異なり，モニタリングは目下のところ現実的ではない．

これら新規薬剤は上市されてから間もないこともあり，内服中の中止の影響については，臨床的な経験が不足している．表1に示すように，半減期はもっとも長いもので17時間であることから，通常12～24時間前に内服中止すれば，その効果はほぼ消失すると考えられる．また，再開する場合も，ワルファリンと違って直ちに効果が得られる．一方，中止した場合の血栓症再発のリスクについては，適用が拡大するにつれ，高リスクの病態（弁膜症を伴う心房細動，機械弁等）に用いられる可能性があり，この場合は，高リスク病態に対するワルファリン服用患者と同様，中止に伴い，必要に応じてヘパリン置換が必要である．特に，ワルファリンと異なり，中止後非常に短時間で効果が消失することから，高リスクの病態に対して使用されている場合は，むしろワルファリン以上に代替抗凝固療法の開始のタイミングについて留意する必要がある．

e 代替療法

抗血小板療法の代替血栓療法として，ヘパリン置換を推奨することがあるが，これについては明白な科学的根拠が不足している．ヘパリンはあくまでも抗凝固薬であって，抗血小板薬の薬理作用を代替することはできない．しかしながら，血栓症の急性期治療においてヘパリンは日常使用され，一定の効果が認められると考えられ，他薬剤を中断した場合の血栓症を短期間抑制する効果があると考えられる．表2，3に抗凝固薬，抗血小板薬の処置または術前休薬期間，代替療法の一例を示す．各施設で基準を設けている場合もあるので規約やマニュアル等があれば参考にすること．

> ⚠ **Pitfall**
> 周術期に休薬すべき内服薬としては，ほかに経口避妊薬がある．術前4週間前からの休薬が必要であるので注意すべきである．

2 造影CT

造影CT検査は，単純CT検査に比べ非常に多くの情報が得られ，治療方針の決定や変更に非常に役立つ検査である．しかし，造影剤には副作用も存在し，検査を行ううえで注意すべき点もある．

表2 経口抗凝固薬内服中の対応の一例

休止薬	病態による血栓塞栓症のリスク	
	高リスク	低リスク
ワーファリン	3～4日中止 中止翌日よりヘパリン置換	3～4日中止 INR＜1.5，再出血なし・止血を確認後内服再開
プラザキサ	当日内服から中止．ただし，腎機能低下例では症例ごとに2～4日前から中止を考慮．特に血栓症リスクが高いと考えられる場合は中止後1～2時間後よりヘパリン置換	12～24時間前中止． 腎機能低下例では症例ごとに2～4日前から中止を考慮． 再出血なし・止血を確認後再開
イグザレルト リクシアナ エリキュース	当日内服から中止 中止12～24時間後よりヘパリン置換．血栓症リスクが高いと考えられる場合は中止後1～2時間後よりヘパリン置換	12～24時間前に中止 再出血なし・止血を確認後再開

表3 抗血小板薬内服中の対応の一例

高リスク	低リスク
中止期間 アスピリン：3～5日 チクロピジン，クロピドグレル：5～7日 アスピリン，チクロピジンまたはクロピドグレル併用：7日 シロスタゾール：3日	
処置4～5日前よりヘパリン置換	処置終了後再開

　まず，①造影剤使用の適応，②造影剤使用についての問診，③説明と同意の3点が非常に重要である．造影剤を使用しなくても，単純CTやMRI検査で代用可能な場合もある．また，造影CTを選択した場合，ヨード系造影剤の禁忌，原則禁忌，慎重投与について十分把握し，問診を行う必要がある．禁忌としては，「ヨードまたはヨード造影剤に過敏症の既往歴のある患者」，「重篤な甲状腺疾患のある患者」である．ほかにも気管支喘息，重篤な心疾患，重篤な腎障害のある患者では，特に注意が必要である．特に，重篤な腎障害のある患者では造影剤腎症のリスクがある．造影剤腎症は，ヨード造影剤投与後72時間以内に血清クレアチニン値が投与前値よりも0.5mg/dL以上または25％以上増加したものと定義される．腎機能は可逆的である場合も多いが，人工透析となってしまう可能性もある．予防には，検査前後の補液がよいとされる．検査前からやや腎機能が悪く造影剤腎症のリスクのある患者では，十分に補液を行って造影CT検査を行う必要がある．

DON'Ts

□ 休薬可能であると自己判断しない．必ず，原疾患の確認，処方医へ連絡がとれる場合は休薬の是非，代替療法の必要性について確認すること．

名古屋大学医学部耳鼻咽喉科　**吉田忠雄／曾根三千彦**

B 注意すべき薬剤管理

2 妊産婦

DOs

- 生殖年齢女性への薬剤投与では「女性をみたら妊婦と思え」の原則で，より安全で添付文書上禁忌になっていない薬剤を投与しよう．
- 慢性疾患をもつ女性に対しては，可能であれば，いつ妊娠してもいいような薬剤選択を行う．
- 薬剤投与中に妊娠が判明した場合は産科医に相談するか，国立成育医療研究センター「妊娠と薬情報センター」に相談しよう．

1 妊娠の時期と薬剤の影響(図1)

上記のように生殖年齢女性の薬物投与では，より安全で添付文書上禁忌となっていない薬剤を投与することを原則とする．特に近年，生殖補助医療技術の進歩に伴い，卵子提供による妊娠という妊娠形態が出現してきたため，一般的に考えられている生殖可能年齢の上限がなくなってきているという現実もあるので，必ず妊娠の有無については患者に尋ねる必要がある．

一般的に受精前あるいは受精から2週間（＝予定月経開始日：妊娠3週末）までの医薬品の投与は胎児に奇形を起こさないことが知られている．妊娠4週以降7週末までが器官形成期といわれ催奇形性が問題になる時期である．妊娠8週以降12週末までは大奇形を起こす可能性が低いものの小奇形を起こしうる時期であるので，まだ，注意が必要である．妊娠13週以降は奇形を

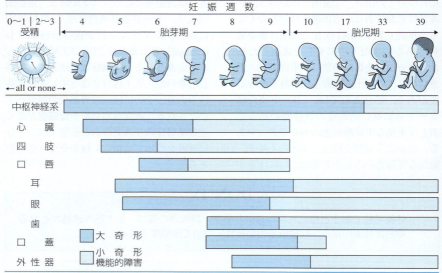

図1 胎児の発生における危険期(伊藤真也，他編：妊娠と授乳．改訂第2版，南山堂，7，2014より)

起こさないものの胎児機能障害を起こすものがあり，注意が必要である．しかしながら，薬剤によっては，治療上の有益性が胎児への悪影響を上回る場合もあるので症例ごとに適応を決める必要がある．

2 父親の薬剤使用

現在までに父親が使用した薬剤に起因することがわかっている先天異常はない．しかしながら，男性の薬剤使用によって精巣毒性による妊孕能低下の可能性が示されている場合もあり，添付文書上に男性に投与した場合避妊の指示が記載されている薬剤もあるので，注意が必要である．

3 胎児に機能的障害を及ぼす薬剤の代表例

母体が摂取した薬剤が経胎盤的に胎児に移行して，胎児に対して有害事象を生じさせることを胎児毒性といい，胎児への機能異常，発育障害，腎機能障害，循環障害などを引き起こす可能性がある薬剤が存在している．

代表例を以下に示す．

A 降圧薬

妊娠中の降圧薬使用については，母体血圧の低下に伴う胎児・胎盤循環の減少の副作用や，一般に降圧薬として汎用されているアンジオテンシン変換酵素阻害薬（ACE）やアンジオテンシンⅡ受容体拮抗薬（ARB）による胎児腎不全および腎不全に伴う羊水過少症，肺低形成の発生の問題が挙げられる．

B 非ステロイド系抗炎症薬（NSAIDs）

妊娠後期に非ステロイド系抗炎症薬（NSAIDs）を使用すると，胎盤を通過したNSAIDsが胎児の内因性プロスタグランジン合成阻害を引き起こすことによる胎児動脈管収縮およびそれに伴う胎児右心不全，胎児水腫，胎児死亡の症例が報告されている．

C 抗菌薬

有名なものにアミノグリコシド系抗菌薬，テトラサイクリン系抗菌薬による胎児神経毒性や胎児歯牙形成障害が知られている．

D その他

アルコール，喫煙，麻薬系鎮痛薬，アルキル化剤等の胎児毒性も知られているので注意が必要である．

4 授乳婦への薬剤使用

授乳婦への薬物治療の問題点としては，母乳育児の利点と薬物の影響の両方を考慮する必要がある．一般的には一部の例外を除き授乳婦が服用している薬物が児に大きな悪影響を及ぼすことを示したエビデンスはない（「産婦人科診療ガイドライン―産科編2014」）ことを考慮し，個別の薬剤についてはそれぞれの添付文書や後述する専門書を確認する必要がある．

投与禁止の薬剤としては，抗がん剤，放射性ヨードが挙げられ，そのほか抗てんかん薬，抗うつ薬，抗不安薬等では個別に相談する必要がある．

5 添付文書の記載とFDA分類

添付文書上の記載としては，用法および用量，効能または効果，剤形等から妊婦，産婦，授乳婦等の患者に用いられる可能性があって，ほかの患者と比べて，特に注意する必要がある場合や，適正使用に関する情報がある場合には，必要な注意を記載すること，また，投与してはならない場合は禁忌の項にも記載することとなっている．動物実験，臨床使用経験，疫学的調査等で得られている情報に基づき，必要な事項を記載するとされている．実際には，有益性投与の項目が多く，有益性の判断についての具体的な基準が記されていないということや，妊娠中は禁忌とされている薬剤の中に，外国では第一選択になっているカルシウムブロッカーのような薬剤もあり，EBM

に基づいたグローバルスタンダードの構築が望まれている．

6 耳鼻科での薬剤使用について

局所投与の外用剤（点鼻，点眼，軟膏など）は，全身循環への移行は微量であり，胎児に与える影響はほとんどないと考えられている．一方，添付文書上は禁忌もしくは有益性投与とされていることも多く，場合によっては患者への十分な説明が必要となる．例外は，妊娠後期のNSAIDs入りの鎮痛貼付剤であり，注意が必要である．

抗菌薬はペニシリン系，セフェム系は妊娠，授乳期を通じて安全とされているので，第一選択とする．

抗アレルギー薬は，有益性投与の品目がほとんどであるが，ロラタジン，セチリジン，レボセチリジンは妊娠，授乳で比較的安全とされている．

解熱・鎮痛薬はアセトアミノフェンのみが妊娠の全期間を通じて投与可能となっているので，第一選択とする．妊娠中期までは，ほかのNSAIDsも使用可能である．

抗インフルエンザ薬については，オセルタミビルおよびザナビビルが比較的安全とされている．

DON'Ts

☐ 女性に対して安易な投薬を行わない．

参考ウェブサイトおよび図書

1) 国立成育医療研究センター「妊娠と薬情報センター」
2) 虎の門病院「妊娠と薬相談外来」
3) 伊藤真也，他（編）：妊娠と授乳．改訂第2版，南山堂，2014
4) Briggs GG, et al.：Drugs in Pregnancy and Lactation, 9th ed, Lippincott Williams and Wilkins, 2011.

慶應義塾大学医学部産婦人科　**田中　守**

トピックス

Topics

1 老化とアンチエイジング

アンチエイジング医学

❶ アンチエイジング医学とは

生物は加齢に伴い臓器や組織の変性が進み,代謝が下がり,老いていく.抗加齢医学(アンチエイジング医学)は,加齢という生物学的プロセスに介入を行い,動脈硬化や癌のような加齢関連疾患の発症確率を下げ,健康長寿をめざす医学である.

❷ 老化のメカニズム

カロリー制限仮説,酸化ストレス仮説,ミトコンドリア機能仮説がエビデンスの存在するサイエンスとして認識されている.長寿の代謝マーカーとして低体温,低インスリン血症,高 DHEA-s 血症があり,これらはカロリー制限したサルにも認められている.カロリー制限は老化遅延や寿命延長効果があり,癌の発生も抑制する.そのメカニズムには長寿遺伝子といわれるサーチュインのほか,インスリン IGF-1,PI3K/Akt シグナル伝達系,mTORC1,FOXO などが関与する.

酸化ストレスは活性酸素によるタンパク質,核酸,脂質など生体成分への酸化修飾であり,結果として種々の臓器機能障害が惹起される.リポフスチンを代表とする老化色素がエイジングに伴い蓄積すること,抗酸化薬の投与が小動物の平均寿命を延長すること,長寿遺伝子の探索で酸化ストレス関連遺伝子が見出されたことなどが示されている.ミトコンドリア遺伝子の変異や欠失は加齢に伴い蓄積することが内耳で確認されている.ミトコンドリア遺伝子の修復機能が障害され,遺伝子異常が早期から蓄積する POLG マウスでは老化が促進されて短命となることが報告されている.

❸ 聴覚のアンチエイジング医学

カロリー制限がマウスの加齢性難聴発症を遅延させること,蝸牛における酸化ストレスは加齢に伴い蓄積し,抗酸化酵素であるカタラーゼを増やしたマウスでは難聴が遅延し,Cu/Zn superoxide dismutase を欠失させたマウスでは難聴が促進すること,α リポ酸や CoQ10 などの投与により難聴発症が抑制されること,POLG マウスでは早期から難聴が生じることが報告されている.これらの結果から,酸化ストレスによるミトコンドリア遺伝子異常の蓄積が老人性難聴の発症に重要であることが示唆され,疫学における騒音曝露,喫煙,動脈硬化の影響の報告や,老人性難聴に関与する遺伝子多型の報告もこの仮説を支持している.このような背景をもとに老人性難聴の予防に介入することが聴覚のアンチエイジング医学である.

❹ 運動とメンタルの重要性

運動もアンチエイジングに重要であり,自発的な運動をさせたラットでは約 10% の寿命延長が観察されている.ヒトの大規模データでも,食事制限や適度な運動,座っている時間の減少によって動脈硬化などの病的現象や死亡率が抑制される.すなわち生活習慣の改善がアンチエイジングの基本といえる.また「ごきげん」な人ほど長寿というデータもあり,ポジティブな精神状態を保つことも重要視されている.運動やメンタルの効果や機序を調べることも今後の重要課題である.

(東京大学医学部耳鼻咽喉科　山岨達也)

Topics

1 老化とアンチエイジング

難聴

　加齢性難聴のメカニズムは諸説あるが，活性酸素，フリーラジカル過剰産生による酸化ストレスが，蝸牛内ミトコンドリアDNA変異の蓄積，ミトコンドリア機能の悪化をもたらし，聴覚機能に重要な役割を果たす細胞が障害を受けるという仮説が有力である[1]．したがって聴覚のアンチエイジングは，蝸牛内におけるフリーラジカル過剰産生の予防が重要と考えられ，動脈硬化，虚血，騒音曝露を極力避け，フリーラジカルを除去する物質の摂取に予防効果が期待されている．実験動物では効果が認められているが，ヒトにおけるエビデンスはまだ不十分で，今後の検証が待たれる．

　難聴は高齢者にとってもっとも一般的な感覚障害で，難聴があると個人にも社会にも不利益がもたらされるという研究報告が相次いでいる．高齢者にとって難聴の存在は，コミュニケーション障害，社会活動の減少から，抑うつ，意欲低下（アパシー），認知機能低下，脳萎縮，社会的孤立，フレイルや転倒，日常生活動作低下，医療介入へのアドヒアランス不良，要介護リスクや死亡率の増加にまで関連することや，雇用，経済状況に不利に影響することが，国内外の調査研究で実証されている．補聴器や人工内耳を活用した難聴への介入は，難聴がもたらす不利益を抑制することができるのかという点にも関心が高まっている．

　補聴器使用者，非使用者を追跡して，認知機能の長期的な変化を観察した縦断研究の結果が，2015年に，米仏より相次いで報告された．1つは米国のEpidemiology of Hearing Loss Study（EHLS）部分集団からの報告で，補聴器使用群69名と非使用群597名を5年後，11年後に評価したところ，Mini-Mental State Examination（MMSE）でみた認知機能は2群間に有意な差はなく，11年の追跡期間中に認知症を発症した者の割合も，補聴器使用群11.1％，非使用群15.5％で有意差はなかったことを報告した[2]．もう1つは，脳の老化を研究するための前向き研究PAQUIDコホートからの報告で，フランスに住む65歳以上の住民ベースの集団3,670名（自覚難聴なし群2,394名，自覚難聴あり群1,276名，うち補聴器使用群150名）を対象に，MMSEで認知機能を評価し，2〜3年ごとに最長25年間追跡した結果である[3]．難聴なし群に比べて，難聴がありかつ補聴器非使用群では25年間のMMSEスコアの低下が早かったが，一方，難聴があっても補聴器使用群では，難聴なし群と有意な差を認めなかった．この結果より難聴が認知機能低下を加速させる効果は，補聴器使用により抑えられたと結論づけている（性や年齢，教育レベル調整あり）．この大規模な集団で25年の長期にわたりデータを集積した本研究に匹敵する検証は容易にできるものではないため，今後長きにわたって引用され続ける意義深い調査結果である．

　高齢期の難聴が，多くの好ましくない事象と密接にかかわっていることは明白であり，今後は，難聴への適切な介入法に関するエビデンスの積み重ねが課題である．

文献

1) 山岨達也：Therapeutic Research 2014；35：808-810.
2) Dawes P, et al.: Int J Audiol 2015；54：838-844.
3) Amieva H, et al.: J Am Geriatr Soc. 2015；63：2099-2104.

（愛知医科大学耳鼻咽喉科　内田育恵）

Topics

1 老化とアンチエイジング

平衡障害

❶ 老化と平衡機能

めまい・平衡障害は，高齢者において非常に多く認められる症候である．転倒・骨折の重大なリスクファクターの1つであり，寝たきりの大きな原因の1つともなっていることから，その対策は極めて重要である．

a 体平衡

前庭覚，視覚，下肢の固有知覚からの入力が，小脳・脳幹などの中枢神経系で処理され，下肢の筋肉に出力されることによって維持されるが，加齢とともにそれぞれの感覚入力が徐々に衰え，かつ中枢神経系の処理機能や下肢の筋力も徐々に低下する．

b 末梢前庭

半規管や耳石器の有毛細胞数は20歳代より減少し始め，80歳を超えると20歳代と比較して約半分にまで減少する．また，前庭系の一次求心線維である前庭神経の細胞数や脳幹の前庭神経節の神経細胞においても加齢に伴い減少するが，有毛細胞の減少に比べて緩徐である．

c 前庭機能

聴力と同様に加齢とともに低下する．外側半規管の機能を測定評価する回転検査においては，前庭動眼反射の利得は加齢とともに低下し，その低下は特に高周波数で回転刺激を行った際に著しい．また，低周波数の半規管機能を反映する温度刺激検査では加齢による変化がはっきりせず，極めて高い周波数の半規管機能を評価する head impulse test において加齢変化が比較的早期から認められる．これらのことは，老人性難聴において，高周波数の聴力が低周波数の聴力よりも早く障害されるのと類似している．耳石器の機能検査である VEMP においては，加齢とともに反応の振幅が低下し，潜時は延長する．このことは半規管機能と同様に耳石器の機能も低下することを示している．

❷ 加齢による平衡障害の対策

高齢者の平衡障害の原因は様々であり，前庭機能の低下だけでなく，下肢の筋力や柔軟性，視力，固有知覚，小脳・脳幹機能などの機能低下によっても生じうる．高齢者の平衡障害の対策を行う際は，複数の機能検査を組み合わせて行い，個々の症例に応じた対策を行うことが肝要である．

前庭機能低下による平衡障害には，前庭リハビリテーションが極めて有効である．前庭リハビリテーションは，頭部の運動を繰り返し行うことで末梢前庭を刺激し，中枢神経系の可塑性や他の部位による前庭障害の代用を促進するものであり，前庭障害による平衡障害のみならず，心因性のめまいや小脳障害による平衡障害にも有効であることが示されている．

加齢性の前庭機能低下を防ぐのに有効な薬剤はいまだ開発されていないが，加齢性難聴の予防に，コエンザイム Q10 や α-リポ酸などの抗酸化薬が有効との報告がなされており，加齢性前庭障害の予防にも有効である可能性がある．今後，加齢性前庭障害に対する新規治療・対策の開発が待たれる．

（東京大学医学部耳鼻咽喉科　岩﨑真一）

1 老化とアンチエイジング

嗅覚障害

❶ 嗅覚の加齢変化とリスクファクター

　嗅覚も他の感覚と同様，加齢とともに低下する．Doty らの約 2,000 名を対象とし，嗅覚同定検査を用いて行った調査では，男性では 60 歳代から，女性では 70 歳代から嗅覚が低下すると報告されている．わが国での調査でも同様の結果が報告されており，両報告に共通することは，女性の方が男性よりも嗅覚機能が保たれることである．嗅覚低下のリスクファクターとして多くの論文で挙げられているのは，加齢，男性，鼻副鼻腔疾患の既往，喫煙，動脈硬化などである．

❷ 嗅覚低下の問題点

　高齢者における嗅覚低下の第一の問題点は，高齢者自身が嗅覚低下に気づいていないことである．われわれが地域の健常な高齢者を対象として行った調査では，60 歳以上の 67% が嗅覚同定検査で健常者の標準値を下回り，8% が嗅覚脱失を示す数値であった．しかし，同定検査の事前に行った日常のにおいアンケートでは，標準値を下回る対象は 10% に満たず，大部分の対象が自身の嗅覚機能を正常と思っていた．嗅覚障害患者が日常生活の支障として訴えるのは，①食品の腐敗に気づかない，②ガス漏れに気づかない，③食べ物がおいしくない，④調理の味付けがうまくできない，⑤煙に気づかないであり，日常生活での危険や食に関する問題を抱えていた．したがって，高齢者の多くが，これらの危険が身に迫っていることに気づいていないことが推察される．

　嗅覚低下が抱えるもう 1 つの問題点は，嗅覚障害がアルツハイマー病やパーキンソン病などの神経変性疾患の前駆症状となっていることである．嗅覚低下者は正常者よりも有意に高率に軽度認知障害となりやすく，また，軽度認知障害患者のうち，嗅覚低下を生じている患者はより高率にアルツハイマー病に移行しやすいと報告されている．また，パーキンソン病患者では，発症平均 4 年前に嗅覚障害を発症しているとの報告もある．高齢者の原因不明の嗅覚低下をみた場合，これらの疾患の可能性を念頭におかねばならない

❸ 嗅覚低下の予防と対策

　嗅覚低下の予防としてまず，リスクファクターの回避が挙げられる．すなわち，鼻・副鼻腔疾患の予防，禁煙，動脈硬化防止のための食生活の工夫と適度な運動である．週に 3 回以上，汗をかくほどの運動を行っている人では，5 年後に嗅覚低下をきたす危険度が 70% に低下するとの報告がある．また，意識してにおいを嗅ぐことも重要である．それにより，自己の嗅覚機能が保たれているか自覚することができる．また，毎日一定のにおいを嗅ぐ olfactory training が嗅覚低下の予防効果をもつとの報告もあることからも，意識してにおいを嗅ぐということは，嗅覚低下の予防につながる可能性がある．

〔金沢医科大学耳鼻咽喉科学　三輪高喜〕

Topics

1 老化とアンチエイジング

高齢者の味覚障害

　当科味覚外来では年々，受診者数は増加傾向にあり，その多くは高齢者である．味覚は甘味・塩味・酸味・苦味・旨味で基本五味が構成されるが，低下する味質や年齢については，いまだ一定の見解は得られていない．高齢者の味覚障害は味覚低下のような量的異常以外にも異味症や自発性異常味覚のような質的異常をしばしば合併し，口腔乾燥を伴うことも多い．原因別では若年者と比較して薬剤性が有意に多い[1]．

　高齢者は認知機能が落ちているため，電気味覚検査と濾紙ディスク法に乖離がみられることが多く，こういった例では認知閾値を測定するのには全口腔法を併用することが望ましい．嗅覚障害と異なり，味覚障害は認知症の初期症状としての見解は確立されてはいない．しかし認知症疾患で電気味覚閾値では健常人と有意差は認めなかったが，化学味物質の認識が有意に悪くなるという報告はあるため[2]，電気味覚検査と濾紙ディスク法の両検査を施行し，乖離の有無をみることも必要である．当外来では味覚障害と同時に嗅覚低下や認知症の症状も訴えたため，認知症センターにコンサルトしたところ，てんかんが発見された例もある．現在のところ，因果関係は明確ではないが高齢者では中枢性の割合も高くなるため，今後の味覚中枢経路の解明など新たな展開を期待したい．

　特発性，亜鉛欠乏性味覚障害においては，治療期間は若年者と比較して有意に長期にわたるものの，改善率に有意差はなく，安易に老人性と決めつけて放置せずに高齢者でも積極的に治療を行うことが望ましい．高齢者は腸管吸収機能の低下，亜鉛キレート作用をもつ薬を長期に内服していることが多いため，低亜鉛血症を引き起こしやすい．また加齢に伴う唾液分泌機能の低下，義歯などによるそしゃく機能の不具合なども背景にあるため，口腔内の環境に留意することも必要である．

　加齢性による味覚異常は西洋医学的には特発性味覚障害に分類されるが，特発性味覚障害の治療として第一選択である亜鉛内服療法に効果がみられない場合も多い．当科を受診した自発性異常味覚例で味覚障害の原因となりうる薬剤を中止，3か月以上継続した亜鉛鉄製剤の内服療法にも全く反応しなかったが八味地黄丸内服にて速やかに治癒し，中止後にまた同様の症状が再燃，八味地黄丸再開後に再び速やかに治癒した症例を経験した．この症例では八味地黄丸が著効したと考えられ，加齢性が疑われる症例には補腎剤(八味地黄丸，六味丸や牛車腎気丸など)を使用してみてもよいと思われる．味覚障害に保険適用はないので糖尿病，高血圧，腰痛などをもつ症例に使用する．

文献
1) 岡　秀樹, 他：口腔・咽頭科 23：147-150, 2010
2) Doty RL, et al.：J Neurol 262：547-557, 2015

(兵庫医科大学耳鼻咽喉科・頭頸部外科　任　智美／阪上雅史)

Topics

1　老化とアンチエイジング

嗄声

❶ 加齢による嗄声の原因

　老化に伴う嗄声は古くより知られており，ヒトの声は特に男性においては年とともに気息性嗄声を呈し声が高くなり弱々しくなる．これは声帯が萎縮するためで女性にも起こるが，女性では逆に声帯が浮腫をきたし低く粗造性の嗄声になることがあり，これは女性ホルモンの低下に伴うものと理解されている．声帯の萎縮は声帯筋および粘膜の萎縮により起こり，声帯粘膜は弓状となりテンション（張力）を失うため粘膜振動の減弱と声門閉鎖不全をきたす．声帯筋においては筋繊維の減少と粗断面積の減少が，粘膜においては粘膜固有層浅層におけるヒアルロン酸の減少とこれに伴う菲薄化，線維化をきたす．これらの組織変化が加齢による声帯萎縮とこれに伴う嗄声の主な原因となる．また，加齢による呼吸機能の低下がさらに声帯振動の低下へとつながる．

❷ 診断

　喉頭内視鏡検査で声帯の器質的病変や運動障害がなく，声帯の弓状萎縮を認め，ストロボスコピー検査で声帯振動の減弱と声門閉鎖不全を認めれば声帯萎縮と診断される．声門閉鎖不全を補完するために声門上の代償性絞扼がしばしば観察される．

❸ アンチエイジングのための方策

　声帯萎縮をきたさないためには声帯筋の維持と粘膜の保持が重要である．加齢とともに全身の筋肉は衰えていくが，これを予防するには筋肉を使うしかなく，日常的に朗読や歌などの発声を行うことが推奨される．粘膜の萎縮は声帯粘膜固有層内の線維芽細胞の劣化により発生するため，声帯の進展と振動による刺激を細胞に与え続けることが大事である．最近はより積極的な老化防止策として，抗酸化薬の投与が声帯の細胞維持に効果的であることを示す実験成果も報告されている[1]．

　老化による嗄声をきたしてしまったら，その劣悪化した組織を回復することは容易ではない．近年，残された声帯筋の機能を最大限引き出して嗄声を治療するための音声治療として，音声機能拡張訓練（vocal function exercise）が注目を集めている．至適呼吸法と声道（咽頭，鼻腔）における共鳴を誘導することで声帯の効率よい振動を導き出すことができるとされている[2]．音声外科的治療としてコラーゲンやヒアルロン酸などの声帯注入術が行われるが，効果には限界があった．近年，塩基性線維芽細胞増殖因子を用いた声帯再生療法が臨床応用され一定の効果を示している[3]．この薬剤は声帯粘膜内の線維芽細胞を増殖かつ活性化させ，声帯粘膜に必要なヒアルロン酸などの細胞外マトリックスを再構築させる作用があり，これによって痩せた声帯粘膜を若返らせることが可能とされている．

文献

1) Mizuta M, *et al.*：*Laryngoscope* 124：E411–417, 2014
2) Kaneko M, *et al.*: *J Voice* 29：638–644, 2015
3) Hirano S, *et al.*: *Laryngoscope* 122：327–331, 2012

（京都府立医科大学耳鼻咽喉科・頭頸部外科　平野　滋）

Topics

2 再生医療

耳介・鼻

　耳介は，側頭部から突出する一対の器官であり，耳介軟骨という複雑で，特徴的な形状をした軟骨に裏打ちされている．集音器としての役割を果たすほか，顔面から突出している部分であるため，審美的にも重要な要素となっている．耳介は外傷や炎症などで変形や欠損をきたすが，重篤な欠損をきたす疾患としては先天性形態異常である小耳症が挙げられる．小耳症に対しては従来，肋軟骨移植がなされてきたが，大量の肋軟骨を採取しなければならないこと，前胸部に大きな手術創と胸郭変形が残る可能性があること，などといった課題も残されている（図1）．そのため，再生医療の導入に期待が寄せられている．1990年代よりハーバード大学のグループなどが再生医療による小耳症治療の研究に取り組んできたが，まだ十分な成果は得られていない．

　美容外科の領域では，隆鼻術後のシリコンインプラント抜去例や鞍鼻などに対して，自家耳介軟骨細胞を注入した臨床応用例が報告されている．シリコンインプラント抜去後の皮下ポケットや，骨膜を剥離してできた皮下ポケットに，注入用自家耳介培養軟骨細胞を注入し，皮下再生軟骨を得る方法である．この方法を応用した形で，小耳症の患耳から耳介軟骨を採取し培養ののち，いったんは腹部皮下に移植し，軟骨組織の構築を6か月程度待ち，その後摘出して，再生軟骨を耳介フレームの形状に成型して小耳症に用いた治療例が報告された[1]．しかし，軟骨採取，腹部への移植，回収した再生軟骨の再移植，といった合計3回の手術が必要，採植部，患部，腹部の3か所に手術創ができる，採取できる軟骨細胞数に限界があり，移植できる再生軟骨の組織量が不足する可能性がある，などといった課題も残されている．一方，多能性幹細胞であるiPS細胞は，大量の細胞供給が可能であり，すでに成熟度の高い軟骨分化を実現する技術も確立されている．われわれのグループも，特殊な足場素材を活用してヒトiPS細胞を用いたヒト耳介形状の再生軟骨組織の作出に成功している．小耳症は，再生医療の利点を生かしうる格好の治療対象となると予想され，今後の研究成果が待たれる．

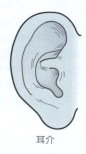
耳介

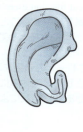
耳介軟骨

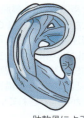
肋軟骨による
耳介フレーム

図1　耳介の軟骨

文献
1) Yanaga H, *et al.* : *Plast Reconstr Surg* 124 : 817-825, 2009

（東京大学医学部口腔外科　星　和人）

Topics

2 再生医療

鼓膜

　種々の原因による鼓膜穿孔に対して現行の治療法は鼓室形成術や鼓膜形成術など手術療法がほとんどであり，皮膚外切開と自己組織採取など創傷を伴う．また，手術時間や麻酔，一定期間の安静や入院，鼓膜再穿孔や聴力回復の不成功例さらには種々の後遺症など患者に対する多くの負担と制約を伴っている．

　これに対して，*in situ* tissue engineering の概念に立脚し，鼓膜穿孔縁の新鮮創化による鼓膜輪・臍に存在すると考えられる組織幹細胞の活性化，細胞増殖の足場としてのゼラチンスポンジ，成長因子としての塩基性線維芽細胞増殖因子(b-FGF)を用い，フィブリン糊による再生部位と外部との遮断で，よりよい再生環境をつくりだすことにより鼓膜再生を施行した（図1）．

　本治療法では，コントロールの10例を含む158例の患者を鼓膜穿孔の大きさ（1/3以下，1/3～2/3，2/3以上）により3群に分けた．4回までの施行で約90％の症例で穿孔が閉鎖し，気骨導差がほとんどない理想的聴力改善を認めた（図2）．また，最高語音明瞭度，耳鳴り，耳閉感なども高率に改善した．さらに，重篤な有害事象や後遺症はみられず，2年以内の再穿孔率は1.55％と通常の手術療法と比較して極めて低い値となった．これは3層構造を有する正常な鼓膜が再生することに起因すると考えられる．

　本治療法は10分間程度の外来処置で完了することなどから，患者の精神的・肉体的・経済的，時間的負担が軽減できることも大きな特徴である．

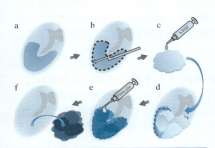

図1　鼓膜再生処置手順
a. 浸潤麻酔後の鼓膜穿孔　b. 穿孔の新鮮創化　c. トリミングしたゼラチンスポンジに b-FGF を浸潤　d. b-FGF 浸潤ゼラチンスポンジの留置　e. フィブリン糊による被覆固定　f. 処置3週間後に痂疲の除去

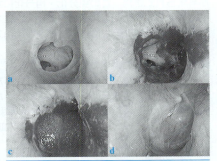

図2　70歳男性，30年以上の慢性中耳炎による鼓膜穿孔，1回の処置で再生
a. Grade III の鼓膜穿孔　b. 穿孔縁の新鮮創化　c. b-FGF 浸潤ゼラチンスポンジの留置後フィブリン糊による被覆固定　d. 3か月後の再生した鼓膜

（北野病院耳鼻咽喉科・頭頸部外科　金丸眞一）

Topics

2 再生医療

内耳

❶ 内耳再生医療の目指すところ

「一度失われたヒト内耳感覚上皮細胞,特に蝸牛有毛細胞は自然再生しない.ゆえに,感音難聴の治療は困難である」この命題に対して,何らかの手段で失われた細胞およびその機能を再び補うことで聴力を回復しよう,というのが内耳再生医療の目指すところであろう.本目的のために,これまでに細胞移植や薬剤・遺伝子導入など多くのアプローチが試みられ,数々の成果を上げている(図1).

❷ 細胞移植によるアプローチ

失われた細胞の機能を,同様の働きをする細胞を外から補うことによって,取り戻す方法である.①分化した内耳細胞移植,②未分化幹細胞移植(内耳幹細胞,ES細胞,iPS細胞移植),③ES細胞/iPS細胞由来内耳細胞移植,の3つの方法が考えられる.内耳幹細胞の存在や多能性幹細胞由来内耳細胞誘導法[1]が報告されて以来,②や③の方法について研究が進められており,様々な細胞の移植が試みられている.

❸ 薬剤・遺伝子導入によるアプローチ

障害によって失われた細胞の機能を,薬剤もしくは遺伝子導入によって内在性細胞の性質を変えることによって,取り戻す方法である.特に,有毛細胞障害に対しては,特定の障害時には,一部の支持細胞が脱分化することが知られており,その脱分化した支持細胞を,新しく有毛細胞に再分化させることにより聴力を改善するという方法が考えられてきた.この脱分化・再分化にかかわるシグナルとして,近年NotchシグナルやWntシグナルが注目されている.これまでに,前者のシグナルに働きかける方法で,音響障害モデルにおいて薬剤を用いて有毛細胞を再生し聴力を改善できることが報告されている[2].

❹ ヒト内耳再生医療への克服すべき壁

このように様々な方法が試みられているが,克服すべき課題として,①微細なコルチ器の三次元的構造をどれだけ再現できるか,②細胞移植による腫瘍形成の可能性,③薬剤・遺伝子導入の効率化,④マウスの実験での結果が,ヒトに直接応用できるか,⑤有毛細胞以外の聴力維持に必要な細胞(血管条細胞,蝸牛神経節細胞など)の再生をどのように進めるか,などが挙げられる.

❺ 今後の展望

ヒトの聴力改善につながる内耳再生医療の確立には,まだまだ研究が必要と考えられるが,再生医療は,わが国の得意分野であり,ヒト疾患特異的iPS細胞を用いた疾患メカニズム研究やiPS創薬など周辺関連分野の発展も著しい.難聴患者に早く研究成果が還元されるよう今後のさらなる発展を期待したい.

文献
1) Oshima K, et al.: Cell 141:704-716, 2010
2) Mizutari K, et al.: Neuron 77:58-69, 2013

(慶應義塾大学医学部耳鼻咽喉科 細谷 誠)

Topics
2 再生医療

顔面神経

　顔面神経麻痺の新たな治療法の開発に向け，様々な再生医療の基礎・臨床研究がさかんに行われている．本稿では顔面神経障害時の神経変性・再生と再生医療について述べる．

❶ ワーラー変性(Wallerian degeneration)と末梢神経の再生

　末梢運動神経障害の程度は，軽度のものから順に，neurapraxia（神経無動作），axonotmesis（軸索断裂），neurotmesis（神経断裂）として分類される（Seddonの分類）．この中でaxonotmesisとneurotmesisでは末梢側の神経はワーラー変性に陥る．軸索は膨化ののち，やがて断片化・崩壊し，数日〜数週間で消失し，髄鞘は6週間で脂肪に変性する．これらはいずれもマクロファージにより貪食，除去される．髄鞘が変性・消失してもシュワン細胞は生き残り，損傷数日で有糸分裂・増殖し，元の軸索周囲基底膜に沿ってSchwann tubeを形成する．軸索においては，損傷後，断端や近傍のランビエ絞輪から再生芽がランダムな方向に伸びだす．ある再生芽がSchwann tubeを探り当てると伸長方向が決定され，多くの再生芽も追随する．軸索再生速度は約1mm/日といわれている．切断後，2〜3週で髄鞘化が始まり，近位部から遠位部へ進行する．ただし神経障害が高度の場合，顔面神経核の運動細胞自体が死に至ることもある．

❷ 顔面神経の再生治療

　顔面神経障害の治療として，現在は抗ウイルス薬・ステロイドの投与や，重症例には神経減荷術が行われている．しかしその目的は神経変性の進行予防にあり，神経変性が高度の場合，適応は疑問視される．このように高度な変性に陥った重症顔面神経麻痺に対しては，形成外科学的に様々な神経再建術が検討されているほか，新しい治療戦略として，増殖因子，神経栄養因子等を用いた神経再生治療のための基礎・臨床研究が行われている．たとえばNGF(nerve growth factor)，CNTF(ciliary neurotrophic factor)，BDNF(brain-derived neurotrophic factor)，bFGF(basic fibroblast growth factor)，GDNF(glia cell-derived neurotrophic factor)，IGF-1(insulin-like growth factor-1)，HGF(hepatocyte growth factor)等である．これらの成長因子の末梢神経再生促進効果や神経核での神経細胞保護作用等について臨床応用が期待される．参考までに上記の成長因子以外にも，血液疾患治療等に長年用いられているG-CSF(granulocyte colony-stimulating factor)には，脳梗塞や脊髄損傷といった中枢神経損傷疾患への治療効果があると近年報告されており，われわれはこのG-CSFに着目し，顔面神経障害への応用の可能性について探究している．

❸ 今後の課題

　薬剤でどんなに再生のスピードを速めることができても，まだ大きな問題が立ちはだかる．顔面神経の高度障害では，顔面神経核の興奮性の亢進や，顔面神経束構造の欠落による迷入再生が生じ，筋の持続的過緊張（拘縮）や病的共同運動といった後遺症が出現してしまう．顔面神経障害からの完全な回復のためには，これらの後遺症の問題の早期解決が切望される．

（東京大学医学部耳鼻咽喉科　藤巻葉子）

Topics

2 再生医療

気管

❶ 臓器再生の三要素

臓器再生には，①足場(scaffold)，②細胞(cell)，③調節因子(regulatory factor)の三要素に，血流が必要である．しばしば植物栽培における，①土壌，②種子，③肥料にたとえられる．最近，足場となる細胞外基質や調節因子を産生する細胞が注目されている．細胞ソースには，体性幹細胞，胚性幹細胞(embryonic stem cell：ES 細胞)，人工多能性幹細胞(induced pluripotent stem cell：iPS 細胞)などがある．

❷ tissue engineering と in situ tissue engineering の概念

体外で細胞を三次元的に組み上げこれを体内に移植して組織再生を図る tissue engineering[1]と，目的とする組織を体内で再生させる in situ tissue engineering[2]とがある．

❸ 臨床到達分野

再生医療における臨床到達分野には，皮膚，骨，軟骨，歯周組織，食道粘膜，血管，末梢神経，角膜，網膜，気管，肝臓などがある．

❹ 気管の再生医療

気管の再生には硬性の枠組み再建と内腔面の上皮再生が必要である．筆者らは in situ tissue engineering の考え方で，枠組みとなるポリプロピレンメッシュと足場となるコラーゲンスポンジを組み合わせて，自己組織の再生を誘導するようにデザインした人工気管(図1)を開発した．動物実験で最長5年の観察で安全性を確認したうえで，2002年より，京都大学および福島県立医科大学倫理委員会の承認を得て，世界に先駆けてヒトへの「喉頭・気管の再生医療」を開始した[3]．甲状腺悪性腫瘍の輪状軟骨・気管浸潤例の再建4例，声門下・頸部気管狭窄の病変切除後再建8例に実施し，最長約10年の観察で気道の内腔面は上皮再生しおおむね良好な経過を得ている．本法は気管切開術や二次手術などを回避し，従来よりも低侵襲に気道再建が行える利点がある．現在，人工気管の実用化を目指して医師主導治験を実施するために，生物学的安全性試験(GLP準拠)，製造体制構築(GMP/QMS 準拠)，治験プロトコル作成(GCP 準拠)などの準備を行っている．耳鼻咽喉科・頭頸部外科領域には，神経や骨，軟骨，粘膜など比較的単純な構造の組織が多く，今後これらを対象とした再生医療の実現が期待される．

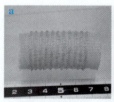 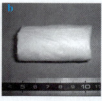

図1 組織再生誘導型の人工気管
a．枠組み(側面)：ポリプロピレンメッシュ，b．外観(側面)：コラーゲンスポンジ，c．外観(断面)：コラーゲンスポンジ

文献
1) Langer R, *et al.* ：*Science* 260：920-926，1993
2) Nakamura T, *et al.* ：*J Thorac Cardiovasc Surg* 138：811-819，2009
3) Omori K, *et al.* ：*Ann Otol Rhinol Laryngol* 114：429-433，2005

(京都大学医学部耳鼻咽喉科・頭頸部外科　大森孝一)

Topics

3 遺伝子診断

難聴

　出生1,000人に1人の割合で高度難聴児が生まれるとされているが，このうち約60%は遺伝子が原因であると考えられている．これに遅発性の遺伝性難聴を合わせると，遺伝子変異による難聴は耳鼻咽喉科の日常診療で遭遇する可能性の高い一般的な疾患であるという認識が必要である．難聴の原因となる遺伝子として現在までに80種類以上が報告されている．近年，これらの原因遺伝子の解明が急速に進み，わが国では2012年より先天性難聴に対する遺伝学的検査が保険適用されている．

　さらに，「超並列シーケンサー（次世代シーケンサー）」の実用化に伴い，遺伝子解析のスピードが劇的に加速し，多くの原因遺伝子が明らかになってきた．また，難聴のメカニズムが明らかとなることで，難聴の疾患概念が大きく変わりつつある．さらに2015年から先天性難聴の遺伝学的検査に超並列シーケンサー法が応用されたことにより，検査の対象となる遺伝子が大幅に増え，変異検出率が30%から40%以上へと大幅に向上した．この検査は，すでに日本人難聴患者における病的変異として過去に報告された変異を対象としているため，臨床での有効性は非常に高い．

　遺伝子変異による難聴は，遺伝子ごとにメカニズムや臨床的特徴（発症時期，重症度，聴力型，進行性，前庭症状，随伴症状など）が異なる．したがって，原因遺伝子を同定することにより，正確な診断，予後の推測，合併症の予測，治療法の選択，さらには発症・進行の予防といった重要な情報を得ることができる．また，それぞれの遺伝子により遺伝形式が異なるため正確な遺伝カウンセリングが可能となる（表1）．

　今後，耳鼻咽喉科医には，これらの情報を踏まえた個別化医療を提供することが求められる．

表1　健康保険で調べられる主な遺伝子の臨床的特徴

遺伝子	発症時期	難聴の進行	聴力型	主な遺伝形式
GJB2	先天性	非進行性	水平型	常染色体劣性遺伝
SLC26A4	先天性	進行性，変動性	高音障害型〜重度	常染色体劣性遺伝
CDH23	先天性，遅発性	進行性	高音障害型〜重度	常染色体劣性遺伝
MYO15A	先天性	進行性	高音障害型〜重度	常染色体劣性遺伝
TMPRSS3	先天性，遅発性	進行性	高音急墜型	常染色体劣性遺伝
KCNQ4	遅発性	進行性	高音障害型，皿型	常染色体優性遺伝
MYO6	遅発性	進行性	高音障害型，低音障害型	常染色体優性遺伝
TECTA	遅発性	進行性	皿型	常染色体優性遺伝
WFS1	遅発性	進行性	低音障害型	常染色体優性遺伝

（信州大学医学部耳鼻咽喉科　宮川麻衣子）

Topics

3 遺伝子診断

平衡障害

❶ 平衡障害の遺伝子診断とその現況

平衡障害の患者において，遺伝子の変異を調べて遺伝的原因を診断することが，平衡障害の遺伝子診断である．平衡障害の遺伝子診断はまだ十分普及していないのが現状である．その主たる理由は，①平衡障害の発症要因は極めて多様で，遺伝子の変異以外の平衡障害の頻度が高い，②遺伝性平衡障害はその多くが両側性で，先天性あるいは緩徐進行性に発症するために，めまいを自覚しにくい，③耳鼻咽喉科医師が主に診療する末梢性平衡障害は，小脳による前庭代償で平衡機能が維持されるためである．聴覚障害に随伴する平衡障害では，聴覚障害の遺伝子診断において平衡障害の遺伝的原因が判明する場合がある．

❷ 疾患分類

遺伝性平衡障害は末梢性と中枢性に大別され，末梢性はさらに難聴を伴うタイプと伴わないタイプに分けられる[1]．難聴を伴うタイプの代表例としては，メニエール病，ペンドレッド症候群/DFNB4（常染色体劣性遺伝性難聴4），アッシャー症候群，DFNA9（常染色体優性遺伝性難聴9），常染色体優性遺伝性視神経萎縮症，ミトコンドリア病がある．これらは原因遺伝子あるいは原因候補遺伝子が判明しており，遺伝子診断も可能な場合がある．難聴を伴わないタイプは両側性前庭障害という疾患で，原因遺伝子はまだ同定されていない．中枢性は，脊髄小脳変性症，家族性発作性失調症，家族性片頭痛性めまい，遺伝性脳腫瘍などがある．

❸ 耳鼻咽喉科における代表的な遺伝性平衡障害と原因遺伝子

メニエール病は回転性めまい，変動する聴覚障害，耳鳴の三主徴を呈する疾患であり，遺伝要因と環境要因がかかわって発症する多因子疾患である．いくつかの候補遺伝子が提唱されており，HLA遺伝子，血中免疫複合体遺伝子，内耳恒常性遺伝子（AQP1-AQP4，KCNE1，KCNE3，HSP70-1，Na, K-ATPase）などが含まれる[2]．

もっとも頻度の高い内耳奇形である前庭水管拡大症は，先天性・進行性・変動性の難聴が特徴で，反復性のめまい発作や変動するふらつきを伴う例が多い．その主たる原因遺伝子はSLC26A4であり，陰イオントランスポータであるタンパク質pendrinをコードしている．本遺伝子の変異では，常染色体劣性遺伝で難聴と甲状腺腫を呈するペンドレッド症候群あるいは難聴のみを呈するDFNB4を発症する．

アッシャー症候群は，常染色体劣性遺伝の聴覚障害，平衡障害，網膜色素変性症を呈する．臨床症状によって1～3型に分類され，原因遺伝子は内耳有毛細胞の感覚毛の構造・機能に重要なMYO7A，USH1C，CDH23，PCDH15，SANS，USH2A，VLGR1，WHRN，USH3Aが判明している．

文献

1) Requena T, et al.：Genetics of dizziness：cerebellar and vestibular disorders. Curr Opin Neurol 27：98-104，2014
2) Chiarella G, et al.：The genetics of Ménière's disease. Appl Clin Genet 8：9-17，2015

（国立病院機構東京医療センター耳鼻咽喉科　松永達雄）

Topics

3 遺伝子診断

神経変性疾患

　神経変性疾患は，筋萎縮性側索硬化症，脊髄小脳変性症，パーキンソン病などに代表され，神経系ネットワークの変性により生じる慢性進行性疾患である．近年，分子遺伝学の発展に伴い，神経変性疾患において原因遺伝子が次々と同定されるようになり，病因の解明や治療法の開発が進められている．しかし，現在，その病態はいまだ解明されておらず，根本的な治療法も確立されていないものが多い．したがって，神経変性疾患患者では，進行速度に差こそあれ，視る，聞く，話す，におう，食べる，呼吸する，歩行する，といった重要な種々の機能が，確実に障害されうる．

　耳鼻咽喉科医が神経変性疾患患者に遭遇する頻度は高くないであろうが，日常診療を行ううえで，初発症状出現時に耳鼻咽喉科を訪れる可能性があることを念頭に入れることが重要である．たとえば，筋萎縮性側索硬化症（amyotrophic lateral sclerosis：ALS）のなかには，舌萎縮や運動障害，鼻咽腔閉鎖不全などにより，著明な運動障害型構音障害，嚥下障害が初発症状である病型（進行性球麻痺）がある．パーキンソン病のごく初期の症状に，嗅覚障害があるといわれている．常染色体優性遺伝形式をとる脊髄小脳変性症の一型である脊髄小脳失調症 6 型（Spinocerebellar ataxia type 6（SCA 6））では，病初期に，頭位性めまいを訴えることがある．いずれも独歩で受診することが可能性がある．

　脳神経内科で診断の確定した神経変性疾患患者の療養においても，耳鼻咽喉科医は，患者の生活の質（Quality of Life: QOL）を支える重要な役割を担っている．すなわち，神経変性疾患患者の摂食・嚥下機能障害，コミュニケーション機能障害，聴覚・平衡機能障害，などに対し，耳鼻咽喉科領域での専門的な対応が求められる．神経変性疾患全般には，病期進行に伴って嚥下障害，呼吸障害が出現するため，外科的治療を要することもしばしばみられる．特に，ALS の病期に応じた嚥下評価，進行期の呼吸障害に対する気管切開術等の外科的治療，長期人工呼吸器管理時の滲出性中耳炎の治療などの対応を要する．多系統萎縮症では，構音障害や嚥下障害，平衡障害などの脊髄小脳変性症一般にみられる所見に加えて，夜間に顕著な両側声帯外転不全をきたすことがある．

　現時点では，症状改善や進行抑制療法にとどまり，療養面でのケアに重点がおかれがちである．その治療（対症療法）方針は，患者の社会的背景や信条により一様ではなく，患者が選択した治療方針により，生命予後も個々に異なる点に配慮しながらの対応をとることとならざるをえない．今後，さらなる医療進歩により，神経変性疾患の病因が解明され，根本的な治療法が確立する時代がくることが期待される．

（東京都立神経病院神経耳科　内藤理恵）

Topics

3 遺伝子診断

頭頸部腫瘍

　もっともシンプルな遺伝子診断の対象は，単一遺伝子の異常により家族性に発症する「単一遺伝子疾患」であり，理論的には発症前診断が可能である．家族性頭頸部扁平上皮癌の例としては，DNA 修復酵素 *FANC* ファミリーの変異による Fanconi 貧血や，癌抑制遺伝子 *TP53* の変異による Li-Fraumeni 症候群などが知られている．しかし，日々の臨床でこれらの疾患に遭遇する可能性は少ない．

　ほとんどの頭頸部扁平上皮癌は，飲酒・喫煙をリスクファクターとし，局所の扁平上皮における多数の異常が積み重なって生じる「多因子疾患」である．近年では，新しいリスクファクターとしてヒトパピローマウイルス（Human papillomavirus：HPV）感染に関連する中咽頭癌も増加している．一方でこれらリスクファクターを有していても，頭頸部扁平上皮癌に罹りやすい人と罹りにくい人がいる，という遺伝学的感受性が存在すると考えられている．たとえば，第一度近親者（両親，兄弟，子ども）に頭頸部扁平上皮癌患者がいる人は，年齢・性別・人種・喫煙・飲酒の影響を除いても，頭頸部扁平上皮癌に罹るリスクが約 4 倍に上昇すると報告されている．残念ながら一塩基多型（SNPs）などを用いた疾患感受性診断は実現していない．

　診断の一助となる遺伝子検査の例として，原発不明扁平上皮癌の腫瘍細胞ゲノム中に HPV が同定されれば，中咽頭原発が強く示唆される．また，唾液腺に発生する腺様嚢胞癌や粘表皮癌では疾患特異的な遺伝子異常（融合遺伝子）が発見されており，組織型診断に有用である．

　近い将来には，早期診断や治療反応性予測のために遺伝子診断が利用されるだろう．個別化医療の理想形は，薬剤の有効性や副作用を投与前に予測し（コンパニオン診断），適切な治療薬を選択して最大の臨床効果を得ることである．*EGFR*，*FGFR*，*PIK3CA* などに特徴的な遺伝子異常を有する症例群に対して，適切な阻害薬を組み合わせて投与する臨床研究が行われている．HPV 関連中咽頭癌も決して単一疾患ではなく，遺伝子異常を背景にした危険度分類，治療反応性予測が可能になると思われる．

　検査の対象となる臨床検体は何であろうか？　疾患感受性診断には末梢血，治療反応性予測には複数箇所の腫瘍生検や細胞診，再発フォローアップには末梢血や唾液中の浮遊 DNA など，多岐にわたりそうである．シーケンス技術の急速な進歩によって時間や費用面で遺伝子検査の敷居は低くなっており，今日行われている血液検査のように「クリニカルシーケンス」が実用化する日も遠くはないといわれている．

　最後に，一般的に「遺伝子」というとタンパク質を設計する DNA 領域（エクソン）を意味する．ヒトには約 2 万個の遺伝子あるが，これは全ゲノム配列の約 2% にすぎない．他の DNA 領域だけでなくミトコンドリア遺伝子，さらにエピゲノム異常と癌との関連が明らかになるに従い，「遺伝子診断」の概念は拡大するであろう．

文献
1) Carey TE, et al.：Primer of the Molecular Biology of Cancer 2nd ed. DeVita V, et al.（eds）. Wolters Kluwer Health, 139-146, 2015

（東京大学医学部耳鼻咽喉科　安藤瑞生）

Topics

3 遺伝子診断

甲状腺腫瘍

❶ 概略

甲状腺髄様癌では多発性内分泌腫瘍症における生殖細胞系列の RET 遺伝子変異が知られているが，現在は体細胞（甲状腺腫瘍細胞）の遺伝子変異の検索がなされ，これに基づいた分子病理学的な診断が可能となりつつある．体細胞遺伝子変異の解析では倫理的問題となることは少ないが，生殖細胞系列変異や遺伝子多型の診断では遺伝子カウンセリングを含めた慎重な対応が必要となる．

❷ 甲状腺腫瘍細胞の遺伝子変異

近年，甲状腺に発生する腫瘍において染色体相互転座によって形成される融合遺伝子や遺伝子変異が報告されている．欧米では甲状腺癌の診断を目的として穿刺吸引細胞診から得られた検体による遺伝子診断が行われているが，わが国では研究段階である．

a RET/PTC 融合遺伝子

RET は GDNF（Glial cell line-derived neurotrophic factor）をリガンドとするレセプター型チロシンキナーゼで，正常な状態では甲状腺濾胞細胞ではほとんど発現していない．染色体の転座によりキメラ蛋白 RET/PTC がつくりだされ，パートナーのプロモーターによりリン酸化され，恒常的にチロシンキナーゼが活性化された状態となる．

b BRAF

BRAF は細胞の成長や増殖にかかわるセリン／スレオニンキナーゼの1つで，コドン600がバリンからグルタミンに変化する BRAF V600E が生じると恒常的に BRAF のキナーゼが活性化される．これらの遺伝子異常により乳頭癌が発症する．

c その他

RAS は低分子量 G タンパク質で，受容体型のチロシンキナーゼからのシグナルを下流の BRAF に伝える．RAS 遺伝子変異は，必ずしも甲状腺癌に特異的ではないが，乳頭癌よりも濾胞癌で高率にみられる．また，RAS 遺伝子変異は低分化癌で 25% 程度，未分化癌では 50% 以上にみられ，甲状腺の分化癌から未分化癌への進行に寄与していると考えられる．PPARγ（Peroxisome Proliferator-Activated Receptor γ）遺伝子はペルオキシゾーム増殖因子活性化受容体γをコードし，PPARγは主に脂肪細胞に発現され，脂肪や糖の代謝に関与する．通常は甲状腺濾胞細胞には発現されないが，RET 遺伝子同様に遺伝子再構成により甲状腺癌で発現されるようになり，濾胞癌の 50% 以上にみられる．

❸ 生殖細胞系列の遺伝子変異の検出

a RET 遺伝子

RET は 1985 年に高橋らが報告した癌原遺伝子で，GDNF をリガンドとする受容体型チロシンキナーゼをコードしている．RET は様々な神経細胞や腎臓の発生に関与し，生殖細胞の遺伝子に機能低下となる変異があると消化管壁内の神経叢形成不全により Hirschsprung 病をきたす．生殖細胞の遺伝子に機能亢進となる変異があると甲状腺髄様

癌や多発性内分泌腫瘍症 2 型（MEN2）の原因となる．

甲状腺髄様癌の約 3 割は遺伝性で，そのほとんどが MEN2 で副腎褐色細胞腫や副甲状腺機能亢進症を伴うことがある．遺伝性であれば残存甲状腺からの再発が必発であるため全摘出術が必要だが，非遺伝性（散発性）であれば必ずしも全摘出する必要はない．遺伝子検査は術式の決定や経過観察に重要な情報であり，「甲状腺腫瘍診療ガイドライン 2010」ではすべての髄様癌について RET 遺伝子検査を行うことが推奨されている（推奨グレード A）．本検査は，これまで先端医療として一部の医療機関でのみ行われてきたが，2016 年 4 月に保険医療として認められた．発端者（甲状腺髄様癌患者あるいは甲状腺髄様癌の疑われる患者）に対しては RET 遺伝子のエクソン 10，11，13，14，15，16 の塩基配列を解析し，保因者（遺伝性甲状腺髄様癌患者の血縁者であって甲状腺髄様癌が疑われた患者）に対しては既知の変異部位のみ解析する．欧米では遺伝性の家系の小児期に遺伝子検査を行い，予防的に甲状腺全摘が行われているが，わが国ではいまだコンセンサスは得られていない．

b PDS（SLC26A4）遺伝子

Pendred 症候群は，先天性あるいは小児からの進行性感音難聴と甲状腺腫を示す常染色体劣性遺伝の疾患である．ヨードの有機化の不全型障害により，約 1/3 の症例で小児期から甲状腺腫を発症することが多い．PDS（SLC26A4）遺伝子変異が約半数に認められ主な原因と考えられている．難聴に対する遺伝子診断として保険収載されている．

文献

1) Nibu K, *et al*.: Eur Arch Otorhinolaryngol 262：368-373，2005
2) Xing M, *et al*.: JAMA 309：1493-1501，2013
3) 日本内分泌外科学会・日本甲状腺外科学会（編），甲状腺腫瘍診療ガイドライン 2010 年版，金原出版，102-104，2010

〔神戸大学医学部耳鼻咽喉科頭頸部外科　大月直樹／丹生健一〕

付録

付録 代表的な薬剤一覧

ステロイド薬

1. 内服

一般名	血中消失半減期(時間)	抗炎症力価グルココルチコイド作用	Na貯留ミネラルコルチコイド作用	生物学的推定半減期(時間)	商品名	1錠中の量
short-acting						
ヒドロコルチゾン(コルチゾール)	1.2	1	1	8〜12	コートリル®	10mg
コルチゾン酢酸エステル	1.2	0.7	0.7	8〜12	コートン®	25mg
intermediate-acting						
プレドニゾロン	2.5	4	0.8	12〜36	プレドニン®	5mg, 1mg
メチルプレドニゾロン	2.8	5	0	12〜36	メドロール®	4mg, 2mg
long-acting						
デキサメタゾン	3.5	25	0	36〜54	デカドロン®	0.5mg
ベタメタゾン	3.3	25	0	36〜54	リンデロン®	0.5mg
パラメタゾン	3.5	10	0	36〜54	パラメゾン®	2mg

2. 注射

一般名	商品名	投与量
ヒドロコルチゾンコハク酸エステルナトリウム	水溶性ハイドロコートン®	1回1〜数回, 100mg〜1,000mg, 静注, 点滴
	ソル・コーテフ®	1回50〜100mg, 1日1〜4回静注, 点滴
	サクシゾン®	
プレドニゾロン	プレドニゾロン®	1日5〜60mg, 1日1〜4回
	プレドニン®	
メチルプレドニゾロンコハク酸エステルナトリウム	ソル・メドロール®	(出血性ショック)1回125mg〜2g
デキサメタゾン	デカドロン®	1回1.65〜6.6mg, 3〜6時間ごと静注, 筋注.
	オルガドロン®	1回1.65〜8.3mg, 1日1〜2回点滴静注

ビタミン

系統	一般名	商品名	投与量
ビタミンA・レチノイド	レチノールパルミチン酸エステル	チョコラA®	補給:1日2,000〜4,000単位 治療:1日1万〜10万単位(錠剤)
ビタミンB₁, B₁誘導体	オクトチアミン	ノイビタ®	1日25〜100mg
	プロスルチアミン	アリナミン®	1日10mgまたは1日5〜100mg静注
ビタミンB₂	リボフラビン酪酸エステル	ハイボン®	1日5〜20mg, 2〜3回分服
	フラビンアデニンジヌクレオチドナトリウム	フラビタン®	1日5〜45mg, 1〜3回分服
パントテン酸	パントテン酸カルシウム	パントテン酸カルシウム	1日10〜200mg, 1〜3回分服
ビタミンB₁₂	メコバラミン	メチコバール®	メコバラミンとして1日1,500μg, 1日3回分服
葉酸	葉酸	フォリアミン®	1日5〜20mg, 2〜3回分服 小児:5〜10mg, 2〜3回分服
ビタミンC	アスコルビン酸	シナール®	1回1〜3錠, 1日1〜3回
ビタミンE	トコフェロール酢酸エステル	ユベラ®	1回50〜100mg, 1日2〜3回

抗アレルギー薬

系統	一般名	商品名	投与量
第一世代抗ヒスタミン薬	ジフェンヒドラミン塩酸塩	レスタミンコーワ®	1回30〜50mg，1日2〜3回 小児：1日／1歳30mg，3歳35mg，12歳75mg，2〜3回分服
	クレマスチンフマル酸塩	タベジール®	1回1mg，1日2回（朝・夕） 小児：（幼児含む） 1日量1〜2歳：0.4mg　3〜4歳：0.5mg　5〜7歳：0.7mg， 8〜10歳；1mg　11〜14歳；1.3mg
	dl-クロルフェニラミンマレイン酸塩	クロルフェニラミンマレイン酸塩®	1回2〜6mg　1日2〜4回 小児：1日1歳2.5mg，3歳3.5mg，12歳7mg，2〜4回分服
	d-クロルフェニラミンマレイン酸塩	ポララミン®	1回2mg　1日1〜4回 小児：1日1歳1.5mg，3歳2mg，12歳4mg，2〜4回分服
	トリプロリジン塩酸塩水和物	ベネン®	1回2〜3mg，1日3回 小児：1日1歳2mg，3歳2.5mg，12歳6mg，3回分服
	プロメタジン塩酸塩	ピレチア®	1回5〜25mg，1日1〜3回 小児：1日1歳20mg，3歳25mg，12歳50mg，1〜3回分服
	アリメマジン酒石酸塩	アリメジン®	1回1歳1mL，2〜3歳1.5mL，4〜6歳2mL，7〜9歳3mL，10〜12歳3.5mL，1日3〜4回
	ヒドロキシジン塩酸塩	アタラックス(-P)®	1日50〜75mg（錠は30〜60mg），2〜3回分服 小児：1日3歳20mg，12歳50mg，2〜3回分服 筋注50〜100mg，静注25〜50mg，小児1mg/kg1回
	ホモクロルシクリジン塩酸塩	ホモクロミン®	1回10mg〜20mg，1日3回 小児：1日1歳10mg，3歳15mg，12歳30mg，3回分服
	シプロヘプタジン塩酸塩水和物	ペリアクチン®	1回4mg，1日1〜3回 小児：（シロップ）1回1歳2〜3歳3mL，4〜6歳4mL，7〜9歳5mL，10〜12歳6.5mL，1日1〜3回
メディエーター遊離抑制薬	クロモグリク酸ナトリウム	インタール®	1回2歳以上100mg，2歳未満50mg，1日3〜4回（食前または就寝前），1日40mg/kg まで
	トラニラスト	リザベン®	1回100mg，1日3回 小児：1日5mg/kg，3回分服
	アンレキサノクス	ソルファ®	1回25mg〜50mg，1日3回
	ペミロラストカリウム	アレギサール®	1回5mg，1日2回
H₁受容体拮抗薬（第二世代）	ケトチフェンフマル酸塩	ザジテン®	（ケトチフェンとして）1回1mg，1日2回朝食後と就寝前 小児：（シロップ・ドライシロップ）1回0.03mg/kg，1日2回
	アゼラスチン塩酸塩	アゼプチン®	1回1mg，1日2回 小児：1日0.1〜0.15mg/kg，2回分服
	オキサトミド	セルテクト®	1回30mg，1日2回（朝・就寝前） 小児：1回0.5mg/kg（ドライシロップとして25mg/kg），用時水で懸濁し1日2回（朝・就寝前），1回最高用量0.75mg/kg（ドライシロップとして37.5mg/kg）
	メキタジン	ゼスラン®	1回3mg，1日2回 小児：（細粒・シロップ）1回0.06mg/kg，1日2回
	フェキソフェナジン塩酸塩	アレグラ®	1回60mg，1日2回 小児：7歳以上12歳未満；1回30mg，1日2回．12歳以上；1回60mg，1日2回
	フェキソフェナジン塩酸塩・塩酸プソイドエフェドリン配合	ディレグラ®	12歳以上：1回2錠，1日2回（空腹時）
	エピナスチン塩酸塩	アレジオン®	錠：1回10〜20mg1日1回 ドライシロップ：1日1回0.025〜0.05mg/kg（エピナスチン塩酸塩として0.25〜0.5mg/kg）
	エバスチン	エバステル®	1日1回5mg〜10mg 小児：1日1回，体重40kg未満・11歳以下5mg，12歳以上10mg

系統	一般名	おもな商品名	おもな用法用量
H₁受容体拮抗薬（第二世代）（つづき）	セチリジン塩酸塩	ジルテック®	（セチリジン塩酸塩として）1日1回10mg，就寝前．最高1日20mg 小児：1日2回（朝・就寝前）．［ドライシロップのみ］1回2〜7歳未満2.5mg，［5mg錠・ドライシロップ］7〜15歳未満5mg
	ベポタスチンベジル酸塩	タリオン（OD）®	1回10mg，1日2回 腎Ccr低用量（1回5mg）から開始
	エメダスチンフマル酸塩	レミカット®	1回1〜2mg，1日2回（朝・就寝前）
	ロラタジン	クラリチン®	1日1回10mg，食後 小児：1日1回，3〜7歳未満5mg，7歳以上10mg
	レボセチリジン塩酸塩	ザイザル®	1日1回5mg（就寝前）
トロンボキサンA₂合成阻害薬	オザグレル塩酸塩水和物	ベガ®	1回200mg，1日2回（朝・就寝前）
	ラマトロバン	バイナス®	1回75mg，1日2回朝・夕食後（または就寝前） 高齢者：低用量から開始
ロイコトリエン受容体拮抗薬	プランルカスト水和物	オノン®	1回225mg，1日2回（朝・夕食後）
	モンテルカストナトリウム	シングレア®	1日1回5mg〜10mg（就寝前）
Th₂サイトカイン阻害薬	スプラタストトシル酸塩	アイピーディ®	1回100mg，1日3回（食後）
舌下免疫療法薬	標準化スギ花粉エキス原液	シダトレン®（スギ花粉舌下液）	増量期：12歳以上：1週間 200JAU/mLボトル，1日1回，1・2日目 0.2mL，3・4日目 0.4mL，5日目 0.6mL，6日目 0.8mL，7日目 1mL，2週目 2,000JAU/mLボトル，1・2日目 0.2mL，3・4日目 0.4mL，5日目 0.6mL，6日目 0.8mL，7日目 1mL 維持期：3週目以降 2,000JAU/mLパック1日1回1mL
	ヤケヒョウヒダニ・コナヒョウヒダニエキス配合	アシテア®（ダニ舌下錠）	12歳以上：1日1回，100単位舌下投与から開始，300単位まで増量
		ミティキュア®（ダニ舌下錠）	12歳以上：3,300 JAU 1日1回1錠舌下投与から開始，1週間．2週目以降は10,000JAU 1日1回1錠投与
	減感作ダニアレルゲンエキス	治療用ダニアレルゲンエキス皮下注「トリイ®」	皮内反応テストを行い閾値を決定する

抗ウイルス薬

系統	一般名	略号	おもな商品名	おもな用法用量
抗インフルエンザ薬	ザナミビル水和物		リレンザ®	治療：成人・小児；1回10mg(2ブリスター)，1日2回吸入，5日間 予防：成人・小児；1回10mg，1日1回，10日間
	ベラミビル水和物		ラピアクタ®	300mgを15分以上かけて単回点滴静注 重篤化の恐れ：1日1回600mg，症状に応じ連日反復投与可
	オセルタミビルリン酸塩		タミフル®	A型，B型インフルエンザウイルス①感染症②感染予防 カプセル：成人・小児（体重37.5kg以上）；1回75mg．①1日2回，5日間，②1日1回（成人は7〜10日間，小児は10日間） ドライシロップ：成人；1回75mg．①1日2回，5日間，②1日1回，7〜10日間．幼小児；1回2mg/kg，1日1回10日間，用時懸濁して服用
	アマンタジン塩酸塩		シンメトレル®	A型インフルエンザウイルス感染症：1日100mg，1〜2回分服．最長1週間 小児：1日1歳 25〜40mg，3歳 30〜50mg，7.5歳 50〜80mg，12歳 70〜100mg，2回分服
抗ヘルペスウイルス薬	アシクロビル	ACV	ゾビラックス®	注射：1回5mg/kg，1日3回，8時間毎に1時間以上かけて7日間点滴静注 内服：①単純疱疹：1回200mg，1日5回，5日間まで，②帯状疱疹：1回800mg，1日5回，7日間まで
	バラシクロビル塩酸塩	VACV	バルトレックス®	①単純疱疹：1回500mg，1日2回，5日間 ②帯状疱疹：1回1000mg，1日3回，7日間まで
	ファムシクロビル		ファムビル®	1回500mg，1日3回

抗サイトメガロウイルス薬	ガンシクロビル	デノシン®	初期：1回 5mg/kg、1日2回、12時間毎に、1時間以上かけ14日点滴静注 維持：再発の可能性高い場合、維持投与に移行。 1日 6mg/kg、連続5日または1日 5mg/kg、週7日投与
	バルガンシクロビル塩酸塩	バリキサ®	初期：1回 900mg、1日2回 21日間、維持：1回 900mg、1日1回

抗うつ薬

系統	一般名	おもな商品名	おもな用法用量
選択的セロトニン再取り込み阻害薬(SSRI)	パロキセチン塩酸塩水和物	パキシル®	1日1回 20～40mg、夕食後1回 10～20mg より開始し、1週毎に 10mg/日増量、1日 40mg まで
	塩酸セルトラリン	ジェイゾロフト®	1日1回 25mg(初期量)、1日1回 100mg まで漸増。1日 100mg を超えない
	フルボキサミンマレイン酸塩	ルボックス®	1日 50mg(初期量)、2回分服 1日 150mg まで増量
	エスシタロプラムシュウ酸塩	レクサプロ®	1日1回 10mg、1日 20mg を超えない
セロトニン・ノルアドレナリン再取り込み阻害薬(SNRI)	ミルナシプラン塩酸塩	トレドミン®	1日 25mg(初期量)、1日 100mg まで漸増、食後1日2～3回に分割 高齢者：初期1日 25mg、1日 60mg まで漸増、食後1日2～3回に分割

抗悪性腫瘍薬

1. 注射

系統	一般名	略号	おもな商品名	おもな用法用量
代謝拮抗薬(ピリミジン拮抗薬)	フルオロウラシル	5-FU	5-FU®	他の抗悪性腫瘍薬または放射線照射と併用：1日 5～10mg/kg、照射5日間連日または間欠的に週1～2回、静注・点滴静注 併用療法：1日 1000mg/m^2、4～5日間連日持続点滴
微小管阻害薬(タキサン)	ドセタキセル水和物	DOC, TXT	タキソテール®	1日1回 60mg/m^2、最高 75mg/m^2 まで 1時間以上かけ3～4週間間隔で点滴静注
白金製剤	シスプラチン	CDDP	ランダ®	B法：1日1回 50～70mg/m^2、3週間休薬 D法：1日1回 10～20mg/m^2、5日間連続後2週間以上休薬
	カルボプラチン	CBDCA	パラプラチン®	1日1回 300～400mg/m^2 を 30 分以上かけて点滴静注。少なくとも4週間休薬(1クール)
	ネダプラチン		アクプラ®	1日1回 80～100mg/m^2 点滴静注、少なくとも4週間休薬
分子標的薬	セツキシマブ		アービタックス®	初回：週1回 400 mg/m^2、2回目以降：週1回 250mg/m^2、点滴静注
	ソラフェニブトシル酸塩		ネクサバール®	1日2回、1回 400mg
	レンバチニブメシル酸塩		レンビマ®	1日1回 24mg

2. 内服

系統	一般名	おもな商品名	おもな用法用量
代謝拮抗薬(ピリミジン拮抗薬)	テガフール・ウラシル配合	ユーエフティ®(UFT) ユーエフティE®(UFT-E)	1日 FT として 300～600mg、2～3回分服 UFT-E は腸溶製剤
	テガフール・ギメラシル・オテラシルカリウム配合(1：0.4：1)	ティーエスワン®(TS-1)	体表面積当たり 1.25m^2 未満：40mg/回、1.25～1.5m^2 未満：50mg/回、1.5m^2 以上：60mg/回 増減量の段階を 40mg、50mg、60mg、75mg/回とする 1日2回、28日間連日投与後14日間休薬(1クール)

抗不安薬

系統	一般名	おもな商品名	おもな用法用量
ベンゾジアゼピン(チエノジアゼピン)系抗不安薬(短時間型)	クロチアゼパム	リーゼ®	1日15～30mg, 3回分服
	エチゾラム	デパス®	1日1.5～3mg, 3回分服または1日1回1～3mg(就寝前) 高齢者:1日1.5mgまで
ベンゾジアゼピン系抗不安薬(中間型)	ロラゼパム	ワイパックス®	1日1～3mg, 2～3回分服
	アルプラゾラム	コンスタン®	1回0.4mg, 1日3回 最大:1日2.4mg, 3～4回分服 高齢者:1回0.4mg, 1日1～2回から開始, 1日1.2mgまで
ベンゾジアゼピン系抗不安薬(長時間型)	ジアゼパム	セルシン®	1回2～5mg, 1日2～4回 外来患者には原則1日15mg以内 小児:3歳以下1～5mg, 4～12歳2～12mg, 1～3回分服
ベンゾジアゼピン系抗不安薬(超長時間型)	ロフラゼプ酸エチル	メイラックス®	1日2mg, 1～2回分服

睡眠薬

系統	一般名	おもな商品名	おもな用法用量
ベンゾジアゼピン系睡眠薬(超短時間型)	トリアゾラム	ハルシオン®	1回0.25～0.5mg, 就寝前 高齢者:1回0.125～0.25mg
ベンゾジアゼピン系睡眠薬(短時間型)	ブロチゾラム	レンドルミンD®	1回0.25mg, 就寝前
	リルマザホン塩酸塩水和物	リスミー®	1回1～2mg, 就寝前
ベンゾジアゼピン系睡眠薬(中間型)	フルニトラゼパム	サイレース®	1回0.5～2mg, 就寝前 高齢者には1回1mgまで
	ニトラゼパム	ベンザリン®	1回5～10mg, 就寝前
ベンゾジアゼピン系睡眠薬(長時間型)	クアゼパム	ドラール®	1回20mg, 就寝前. 1日最高30mg
非ベンゾジアゼピン系睡眠薬(超短時間型)	ゾピクロン	アモバン®	1回7.5～10mg 就寝前, 10mgを超えない
	ゾルピデム酒石酸塩	マイスリー®	1回5～10mg, 就寝前. 高齢者には1回5mgから. 1日10mgまで
メラトニン受容体作動薬(超短時間型)	ラメルテオン	ロゼレム®	1回8mg, 就寝前
オレキシン受容体拮抗薬	スボレキサント	ベルソムラ®	1日1回20mg, 就寝直前 高齢者:1日1回15mg

鎮暈薬

系統	一般名	おもな商品名	おもな用法用量
抗ヒスタミン薬および類似薬	ジメンヒドリナート	ドラマミン®	1回50mg, 1日3～4回. 1日200mgまで 小児:1日3歳50mg, 7.5歳・12歳100mg, 3～4回分服 予防:30分～1時間前に1回50～100mg
	ジフェンヒドラミンサリチル酸塩・ジプロフィリン配合	トラベルミン®	1回1錠, 1日3～4回
交感神経刺激薬	dl-イソプレナリン塩酸塩	イソメニール®	1回7.5～15mg, 1日3回
抗めまい薬	ベタヒスチンメシル酸塩	メリスロン®	1回6～12mg, 1日3回
	ジフェニドール塩酸塩	セファドール®	1回25～50mg, 1日3回
脳循環・代謝改善薬	イフェンプロジル酒石酸塩	セロクラール®	1回20mg, 1日3回, 12週で効果がない場合は中止
	アデノシン三リン酸ニナトリウム水和物	アデホスコーワ®	1回100mg, 1日3回
メディエーター遊離抑制薬	イブジラスト	ケタス®	1回10mg, 1日3回, 12週で効果がない場合は中止

抗菌薬

1. 注射

系統	一般名	略号	おもな商品名	おもな用法用量
ペニシリン系	ベンジルペニシリンカリウム	PCG	注射用ペニシリンGカリウム®	1回30万～60万単位，1日2～4回筋注 小児：1日5万単位/kg，2～4回分割
広範囲ペニシリン系薬	アンピシリン水和物	ABPC	ビクシリン®	筋注：1回250～1,000mg，1日2～4回 点滴静注：1日1～4g，1～2回分割（新生児：1日50～100mg/kg，2回分割．乳児期以降：1日100～400mg/kg，4～6回分割） 静注：1日1～2g，1～2回分割
広範囲ペニシリン系（緑膿菌にも有効）	ピペラシリンナトリウム	PIPC	ペントシリン®	1日2～4g，2～4回分割筋注，静注，点滴静注 重症：1回4gを1日4回まで静注 小児：1日50～125mg/kg，2～4回分割静注 重症：1日200mg/kgまで
複合ペニシリン系薬	アンピシリン・クロキサシリン配合（1：1）	ABPC・	ビクシリンS®	注射：1日1.5～3g，3～4回分割筋注．1日1～2g，1日2回点滴静注 小児：1日50～100mg/kg，3～4回分割静注
β-ラクタマーゼ阻害薬配合剤	アンピシリンナトリウム・スルバクタムナトリウム配合（2：1）	ABPC・SBT	ユナシン-S®	1回3g，1日2回静注，点滴静注
	タゾバクタムナトリウム・ピペラシリンナトリウム配合（1：8）	PIPC・TAZ	ゾシン®	1回4.5g，1日3回静注，点滴静注（肺炎は1日4回まで可）
	セフォペラゾンナトリウム・スルバクタムナトリウム配合（1：1）	CPZ・SBT	スルペラゾン®	1日1～2g，2回分割静注，点滴静注 重症：1日4gまで 小児：1日40～80mg/kg，2～4回分割 重症：160mg/kgまで
第一世代セフェム系薬	セファロチンナトリウム	CET	コアキシン®	1日1.0～6.0g，4～6回に分割筋注，静注．1日投与量全部を1日の全補液に溶解して点滴静注しても可 小児・幼児：1日20～80mg/kg分注
	セファゾリンナトリウム	CEZ	セファメジンα®	1日1～3g，2～3回に分割筋注，静注，点滴静注 重篤：1日5g 小児：1日20～50mg/kg，2～3回分割 重篤：1日100mg/kg分注
第二世代セフェム系薬	セフォチアム塩酸塩	CTM	パンスポリン®	1日0.5～2g，2～4回に分割筋注，静注，点滴静注 （敗血症：1日4gまで） 小児：1日40～80mg/kg，3～4回分割静注 重症：1日160mg/kgまで
	セフメタゾールナトリウム	CMZ	セフメタゾン®	1日1～2g，2回分割静注，筋注 重症：1日4gまで 小児：1日25～100mg/kg，2～4回分割静注 重症：150mg/kg分注
	セフミノクスナトリウム水和物	CMNX	メイセリン®	1回1g，1日2回，静注，点滴静注 敗血症・難治性・重症：1日6gまで，3～4回分割 小児：1日20mg/kg，1日3～4回
	フロモキセフナトリウム	FMOX	フルマリン®	1日1～2g，2回分割静注，点滴静注 重症：1日4g，2～4回分割 小児：1日60～80mg/kg，3～4回分割 重症：150mg/kg，3～4回分割 未熟児・新生児：1回20mg/kgを生後3日まで1日2～3回，4日以降は3～4回 重症：1日150mg/kg，3～4回分割

分類	一般名	略号	商品名	用法・用量
第三世代セフェム系薬	セフォタキシムナトリウム	CTX	クラフォラン®	1日1〜2g, 2回分割静注, 点滴静注も可 重症：1日4g, 2〜4回分割 小児：1日50〜100mg/kg, 3〜4回分割 重症：1日150mg/kg, 3〜4回分割
	セフォペラゾンナトリウム	CPZ	セフォペラジン®	1日1〜2g, 2回分割静注, 点滴静注, 筋注 重症：1日6g 小児：1日25〜100mg/kg, 2〜4回分割 重症：150mg/kg
	セフメノキシム塩酸塩	CMX	ベストコール®	1日1〜2g, 2回分割静注, 点滴静注, 筋注 重症：1日4gまで 小児：1日40〜80mg/kg, 3〜4回分割静注 重症：1日160mgまで
	セフトリアキソンナトリウム水和物	CTRX	ロセフィン®	1日1〜2g, 1〜2回分割静注, 点滴静注 重症：1日4gまで 小児：1日20〜60mg/kg, 2回分割 重症：120mg/kg, 2回分割 未熟児・新生児：1回20mg/kg 0〜3日齢：1日1回 4日齢以降：1日2回 重症：1回40mg/kg, 1日2回 生後2週間以内：1日50mg/kgまで
	セフタジジム水和物	CAZ	モダシン®	1日1〜2g, 2回分割静注, 点滴静注 重症：1日4g, 2〜4回分割 小児：1日40〜100mg/kg, 2〜4回分割 重症：1日150mg/kgまで, 2〜4回分割 未熟児・新生児：1回20mg/kg 0〜3日齢：1日2〜3回 4日齢以降：3〜4回 重症：1日150mg/kgまで, 2〜4回分割
第三世代セフェム系薬（つづき）	セフォジジムナトリウム	CDZM	ケニセフ®	1日1〜2g, 2回分割静注, 点滴静注 重症：1日4gまで 小児：1日60〜80mg/kg, 3〜4回分割 重症：1日120mg/kgまで増量可
	ラタモキセフナトリウム	LMOX	シオマリン®	1日1〜2g, 2回分割静注, 点滴静注 重症：1日4g, 2〜4回分割 小児：1日40〜80mg/kg, 2〜4回分割 重症：1日150mg/kg, 2〜4回分割
第四世代セフェム系薬	セフォゾプラン塩酸塩	CZOP	ファーストシン®	1日1〜2g, 2回分割静注, 点滴静注 難治性・重症：1日4g, 2〜4回分割, 投与期間は原則14日以内 小児：1日40〜80mg/kg, 3〜4回分割静注・点滴静注 難治性・重症：1日160mg/kgまで, 3〜4回分割 新生児：1回20mg/kg静注・点滴静注 0日齢（生後24時間未満）：1日1〜2回 1（生後24時間以降）〜7日齢：1日2〜3回 8日齢以降：1日3〜4回 難治性・重症：1回40mg/kgまで
	セフェピム塩酸塩水和物	CFPM	マキシピーム®	1回0.5〜1g, 1日2回, 静注, 点滴静注 難治性・重症：1日4gまで 発熱性好中球減少症：1回2g, 1日2回, 静注, 点滴静注. 投与期間は原則14日以内

カルバペネム系薬	イミペネム・シラスタチンナトリウム配合（1：1）	IPM・CS	チエナム®	1日0.5～1g，2～3回分割点滴静注 重症：1日2gまで 小児：1日30～80mg/kg，3～4回分割 重症：1日100mg/kg まで 筋注：1日0.5～1g，2回分割
	パニペネム・ベタミプロン配合（1：1）	PAPM・BP	カルベニン®	1日1g，2回分割点滴静注 重症・難治性：1日2gまで 小児：1日30～60mg/kg まで，3～4回分割．1日2gまで
	メロペネム水和物	MEPM	メロペン®	1日0.5～1g，2～3回分割点滴静注 重症・難治性：1日3gまで 小児：1日30～60mg/kg，3回分割点滴静注 重症・難治性：1日120mg/kg まで，1日最大2gまで 投与期間3日間を目安．継続が必要な場合14日まで
	ビアペネム	BIPM	オメガシン®	1回0.3g，1日2回，30～60分かけて点滴静注 最大：1日1.2gまで
	ドリペネム水和物	DRPM	フィニバックス®	1回0.25g，1日2回または3回，30～60分かけて点滴静注．1回0.5g，1日1.5gまで投与可
モノバクタム系薬	アズトレオナム	AZT	アザクタム®	1日1～2g，2回分割静注，点滴静注，筋注 重症：1日4gまで，2～4回分割 小児：1日40～80mg/kg，2～4回分割 重症：150mg/kg，3～4回分割 未熟児・新生児：1回20mg/kg を生後3日までは1日2回，4日以降は，1日2～3回
アミノグリコシド系薬	ジベカシン硫酸塩	DKB	パニマイシン®	1日100mg，1～2回分割筋注，2回分割点滴静注（30分～1時間かける．100～300mL の補液に溶解） 1日1～2回，筋注，1日1～2回点滴静注
	アルベカシン硫酸塩	ABK	ハベカシン®	1日1回150～200mg，30分～2時間かけ点滴静注．必要に応じ，2回分割．静注困難時は筋注．原則14日間 小児：1日1回4～6mg/kg，30分かけ点滴静注．必要に応じ，2回分割 最高血中濃度と最も相関があり1日1回静注が望ましい
マクロライド系薬	エリスロマイシンラクトビオン酸塩	EM	エリスロシン®	1日600～1500mg，2～3回分割，1回2時間以上かけ点滴静注
リンコマイシン系薬	リンコマイシン塩酸塩水和物	LCM	リンコシン®	筋注：1回300mg，1日2～3回または1回600mg，1日2回 小児：1日10～15mg/kg，1日2～3回 点滴静注：1回600mg，1日2～3回（点滴速度：600mg を100mL 以上の補液に希釈，1時間以上）
	クリンダマイシン酸エステル	CLDM	ダラシンS®	1日600～1,200mg，2～4回分割点滴静注，筋注 重症：1日2,400mg まで可，2～4回分割 小児：1日15～25mg/kg，3～4回分割点滴静注 難治性・重症：1日40mg/kg まで可 （点滴速度：300～600mg を100～250mL 補液に溶解30分～1時間）
テトラサイクリン系薬	ミノサイクリン塩酸塩	MINO	ミノマイシン®	初回100～200mg，以後12あるいは24時間毎に100mg 点滴静注
ホスホマイシン	ホスホマイシンナトリウム水和物	FOM	ホスミシンS®	1日2～4g 分割静注，2回補液にて点滴静注 小児：1日100～200mg/kg，2～4回分割静注，2回補液にて点滴静注
グリコペプチド系薬	バンコマイシン塩酸塩	VCM	塩酸バンコマイシン®	1日2g を1回0.5g，6時間毎または1回1g，12時間毎，60分以上かけて点滴静注 高齢者：1回0.5g，12時間毎または1回1g，24時間毎 小児（乳児含む）：1日40mg/kg，2～4回分割 新生児：1回10～15mg/kg．生後1週まで12時間毎，生後1か月まで8時間毎 それぞれ60分以上かけて点滴静注
	テイコプラニン	TEIC	タゴシッド®	成人：初回400または800mg を2回に分け，以後1日1回200または400mg を30分以上かけ点滴静注 敗血症：初回800mg を2回に分け，以後1日1回400mg を30分以上かけ点滴静注 小児（乳児・幼児含む）：10mg/kg を12時間間隔で3回，以後6～10mg/kg（敗血症など重症感染症10mg/kg）を24時間毎，30分以上かけて点滴静注 新生児（低出生体重児含む）：初回16mg/kg，以後8mg/kg を24時間毎30分以上かけて点滴静注

系統	一般名		おもな商品名	おもな用法用量
ニューキノロン系薬	シプロフロキサシン	CPFX	シプロキサン®	1回300mg，1日2回点滴静注．原則，生食，5%ブドウ糖液または補液で希釈し，1時間かけて点滴静注
	パズフロキサシンメシル酸塩	PZFX	パシル®	1回500mg，1日2回30分～1時間かけて点滴静注，年齢，症状に応じ1回300mgを1日2回に減量
オキサゾリジノン系薬	リネゾリド	LZD	ザイボックス®	1回600mg，1日2回(12時間毎)，30分～2時間かけて点滴静注，原則28日間まで

2. 内服薬

系統	一般名	おもな商品名	おもな用法用量
広範囲ペニシリン系薬	アンピシリン水和物	ビクシリン®	1回250～500mg，1日4～6回 小児(ドライシロップ)：1日25～50mg/kg，4回分割
	アモキシシリン水和物	サワシリン®	1回250mg，1日3～4回 小児：1日20～40mg/kg，3～4回分服
β-ラクタマーゼ阻害薬配合剤	アモキシシリン水和物・クラブラン酸カリウム配合(14:1)	クラバモックス®	(クラバモックスとして)1回48.2mg/kg，1日2回，12時間毎食前
第一世代セフェム系薬	セファクロル	ケフラール®	成人・小児(20kg以上)：1回750mg，3回分服 重症：1日1,500mg，3回分服 幼・小児：1日20～40mg/kg，3回分服
第二世代セフェム系薬	セフォチアム ヘキセチル塩酸塩	パンスポリンT®	1回100～200mg，1日3回
第三世代セフェム系薬	セフジニル	セフゾン®	1回100mg，1日3回 小児：1回3～6mg/kg，1日3回
	セフジトレン ピボキシル	メイアクトMS®	1回100mg，1日3回食後 重症・効果不十分：1回200mg，1日3回食後 小児(小児用細粒)：1回3～6mg/kg，1日3回．投与期間2週間以内，成人1日量を超えないこと
	セフィキシム	セフスパン®	成人・小児(30kg以上)：1回50から100mg，1日2回 重症：1日400mg 小児：1回1.5～2mg/kg，1日2回 重症：1回6mg/kg，1日2回
第三世代セフェム系薬(つづき)	セルテラム ピボキシル	トミロン®	①1回50～100mg，1日3回，②1回100～200mg，1日3回 小児：1回3～6mg/kg，1日3回
	セフカペン ピボキシル塩酸塩水和物	フロモックス®	1回100mg，1日3回食後 難治性：1回150mg 小児：1回3mg/kg，1日3回食後
カルバペネム系薬	テビペネム ピボキシル	オラペネム®	1回4mg/kg，1日2回，食後．1回6mg/kgまで増量可
ペネム系薬	ファロペネムナトリウム水和物	ファロム®	①肺炎，肺膿瘍，腎盂腎炎，膀胱炎(単純性を除く)，前立腺炎(急性症，慢性症)，精巣上体炎(副睾丸炎)，中耳炎，副鼻腔炎：1回200～300mg，1日3回 ②①以外：1回150～200mg，1日3回 ドライシロップ：小児1回5mg/kg，1日3回用時溶解服用．増量時1回10mg/kg上限．1回300mg，1日900mgまで
マクロライド系薬	クラリスロマイシン	クラリス®	1回200mg，1日2回 小児：1日10～15mg/kg，2～3回分服．1日400mg上限
	アジスロマイシン水和物	ジスロマックSR®	2gを用時水で懸濁し，空腹時に1回服用
	ジョサマイシン	ジョサマイシン®	1日800mg～1,200mg，3～4回分服
リンコマイシン系薬	クリンダマイシン塩酸塩	ダラシン®	1回150mg，6時間毎，重症には1回300mg，8時間毎 小児：1日15mg/kg，3～4回分服 重症：1日20mg/kg，3～4回分服
テトラサイクリン系薬	ドキシサイクリン塩酸塩水和物	ビブラマイシン®	1日目200mg，1～2回分割．2日目より1日1回100mg
	ミノサイクリン塩酸塩	ミノマイシン®	初回100～200mg，以後12あるいは24時間以内に100mg内服
ホスホマイシン系薬	ホスホマイシンカルシウム水和物	ホスミシン®	1日2～3g，3～4回分服 小児：1日40～120mg/kg，3～4回分服

ニューキノロン系薬	レボフロキサシン	クラビット®	1日1回 500mg
	シプロフロキサシン	シプロキサン®	1回 100〜200mg，1日 2〜3回
	ロメフロキサシン	ロメバクト®	1回 100〜200mg，1日 2〜3回
	モキシフロキサシン塩酸塩	アベロックス®	1日1回 400mg
	メシル酸ガレノキサシン水和物	ジェニナック®	1日1回 400mg
	シタフロキサシン水和物	グレースビット®	1回 50mg，1日2回 効果不十分：1回 100mg，1日2回
オキサゾリジノン系薬	リネゾリド	ザイボックス®	1回 600mg，1日2回(12時間毎)，原則 28日間まで

抗真菌薬

1. 注射

一般名	略号	おもな商品名	おもな用法用量
アムホテリシンB	AMPH-B	ファンギゾン®	投与開始日1日1回 0.25mg/kg．次回より漸増1日1回 0.5mg/kg，約3〜6時間緩徐に点滴静注．1日 1mg/kg または隔日 1.5mg/kg まで．副作用発現時は初日1日 1mg より開始，1日 50mg までを連日または隔日1回点滴．種々の局所投与も可能
		アムビゾーム®	1日1回 2.5mg/kg，1〜2時間かけて点滴静注 最大：1日 5mg/kg
ミコナゾール	MCZ	フロリード-F®	初回 200mg あたり 200mL 以上の生食または 5% ブドウ糖液で希釈，以後は1日 200〜400mg，1日 1〜3回，30〜60分以上かけて点滴静注 小児：1日 7.5mg/kg，1日2回
フルコナゾール	FLCZ	ジフルカン®	カンジダ症：1日1回 50〜100mg 小児：初回1日 6mg/kg，2回目以降1日1回 3mg/kg（食道カンジダ症；3〜12mg/kg） クリプトコッカス症；1日1回 50〜200mg 重症・難治性：1日 400mg まで増量可
イトラコナゾール	ITCZ	イトリゾール®	1日 400mg，1日2回点滴静注．3日目以降は1日1回 200mg 点滴静注
ボリコナゾール	VRCZ	ブイフェンド®	200mg を蒸留水 19mL で溶解し，配合変化の起きない輸液で希釈．初日1日 6mg/kg，1日2回．2日目以降1日 3mg/kg または1日 4mg/kg，1日2回点滴静注
ミカファンギンナトリウム	MCFG	ファンガード®	アスペルギルス症：1日1回 50〜150mg（小児は 1〜3mg/kg） 重症・難治性；1日 300mg（小児は 6mg/kg）まで増量可 カンジダ症：1日1回 50mg（小児は 1mg/kg） 重症・難治性；1日 300mg（小児は 6mg/kg）まで増量可 上限：体重 50kg 以下（成人）は 6mg/kg／日，体重 50kg（小児）は 300mg／日

2. 内服

一般名	略号	おもな商品名	おもな用法用量
アムホテリシンB	AMPH-B	ファンギゾン®	1回 50〜100mg，1日 2〜4回
フルシトシン	5-FC	アンコチル®	1日 100〜200mg/kg，4回に分服
ミコナゾール	MCZ	フロリード®	1日 10〜20g，4回（毎食後・就寝前）に分割使用．14日間まで．7日間で効果がない場合は中止 ①口腔カンジダ症：口腔内に塗布し，病巣が広範囲の場合できるだけ長く含んだあと，嚥下 ②食道カンジダ症：口腔内に含んだあと，少量ずつ嚥下
フルコナゾール	FLCZ	ジフルカン®	カンジダ症：1日1回 50〜100mg 小児：初回1日 6mg/kg，2回目以降1日1回 3mg/kg（食道カンジダ症；3〜12mg/kg） クリプトコッカス症；1日1回 50〜200mg 重症・難治性：1日 400mg まで増量可

イトラコナゾール	ITCZ	イトリゾール®	カプセル：①内臓真菌症（深在性真菌症），深在性皮膚真菌症：1日1回100～200mg，食直後．1日最大200mg ②表在性皮膚真菌症（爪白癬以外）：1日1回50～100mg（爪カンジダ症・カンジダ性爪囲爪炎100mg），食直後．1日最大200mg ③爪白癬：（パルス療法）1サイクル（1回200mg，1日2回食直後を1週間後3週間休薬），3サイクル繰り返す 内用液：口腔咽頭カンジダ症，食道カンジダ症：1日1回20mL（200mg），空腹時
ボリコナゾール	VRCZ	ブイフェンド®	40kg以上：初日1回300mg，1日2回食間．2日目以降1回150mgまたは1回200mg，1日2回食間．効果不十分な場合は初日1回400mg，1日2回．2日目以降1回300mg，1日2回まで 40kg未満：初日1回150mg，1日2回食間．2日目以降1回100mg，1日2回食間．効果不十分な場合は，2日目以降1回150mg，1日2回まで

制吐薬

1. 注射

系統	一般名	おもな商品名	おもな用法用量
抗精神病薬	クロルプロマジン塩酸塩	コントミン®	1回10～50mg 筋注
	塩酸ペルフェナジン	ピーゼットシー®	1回2～5mg，筋注
	プロクロルペラジンメシル酸塩	ノバミン®	1日1回5mg 筋注 小児：0.1mg/kg 筋注
$5-HT_3$ 受容体拮抗制吐薬	グラニセトロン塩酸塩	カイトリル®	1日1回40μg/kg 静注または点滴静注（増減）．
	オンダンセトロン塩酸塩水和物	ゾフラン®	1日1回4mg，緩徐に静注（増減） 小児：$2.5mg/m^2$ 効果不十分には同用量を追加可
	アザセトロン塩酸塩	セロトーン®	1日1回10mg，静注．効果不十分は同量を追加可．1日20mgまで
	ラモセトロン塩酸塩	ナゼア®	1日1回0.3mg 静注．効果不十分には同用量を追加可．1日0.6mgまで
ドパミン受容体拮抗薬	塩酸メトクロプラミド	プリンペラン®	1回10mg，1日1～2回筋，静注
ステロイド	デキサメタゾンリン酸エステルナトリウム	デカドロン®	1日3.3～16.5mg 静注，点滴静注，1日1～2回分割（最大16.5mgまで）

2. 内服

系統	一般名	おもな商品名	おもな用法用量
抗精神病薬	クロルプロマジン塩酸塩	コントミン®	1日30～100mg，分服
	ペルフェナジン	ピーゼットシー®	1日6～24mg，分服
	プロクロルペラジン	ノバミン®	1日5～20mg，分服
$5-HT_3$ 受容体拮抗制吐薬	インジセトロン塩酸塩	シンセロン®	1日1回8mg
	グラニセトロン塩酸塩	カイトリル®	1日1回2mg（増減）．抗悪性腫瘍薬投与1時間前服用（癌化学療法のクールにおいて6日間目安）
	オンダンセトロン塩酸塩水和物	ゾフラン® ゾフランザイディス®	錠：1日4回4mg（増減）．効果不十分には同用量を静注（癌化学療法の各クール期間は3～5日間目安） シロップ：小児：1日1回$2.5mg/m^2$（増減），最大1回4mgまで．効果不十分には同用量を静注
	アザセトロン塩酸塩	セロトーン®	1日10mg，1日15mgまで．3～5日間目安 小児：12歳1日1回10mg
	ラモセトロン塩酸塩	ナゼア OD®	1日1回0.1mg．5日間以内 小児：12歳1日1回0.1mg 内服

系統	一般名	おもな商品名	おもな用法用量
ニューロキニン1(NK₁)受容体拮抗薬	アプレピタント	イメンド®	他の制吐薬と併用 抗悪性腫瘍薬投与1日目：1日1回125mg 2日目以降：1日1回80mg
セロトニン受容体作動薬	モサプリドクエン酸塩水和物	ガスモチン®	1回5mg，1日3回．食前または食後 小児：1日7.5歳7.5mg，12歳10mg，3回分服
ドパミン受容体拮抗薬	メトクロプラミド	プリンペラン®	1日10～30mg，食前2～3回分服 小児：シロップ0.5～0.7mg/kg，食前2～3回分服
	ドンペリドン	ナウゼリン®	内服：1回10mg，1日3回食前 小児：1日1～2mg/kg，3回分服食前 6歳以上は1日1mg/kgまで(1日30mgを超えない) 坐剤：1回60mg，1日2回 小児：1日3歳以上30mg，3歳未満10mg，1日2～3回
	イトプリド塩酸塩	ガナトン®	1回50mg，1日3回食前 小児：1日7.5歳75mg，12歳100mg，3回分服，食前
ステロイド	デキサメタゾン	デカドロン®	1日4～20mg，1～2回分服．1日20mgまで

鎮痛薬

系統	一般名	おもな商品名	おもな用法用量
NSAIDs(酸性：サリチル酸系)	アスピリン	アスピリン®	1回0.5～1.5g，1日1～4.5g 小児：1日10～15mg/kg，1日2回(増減可)
	アスピリン・ダイアルミネート配合	バファリン®	1回2錠，1日2回
NSAIDs(酸性：アントラニル酸系)	メフェナム酸	ポンタール®	①手術後・外傷後の炎症および腫瘍寛解．頭痛(他剤無効例)，副鼻腔炎，歯痛：初回500mg，6時間毎に250mg ②急性上気道炎の解熱・鎮痛：①1回500mg頓用．必要に応じ1日2回，1日最大1500mgまで 小児：1回6.5mg/kg，1日2回
NSAIDs(酸性：アリール酢酸系)(フェニル酢酸系)	ジクロフェナクナトリウム	ボルタレン®	錠：①頸肩腕症候群，歯痛，手術後・抜歯後の鎮痛・消炎：1日75～100mg，3回分服．頓用：1回25～50mg．②急性上気道炎の解熱・鎮痛：1回25～50mg頓用．原則1日2回，1日最大100mgまで 坐剤：1回25～50mg，1日1～2回 小児：次量を1回量の目安に低用量から開始(0.5～1mg/kg) 1～2歳，6.25mg，3～5歳，6.25～12.5mg 6～8歳，12.5mg，9～11歳，12.5～25mg
		ボルタレンSR®	1日2カプセル，2回分服
NSAIDs(酸性：アリール酢酸系)(インドール酢酸系)	インドメタシン	インテバン®	手術後の炎症・腫脹の寛解：1回25～50mg，1日1～2回
		インテバンSP®	①頸肩腕症候群，急性中耳炎，歯痛，顎関節症，歯槽骨膜炎の消炎・鎮痛・解熱：1回25～37.5mg，1日2回②急性上気道炎の解熱・鎮痛：1回25mg頓用．原則1日2回，1日最大75mgまで
	スリンダク	クリノリル®	1日300mg，2回分服，朝・夕食直後 小児：1日4～6mg/kg，2回分服
NSAIDs(酸性：プロピオン系)	イブプロフェン	ブルフェン®	①頸腕症候群の消炎・鎮痛，手術・外傷後の消炎・鎮痛：1回200mg，1日3回 小児：1日3回分服，5～7歳；200～300mg，8～10歳；300～400mg，11～15歳；400～600mg ②急性上気道炎の解熱・鎮痛：1回200mg頓用．原則1日2回，1日最大600mgまで 小児：1日3～6mg/kg，1日2回まで，5日以内最大1日600mgまで
	プラノプロフェン	ニフラン®	錠：1回75mg，1日3回 頓用：1回75mg，原則1日2回，1日最大225mgまで シロップ：幼小児1回0.2mL(3mg/kg)を標準用量として頓用．原則1日2回．成人用量(75mg/回)を超えない．空腹時は避けるのが良い．3日以内
	ロキソプロフェンナトリウム水和物	ロキソニン®	①頸肩腕症候群，歯痛，手術後・外傷後・抜歯後の消炎・鎮痛：1回60mg，1日3回．頓用：1回60～120mg ②急性上気道炎：1回60mg頓用．原則1日2回まで 最大：1日180mgまで

系統	一般名	おもな商品名	おもな用法用量
NSAIDs（酸性：オキシカム系）	ピロキシカム	バキソ®	カプセル：1日1回20mg, 最大1日20mg 坐剤：1日1回20mg, 最大1日20mg
	アンピロキシカム	フルカム®	1日1回27mg, 食後 最大：1日27mg
	ロルノキシカム	ロルカム®	①頸肩腕症候群の消炎・鎮痛：1回4mg, 1日3回, 1日18mgまで ②手術後, 外傷後, 抜歯後の消炎・鎮痛：1回8mg頓用 最大：1回8mg, 1日24mg, 3日まで, 空腹時避ける
	メロシキカム	モービック®	1日1回10mg, 食後 最大：15mg
NSAIDs（中性：コキシブ系）	セレコキシブ	セレコックス®	1回100mg, 1日2回（朝・夕食後）
NSAIDs（塩基性）	チアラミド塩酸塩	ソランタール®	①手術ならびに外傷後の鎮痛・消炎, 抜歯後の消炎・鎮痛：1回100mg, 1日3回 ②急性上気道炎の鎮痛：1回100mg, 頓用. 1日2回まで, 1日最大300mg
アニリン系鎮痛解熱薬	アセトミノフェン	カロナール®	細粒・錠：①頭痛, 耳痛, 癌による疼痛, 歯痛, 歯科治療後の疼痛：1日最大4,000mg, 1回300～1,000mg ②急性上気道炎の解熱・鎮痛：1回300～500mg頓用, 原則1日2回まで, 最大1日1,500mg ③小児科領域の解熱・鎮痛：1回10～15mg/kg. 投与間隔4～6時間以上, 最大1日60mg/kg シロップ：小児科領域の解熱・鎮痛：1回10～15mg/kg. 投与間隔は4～6時間以上, 最大1日60mg/kg 坐剤小児用：1回10～15mg/kg直腸内挿入. 投与間隔は4～6時間以上, 1日60mg/kgまで

去痰薬

系統	一般名	おもな商品名	おもな用法用量
気道粘液溶解薬	ブロムヘキシン塩酸塩	ビソルボン®	内服：1回4mg, 1日3回 小児：1日1歳3mg, 3歳4mg, 12歳10mg, 3回分 服吸入：1回4mg, 1日3回吸入, 生食などで2.5倍希釈 注射：1回4～8mg, 1日1～2回, 筋・静注
気道粘液修復薬	カルボシステイン	ムコダイン®	1回500mg, 1日3回 小児（シロップ・DS）幼児含む：1回10mg/kg, 1日3回
気道潤滑薬	アンブロキソール塩酸塩	ムコソルバン®	錠・液・DS3％：1回15mg, 1日3回 シロップ・DS1.5％：小児（幼児含む）：1日0.3mg/kg, 1日3回

消化性潰瘍治療薬

系統	一般名	商品名	投与量
プロトンポンプ阻害薬	ランソプラゾール	タケプロン®	内服：1日1回15～30mgまで 注射：1回30mg, 生食・5％ブドウ糖液で希釈または溶解し, 1日2回点滴静注または緩徐に静注
	オメプラゾール	オメプラール®	内服：1日1回10～20mg 注射：1回20mg, 生食・5％ブドウ糖液で希釈または溶解し, 1日2回点滴静注または緩徐に静注
	ラベプラゾールナトリウム	パリエット®	1日1回10mg, 症状により1日1回20mgまで
	ボノプラザンフマル酸塩	タケキャブ®	1日1回10～20mg
	エソメプラゾールマグネシウム水和物	ネキシウム®	1日1回10～20mg
H2受容体拮抗薬	ファモチジン	ガスター®	内服：胃潰瘍など：1回20mg, 1日2回（朝食後, 夕食後または就寝前）, または1日1回40mg, 就寝前 急性胃炎・慢性胃炎の急性増悪期：1回10mg, 1日2回（朝食後, 夕食後または就寝前）, または1日1回20mg, 就寝前 注射：1回20mg, 1日2回静注, 点滴静注
	ラニチジン塩酸塩	ザンタック®	内服：胃潰瘍など：1回150mg, 1日2回（朝食後・就寝前）または1日1回300mg, 就寝前 急性胃炎・慢性胃炎の急性増悪期：1回75mg, 1日2回（朝食後, 夕食後または就寝前）, または1日1回150mg, 就寝前 注射：1回100mg, 1日2回点滴静注

防御因子増強薬	ポラプレジンク	プロマック®	1回75mg, 1日2回（朝食後, 就寝前）
配合剤	水酸化アルミニウムゲル・水酸化マグネシウム配合	マーロックス®	1日1.6〜4.8g 数回分割 小児：1日3歳600g, 7.5歳800g, 12歳1.2g, 3回分服

下剤

系統	一般名	商品名	投与量
大腸刺激性下剤	センナ	アローゼン®	1回0.5〜1.0g, 1日1〜2回 小児：1回7.5歳0.3g, 12歳0.4g, 就寝前
	ピコスルファートナトリウム水和物	ラキソベロン®	1日1回5〜7.5mg（10〜15滴） 小児：1日1回7〜15歳5mg（10滴）, 4〜6歳3.5mg（7滴）, 1〜3歳（6滴）, 7〜12か月1.5mg（3滴）, 6か月以下1mg（2滴）
塩類下剤	酸化マグネシウム	酸化マグネシウム	（便秘症）1日2g, 3回分服または就寝前1回 小児：1日1回1歳500mg, 3歳650mg, 12歳1.3g

利尿薬

系統	一般名	商品名	投与量
浸透圧利尿薬	イソソルビド	イソバイド®	1日70〜140mL, 食後2〜3回分服
		メニレット®	1日70〜140g, 食後2〜3回分服
	D-マンニトール	マンニットール®	1日1〜3g/kgを点滴静注100mL/3〜10分で1日Dマンニトールとして200gまで
		マンニットールS®	1回7〜20mL/kg点滴静注, 100mL/3〜10分で1日Dマンニトールとして200gまで
ループ利尿薬	フロセミド	ラシックス®	内服：1日1回40〜80mgを連日または隔日 小児：1日1〜2mg/kg, 最大40mg 20mg注：1日1回20mg筋注, 静注. 大量静注のとき4mg/分以下 小児：1日0.4〜0.6mg/kg, 最大20mg 100mg注：20〜40mg静注. 反応ない場合100mg静注. 1回500mgまで. 4mg/分以下 小児：1回1〜2mg/kg静注または0.1〜0.3mg/kg/時で持続静注

喘息治療薬

吸入

系統	一般名	商品名	投与量
吸入ステロイド	ベクロメタゾンプロピオン酸エステル	キュバール®	1回100μg, 1日2回 最大：1日800μg 小児：1回50μg, 1日2回 最大：1回200μg
	フルチカゾンプロピオン酸エステル	フルタイド®	1回100μg, 1日2回吸入, 800μgまで 小児：1回50μg, 1日2回吸入, 200μgまで
	ブデソニド	パルミコート®	タービュヘイラー：1回100〜400μg, 1日2回吸入. 1日1600μgまで 吸入液：6か月〜5歳未満：1回0.25mg, 1日2回または1回0.5mg, 1日1回吸入. 1日1mgまで

筋弛緩薬

系統	一般名	商品名	投与量
中枢性筋弛緩薬	エペリゾン塩酸塩	ミオナール®	1回50mg, 1日3回
	チザニジン塩酸塩	テルネリン®	1回1mg, 1日3回

麻薬

系統	一般名	商品名	投与量
麻薬	モルヒネ塩酸塩水和物	塩酸モルヒネ®	1回5～10mg，1日15mg
	モルヒネ硫酸塩水和物徐放剤	MSコンチン®	初回10mg，1日10～60mg，1日2回(増減) 小児：初回0.25mg/kg，1日2回呼吸抑制に注意
	オキシコドン塩酸塩水和物	オキシコンチン®	1回5～40mg，1日2回(増減)
	フェンタニル	デュロテップ®	オピオイド鎮痛薬から切替えて使用
	アヘンアルカロイド・アトロピン配合	パンアト®	1回0.5mL，皮下注
非麻薬性鎮痛薬	ペンタゾシン	ペンタジン®	1回15mg皮下・筋注，必要に応じ3～4時間毎に反復(増減)
	ブプレノルフィン塩酸塩	レペタン®	注射：1回0.2から0.3mg(4～6μg/kg)筋注，6～8時間毎反復，初回は0.2mg 坐剤：術後：1回0.4mg，必要に応じ8～12時間毎に反復 各種癌：1回0.2mgまたは0.4mg，必要に応じ8～12時間毎に反復

止血薬

系統	一般名	商品名	投与量
血管強化薬	カルバゾクロムスルホン酸ナトリウム水和物	アドナ®	内服：1日30～90mg3回分服 皮下・筋注：1回10mg 静注・点滴用：1日25～100mg
抗プラスミン薬	トラネキサム酸	トランサミン®	内服：1日750～2,000mg，3～4回分服 小児：1日1歳300mg，3歳400mg，12歳750mg，3～4回分服 注射：1日250～500mg，1～2回分割，筋注，静注，必要に応じ1回500～1,000mg静注または500～2,500mg点滴静注 小児：1日1歳100mg，3歳150mg，12歳250mg静注

血管拡張薬

系統	一般名	商品名	投与量
プロスタグランジン製剤	アルプロスタジル	パルクス®	1日1回5～10μgをそのまま，または輸液に混和して緩徐に静注，点滴静注
		リプル®	
循環系ホルモン剤	カリジノゲナーゼ	カリクレイン®	1回10～50単位，1日3回
		カルナクリン®	1回10～20単位，1日3回

甲状腺治療薬

系統	一般名	商品名	投与量
甲状腺ホルモン製剤	レボチロキシンナトリウム(T4)水和物	チラーヂンS®	1回25～100μgから開始 維持：1日100～400μg(250μg以上は稀) 乳幼児：1日1回10μg/kg 未熟児：1日1回5μg/kg，8日目より1日1回10μg
抗甲状腺薬	チアマゾール	メルカゾール®	内服：初期：1日30mg，3～4回分服，重症時1日40～60mg 小児：1日14～10歳20～30mg，9～5歳10～20mg，2～4回分服 妊婦：1日15～30mg，3～4回分服，2週間毎に検査 注射：主に救急時1回30～60mg，皮下注，筋注，静注

予防接種

系統	一般名	商品名	投与量
不活化ワクチン	肺炎球菌ワクチン	ニューモバックスNP®	1回0.5mL 筋注，皮下注
	乾燥ヘモフィルスb型ワクチン	アクトヒブ®	初回免疫：1回0.5mLを4～8週間間隔で3回皮下注 追加免疫：初回免疫後約1年経過後，1回0.5mL皮下注
	沈降13価肺炎球菌結合ワクチン	プレベナー13®	初回免疫：1回0.5mL，27日間以上間隔で3回皮下注 追加免疫：初回免疫後60日以上の間隔をおいて0.5mLを1回皮下注

造血製剤

系統	一般名	商品名	投与量
G-CSF	フィルグラスチム	グラン®	好中球数 1,000/mm³ 未満で発熱または 500/mm³ 未満：50μg/m² 皮下注 皮下注困難例 100μg/m² 静注（点滴含む）
	ナルトグラスチム	ノイアップ®	好中球数 1,000/mm³ 未満で発熱または 500/mm³ 未満：1μg/m² 皮下注 皮下注困難例 2μg/m² 静注（点滴含む）

耳鳴治療薬

系統	一般名	おもな商品名	おもな用法用量
循環改善薬	ニコチン酸アミド・パパベリン塩酸塩	ストミンA®	1回2錠，1日3回

点鼻薬

系統	一般名	おもな商品名	おもな用法用量
血管収縮薬	ナファゾリン硝酸塩	プリビナ®	鼻腔内：1回2～4滴，1日数回点鼻，咽頭喉頭1回1～2mL
	塩酸テトラヒドロゾリン・プレドニゾロン	コールタイジン®	2～3回鼻腔内に噴霧
	トラマゾリン塩酸塩	トラマゾリン®	鼻腔内：1回2～3滴，1日数回点鼻または数回噴霧
ステロイド点鼻薬	ベクロメタゾンプロピオン酸エステル	ナイスピー®	1回各鼻腔1噴霧　1日4回　小児1日2回，最大1日4回16噴霧（小児は8噴霧）
		リノコート®	カプセル　1回50μg　1日2回
	フルチカゾンプロピオン酸エステル	フルナーゼ®	1回1噴霧 25μg
			1回各鼻腔に1噴霧（成人50μg，小児25μg）最大1日8噴霧
	モメタゾンフランカルボン酸エステル水和物	ナゾネックス®	1回各鼻腔に2噴霧（100μg），1日1回
	フルチカゾンフランカルボン酸エステル	アラミスト®	1回各鼻腔に2噴霧1日1回
	デキサメタゾンシペシル酸エステル	エリザス®	カプセル　1回400μgを1日1回
	ベタメタゾンリン酸エステルナトリウム	リンデロン®	1回適量を1日1～数回点耳，点鼻
	デキサメタゾンリン酸エステルナトリウム	オルガドロン®	1日1～数回点耳，点鼻，耳浴，ネブライザー
抗アレルギー剤点鼻	クロモグリク酸ナトリウム	インタール®	1回各鼻腔1噴霧　1日6回
	ケトチフェン酸塩	ザジテン®	1回各鼻腔4噴霧　小児1日3歳2回坐7～12歳2～3回噴霧
	レボカバスチン塩酸塩	リボスチン®	1回各鼻腔2噴霧

点耳薬

系統	一般名	おもな商品名	おもな用法用量
抗菌薬	セフメノキシム塩酸塩	ベストロン®	1回6〜10滴　約10分間耳浴　1日2回 1回2〜4mL，1週3回隔日噴霧吸入または1回1mL，1週1回上顎洞注入
	ホスホマイシンナトリウム	ホスミシンS®	1回10滴
	クロラムフェニコール	クロロマイセチン®	1日1〜数回
	オフロキサシン	タリビッド®	1回6〜10滴　1日2回点耳　小児は適宜減する

慶應義塾大学医学部耳鼻咽喉科　**神崎　晶**

索引

和文索引

あ
アーチファクト　214
アウエルバッハ神経叢　78
亜鉛キレート作用　127
亜鉛欠乏　127
亜鉛内服療法　127
亜急性壊死性リンパ節炎　343
亜急性甲状腺炎　333
悪性外耳道炎　230
悪性黒色腫　287, 288, 340
悪性腫瘍　414
悪性徴候　331
悪性リンパ腫　336, 344
アシクロビル　261
足踏み検査　169
亜全摘術　267
アッシャー症候群　249, 547, 622
アデノイド　293
アデノイド切除術　391
アデノウイルス　294
アデノトーム　393
アナフィラキシーショック　530
アミノ配糖体系抗菌薬　107
アラジン　451
アリナミンテスト　182
アルツハイマー病　613
アルポート症候群　250
アレルギー性鼻炎　183, 268, 383, 593
アレルゲン免疫療法　271
アンチエイジング　611
アンチエイジング医学　610
鞍鼻　358, 362

い
イオントフォレーゼ　368
医学博士　33
医師患者関係　600
医事紛争　521, 525
医師法　512, 513
医師免許　513
異状死体　515
胃食道逆流　140, 324
医制　512
医籍　513
一時麻痺　413
医中誌　23
一側反回神経麻痺　400
一般診断書　564
遺伝カウンセリング　508
遺伝学的検査　505

遺伝子
　——解析　621
　——疾患　502
　——変異　625
遺伝性難聴　248, 621
いびき　131
異物　325, 403
　——, 咽頭・喉頭の　200
　——, 外耳道　229
　——, 気道　325
　——, 食道　326, 403
医薬品副作用被害救済制度　536
医療安全支援センター　520
医療過誤　521, 525
医療事故　521
　——調査・支援センター　520, 522
　——調査制度　520, 522
　——調査等支援団体　523
　——賠償責任保険　528
医療提供施設　517
医療費助成　546
医療法　512, 516
医療保険制度　532
医療面接　43
咽喉食摘　428
咽喉頭異常感　140
咽喉頭酸逆流症　140
咽後膿瘍　200, 590
咽後リンパ節　425
インシデント　525
咽頭　70
　——・喉頭の異物　200
　——痛　128
　——反射　196
　——皮膚瘻孔　430
　——縫合　430
院内感染対策　52
インピーダンスオージオメトリー　163
インフォームド・コンセント　42, 95, 505, 524, 527
インフルエンザ桿菌　232

う
ウイルス性唾液腺炎　328
ウェーバー検査　101
ウェゲナー肉芽腫　246, 361
ウォータース法　186
運動障害性構音障害　138

え
英語の準備　31
衛生仮説　268
英文論文　23
益と害のバランス　19
エプリー法　459
塩基性線維芽細胞増殖因子　615
嚥下
　——おでこ体操　469
　——機能改善手術　148, 406
　——機能検査　198
　——機能評価　466
　——障害　145, 199, 323, 426, 466
　——造影検査　147, 474
　——痛　128
　——内視鏡検査　147, 199, 466, 474
　——リハビリテーション摂食訓練　468
炎症性疾患　150

お
横骨折　347
オストマン脂肪体　236
オスラー病　279
オピオイド　493
オピオイドスイッチング　493
音響耳管機能検査　237
音響鼻腔計測法　183
音響分析　462
音声
　——・言語機能障害　581
　——機能拡張訓練　615
　——機能検査　197
　——言語障害　460
　——再建手術　400
　——障害　134
　——治療　136, 463
温度刺激検査　170

か
ガーゼ挿入　117
海外生活　37
外言語　219
介護保険　535
外耳　60
　——奇形　226
　——腫瘍　265

外耳道
　　——異物　229
　　——後壁削除型鼓室形成術　240
　　——後壁保存型鼓室形成術　240
　　——真菌症　229
　　——真珠腫　231
　　——閉鎖症　373
外傷　347
外側摘出術　267
外側輪状披裂筋（側筋）　73
咳反射　76
外鼻　64
外部放射線治療装置　476
海綿状変性　242
外リンパ瘻　107，241，244，257
下咽頭　70，89
　　——癌　305
　　——部分切除　427
　　——梨状陥凹瘻　193
化学熱傷　355
化学放射線療法　484，597
化学療法　267
かかりつけ医　54
蝸牛　62
　　——開窓　378
　　——型耳硬化症　242
学位　33
顎下腺　70
顎下部　150
顎顔面外傷　349
拡散強調 MRI　239
額帯鏡　195
ガストログラフィン　206
仮声帯発声　314
画像検査　14
画像誘導放射線治療　476
家族歴　93，502
学会　32
下鼻甲介手術　383
カプレルサ®　491
紙カルテ　560
ガム試験　360
カルテ　558
カルテ開示　515
カルボプラチン　595
加齢　610
加齢性難聴　234，251，611
カロリック検査　170
川崎病　342
感音難聴　101，251
眼窩　83，84
　　——内膿瘍　123
　　——吹きぬけ骨折　349
　　——蜂巣炎　123
換気孔付き硬性気管支鏡　404
観血的生検　265
幹細胞　618
カンジダ症　289
間質性肺炎　487
間接喉頭鏡検査　195

感染経路　52
感染症　496
　　——対策　552
　　——届出基準　552
感染リスク　52
カンファランス　26，29，558
漢方薬　600
顔面神経　410，412
　　——窩　376，378
　　——麻痺　154，173，330，347
　　——麻痺の再生医療　619
がん薬物療法　481
緩和医療　492
緩和ケアチーム　47

き

偽アルドステロン症　601
キーセルバッハ　280
既往歴　93
気管　76
　　——気管支分岐異常　321
　　——狭窄　320
　　——憩室　321
　　——内肉芽　321
　　——の再生医療　620
気管支痙攣　405
気管支内視鏡検査　203
気管食道瘻　320
器質性構音障害　138
基準嗅力検査　182
基礎訓練　468
吃音　222
吃音の検査　222
気道
　　——異物　325
　　——外傷　354
　　——確保　51
　　——熱傷　355
気導聴力検査　159
機能検査　14
機能性
　　——音声障害　135
　　——構音障害　138
　　——抜管困難症　144
　　——発声障害　313
基本的処置　16
基本領域専門医　6
キャリアアップ　39
キャリア支援　39
キャリアパス　40
嗅覚
　　——検査　121，182
　　——障害　119，182
　　——低下　613
救急処置　16
嗅神経芽細胞腫　288
急性・慢性外耳道炎　228
急性咽頭炎・扁桃炎　498
急性化膿性甲状腺炎　334

急性化膿性唾液腺炎　328
急性期病院　54
急性喉頭蓋炎　129，143，309，590
急性中耳炎　232，366，497，586
急性低音障害型感音難聴　244
急性副鼻腔炎　273，498，587
急性副鼻腔炎に対するネブライザー
　療法の手引き　588
急性扁桃炎　128，192，588
キュードスピーチ　453
境界領域　49
競争的資金　37
共同チーム医療　15
強度変調放射線療法　475
起立性調節障害　257
襟状切開　415
筋電図　174
筋膜　79

く

くしゃみ・鼻漏型　594
クラミジア　343
クリオピリン関連症候群　246
クリニカルシーケンス　624
クリニカルパス　55
クローン病　289，290

け

経口的切除　427
経鼓室的耳管ピン挿入術　237
茎状突起過長症　129
頸静脈孔症候群　263
頸動脈小体腫瘍　339
経鼻頭蓋底手術　389
頸部　79
　　——回旋瞼下　470
　　——郭清術　80，434，473
　　——腫脹　150，212
　　——腫瘤　212，337
　　——リンパ節　342
　　——リンパ節転移　307
痙攣性発声障害　314
結核　554
結核菌　343
欠格事由　513
血管炎症候群　362
血管腫　284
血管新生阻害薬　490
血管内皮成長因子受容体　488
血管輪　321
血腫　437
欠神発作　495
血清 IgG4　329
血性耳漏　97，263
血清特異的 IgE 抗体検査　269
結節性甲状腺腫　208
血瘤腫　285
嫌気性菌　589

言語習得期前難聴　248
言語聴覚士　139, 463
言語発達　219, 451
　——障害　464
　——の検査　219
検査
　——後遺伝カウンセリング　509
　——前遺伝カウンセリング　508
研修カリキュラム　9
原発不明癌　301
顕微鏡的断端陽性　485
現病歴　93

こ

抗アレルギー薬　593
構音　71
　——障害　137, 221, 460
　——の検査　221
口蓋
　——弓　393
　——垂軟口蓋咽頭形成術（UPPP）　391
　——扁桃摘出術（扁摘）　391
　——ミオクローヌス　98
抗凝固薬　280
抗凝固療法　603
抗菌点耳薬の局所投与　587
抗菌薬鼻ネブライザー療法　588
航空性中耳炎　232
抗原特異的 IgE 抗体定量　185
口腔　68, 87, 88
　——咽頭粘膜炎　477
　——癌　422
　——ケア　148
　——内アフタ性潰瘍　362
硬口蓋　68
交互嚥下　470
広告　519
考察　30
好酸球性副鼻腔炎　275, 547
高次脳機能検査　463
口臭症　292
甲状腺　207, 414
　——癌　488
　——機能検査　211
　——機能亢進症　332
　——機能低下症　132, 332
　——疾患　332
　——腫瘍　207, 209
　——髄様癌　625
甲状軟骨　72
甲状軟骨形成術 I 型　400
甲状披裂筋（内筋）　73
硬性
　——気管支鏡検査　204
　——鏡　403
　——食道鏡検査　205
抗体薬　488
後天性外耳道閉鎖・狭窄症　230

喉頭　89
　——・気管外損傷　354
　——・気管内損傷　354
　——・気管軟弱症　143
　——外傷　200
　——蓋軟骨外側縁　432
　——癌　316
　——気管分離術　408
　——挙上術　148
　——痙攣　405
　——結核　310
　——硬性側視鏡検査　195
　——ストロボスコープ検査　136
　——全摘出術　429
　——軟骨の硬化性病変　201
　——軟弱症　309
　——肉芽腫　311
　——の観察　197
　——微細手術　136, 395
　——浮腫　405, 437
　——部分切除術　429
　——瘻孔　431
高度催吐リスク　487
口内炎　289
　——, 再発性アフタ性　289, 290
後発医薬品　573
後鼻
　——鏡　181
　——神経切断術　383
　——漏　111
公費負担制度　535
後迷路障害　102, 105
後輪状披裂筋（後筋）　73
誤嚥　145
誤嚥防止手術　148, 406, 408
コールドウエル法　186
語音聴取（了解）閾値検査　162
コーンビーム CT　179
語音弁別検査　162
呼吸困難　143
国民医療法　512
鼓室　61
　——形成術　238
　——硬化症　371
個人情報保護法　28
骨導端子　373, 374
骨導聴力検査　159
骨導補聴器　373
鼓膜　61, 617
　——形成術　238
　——再生　617
　——切開　233
　——穿孔閉鎖検査　160
　——チューブ　233, 235
コミュニケーション　42
　——能力　221
　——モード　450
コレステリン肉芽腫　234
混合難聴　105

さ

サーチュイン　610
サーファーズ・イヤー　230
催奇形性　606
細菌・真菌培養検査　97
細菌性内耳炎　246
鰓(原)性耳腎症候群　249
最高語音明瞭度　583
再生医療　616, 619
最長発声持続時間　198
サイバーナイフ　476
再発性アフタ性口内炎　289, 290
再発性多発軟骨炎　358
嗄声　198, 615
サブスペシャルティ　12, 40
三脚骨折　349
三者併用療法　286

し

シェーグレン症候群　189, 329, 359
ジェルベル・ランゲ・ニールセン
　症候群　249
耳音響放射　165
耳介　60
　——血腫　226
　——牽引痛　96
　——軟骨　616
　——軟骨膜炎　227
歯科矯正治療　584
自覚の耳鳴　98
耳下腺　69
耳下腺造影　190
耳管　235
　——開放症　236
　——機能検査　161
　——狭窄症　235
　——鼓室気流動態法　237
自記オージオメトリー　162
直達食道鏡検査　205
耳鏡検査　158
止血法　118
耳硬化症　371
耳硬化症関連遺伝子　242
耳垢栓塞　227
自己呼吸音聴取　236
自己免疫性内耳炎　245
耳小骨　61
　——筋（アブミ骨筋）反射　163
　——連鎖離断　241
視触診　94
支持療法　483
シスプラチン　595
自声強調　236
耳性帯状疱疹　227
耳痛　96
失語症　220
失語症の検査　220
指定難病　545

耳毒性薬物　247
シドフォビル　316
自発性異常味覚　127，614
耳鼻咽喉科専門医　8
鼻閉　113
　──型　594
　──感　99，236
脂肪腫　338
死亡診断書　565
耳鳴　98
耳鳴検査法　99
若年発症型両側性感音難聴　547
遮蔽検査　167
縦隔気腫　405
集学的治療チーム　481
縦骨折　347
周術期　604
重症感染症　51
重症度分類　547
重篤副作用疾患別対応マニュアル　540
シューラー撮影法　177
手術
　──介助　14
　──支援機器　443
　──指導医　12
　──法の選択　15
主訴　92
術後合併症　394
術後出血　393，394
術後乳突腔障害　370
腫瘍性疾患　150，263
手話言語　452
純音聴力検査　159
瞬目反応　175
上咽頭　70，87，123
上咽頭癌　298
生涯学習　14
障害者総合支援法　541
紹介状　568，578
小開窓アブミ骨手術　243
障害の等級認定　544
上顎拡大全摘術　418
上顎癌　2，284
上顎全摘術　286，418
上顎部分切除術　418
条件詮索反応聴力検査　164
上喉頭神経　74
　──外枝　416
　──内枝　432
焼灼　117
小線源治療　476
常染色体優性遺伝　503
常染色体優性遺伝性視神経萎縮症　622
常染色体劣性遺伝　503
小児急性中耳炎診療ガイドライン　232
小児滲出性ガイドライン　20，234
小児反復性耳下腺炎　191

小児副鼻腔炎　275
小児慢性特定疾病　546
小脳炎　258
上半規管裂隙症候群　250，257
上皮成長因子受容体　488
情報の提供　519
静脈性嗅覚検査　119，182
症例
　──検討会　26，29
　──の紹介　30
　──報告　29
食道　77
　──アカラシア　324
　──異物　326，403
　──鏡　404
　──腫瘍　324
　──穿孔　405
　──内視鏡検査　205
処方箋　573
自立支援医療（育成医療）意見書　566
視力低下　123
事例検討会　26
耳漏　97
心因性発声障害　313
心因性めまい　258
新規経口抗凝固薬　604
神経刺激モニター NIM レスポンスシステム　446
神経鞘腫　316，339
神経反応テレメトリー　379
深頸部感染症　345，499
深頸部膿瘍　589
神経変性疾患　623
人工気管　620
進行性核上性麻痺　257
人工内耳　454
人工内耳埋め込み術　376
真珠腫性中耳炎　239，369
滲出性中耳炎　366，587
身体障害者
　──診断書　564
　──診断書・意見書　581
　──手帳　461
　──福祉法　541
診断群分類名　575
診断書　538
診断書等交付義務　514
診療
　──応諾義務　514
　──ガイドライン　19
　──ガイドライン作成の手引き 2014　19
　──結果報告書　568
　──所　518
　──情報提供書　568
　──録　515，558，575
新臨床医研修制度　40

す

髄液検査　442
髄液耳漏　97
髄液漏　441
推奨の強さ　19
水痘帯状疱疹ウイルス　260
随伴症治療　483
髄膜炎　376，379，441
睡眠時無呼吸症候群　131
睡眠ポリグラフ検査　132
髄様癌　335
頭蓋底手術　439
スティックラー症候群　240
ステロイド　261，344，591
ステンバース撮影法　177
ストロボスコピー検査　615

せ

生殖可能年齢　606
声帯　72
　──萎縮　615
　──結節　134，310，397
　──内注入術　396，399
　──囊胞　311
　──白板症　397
　──ポリープ　134，310，397
　──麻痺　135
　──溝症　312
正中頸囊胞　337
声門　72
　──下狭窄　405
　──癌の早期診断　198
　──再建　431
　──上喉頭切除術　432
生理機能検査　17
脊髄小脳変性症　257
舌咽神経痛　129
舌炎　289
舌下腺　70
舌可動部亜全摘術　423
舌可動部半側切除術　423
舌下免疫療法　271
舌癌　189，422
セツキシマブ　489，596
舌痛症　292
舌部分切除術　423
説明義務違反　20
説明書　577
線維性骨異型性症　284
前下小脳動脈　108
腺癌　340
漸減療法　592
穿刺吸引細胞診　210，332
先進医療　548
全人的医療　14
前頭蓋底　439
前頭蓋底手術　282，288
前側方喉頭切除術　430

前庭 63
　──神経炎 106, 255
　──代償 458
　──リハビリテーション 612
先天性
　──外耳道閉鎖 229
　──眼振 257
　──食道閉鎖症 323
　──耳瘻孔 226
　──真珠腫 239
　──難聴 621
　──風疹症候群 246
前鼻鏡 181
前鼻漏 111
線毛 76
専門医基本領域 12
専門医認定施設 9
専門研修プログラム制 6

そ

造影 CT 604
造影剤 216
騒音性難聴 247
僧帽筋麻痺 438
側頸嚢胞 301, 337
側頭骨 85, 86, 439
　──骨折 347
　──扁平上皮癌 267
咀嚼 70
そしゃく(嚥下)障害 581
ソラフェニブ 491

た

第 1 鰓弓 240
第 2 鰓弓 240
体幹の角度調整 471
胎児毒性 607
対象除外医薬品 537
対症療法 483
耐性ブドウ球菌 237
代替療法 604
大動脈炎症候群 358
多因子疾患 624
唾液腺疾患 328
唾液腺内視鏡 190
唾液分泌障害 477
他覚的耳鳴 98
多形腺腫 330, 410
多系統萎縮症 132
多職種連携 47
唾石症 329
単一遺伝子疾患 624
単純ヘルペスウイルス 259
男女共同参画社会 39

ち

地域
　──医療構想 48
　──医療支援病院 54
　──完結型医療 54
　──包括ケアシステム 48
　──連携 54
　──連携クリニカルパス 55
チーム医療 45, 47, 49
チタンプレート 352
遅発性内リンパ水腫 245, 547
注意義務違反 20
中咽頭 70, 87, 88
中咽頭癌 193, 301, 425
中耳 60
　──結核 237
　──腔試験開放 265
　──腫瘍 265
　──真珠腫 239
注視眼振検査 169
中頭蓋底 439
中毒性前庭障害 107
超音波凝固切断装置 447
超音波検査 208, 212
聴覚検査 462
聴覚障害 581
聴覚情報処理障害 252
聴腫瘍 263
聴神経腫瘍 252, 256
聴性行動反応聴力検査 164
聴性脳幹反応検査 165
超選択的動注化学放射線療法 287
重複障害 582
直立検査 168
チロシンキナーゼ阻害薬 488
鎮痛薬 492

つ

椎骨脳底動脈循環不全症 108, 257

て

丁寧な問診 524
低分子化合物 488
ティンパノメトリー 163
手書き電子カルテ 561
伝音難聴 101
電気
　──眼振検査 171
　──焼灼 280
　──味計 190
　──味覚検査 125
　──メス 410
電子カルテ 560
伝染性単核球症 192, 343
天疱瘡 289

と

頭位眼振検査 170
同意書 575
頭位変換眼振検査 170
動画記録嚥下透視撮影 199
頭頸部
　──癌 434, 472, 488
　──がん専門医 9
　──扁平上皮癌 624
導入化学療法 485
頭部挙上訓練 469
トータルコミュニケーション 453
ドセタキセル 596
突発性難聴 107, 244, 256
トレチャー・コリンズ症候群 240

な

内言語 219
内耳 62
　──炎 256
　──奇形 250
　──震盪 247
内視鏡 181, 193
　──下鼻中隔矯正術 382
　──下鼻内副鼻腔手術 275, 284, 385
　──下副鼻腔手術 524
　──検査 462
内耳性難聴 103
ナイトアンドノースの分類 349
内反性乳頭腫 281, 283
ナビゲーション 443
ナビゲーション手術 443
軟口蓋 68
軟骨細胞 616
軟性喉頭内視鏡検査 196
難治性疾患克服研究事業 546
難聴 347
難病指定医 546

に

日常生活用具 544
日本語対応手話 452
日本手話 452
日本専門医機構 6
入院時診療計画書 575
乳頭癌 335
乳頭腫 282, 315
乳突腔 62
乳突削開術 238, 370
妊娠 606
認知機能 611

ね

ネクサバール® 491

ネダプラチン　595
熱傷　354
粘液嚢胞　277

の

脳浮腫　441
嚢胞性疾患　150
嚢胞性リンパ管腫　337
ノートテイク　451

は

パーキンソン病　613, 623
肺炎球菌　232
バイオフィードバック法　262
梅毒　555
バイリンガルアプローチ　452
橋本病　207, 334
バセドウ病　207, 209, 333, 414
白血病　363
発症前検査　509
パッチテスト　238
発表　30
発表のコーチング　32
発話明瞭度検査　222
ハビリテーション　450
バラシクロビル　261
針刺し事故　530
バルサルバ法　142
パルス療法　592
半埋め込み型人工聴器　375
反回神経　74, 135
反回神経麻痺　312, 417
半規管　63
半規管瘻孔　107
パンデタニブ　491
ハント症候群　156, 256, 259
反復性耳下腺炎　191
反復性中耳炎　232
反復唾液飲みテスト　146

ひ

鼻・副鼻腔　83, 84
鼻・副鼻腔腫瘍　281
ピープショウ検査　164
鼻咽腔閉鎖不全　138
皮下気腫　405
皮下免疫療法　271
鼻鏡　181
鼻腔通気度検査法　183
鼻骨骨折　351
鼻汁検査　112
鼻汁好酸球検査　184
鼻出血　116, 279
ヒスタミン薬　270
鼻中隔　64
　──矯正術　380

──穿孔　278
──彎曲症　278, 380
ピッチ・マッチ検査　166
ヒト体細胞遺伝子検査　505
ヒト内耳再生医療　618
ヒト乳頭腫ウイルス陽性癌　193
ヒトパピローマウイルス　283, 301, 425
ヒト免疫不全ウイルス　554
鼻軟骨炎　358
鼻粘膜誘発テスト　184
皮膚炎　477
皮膚テスト　184, 269
皮膚粘膜眼症候群　362
鼻噴霧用ステロイド　270
鼻閉　113, 383
　──型　594
　──感　99, 236
肥満　131
びまん性甲状腺腫　208
病院　517
評価療養　548
病原体遺伝子検査　505
標準耳鳴検査法　166
病の共同運動　262
皮様嚢胞　337
披裂喉頭蓋ひだ形成　432
披裂軟骨　73
　──脱臼　201, 355
　──内転術　400
鼻漏　111
鼻漏の随伴症状　111
貧血　279

ふ

ファムシクロビル　261
ファン・デル・ヘーベ症候群　243
フォレスティア病　129
吹きぬけ骨折　122
副咽頭間隙腫瘍　340, 341
副甲状腺機能低下　417
複視　122
復職支援　40
副神経　473
副鼻腔　64
　──CT　186
　──真菌症　276
　──腔嚢胞　277
ブッシング法　470
フラッシング　305
ブラント-ダロフ法　459
ブランハメラ・カタラーシス　232
フルオロウラシル　595
ブローイング訓練　469
分子標的薬　488, 599
粉瘤　338

へ

平均聴力レベル　541, 582
平衡機能障害　581
平衡障害　458, 612
平衡障害の遺伝子診断　622
ベーチェット病　289, 362
ベックウィズ・ウィーデマン症候群　240
ペニシリン耐性肺炎球菌　586
ペニシリン低感受性肺炎球菌　586
ベリー靱帯　416
ベル麻痺　154, 259
偏倚検査　168
偏頭痛関連めまい　256
変声障害　314
片側反回神経麻痺　312
扁桃　68
　──炎　293, 294
　──周囲炎　589
　──周囲膿瘍　192, 295, 589
　──肥大　293
　──被膜　392
　──病巣感染　194
ペンドレッド症候群　249, 622
扁平上皮癌　340
扁平苔癬　291

ほ

ボイスプロステーシス　473
保因者検査　509
ポインター　411
傍悪性腫瘍症候群　258
放射線性骨髄炎・骨壊死　478
放射線治療　475
紡錘細胞癌　318
保険
　──医　533
　──外併用療法　548
　──診療　533
補剤　601
補装具費の支給　543
補聴器　454
補聴器適合検査　165
補聴効果　376
ボツリヌストキシン　262
母乳育児　607
ポリープ様声帯　311, 397
ホルモン音声障害　314

ま

マイクロデブリッダー　443
マイクロフラップ法　397
マクロライド療法　273
マスキング　159
マックル―ウェルズ症候群　356
末梢性麻痺　154

マン検査 168
慢性
　——甲状腺炎 207, 334
　——唾液腺炎 359
　——中耳炎 237, 238, 369, 497
　——副鼻腔炎 114, 274, 498

み
味覚 71
味覚障害 125, 478, 614
ミクリッツ病 359, 361
ミトコンドリア
　——1555AG変異 247
　——遺伝 503
　——遺伝子 107, 610
　——病 356, 622
未分化癌 336

む
無喉頭 473
無痛性甲状腺炎 333
無難聴性耳鳴 98
胸やけ 323
ムンプス難聴 246

め
メディカルオンライン 23
メディカルスタッフ 45
メニエール病 107, 245, 255, 622
めまい 106, 347
めまいリハビリテーション 458
免許の停止・取消 514
面接方法 43

も
モルヒネ 493
問診 92
問題指向型医療記録方式 527

問題指向型カルテ 560

や
薬剤性 614
　——間質性肺炎 490
　——肺障害 490
薬物治療 16

ゆ
遊戯聴力検査 164
疣贅腫 318
誘発テスト 269
輸血 529
ユニバーサル・プリコーション 53

よ
幼児聴力検査 164
腰椎ドレナージ 441
溶連菌 294
翼状突起 420

ら
ラインケ腔 75
ラウドネス・バランス検査 166
ラリンジャルマスク 404

り
利益相反 58
リスクマネージメント 526
リニアック 476
リハビリテーション 454, 460
留学 36
領域発癌 305
良性腫瘍 414
良性発作性頭位めまい症 106, 254, 459
両側声帯麻痺 143

両側反回神経麻痺 313
療養型病院 54
療養担当規則 534
緑膿菌 237
輪状咽頭筋切断術 148, 406
輪状甲状筋(前筋) 74
輪状軟骨 72
リンパ節外浸潤 485
リンパ漏 437

る
類基底扁平上皮癌 318
類天疱瘡 289
涙分泌検査 176
ルビエールリンパ節転移 201

れ
レジュメ 27
レンバチニブ 491
レンビマ® 491

ろ
老化 610
瘻孔症状 171, 239
濾紙ディスク法 125
濾胞癌 335
ロンベルグ 168

わ
ワールデンブルグ症候群 249
ワニの涙症候群 262
和文論文 22
ワルダイエル(Waldeyer)の咽頭輪 68
ワルチン腫瘍 410
ワルファリン 603
ワレンベルグ症候群 108
腕頭動脈気管瘻 321

欧文索引

A, B
acoustic rhinometry 183
alternate binaural loudness balance test：ABLBテスト 161
apple tree appearance 359
assessment of language development for Japanese children：ALADJIN 451
auditory brainstem response：ABR 165
auditory neuropathy spectrum disorder：ANSD 252
auditory processing disorder：APD 252
Baha 373
basaloid squamous cell carcinoma 318
behavioral observation audiometry：BOA 164
blow out fracture 349
Brachytherapy 476

BRAF 625
branchio-oto-renal syndrome：BOR症候群 240, 249
buttress system 352

C
calvert's Formula 487
canal wall down 370
canal wall up 370
C-ANCA 362

cancer board 481
Carhart's notch 242
carpet variant 315
CDDP 484
CDH23 変異 248
CHARGE 症候群 240
cheek flap 425
clinical question：CQ 19
CO_2 レーザー 398
cochleostomy 378
COI 58
common cavity 379
complimentary closing 579
condtioned orientation response audiometry：COR 164
congenital rubella syndrome：CRS 246
CT 82

D, E

date 578
delayed endolymphatic hydrops：DEH 245
DFNA9 622
DFNB4 622
do not attempt resuscitation：DNAR 495
DPC 575
EAS 376
ECOG performance status 472
enclosure notation 579
endoscopic endonasal sinus surgery：ESS 275, 284, 385
ENG 171
ENoG 175
EORTC 472
epidermal growth factor receptor：EGF-R 488
epiglottic line 432
ES 細胞 618
evidence - based medicine：EBM 19, 481
E-メール 481, 578

F, G

FAX 578
fibrous dysplasia 284
FNAC 210
FP 療法 596
Gambee 縫合 430
G-CSF の一次予防投与 486
Gillies〕の temporal approach 351
GJB2 変異 248

GRBAS 尺度 134

H, I

H&N35 472
human immunodeficiency virus：HIV 554
human papilloma virus：HPV
IgA 腎症 296, 297
IgG4 関連疾患 359
IGRT 476
IMRT 475
in situ tissue engineering 620
induction chemotherapy：ICT 485
infusion reaction 490
inside address 578
iPS 細胞 618
I 型アレルギー 268
I 型コラーゲン遺伝子 242

K, L

Karnofsky performance status：KPS 472
letterhead 578

M, N

maximum phonation time：MPT 198
Minds 20
modified Killian's method 142
MPR 画像 179
MR 57
MRI 82
MTF スコア 472
MTX 関連リンパ増殖性疾患 344
multidisciplinary team 481
narrow band imaging：NBI 141
Nasal Airflow-Inducing Maneuver 法：NAIM 法 473
NET 174
NK/T 細胞腫 287
NOACs 604
noise induced hearing loss 247

O, P

olfactory training 613
otoacoustic emission：OAE 165
peep show test 164
Pendred 症候群 626
PET–CT 216
PFAPA 症候群 296, 297
PISP 586

planned neck dissection 304
play audiometry 164
PR3-ANCA 362
problem oriented medical record：POMR 527
professional letter 578
PRSP 586
press through pack：PTP 403
PubMed 23

Q, R

QLQ-C30 472
repetitive saliva swallowing test：RSST 146
residual inhibition 検査 167
RET 遺伝子 625
rhinomanometry 183

S, T

salutation 579
SF-36V2 472
short increment sensitivity index test：SISI テスト 161
signature line 579
SLC26A4 変異 248
sleeving 267
small fenestration stapedectomy：SFS
SOAP 559
spindle cell carcinoma 318
SS-A 抗体, SS-B 抗体 329
stiffness curve 242
S 状静脈洞 374
T&T オルファクトメトリー 119
tinnitus handicap inventory：THI 99, 100
TPF 485
TPF 療法 597
traction test 351
tripod fracture 349

V, X, Y

vascular endothelial growth factor receptor：VEGF-R 488
video endoscopy：VE 199
ventilation bronchoscope 204, 404
verrucous carcinoma 318
video fluoroscopy：VF 199
voice handicap index：VHI 472
X 連鎖優性遺伝 503
X 連鎖劣性遺伝 503
Y 連鎖遺伝 503

数字・ギリシャ文字

1555AG 変異　356
15 条指定医　541
3243AG 変異　356
40 点法　173
βラクタマーゼ非産生アンピシリン耐性インフルエンザ菌（BLNAR）　586

- <JCOPY>〈㈳出版者著作権管理機構 委託出版物〉
  本書の無断複写は著作権法上での例外を除き禁じられています．
  複写される場合は，そのつど事前に，㈳出版者著作権管理機構
  (電話 03-3513-6969，FAX03-3513-6979，e-mail：info@jcopy.or.jp)
  の許諾を得てください．

- 本書を無断で複製（複写・スキャン・デジタルデータ化を含みます）
  する行為は，著作権法上での限られた例外（「私的使用のための複
  製」など）を除き禁じられています．大学・病院・企業などにおいて
  内部的に業務上使用する目的で上記行為を行うことも，私的使用に
  は該当せず違法です．また，私的使用のためであっても，代行業者
  等の第三者に依頼して上記行為を行うことは違法です．

研修ノートシリーズ

耳鼻咽喉科・頭頸部外科研修ノート 改訂第2版　ISBN 978-4-7878-2239-0

2016年12月24日　改訂第2版第1刷発行

2011年1月27日　初版第1刷発行
2014年5月24日　初版第2刷発行

総監修者	永井良三
編集者	山岨達也，小川　郁，丹生健一，久　育男，森山　寛，宇佐美真一
発行者	藤実彰一
発行所	株式会社　診断と治療社

〒100-0014　千代田区永田町2-14-2 山王グランドビル4階
TEL：03-3580-2750（編集）　03-3580-2770（営業）
FAX：03-3580-2776
E-mail：hen@shindan.co.jp（編集）　eigyobu@shindan.co.jp（営業）
URL：http://www.shindan.co.jp/

メディカルイラスト	大前純史，千田和幸，野口賢司，小牧良次（イオジン）
表紙デザイン	ジェイアイ
印刷・製本	広研印刷株式会社

©Ryozo NAGAI, Tatsuya YAMASOBA, 2016. Printed in Japan.　　　［検印省略］
乱丁・落丁の場合はお取り替えいたします．
『研修ノート』は，株式会社診断と治療社の登録商標です．